Musculoskeletal Assessment

クラークソン

筋・骨格系評価法 ハンドブック

関節運動と筋機能テスト

■ 著 ■ クラークソン

■ 総監訳 ■ 乗松尋道

■ 監 訳 ■ 田中 聡 山田英司 高橋謙一

西村書店

本書に記載された医薬品の具体的な適応，用法，副作用については，出版時の最新情報に基づき確認するよう努力を払っていますが，医学は日進月歩で進んでおり，情報は常に変化しています。読者は，薬物の使用にあたっては，必ず製薬会社の医薬品情報をご確認ください。著者（監訳者，訳者），ならびに出版社は，本書中の誤り，省略，および内容について保証するものではありません。また，本書の情報を用いた結果生じたいかなる不都合に対しても責任を負うことは一切ありません。

監訳者序文

　私達がリハビリテーション医学の教育を受けた 1960 年代～1970 年代ではまだポリオ患者が数多く存在していて，リハビリテーション治療の対象になるその他の主要な疾患には先天性股関節脱臼，骨形成不全症，進行性筋ジストロフィー，骨折，椎間板ヘルニアなど整形外科医が取り扱うものが大半であった。

　しかし最近はリハビリテーションの対象疾患は整形外科疾患ばかりでなく，脳卒中，心筋梗塞，閉塞性肺疾患，嚥下性肺炎，ガンなどと多様化してきている。また，リハビリテーションを開始する時期も，急性期病院などでは超早期からと変化してきている。その反面，国民の老齢化率が高くなるに従って介護保険使用による介護サービスの中のリハビリテーションの割合が増加しつつある。

　このようなリハビリテーションを取り巻く背景の変化に即して，対象患者の機能評価も，単に局所的なものから身体機能全体の評価に変化し，患者の生活機能に結びつくものでなければならなくなってきている。既存の筋力測定，筋機能評価のテキストでは現在の変化しつつあるリハビリテーション医療の現場に対応できない部分もあるため，本書をリハビリテーションの根幹を担うリハビリテーション医，理学療法士，作業療法士，看護師等の教育に役立てていただきたいし，リハビリテーションの現場で座右の教科書として使用いただきたいと考えている。

　リハビリテーションを行うこうした医師，療法士，看護師は，筋力，関節可動域の評価法についての手ほどきを学校教育で受けるが，多様な患者の評価を実践していく段階で正しい方法を体得しながら，総合的な評価をするように努力するとともに，何度も繰り返して実践することが必要になるだろう。そのときにこのテキストブックを十二分に活用いただきたいと考えている。

総監訳　　乗松尋道
監訳　　田中　聡
山田英司
高橋謙一

序文

　私は，「筋・骨格系評価法ハンドブック　関節運動と筋機能テスト」（原題：Musculoskeletal Assessment, Joint Motion and Muscle Testing 3rd ed.）をここに紹介するのをうれしく思っている。この第3版はこれまでの版と同様に学生やセラピストの皆さんに新しい情報，方法，経験や知識を提供すると考えられる。学習を容易にする新しいアプローチは，現在の重要な教育方法や臨床上の資源を向上させる。この第3版は最近の研究での発見と新しい評価技術を取り入れて内容を更新している。

　本書の特徴は以下の通りである。

1）関節可動域（自動的，他動的），筋力，筋長測定の際のセラピストの立ち位置，両手の位置，測定開始肢位，終了肢位などを多くの写真で示した。

2）体表解剖の視標，皮膚表面から触れにくい筋の走行を図で明確に示している。

3）各関節の健常例における正常な運動制限因子（normal limiting factor）を運動方向別に表に示し，可動域の最終域感の判定に役立つようにしてある。

4）さらに第3版の顕著な特徴として，関節，関節運動学，SFTR法や，肩甲上腕関節のROMが正常の場合と制限された場合の肩甲上腕リズム等に深く言及している。

5）新しい計測法には，側頭骨下顎骨関節（TMJ）の自動関節可動域（AROM）を定規やコンパスで計測する方法，脊柱での巻き尺を使用した計測，標準傾斜計，頚椎関節計測器（CROM），標準角度計などによる計測法にも触れている。

6）各章の最後には実際の日常生活動作（ADL）における総合的な各関節の可動域がエビデンスに基づいた信頼性のある数値表で示されている。

　本書が教育，研究，臨床の場面で有益な教材として使用され，関節可動域と筋力の臨床評価において高いレベルの標準化，技量養成に役立つ事を願っている。

H. M. クラークソン

訳者一覧

総監訳者

乗松尋道　四国医療専門学校　名誉学校長／前香川大学医学部整形外科学　教授

監訳者

田中　聡　県立広島大学保健福祉学部理学療法学科　教授

山田英司　総合病院回生病院関節外科センター附属理学療法部　部長

高橋謙一　四国医療専門学校教務部　部長

訳者

乗松尋道　四国医療専門学校　名誉学校長／前香川大学医学部整形外科学　教授
　　　　　［1章（〜p.28）］

高橋謙一　四国医療専門学校教務部　部長
　　　　　［1章（p.29〜），2章］

積山和加子　県立広島大学保健福祉学部理学療法学科　講師
　　　　　［3章］

片岡弘明　KKR高松病院リハビリテーションセンター　主任
　　　　　［4章，5章（〜p.155）］

森田　伸　香川大学医学部附属病院リハビリテーション部
　　　　　［5章（p.155〜）］

藤川智広　HITO病院リハビリテーション部
　　　　　［6章（〜p.213）］

板東正記　専門学校健祥会学園理学療法学科　専任教員
　　　　　［6章（p.214〜）］

小林裕生　香川大学医学部附属病院リハビリテーション部
　　　　　［7章］

日岡明美　徳島文理大学保健福祉学部理学療法学科　講師
　　　　　［8章］

清川敏郎　四国医療専門学校理学療法学科　学科長
　　　　　［9章（〜p.326）］

藤川憲太郎　アーチ株式会社　代表取締役
　　　　　［9章（p.326〜）］

青木みゆき　四国医療専門学校作業療法学科　学科長
　　　　　［付録］

目　　次

第 1 部　原理と方法論

第 1 章　原理と方法論　3

第 2 章　評価と治療の関係　51

第 2 部　各部位の評価技術

第 3 章　肩複合体　61

第 4 章　肘と前腕　113

第3部　付録

第1部
原理と方法論

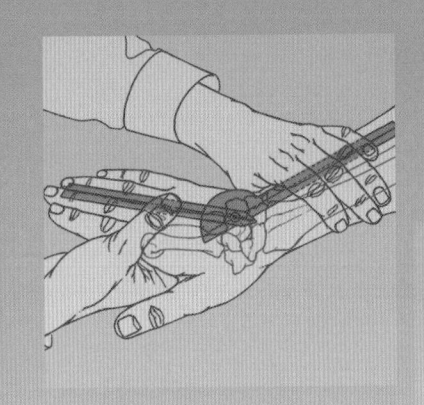
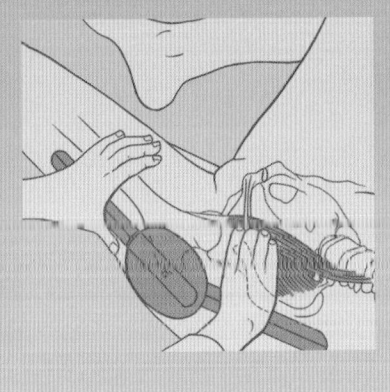
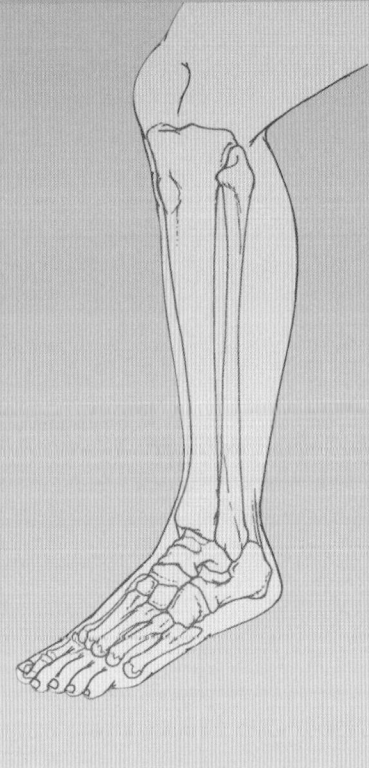
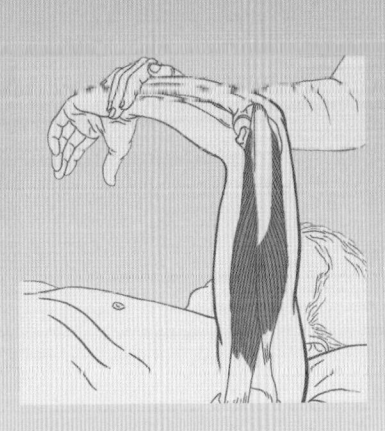

第1章
原理と方法論

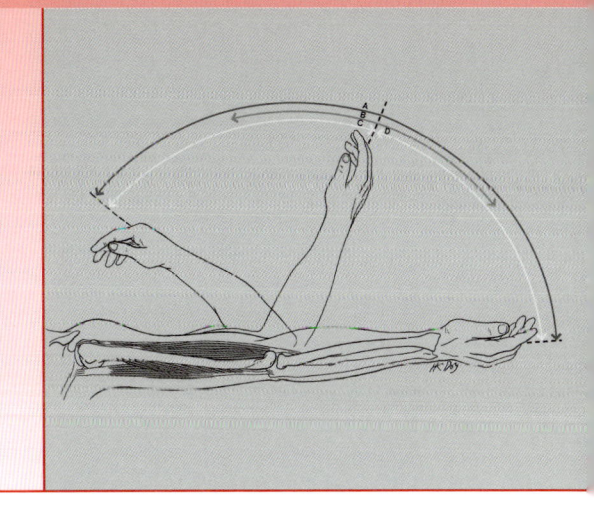

関節可動域（range of motion：ROM）と筋力の評価に関する研究の基本的必須条件は，評価原理と方法論についての知識である。本章では，ROM と筋力の評価に関連する因子について述べる。この評価原理と方法論についての確実な基礎と本章に示される関連用語は，後の章に示される具体的な技術に必要となる知識である。

コミュニケーション

身体的な評価を行うとき，患者に評価を実施する正当性とこれから行う評価の理論的根拠を説明する。そのときには，一般的な用語を用いてゆっくり話し，簡潔で容易に理解できるような説明を行い，いつでも不明な点を質問するように勧める。

患者が以下の必要性を理解することが最も重要である。

1. 身体の測定部位を露出し，評価のためにいくつかの姿勢をとること。
2. 検査中や検査後に出現する徴候と症状のどのような変化も話してくれるように説明する。評価の後に症状の一時的な増加を経験するかもしれないことを知らせる。しかし，その症状は短い期間で鎮静化することに触れなければならない。

視診

視診は，関節可動域と筋力の評価に不可欠である。評価する身体の部分は視診のために適切に露出しなければならない。患者の初期評価全体を通じて，セラピストは適切な評価計画を作成に必要な視覚的情報を集め，そして，患者の問題点を見つけ出す。視診から得られる情報には，顔の表情，機能的な活動動作中の対称性あるいは代償動作，姿勢，筋の輪郭，身体の均衡や色調，身体の調子，皮膚のしわなどが含まれる。

触診

触診は，手触りによる身体表面の検査である。触診は，骨および軟部組織の輪郭，軟部組織の調和を評価するために実施され，そして，皮膚温，テクスチャーをも調べる。視診と触診は，さらに深部の解剖学的構造を"視覚化"するために用いられる[1]。

触診は，患者を評価し治療するのに必要な最も本質的な技能である。触診の熟練は，以下を実施するのに必要である。

- 関節可動域を評価するとき，角度計，巻尺または傾斜計を正しく骨のランドマークの場所に合わせる必要がある。
- 関節を形成している片側の関節面を固定し，もう一方の関節面が独立した動きをするようにして，関節可動域や関節の可動性評価を行う。
- 四肢や体幹の周径評価をする基準となる骨のランドマークを確認する。
- 筋力を評価し，筋の再教育訓練を実施するとき，筋収縮の有無を調べる。
- 骨または軟部組織の異常を確認する。
- 直接治療を必要とする組織を確認する。

触診の熟練は，実践と経験を通して得られる。人体解剖学における個体の多様性に精通するように，できるだけ多くの被験者に触診を行う。

触診テクニック

- 患者が快適で，暖かく保たれていて，筋をリラックスするために身体または身体部分が十分に支えられているかを確認する。このようにすると，深部あるいは不活発（非収縮性）な靭帯と関節包のような組織の触診が容易になる。

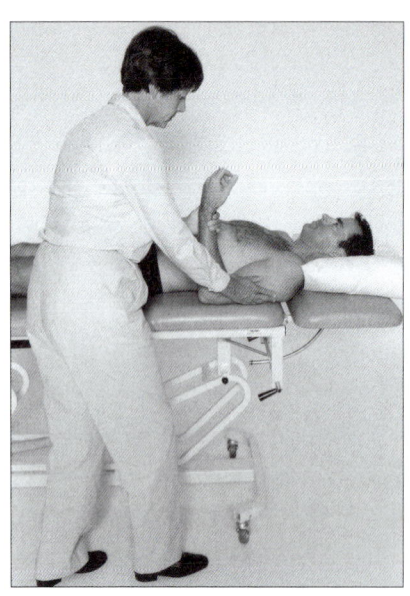

図 1-1　診察台に平行に，片脚を前に，反対脚を後ろにして診察台の脇に起立する

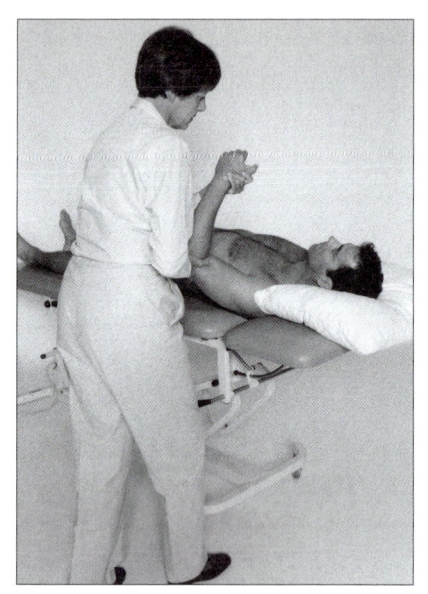

図 1-2　診察台側面に，片脚を少し前に出して診察台のほうに直角に向いて立つ

- 視覚的に，触診しようとする領域を観察し，どのような変形または異常にも注意を払う。
- 示指と中指の指腹で触診する。指の爪は短くしておく。
- 指を直接皮膚に接触させ，衣類の上からは触診しない。
- 安心感を与えるために，繊細でしっかりした接触をする。突くような接触は不快で筋緊張を誘発して深部の筋組織の触診を困難にする。
- 患者には抵抗に対して等尺性筋収縮を行わせ，それから，筋と腱を触診するために筋を弛緩させる。収縮と弛緩の間に筋または腱を触診する。
- 腱を触診するためには，示指と中指で腱を挟んで把持し，ゆっくりと前方，後方に腱を動かして触診する。

セラピストの姿勢

　評価手技を実施するときは姿勢とリフティングは生体力学的な原則を適用する。セラピストの姿勢と患者の四肢の支え方について以下に記述する。

姿勢

　頭部と体幹を直立させ，足を肩幅に広げ，膝をわずかに屈曲して起立する。片脚を他脚より前に出し，スタンスの線は動きの方向に合わせる。**幅広く支持できるように支持基底面を保ち**，片脚から他脚まで効果的に体重移動し，バランスを取るようにする。手技の実施方法は以下の通りである。

- 診察台に平行に，片脚を前に，反対脚を後ろにして診察台の脇に起立する（図 1-1）。
- 診察台側面に，片脚を少し前に出して診察台の方に直角に向いて立つ（図 1-2）。
- 斜め方向の動きは，片足を他足より少し前におき斜めに動かすスタンスで行われる。

　腰椎の前弯中間位の姿勢（快適さと実用性に基づいて変動する正確な姿勢）を保ち，過度な脊椎屈曲や伸展を避けるようにする[2]。以下のようにして極力**脊柱の保護**を心がける。

- できるだけ患者に身体を近づける。
- 足を動かすことによって脊柱回旋を回避する。
- 下肢の関節を伸展，屈曲しながら下肢筋を使用して手技を行う。

　診察台の高さを調節して脊柱前弯中間位を保ち，患者に身体を近づけ疲労を避ける。

患者の四肢の支え方

　患者の四肢やその部分を容易に動かすには以下のように行う。

- 肢節の近位や中間にある関節に近い部分に位置する重心中心を支える（図 1-3）[3]。
- 落ち着いて，手で局所の状態を把握し，身体部分を支えながら持ち上げる（図 1-3）[3]。
- 前腕で身体部分を抱くようにして支える。
- 四肢や四肢のある部分を持ち上げたり動かしたりする際にすべての関節が適切に支えられているかを確認する。

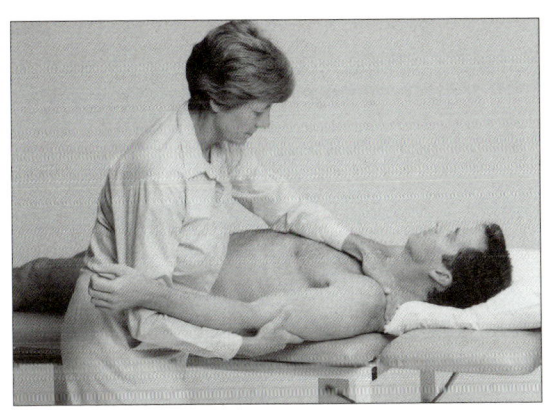

図1-3 手の力を抜いて，患者の肢の重心で支える

関節可動域

運動の説明：骨運動学

運動の研究に与えられた用語はkinematics（運動学）であり[4]，osteokinematics（骨運動学）は空間における骨の動きの研究を表す用語である[4]。骨の動きは，関節の可動域を表すために評価され，測定され，記録される。**関節可動域**は，関節に生じる骨の空間における動きの量を示している。**自動関節可動域（active ROM：AROM）**は，患者が援助なしに筋を収縮させて身体の一部分を活発に動かす関節の運動範囲をいう。**他動関節可動域（passive ROM：PROM）**は，セラピストまたは他の外部からの力で動く身体の一部分である関節の可動範囲を表す。

関節の運動範囲の評価には，解剖学的構造についてのしっかりした知識が必要である。この知識の中には関節構造，関節運動，正常の運動制限要素が含まれる。これらのトピックスは，別に記述する。

関節構造と種類

硝子軟骨によって覆われている2つの骨表面によって[5]**解剖学的関節**または**関節**は形成され，運動はこの接合点で起こる。関節で起こる運動は関節面の形態によって部分的に決定される。解剖学的関節は，**表1-1**（**図1-4～1-10**）[6]で示すように分類されている。

関節は関節面の解剖学的関連性によって分類されるが，それに加えて関節は靭帯結合または生理的であるか機能的であるかによっても分類される。**靭帯結合**とは，相対した骨表面が比較的離れていて靭帯によって結合した関節を指している（**図1-11**）[7]。運動は，1つの軸周辺で起こる。**生理的**[5]または**機能的**な関節[8]は2つの表面より形成され，例えば1つが他に対して動き，筋と骨（肩甲骨胸郭関節）または筋，粘液包，骨（三角筋下関節）からなる（**図1-12**）。

運動：平面と軸

被験者が解剖学的肢位で起立し，重心が第2仙椎の前方に位置するとして表わされる座標系（**図1-13**）を使用すると関節運動はより容易に描写され，理解される。**解剖学的肢位**は**図1-14～16**に示す。本書で示される関節運動の範囲を評価するための開始位置は，特に明記しない限り関節の解剖学的肢位であると理解してよい。

座標系は，3つの想像上の基本的な平面と軸（**図1-13**）からなり，その中間は身体のどの関節においても関節中心にある。基本的な平面運動は平面上で，平面と平行して，運動平面と垂直な軸の廻りで起こる。**表1-2**は，身体の平面と軸を表している。多くの機能的運動は，基本的な平面の間の対角面で起こる。

運動の用語

角運動

角運動は，隣り合った骨間の角度増加または減少に関連していて，屈曲，伸展，外転，内転が含まれる（**図1-17**）[6]。

屈曲：お互いの前面が近づくように曲がること。**特別に考慮する点**：母指の屈曲―手掌面を横切って起こる。膝関節と足趾の屈曲―身体の後面あるいは足底面が互いに接近する。足関節の屈曲―足部の背面が下腿の前面に接近することを**背屈**という。頚部と体幹の側屈―右側や左側に屈曲する動きをいう。

伸展：身体部分をまっすぐにする運動で，屈曲とは反対方向の動き。**特別に考慮する点**：足関節伸展―足の足底面を下腿の後面の方へ向かって伸ばすことで，この動きを**足底屈曲（底屈）**という。

過伸展：伸展の正常な解剖学的関節位置を越える運動。

外転：身体または身体部分の正中線から離れていく動き。手の中心線は第3指を通り，足部の正中線は第2足趾を通る。**特別に考慮する点**：肩甲骨の外転は**伸張**に関連し，肩甲骨の内側が脊柱から離れる動きである。母指の外転―母指が手掌に垂直な平面で前方に移動する。手関節外転は**手関節の橈側偏位**を指す。足の外返し―足底部が外側に回転することを指すが，純粋な外転ではなく前足部の外転と回内が含まれている。

内転：身体と身体部分がその正中線に向かう動き。**特別に考慮する点**：肩甲骨の内転とは肩甲骨の**引っ込め**

表 1-1　関節の解剖学的分類[6]

球関節	蝶番関節	平面関節
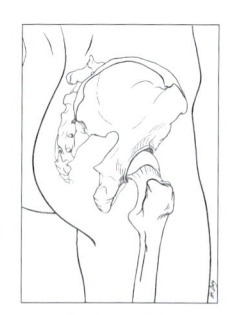	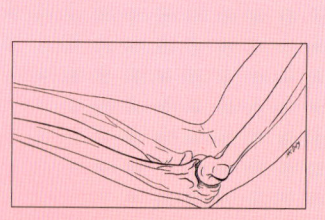	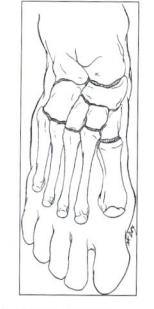
図 1-4　球関節（股関節）球状の関節表面が，カップ状の関節表面と関節を形成する。無数の運動軸がある。	図 1-5　蝶番関節（上腕尺骨関節）運動軸が 1 つに制限される。通常は強力な側副靱帯を伴う。	図 1-6　平面関節（足根骨間関節）両関節面がおおよそ平坦で，滑り運動が起こる。
楕円関節	鞍関節	顆状関節
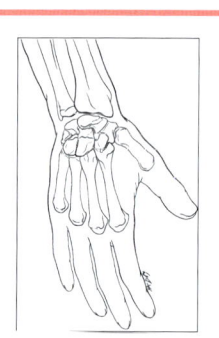	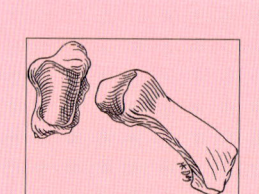	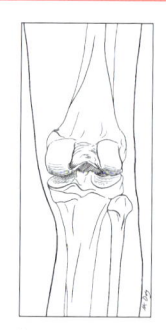
図 1-7　楕円関節（橈骨手根関節）卵状の凸関節面と，楕円状凹関節面で形成され，2 つの軸のまわりで運動が起こる。	図 1-8　鞍関節（第 1 手根中手関節）それぞれの関節面の凸表面が凹表面と関節を形成している。	図 1-9　顆状関節（大腿脛骨関節）1 つの関節面が 2 つの凸面のある顆部で，対する関節面が凹面である。ほとんどの動きは 1 つの運動軸で，いくらかの回旋運動が動きの最初では軸に垂直で可能である。
	車軸関節	
	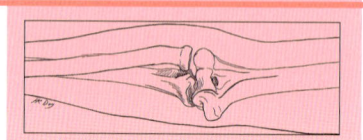	
	図 1-10　車軸関節（上橈尺関節）骨の旋回軸とそのまわりに輪状靱帯があり，回旋運動のみ行われる。	

を意味する。すなわち肩甲骨の内側を脊柱方向に動かすことである。母指の内転―母指が外転位置から解剖学的位置に戻される動きを指す。手関節内転は**手関節の尺側偏位**を指す。足の内返し―足底面が内側に回転するが，純粋な内転ではなく内転と前足部の回外が含まれている。

肩挙上：腕を肩のレベル（すなわち，90°）から頭部につける（すなわち，180°）まで垂直に上げる動き。

腕の垂直位は，矢状面（すなわち，肩屈曲）か前額面（冠状面）（すなわち，肩外転）でも到達でき，それぞれ，**屈曲による肩挙上**，あるいは**外転による肩挙上**ともいう。臨床的には簡単に**肩屈曲**，**肩外転**と呼ぶ。

　肩甲骨面は前額面に対して 30〜45° 前向きであり[9]，これは肩挙上の斜めに偏位した動きに関連している。"scaption"[10]は，この肩の中間平面挙上（図 1-18）を指す用語である。

1

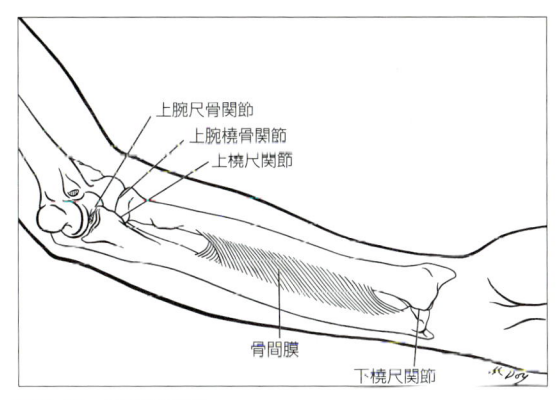

図1-11　橈尺靭帯結合

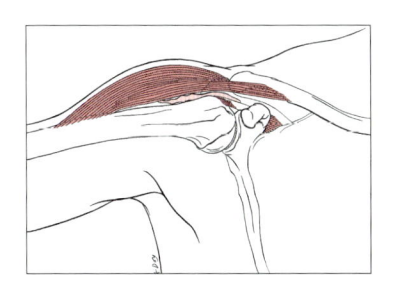

図1-12　生理的あるいは機能的関節（三角筋下関節）

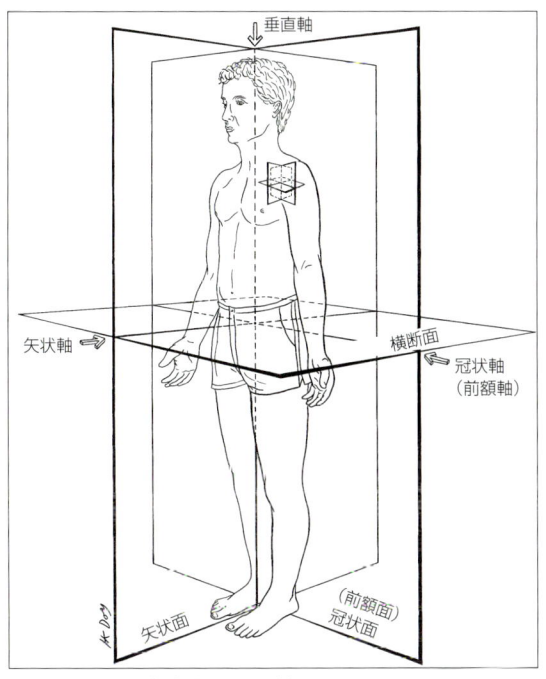

図1-13　解剖学的肢位での面と軸

回旋運動

　この運動は一般的に，骨の長軸か垂直軸周辺で起こる。

内方への（内側への，内に向かう）回旋：身体部分の

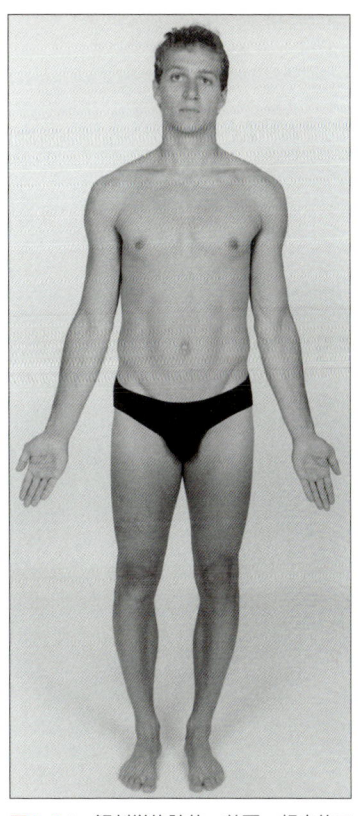

図1-14　解剖学的肢位―前面。起立位で腕は伸展し脇に沿っている。足趾，手掌，眼は前方を向き，指は伸展している

前面を身体の正中線に向けて回すこと（図1-17）。**特別に考慮する点**：前腕の内方への回旋は**回内**という。

外方への（外側への，外に向かう）回旋：身体部分の前面を身体の正中線から離れるように回すこと（図1-17）。**特別に考慮する点**：前腕の外方への回旋は，**回外**という。

首または体幹回旋：垂直軸のまわりを右あるいは左に頚部，体幹を回す運動を指す（図1-17）。

肩甲骨の回旋：肩甲骨下角か肩甲骨関節窩の動きの方向について示している（図1-19）。

　　肩甲骨の内側（下方への）回旋―肩甲骨下角の正中線方向への偏位と関節窩の尾側方向あるいは下方への動き。

　　肩甲骨の外側（上方への）回旋―肩甲骨下角が正中線から離れる偏位と関節窩の頭側方向あるいは上方への動き。

ぶん回し運動：屈曲，伸展，外転，内転の混合した運動。

母指と小指の対立運動：母指と小指の先端を合わせる動き。

母指と小指の肢位回復：そして，母指と小指を元の解剖学的位置へ戻す。

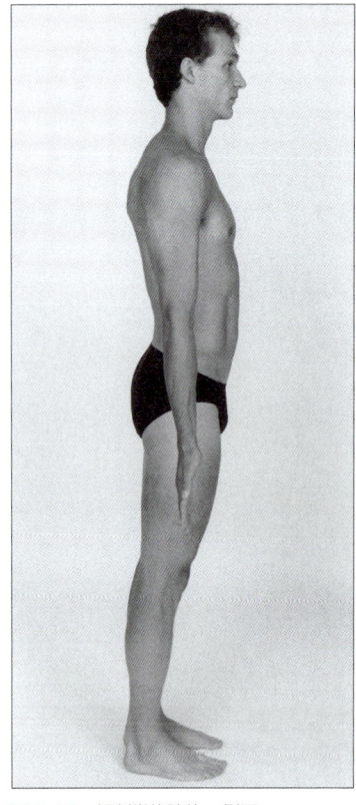

図 1-15　解剖学的肢位─側面

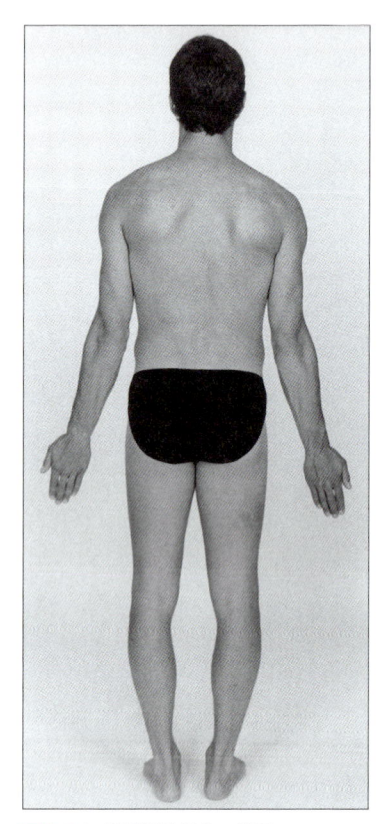

図 1-16　解剖学的肢位─後面

表 1-2　身体の面と軸

面	面の説明	回旋軸	軸の説明	一般的な動き
前額面（冠状面）	身体を前方と後方に二分する	矢状軸	前方/後方に走る	外転，内転
矢状面	身体を右と左の部分に二分する	前額軸（横断軸）	内側/外側に走る	屈曲，伸展
横断面（水平面）	身体を上部と下部に二分する	縦断軸（垂直軸）	上方/下方に走る	内旋，外旋

水平外転（伸展）：肩関節と股関節で起こる。肩関節 90° 外転位か屈曲位で，あるいは股関節 90° 屈曲位で，腕または大腿をそれぞれ身体の正中線から離れるように，または後部方向に動かす。

水平内転（屈曲）：肩関節と股関節で起こる。肩関節を 90° 外転位か屈曲位で，あるいは股関節を 90° 屈曲位で，腕または大腿をそれぞれ身体の正中線方向に，または前方に動かす。

傾斜：肩甲骨か骨盤の動きで示される。

　肩甲骨の前方傾斜─"肩甲骨下角が後方と頭側方向に移動する間，烏口突起が前方および尾側方向に移動する。"[11(p.303)]

　肩甲骨の後方傾斜─肩甲骨下角が前方および尾側方向に移動する間，烏口突起が後方および頭側方向に移動する。

骨盤の前方傾斜─骨盤の上前腸骨棘が，前方および尾側方向に移動する。

骨盤の後方傾斜─骨盤の上前腸骨棘が，後方と頭側方向に移動する。

骨盤の側方傾斜─同側腸骨稜が前額面での頭側方向（骨盤挙上または引き上げ），または尾側方向（骨盤下降）への動き。

肩甲帯上昇：肩甲骨と鎖骨外側端の頭側方向への動き。

肩甲帯下降：肩甲骨と鎖骨外側端の尾側方向への動き。

過剰運動性：過度の運動範囲─関節可動域が予想される正常値より大きい状態。

低運動性：運動範囲の低下─関節可動域が予想される正常値より少ない状況。

筋の受動的機能不全：筋の長さによって筋が乗り越える関節の関節可動域が妨げられる（図 1-20）[12]。

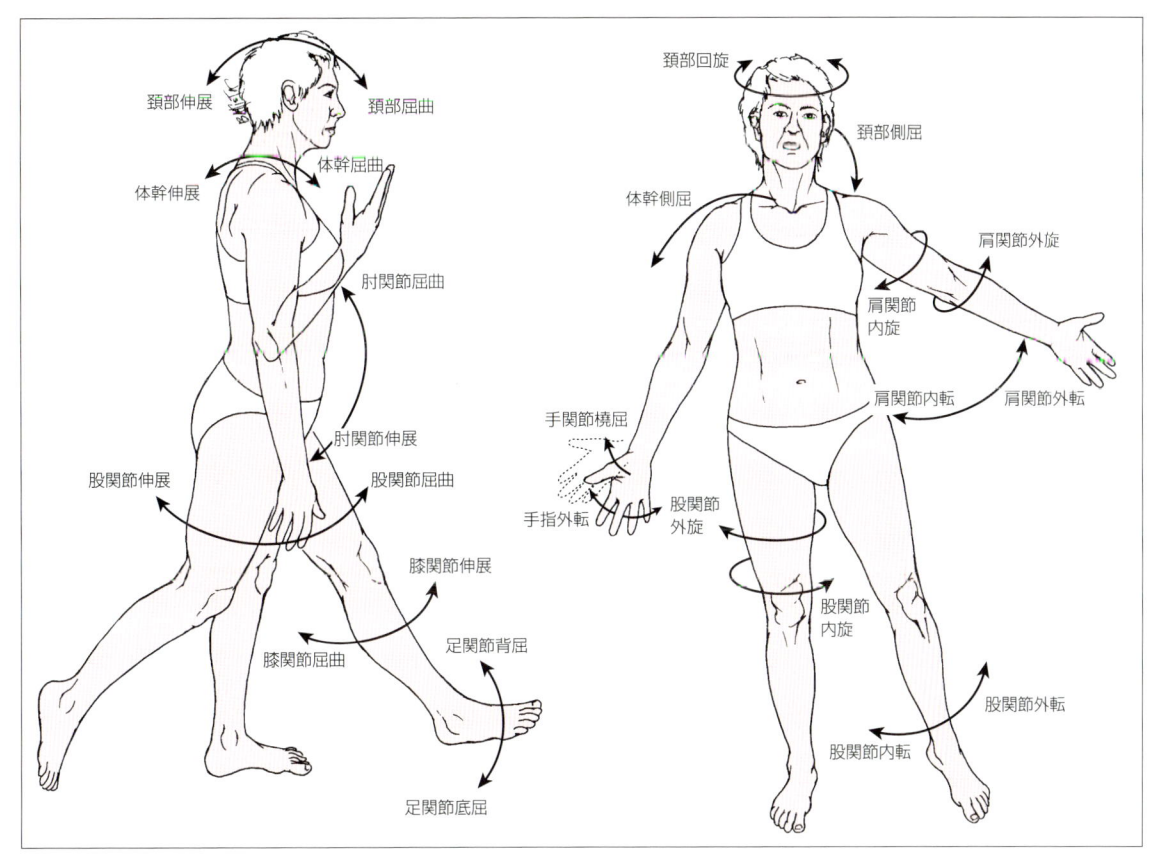

図 1-17 骨運動学的運動の用語

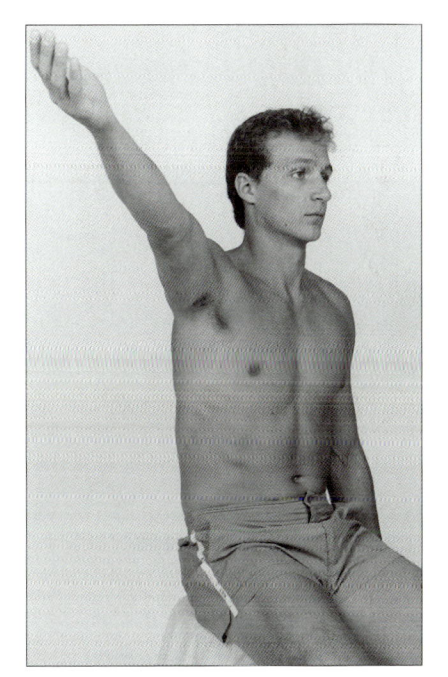

図 1-18 肩関節挙上：肩甲骨面

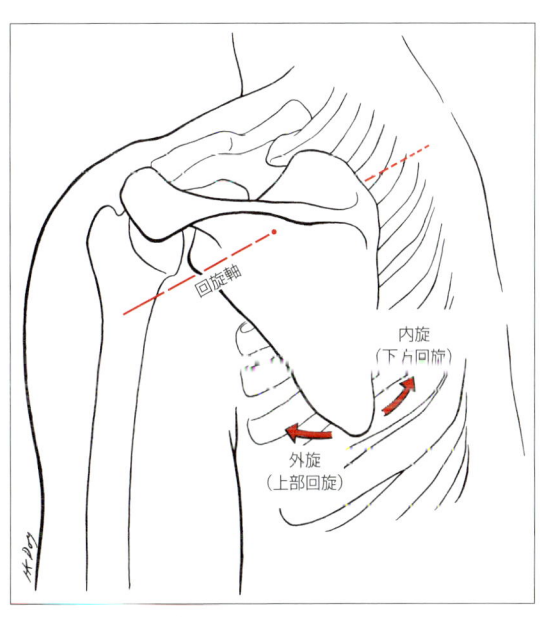

図 1-19 肩甲骨回旋

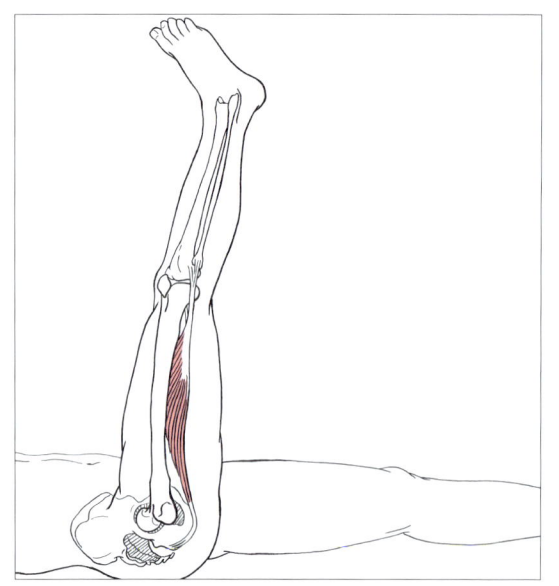

図1-20　ハムストリングスの受動的機能不全。膝関節を伸展位に保った際に，股関節の屈曲可動域がハムストリングスの長さによって制限される

運動の説明：関節運動学

　関節内の関節表面間で起こる運動に関する研究は，**関節運動学**と呼ばれている[4]。関節面の形態を知っていて，骨の動きの方向を観察することによって自動的ROMおよび他動的ROMの評価に際して関節運動を運動学的に間接的に観察できる。

　関節は，関節の一般的形態を基礎として分類される（表1-1参照）。関節分類に関係なく，滑膜関節の関節表面の形態は，程度は様々であるが平面と分類される関節でさえ，凹面か凸面である[4]。股関節（図1-4参照）の場合では，すべての関節面は，全方向に凹面か凸面である（すなわち，寛骨臼は凹面で，大腿骨頭部は凸面である），あるいは鞍関節でも（すなわち，鞍形の関節）同様。第1手根中手関節のように鞍形で凹面の関節表面に直角に凸面がある（すなわち，大菱形骨の遠位表面と第1中手骨基部とで形成されている）（図1-8参照）。すべての関節において，凹関節面は，付随した凸面とかみ合っている。

　関節に運動が起こるとき，2つの関節運動，滑り運動と転がり運動が存在する[4]。滑り運動と転がり運動は正常な関節で様々な割合で起こる。**滑り運動**は，1つの関節面の点が相対した表面で新しい点と接触しながら動く並進運動である。滑り運動は，氷の表面上で自動車のブレーキをかけたときのタイヤの滑りに類似している。**転がり運動**は片側の関節表面のいくつかの点が相対する関節の新しい等距離にあるそれぞれの点に接触するように起こる。この転がり運動は，地面を

転がっている自動車のタイヤに類似している。

　Kaltenbornは[13]，関節での運動の減少は滑り運動と転がり運動の減少によるが，滑り運動の減少がより制限するとしている。滑り運動の減少による関節可動域の制限が認められる場合，正常な運動を回復させる適切な治療計画は，関節運動が制限されている関節での滑り運動の正常な方向への修復に関するセラピストの知識に基づいて決定される。

　セラピストは，以下のような具体的な動きによって関節の滑り運動の正常方向を判断する。

1. 可動関節面（各章のはじめに記される）の形態を知っていること。
2. PROMの評価中に，骨の運動方向を観察すること。
3. 凹凸の法則[13]を適用すること。

　凹凸の法則について以下に述べる。

a. 凸関節面が一定の凹関節面を移動するとき，凸関節面は骨の軸の移動とは逆方向に滑る（図1-21A）。

　例：肩甲上腕関節の外転運動時，上腕骨の骨軸は上方に向かって動き，凸の上腕骨関節表面は，肩甲骨関節窩の固定された凹面で下方に動く。上腕骨骨頭の凸関節面で下方への滑り運動に制限があれば，肩甲上腕関節外転運動は可動範囲が減少するだろう。

b. 凹関節面が一定の凸関節面で移動するとき，凹関節面は骨軸の移動と同じ方向に滑り運動をする（図1-21B）。

　例：膝伸展運動時，脛骨の骨軸は前方に移動し，脛骨の凹関節面は大腿関節の固定された凸関節面で前方に移動する。脛骨の凹関節面で前方滑りの制限があると，膝関節伸展の可動範囲が減少するだろう。

　特に四肢関節で正常なROMのための骨運動を伴う滑り運動についての関節運動学は，後の章で確認する。四肢関節の関節運動範囲を評価するときに，正常関節の滑り運動は骨運動学的（すなわち，骨運動）知見と関節運動学（すなわち，関節面の間の付随した運動）との統合を招く。関節の滑り運動を評価し，回復させるために利用される技術は，このテキストの範囲を超えている。

　回旋[4]：関節面間に起こる運動の第3の形は，軸周辺で起こる回旋運動である。正常な関節可動域中に，回旋が単独で起こる場合があったり，回旋と滑り運動とが合併する場合がある。回旋は，肩関節の屈曲と伸展（図1-22A），股関節の伸展，腕橈関節の回内と回外（図1-22B）で単独で起こる。回旋は，膝関節の屈曲と伸展で転がり運動と滑り運動に伴って起こる。

1

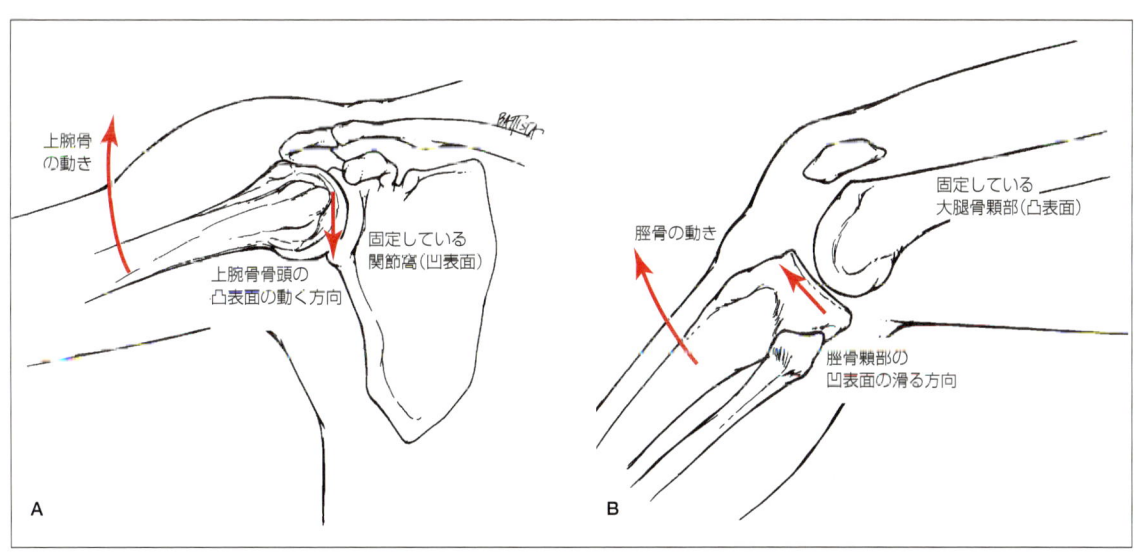

図1-21　関節運動力学：凹凸の法則。A．凸関節表面が凹関節表面上を，上腕骨骨幹部の動きと逆の方向に動く。B．凹関節表面が大腿骨の凸関節表面を脛骨骨幹部の動きと同じ方向に動く

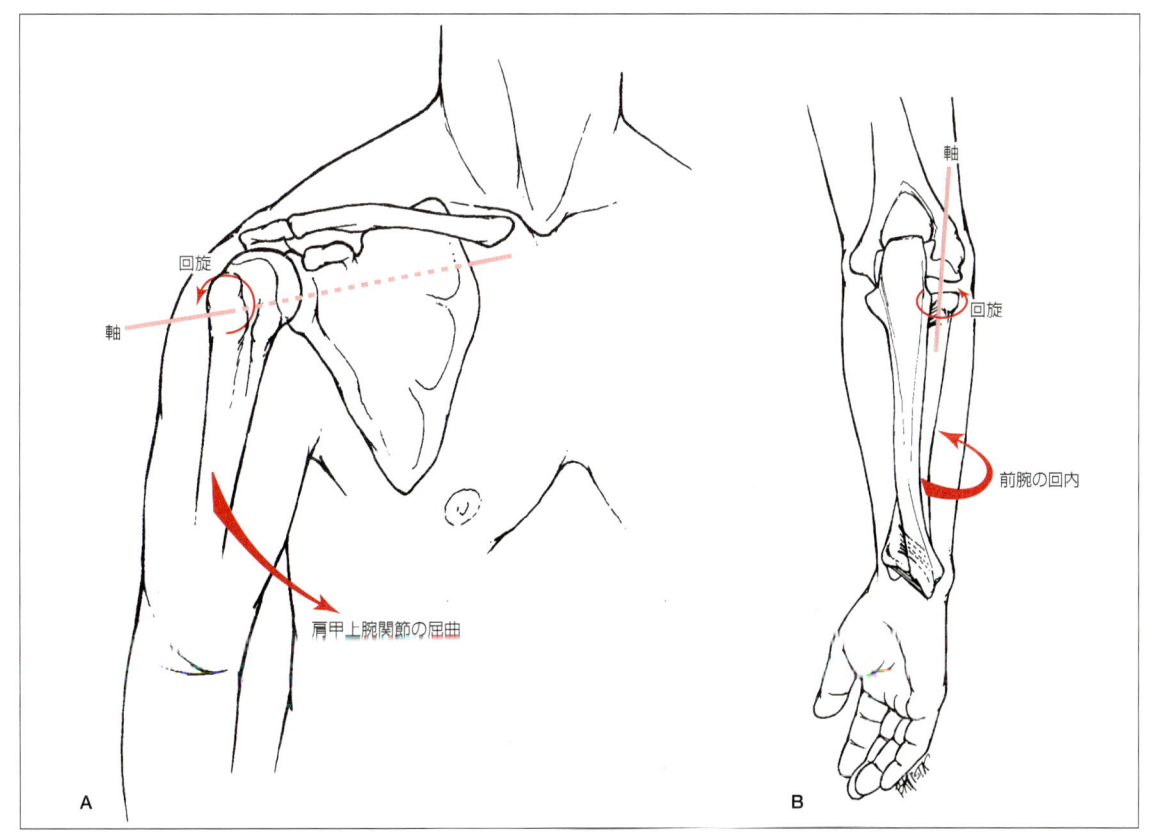

図1-22　関節運動力学。A．肩関節が屈曲あるいは伸展するときの肩甲上腕関節での回旋。B．前腕が回内，回外するときの上腕橈骨関節での回旋

関節可動域の評価と測定

禁忌と注意点

　これらの評価手技に対する禁忌の事象が存在する場合，AROM（自動可動域）または PROM（他動可動域）は評価あるいは測定をしてはならない。特別な場合には，評価手技を問題なく使用するように修正したアプローチで実施しなければならない。

　筋収縮（すなわち，AROM の場合）や身体部分の動き（例えば，AROM か PROM の場合）が治癒過程を妨げたり，あるいは損傷や悪化を招くようなことがあれば，AROM と PROM 評価技術は禁忌である。
いくつかの例を以下に示す。

1. 外傷や手術直後の部分的な身体運動が，損傷を引き起こすか治癒過程を妨げる場合。
2. セラピストが亜脱臼，脱臼または骨折を疑う場合。
3. 化骨性筋炎または異所性化骨が疑われるか，すでに生じている場合，この事象についての専門的な知識がある専門家によって評価されていなければ，AROM と PROM の評価を患者に行ってはならない[14]。

　AROM と PROM に対する禁忌が存在しなくても，セラピストが AROM と PROM の評価をする際に次に挙げるいくつかの病態を悪化させることがあれば追加のケアを取らねばならない。

1. 痛みを伴う場合。
2. 関節や，関節周辺に炎症症状がある場合。
3. 患者が適切に返答できずに疼痛緩和剤や筋弛緩剤を使用していて ROM 運動をあまりに積極的に実施された場合。
4. 著しい骨粗鬆症が認められる場合，または，骨脆弱性の因子がある場合には最大限のケアで PROM を実施するか，全く行わない。
5. 異常可動性関節を評価した場合。
6. 血友病患者である場合。
7. 特に肘，膝，股関節に血腫がある場合。
8. 関節を評価する際に骨強直が疑われた場合。
9. 外傷後に軟部組織（すなわち，腱，筋肉，靭帯）の断裂がある場合。
10. 最近治癒した骨折部位。
11. 身体部分の長期間にわたる不動化の後。

　AROM または PROM に禁忌の事象がないことを確認にしたあと，強い抵抗性のある運動が患者の状態を悪化させるような部位に AROM 評価を実施する場合は，セラピストは追加の注意をしなければならない。以下に 2，3 の例を挙げる。

1. 神経手術[15]，腹部，椎間板または眼[16]に最近手術を受けた後，椎間板病変[15]，腹壁ヘルニアまたは心血管系障害の既往歴またはリスクをもつ患者（例えば，動脈瘤，固定ルート型ペースメーカー，不整脈，血栓静脈炎，最近の心筋梗塞，著しい肥満，高血圧，心肺疾患，狭心症，心筋梗塞と脳血管障害）には筋力テストでバルサルバ手技を避けるように説明する。

　Kisner と Colby[15]はバルサルバ手技で起こる一連の出来事を述べている。そして，そのなかには激しく努力性運動による声門閉鎖に対する努力性呼気が含まれる。深呼吸は運動のはじめに認められ，声門を閉じることによって保持される。腹筋は収縮し，その結果，腹腔および胸腔内圧の増加を引き起こす。そして，血液は心臓から押し出され，動脈圧の一時的および急な増大を引き起こす。腹筋収縮は，腹壁に危険なストレスを与える。

　バルサルバ手技を回避するためには，AROM の評価中には患者に呼吸を止めないように指導する。これは難しいことだが，患者に呼吸を続けるようにさせ[17]，話をさせるように命じなければならない[15]。

2. もしも疲労が有害であり，患者の症状を悪化させる場合（例えば，極度の虚弱，栄養失調症，悪性・慢性閉塞性肺疾患，心血管疾患，多発性硬化症，灰白髄炎，ポストポリオ症候群，重症筋無力症，下位運動ニューロン疾患，間欠性跛行において），激しいテストは実行してはならない。疲労の徴候は，疲れ，疼痛，筋痙攣，筋収縮のゆっくりとした反応，振戦，AROM を実施する能力の低下などで観察される。
3. 過重訓練が患者の症状に有害である場合（例えば，特定の神経筋疾患または全身性，代謝性，炎症性疾患患者において）では，ケアを疲労または消耗を回避する注意をしなければならない。過重訓練[15]とは，患者の症状と関連して極端に積極的な活動または運動のために，すでに筋力低下が起こり，その結果体力が一時的か永続的に低下する現象である。

自動可動域の評価

　AROM の評価は，次のような患者情報を提供することができる。

- 移動したいという意欲
- 意識のレベル
- 指導に従う能力
- 注意持続時間
- 協調性
- 関節 ROM

1

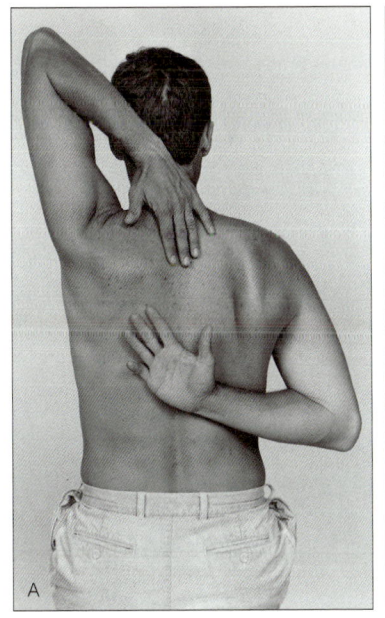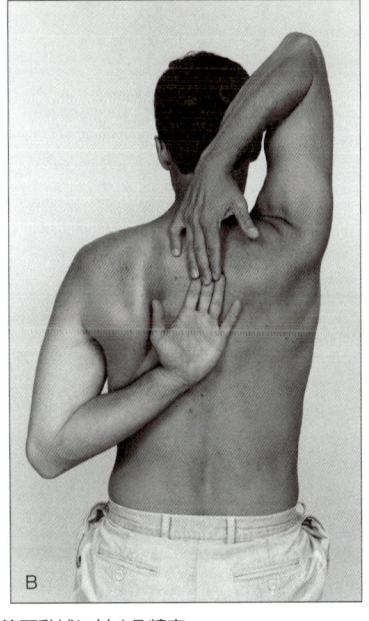

図 1-23　最終肢位。A，B．上肢の自動的関節可動域に対する精査

- 疼痛の原因となり，増加される運動
- 筋力
- 機能性活動を達成する能力

　AROM を実施する能力は，次のような患者のもっている因子により低下する可能性がある。

- 動かす意志がない
- 指導に従う能力がない
- 関節運動能に制限がある
- 筋力低下
- 疼痛

　上下肢の関節で計測可能な AROM の精査を実施するために，患者には同時にいくつかの関節で運動を含む活動を指示する。上下肢関節の AROM の精査は，本書で図示する。

　例：上肢関節 AROM の精査は，図 1-23A，B で示す。患者には背部に両手を回し各小指に触れるように指示する。

- 背部に回した左手先が右手に届くに従って，左上肢については肩甲骨が外転と外側（上方への）回旋し，肩関節は挙上・外旋し，肘関節は屈曲，前腕は回外，手関節は橈側偏位，手指は伸展する（図 1-23A）。
- 左手を背部の上の方に上げながら右手に接触させるとき，左上肢については肩甲骨の内転と内側（下方への）回旋，肩関節伸展と内旋，肘関節屈曲，前腕回内，手関節橈側偏位し手指が伸展する（図 1-23B）。
- 患者がAの肢位からBの肢位に動きを変化させるとき，肘関節伸展が観察される。必要ならば，手関節，手指，母指の AROM を観察するために，患者に拳

をつくるように，それから手を広げ，指を可能な限り伸展して離すように指示する。

　観察の結果は，その後の評価手技の指針に用いる。

　AROM をより詳細に評価するために，傷害された関節とその直上，直下の関節の自動的な動きのすべてを実施することを患者に説明する。可能ならば，患者の両側性，そして対称的（図 1-24A）な動作を行う能力を観察する。両側性の，また/および対称的な動作によって AROM の健側との比較が可能となる。患者が関節可動域範囲で自動的な動作をするときに，他の関節の代用運動を回避するように患者が動作を正確に行っていることを重視する。AROM を標準角度計または OB "Myrin" 角度計を使用して測定し，機能的な動作を行う患者の能力を評価できる。

　完全な関節運動（すなわち，完全な PROM）があり筋力低下が認められる場合，その身体部分の重力中心が移動し AROM に影響を与えている可能性がある。身体部分が重力に拮抗して水平面よりもむしろ垂直面に移動するときには，重力は影響を与えている因子でなく，AROM への影響はより少ない。AROM 評価を解釈するためには，運動における患者の姿勢と重力の影響を考慮する。

　徒手的に筋力を評価するとき，そのグレードは筋または筋グループの筋力を示唆するように決められている。グレードは，随意筋収縮の強さを示し，また関節で利用可能な既存の PROM に対する AROM を示している。筋力を示唆するよう決められている筋力のグレードは，患者の機能的な能力の推定に用いられる

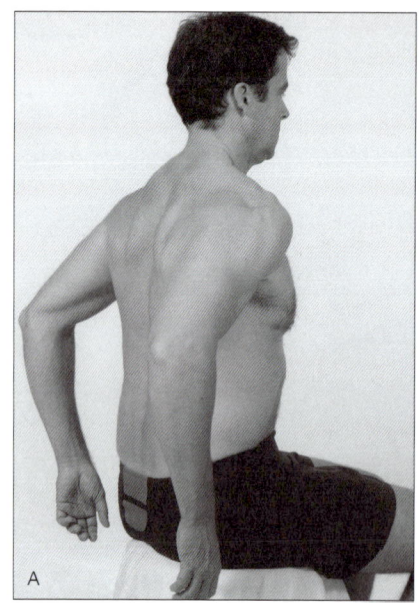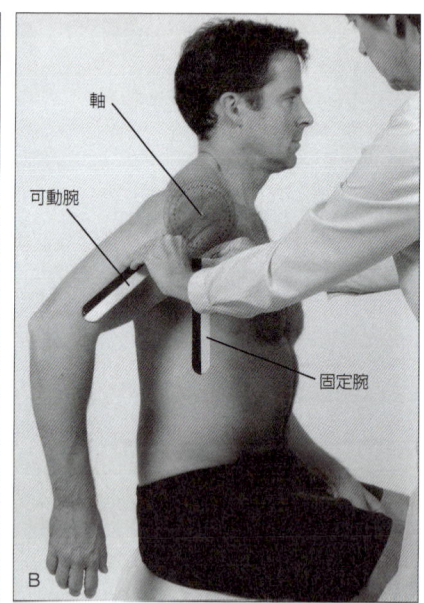

図 1-24　AROM の評価，測定の例：肩甲上腕関節の伸展。A．観察して評価する。B．標準関節角度計を用いて自動的関節可動域を計測する

AROM の一般的な目安を示している。筋力の評価については，本章の後で詳しく述べる。

　AROM の測定の後，PROM と筋力の評価を行う。

自動可動域の測定

　標準角度計（図 1-24B）と OB "Myrin" 角度計を用いた測定手技は，本章の「ROM の測定」の項で述べる。PROM の測定肢位は AROM の測定肢位と同様か異なる肢位で行うことになる。例えば，機能的な肢位または動きを AROM の測定に使用することがある。患者が可動範囲で自動的に関節を動かすとき，他の関節の代用運動を回避するように，あらかじめ患者に運動の正確さを強調しておく。

他動可動域の評価

　PROM の評価は，以下のような情報を提供する。
- 関節の可能な運動範囲。
- 関節運動を制限する原因となる因子。
- 疼痛を起こすか，増加させる運動。

　PROM は常に，AROM よりわずかに大きい，その理由は軽微な弾性的な伸展が組織に起こることと，いくつかの例では弛緩した筋の容積の減少による。しかしながら，筋力低下があれば PROM は AROM より明らかに大きくなる。

　関節の PROM を評価するときは関節運動ごとに関節上部を固定し，関節下部を動かして完全な PROM

を評価する（図 1-25）。
- 視覚的に PROM を推定する。
- PROM の全体を通じて運動の質を確認する。
- 最終域感と PROM を制限する因子を確認する。
- 疼痛の存在を注意深く観察する。
- 関節包に関連する動きがあるかどうかを確認する。

　PROM が正常より減少しているか増加しているならば，角度計を使用した PROM を記録する。

　PROM を評価するとき，次の概念と用語は関節運動制限を理解するのに重要である。

正常な制限因子と最終域感

　関節の固有の解剖学的構造は，その PROM の方向と可動量を決定する。通常，運動を制限し，関節のPROM の範囲を決定する因子には以下のものがある。
- 軟部組織（すなわち，筋，筋膜，皮膚）の伸展性。
- 靱帯または関節包の伸展性。
- 軟部組織の影響。
- 骨と骨の連絡性。

　関節の PROM を評価するとき，範囲が完全であるか，制限されているか，過可動性か注意し，感触によって，どの構造，組織が運動性を制限するかについて確認する。**最終域感**は，PROM の最終点でセラピストの手に伝達される感覚であり，関節構造が関節可動性を制限していることを示している[18]。最終域感には，正常（生理的）なのか，異常（病的）なのかの区別がある[19]。

　正常な最終域感は，正常な PROM で正常な解剖学

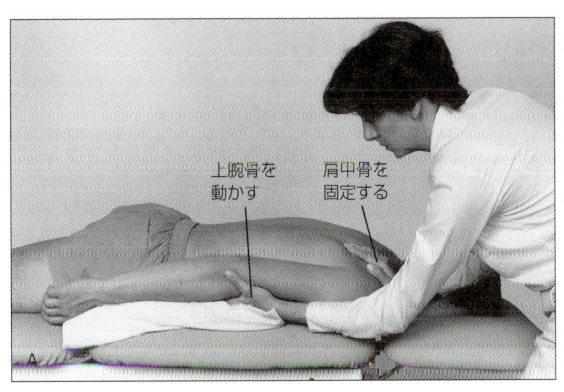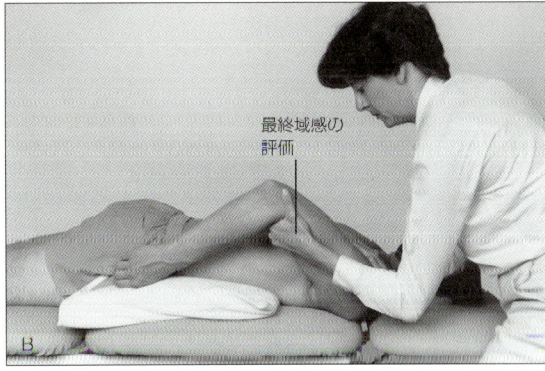

上腕骨を動かす　　肩甲骨を固定する

最終域感の評価

A　　B

図 1-25　肩甲上腕関節の他動的伸展可動域の測定例。A. 患者は解剖学的肢位で楽にして，十分に支持されリラックスしている。セラピストは近位部（肩甲骨）を固定し，関節の遠位部（上腕部）を動かす。B. 遠位部を関節の最終まで動かし，圧を優しく加えて最終域感を評価する

表1-3　正常な（生理的な）最終域感[18-20]	
最終域感 一般的用語 （具体的な用語）	説明
固い（骨性の）	骨同士が接触し，無痛の，突然の固い停止。例えば，肘関節の他動的伸展で肘頭突起が肘頭窩に接触する。
柔らかい （軟部組織の影響）	両骨面が接近するときに組織の柔らかい圧縮感がある。例えば，膝関節の他動的屈曲で，軟部組織の大腿部と腓腹筋が後方で接触する。
しっかりした （軟部組織伸張）	筋が伸張した際の堅いバネ状の感覚。例えば，膝を伸展しておいて他動的に足関節を背屈した際に腓腹筋の緊張で動きが止まる。
引き締まった （関節包伸張）	関節包あるいは靭帯が伸展した際に関節運動が停止する。この感触は革の一片を伸張したときに類似している。例えば，肩関節他動的外旋。

表1-4　異常な（病理学的）最終域感	
最終域感	説明
固い	関節運動が突然固く停止する。骨と骨が接触し，あるいは骨がきしむ感触，起伏のある関節表面がお互いに擦れ合う。例えば，関節内に遊離体がある，変性疾患，脱臼，あるいは骨折のある関節。
柔らかい	滑膜炎や軟部組織浮腫があると予想される沼地のような感触。
しっかりした	弾力感あるいは固い運動停止感があり，筋性，関節包性，靭帯性の短縮が予想される。
バネ状停止	関節内障を疑わせる跳ね返りが見られ，触知される。例えば，膝関節の半月板断裂。
空虚	相当な疼痛があるが，極端な他動的関節可動域で患者が関節運動を止めてほしいと要求する前までは何の感覚も触知されない。例えば，関節外膿瘍，腫瘍，急性滑液嚢炎，関節炎症または骨折。
筋スパズム	他動的な動きに対して固い突然の停止感があり，ときに痛みを伴い，急性か亜急性の関節炎，著明な活動性のある病巣あるいは骨折を疑わせる。痛みがない筋スパズムの最終域感があれば，中枢神経系障害でそのために筋緊張が増加していることが疑われる。

的構造が関節運動を止めるときに生じる。異常な最終域感は，関節可動域が減少しているか増加している場合，あるいは正常な PROM があるが，正常ではない関節構造が関節運動を抑制しているときに生じる。正常および異常な最終域感を，表 1-3，4 に示した。関節運動に対する最終域感については，次章で個別の関節の解剖学的構造，臨床経験，利用できる引用文献など

を述べる。いくつかの異なる最終域感が個々の関節運動で生じる場合があるが，最終域感としては 1 つである。いくつかの異なる最終域感が関節にあるときには，各最終域感の間に "/" を用いて示す。例えば，肘屈曲における最終域感は，soft/firm/hard（すなわち，柔らかい，しっかりした，固い）のように示す。

最終域感を評価する方法

　運動は，関節ごとに評価する（図1-25A）。患者をリラックスさせて関節近位部を固定し，遠位部分をPROMの最後まで動かして評価を行う（図1-25B）。PROMの最後に優しく圧迫を加え，最終域感を記す。

　PROMを評価するとき，最終域感に加えて，各運動の視覚的に利用できるPROMを推定し，疼痛の有無を確認する。

関節包と非関節包パターン

　PROMの減少があるときには，つぎのように**関節運動制限のパターン**を評価する。関節包と非関節包パターンの説明についてはCyriaxの研究[18]から引用している。

関節包パターン

　関節包パターンとは，関節包または関節全体に反応性病変がみられる場合，PROMの制限の特徴的なパターンが起こることである。筋によってコントロールされている関節だけは，関節包のパターンを示す。関節からの痛みを伴う刺激が不随意な筋スパズムを引き起こすとき，可動域の制限は関節包の大きさによって起こる。各関節包は，選択された方法で伸展に抵抗する。したがって，やがて関節包の特定の面は他の部分よりもより強く収縮する。関節包パターンは各関節に特徴的な関節動作に応じて現れる。例えば，肩関節の関節包パターンは股関節の制限のパターンとは異なる。各関節の関節包パターンは，個人で類似している。安定性を主に靭帯に依存している関節は，関節包パターンを示さない。そして，関節に強い力がかかって引き起こされる疼痛の程度は，関節全体の反応あるいは関節炎の重症度を示している。関節それぞれの関節包パターンについては，運動制限の順（最も制限されるものから最も制限が少ないもの）に記述して各章で述べる。しかしながら，最近の研究[21~23]では，関節包パターンが以前考えられていたようには信頼されていない可能性がある。

非関節包パターン

　関節包パターンによらずに関節運動の制限が生じている場合は，非関節包パターンが存在している。非関節包パターンでは，関節全体の反応が欠如している。靭帯の捻挫や癒着，関節内障，または関節外病変が，非関節包パターンに結びつく場合がある。

　靭帯の捻挫や癒着は，関節や関節包の特定の領域に影響を及ぼす。関節運動は制限され，損傷された靭帯を伸展するような方向に関節を動かすと疼痛がある。他の関節運動は，いつも完全で疼痛がない。

　軟骨や骨の断片が関節内に遊離しているとき，関節内障が起こる。遊離した骨や軟骨の断片が関節表面間にインピンジされると，その運動が急に阻止され，そして，局所的な疼痛が起こることがある。他のすべての関節運動は完全で，疼痛はなかったりする。こうした関節内障は，膝関節，顎関節，肘関節などで起こる。

　筋癒着，筋痙攣，筋緊張，血腫，嚢胞といった関節以外の構造に影響を及ぼす関節外病変は，1つの運動方向で関節可動域を制限し，他の関節運動の方向では運動制限はなく，疼痛もない可能性がある。

可動域の測定

器具の説明

　角度計は，関節角度の測定に利用される装置である[7]。関節ROMを評価するために選ばれる角度計は，測定に必要とされる精度，時間，臨床医が利用できる手段か，患者の快適さや健康状態に依存する。X線画像，デジタル画像，写真，写真のコピー，そして，電子角度計の使用，flexometerまたは鉛直線（測鉛線）は，客観的で妥当性，信頼性の高いROM測定を与える可能性があるが，臨床場面では必ずしも実際的でないか，利用できない。臨床研究をするとき，セラピストは関節ROMのより正確な評価を提供する代替器具を検討しなければならない。

　臨床場面において，標準角度計（図1-26，27）は四肢関節の測定ROMに最も多用される角度計である。本書では，標準角度計を用いた四肢と脊椎のROMの測定について述べる。OB "Myrin" 角度計[24]（OB Rehab, Solna, Sweden）（図1-28）は臨床ではそれほど使用されてはいないが，役立つ測定器具であり，前腕関節，股関節，膝関節，足関節での限定されたROM測定について述べる。

　このテキストに示されるように，標準角度計，巻き尺（図1-29），標準傾斜計（図1-30），Cervical Range-of-Motion Instrument：CROM[25]（Performance Attainment Associates, Roseville, MN）（図1-31）は脊柱のAROM測定に利用される計測器具である。顎関節のAROM測定には，定規またはキャリパー（カリパス，ノギス，測径器）を使用する。脊椎と顎関節AROM測定でのこれらの器具を使用する手技は，第9章で述べる。

妥当性と信頼性

妥当性

　妥当性は，「器具で測定された計測角度が，推定され

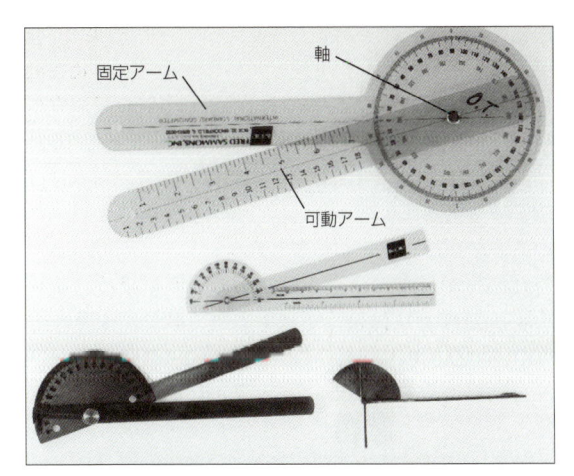

図 1-26　さまざまなサイズの 180°と 360°の標準角度計

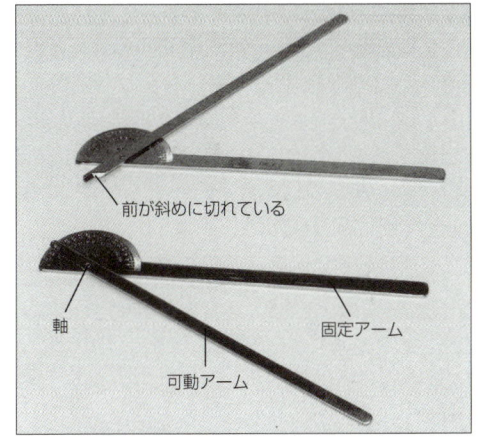

図 1-27　180°の分度器つきの標準角度計。上：可動アームの斜めに切れている部分が分度器から外れていて，関節可動域測定ができない。下：可動アームの切除部分が分度器に入っていて，関節可動域が計測できる

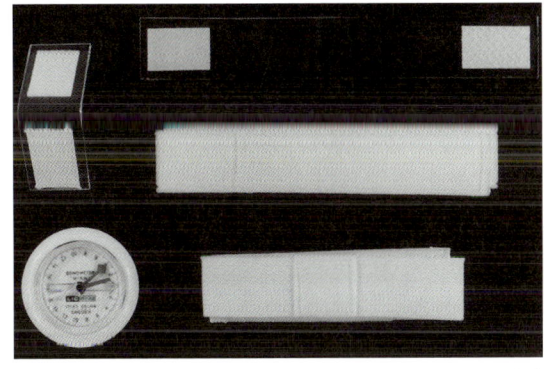

図 1-28　OB 角度計，コンパス，傾斜計。計測しようとする身体部分に角度計を設置する目的でベルクロストラップとプラスティック伸展プレートがついている

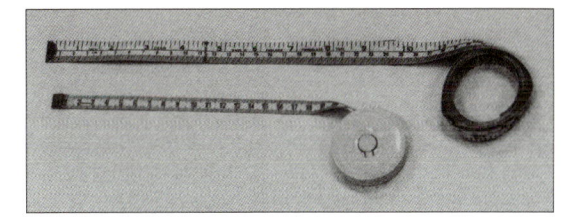

図 1-29　関節可動域を計測する巻き尺

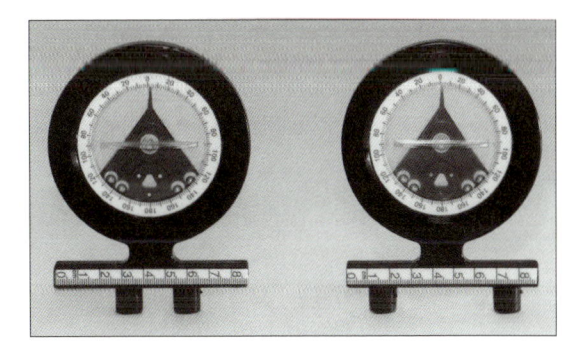

図 1-30　標準傾斜計には，身体表面の位置決めを容易にするために調節可能な皮膚接触点がある

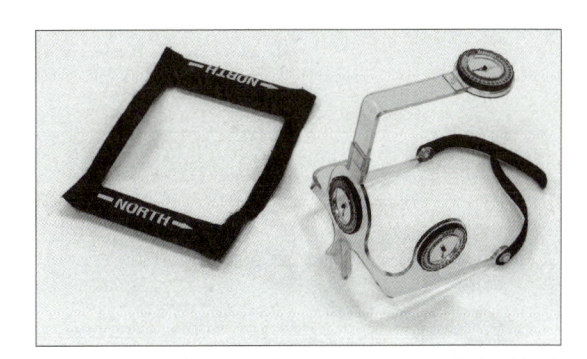

図 1-31　Cervical-Range-of-Motion Instrument：CROM は，2 台の重力傾斜計，磁気コンパス傾斜計，磁気ヨークからなる

関節の動きあるいは関節の位置の測定値を角度あるいはインチfィ ー トル（関節の動きまたは位置の）で示している。測定は正確でなければならない。なぜならば，実際に測定された関節角度の結果が疼痛治療の計画，効果判定，患者の改善度，患者の障害程度に利用されるからである。

　基準関連妥当性は，関節角度または位置を評価するために器具の精度を評価する 1 つの方法である。この妥当性を樹立するために，器具による測定値は，関節角度の計測値の標準化に認められた器具で得られた測定値と比較される。例えば，X 線画像を用いた計測値との比較を行う。試験的な計測値が認められている基準で支持される事実で収集され併存的妥当性が評価される。器具で測定された測定値と認められた基準で得

る値を測定しているかどうかである」[26(p.171)]。妥当性は測定の精度を示す。角度計，傾斜計または巻き尺は

られた測定値との間に密接な関連性があれば器具測定値は妥当であるとされる。

信頼性

信頼性は,「同じ器具を用いて, 頻回に計測して得られた測定値の範囲を明らかにするもので, 同一術者によるものを観察者（験者）内信頼性, 異なる術者によるものを観察者（験者）間信頼性としている」[27(p.49)]。信頼性は, 測定の不変性または再現性を示唆する。

セラピストは ROM を測定し, 時間をかけて計測された結果を比較し, 治療効果と患者の推移を検討する。セラピストは関節肢位と ROM を一貫した方法で測定できることが（すなわち, 測定エラーをより最小の偏差にする）重要であることを知らねばならない。これが可能であれば, それから ROM 測定を比較する際に, 測定値の類似点あるいは相違点が信頼でき, 本当の変化が起こったときにその変化が測定誤差に原因したり, 測定の一貫性の欠如ではないことを示すことができる。

標準角度計の妥当性と信頼性とともに, 標準角度計と OB "Myrin" 角度計について本項で述べたい。巻き尺/定規（傾斜計）の有効性と信頼性, CROM については, これらの器具の説明や適応とともに第 9 章で述べる。

標準角度計

標準角度計（図 1-26, 27 参照）は, 1 つの軸で 2 本のアームを固定する 180° または 360° の分度器である。1 本のアームは固定である, そして, 他のアームは分度器の軸または支柱周辺で移動可能である。用いる標準角度計の大きさは, 評価する関節の大きさによって決定する。より大きな角度計は通常, 大きい関節範囲の測定のために利用される。

妥当性と信頼性—標準角度計

"関節運動を評価することでの最も正確な方法"である X 線画像[28(p.116)]と写真は, 標準角度計の精度を判断するための比較に用いられる標準として認められている。標準角度計の測定をするのと同様に撮影された X 線写真, あるいは写真からの情報を総合して妥当な計測値が評価される。

標準角度計の基準関連妥当性の研究は, ほとんど行われていなかったが, 膝関節の X 線骨角度測定と角度計測定との比較があり, 高度基準関連妥当性が認められるものの, 異なった知見として角度計の相違はほんの少ない範囲で, その原因が最終伸展に近づくにつれて関節運動の複雑性が増加することに起因していることが報告された[29,30]。肘関節位置の評価に写真引用標準像を使用した場合の報告があるが, "その結果は, 経過観察に標準化された方法が用いられるとき, 比較的未熟な評価者は角度計を正確に使用して肘位置測定に有能でなければならないことを示唆"[31(p.1666)]している。

関節位置と標準角度計を使用した可動域の信頼性は測定する関節によるが, 通常, 優か良である。信頼性の研究結果から以下が示唆される。

1. 関節可動域の標準角度計による計測結果は目視による評価より信頼性が高い[32〜37]。験者が未熟なとき, 角度計の使用はさらに重要になる[36,38]。
2. 角度計測定の信頼性は, 評価される関節と運動によって変化する[34,39〜42]。
3. 験者内信頼性は験者間信頼性より信頼できるので, 可能であれば同じセラピストがすべての測定を行うべきである[32,33,39,40,43〜45]。異なるセラピストを区別なしに同じ患者の関節可動域の測定に験者間信頼性を検討せずに使ってはいけない[46]。
4. 関節可動域を評価するように選択された角度計の大きさは, 測定信頼性に影響を及ぼさない[47,48]。
5. 測定値を混合し平均を出すか反復した測定を行えば角度計計測値の信頼性が改善するか[33,44,49]変化がない[41,42,47,50]のかみる。
6. 痙性が認められる場合, 角度計測定の信頼性に関する研究[50〜56]は, 決定的ではない。

同じセラピストが痙性のない患者で "確実な標準化された測定プロトコル"[43]を用いて反復測定を実施すれば, 関節可動域は角度計を使用して確実に測定することができる。Miller ら[28]は, 彼らの臨床施設内で験者内信頼性と験者間信頼性を決定するための方法を臨床医に提供している。セラピストは測定誤差因子を知って, 患者の経過をより十分に判断できる。

関節可動域評価と測定手技

評価部位を露出させる

評価する部分を露出させる必要を患者に説明する。適切に, 評価部分を露出させ, 必要に応じてその部分を布で覆う。

説明と指導

手短かに可動域評価と測定手技を患者に説明する。実施する運動を説明する。これから行う評価の説明とともに実演をし, あるいは患者の健肢に ROM 評価の他動的な動きを行ってみせる。

正常な可動域評価

最初に, 患者の正常な可動域と最終域感を評価記録するために, 患者の健肢の可動域計測を行う。そして,

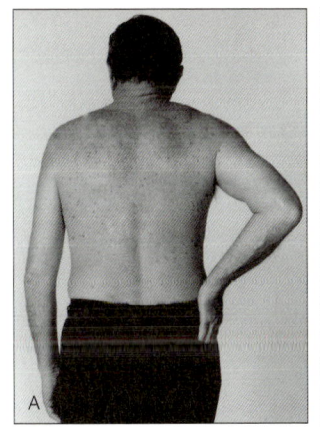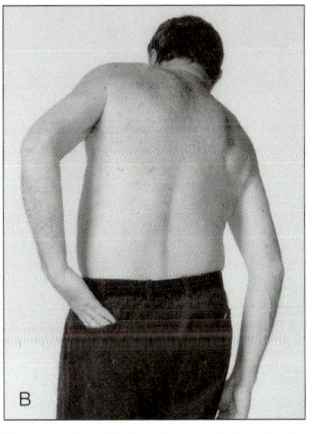

図 1-32　A. 患者は正常な右手をズボンの後ろにあるポケットに入れている。B. 患者が患側の左手を後ろのポケットに入れようとするとき，左肩の関節可動域制限のために左肩甲帯と体幹の代償運動で補おうとしている

障害肢の関節を動かす前に動きの実演をする。両側性の傷害がある場合にはセラピストの臨床経験と知識によって患者の正常な PROM を判断しなければならないが，PROM は通常，AROM よりわずかに大きいことを考慮に入れることが必要である。

　正常 ROM の指針として，米国整形外科学会による正常関節可動域表[57]，Berryman Reese と Bandy による研究書[58]にある正常関節可動域の推奨値を使用する。これらの "正常な" AROM 参考値は，各章の始めに表で示している。

　関節可動域値は性，年齢，職業，健康状態によって個人間の変化があるので，"正常な" 範囲は紛らわしい[59]。したがって，患者を評価して，治療するときの "正常" 範囲は参考値として利用しなければならない。より重要なことは，患者の日常生活動作（activities of daily living：ADL）実施に要求される最も重要な機能的 ROM と，これらの要求に応ずる患者の能力を究明することである。

評価と測定手技
患者体位　患者の状態が以下の通りであることを確認する。
- くつろいでいる。
- 十分に身体が支持されている。
　患者の姿勢を次のようにする：
- 評価する関節を解剖学的肢位にする。
- 関節の近位部分が求められる動きのみを許容するよう固定されている。
- 全関節可動域を制限なく完全に動かせる。
- 可動域測定のために，角度計を適切な位置に置く。
　患者の姿勢が本書で示す標準的な評価肢位から偏位している場合，可動域評価用紙に特記する。

代償運動　AROM と PROM を評価，測定するとき，求められる動きだけが評価される関節で起こることを確認する。代償運動が計測される関節や他の関節で付随した運動として起こっていて，実際に生じているよりも大きな関節可動域として現れていないかを確認する。代償運動の例は，図 1-32 に図示するように機能的な動作を実施するときに用いられる。

　AROM と PROM を評価，測定するとき，代償運動を除去するように試みる。AROM を測定する際に，実施される運動と回避する代償運動についての患者への十分な説明と指導を通して達成できる。加えて，AROM と PROM の代償運動は，以下によって回避される可能性がある。
- 患者に適切な肢位を取らせる。
- 必要に応じて関節の近位部分を適切に安定させる。
- AROM と PROM を評価する際に現実的な実践をする。

　正確に関節可動域を評価するために，セラピストは起こりうる代償運動を知っていなければならないし，認識しなければならない。代償運動によって AROM または PROM 評価が不正確であれば，治療計画が不適切となることがある。

安定化　計測する関節の近位部分を安定化させ，関節運動を抑制し，関節運動範囲の欠損を生じさせる代償運動を防止するには以下のことを用いる。
1. 患者の体重に関して。
　例：
- 屈曲 PROM を通して肩関節挙上を計測するために，体幹の重さが肩甲帯を安定させるように，患者を診察台に背臥位にする（図 1-33）。
- 股関節の内旋 PROM を評価するために，患者を固い診察台に背臥位にし，体重で骨盤帯を安定さ

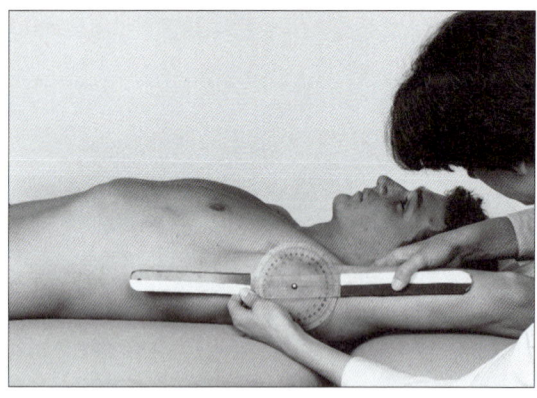

図 1-33　セラピストが肩関節の屈曲をさせながら肩挙上運動の他動関節可動域（PROM）を計測するとき，検査台に乗せた体幹の重さが肩甲骨を安定させている

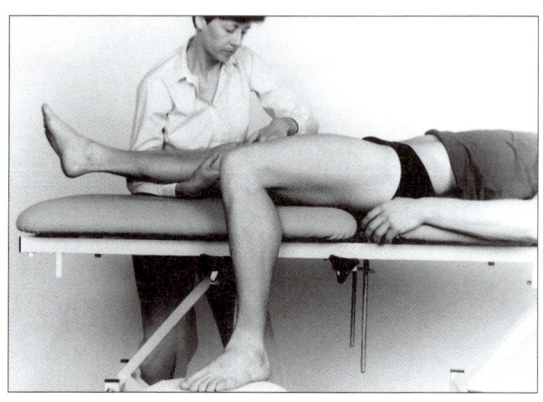

図 1-35　股関節の他動的外転可動域をテストする際に，患者の対側下腿の肢位によって骨盤が固定される

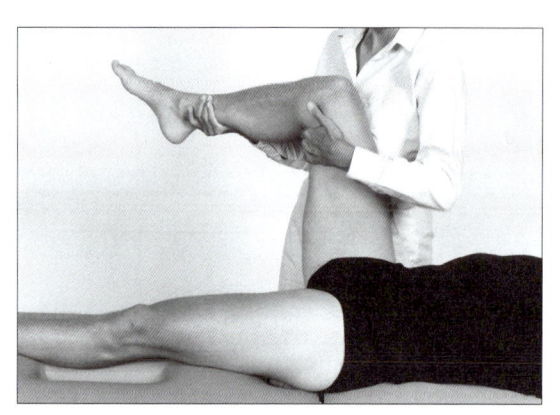

図 1-34　固い診察台表面に乗せた患者の体幹の重さと骨盤の肢位が，セラピストが股関節内旋の PROM，最終域感を評価するのに役立っている

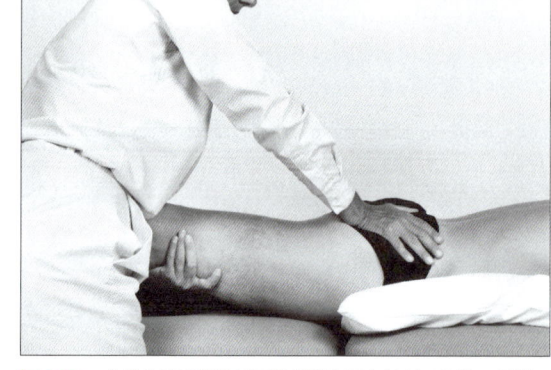

図 1-36　他動的股関節伸展可動域測定でセラピストは，骨盤の外側から徒手的に圧をかけている

せるようにする（図 1-34 参照）。

2. 患者の姿勢。

例：

- 股関節の外転可動域を評価するために（図 1-35），患者を固い診察台に背臥位にし，対側の大腿部は検査台の上に載せ，足はしっかりした台座の上におく。この下腿の肢位が，骨盤の検査側への傾斜や偏位を防ぎ，実際よりも大きな外転角度を計測できる。

3. セラピストや，ベルトや砂袋などによって患者の外側から直接加えられる外力。手で直接あるいは用具による圧迫が筋緊張や疼痛を緩和させる。例えばポリオのようなウイルス感染で筋が弱い部位や，圧痛があるか痛みを伴う領域を回避することを確認する。

例：

- 股関節伸展 PROM を計測するために徒手的に骨盤帯を安定させ（図 1-36），股関節伸展 PROM

を評価するとき，両手で角度計を位置させるのに，必要ならばベルトを使用して骨盤を安定させる（図 1-37）。

- 足関節（すなわち，距腿関節）の足背と底屈 PROM を評価するために，徒手的に脛骨と腓骨を安定させる（図 1-38）

PROM と最終域感の評価　固い診察台面上で気持ちよく，くつろいだ患者の解剖学的肢位にある関節を評価する。

- 近位の関節部分を安定させる（図 1-39A 参照）。
- テスト運動として PROM の終わりまで関節の遠位部分を移動し（図 1-39B 参照），PROM の終わりに少しの過剰な（すなわち，穏やかな）圧をかける。
- 視覚的な PROM を推定する。
- 最終域感，疼痛の存在を注意深く観察する。
- 検査開始位置に肢を戻す。
- すべての運動の PROM 評価後に，動きの中に関節包あるいは非関節包パターンがあるか確認する。

計測　傷害関節が完全な AROM，PROM を示すなら

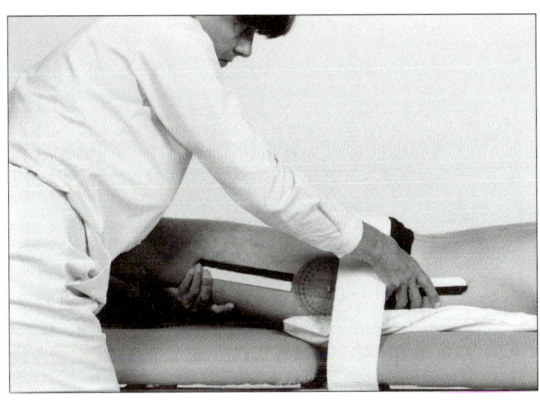

図 1-37　他動的股関節伸展可動域測定で，ベルトが骨盤帯の固定に使用される

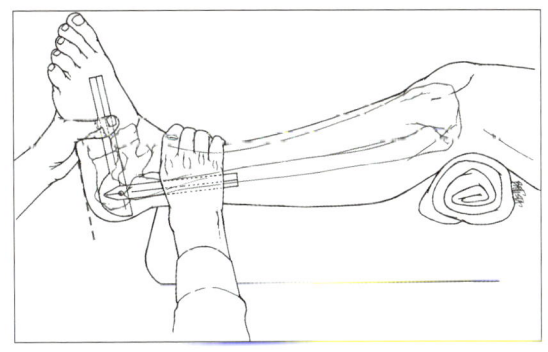

図 1-38　足関節の背屈，底屈の PROM 測定に，セラピストが足関節の近位で徒手的に脛骨と腓骨を固定している

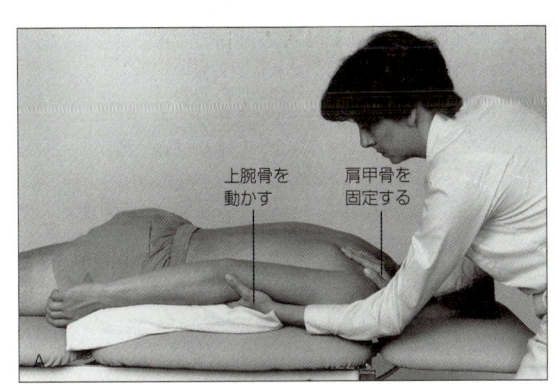

上腕骨を動かす　　肩甲骨を固定する

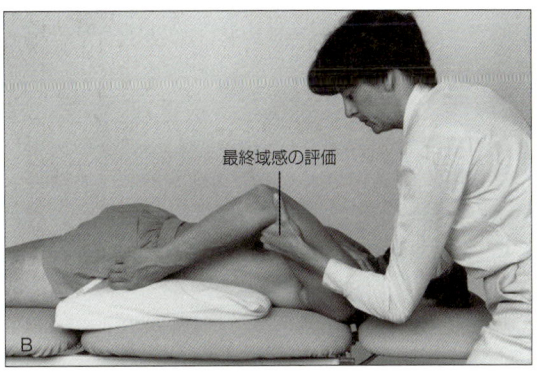

最終域感の評価

図 1-39　肩甲上腕関節の他動的伸展可動域の測定例。A．患者は解剖学的肢位で楽にして，十分に支持されリラックスしている。セラピストは近位部（肩甲骨）を固定し，関節の遠位部（上腕部）を動かす。B．遠位部を関節の最終まで動かし，圧を優しく加えて最終域感を評価する

ば計測を行う必要はない。記録には完全な，正常な（normal：N），または，正常範囲（within normal limits：WNL）と記載する。

中間位零点法（neutral zero method）[57] は，関節可動域の評価，測定に利用される。すべての関節動作は，ゼロとして指定されている解剖学的肢位（図 1-14〜16 参照），あるいは特別にゼロと指定されている肢位から測定される。ゼロとされる肢位からのいずれの方向の運動も 180° に向かって計測される。

測定手技―標準角度計

- **角度計の配置**：角度計の好ましい配置位置は肢表面から少し離した関節の外側である（図 1-40）。しかし，角度計と皮膚と軽く接触させたり，関節の上におかれることもある（図 1-41）。関節腫脹がある場合，評価する関節上に角度計をおくやり方が腫脹の程度によって関節可動域を変化させる。
- **軸**：角度計の軸は，関節の運動軸上に配置する。骨のはっきりした膨隆か，解剖学的ランドマークを利用して関節の運動軸を確認できる。しかしながら，

これはすべての可動域を通じて運動軸の正確な位置を表すわけではない。

- **固定アーム**：角度計の固定アームは通常，関節近位の固定される部分の縦軸と平行か，近位部分の離れた位置にある骨隆起に向かう線上におく。
- **可動アーム**：角度計の可動アームは通常，関節遠位の運動部分の縦軸と平行か，運動部分の離れた位置にある骨隆起に向かう線上におく。角度計両アームの正しい位置決めに慎重な注意が払われ，関節運動の間，その配置位置が維持されるならば，角度計の軸は，ほぼ運動軸に合っている[59]。

関節可動域の明確なゼロ位置を確認して角度計を最初に配置する（図 1-40A，41A 参照）。明確なゼロ位置が見つからない場合，関節をできるだけゼロ位置にし，分度器がゼロと記録したゼロ開始位置から可動アームが離れた距離を計測できるようにスタート位置を記録する。

AROM を計測するために　AROM を計測するためには，患者に完全な AROM を自動的に運動させ，AROM の終わりまですべての運動範囲で可動肢とと

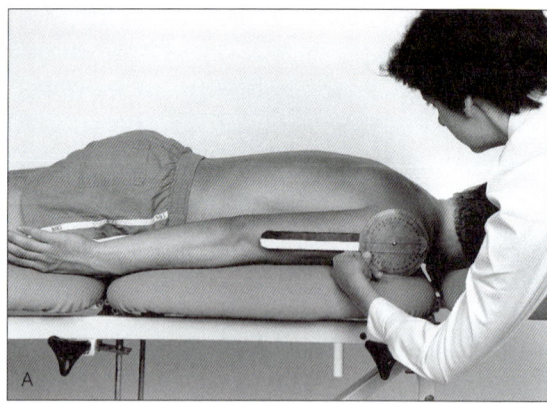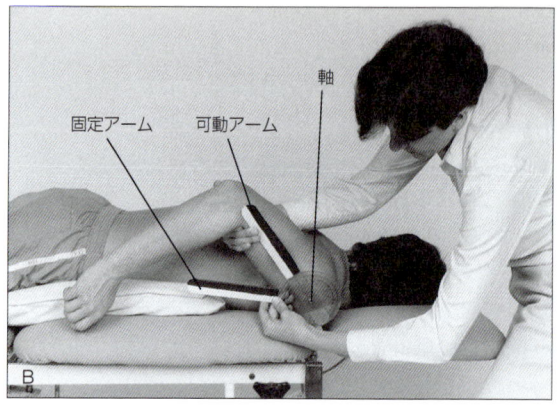

図 1-40　上腕肩甲関節の他動的伸展可動域の計測例。A．解剖学的肢位に標準角度計を置く（0 度）。B．肩関節伸展測定の最終肢位（60 度）

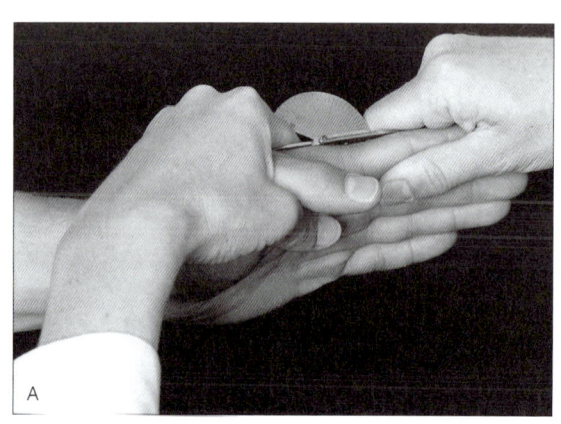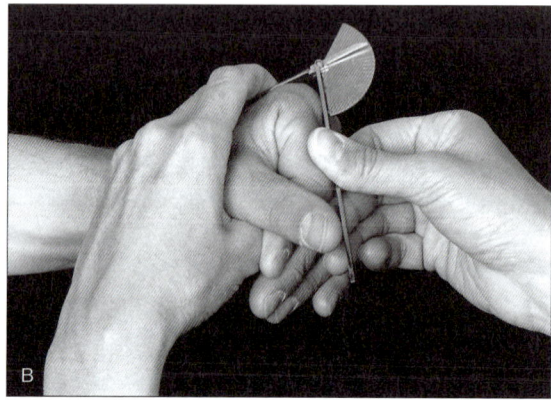

図 1-41　A．標準角度計を MP（中手基節）関節の背側に当てて関節の屈曲測定を行う開始肢位（0 度）。B．角度計を関節の背部に当てながら MP 関節を屈曲した最終屈曲位（90˚）

もに角度計の可動アームを動かすか，AROM 終了後角度計を再配置する（図 1-24B 参照）。

PROM を測定するために　次の 2 つの手技のうちのどちらかを，関節 PROM 測定に利用する。

1. 患者に AROM を行わせ，AROM の終わりに角度計を再配置する。患者にくつろいでもらい，角度計と肢部分を PROM の最後の数度程度まで他動的に動かす。
2. 他動的に PROM の終わりまで関節運動のすべての範囲で，角度計の可動アームと肢部分を一緒に動かす。

　いずれの手技を用いても，可動アームが動いて分度器の上にゼロ開始位置から移動する角度が関節可動域として記録される。180° 分度器（図 1-27 参照）で角度計を使用するとき，可動域が評価された関節 ROMの終わりに読み込むことができるように可動アームの切り取り部分が分度器の上に載っているように，角度計の配置を確認する。

　角度計を読むとき，視差を回避するために，測定器の真上から直接両眼で見て，または，片眼を閉じてスケールを読むようにする。以後の読み取りも同様な方法で行うようにする。

　関節可動域を評価して測定する手技の熟練は，実践を通して獲得される。個々の患者のバリエーションに精通するためには，できるだけ多くの人に手技を行うことが重要である。

OB "Myrin" 角度計

　OB "Myrin" 角度計（図 1-28 参照）は，コンパス傾斜計で，平皿に取りつけられている回転可能な液体に満ちた容器[24]からなっている。容器は，以下のものをもっている：

- 地球の磁場に反応して，水平面で運動を測定するコンパス針。
- 重力の影響を受け，正面および矢状面での運動を測定する傾斜針。
- 容器床上の測定器は 2° 増加で標識される。

　ベルクロ留め具つきの 2 つのストラップは，角度計

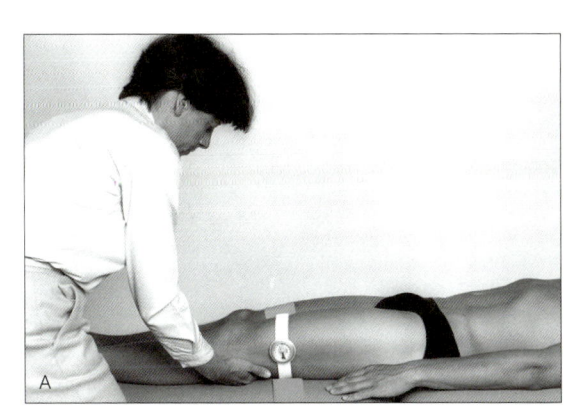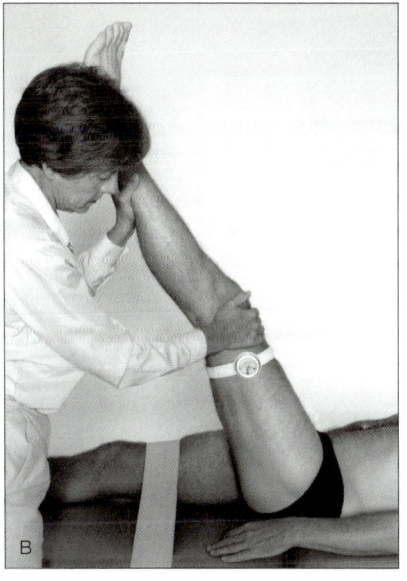

図 1-42　A．OB 角度計使用によるハムストリング長，開始肢位。B．OB 角度計による股関節屈曲角度計測，この値が間接的にハムストリング長を表す

を身体部分に付着させる目的を持っている。2 枚の可塑的伸展プレートは特定の関節測定のために角度計を位置づけるものである。OB 角度計を使用しているとき，地球以外の磁場に原因して OB 角度計・コンパス針が偏位するので，そのような磁場は回避しなければならない。

　関節可動域測定に用いる OB 角度計には以下のような**長所**がある：

- 傾斜計を関節軸に合わせる必要がない。
- コンパス傾斜計を使用して回旋運動を容易に測定できる。
- 体幹と頚部可動域を容易に測定できる。
- 角度計の調節は可動域全体を通じてほとんどしなくてよい。
- PROM は OB 角度計を使用してより容易に評価できる。セラピストが角度計をもつ必要がないので，片手で近位の関節部分を安定させることができ，もう一方の手で関節の遠位部分を他動的に動かすことができる。

　OB 角度計は以下のような**不利な点**がある。

- 標準角度計と比較して高価で大きい。
- 手と足の小さな関節の測定には利用できない。
- 地球の磁場以外の磁気にコンパス針が偏位するので，それを回避しなければならない。

OB "Myrin" 角度計の測定手技

- ベルクロストラップおよび/またはプラスティック**伸展プレート**：評価する関節の近位あるいは遠位肢

部分にベルクロストラップを取りつける。ROM 測定のために適切な可塑的伸展プレートをベルクロストラップに付着させる。

- **OB 角度計**：角度計容器をベルクロストラップまたは可塑的伸展プレートに取りつける。角度計は骨のランドマークに関連づけて配置され，連続した測定を同一部位で行う[60]。患者はスタート位置で，運動が垂直面（すなわち，前額面か矢状面）（図 1-42A）で生じる場合直接傾斜針の，あるいは運動が水平面で生じる場合はコンパス針（図 1-43）の真下に 0°を示すように，溶液を満たした容器を回転させる[24]。
- 測定の間，針が自由に回転することを確認する[24]。運動が行われている間，ストラップまたは角度計ダイヤルを手で触れたり，OB 角度計の周囲の軟部組織を圧迫してその輪郭を変化させ角度計を偏位させない。
- AROM あるいは PROM の終わりに，傾斜針（図 1-42B）または，コンパス針（図 1-44）がコンパスダイヤル上の 0°からどれだけ動いたかを関節 ROMとして記録する。
- OB 角度計は，特に前腕の回外と回内，脛骨回旋，ハムストリングと腓腹筋長の計測に役立つ。これらの運動の可動域測定については，OB 角度計の使用方法の例として，本書で説明し，図示する。

関節角度計計測でのエラーの原因

　誤った角度計計測を回避するために，慎重に角度計のスケールを読み取る。関節を測定するときに回避し

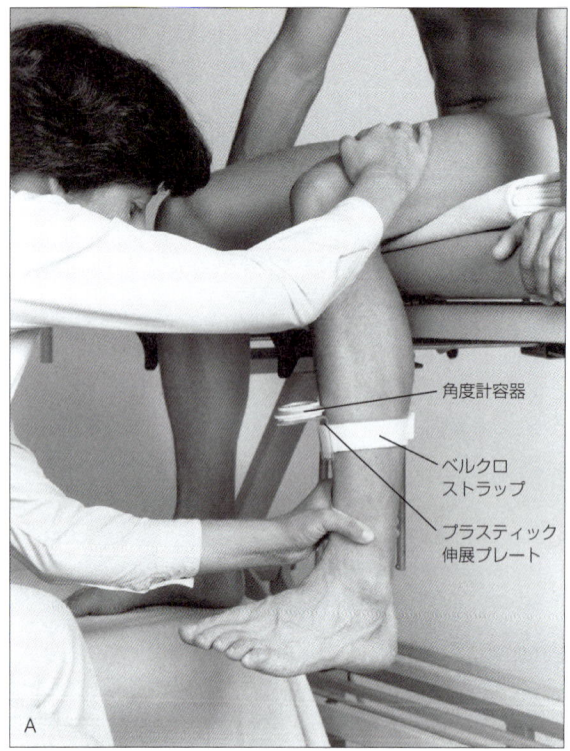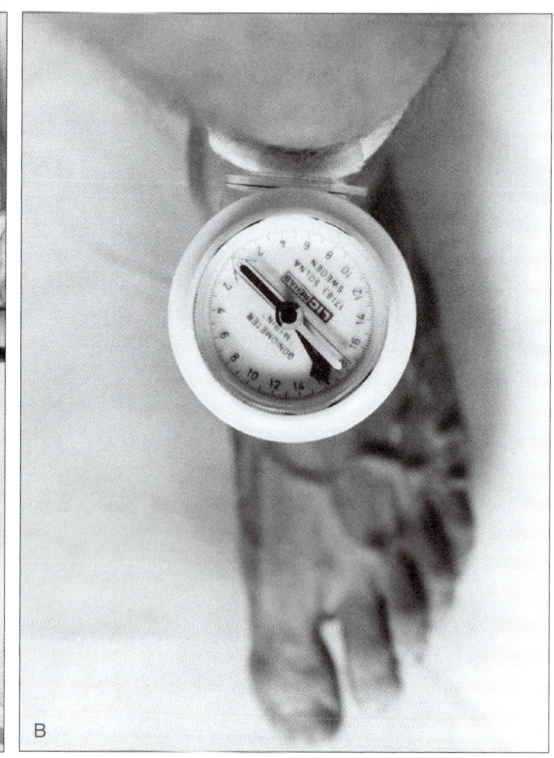

角度計容器

ベルクロ
ストラップ

プラスティック
伸展プレート

図1-43　A，B．脛骨総回旋の開始肢位，脛骨内旋

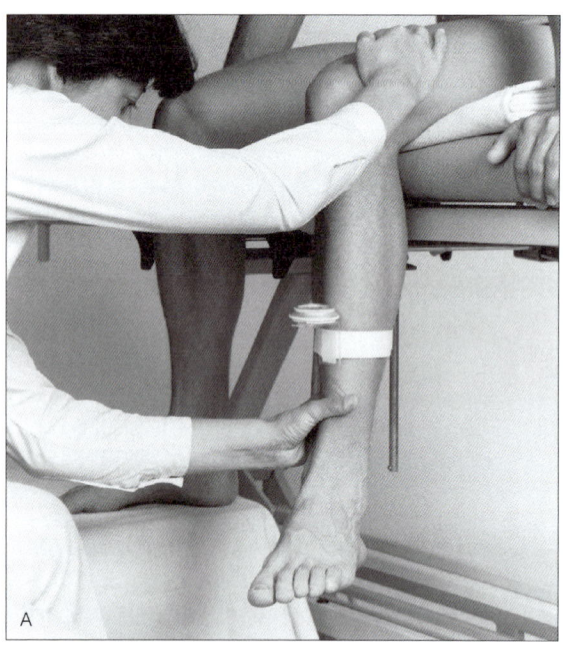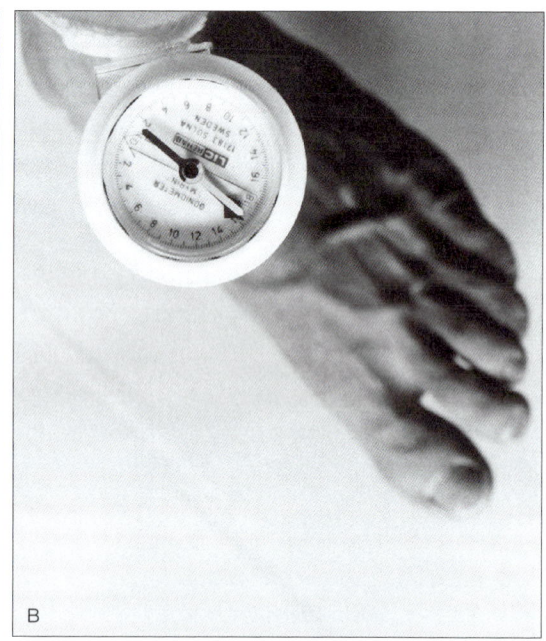

図1-44　A，B．脛骨総回旋の最終肢位，脛骨外旋

なければならないエラーの原因は以下のものである[61]。

• 角度計で測定器の間違った側を読み込むこと（例え
　ば，角度計針が 40° と 50° の中間に位置するときに，
　45° より 55° を測定値として読むように）。

• 例えばゼロ（すなわち，"_0"）のように特別の数字
　で終わる値を読み込む傾向。

• "そうでなければならない"という予想をもち，記録
　する値に影響を及ぼす。例えば，患者は 2 週間治療

を受けていて実際は違っているのに，セラピストは ROM の改善を予想して値を読む。

- 計測する患者の動機づけの変化。
- 1 日の異なる時間に連続して可動域測定を行う。
- 測定手技エラー：エラーの原因が起こらないように，またエラーを最小にすることで，ROM 測定の信頼性が高く，患者の改善が正確にモニターされる。

信頼性の高い可動域測定のためには以下の事項が必須である。

- 同じセラピストが可動域を評価する。
- 毎日，同じ時間に可動域を評価する。
- 同じ測定ツールを利用する。
- 患者の体位を同じにして測定する。
- 標準測定プロトコルに従う[59]。
- 治療が可動域に影響を及ぼす可能性があるので，治療技術の適用に一致した方法で可動域を評価する。

同じセラピストによって上肢，下肢の可動域が計測されたならば，3〜4° の可動域の増加は改善を示唆している[42]。異なるセラピストが可動域を測定した場合，上肢は 5° 以上，下肢は 6° 以上の増加が改善を示唆している可能性がある。

可動域測定の記録

可動域の記録用紙の記載すべき標準的な情報は以下のものである。

- 患者名
- 生年月日または年齢
- 診断名
- 検査の日付
- 評価したセラピストの名前，署名と資格名
- 記録される可動域のタイプ：AROM または PROM

日付を記載する場合，国際的に異なった表記法が利用されている（日/月/年，月/日/年のいずれかの表記）。日付を記載する時に月名を図 1-45, 1-46 で示すように完全か短縮して記載するかはっきりした情報交換をする。

ROM の記録に数値によるカルテあるいは画像によるカルテが利用される。数値記録カルテは図 1-45 と付録 A（p.495〜500）に示す。図 1-46 には画像記録カルテを選択した関節運動記録の例を示している。

AROM と PROM が完全である場合，関節可動域は角度計または巻き尺で測定する必要はなく，正常（N），正常範囲（WNL），あるいは数値で表す。

可動域が減少しているか，正常範囲以上である場合には，計測した可動域を画像カルテ上に示す。または，運動程度の数値を数値記録カルテ上に記録する。

すべての可動域記録欄に記載されなければならない[8]。測定が実施されない場合，検査しなかった（NT）と記載しなければならないが，NT をすべての欄に記録する必要があるというわけではなく，記載するいくつかの欄を線で結んで表してもよい[8]。

本書に示される関節可動域を評価する標準的な方法とは異なる方法を用いた場合には，評価用紙に記載する必要がある。

関節可動域の**数値記録カルテ**には，下記のように記載する（図 1-45）。

- 0 開始位置から運動を開始したときには，関節が動いた角度を 0° -___ のように書き込むことによって記録される。肩関節の屈曲による挙上は 160° または 0° -160°，右膝屈曲は 75° または 0° -75°，右膝伸展 0° のように記載する。
- 0 開始位置から運動を開始できないときには，0 から離れている可動域開始角度を記録する。そして，可動域の終わりは 0 から離れた程度を角度で記録する。例えば，肘屈筋の痙縮（異常短縮）により，右肘伸展ができない場合，最終域感は固い。詳しくは，右肘は肘屈曲の 10° 以上は伸展できず，120° まで屈曲できる。そのときの可動域記載は肘屈曲が 10° -120° とする。
- 関節が固定された肢位で強直しているならば，その固定肢位とともにカルテ上に記録する。

画像記録カルテ（図 1-46）で，セラピストは関節運動軸から伸びた弧状の運動範囲に開始肢位と，最終肢位の印をつける。その 2 つの範囲に斜線を引いて，計測した日付を，弧状の運動範囲の 2 つのラインに記載する（図 1-46B 参照）。

図 1-46 は，以下のように画像記録カルテを用いて記録される運動の範囲の例を示している。

- 屈曲による右肩挙上 160° または 0° -160°，右肩伸展 60° または 0° -60°，2011 年 7 月 12 日に評価された。患者は 2011 年 8 月 2 日に再評価され，屈曲による右肩挙上の可動域は 170° または 0° -170° に増加した。そして，右肩伸展の可動域に変化がなかった。
- 右肘屈曲は 10° -120° で，2011 年 7 月 12 日に評価した。
- 左股関節外旋は 2011 年 7 月 12 日の評価で，30° または 0° -30° で，左股関節内旋は 45° または 0° -45° であった。

SFTR 法[62]は，関節可動域記録法として通常使用されることが少ない。S，F，T はそれぞれ，身体平面運動の矢状面，前額面，横断面を表し（図 1-13 参照），R は回旋運動を表している。可動域を記録するために，それぞれの文字が運動平面と回旋運動として表される。文字の後に 3 つの数字が，開始肢位，正常運動の 0°，どちらか一方の開始肢位の角度が記載される。

関節可動域測定

患者の名前	*Jane Donner*	年令	*31*
診断	*# Ⓡ distal humeral shaft, depressed # Ⓡ tibial plateau*	発症年月日	*July 10/11*
セラピスト名	*Tom Becker*	AROMかPROM	*PROM*
署名	*T Becker BPT, MA*		

Recording:

1. 米国整形外科学会によって明確にされた Neutral Zero Method が計測と記録に使用されている。

2. 米国整形外科学会によって明確にされる健常な平均的な範囲は括弧内に記載されている。

3. ＊欄は運動制限，要約を示している。

4. それぞれの部位にある空欄は異常可動範囲、患者の肢位、浮腫、疼痛、最終域感についてのコメントが記載される。

左側			日付	右側		
＊	*Oct 8/11*	＊		＊	*Oct 8/11*	＊
			肩複合体			
	0–180°		屈曲して挙上（0–180°）	＊	*0–160°*	
	N		外転して挙上（0–180°）		*N*	
			肩甲上腕関節			
			伸展　　（0–60°）			
			水平外転（0–45°）			
			水平内転（0–135°）			
			内転　　（0–70°）			
	↓		外転　　（0–90°）		↓	
			過可動性：			
			コメント：*最終域感：Ⓡ肩屈曲はしっかりしている*			
			肘と前腕			
	0–150°		屈曲（0–150°）	＊	*10–120°*	
	N		回外（0–80°）		*N*	
	↓		回内（0–80°）		↓	
			過可動性：Ⓛ肘過伸展 5°			
			コメント：*最終域感：Ⓡ前肘伸展・屈曲ともにしっかりしている*			
			膝			
	0–135°		屈曲（0–135°）	＊	*0–75°*	
	NT		脛骨回旋		*NT*	
			過可動性：			
			コメント：*最終域感：Ⓡ膝屈曲 しっかりしている*			

図 1-45　数値記録カルテの ROM 記録例

1

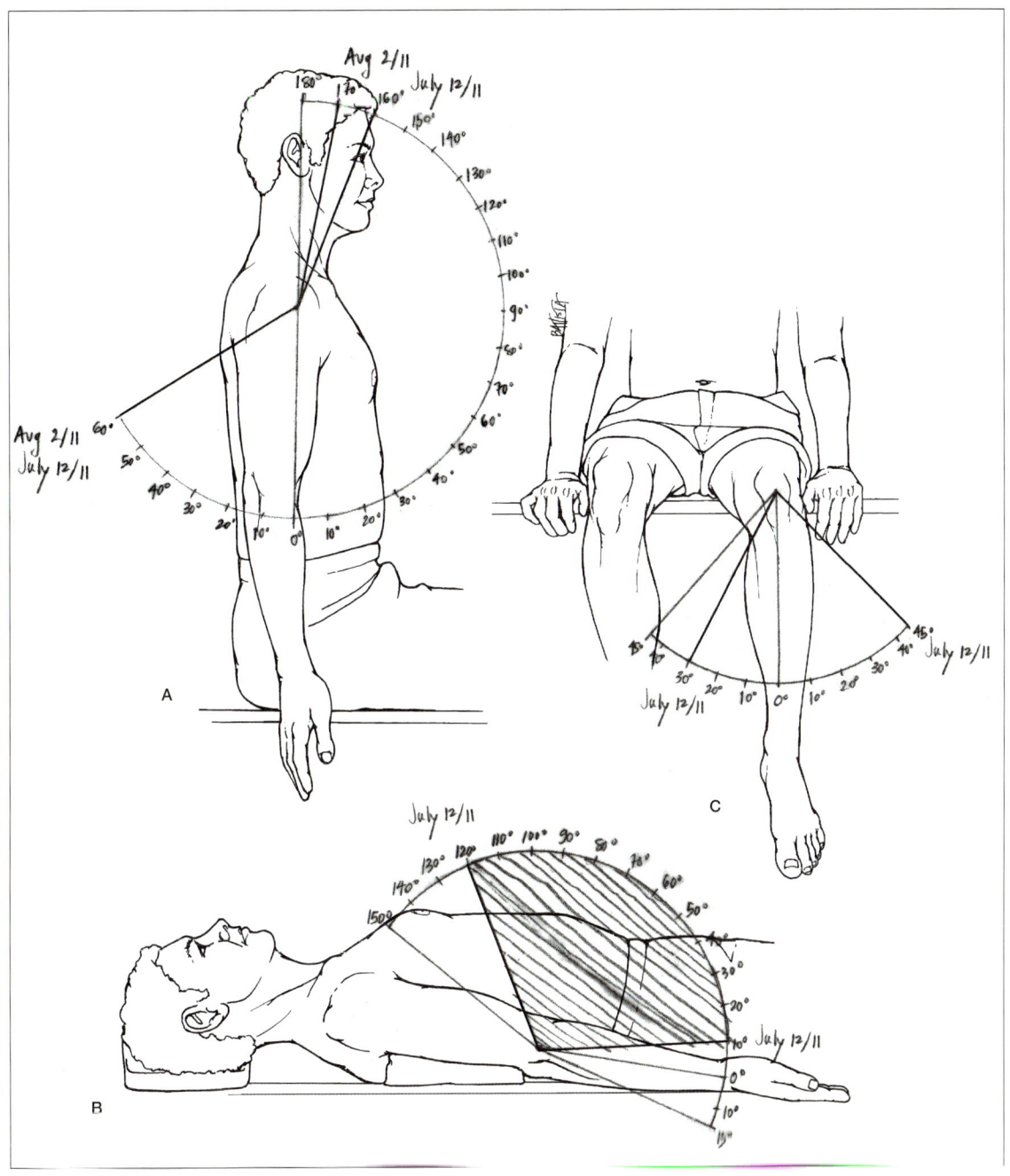

図 1-46　画像記録カルテでの関節可動域記録法。A．右肩の伸展，屈曲。B．右肘の屈曲，伸展/過伸展。C．左股関節の内旋と外旋。B に示した斜線の範囲は肘関節の伸展計測例

開始肢位は真ん中の数字で記録される。両端の数字は下に示すように慣例として用いられている開始位置の前と後で計測される[62]。関節が強直している場合，2つの数字だけは記録される（0°と，慣例として使用している 0°の右か左かどちらかの関節位置）。

　慣例として SFTR 方法を用いて記録する ROM の例は以下の通りである。

• S（すなわち，矢状面：sagittal plane）で起こってい る運動は，伸展と屈曲である。開始肢位の左側の数は伸展可動域，右は屈曲可動域である。

　例：左肩 S：60-0-180°，右肩 S：60-0-80°

　解釈：左肩の可動域は伸展 60°，屈曲による挙上 180°で正常範囲である。右肩伸展は 60°，屈曲による挙上は 80°である。

　例：左肘 S：0-0-150°，右肘 S：0-10-120°

　解釈：記録される可動域は，矢状面での運動を示し

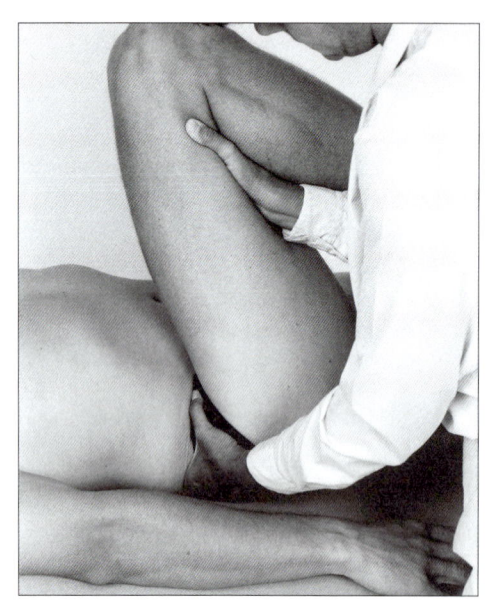

図 1-47　膝関節の屈曲で二関節筋であるハムストリングスをゆるめ，ハムストリングスの長さによる股関節屈曲制限が解除される

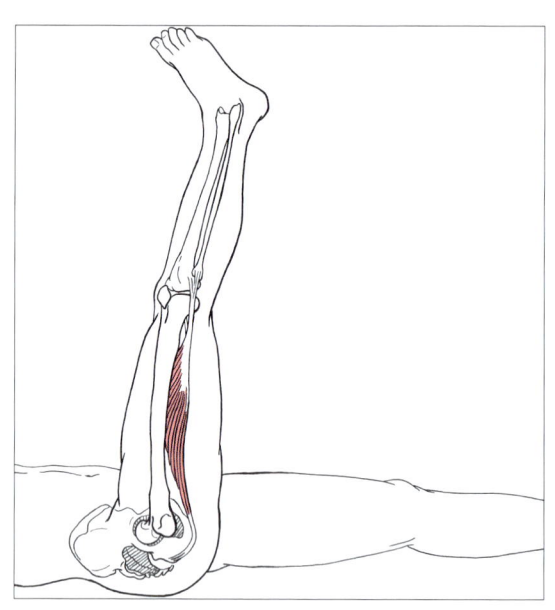

図 1-48　受動的なハムストリングス機能不全。股関節屈曲範囲は，膝関節の伸展においてハムストリングスの長さによって制限される

ている。左肘可動域は，開始位置は 0°，伸展 0°，屈曲 150° で正常範囲である。右肘の開始肢位は 10°，伸展と屈曲は 10 度の開始肢位からで，肘屈曲は 10°‒120°，右肘屈曲は 120° である。

　例：右膝 S：0‒15°

　解釈：2 数字のみの表示は，右膝関節が強直していることを示す。S は，強直する位置が矢状面にあることを示している。したがって，関節は伸展か屈曲どちらかの位置にある。数は右に対するもので慣例によって屈曲である。であるから右膝は 15° 屈曲で強直している。

- F（すなわち，前額面：frontal plane）で起こっている運動は外転と内転である。開始肢位の左側の数は，外転，外返しあるいは脊柱の左側屈可動域である。開始肢位の右側にある数は，内転，内返しあるいは脊柱の右側屈可動域である。

　例：右股関節 F：45‒0‒30°

　解釈：右股関節外転は 45°，内転は 30° である。

- T（すなわち，横断面：水平面：transverse plane）で起こっている運動は，水平外転，水平内転，後退，突出である。開始肢位の左側の数は，水平外転あるいは後退可動域，開始肢位の右側の数は，水平内転または突出可動域である，

　例：左肩 T（F90）：35‒0‒90°

　解釈：前額面 90° での運動を示している（F90）。そして，水平外転と内転の動作が 90° 外転の開始肢位で，左肩で行われたことを意味している。左肩は 35° の水平外転，90° の水平内転が可能である。

- R は回旋運動（rotation）を示している。開始肢位の左側の数は，左に外旋を表している。前腕回外あるいは脊柱の左への回旋などである。開始肢位の右の数は，内旋をあらわし，前腕では回内，脊柱では右方向への回旋などである。

　例：右股関節 R（S90）：45‒0‒30°

　解釈：（S90），右股関節の回旋は矢状面 90°（股関節で 90° 屈曲）で股関節回旋を測定する。右股関節外旋可動域は 45° で，内旋は 30° である。

二関節筋と多関節筋が関連する関節可動域の評価と計測

　関節可動域の評価中，二関節筋と多関節筋が伸展されるならば，これらの筋がまたいでいる関節を動かして二関節筋と多関節筋がゆるむような肢位にする。このようにして受動的筋機能不全と関節可動域評価の制限を阻止する。

　例：股関節の屈曲可動域（図 1-47）を評価するために股関節を屈曲するとき，膝を屈曲させハムストリングスをたるませ，受動的なハムストリングス不全による股関節屈曲可動域の制限を阻止する（図 1-48）。

　他動的関節可動域は，筋力評価を行う前に評価しなければならない。完全に利用できる関節 PROM から筋と筋群が肢を動かせうる範囲が予想され，その結果筋力のグレーディングに完全に利用できる可動域が明確となる。

筋長の評価と測定

筋の長さの測定と評価を行うためには，関節をまたいだ筋を他動的にストレッチ（すなわち伸張）する。筋を最大限にストレッチするとき，最終域感は硬く，患者は筋が突っ張った感覚や痛みを訴える。標準角度計（ゴニオメーター）や傾斜計（例えば OB 角度計），巻き尺を使用することで，筋が最大限に伸張されたときに，関節運動の最終のところでどれくらい動かすことができるかを測定したり，筋の固さによって関節の PROM の制限を記録することができる。PROM の測定は短縮した筋の長さを間接的に表す。関節をまたいだ二関節筋，多関節筋を緩んだ状態の位置におくと，関節の PROM は，通常増加する結果となる。第 3〜9 章では，それぞれの関節複合体について特定の筋の長さの測定と評価の手順を，イラストを描いて説明している。

単関節筋

筋が関節をまたいで伸張されるような肢位で，単関節筋の長さの測定と評価を行う。関節の肢位の測定は，筋の長さの間接的な測定を表す。最終域感は固くなるだろう。

例：単関節筋である股関節内転筋の長さの測定と評価は，股関節内転筋を伸張した状態で，可動域が制限されるまで股関節を他動的に外転させる。図 1-49 のように股関節内転筋が動きを制限しているなら，最終域感は硬くなるだろう。股関節内転筋の長さの測定は，標準角度計を使用し，他動的な股関節外転運動（図 1-49B）で測定する。この測定は，股関節内転筋の長さの間接的な測定となる。

二関節筋

二関節筋の長さの測定と評価をするためには，1 つの関節を，筋の長さを伸ばすような位置にすることである。そして，もう 1 つの関節を PROM を通してその筋肉が最大に伸張されるまで，そしてそれ以上の関節運動が妨げられるまで動かす。その関節の最終肢位で測定し評価する。その関節位置は筋肉の長さの測定を間接的に表す。

例：二関節筋である上腕三頭筋の長さの測定と評価は，図 1-50 のように肩関節をまたいだ上腕三頭筋を伸張するために肩関節を最大挙上した肢位で行う。そして，上腕三頭筋が十分に伸張されるように肘関節を屈曲する（図 1-50B）。上腕三頭筋が動きを制限すれば，最終域感は固くなるだろう。肘屈曲の PROM は上腕三頭筋の長さを間接的に表し，標準角度計（図 1-50）を用いて測定される。

多関節筋

多関節筋の長さの測定と評価は，複数の関節をまたいだ筋を伸ばすように 1 つ以外のすべての関節を所定の位置におく。そして，残っている 1 つの関節を他動運動（PROM）によって，筋が十分に伸張されそれ以上の関節運動を妨げるまで動かす。関節の最終肢位での測定と評価は，関節の肢位が筋肉の長さを間接的な

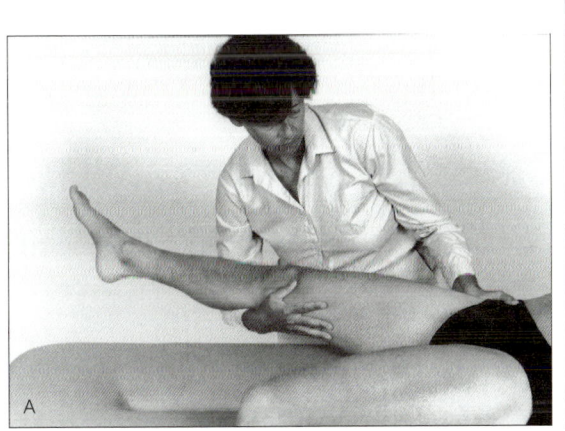
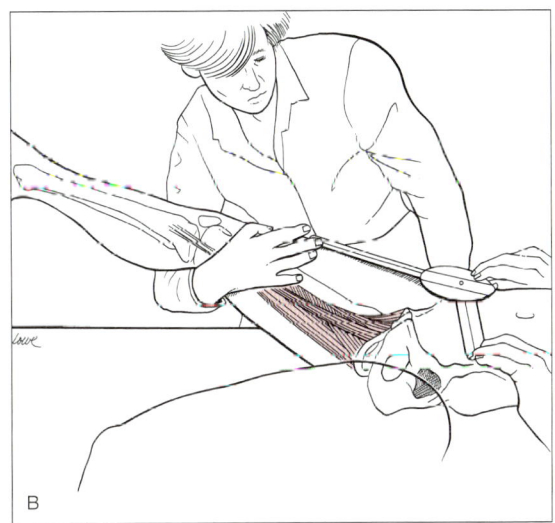

図 1-49　A. 股関節外転位は単関節筋である股関節内転筋を伸張する肢位におく。B. 角度計での測定：股関節内転筋の長さは，他動的に股関節外転の関節可動域を制限する

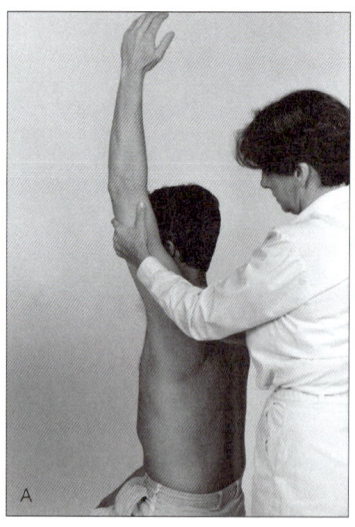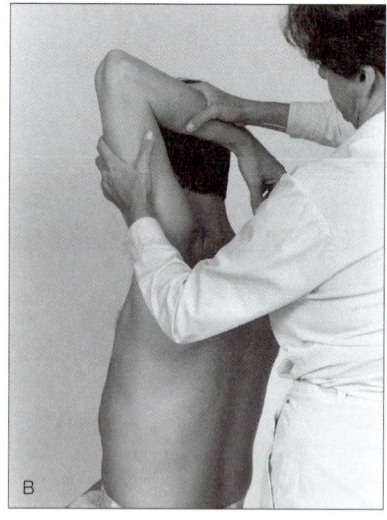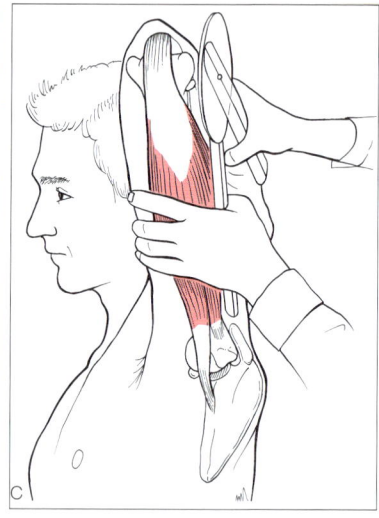

図 1-50　A．開始肢位：上腕三頭筋の長さ，その筋は肩関節をまたいで伸張される。B．肘関節を屈曲する位置では上腕三頭筋は十分にストレッチされる。C．角度計での測定：上腕三頭筋の長さが，肘屈曲の可動域を制限する

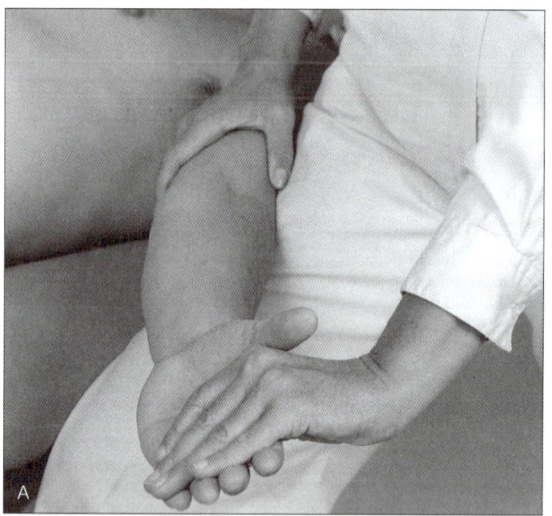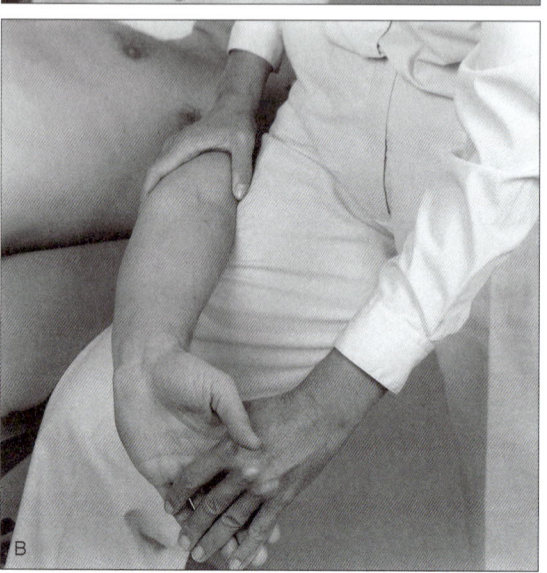

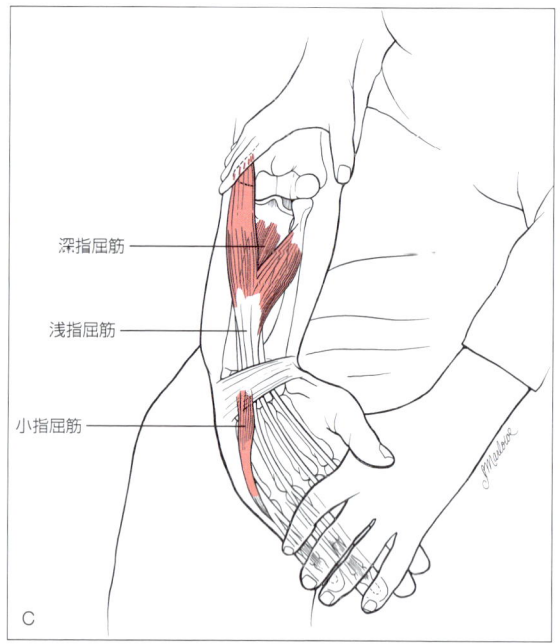

深指屈筋

浅指屈筋

小指屈筋

図 1-51　A．開始肢位：多関節筋である手指屈筋（例：浅指屈筋，深指屈筋，小指屈筋）の長さ。肘関節と指関節は伸展位におく，そしてこれらの関節をまたいでストレッチされた状態におく。B．手関節は手指屈筋を十分に伸展させる為に伸展位におく。C．セラピストは PROM を観察し，手関節背屈の制限において硬い最終域感を評価する

測定で表す。

　例：多関節筋の手指屈筋の長さの測定と評価は，関節をまたいで伸張するため肘関節と指関節を十分に伸展した肢位で行う（図1-51A）。手指屈筋が十分に伸張した状態になるように手関節を背屈する（図1-51B，C）。手指屈筋により手関節背屈の PROM が制限されていれば，最終域感は硬くなるだろう。手関節伸展の PROM の位置では，手指屈筋の筋肉の長さを間接的に表すことが可能で標準角度計を使って測定することができる。

筋力の徒手的評価

徒手筋力テストの定義

　"徒手筋力テストは，重力と徒手抵抗のもとでの動作の効果的なパフォーマンスに基づいた個々の筋肉の力と筋群の機能の評価のための手法である。"[63(p.466)]

　徒手筋力テスト（manual muscle testing：MMT）はほとんどの健康状態を評価するために使われる。しかし，中枢神経系の障害による皮質コントロールの損失や[65]，反射活動の変化や[64]，筋緊張の変化等の神経障害の治療では制限される。

　筋力を評価するためには，解剖学の深い知識（関節運動，筋の起始と停止，筋の機能）そして体表解剖学（何処に筋や腱がよく触知できるのかを知っていること）が必要である。鋭敏な観察と筋力テストの経験は，筋の萎縮，わずかな筋収縮，運動，代償運動を検出するために不可欠である。患者の現状，経過そして治療プログラムの有効性を正確に評価するために，徒手筋力テストの一貫した方法を適用することは重要である。

筋力テストの専門用語

筋力

　筋力は，四肢の速度，そして関節可動域が限定された筋収縮様式のときに最大努力[66]で筋や筋群が自発的に発揮できる緊張や力の最大の量である[67]。筋力という用語の使用は，臨床の場面で実際にはトルクとして表わされる[68]。

トルク

　トルク（図1-52）は時計回り（cw）あるいは反時計回り（ccw）方向のいずれかに，回旋軸（すなわち，回旋の関節軸）のまわりに柄（すなわち，肢あるいは肢節）を回す力（すなわち，筋緊張，セラピストの引き，あるいは押し，あるいは重力）である。トルク（T）の大きさは力（F）と回転の軸と力の間の垂直な距離（d）の積で求められる。すなわち $T = F \times d$，図1-52の中で，$T_{CW} = F_1 \times d_1$，$T_{CCW} = F_2 \times d_2$となる。

筋収縮の様式

- **等尺性収縮**　等尺性収縮は，筋の緊張が高くなったときに発生する。しかし，動きは起こらないし，筋の起始と停止の位置は変化しない。そして筋の長さは変化がない[66]。

　図1-52で，$T_{ccw} = T_{cw}$であるとき，関節運動は生じない。上腕二頭筋の収縮は等尺性となる。

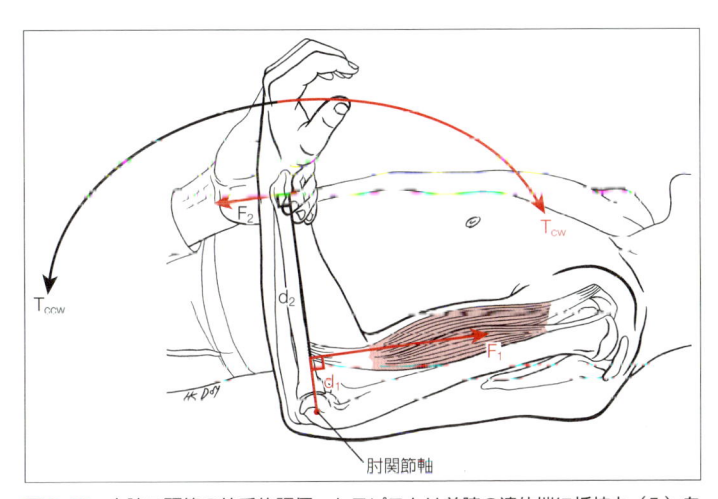

図1-52　上腕二頭筋の徒手的評価。セラピストは前腕の遠位端に抵抗力（F_2）を用いる。肘関節を伸展するように肘関節軸（回旋軸）のまわりを反時計回り（T_{ccw}）に前腕が回るようにする。肘関節を屈曲するために肘関節軸（回旋軸）のまわりを時計回り（T_{cw}）に前腕を回旋させる力（F_1）上腕二頭筋が収縮する力で対抗させる

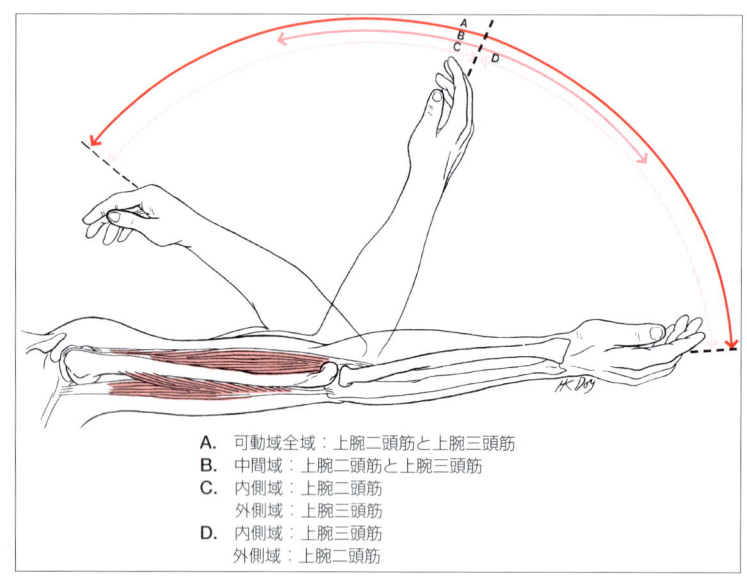

A.　可動域全域：上腕二頭筋と上腕三頭筋
B.　中間域：上腕二頭筋と上腕三頭筋
C.　内側域：上腕二頭筋
　　外側域：上腕三頭筋
D.　内側域：上腕三頭筋
　　外側域：上腕二頭筋

図1-53　筋活動の範囲

- **等張性収縮**　筋は荷重あるいは抵抗に対して一定の緊張[69]が発生する。
- **等運動性収縮**　筋は動き[70]あるいは速度が一定の率で収縮する。
- **求心性収縮**　筋の緊張が高くなり，起始と停止がより近くなり，筋は短くなる。図1-52で，$T_{ccw} < T_{cw}$ であるとき，上腕二頭筋は求心性収縮となり，肘関節は屈曲する。
- **遠心性収縮**　筋の緊張が高くなり，起始と停止がより遠くに離れ，筋は長くなる。図1-52で，$T_{ccw} > T_{cw}$ であるとき，上腕二頭筋は遠心性収縮となり，肘関節はゆっくりと伸展する。

筋持久力

持久力とは個別の筋や筋群が収縮を繰り返したり，抵抗したり，一定期間の等尺性収縮を維持する能力である[66]。

筋疲労[16]

疲労は，神経筋接合部における伝導インパルスの減少か，中枢神経系からの保護的な抑制の影響，乳酸の蓄積，蓄えていたエネルギーや酸素の欠如のために，筋が生成する力の応答が減少することである。

オーバーワーク[15]

オーバーワークは，患者の状態と比較して激しい活動あるいは過剰なエクササイズのためにすでに弱められた筋における筋力の一時的，あるいは永久的な筋力低下を起こす現象である。筋疲労の感受性を増やす明確な神経筋疾患，全身性疾患，代謝性疾患，炎症性疾患では，患者に疲労あるいは極度の疲労を来たすことを避けるようにする。神経筋障害がある患者は，よりいっそうこのような状態になる可能性がある。なぜなら，疲労に伴った不快により正常な感覚が欠如するからである。そして，傷害が発生する前に活動やエクササイズのパフォーマンスが自然に停止する。

筋活動の範囲[71]

筋活動の**最大範囲**は，最大限にストレッチされた位置と最大に短縮した位置の変化として示される。外側，内側，中間の範囲といったパートに分けると，最大可動域はより正確に記述できる（図1-53）。

- **外側可動域**は最大限にストレッチされる位置から最大の半分ほどストレッチされたポジションまで。
- **内側可動域**は最大の半分ほどストレッチされたポジションから最大限に収縮（短縮）したポジションまで。
- **中間可動域**は外側可動域の中間点と内側可動域の中間点の範囲の部分。

筋力テストを使用する際のポジションを明確に伝えるためにこの専門用語を使うこと。

活動不足

関係するすべての関節に同時に動きをつくり出す筋が十分に効果的な緊張を起こすことができない短縮位をとっているとき，２つ以上の関節をまたぐ筋の活動不足が起じる（図1-54）[12]。筋が活動不足の短縮位にあるとき，それは筋をゆるめた状況においていると説

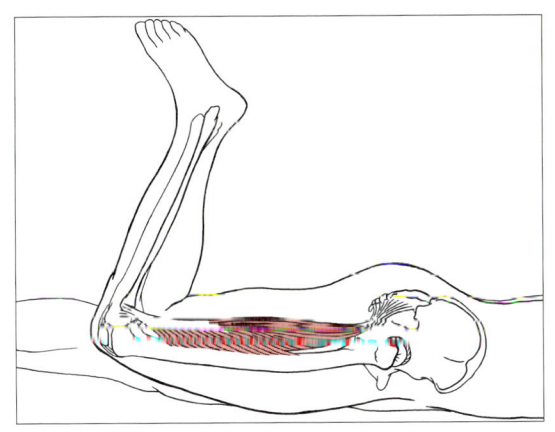

図1-54　ハムストリングスの活動不足。股関節伸展位での膝関節屈曲は，結果としてハムストリングスの短縮をまねき，その結果ハムストリングスが緊張状態になるような機能を低下させる

明できる[72]。

機能的な筋の分類

　筋は運動をつくり出すためにグループで機能する。動きを引き起こすという筋の主要な役割によって，筋は次のように分類することもできる。

- **主動作筋**　この筋あるいは筋群は，関節の運動で主に働く。
- **拮抗筋**　主動作筋と反対の動きをする筋あるいは筋群である。拮抗筋は，主動作筋が可動域の中でその部位を動かすためにリラックスするか，動きをゆっくりコントロールしたりするように協力して働く[73]。
- **協同筋**　協同筋は，望ましい動きを作り出すために主動作筋とともに収縮し，働く。協同筋は，動きを引き起こす主動作筋を支援し，違った方法で機能する。協同筋には3つの型が記述される。

　中和したり，打ち消したりする協同筋[12]　これらは主動作筋によって生じた不要な動きを妨げることを助ける筋である。例えば，長指屈筋が手指の屈曲をするとき，手関節背屈筋群は手関節掌屈が起こるのを阻止するように助ける。

　一緒に働く協同筋[12]　望ましい動きを作り出すために一緒に働く2つ以上の筋である。筋が単独で収縮しても，望ましい動きを作り出すことが不可能なことがある。例えば，手関節背屈は長・短橈側手根伸筋と尺側手根伸筋の収縮によってなされる。長・短橈側手根伸筋だけの収縮であれば，手関節背屈は橈側に偏位する。尺側手根伸筋だけの収縮であれば，手関節背屈は尺側に偏位する。筋がグループとして収縮するとき，橈側偏位と尺側偏位の筋収縮の動きは相殺され，そして手関節背屈の動きが結果として生じる。

　安定や固定に働く協同筋[12]　これらの筋群は関節の遠位に動いている部分が効果的に機能するように，固定や安定したベースを提供するために動いている関節の近位において，関節近位の動きを妨げたり，コントロールする。例えば，肘関節屈筋が対象物をテーブルから離して，身体の前に持ち上げるように収縮した場合，肘屈筋の起始を固定し引くように，肩甲骨と肩甲上腕関節の筋群がゆっくりとした動きで肩甲骨と肩甲上腕関節の動きをコントロールし固定する。肩甲骨の筋群が収縮しなければ，対象物を持ち上げることはできない。なぜなら，肘屈筋がテーブルの表面の方に肩甲帯を下方へ引き寄せるように働くからである。

筋力に影響を与える要因

　多くの要因が筋力に影響を与えることは一般に認められている[12,66,68,74,75]。患者の筋力を評価するときは，多くの要因を考慮しなければならない。

　年齢　筋力は生下時から増加し，20〜30歳で最大となる[70]。この最大点以降，筋量は減少し，筋力は加齢とともに低下する。筋線維の大きさと数が減少し，結合組織と脂肪が増加し，筋の呼吸容量は減少する。

　性　男性は一般的に女性よりも強い[76]。

　筋の大きさ　筋の横断面積が大きいと，それだけ筋の強さが大きくなる。小さい筋をテストするとき，大きく太い筋より少ない緊張が起こることをセラピストは予想できる。

　筋収縮の速度　筋が求心性収縮をするとき，収縮の速度が増加して，収縮の力は減少する。患者に中程度の速度でそれぞれの筋テストの動きを行うよう指示する。

　筋収縮のタイプ　筋緊張を発揮させる能力は，筋収縮のタイプによって変化する（図1-55）。等尺性収縮より遠心性収縮のほうが，より高い張力を発揮することができる。求心性収縮は，筋収縮のタイプで最も小さな緊張能力となる。強さを評価するとき，継続的なテストでは同じ収縮様式を用いるべきである。

関節角度による筋力と長さ-張力の関係（図1-55）

- **関節角度による筋力**　筋収縮が生じると，それは力を生み出し，関節の特定の軸の回りに身体の部分を回転させる。筋によって発生する回転効果は，トルクと呼ばれ，筋力と関節の回旋軸との間の垂直な距離と筋力によって生じる（図1-52）。関節の角度は筋の引く角度に影響を与え，そのために関節の回転軸と筋力との間の垂直な距離とトルクを変化させる。筋が引っ張る最適な角度は，筋が90°の角度をもって引っ張っている，もしくは停止部である骨と

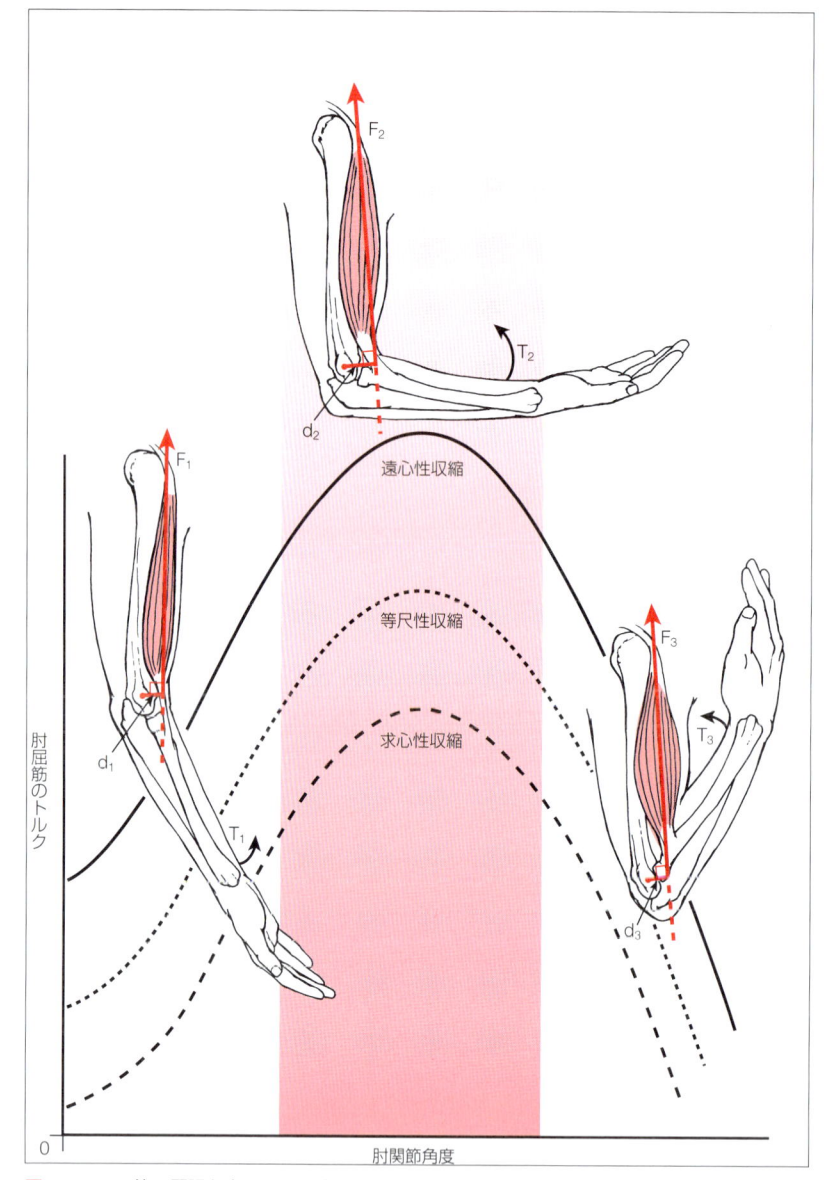

図1-55　A. 筋で緊張を生じさせる能力は筋収縮のタイプによって変化する。すなわち遠心性＞等尺性＞求心性となる。B. 関節位置の変化：力（*F*）を高める筋の能力に影響を及ぼす筋長。筋力と関節回転軸（*d*）との間の垂直の距離を変える筋が引っぱる角度。異なった関節肢位での筋トルク（*T*）は *F* と *d* の変化の相互作用によって決定される

垂直に交わっているときである。この点で，筋力のすべては肢節を回転させるために行う，そして，その力は四肢の肢節の上に固定する力やそらしたりする力の働きとして発揮される。

- **長さ-張力の関係**　筋で生じた緊張は筋の最初の長さに依存する。筋収縮のタイプにかかわらず，筋が短縮するときより伸張されるときに，筋収縮はより大きな力が伴う。筋が可動域の中で外側域の範囲にあるならば，つまり，筋が可能な限り最も長く伸張されるとき，最大の筋緊張が発生する。筋が安静時の長さの50％以下の短縮位にあるとき，筋緊張が減

少する，そしてそのポイントにおいては筋緊張を生じさせることができない。二関節筋の力をテストするとき，テストしない関節の肢位を記録しておくことは重要である。例えば，患者を股関節屈曲位でテストするなら，膝関節屈筋（ハムストリングス）はより大きい緊張を生じさせ，より大きい力を示すことが可能である。この肢位は筋が伸張された位置であり，筋が短縮位におかれた股関節伸展の肢位と反対である。

- **筋が引っ張る角度と長さ-緊張関係**が筋のトルクカーブをつくり出すために相互作用する（図1-

55）。異なった関節角度で等尺性収縮を課すとき，多くの筋が可動範囲の外側域から内側域へ力あるいは抵抗力の減少を示す[77]。すべてのストレングスカーブが筋の発達，いっぱいに伸張された肢位での最大張力を描くわけではない。なぜなら，筋が引く角度が，筋の長さは緊張を生じさせるために最適であるけれども，この時点で小さいかもしれないからである。Williams と Stutzman[77]，Kuling ら[78]，また Williams ら[79]は異なった筋群のストレングスカーブの分析をした。可動範囲を通して筋力を検査するとき，ストレングスパターンが可動域を通して変化する。そのために，抵抗は関節角度によって変化する筋力の能力に合わせて，そして全可動域を通して患者が順調に動くことができるのに合わせて変化させる必要がある。等尺性収縮で筋力を検査するとき，筋が可動域の内側域（インナーレンジ）でテストされるなら，中間域（ミドルレンジ）や外側域（アウターレンジ）でテストされるよりずっと弱く評価されるだろう。等尺性筋力をテストするとき，テストと力が変化したか評価するテストの間で比較ができるように，継続したテストでは同じ関節の位置を使う必要がある。

日内変動[80,81]　筋力は可変的で，この変動性は毎日，通常のサイクルに従う。そのために，筋力評価の結果を正確に比較し，そして進歩の状況を明らかにするためには，同じ時刻にテストするべきである。

温度[82]　筋力は筋の温度によって変化する。継続した筋力テストでは，なるべく同じ温度環境で筋力が評価されるべきである。

トレーニングの影響　筋力のパフォーマンスは筋量を活性化する神経系の能力に依存する。テスト状況を学習し，精通することで，筋力は増加するようになるだろう。セラピストは筋力評価の前に少なくとも一度はテスト運動を通して他動的に動かしたり，通した動きをする機会を与え，よく教えなければならない。

疲労　患者が疲労したとき，筋力は低下する。セラピストは疲労を避けるためにできるだけ少ない反復で筋力を測定する。筋をテストするとき，忍耐力を同じく考慮に入れられるなら，筋の機能的な能力はより正確に評価される。セラピストが筋力を確定した後，患者はテスト位置に留まり，そして，筋に割り当てられた抵抗の等級に従って動かすことが可能な同じ抵抗力に対してテスト運動を可動域が低下するまで繰り返す。このポイントまでの繰り返す回数が耐久力の臨床的指標として記録される。あるいは，セラピストは筋力テストを完了して，次に，日常生活動作のために適当な耐久力を必要とする運動を繰り返す。患者が特定の活動の動きを繰り返す回数は機能的な必要条件の指標である。

患者の動機づけのレベル，痛みのレベル，体型，職業，権力は，筋力に影響を与えるかもしれない他の要因である。筋力を評価するのに最も適切な方法を選び，筋力に影響を与える要因を考慮し，徒手筋力テストを行うときの適応一貫性を確保しなければならない。

関節の肢位

クローズパックポジション　関節がクローズパックポジション（close packed position）にあるとき，関節面は完全に一致する[20]。クローズパックポジションでは，関節包と靱帯は最大の緊張になる。関節面同士は固く押しつけられ，牽引によって引き離すことはできない[20]。

筋力をテストするときは，クローズパックポジションを避けること。弱い主動作筋があると，この肢位で患者は抵抗に対して関節をロックして保持することができ，結果として，筋力の測定が不正確となる。特に膝関節，肘関節，足関節において，この肢位に注意すること。クローズパックポジションを表 1-5 に示す。

ルーズパックポジション　ルーズパックポジション（loose packed position）は，クローズパックポジション以外の関節の肢位である。関節面が一致しておらず，関節包の一部も緩んでいる[13]。関節のストレスが最も小さく[20]，関節面の適合が最も小さい，関節包と靱帯が最も緩んだポジションは，関節のレストポジションあるいは最大ルーズパックポジションである[13]。レストポジション（resting position）は痛みのある関節の可動範囲の中で等尺性の筋力テストを行うとき，関節痛を押さえるために用いられることがある。なぜなら，この肢位は関節包と靱帯の緊張を減少させ，関節内圧を減少させる。ルーズパックポジションを表 1-5 で示す。

禁忌と注意

これらの評価の形式に禁忌が存在するなら，筋力は評価してはならない。特別な例では，評価技術を修正したアプローチで実施しなくてはならない。徒手にて筋力を評価するとき，自動可動域や他動可動域の評価に対して同じ禁忌と注意が適用される。筋力を評価する場合の付加的な禁忌と注意をここであげる。抵抗訓練の応用についての Kisner と Colby[16]の記述に基づいて，禁忌と注意も紹介する。

この評価の形式が治癒過程を混乱させたり，あるいは状態の悪化や損傷をもたらすなら，徒手筋力検査は禁忌となる。以下に例を示す：

表 1-5　関節のクローズパックポジションとルーズパックポジション[4,13,20,83]

関節	クローズパックポジション	ルーズパックポジション
椎間関節（脊椎）	伸展	屈曲伸展中間位
顎関節	閉口位	わずかな開口位
肩甲上腕（肩）関節	外転外旋位	55°〜70°外転位，30°水平内転位で，前腕が水平面であるような回旋位
肩鎖関節	90°肩外転位	上腕は体側で，肩甲帯は生理的な位置*
胸鎖関節	肩甲帯最大挙上位	上腕は体側で，肩甲帯は生理的な位置*
腕尺関節	伸展位	70°肘関節屈曲位，10°前腕回外位
腕橈関節	90°肘屈曲位，前腕 5°回外位	最終伸展位，最終回外位
近位橈尺関節	5°回外位	70°肘関節屈曲位，35°前腕回外位
遠位橈尺関節	5°回外位	10°前腕回外位
橈骨手根関節（手関節）	橈側に変位した背屈位	橈骨と第 3 中手骨が一直線上に位置するような，わずかに尺側に変位した位置で，屈曲-伸展中間位
中手手根関節（母指）	最終対立位	屈曲-伸展，内転-外転の中間位
中手指節関節（母指）	最終対立位	わずかな屈曲位
中手指節関節（指）	最終屈曲位	わずかに尺側に変位したわずかな屈曲位
指節間関節	最終伸展位	わずかな屈曲位
股関節	最終伸展位，内旋内転位	30°屈曲位，30°外転位，わずかに外旋位
膝関節	最終伸展位，脛骨の外旋位	25°屈曲位
距腿関節	最大背屈位	10°底屈位（最大内返しと外返しの中間位）
距腿下関節	最終回外位	内返しと外返しの中間位
足根中央関節	最終回外位	可動域の端と端の中間位
足根中足関節	最終回外位	可動域の端と端の中間位
中足趾節関節	最終伸展位	中間位
趾節間関節	最終伸展位	わずかな屈曲位

*生理的ポジション[13]は，肩甲帯が安静時に留まっているポジションに与えられる用語である。肩甲骨は第 2〜7 肋骨の上に位置している。椎骨からの境界は棘突起から外側に 5 センチのところである。鎖骨はほとんど水平面にある。生理的肢位は，鎖骨の長軸を通して想像上のラインとして描かれる。肩甲骨面と正中断面は，60°の角度をもった二等辺三角形の側面を形成する。

1. 炎症が計測部位に存在している場合。
2. 初期の炎症性神経筋疾患（例えば，ギラン・バレー症候群，多発性筋炎，皮膚筋炎）がみられる場合。
3. 重度の心疾患，呼吸器疾患，急性期の疾患がみられる場合。
4. 痛みがある場合。痛みは筋収縮を抑制し，そして，筋力の正確な指標は得られないだろう。痛みがある状態での筋力テストはそれ以上の損傷を起こすかもしれない。

次のような場合は，必要以上に注意（心配）し，抵抗運動が状態を悪化させる可能性があることを留意しておかなければならない：

1. 神経外科の術後[16]，または腹部，椎間板，眼の最近の外科手術の術後[84]。椎間板症，腹壁ヘルニアの患者[16]。心臓血管の既往のある患者（例えば，動脈瘤，固定レート型ペースメーカー，不整脈，血栓静脈炎，最近の塞栓症，顕著な肥満症，高血圧，心肺疾患，狭心症，心筋梗塞と脳血管障害）。これらの患者

においては筋力検査手順中にバルサルバ手技を避けるようにする。

Kisner と Colby[16]は，激しい長期にわたる努力性の閉塞性声門に対して呼気から誘発されるバルサルバ操作の事象の連鎖を記述している。深呼吸が努力のはじめに行われ，声門を持続的に閉じる。腹部の筋の収縮は，腹腔内圧と胸腔内圧を増加させ，心臓から血液が押し出される動脈血圧が一時的に，突然の上昇を起こす。腹部の筋収縮も腹壁にストレスを加えるかもしれない。

自動可動域テストの間に息を止めないように指示することで，バルサルバ操作は避けることができる。難しい場合か，テストの間息を吐き出す[17]ように指示するか，あるいは話をして教育するべきである[16]。

2. 疲労がある状況は，患者のコンディション（例えば，極端な衰弱，栄養不良，悪性腫瘍，慢性閉塞性肺疾患，心血管疾患，多発性硬化症，ポリオ，ポストポ

1

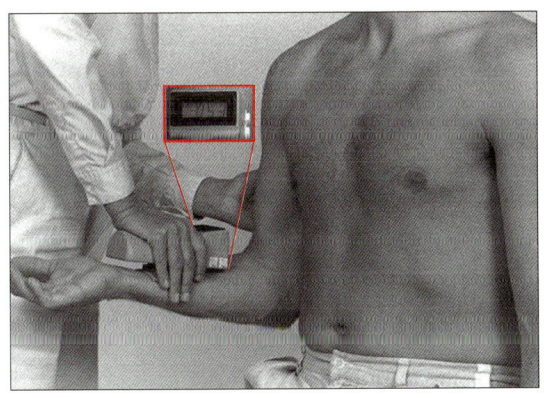

図 1-56 ハンドヘルドダイナモメーター（HHD）を用いた肘関節屈筋の等尺性筋力評価（例：ニコラス徒手筋力計）。デジタルディスプレイに適応された力が表示される。患者がセラピストより力が強い場合，HHDはセラピストの抵抗力を測ってしまう

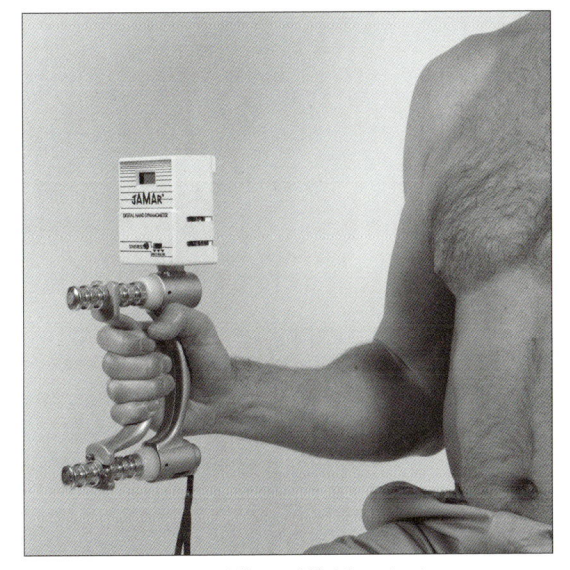

図 1-57 JAMAR ハンドグリップダイナモメーター

リオ症候群，重症筋無力症，下位運動ニューロン障害，間欠性跛行）に有害であったり，あるいは悪化させたりするかもしれない。激しい検査はするべきではない。疲労の徴候は，疲れ，痛み，筋の痙攣，収縮への遅い反応，振戦と自動的可動域を行う能力が減少するという愁訴があったり観察される。

3. オーバーワークの状況は，患者の状態（例えば，確かな，神経筋疾患あるいは全身性，代謝性，炎症性疾患）に有害であるかもしれない。ケアは疲労あるいは極度の消耗を避けるべきである。

機器を用いること

筋力を測定するために選ばれる機器は，測定に必要

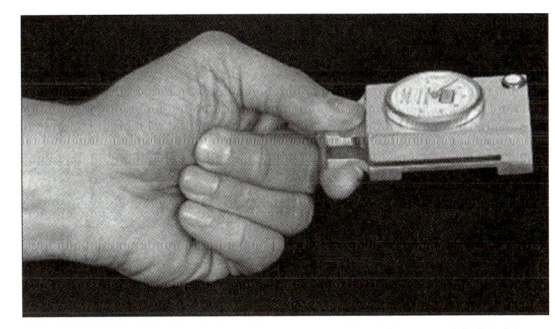

図 1-58 ピンチダイナモメーターを用いた横つまみ筋力測定

とされる正確性と所要時間，そして臨床家にとって入手可能な資源かどうかによって決まる。ハンドヘルドダイナモメーター（HHD）（図 1-56），フリーウェイト，テンションメーターケーブルの使用，ハンドグリップダイナモメーター（図 1-57），ピンチダイナモメーター（図 1-58），等尺性ダイナモメーターは，筋力測定において客観的で有効で信頼できるものだろう。しかし，病院の環境では常に実際的であるというわけではない。筋力を測定する機器使用の手段は古くから存在しているが，「分析能というそれ自身の問題点」[85(p.5)] を持っている。徒手筋力検査法にも同じ問題があるが，それはまだ器具によって取って代えることができていない。徒手筋力検査法は依然として病院内で筋力を測定するための最も実務的な方法である。臨床的研究の場合，セラピストはより厳密な筋力の測定結果を提供するであろう代わりの器械の研究をするよう奨励されている。

筋力を評価する徒手筋力テスト

筋力を測定して段階づける従来の，さらにそれに代わる方法論が本書で記述されている。徒手で筋力評価をするとき，評価方法にかかわらず，筋あるいは筋群の力を示すために成績の段階づけがなされる。従来の段階づけといくつかの代替えの段階づけの方法では，以前に測定された利用可能な他動関節可動域の中での随意筋収縮と運動可能な自動関節可動域を示す。

記述したすべての筋力測定の方法は，長きにわたり臨床的に発展した筋力テストの原則に基づいている。（Daniels と Worthingham に引用された）[86] Lovett は筋力の評価に重力を使用するという概念を開発した。Wright[87]は重力あるいは摩擦の抵抗を克服する筋の能力によって筋力を段階づけする方法を最初に発表した。さらなる発展が Brunnstrom[88]，Smith ら[89]，Hines[90]，Daniels と Worthingham[86]，Kendall と Kendall[91]などによって発表された。

表1-6	従来の段階づけ	

数字 抗重力テスト	文字	説明 患者は以下のように完全に自ら動くことが可能
5	N（normal）	重力と最大の抵抗に抗して全可動域を動かすことができる
4	G（good）	重力と中等度の抵抗に抗して全可動域を動かすことができる
4−	G−	"可動域を通して"検査するなら"等張性"での検査は該当しない 重力と中等度の抵抗に抗して全可動域の2分の1以上動かすことができる
3+	F+	"可動域を通して"検査するなら： 重力と中等度の抵抗に抗して全可動域の2分の1以下なら動かすことができる "等尺性"で検査するなら： 重力とわずかな抵抗に抗して最大に利用可能な可動域で抗することができる
3	F（fair）	重力の抵抗に抗して全可動域を動かすことができる
3−	F−	重力の抵抗に抗して全可動域の2分の1以上を動かすことができる
2+	P+	重力の抵抗に抗して全可動域の2分の1以下なら動かすことができる
重力を除いたテスト		患者は以下のように自ら動くことが可能
2	P（poor）	重力を排除すれば全可動域を動かすことができる
2−	P−	重力を排除すれば少ない範囲で動かすことができる
1	T（trace）	重力を排除した検査で可能域を動かすことはできないが，筋収縮の動きを触診したり観察することは可能
0	0（zero）	重力を排除した検査で可能域を動かすことはできず，筋収縮の動きを触診や観察することも不可能

注：重力を相対的に必要とされるような肢位を患者が取れないとき，または患者にとって非常に疲れるとき，または患者の肢位を変化させる際に非常に時間がかかるとき，セラピストはいずれかの援助または重力を排除した状況と類似した四肢や肢節の重量と等しい抵抗や，重力に抗した状況，それぞれのいずれかの援助を申し出る。

従来の方法

筋力の徒手による評価は，以下の3つの要因に基づいている[86]。

1. 筋収縮の所見
   - 触知不可能あるいは観察不可能な筋肉収縮（グレード0）
   - 触知可能あるいは筋収縮の観察が可能だが関節運動が見られない。（グレード1）
2. 抵抗力としての重力——最大の可動域を通してその部分を重力に抗して動かす能力
   - 重力を除いた（グレード2）
   - 重力に抗する（グレード3）
3. 徒手抵抗の量——最大の可動域を通して重力と徒手抵抗に抗して動かす能力
   - 中程度の徒手抵抗（グレード4）
   - 最大の徒手抵抗（グレード5）

グレード0〜5に加えて，関節可動域における変化あるいは最小の抵抗に抗して運動する能力を示すために，等級にプラスあるいはマイナスを加えることによって，より詳細に筋力を評価することができる。数字や文字は筋力の段階づけを示すために使われる。グレードの数字は筋力を正確に表すものではない[64]。表1-6にそれぞれの等級の記述を示す。

Beasley[92]は標準的な通常の筋力と比較して，グレード3（fair）は必ずしも筋あるいは筋群の力が50%であることを示さないことを発見した。グレード3はある筋ではおよそ9%，そして他の筋では30%よりやや大きいといったように，50%をはるかに下回っている。そのために，グレードが3と0の間より，グレード3と5（normal）の間のほうが大きい開きがある。

妥当性と信頼性

妥当性

セラピストは徒手筋力テストを，筋力，すなわち筋群が最大の努力で自発的に及ぼすことができる力，あるいは最大の緊張についての情報を得るのに使用する[66]。測定は正確でなければならない。なぜなら，測定結果は筋力の強さの有効な表現であるとみなされ，診断，予後の判断，治療計画，治療の有効性の判断，機能的な状況の評価に使用されるからである。徒手筋力テストの妥当性の証明は完全ではないが，基準関連妥当性を確立する努力のなかで，徒手筋力テストの結果がハンドヘルドダイナモメーターによって得られた測定値と比較された[93〜96]。徒手筋力テストとハンドヘルドダイナモメーターによって得られた評価の緊

密な関係は，筋力が両方の技術で測定されることを示唆した。

臨床家の判断では，徒手筋力テストは，テストされた筋のトルクをつくり出す能力を測定するものであり[97]，内容的に妥当性があると考えられる。

信頼性

セラピストにとって治療効果と患者の経過を評価するため，時間の経過とともに測定される結果が比べられるよう筋力の一貫した評価は重要である。これが可能であるなら，類似性あるいは測定間の違いは，治療や経過の間に筋力が本当に変化したかを示すために頼られることができ，単なる測定エラーや測定値の一貫性のなさを示すものではない。

徒手筋力テストの信頼性を評価するためのほとんどの研究は等尺性のメイクテストやブレイクテストの技術に基づいている。テストの標準化された手続きを使用して，筋力の段階づけの完全な合意による評価者間の徒手筋力検査の結果の信頼性は低い[98,99]。筋力のグレード 1 の範囲中の評価者間および評価者内の信頼性[99~102]と 1/2 段階（例：＋と－の等級）の範囲内の評価者間の信頼性[94,98]は，非常に高い。これは，徒手筋力テストでは高いレベルにおいては一貫性を示すが，1 段階の違いは，臨床家の意志決定において十分ではないかもしれない。

徒手筋力テストにおける信頼性と妥当性についての研究結果は次のことを示している。

1. 験者内信頼性は験者間信頼性より高い。そのため可能であるなら同じセラピストがすべての徒手筋力テストを行うべきである[100,102,103]。
2. 特に非常に力の強い患者で 5 の段階を評価するとき，徒手筋力検査の段階づけは測定者の力の強さによって制限される[104]。
3. 徒手筋力テストは 4 と 5 の高い段階での筋力の変化を捉えることについて鋭敏ではない[92,94~96,105,106]。
4. 徒手筋力テスト評価は 4，5 の高いグレードの患者の筋力では過大評価をする傾向がある。
5. 徒手筋力テスト評価は 0~3 のようなより低いグレードで最も敏感である。
6. グレード 3 より大きく本質的により主観的である等級のために強さを評価する量的手段（例：ハンドヘルドダイナモメーター，等速性ダイナモメーター，テンションメーター）で，徒手筋力テストが補われるように提案する。
7. 徒手筋力テストの段階づけは線形測定値と等しくない。例えば，グレード 3 は筋力の 50％と同じではない。同様に，標準的な筋力は筋力の 100％と同じ

ではなく，筋群のテストの事情によって変化している。例えば，それぞれの筋群の実際の最大の筋力のうち，グレード 5 は膝伸筋では 53％，足関節底屈筋では 34％，股関節伸筋では 65％に等しい。肘屈筋の最大の筋力のわずか 4％がグレード 3 を表すと推定されている。
8. トレーニング，練習，経験，厳密に標準化された手法の使用は信頼性が高い徒手筋力テストのために重要である。

筋力評価の信頼性を上げるために，徒手筋力テストは行われるべきである。

- 様々なレベルの疲労を避けた 1 日の中での同じ時間帯
- 同じセラピスト
- 同じ環境下
- 同じ患者の体位
- 標準的なテスト・プロトコルに従う（テストと，患者の経過の評価のより正確な比較とを考慮に入れるために）

徒手筋力テストは使いやすく，用途が広く，迅速に用いることができる，安価な筋力を評価する手段である。筋力の弱い患者について，低いグレード（グレード 3 より低い）テストでは等速性のテスト装置あるいはハンドヘルドダイナモメーター[105,114]のような装置を使うことはできない。1 つの筋の運動テストを分離するため，徒手筋力テストに特有の固定を使うことで代償運動は除外され，運動は可能となる。

臨床の環境では，徒手筋力テストは筋力を評価する一般的な手段である。徒手筋力テストの妥当性と信頼性は理想とはほど遠いように思われ，さらなる研究が必要であるが，さまざまな限界を念頭におくのであれば，徒手筋力テストを使うメリットがある。

筋力の徒手的評価

視診と自動関節可動域（AROM）と他動関節可動域（PROM）の評価の後に，筋力の評価を行う。

個別の筋 対 筋群の筋力テスト

共通の動作やある動作を行う筋は筋群や個別の筋としてしばしばテストされる。例えば，尺側手根屈筋と橈側手根屈筋は手関節掌屈の動作の 1 つのグループとして一緒にテストされる。尺側手根屈筋は収縮することで手関節掌屈と尺側偏位を同時にするように個々にテストする。しかし，筋を完全に分離することは常に可能なわけではなく，個別の筋力テストは図示されて，本書に記述されている。

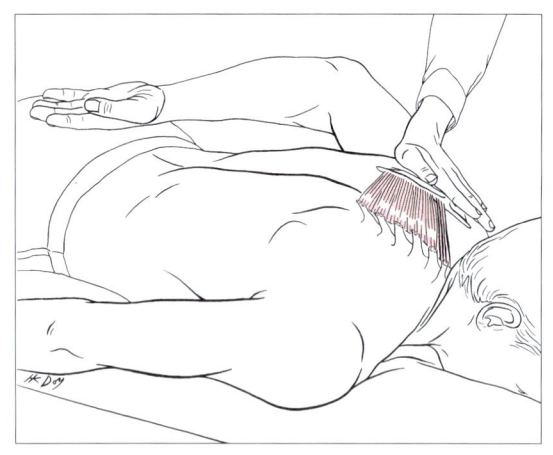

図1-59　診察台の上においた体幹の重量は，菱形筋の脊椎側の起始を安定させるのに役立つ

説明と指示

- 患者に簡潔に徒手筋力テストの説明をする。
- 説明して，そしてテストする動作をとおして自動的または他動的に患者の肢を動かして，動作を明らかにする。

正常な筋力の評価

- 患者の正常な筋力（例：グレード5）を決定するために関係していない肢節の筋力をはじめに評価し記録する。そして関係している側の筋力を評価する前に動きを確認する。
- 反対側の肢節を比較のために使うことができなければ，患者の年齢，性，地位や仕事といった筋力に影響を与える因子を考慮に入れた上で過去の経験に従って患者の正常な筋力を判断する。

評価と測定法
患者のポジション

- 重力を除いた，または重力に抗したいずれかの肢位でテストするために，1つの筋や筋群を分離できるように患者にポジションを取らせる[115]。
- 患者には快適であること，十分にサポートすることを保障する。
- 可動域を通して筋力を検査するとき，筋の上に僅かな緊張が生じるように，テストされている筋または筋群を最大外側の範囲におく。等尺性の筋力をテストするために，筋あるいは筋群を適切なテスト肢位におく。
- 筋力を評価するとき，"良い制御とテスト中に選択される肢位の特異性は，有効な筋力を推測するために欠かせない[116(p.509)]"

固定　筋のそれから引く固定点を安定させ，筋の起始

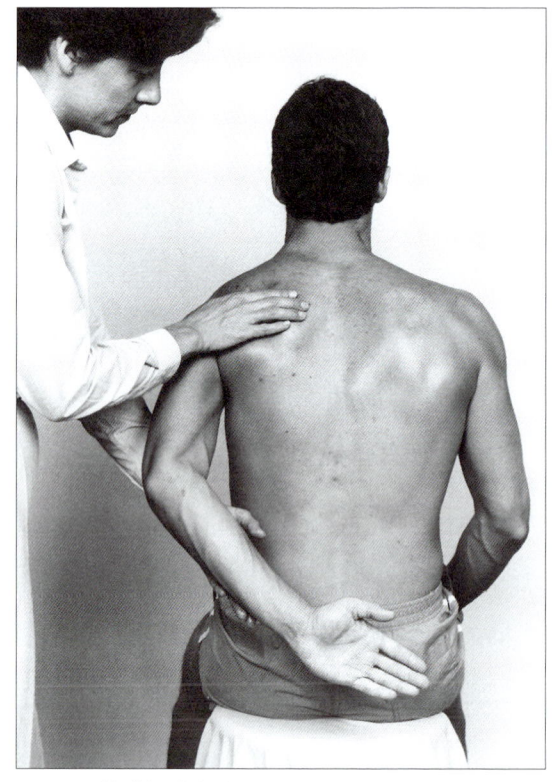

図1-60　菱形筋の筋力がテストされるとき，患者はまっすぐな坐位を維持し，体幹を安定させるために体幹筋を引き締める

部を固定する。二関節筋または多関節筋をテストするときは，筋の作用をテストするために運動が起こる関節の近位部を安定させるか，あるいは固定する。次に示す安定化の方法を用いて代償運動を防ぐこと。

1. 患者の体重——肩甲帯，骨盤帯，体幹の固定を助けるために用いる。
   例：
   台上の体幹の重量は，菱形筋の脊椎側の起始側を安定させるのに役立つ（図1-59）。

2. 患者の正常な筋力——動きのために協同筋を固定したり，安定化をするように通常機能する筋力を使う。
   例：
   菱形筋の筋力検査のとき，患者の手が反対側殿部からすぐ離れるように動かすとき，患者にまっすぐな坐位を維持するよう指示する（図1-60）。
   - テストの運動を行うためには通常使われない。
   例：
   - 股関節屈筋の筋力を評価するために股関節屈曲をするとき，患者に診察台の縁を把持するよう指示する（図1-61）。

3. 患者のポジション
   例：

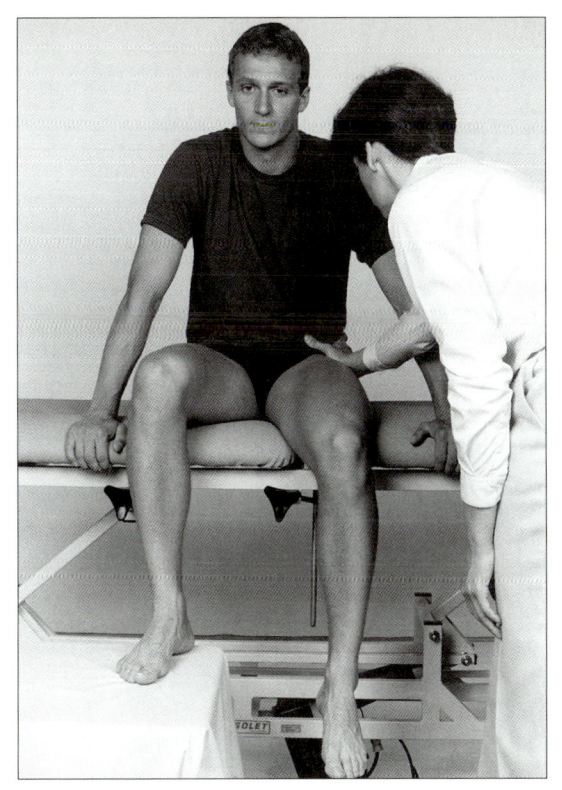

図1-61 股関節屈筋の筋力がテストされるとき，脊柱と骨盤を安定させるために診察台の縁を患者に保持させる

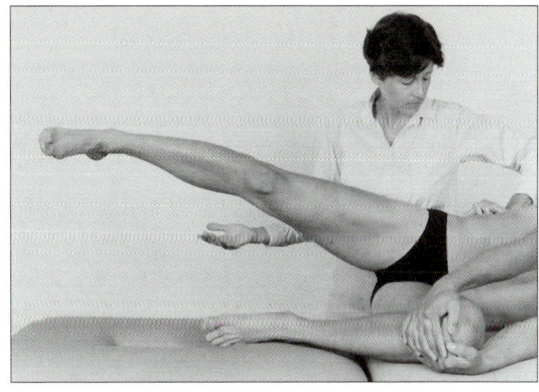

図1-62 患者が検査側とは反対の股関節と膝関節を最大限屈曲して保持することで，股関節外転筋の起始である骨盤を安定させる

側臥位で股関節外転筋の筋力を評価するとき，反対側の股関節と膝関節を最大屈曲するよう指示する（図1-62）。この肢位では，骨盤と腰椎を安定させるために骨盤が後傾する。

例：

股関節伸筋の筋力を評価するため（図1-63），台座の上に体幹の重量をおき，診察台の縁を掴ませ，反対側の股関節を屈曲位にして床に足底をつけるよう指示する。この肢位では骨盤と腰椎は安定する。

4. 外力

　• 徒手で直接圧迫を加える。

例：

手関節伸筋のテストのとき，橈骨と尺骨はセラピストによって安定させる（図1-64）。

　• ベルトや砂嚢（サンドバック）のような装置を用いること。

例：

股関節伸筋をテストするとき，骨盤を安定させるためにストラップが使われる（図1-65）。

安定させるとき，徒手の接触あるいは装置は柔らかい部位やあるいは痛い部位を避けるようにする。例えば，いくつかのウィルス性疾患（例：灰白髄炎，ポリオ）で筋腹は柔らかいかもしれない。徒手の接触ある

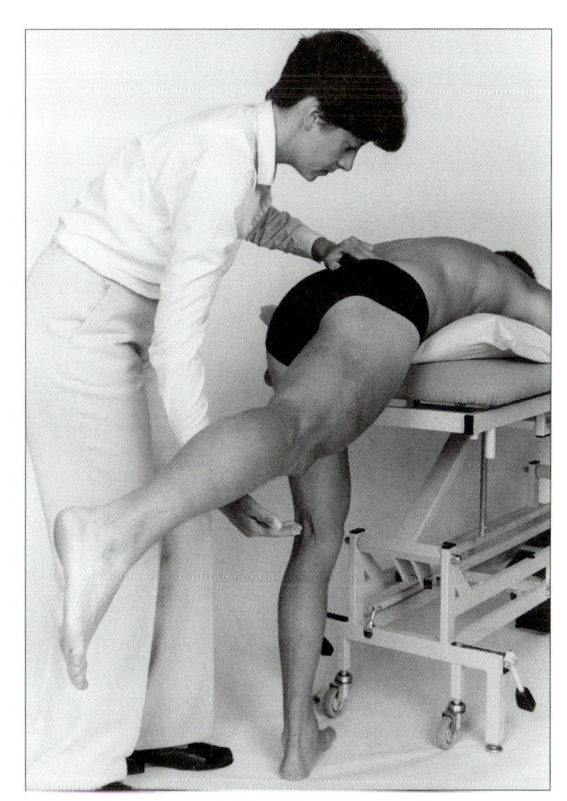

図1-63 股関節伸筋の筋力を評価するために，患者は台座の上に体幹の重量をおき，診察台の縁を掴み，反対側の股関節を屈曲位にして，床に足底をおくよう指示する。この肢位では骨盤と腰椎と筋の起始が安定する

いは装置はテストをしている筋腹の上に直接にあまりに多くの力を及ぼして，収縮を抑制しないようにする。

代償運動 　筋力が弱いか，あるいは筋が麻痺しているとき，他の筋が取って代わったり，あるいは通常弱い筋によって実行された運動を行うために重力が使われるかもしれない。この代理の動きは代償運動と呼ばれる[72]。代償運動のタイプを以下に挙げる。代償運動は Kendall ら[72]，Wynn Parry[118] による記述に主に基づ

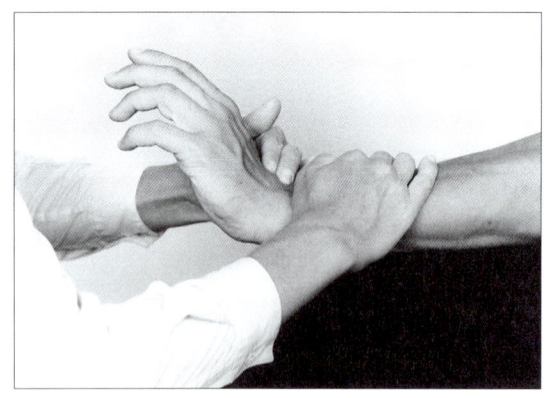

図1-64　セラピストは手関節伸筋の評価をするために徒手的に橈骨と尺骨を安定させる

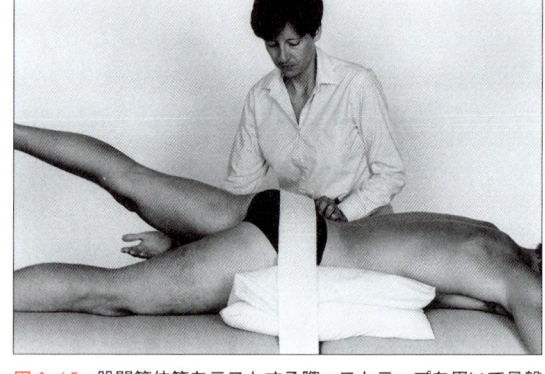

図1-65　股関節伸筋をテストする際，ストラップを用いて骨盤を安定させる

いている。

1. 直接的または間接的な代償：

   a. 他の原動力は，代用原動力によって実行された他方向に逸脱という同じ結果をもたらすかもしれない。

   例：

   回外筋の脱力や欠如で，上腕二頭筋が回外に機能し回外と肘関節屈曲を同時に起こす。

   b. 弱い主動筋の起始部を通る固定筋が，運動をつくり出す。

   例：

   外側の腹筋が，股関節外転筋のテストで，骨盤を安定させるために収縮する。股関節外転筋が弱い場合，外側の腹筋が骨盤を挙上し，股関節外転が起こるように下肢を上げる。

   c. その領域の中の都合の良い位置にある筋が，テスト動作をするときに関節ポジションを変更して，他の筋肉が収縮してその効果を発揮できるかもしれない。

   例：

   三角筋が麻痺している場合，外旋筋が上腕骨を外旋させ，上腕二頭筋長頭を肩関節に対してより外側に位置させる。それが肩外転を援助する肢位にする。

   d. 肢全体内の他の筋が，弱い筋を援助するように収縮をするかもしれない。

   例：

   肘関節屈筋が弱いときに肘関節屈曲を試みると肩関節は屈曲する。

2. 副次的な停止——筋の補助的な停止は，筋が縮むとき，弱いまたは麻痺した筋の主要な動きを助けることがある。

   例：

   短母指屈筋，短母指外転筋の停止は，母指の基節骨

底にあり，母指の中手指節関節の屈曲と外転において主要な働きをするこれらの筋は母指の指背腱膜にも付着している。筋が収縮するとき指背腱膜と長母指伸筋腱に緊張が増加し，長母指伸筋の麻痺があっても母指の伸展が生じる。

3. 腱作用——拮抗筋が弱いか，または麻痺している筋が収縮する場合，伸張された弱い筋に動きを供給する。伸張は弱い筋の主要な動きの方向に，その弱い筋が横切る関節の他動的な動きを供給する。弱い筋が短縮し，標準的な伸展性が不足した場合，この他動的運動はより顕著となる。

   例：

   浅指屈筋と深指屈筋に麻痺があり，手関節伸筋が収縮し手関節背屈すると，手指屈筋は伸張された位置になる。手指屈筋が伸張されると，長指屈筋の収縮したように他動的な指の屈曲が起こる。

4. 反発現象——筋力低下や筋の麻痺があり，拮抗筋が収縮して急に緩めると，弱い筋の主たる動作の方向に他動運動が生じる。これは弱い筋が収縮したようにみえる。

   例：

   母指の指節間関節が長母指屈筋の筋力テストのため伸展位をとる。このポジションでは，長母指伸筋が収縮しさらに指節間関節を伸展位にし，そして急に弛緩させるかもしれない。この突然の弛緩の結果，指節間関節はわずかに他動屈曲となり，長母指屈筋の収縮によって動作が行われたようにみえる。

5. 重力——重力を使って弱い筋や麻痺した筋を動かすために患者は肢位を変えることがある。

   例：

   上腕三頭筋の筋力低下または麻痺がある患者を坐位にし，肩関節外転90度で肘関節を屈曲し，上肢はテーブルの上におくと，肘を伸ばしテーブル上で前腕を動かすことができない場合がある。肩甲帯を後

1

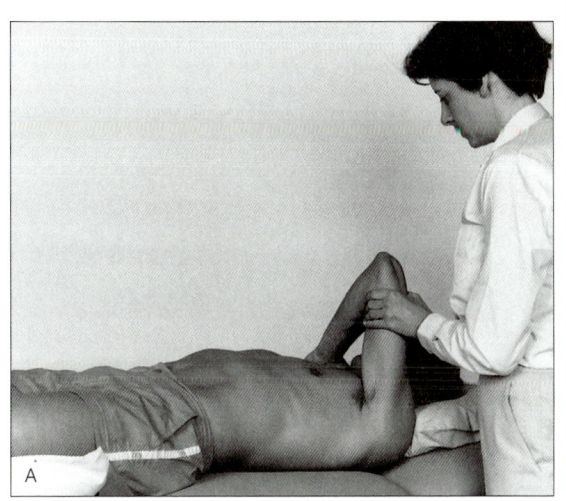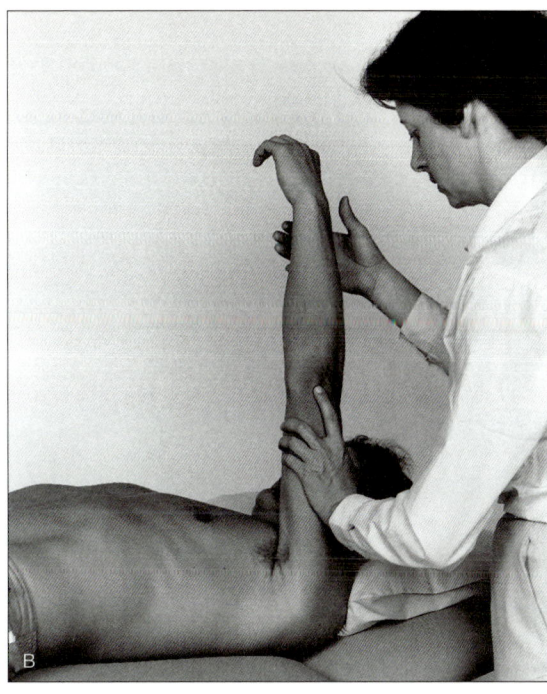

図1-66　A．徒手筋力テストの抗重力開始肢位：肘伸筋（上腕三頭筋）。B．患者に重力に抗して肘伸展を試みさせる。グレード2＋または3－を示したら，徒手筋力検査は中止する。グレード3を示したら，もう一度テストをして徒手抵抗を加える（図1-67）。抗重力位で動くことができなければ，別の肢位をとらせ，重力の影響を除いた運動でテストを行う

退させたり肩関節を外旋して，前腕に重力が筋力の低下した上腕三頭筋を手助けするような肢位をとらせることで，患者は肘を伸ばそうとする。

患者に対して，実際にしてもらう動きと必ず避けてもらわなければならない代償運動の十分な説明と指導，適切な患者の肢位，筋の起始部の十分な安定，筋力評価における練習や筋の収縮を確認するため触診を通して代償運動を除外するようにしなければならない。筋力の段階づけを正確にするために，セラピストは起こりうる代償運動に気づき，認識しなければならない。代償運動を認識できないとき，患者の問題は確認されず，治療計画は不適当である場合がある。

スクリーニングテスト　スクリーニングテストは，筋力を評価する際に任意に割り当てられた最初にしなければならないテストである。

　以下のことを行うためにスクリーニングテストを使用すること。

- 筋力テストを合理化する。
- 不必要なテストを除外する。
- 首尾よく全部のテストができるわけではないため，可能な限り多くのテストを除外することによって疲労を避けたりまたは患者の負担を避ける。

以下から得られる情報を通して，患者を検査する。

- 患者のカルテや以前の筋力検査結果に目を通す。
- 患者が行う機能的な活動を観察する。例えば，患者

と握手をして握る力（例：手指屈筋）を，座ったり立ち上がることから下肢の筋力を，頭の上でシャツを脱ぐことから肩関節の外転筋と外旋筋の筋力を表す。また，臥位になったり臥位から起き上がる動作から腹筋の力を示す。

- 最初にAROMの評価を行う。

得られた情報に基づいて，筋力評価が患者の実際のレベルで，またはその近くで始まるように，患者にポジションをとらせる。あるいは，以下によって患者を検査する。

- 特定の等級ですべての筋力テストを始める（通常は段階3）。患者には重力に抗して全可動域を通して体肢を活発に動かすように指示する。初期テストの結果に基づいて，筋力テストは中止したり，進行すること。

筋力の段階づり

抗重力位

以降の章では，徒手筋力テストの例として検査開始時のスクリーニングテストではグレード3が通常使われる（図1-66A，B）。筋力がグレード3より下，あるいは上かどうか査定するために，筋が完全に外側域にあり，可能な限り可動域全体を通して筋あるいは筋

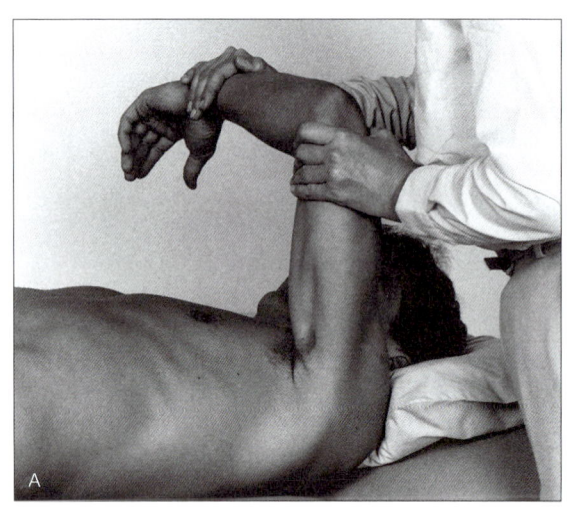

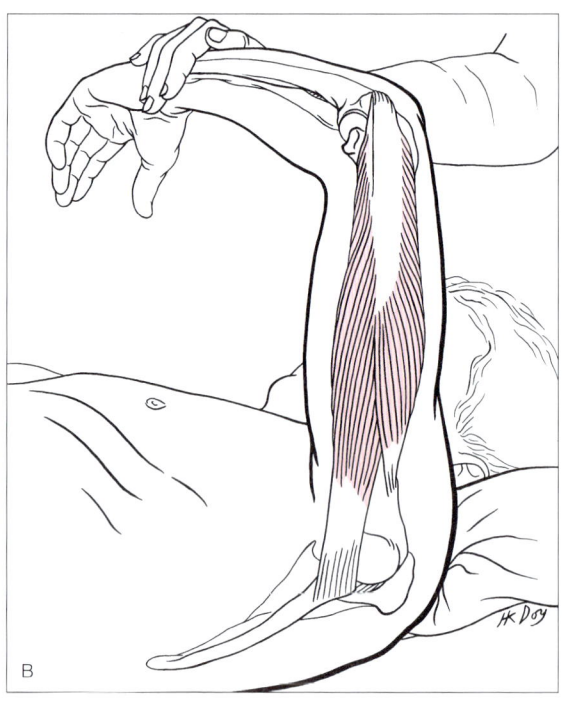

図1-67　徒手筋力テスト　肘関節伸展—上腕三頭筋。A. 患者に抗重力の肢位を取らせ，徒手抵抗は可動域を通してまたは等尺性に加え，筋力を段階づけする。B. 徒手抵抗は筋の停止部のある肢節の遠位部すなわち橈骨と尺骨の遠位端に加える

群の主要な動きが重力に抵抗するようにする。ほとんどの場合，骨が垂直位から，あるいは水平位から垂直に動くように，可動域全体を通して重力に対抗して動作することはできない。そのため，筋は動きの始めあるいは終わりで重力の小さい抵抗がある。あるいは，重力は運動を支援するとき，筋は動きの終わりに抵抗をもっていない。拮抗筋は可動域が完了するとき遠心性収縮を行う。

　筋力テストの間に発揮される筋力は，患者への指示に大きく影響される。セラピストの声量は，随意筋収縮に影響する。声の大きな指示は，声の小さい指示より，強い筋収縮を誘発する。各々のテストの間，明確な首尾一貫した指示を与えると，患者から最も強い反応を引き出す。患者は可動域の中で適度なペースで動かそうとするので，主動作筋の収縮を確認するため触診をし，そして代償運動の可能性を除外する。

- 患者が重力に抗して可動域の一部だけ動かすことができれば，グレード2＋あるいは3−となり筋力テストは終了となる。
- 患者が重力に抗して完全に可動域を動かすことができれば，グレードを決定するために徒手抵抗に抗したテストを繰り返す（図1-67A，B）。患者に徒手抵抗に抗したテストを行うことができなければ，グレード3となる。
- 患者に徒手抵抗に抗したテストが実施できれば，グレード3以上の段階づけを抵抗の大きさによって決

める。

　患者に各々のテスト運動終了後リラックスするよう指示する。そして，セラピストは次のテスト動作のための肢位を取らせる。

徒手抵抗

　抵抗を加えるために，虫様筋握り（中手指節〈MP〉関節は屈曲し，指節間〈PIPとDIP〉関節は伸展位に保持し，母指は内転またはわずかな伸展位）を使う（図1-68）。筋をセットした患者に漸進的に抵抗を加え，抵抗の力は肢節に対して90°の角度で加える。

　テストされている筋が停止している部分の末端部で，抵抗力を加える（図1-69）。筋の停止部と抵抗を加える場所との間に関節が入ることは代償運動の機会を増やすことになる可能性がある。不安定であるか，あるいは支持が弱い関節の遠位に抵抗を与えないようにする。すべての試行において，どの筋力テストにおいても抵抗をかける腕の長さ（例：関節の回転の軸と徒手抵抗を適用する場所との間の距離）を標準に保持するべきである。注：抵抗を加える腕が長いと，より少ない抵抗で筋によって発揮されるトルクを打ち消すことになる。

　Nicholasらは，セラピストが肢に対して等しいまたは大きい抵抗を加えるならば，筋Aのテストが，筋Bをテストするときより短い時間で行われる場合，筋肉Aが筋Bより弱いと判断することが可能であると報告

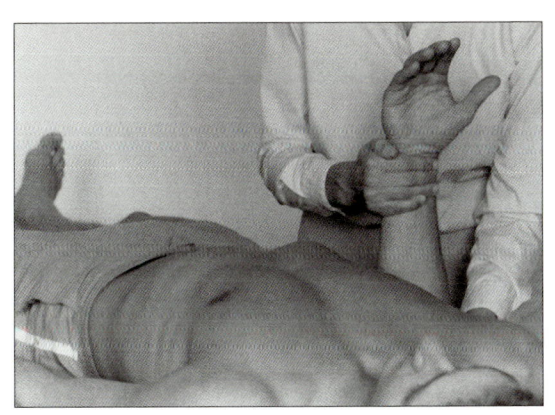

図1-68　徒手抵抗は肢節に対し 90°の角度に虫様筋握りを使って加える

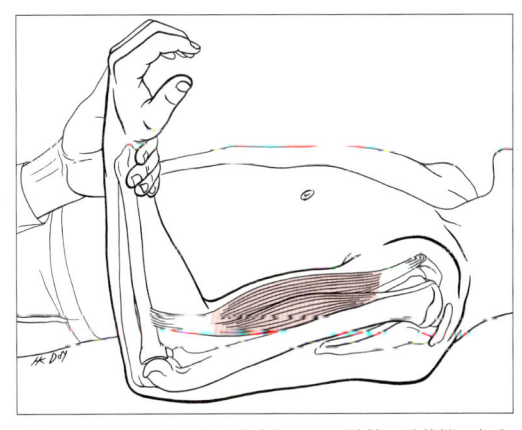

図1-69　徒手抵抗は筋の停止部のある肢節の遠位端に加える

している。筋をテストするために抵抗を加えるとき，患者が力不足の認識に到達するために，抵抗力の大きさに加えて，セラピストは心の中で可動域全体を動かす時間を一定にし，段階を評価する。このことと力-速度関係から比較する筋力テストを行う場合，より長い時間の抵抗を加えること。可動域全体で筋力を評価する場合，可動域全体にかける運動の速度を同じにする。

「可動域中の」筋力をテストする抵抗の適用　求心性筋収縮を用いて筋力を評価するとき，抵抗力の大きさは，患者が最大の可動域全体に順調に動かすことができる抵抗量に基づいている。運動を通して加えられる抵抗力は，「運動を止める，ほんの少し手前の抵抗量である」[87(p.568)]。患者の能力によって可動域全体に加えられる抵抗量を修正する。あまりに強い抵抗が与えられると，患者は可動域全体で動かすことができない。そして動かす運動のために他の筋の運動の参加を導くかもしれない。

　可動域全体で筋力テストするためには，かなりの技能と経験を必要とする[85]。このため，可動域全体の筋力テストの結果は，現在，一般に行われているよりも，選択された可動域での等尺性筋収縮による徒手筋力テストと比べて同じぐらいにはならない[85]。このことから，セラピストが可動域全体で有効に筋力をテストする技能と経験を獲得すべき義務がある。可動域全体で，あるいは選択された関節肢位において，筋力をテストする最も適切な方法は特定の臨床的な要求に基づいて用いられる。

　可動域全体で筋力をテストすることは有利かもしれない。例えば，「末梢神経障害のより特定の臨床像と運動機能の回復の過程を得る」ために筋力を段階づけるとき，可動域の一部あるいは全部を通した運動についての患者の能力は，徒手抵抗を加える大きさの変化よりも，容易に数量化される。

「等尺性」筋力テストでは，抵抗は関節の特定の角度で用いられる　Wilson と Murphy[124]によれば，関節可動域のある 1 つのポイントで測定された筋力が，全部の運動を通じて発揮される筋力の代表であることを提案する研究はないが，筋力テストで等尺性収縮を用いるとき，テスト肢位を保つために必要な抵抗力はテスト運動[11]を通してかける力と同じであると考えられる。筋力は可動域の中で変化し，筋の能力のより正確な情勢が達成されている。もし等尺性筋力テストが内側，中間，外側域で，あるいはさらによいポジションで行われるなら，筋力テストは可動域全体に行なわれる。

　Koo ら[125]は，等尺性テストを使って片麻痺患者の弱い肘関節筋を研究した。結果は，臨床的および機能的な見地から，筋力低下の完全な評価のためには可動域を全体の多数の関節位置で等尺性筋力を評価する必要性があるとしている。

　等尺性筋収縮を使ったテストにおいて信頼度を維持するために，筋は毎回可動域の同じ部分でテストされるべきである[86]。等尺性テストは筋力評価の臨床的な方法とされている[126]が，等尺性テストに関する筋の動的能力の予測性については，一般に信頼性が高くない[69,124]。動的なテストは筋の動的活動性の関係で等尺性テストより優れている[124]。標準的な機能を考慮に入れて筋あるいは筋群をテストすることはいっそう適当である。すなわち，肩甲帯筋群のように固定筋として機能する筋をテストするために等尺性テストを使うのがよい。

　グレード 3 より高い段階の筋力を等尺性収縮を使って段階づけるとき，セラピストは重力に抗して可動域の内側，中間，外側域のうちいずれかで収縮できるように四肢を動かす。次に患者がポジションを保とうと試みるにつれて，徐々に支持を取り去る。代わりに，

筋力の評価のために，患者は積極的に肢節部分を可動範囲の外側，中間，あるいは内側域の中で動かす。本書で大部分の筋テストで例示される位置は内側域の範囲で，この位置はしばしば可動域の中で最も弱い部分にあたる。

肢節をスタート位置で重力に抗して保つことができるなら，セラピストは次第に抵抗を加え，次のいずれかを行う。

- 患者が肢位を固定できないような，抵抗を加え筋収縮を「ブレイク」しないように**メイクテスト**[127]をする。
- セラピストが徐々に肢節として抵抗を低下させる**ブレイクテスト**は筋可動域の外側域に向かって動くように感じられる。筋力がグレード 5，あるいは正常と考えられるなら，メイク（モーション）テストが使われ，患者の力を抑える努力は必要ない[11]。

ブレイクテストは最も一般に使われる方法である。いずれかのテストでセラピストは，患者が最大の等尺性収縮を確立することを可能にするための時間として，約 4 秒間収縮を維持する[128]。筋は抵抗に抗して保持できる最大量の抵抗力に基づいて段階づけされる。ブレイクテスト技術は，通常のメイクテスト技術より大きな測定値を生じる[129]。テストの信頼度を維持するため，次のテストでは同じテスト法（メイクテストかブレイクテスト）を使い，そして使った方法を記録する。

関節運動で痛みを生じるが，禁忌事項が生じていないときは筋力評価が難しく，静的筋収縮をする事が可能であるのに関節をまたいだ筋の活動が起こらないときは筋力評価は極端に難しい。そこにはある程度の関節運動の圧縮が常にある。そして静的収縮でさえ剪断されることがある[130]。しかし，ルーズパックポジション（休んでいる）に置かれた関節で痛みなく等尺性筋力テストを行うことは可能である。重力に抗した可動域のどんな部分においても患者が肢節を保持できない場合，運動がない，またはわずかな運動だけが生じるように，患者の肢節の下を即座に片方の手で保持すること。

患者の状態と必要性に基づいて，臨床家は可動域を通して，もしくはグレード 3 以上の筋力を評価するための可動域における単関節あるいは複数の関節の肢位において，徒手抵抗を行う有効性を明らかにしなければならない。本書では，関節可動域全体の徒手抵抗や特定の関節肢位での徒手抵抗といった適用について，記述，例示がされている。

重力（の影響）を除く

患者が重力に抗して可動域を通して全く動くことが

できないなら，テスト運動のための重力の抵抗が除外されるように患者に肢位を取らせること（例えば，患者は水平面上での運動をする）。この場合，比較的摩擦がない表面の台の上や，あるいは手で肢節の重量を支えることは必要であるかもしれない（図 1-70）。筋の起点を安定させ，患者が可動域を通して動こうと試みるとき，テストの間に筋（図 1-70B）を触診する。実際のテストの間，1 つのテストから他のテストまで明確な一貫した指示を出すこと。その指示によって，最も強い反応を引き出せるはずである。

- 患者が重力の影響が排除された状態で最大の可能な可動域を通して動かすことができれば，グレード 2 となる。
- 患者が可能な最大の可動域より，少しだけ動くことが可能なら，グレード 2 − が与えられる。
- 運動が起こらないなら，セラピストは筋の収縮の存在あるいは欠如に基づいて，グレード 1 あるいはグレード 0 とする。

患者はそれぞれのテスト運動の終わりにリラックスするようにする。そして次のテスト運動のために肢節を配置する。

触診　腱の連結部分あるいは骨の近くで，示指と中指の指腹を使って筋を触診する。筋がグレード 0～3 の場合，常に筋を触診し，観察する。なぜなら，運動が不可能なときは，収縮の質によって筋力が段階づけされ，動きの中で筋緊張の欠如があれば代償運動を引き起こすかもしれないからである。極端な筋力低下の例では，収縮のばらつきを触診するより皮膚のわずかな動きの観察のほうがより容易に検出できる。

筋が非常に弱いとき，筋からの最も強い収縮の可能性は肢位によって，そして重力に抗した可動域の内側域で筋が収縮するように肢節を支えることによって引き出されるかもしれない。患者にこの肢位を保持するよう，そして肢節から次第に支持を取り去るよう指示する。患者が重力に抗した可動域のどの部分においても肢を保持することができなければ，肢が落ちるのをコントロールするために肢のちょうど下に片手を保持する。この技術は触診することができる最小か，あるいは長期の安定した収縮を引き出すかもしれない。

テストでの繰り返しの数　テスト運動を 2～3 回繰り返した後，筋力を評価する。疲労はあまりに多い繰り返しが原因で起こる。徒手筋力テストの評価方法の段階づけでは持久力を考慮に入れないため，結果として誤った記録そして患者の本当の筋力を過小評価する。

等尺性筋収縮を使用する他の評価手順

等尺性筋収縮の他の臨床応用は，本書の範囲外にあり，ここでは短く述べるに留める。筋力評価以外では，

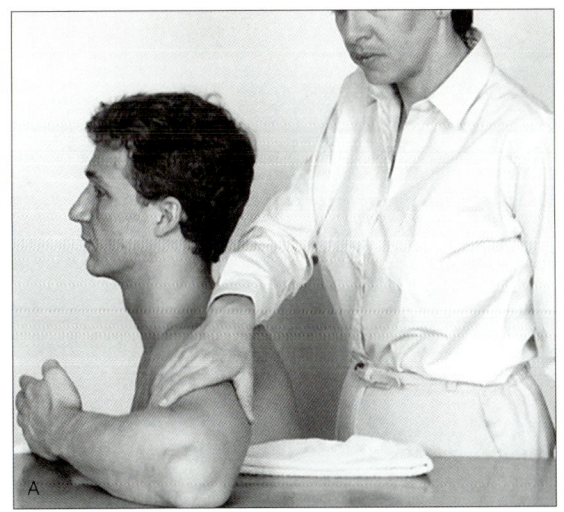

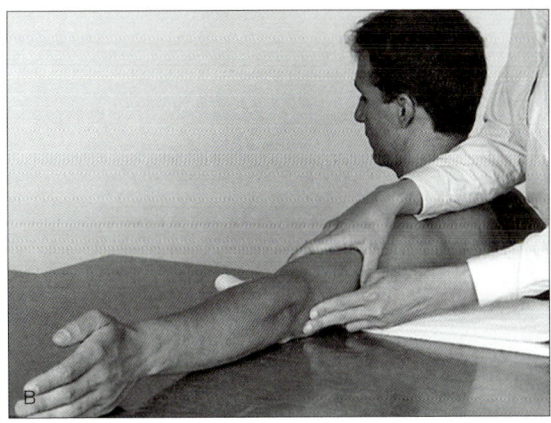

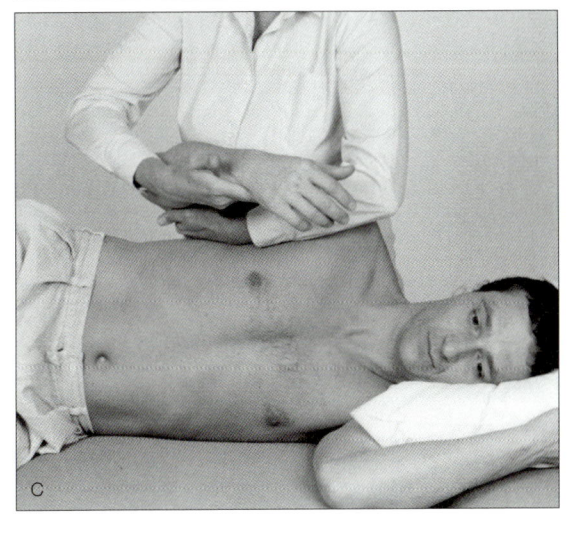

図 1-70　A. 重力の影響を除いた徒手筋力テストの開始肢位：肘関節伸筋。肢節の重量はテーブルか滑りやすい台の上におく。B. 重力の影響を排除した最大の可能な可動域を通して肘関節背屈を行おうと患者が試みるときの筋の収縮を触診し、観察せよ。肢節を動かすことができるなら、可動域の大きさに基づきグレード 2 あるいは 2 － と段階づける。肢節を動かすことができなければ、筋収縮の存在あるいは欠如に基づきグレード 1 あるいはグレード 0 のどちらかを割り当てる。C. テーブルか滑りやすい台のかわりに、示されたように徒手で上腕と前腕を支持する

等尺性筋収縮は以下のように使われる可能性がある。

1. 筋分節の筋力低下に対する検査（すなわち、神経根症から始まる神経性筋力低下）。関節は等尺性収縮の間休んだ肢位、あるいはそれに近い肢位を取る。筋への神経入力が不足しているならば、セラピストは筋収縮が弱いあるいは強いことを記録する。

2. 筋収縮の方法により、組織にストレスを加えることによって収縮する組織（例えば、筋と靱帯）の安全性のテストを選択する。関節が等尺性収縮の間、関節は静止位置にあり、運動は生じない。このように、ストレスは不活性のあるいは非収縮性の組織（例えば、関節包、靱帯、神経）にかけない。等尺性収縮の間、セラピストは痛みが誘発されるか、そして筋病変がある場合、筋収縮が弱いあるいは強いか記録する。

筋力の段階づけと代わりの方法

　筋力検査の方法と段階づけの代替は、次のような状況のときに使われる可能性がある。

- 部位の重量が非常に小さく、重力の影響が重要ではなく考慮される必要もない場合（例えば、指の筋肉、母指、足趾）。

- 筋を触診すること、抵抗を加えること、重力に抗した肢位を取ること、あるいは、テスト運動のために重力の影響を除外した肢位にすることが、必ずしも実際的でないか、あるいはそれが不可能な場合（例えば、顔面筋のテストのとき）。

- 筋が最大の抵抗のために体重の抵抗を必要とする場合（例えば、腓腹筋、ヒラメ筋）。

　顔面筋をテストするとき、手指の筋、母趾と足趾、体重の抵抗を必要とする筋のテストの段階づけは、本書の項に分けられて記述されている。

局部における二関節筋あるいは多関節筋の検査

　直接または間接的に二関節筋に抵抗を加えるとき，二関節筋が極端に短縮した肢位を避けるよう注意する。筋に痛みを伴った痙攣を引き起こす可能性がある。

1. 単関節筋の筋力をテストする際，その関節で同じ動きをする二関節筋あるいは多関節筋があるとき，二関節筋あるいは多関節筋の関与を減らしたり，あるいは取り除かなければならない。このため，単関節をテストする前に，活動がより不十分になるように二関節筋あるいは多関節筋はテストしない関節を他動的に短縮位にする。

　例：

　肩関節を屈曲，内転して烏口腕筋のテストをするとき，肘関節と前腕は他動的に屈曲と回外位，それぞれ，上腕二頭筋は短縮した位置にする。このように，肩関節を屈曲と内転することで上腕二頭筋の短頭の動作をより不活発にし，寄与を少なくする。

2. 1 つの関節で二関節筋または多関節筋のテストをするとき，筋の活発な機能不全を避けるために，最初に，テストしない関節を中間位にする。

　例：

　膝関節を屈曲してハムストリングスの筋力をテストするとき，股関節は屈曲位にする。

3. 二関節筋あるいは多関節筋が拮抗筋として存在する関節で 1 つの筋をテストするとき，二関節筋あるいは多関節筋はテストしない関節において緩めるようにする。これは，全可動域を通して主動作筋が働くための力を減少させるであろう筋力テストの間，二関節筋，多関節筋の伸張と受動的な不全の状況を引き起こすことを避けるためである。

　例：

　股関節の屈曲で腸腰筋の筋力をテストするとき，膝関節はハムストリングスを緩めるために屈曲位にし，ハムストリングスの緊張が股関節屈曲の可動域を制限するのを防ぐ（図 1-47，48 参照）。

記録

　筋力評価の様式は筋力を記録するのに用いられる。筋力テストの記録の例については図 1-71，付録 B を参照のこと。図 1-71 は選択された筋力の記録を示す。

　正確に筋をテストすることができない（例えば，痛みや患者の不服従のための）ときは，「3 ？」のようにグレードのそばに疑問符をつけて示す[89]。疑問符は別の機会を充当することができるならセラピストが筋力を再テストするよう促す。説明は，記録様式の部分の疑問符の下にコメントあるいは再度印をつけることについて記される。

　どのスペースにも記録様式に記入することを含めなければならない[8]。テストが実施されなかった場合は「NT（テストしていない）」と記入する。いくつかの隣接した記入欄の最初から最後まで線が引かれる。そうすると，どのスペースにも「NT」と記録しなくてもよい[8]。

　標準的なテスト手順の逸脱や記録用紙の筋力テストの結果に影響する他の要因など，患者のどんなできなかった点も記録する。記録用紙に筋力テストの段階づけの凡例が記録されていることを確実にする。

　グレード 3 が，必ずしも機能的な等級を示すというわけではない。体幹と頚部，上肢については 3 あるいはそれより低いグレードを，下肢については 4 より低いグレードを記録する。そうすると，記録用紙を読むことで機能しないグレードや注意を払うべき領域について素早く明らかにすることができる。段階づけをすることによって機能していないグレードを強調せよ。疲労は日常生活動作への筋力テストの適用を容易にするためにしっかりと監視され，記録されるべきである。

関節可動域テストと徒手筋力テストの機能的な適用

　機能的活動の評価，活動における患者のパフォーマンスの観察と測定の分析を通して，詳細な評価そして客観性を供給そして有意義な治療目標を一緒に進めることで，セラピストを導くことができる。セラピストは能力について患者に尋ねるかもしれない。セラピストが，患者が機能的な活動を行っているのに気付くことは不可欠である[131]。患者が初期評価の間に更衣，座る，歩行といった機能的な活動を行うことを観察する。

　関節可動域と筋力の評価の終了に合わせて，セラピストは患者の日常生活における障害の影響を考慮しなくてはならない。筋骨格系の機能解剖学的知識が，有意義で実際的な情報の中に評価所見の統合が必要である。機能的な解剖学の知識は，セラピストが患者の日常生活の中で関節可動域あるいは筋力の制限の影響下で洞察力を向上するのを助ける。

評価過程の概要

　本書のカバーに付した「評価過程の概要」は，評価過程の概観や，本章で紹介した主要ないくつかの点の批評に役立つ（注：p.50 に訳出した）。

徒手筋力テスト法評価

患者氏名　コニー・ピアソン	年齢　54
診断名　ギラン・バレー症候群	発症日　2011 年 10 月 10 日
セラピスト氏名　スエ・バート	
サイン　スエ・バート　理学療法士	

使用した徒手筋力テストの方法

評価日時：2011 年 10 月 21 日　　使用した徒手筋力テスト：　C
評価日時：2011 年 11 月 25 日　　使用した徒手筋力テスト：　C
評価日時：2011 年 12 月 15 日　　使用した徒手筋力テスト：　C
評価日時：＿＿＿＿＿＿＿＿＿　　使用した徒手筋力テスト：＿＿＿

記号：使用した徒手筋力テスト方法
C　　　従来の " 可動域を通じて " 段階づけ
I　　　従来の「等尺性」段階づけ：b ブレイクテストまたは m メイクテスト
　　　　（例：Ib は従来の「等尺性」ブレイクテストを示す。）

左						右		
SB	SB	SB	セラピストイニシャル			SB	SB	SB
2011 12/15	2011 11/25	2011 10/21	日付			2011 10/21	2011 11/25	2011 12/15
			運動	筋名	支配神経			
			肩甲帯					
4	3+	3	外転 外旋	前鋸筋	長胸神経	3	3+	4
	3+	3	挙上	僧帽筋上部線維	副神経（11 脳神経）	3	3+	
				肩甲挙筋	肩甲背神経			
	3+	NT	内転	僧帽筋中部線維	副神経（11 脳神経）	NT	3+	
	3	NT	内転と 下方回旋	菱形筋	肩甲背神経	NT	3	
	3	NT	下制	僧帽筋下部線維	副神経（11 脳神経）	NT	3	
			肩関節					
	3+	3-	屈曲	三角筋前部線維	腋窩神経	3-	3+	
			股関節					
4-	2	2	屈曲	大腰筋	腰神経	2	2	4-
4-	2	1		腸骨筋	大腿神経	1	2	4-
3-	1	1	伸展	大殿筋	下殿神経	1	1	3-
				大腿二頭筋	坐骨神経			
				半腱様筋	坐骨神経			
				半腱様筋	坐骨神経			
3-	2	1	外転	中殿筋	上殿神経	1	2	3-
				小殿筋	上殿神経			
			膝関節					
			屈曲	大腿二頭筋	坐骨神経			
3-	1	0		半腱様筋	坐骨神経	0	1	3-
				半腱様筋	坐骨神経			
4-	2	1	伸展	大腿四頭筋	大腿神経	1	2	4-
			足関節					
2	0	0	背屈	前脛骨筋	腓骨神経	0	0	2
			底屈	腓腹筋	脛骨神経			
				ヒラメ筋	脛骨神経			
			内返し	後脛骨筋	脛骨神経			
				長趾伸筋				

備考：

図 1-71　徒手筋力テスト法による評価チャートの記録例

評価過程の概要

セラピストが行う評価の手順：

1．患者の病歴の記録

2．患者への説明：
　　a．身体評価をする根拠
　　b．評価が実施される身体部位

3．観察：
　　a．機能：例えば，歩行，座り方，着衣など
　　b．姿勢，顔の表情，体の左右対称，変形の有無,腫脹,萎縮,皮膚の状態など

4．a．自動可動域の評価：
　　　　i．観察：
　　　　　・動作の到達範囲
　　　　　・指示に従う能力と動く意欲
　　　　　・調整能力
　　　　　・代償運動の存在
　　　　　・抗重力位か，重力を除いた肢位によるか
　　　　ii．痛みの有無の記録
　　b．必要あれば自動可動域の測定

5．a．他動可動域の評価：
　　　　i．多動運動範囲の観察と予測
　　　　ii．痛みの有無の記録
　　　　iii．判定：
　　　　　・最終域感
　　　　　・動きの質
　　　　　・関節包パターンの有無
　　b．必要あれば他動可動域の測定

6．筋長の評価と測定

7．筋力の評価

8．より適切な治療計画の策定に対応する他の評価技術の実施について

第 2 章

評価と治療の関係

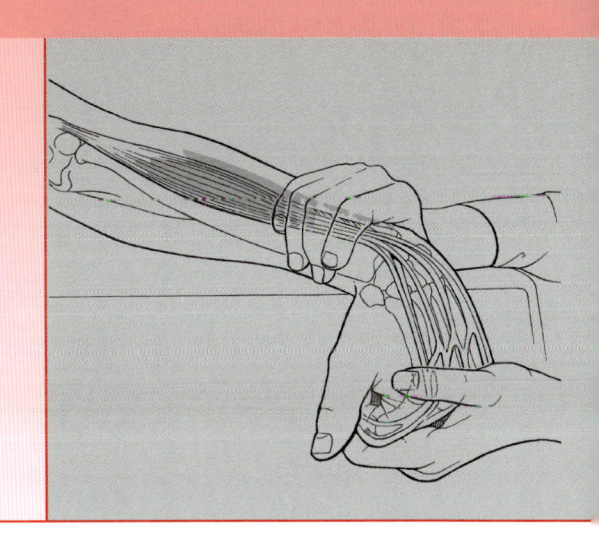

本章の理論的根拠

- 診断と治療の標準的手続きの指針は本書の範囲外であるが，本章では治療のための手技とともに，筋の長さ，他動関節可動域（PROM），自動関節可動域（AROM）の評価に使う手技を扱う。
- 図と記述を通して，読者には臨床的な評価と補足的な治療との相違点について提供する。
- 評価と治療の類似性を知り，自動関節可動域，他動関節可動域，筋長，筋力の評価のための知識と技術を用いることで，読者は，自動，他動および抵抗運動を用いた類似した治療手技を利用できるようになる。
- 評価と治療の関連を理解することは，読者が臨床場面において患者の評価と治療を統合するために不可欠である。

任意の学習方法：評価と治療技術がどのように関連しているか考える前に，本書に示される評価技術を学ぶ方が好ましい。そして，本章は，本書の最終章と考えてもよいだろう。

類似した評価方法と治療方法

　類似した評価と治療の方法は表2-1にあるように，使われる動きの種類によって分類した。例）自動的，他動的，抵抗運動。

評価と治療をするときの重要な段階

　評価と治療を応用するとき，使われる重要な過程は表2-1の最初の欄に順に列挙した。これらの過程は治療について（それらと）比較するため，第1章で示した評価の詳細は，表2-1で要約した。

目的

　セラピストは，損傷あるいは疾病がどのように患者の状態に影響を与えるかを判断するために評価を行う。治療が適切であれば，損傷あるいは疾病の影響は除かれ，減らすことになる。治療結果の評価が必要となる毎に，評価が繰り返される。

共通手技

　類似の評価と治療のために自動運動，他動運動，あるいは抵抗運動を用いるとき，用いる手技は同じである。

説明と指示

　評価，治療を行う前に，患者にそれぞれの方法について説明し，患者への説明に基づく同意を得ること。初めて特定の評価あるいは治療を応用するとき，説明し，そして実行する運動を実演し，運動を通して患者の肢節をリラックスさせ，受動的に動かすように指示する。

露出部位

　評価と治療をするのに，必要な領域を露出させ，必要なときには患者を布で覆うこと。

開始肢位

　評価，治療をするときは，患者が安全で快適なポジションになり，十分に支えられていることを確認する。患者にポジションをとらせるとき，運動における重力の影響は多分妥当である。

固定

　評価，治療をするときは，必要とされる運動だけが起こるようにするために適切に固定する。治療のためには，以下のいずれかを行うこと。
(a) 関節の近位部分あるいは筋の起始部を固定する。
(b) 関節の遠位部分あるいは筋の停止部を固定する。

運動

　評価，治療には，以下のいずれかを行うこと。
(a) 関節の遠位部または筋の停止部を動かす。
(b) 関節の近位部または筋の起始部を動かす。

援助/抵抗

　評価，治療をするときの他動運動は，通常，関節の遠位部あるいは筋が停止する肢節のいずれかの遠心端の動きを援助する。評価，治療で用いられる抵抗運動では，筋が停止する肢節の遠心端に抵抗を通常加える。

最終肢位

　評価と治療をするときは，体幹を自動運動で動かすよう患者に指示する。あるいは可能な限り可動域いっぱい，またはその選ばれた幾つかの肢節を他動的に動かすよう指示する。長期の他動的な伸張では，セラピストは筋の伸張が最大になる可動域のところまで肢節を他動的に動かす。抵抗運動では，患者は（求心性収縮のために）可動域全体を動かすか，あるいはセラピストの徒手抵抗に対して（等尺性収縮のために）指定されたポジションを維持/保持するよう指示される。

代償運動

　評価，治療するときには，実際の関節可動域およびまたは筋力を誇張するような代償運動がないことを確認し，あるいはエクササイズを行う患者能力に干渉する。望ましくない動きを避けるために，どのように動作を行い代償運動を除外すればよいかを患者に説明し，実演する。患者がポジションを取り固定するように注意を払うこと。経験と注意深い観察によりセラピストは代償運動を阻止し，そして起こる可能性のあるどんなこともみつけることができるようにする。

目的-具体的手順

　共通手技を適応した後に，具体的な手法を使って評価や治療の特定な目的を満たすような結果が求められる。目的-具体的手順には，自動関節可動域，他動関節可動域，最終域感の記録，筋力の段階づけ，運動が実行される回数を変えること，ポジションを保持する時間の長さを変えること，およびまたは使う抵抗の大き

表 2-1　評価と治療の比較

重要な段階	自動運動		他動運動				抵抗運動	
	評価	治療	評価	治療	評価	治療	評価	治療
	自動可動域	自動訓練	他動可動域	リラックスした他動運動	筋の長さ	持続的他動伸張	筋力	抵抗運動
目的	評価 ・自動関節可動域 ・筋力（グレード 0〜3） ・日常生活動作の遂行能力	治療 維持/増加 ・関節可動域 筋力 ・日常生活動作の遂行能力	評価 ・関節の他動可動域 ・関節可動域 ・最終域感	治療 維持/増加 ・関節可動域	評価 ・筋長	治療 維持/増加 ・筋長	評価 ・筋力（>グレード 3）	治療 維持/増加 ・筋力
共通手技 説明/指示	←――――――――― 言語（はっきりした，簡潔な），デモンストレーション，および，または，他動運動） ―――――――――→							
露出領域	←――――――――― 領域を露出しそして必要なときは布をかける。 ―――――――――→							
開始肢位	・安全，快適，十分な支持 ・重力の影響を考慮		・安全，快適，十分な支持，リラックス				・安全，快適，十分な支持 ・重力の影響を考慮	
固定*	・近位関節部分 ・筋の起始		・近位関節部分		・筋の起始部		・筋の起始部	
運動	・遠位関節部分		・遠位関節部分		・筋によって横切られる関節		・筋によって横切られる関節，あるいは等尺性収縮の抵抗にたえるなら問題はない	
援助/抵抗	該当なし		・援助は遠位関節部分の遠位端に適応される		・援助は筋の停止の遠位端に適応される		・抵抗は筋の停止の遠位端に適応される	
最終肢位	・最大の利用可能な自動関節可動域の最終		・最大の利用可能な他動関節可動域の最終域		・最大にストレッチした筋		・最大の利用可能な関節可動域の最終あるいは ・等尺性収縮の開始肢位	
代償動作	←――――――――― 代償運動を保証しない ―――――――――→							
目的- **具体的手順**	・自動関節可動域の測定 and/or 推測	・自動運動がエクササイズ処方箋に従って行われる	・観察 and/or 関節の他動可動域の測定 ・最終域感の記録	・他動運動がエクササイズ処方箋に従って行なわれる。	・視覚的な観察 and/or 筋を最大にストレッチした位置の測定	・規程した時間の間最大限に筋をストレッチしたポジションで関節を保持する。	・患者が与えられた運動と肢位で動かせる抵抗量を決定する。	・抵抗運動，あるいはエクササイズ処方箋による抵抗に対してポジションを保持する
	自動関節可動域	自動訓練	他動関節可動域	リラックスした他動運動	筋長	持続的他動伸張	筋力	抵抗訓練
作図	・関節の自動可動域 ・MMT のグレード	・処方されたエクササイズを記述する ・患者の状態のどんな変化も書き留める	・関節の他動可動域 ・最終域感	・処方されたエクササイズを記述する ・患者の状態のどんな変化も書き留める	・関節の位置 ・最終域感	・ストレッチのポジションと持続期間を記述する ・患者の状態のどんな変化も書き留める	・MMT のグレード	・処方されたエクササイズを記述する ・患者の状態のどんな変化も書き留める

*説明と理解を容易にするために，関節の近位部分あるいは筋の起始部は固定される。そして関節の遠位部あるいは筋の停止部は動く肢節として記録される。
注：地色をつけて強調した共通手技の部分は，類似の評価と治療についても同じである。**MMT**：徒手筋力テスト。

膝関節伸展＊：自動関節可動域の評価と自動エクササイズを用いた治療

評価
自動関節可動域

治療
自動エクササイズ

目的
自動関節可動域，大腿四頭筋の筋力および日常生活動作を実行する能力を決定する。

目的
自動関節可動域，大腿四頭筋の筋力および日常生活動作を実行する能力を維持，あるいは増大する。

共通の技術

説明/指示：セラピストは説明，実演し，膝関節が伸展するように下肢を他動的に動かす。セラピストは患者に可能な限り膝関節をまっすぐにするよう指示する。
露出部位：患者はパンツを身につけていてよい。
開始肢位：患者は坐位。台座の縁を握らせ，非検査足を足台の上におく（図 2-1）。
固定：患者には大腿を開始肢位に維持するよう指示する。セラピストが大腿を固定させてもよい。
運動：患者は膝関節を伸展する。
最終肢位：膝関節は可動域を通して可能な限り伸展させる（図 2-2）。この肢位ではハムストリングスが膝関節伸展を制限するかもしれない。
代償運動：患者は骨盤を後方に傾けて股関節を伸展し，もたれて座る。

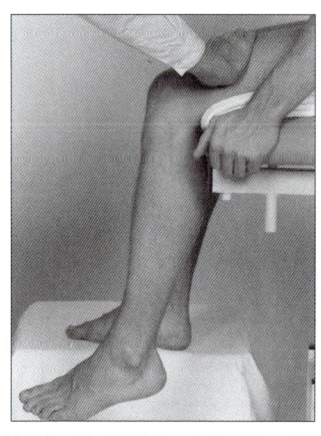

図 2-1　開始肢位：膝関節伸展の自動関節可動域測定と自動エクササイズ

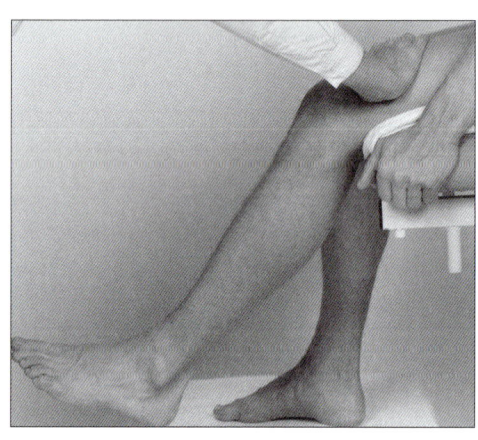

図 2-2　最終肢位：自動関節可動域測定と自動エクササイズ。セラピストは大腿骨を安定させてもよい。膝伸筋の収縮を触診する

目的—具体的手順
自動関節可動域は視覚的に，あるいは標準角度計で評価される。他動的な関節可動域の評価に続いて，セラピストは自動関節可動域内での膝関節伸筋の力を評価する。

目的—具体的手順
患者は膝関節伸展をエクササイズ処方箋によって前もって決定された回数で，自動的に行う。

チャートにすること
膝関節伸展の自動関節可動域の角度が記録される。また膝関節伸展筋の筋力を評価する。

チャートにすること
処方されたエクササイズを記述し，患者の状態のどんな変化も記録する。

＊重力に抗した運動の例を示す。
注：重力を除いた運動は，自動関節可動域の評価と自動訓練の類似点を示すのに用いられる。

股関節屈曲：他動関節可動域の評価とリラックスした他動運動を用いた治療

2

評価 他動関節可動域	治療 リラックスした他動運動

目的
股関節屈曲の他動関節可動域を評価し，最終域感を決定する。

目的
股関節屈曲の可動域を維持，あるいは増大する。

共通の技術

説明/指示：セラピストは説明，実演し，股関節が屈曲するように下肢を他動的に動か
す。運動が行われるとき，セラピストは患者にリラックスするよう指示する。
露出部位：患者はパンツを身につけ，必要に応じて布で覆う。
開始肢位：患者は背臥位。検側の股関節と膝関節は中間位におく。対側の股関節は診
察台の上に伸展させる（図 2-3）。
固定：セラピストは骨盤を固定する。体幹は身体のポジションにかかわらず固定される。
運動：セラピストは診察台から下肢を挙上する。そして股関節を屈曲するために前方
に大腿骨を動かす。
最終肢位：大腿骨は股関節屈曲の限界まで動かす（図 2-4）。
代償運動：骨盤を後傾し，腰椎を屈曲する。

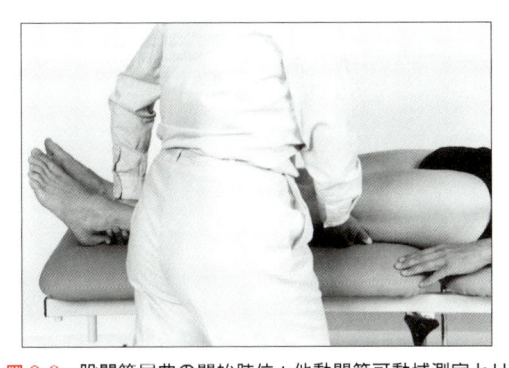

図 2-3　股関節屈曲の開始肢位：他動関節可動域測定とリ
ラックスした他動運動

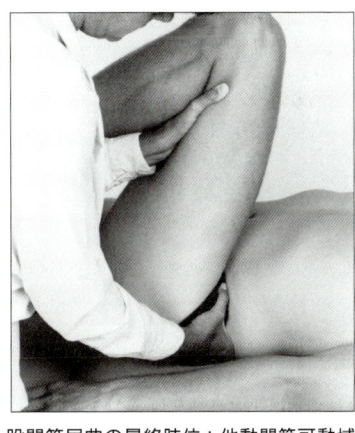

図 2-4　股関節屈曲の最終肢位：他動関節可動域測定とリ
ラックスした他動運動

目的―具体的手順
セラピストは，最終域感を確認するために，他動関節可動域
の最終域にわずかに圧を加える。セラピストは観察後，股関
節の他動関節可動域を測定する。

目的―具体的手順
股関節は治療処方箋により前もって決定された回数，屈曲方
向へ他動的に動かす。

チャートにすること
最終域感と股関節の他動屈曲可動域を記録する。

チャートにすること
処方された治療を記述し，患者の状態のどんな変化でも記録
する。

さを変えることが含まれる。

チャート

　評価のために，標準化された検査手順からの逸脱と
所見がチャートに記録される。治療のために，エクサ
サイズの詳細あるいは使われた治療処方箋そして患者
の状態のどんな変化もチャートに記録する。

類似の評価と治療方法の例

　特定の関節運動と筋が，自動　他動あるいは抵抗運
動を用いた類似の評価と治療を説明するために例とし
て使われる。

　例の中では，似たようなタイプの動きを使う評価と
治療において，「共通技術」は同じであっても，「目
的」，「目的と特有の手順」そして「チャートにする」
内容が異なっていることに注意する。

　図 2-1 などの例で，説明の容易さそして理解のしや

長指伸筋：筋の長さの評価と持続的ストレッチを用いた治療

評価 筋の長さ	治療 持続的ストレッチ
目的 長指伸筋の長さを評価する。	**目的** 長指伸筋の長さを維持，あるいは増大する。

共通の技術

説明/指示：セラピストは説明，実演し，他動的にストレッチの位置におく。運動が行われているとき，セラピストは患者にリラックスするよう指示する。

露出部位：患者は短い袖のシャツを着用。

開始肢位：患者は坐位。肘関節伸展位，前腕回内位，手指は屈曲する（図 2-5）。

固定：セラピストは橈骨と尺骨を固定する。

運動：セラピストは手関節を屈曲させる。

最終肢位：長指伸筋が完全にストレッチされるように，手関節は限界まで掌屈する（図 2-6，7）。

代償動作：手指伸展

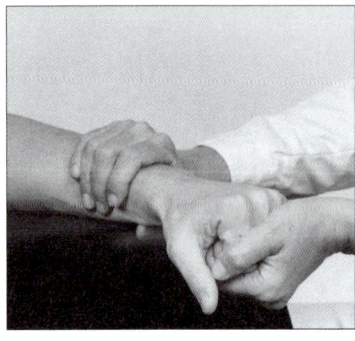
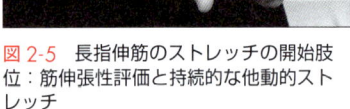
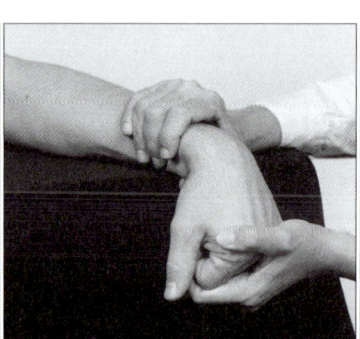
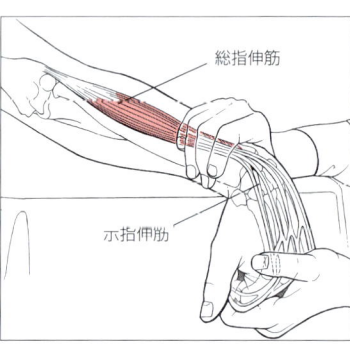

図 2-5　長指伸筋のストレッチの開始肢位：筋伸張性評価と持続的な他動的ストレッチ

図 2-6　長指伸筋のストレッチの最終肢位：筋伸張性評価と持続的な他動的ストレッチ

図 2-7　長指伸筋のストレッチ

総指伸筋

示指伸筋

目的─具体的手順 長指伸筋を最大伸張した，手関節屈曲（掌屈）の角度を観察，測定し，セラピストは最終域感を識別する。	**目的─具体的手順** 処方された時間で，長指伸筋を最大伸張位に置くため，最大掌屈位が維持され，セラピストは最終域感を識別する。
チャートにすること 長指伸筋は短縮していると記述され，手関節屈曲（掌屈）の角度は記録される。最終域感は記録される。	**チャートにすること** 長指伸筋のストレッチのポジション，ストレッチの時間の長さを記録する。患者の状態のどんな変化も記録する。

すさに関して，関節の近位肢節あるいは筋の起始部を固定し，関節の遠位肢節あるいは筋の停止部が動きの

ある肢節として示してある。

三角筋前部線維：筋力の評価と抵抗訓練を用いた治療

2

評価 筋力	治療 抵抗エクササイズ

目的
三角筋前部線維の筋力を評価する。

目的
三角筋前部線維の筋力と維持，あるいは増大する。

共通の技術

説明/指示：セラピストは説明，実演し，わずかな内転と内旋を伴った肩関節 90°の
　可動域を通して他動的に動かす。セラピストは動きに抵抗を加えながら，患者に天
　井に向かって可能な限り腕を前に上げるよう指示する。
露出部位：患者はシャツを脱ぐ。必要に応じて布で覆う。
開始肢位：患者は坐位。腕は横におき，肩関節はわずかに外転位で手掌は内側へ向け
　る（図 2-8）。
固定：セラピストは肩甲骨と鎖骨を固定する。
運動：患者は肩関節を屈曲する。同時に肩関節をわずかに内転し，内旋する。
抵抗の場所：肘関節よりわずかに近位の前内側面に加える（図 2-9，10）。
最終肢位：患者は肩関節を 90°屈曲位にする。
代償動作：肩甲帯挙上，体幹伸展。

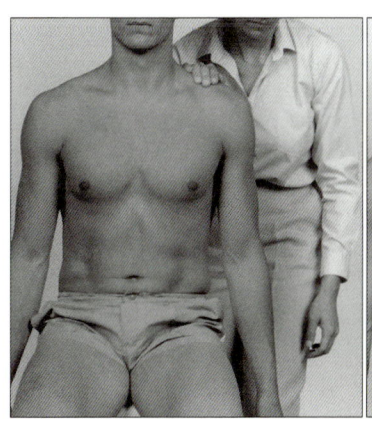
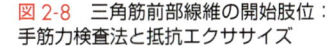

図 2-8　三角筋前部線維の開始肢位：徒
手筋力検査法と抵抗エクササイズ

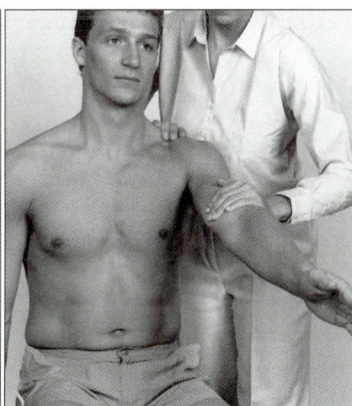

図 2-9　最終肢位：三角筋前部線維の徒
手筋力検査法と抵抗エクササイズ

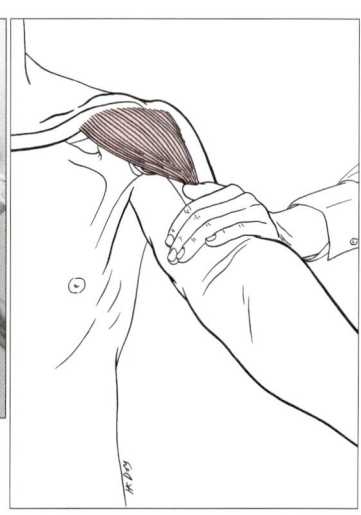

図 2-10　三角筋前部線維

目的―具体的手順
患者が検査動作を通して順調に動くことができ，セラピストが
　提供することができる徒手抵抗の大きさで評価する（例えば
　肩関節を 90°へ屈曲する）。

チャートにすること
三角筋前部線維の筋力の段階づけを記録する。

目的―具体的手順
三角筋前部線維は治療処方箋により前もって決定された抵抗
　の回数に対して可動域内で収縮することが必要とされる。

チャートにすること
処方されたエクササイズを記述し，患者の状態のどんな変化
　も記録する。

筋力評価と抵抗訓練の間で類似性を示すために，求心性筋収縮がこの例で使われる。
注：等尺性筋収縮が同じくこの類似性を示すために使われる。

第2部
各部位の評価技術

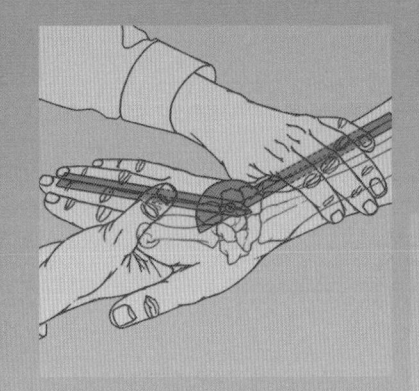

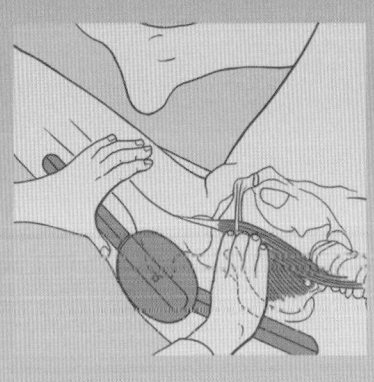

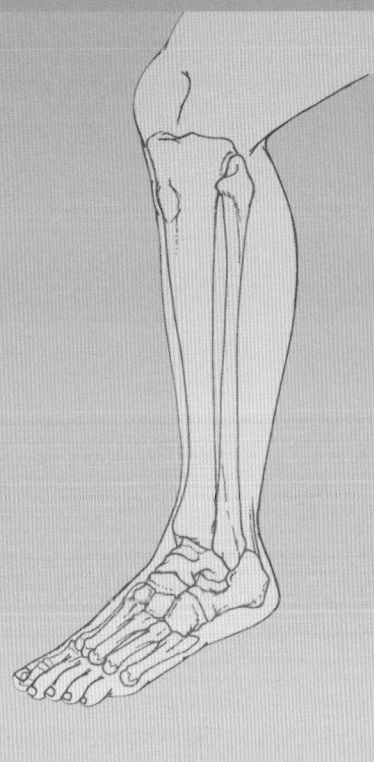

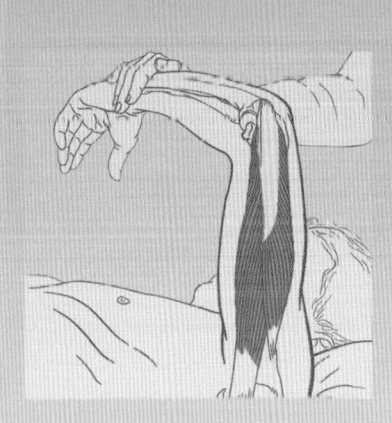

第3章

肩複合体

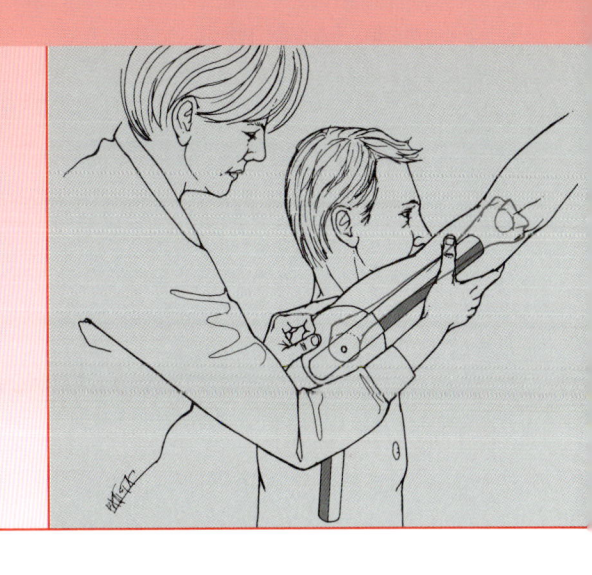

関節と運動

肩複合体はいくつかの関節のグループで構成されている。この関節のグループ（図 3-1）は，胸鎖関節，肩鎖関節，肩甲胸郭関節，肩甲上腕関節が含まれる。肩複合体は大きくつぎの2つに分類することができる。

  a. **肩甲帯**：胸鎖関節，肩鎖関節，肩甲胸郭関節を含む。

  b. 肩関節：**肩甲上腕関節**。

肩甲帯

肩甲帯は**胸鎖関節**によって直接体幹と接している。胸鎖関節は鎖骨の内側端で関節の外側面を構成し，胸骨柄の外側面と第1肋骨が隣接し関節の内側面を構成している。関節の間には関節円板がある。鞍関節に分類されるが，鎖骨の関節面は凸面の縦径と凹面の横径を呈しており，関節の中間部で相互に連結している[1]。

胸鎖関節の運動は，挙上，下制，前方牽引，後退，鎖骨の回旋がある。挙上や下制運動時において，鎖骨の外側端は前額面上を矢状軸周りで上下に動く。前方牽引時に鎖骨外側端は前方に動き，後退時に後方に動く。前方牽引や後退時において，鎖骨は水平面上を垂直軸周りで動く。鎖骨の回旋は，矢状面上を前額軸周りで動く（すなわち，鎖骨の長軸周りで動く）。通常の肩の挙上（上腕を頭部に向けて肩よりも上に挙げるような動作）を行う上で，鎖骨や肩甲骨の動きなどの胸鎖関節の可動性は欠くことができないものである。

肩鎖関節は，鎖骨と肩甲骨を連結し，鎖骨の外側端の平らな関節面と肩峰で構成された平面関節である。関節表面には，部分的に関節円板が存在する[1]。肩鎖関節によって，肩甲帯運動時の鎖骨や肩甲骨の滑り運動は制限され，それにより胸郭や鎖骨から独立した肩甲骨の可動性が提供される[2]。

生理学的，機能的な関節として，**肩甲胸郭関節**は胸郭と肩甲骨の間の軟部組織（肩甲下筋と前鋸筋）で構成され，肩甲骨と胸壁に挟まり胸郭上を肩甲骨が動く。肩甲骨の運動は，肩甲胸郭関節によって鎖骨の運動に付随して起きる。

肩甲骨の運動は，挙上，下制，前方牽引，後退，外側（上方）回旋，内側（下方）回旋を含む。頭蓋方向への肩甲骨の運動を挙上といい，鎖骨の挙上も伴って起きる。肩甲骨の下制に伴って肩甲骨や鎖骨は殿部方向へ動く。肩甲骨の前方牽引と後退は，水平面を垂直軸周りで肩甲骨の内側端が脊柱に対して近づく，または離れることによって起こる。このような肩甲骨の前方牽引と後退は，鎖骨の前方牽引と後退も付随して起

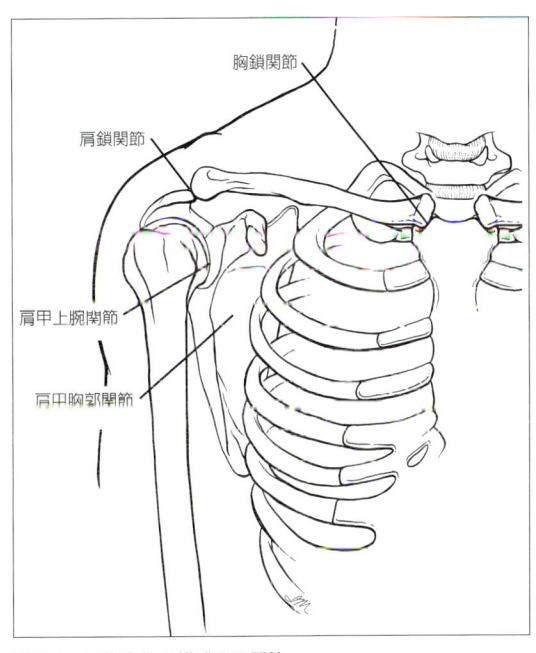

図 3-1 　肩複合体を構成する関節

きる。肩甲骨の下角はその動きによって外側や内側へ回旋し，上腕が上方（頭蓋方向）および下方（殿部方向）へ動く（図3-2）。

　臨床場面において，胸鎖関節と肩甲骨の可動性を測定するのは容易ではなく，肩鎖関節における可動性の測定も困難である。したがって，肩甲骨と鎖骨の可動性は，一般的に自動および他動運動時に視覚的に評価する。

肩甲上腕関節

　肩甲上腕関節は，上腕骨の凸状の骨頭で外側の関節面とし，肩甲骨の凹状の関節窩で内側の関節面を構成する球関節である。肩甲上腕関節の運動軸は，図3-3と図3-4に示すとおりである。図3-4の解剖学的肢位において，肩甲上腕関節の屈曲と伸展は前額軸まわりで矢状面上を動く。外転と内転は，矢状軸まわりで前額面上を動く。図3-3に示すように水平外転と水平

内転は，肩甲上腕関節を90度外転した上で垂直軸まわりに水平面上を動く。内旋と外旋は，肩甲上腕関節を90度外転した上で上腕骨の長軸まわりで矢状面上を動く（図3-3）。ただし，解剖学的肢位になった場合の内旋と外旋は，上腕骨の長軸まわりで水平面上を動く。

肩複合体

　日常生活動作 activities of daily living（ADL）で生じる正常の機能は，肩甲骨と肩（肩甲上腕）関節の複

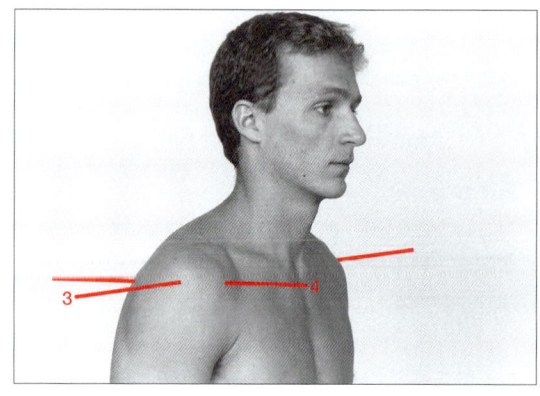

図3-4　肩甲上腕軸：（3）屈曲-伸展，（4）外転-内転

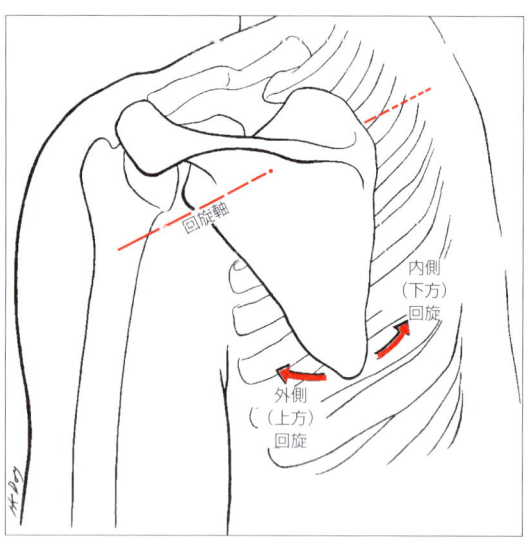

図3-2　肩甲骨の回旋軸

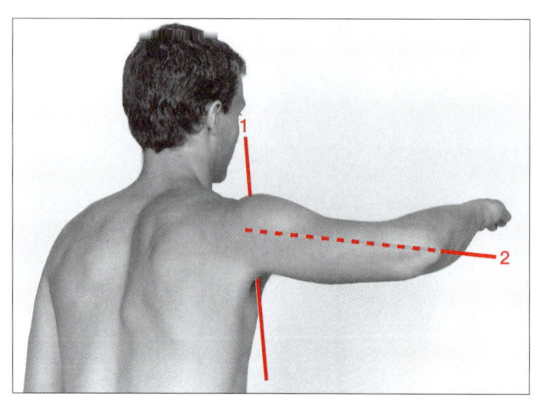

図3-3　肩甲上腕軸：（1）水平外転-内転，（2）内-外旋

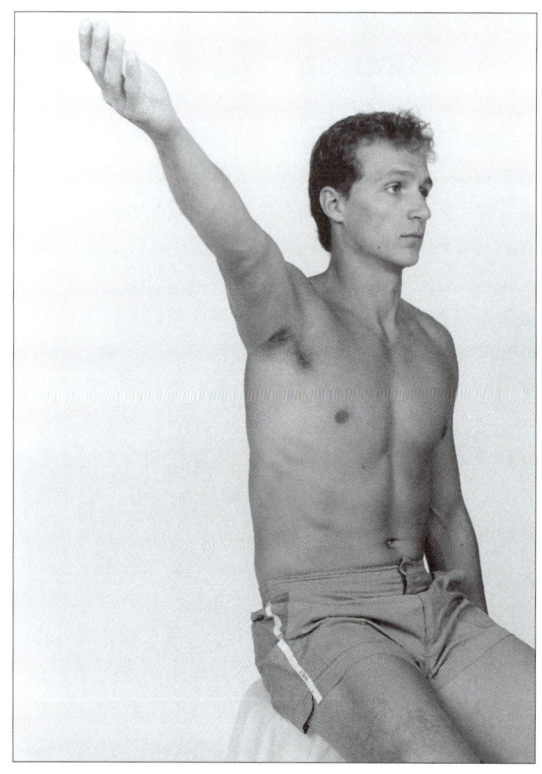

図3-5　挙上：肩甲骨面

合動作で起きる。肩（肩甲上腕）関節の運動は，関節可動域 range of motion（ROM）の角度によって肩甲骨や鎖骨，体幹の動きが伴って起きる。この肩甲胸郭関節，肩鎖関節，胸鎖関節および脊椎の運動によって，肩甲上腕関節の ROM は拡大する。肩の挙上を例に挙げると，肩複合休のすべての関節の複合運動によって

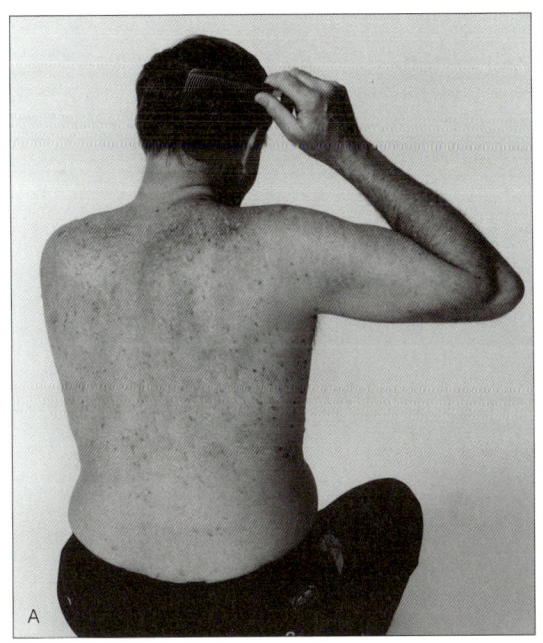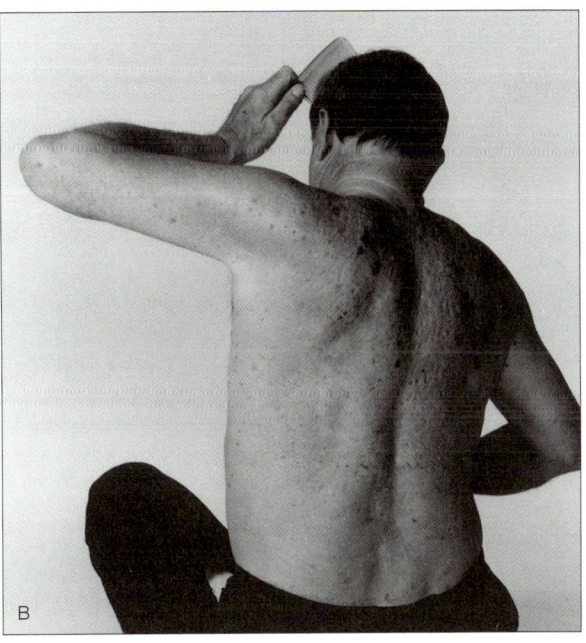

図 3-6　A．患者は右上肢（健常側）で髪をとかす。B．患者は肩甲上腕関節の可動性が制限されている左上肢で髪をとかす。肩甲帯および遠位の関節の代償運動を認める

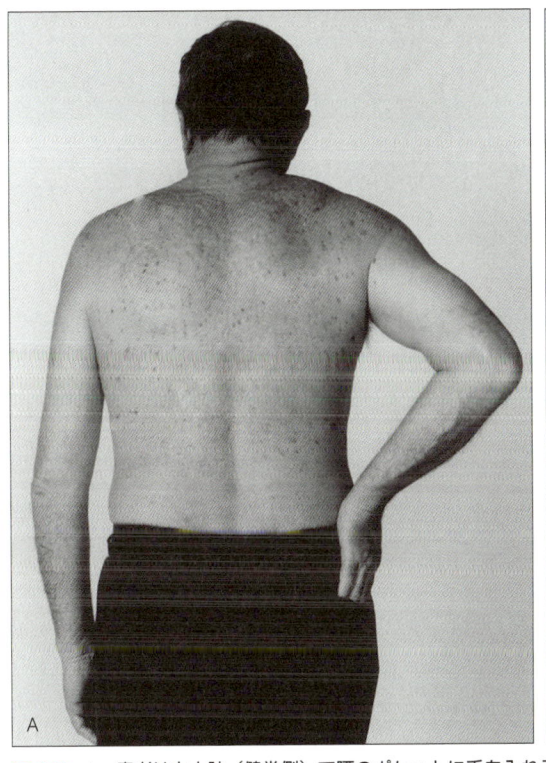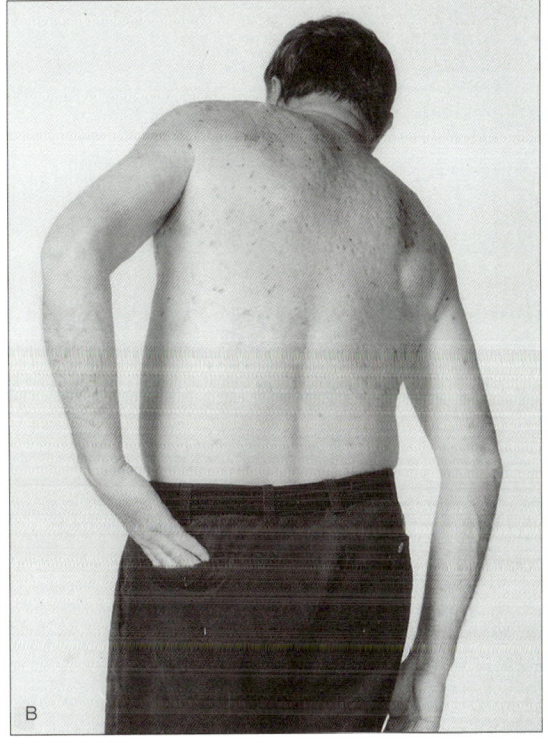

図 3-7　A．患者は右上肢（健常側）で腰のポケットに手を入れる。B．患者は肩甲上腕関節の可動性が制限されている左上肢で腰のポケットに手を入れる。肩甲帯および遠位の関節の代償運動を認める

表 3-1　関節構造：肩甲骨の動き

	挙上	下制	外転（前方牽引）	外転（後退）
関節[1,5]	肩甲胸郭関節 肩鎖関節 胸鎖関節	肩甲胸郭関節 肩鎖関節 胸鎖関節	肩甲胸郭関節 肩鎖関節 胸鎖関節	肩甲胸郭関節 肩鎖関節 胸鎖関節
運動面	前額面	前額面	水平面	水平面
運動軸	矢状軸	矢状軸	垂直軸	垂直軸
正常な制限因子[5~9]* （図 3-8A，B 参照）	肋鎖靱帯，胸鎖関節の下関節包，僧帽筋下部線維，小胸筋，鎖骨下筋等の緊張	鎖骨間靱帯，胸鎖靱帯，関節円板，僧帽筋上部線維，肩甲挙筋等の緊張。鎖骨と第一肋骨上部の骨接合	菱形靱帯，後胸鎖靱帯，肋鎖靱帯の後部線維束，僧帽筋，菱形筋等の緊張	円錐靱帯，肋鎖靱帯の前部線維束，前胸鎖靱帯，小胸筋，前鋸筋等の緊張
正常な最終域感[6,10]	しっかりしている	しっかりしている／固い	しっかりしている	しっかりしている
正常な自動可動域[5]	10~12 cm （挙上と下制の全可動域）		10~12 cm （外転と内転の全可動域）	

	内側回旋（下方回旋）	外側回旋（上方回旋）		
関節[1,5]	肩甲胸郭関節 肩鎖関節 胸鎖関節	肩甲胸郭関節 肩鎖関節 胸鎖関節		
運動面	前額面	前額面		
運動軸	矢状軸	矢状軸		
正常な制限因子[5~9]* （図 3-8A，B 参照）	円椎靱帯，前鋸筋等の緊張	小菱形筋靱帯，菱形筋，肩甲挙筋等の緊張		
正常な最終域感[6,10]	しっかりしている	しっかりしている		
正常な自動可動域[5]	45~60° （内旋-外旋の全可動域）			

注：肩甲骨の内旋と外旋は，肩の伸展と内転および，屈曲と外旋をそれぞれ伴う。
*関節運動の正常な制限因子（NLF）を同定する明確な研究は不十分である。ここでの NLF と最終域感は，解剖学的知識，臨床経験，利用可能な文献に基づいている。

表 3-2　関節構造：肩甲上腕関節の動き

	伸展	内旋	外旋	水平外転	水平内転
関節[1,5]	肩甲上腕関節	肩甲上腕関節	肩甲上腕関節	肩甲上腕関節	肩甲上腕関節
運動面	矢状面	水平面	水平面	水平面	水平面
運動軸	前額軸	長軸	長軸	垂直軸	垂直軸
正常な制限因子[5~9]* （図 3-8B 参照）	烏口上腕靱帯の上部線維，前関節包，大胸筋の鎖骨部線維等の緊張	後関節包，棘下筋，小円筋等の緊張	前，中および後関節上腕靱帯，烏口上腕靱帯，前関節包，肩甲下筋，大胸筋，小円筋，広背筋等の緊張	前関節包，関節上腕靱帯，大胸筋等の緊張	後関節包の緊張，軟部組織の配置
正常な最終域感[6,10]	しっかりしている	しっかりしている	しっかりしている	しっかりしている	しっかりしている／柔らかい
正常な自動可動域[11]（自動可動域[12]）	0-60° （0-60°）	0-70° （0-70°）	0-90° （0-90°）	0-45° （—）	0-135° （—）

*関節運動の正常な制限因子（NLF）を同定する明確な研究は不十分である。ここでの NLF と最終域感は，解剖学的知識，臨床経験，利用可能な文献に基づいている。

表3-3　関節構造：肩複合体の動き

	屈曲による挙上	外転による挙上
関節[1,5]	肩甲上腕関節 肩鎖関節 胸鎖関節 肩甲胸郭関節	肩甲上腕関節 肩鎖関節 胸鎖関節 肩甲胸郭関節
運動面	矢状面	前額面
運動軸	前額軸	矢状軸
正常な制限因子[5~9]* （図3-8B 参照）	烏口上腕靭帯の下部線維，後関節包，肩伸展筋群，肩外旋筋群等の緊張。肩甲骨の運動は菱形筋，肩甲挙筋，小菱形筋靭帯等の緊張で制限される	中および下関節上腕靭帯，後関節包，肩内転筋群等の緊張。上腕骨粗面と接触する肩峰の上部や関節唇，外側面；菱形筋や肩甲挙筋，小菱形筋靭帯の緊張による肩甲骨の運動制限
正常な最終域感[6,10]	しっかりしている	しっかりしている／固い
正常な自動可動域[1,5,11] （自動可動域[12]）	0-180°（0-165°） 　0-60°，肩甲上腕関節 　60-180°，肩甲上腕関節，肩甲骨と体幹の運動	0-180°（0-165°） 　0-30°，肩甲上腕関節 　30-180°，肩甲上腕関節，肩甲骨と体幹の運動
関節包内運動[10,13]	肩甲上腕関節：外旋，外転（90-120°間のみ），内旋胸鎖関節／肩鎖関節：水平外転と完全挙上において疼痛を認める程の過度の可動域	

*関節運動の正常な制限因子（NLF）を同定する明確な研究は不十分である。ここでのNLFと最終域感は，解剖学的知識，臨床経験，利用可能な文献に基づいている。

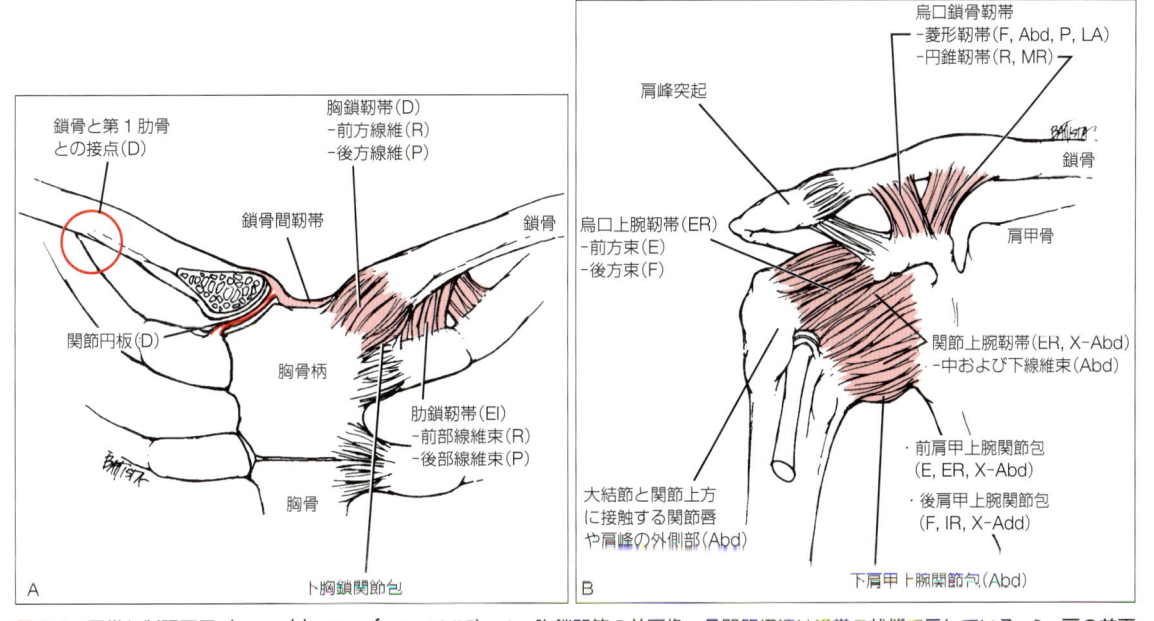

図3-8　正常な制限因子（normal limiting factor：NLF）。A. 胸鎖関節の前面像。骨関節構造は通常の状態で示している。B. 肩の前面像。骨関節構造は通常の状態で示している*

*運動制限因子についての略語
（1）肩甲骨の運動
　　El：挙上，P：前方牽引，D：下制，R：後退，MR：内側（下方）回旋，LR：外側（上方）回旋。
（2）肩甲上腕関節の運動
　　E：伸展，X-Add：水平内転，IR：内旋，X-Abd：水平外転，ER：外旋。
（3）肩複合体の運動
　　F：屈曲による挙上，Abd：外転による挙上。
筋の通常の制限動作については図示していない。

体表解剖 （図 3-9〜3-14）

構造	位置
1.　外後頭隆起	上項線の中央にある後頭部の隆起。
2.　肩甲骨内側縁	第 2〜7 肋骨間で胸椎棘突起から約 5〜6 cm 外側。
3.　肩甲骨下角	肩甲骨の内側と下端の接点。
4.　肩甲棘	肩甲骨の 4/5 上方の部分で斜めに走行する隆起部分。
5.　肩峰	肩の先端で肩甲骨の外側端にある面。
6.　鎖骨	胸郭の前上方面に位置し S 字型に張り出した骨。
7.　烏口突起	三角筋胸筋三角で鎖骨の中央と外側に接する約 2 cm のところ。上方および側方に圧迫すると，深部で三角筋前部線維が触れる。
8.　上腕動脈	烏口腕筋後方で上腕の近位中間部で脈拍を触診できる。
9.　上腕骨の外側上顆	上腕骨の遠位の外側突起。
10.　尺骨肘頭	肘関節後方にある尺骨の近位部。
11.　第 12 胸椎棘突起	胸椎の最も遠位で，解剖学的肢位において尺骨肘頭と同じ高さに位置する。
12.　胸骨	胸郭の前面中央にある平面の骨。

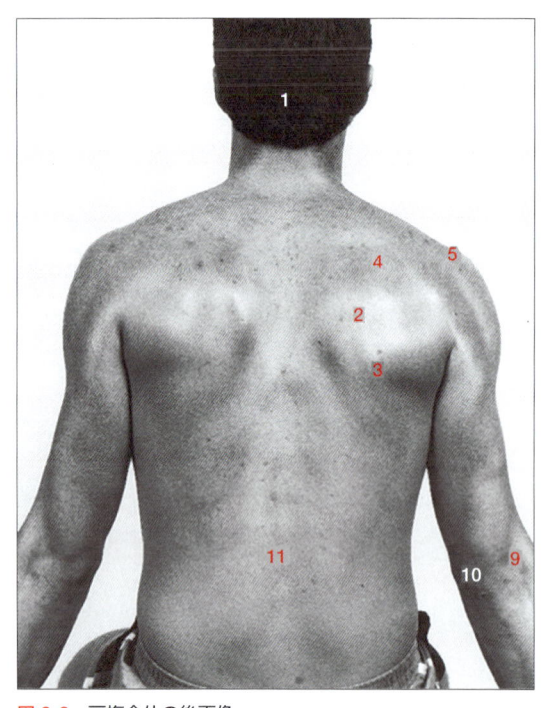

図 3-9　肩複合体の後面像

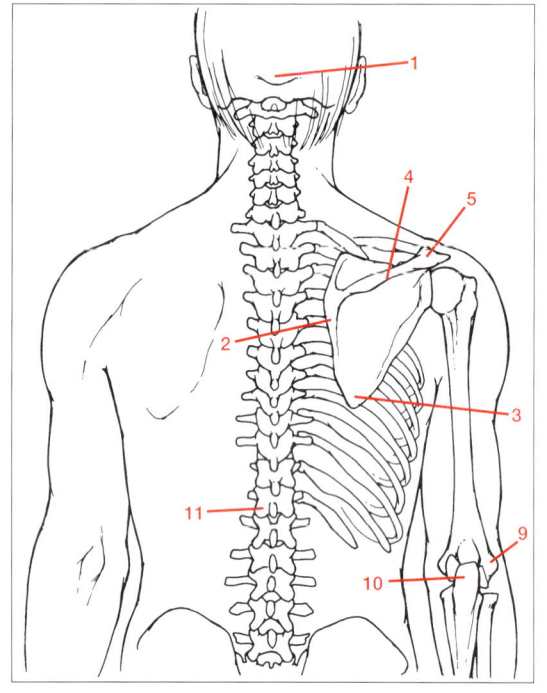

図 3-10　骨格解剖，肩複合体の後面像

起きる動作である。

　肩の挙上：肩の挙上は，上腕を肩の高さ（90°）より上に，頭部に向けて（180°）垂直位に動かすことである。ここでいう垂直位とは，上腕を矢状面上や前額面上で動かすことをいい，それぞれ**屈曲による挙上**または**外転による挙上**を指す。臨床においてこのような挙上運動は，単に**肩屈曲**や**肩外転**という。

　上腕を矢状面と前額面の間で，頭部に向けて垂直位

に動かす。これを肩甲面の運動といい，前額面から30〜45°前方で動かす位置をいう[3]。対角線上に肩を挙上する肩甲面の運動は，頭部に向けて肩を挙上する動作として日常的に用いる動作である。この中間面での挙上は，**肩甲骨面挙上**という[4]（図 3-5）。

　図 3-6A と図 3-7A は，髪を櫛でとかす動作と腰のポケットに手を入れる動作といった ADL における 2 つの動作について，肩複合体の関節運動パターンを示

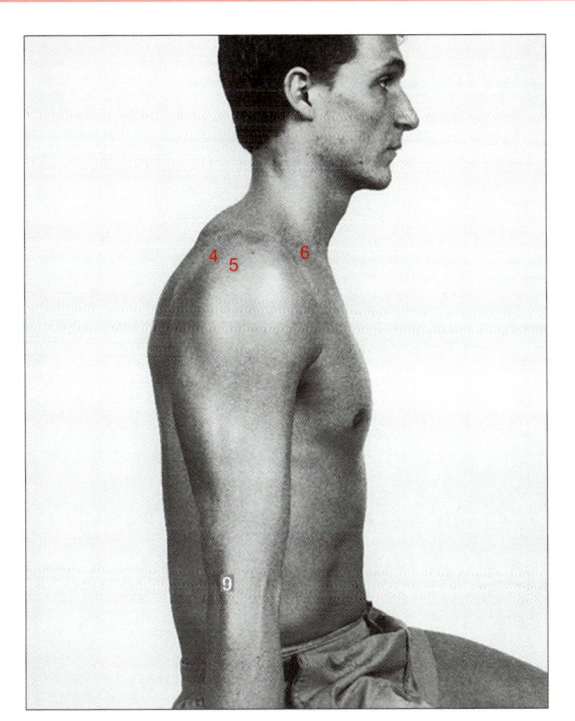

図 3-11　肩複合体の外側面像

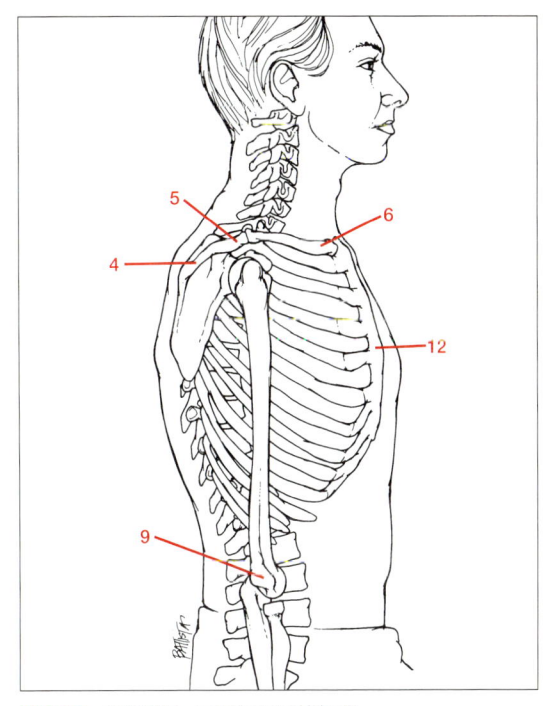

図 3-12　骨格解剖，肩複合体の外側面像

3

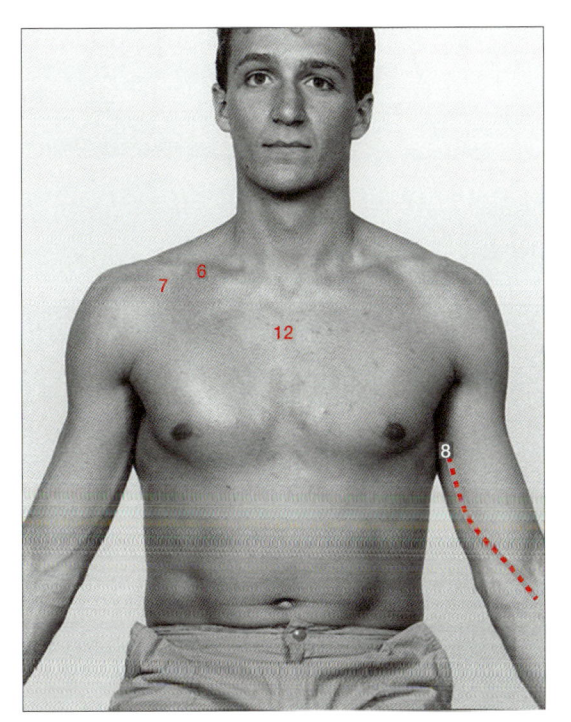

図 3-13　肩複合体の前面像

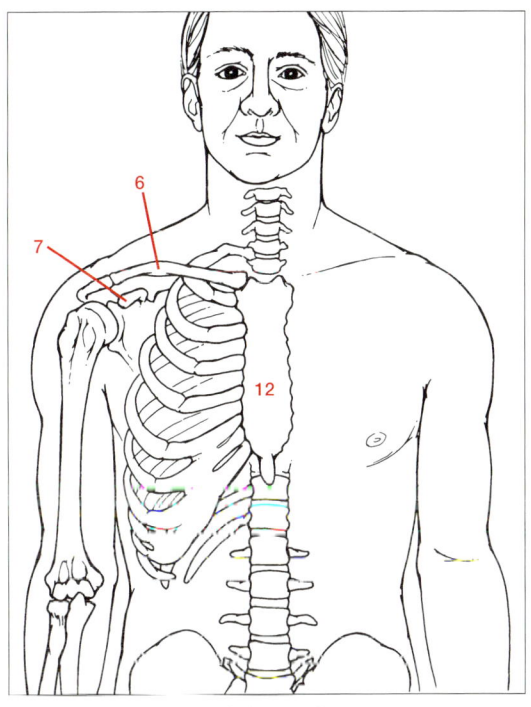

図 3-14　骨格解剖，肩複合体の前面像

したものである。

　図 3-6B と図 3-7B において，このケースでは肩複合体における肩甲上腕関節の運動が制限された場合の運動パターンを示している。肩甲上腕関節の運動が制限されたことを補うために，肩甲骨や体幹にどのような運動（代償運動）が増加しているかを観察できる。この 2 つの ADL 動作は代償運動を利用しないと完遂することはできない。

　このような肩複合体の関節および運動については，表 3-1〜3 に示す。

関節可動域の評価と測定

　肩複合体の正常の機能は，肩複合体の全関節の運動パターンが統合された運動である。そのため，肩複合体の完全な挙上可動域は，肩甲骨と肩甲上腕関節の自動可動域 active range of motion（AROM）および他動可動域 passive range of motion（PROM）の運動を含む。肩複合体の運動を統合した肩甲骨および肩甲上腕関節の挙上について説明する。

一般的な測定：
上肢の自動可動域

　上肢の**自動可動域**の測定は，坐位もしくは立位で上肢を体側に位置した状態から開始する（図 3-15）。

　図 3-16A のように，患者に頚部後方に左手掌をおき，できる限り脊椎上で下方へ降ろすように指示する。そうすると肩甲骨の外転と外旋（上方回旋），肩関節の挙上と外旋，肘関節の屈曲，前腕の回外，手関節の橈屈，指関節の伸展の可動域が観察される。

　次に図 3-16A のように，右手背を腰にあて，できる限り脊椎上で上方へ上げるように指示する。そうすると，肩甲骨の内転と内側（下方）回旋，肩関節の伸展と内旋，肘関節の屈曲，前腕の回内，手関節の橈屈，指関節の伸展の可動域が観察される。

　上肢の自動可動域の測定において一般的には，後頚部に向けて中指をできる限り脊柱に沿って上げるようにして測定する。

　図 3-16B に示すように，患者に開始肢位に戻るように指示し，反対側の上肢で動作を反復してもらう。

　図 3-16 のように，正常な場合であってもしばしば左右の可動域が異なることがある。

　図 3-17 に，健常な右側上肢と，左肩甲上腕関節の可動域が低下した場合の自動可動域を示す。患者は先ほどのようなテスト肢位になるよう試みるが，左肩関節の可動域を補うために肩甲帯と遠位の関節の代償動

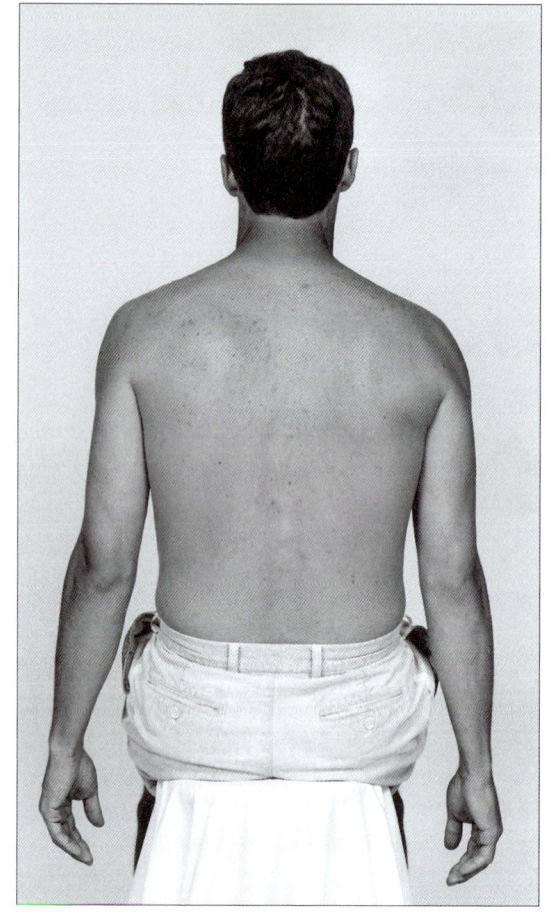

図 3-15　開始肢位：上肢の自動可動域測定

作が表れている。

肩甲骨の運動

　胸鎖関節と肩鎖関節の正常の可動域（つまり，鎖骨の運動）は，肩甲骨の正常な運動のために必要不可欠な運動である。臨床において胸鎖関節と肩甲骨の運動は簡単には測定できず，肩鎖関節の運動も測定することは難しい。

　肩甲骨の運動（表 3-1 参照）は視覚的な観察によって自動可動域と他動運動を評価する。関節可動域は"全可動域"もしくは"制限あり"で評価する。肩甲骨の可動域制限がある場合，胸鎖関節と肩鎖関節の運動を評価する。しかしながら，これらの評価手技について，ここですべてを述べることは難しい。

自動可動域の評価

開始肢位　患者は端坐位で解剖学的肢位をとり，リラックスしてもらう（図 3-18）。この肢位で，肩甲骨は通常，第 2〜7 肋骨間で脊椎の約 5〜6 cm 外側にあ

3

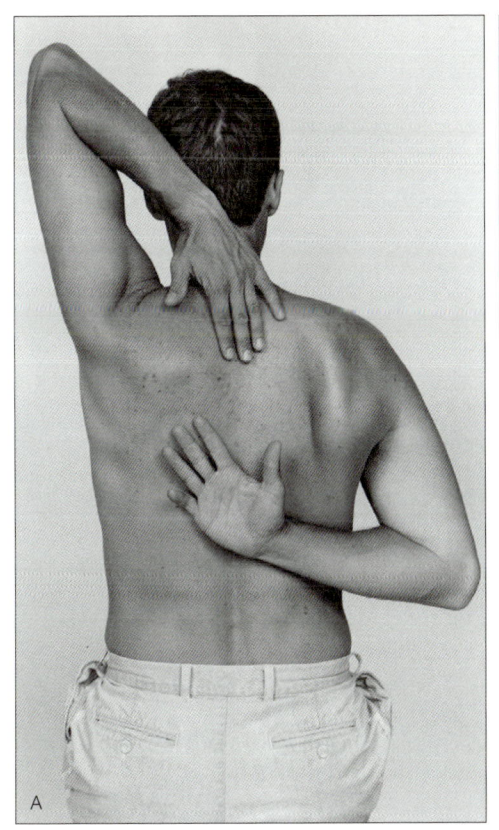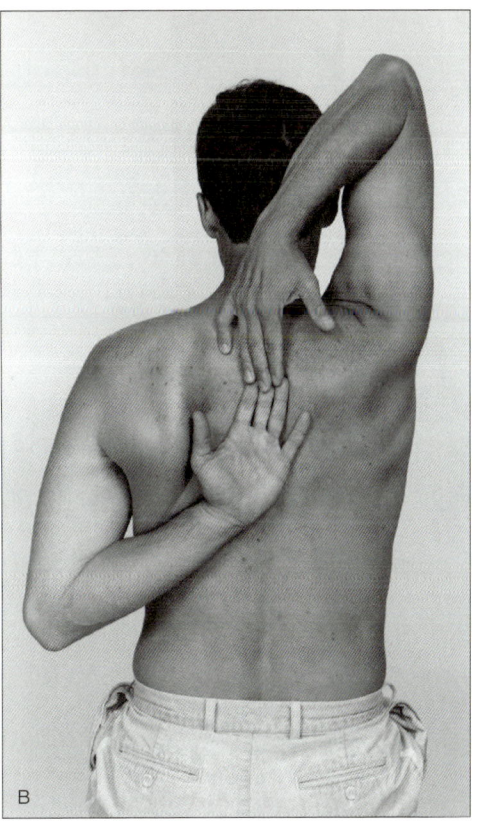

図 3-16　A, B. 最終肢位：上肢の自動可動域の評価

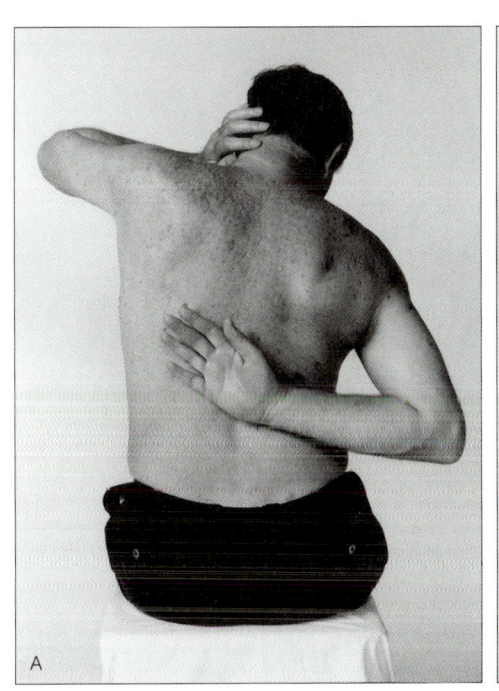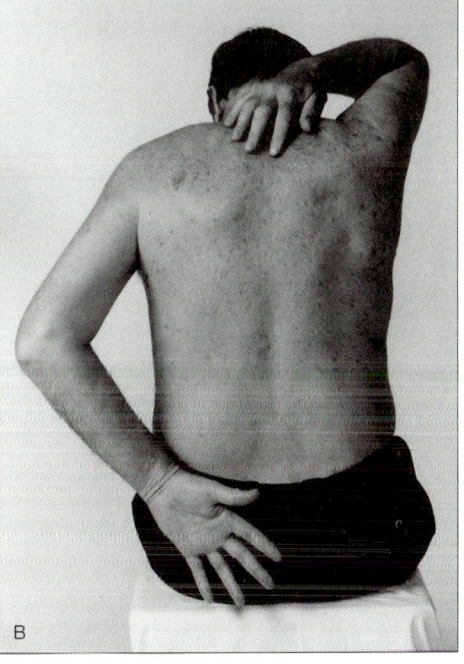

図 3-17　A, B. 最終肢位：左側の肩甲上腕関節の可動性が低下した状態での自動可動域の評価。肩甲帯と遠位関節の代償運動を認める。

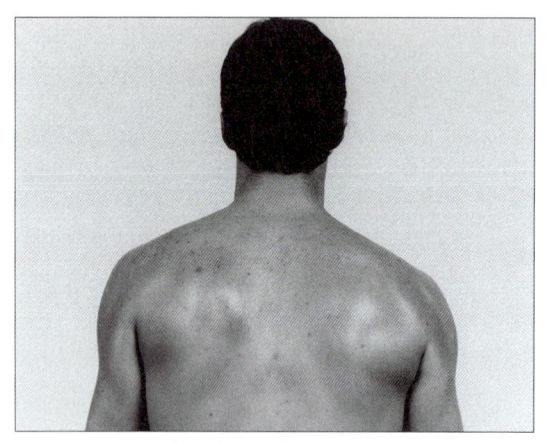

図 3-18　肩甲骨の前運動での開始肢位

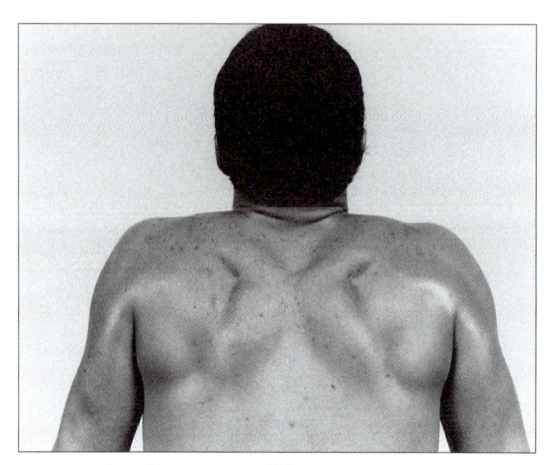

図 3-19　自動運動：肩甲骨の挙上

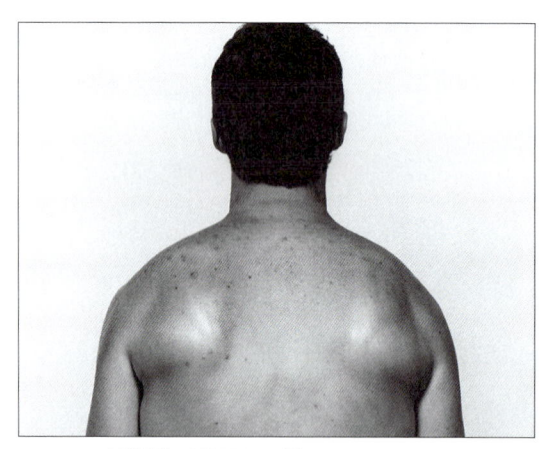

図 3-20　自動運動：肩甲骨の下制

る。セラピストは患者の後方に立ち，肩甲骨の運動を観察する。

肩甲骨の挙上
運動　患者は耳に向かって頭蓋骨方向に肩を上方に

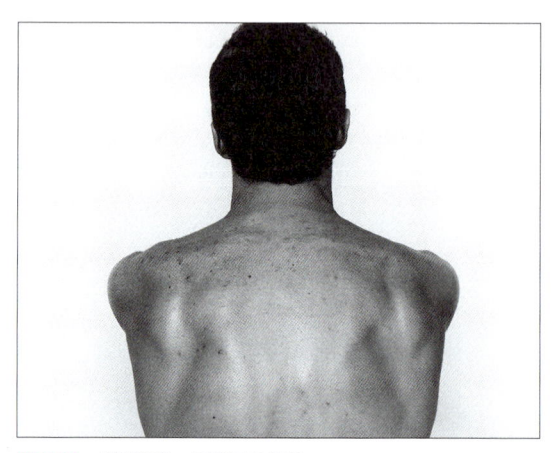

図 3-21　自動運動：肩甲骨の外転

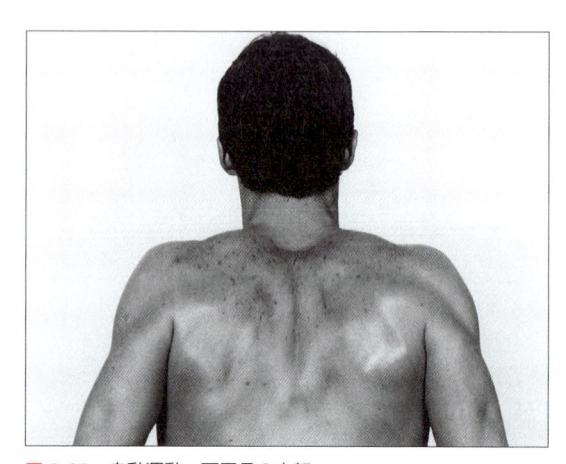

図 3-22　自動運動：肩甲骨の内転

動かす（図 3-19）。

肩甲骨の下制
運動　患者は殿部と腰の方向に肩を下方へ動かす（図 3-20）。

肩甲骨の外転
運動　患者は開始肢位から，上腕を 90° 屈曲すると，前方に向けて肩甲骨の外転が観察される（図 3-21）。肩甲骨の内側縁が脊椎から離れるように動く。

肩甲骨の内転
運動　患者は，肩甲骨を脊柱に向けて水平に動かす（図 3-22）。

肩甲骨の内側（下方）回旋
運動　患者は背部で手を交叉させるように内転方向に伸ばすと，肩甲骨の下角は内側に向けて動く（図 3-23）。

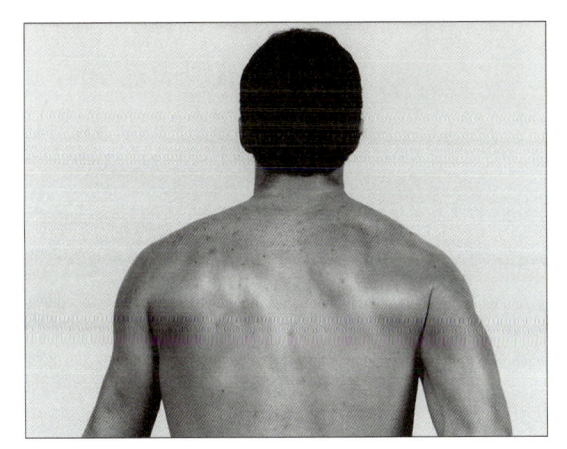

図 3-23　自動運動：肩甲骨の内側（下方）回旋

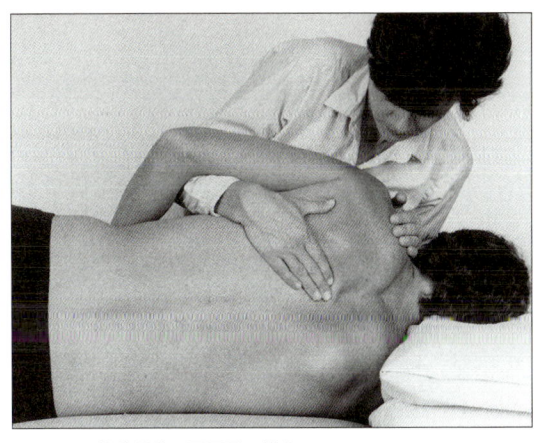

図 3-25　他動運動：肩甲骨の挙上

3

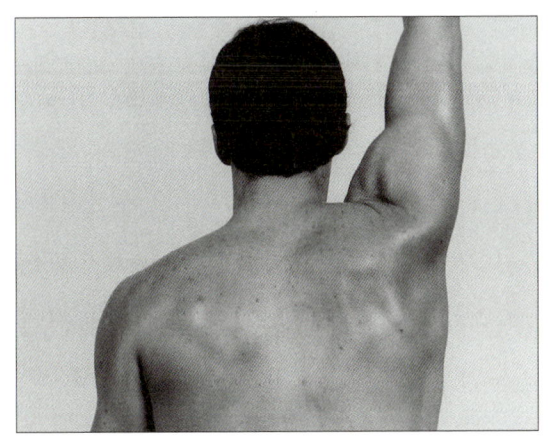

図 3-24　自動運動：肩甲骨の外側（上方）回旋

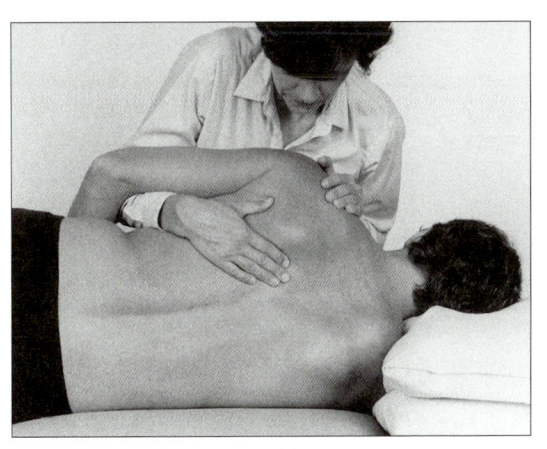

図 3-26　他動運動：肩甲骨の下制

肩甲骨の外側（上方）回旋

運動　患者は，屈曲もしくは外転方向に上腕を挙上する（図 3-24）。挙上する際に，肩甲骨の下角は外側に向けて動く。

他動可動域の評価

開始肢位　患者は側臥位で膝と股関節を屈曲させ，頭部は枕に預けリラックスさせる。この肢位はすべての肩甲骨の運動を行う上で変わらない。
固定　体幹の重みによって胸郭を安定させる。

肩甲骨の挙上

手順　セラピストは，一方の手で肩甲骨の下角を覆って挙上し，もう一方の手で肩甲骨の運動方向をコントロールする（図 3-25）。
最終域感　しっかりしている。
関節の滑り　**肩甲骨の挙上**－肩甲骨は胸郭上を頭蓋方向へ滑る。**胸鎖関節**：鎖骨の挙上－鎖骨の凸状の内側端は凹状の胸骨柄表面を下方に滑る。**肩鎖関節**－滑る。

肩甲骨の下制

手順　セラピストは肩甲骨の上角に手をおき，肩甲骨を押し下げる。もう一方の手で肩甲骨下角を覆い，運動方向をコントロールする（図 3-26）。
最終域感　しっかりしている／固い。
関節の滑り　**肩甲骨の下制**－肩甲骨は胸郭上を尾部方向へ滑る。**胸鎖関節**：鎖骨の下制－鎖骨の凸状の内側端は凹状の胸骨柄表面を上方に滑る。**肩鎖関節**－滑る。

肩甲骨の外転

手順　セラピストは一方の手で肩甲骨の内側縁と下角部分を母指とその他の指でつかみ，肩甲骨を外転させる。反対側の手を肩甲骨の上角におき，外転運動を補助する（図 3 27）。
最終域感　しっかりしている。
関節の滑り　**肩甲骨の外転**－肩甲骨は胸郭上を外側へ滑る。**胸鎖関節**：鎖骨の前方牽引－鎖骨の凹状の内側端は凸状の胸骨柄表面を前方に滑る。**肩鎖関節**－滑る。

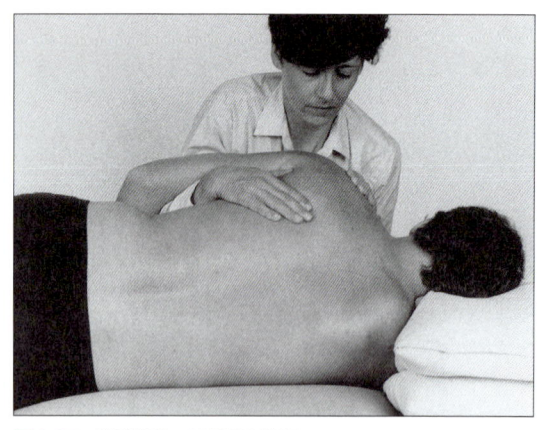

図 3-27　他動運動：肩甲骨の外転

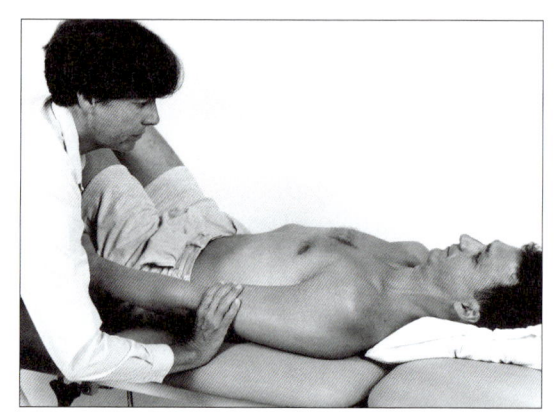

図 3-29　肩の屈曲による挙上：開始肢位

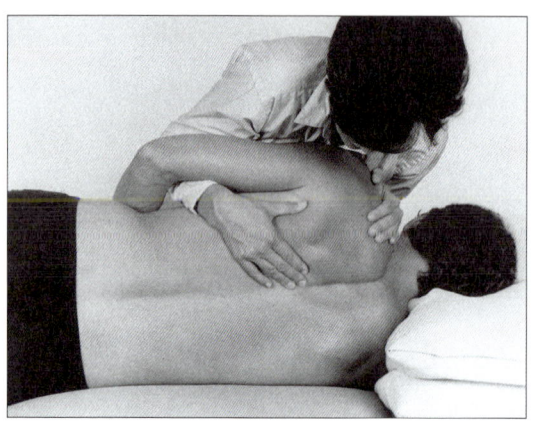

図 3-28　他動運動：肩甲骨の内転

肩甲骨の内転

手順　セラピストは一方の手で腋窩と肩甲骨下角部分を母指とその他の指でつかみ，肩甲骨を内転させる。反対側の手を肩甲骨の上角におき，内転運動を補助する（図 3-28）。

最終域感　しっかりしている。

関節の滑り　肩甲骨の内転－肩甲骨は胸郭上を内側へ滑る。**胸鎖関節**：鎖骨の後退－鎖骨の凹状の内側端は凸状の胸骨柄表面を後方に滑る。**肩鎖関節**－滑る。

肩複合体－運動

　肩の挙上は，胸鎖関節，肩鎖関節，肩甲骨および肩甲上腕関節の全可動域の運動によって起こる（表 3-2，3）。肩の挙上の可動域が低下した場合，セラピストは肩複合体のどの関節の可動域が低下しているか，さらにどのような治療が効果的かについても見極める必要がある。肩甲帯の他動可動域（肩甲骨や鎖骨の運動）は，肩甲上腕関節における他動可動域とは独立して評価する。肩甲上腕関節の他動可動域を分離するた

めに，セラピストは肩甲骨と鎖骨を固定する。肩甲上腕関節の他動可動域を測定するときに確実に固定させるためには，2 人目のセラピストに角度計での測定を補助してもらってもよい。肩複合体のすべての関節運動を評価するためには，体幹の固定が重要である。

肩の屈曲による挙上（肩甲上腕関節，肩甲骨，鎖骨の運動）

自動可動域の評価

代償運動　体幹の伸展と肩の外転。

他動可動域の評価

開始肢位　患者は両下肢を屈曲させた背臥位（図 3-29），もしくは坐位をとる。腕は手掌を内側に向ける。

固定　体幹の重さによって胸郭を安定させる。

セラピストの遠位の手の位置　セラピストは上腕骨の遠位部をもつ。

最終肢位　セラピストは，肩の屈曲による挙上の最終域まで上腕を前上方へ動かす（図 3-30）。二関節筋の上腕三頭筋による肩甲骨挙上の代償運動を予防するために，肘関節は伸展位を保つ[14]。

最終域感　しっかりしている。

関節の滑り/軸の転がり　肩の屈曲による挙上：**肩甲骨の外側（上方）回旋**－肩甲骨の下角が胸郭に対して外側方向へ回転する。

胸鎖骨関節：（a）鎖骨の挙上－鎖骨の凸状の内側端は凹状の胸骨柄表面を下方に滑る。（b）鎖骨の後方回旋－鎖骨は胸骨柄表面を軸回旋する。

肩鎖関節－滑る。

肩甲上腕関節の屈曲－凸状の上腕骨頭は凹状の関節窩上を転がる（つまり接合面上を回転する）。

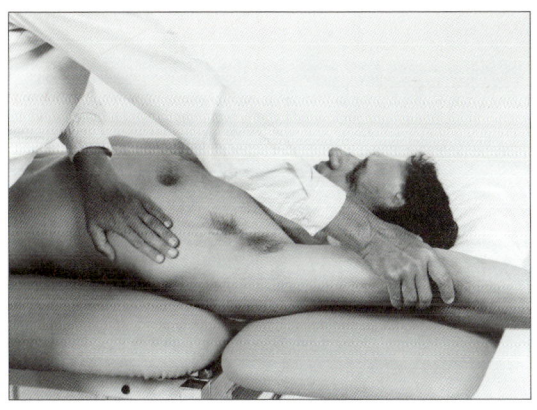

図 3-30　肩の屈曲：最終可動域でのしっかりした最終域感

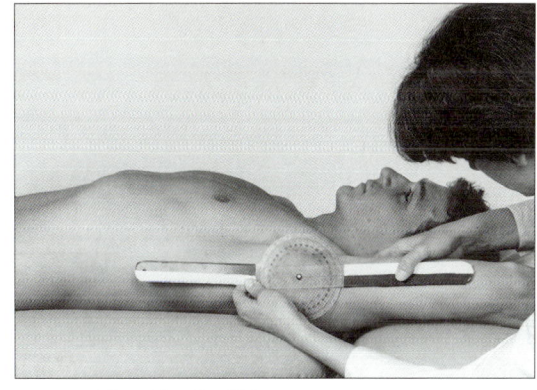

図 3-32　肩の屈曲による挙上

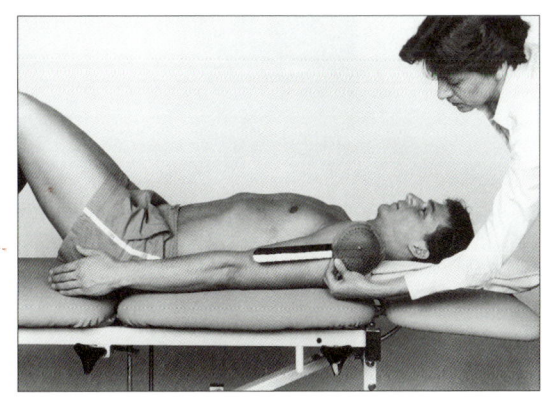

図 3-31　肩の屈曲による挙上：開始肢位，背臥位

測定：標準角度計

開始肢位　患者は背臥位で両膝を立てた肢位（図 3-31），もしくは坐位をとる。腕は体側におき，手掌を内側に向ける。

固定　体幹の重さで姿勢を安定させ，肩甲骨の左側は自由に動くようにする。

角度計の軸　上腕骨頭中央部の外側面に角度計の軸を置く。解剖学的肢位で，上腕骨頭中央部は肩峰の外側約 2.5 cm 下にある（図 3-31，36）。

基本軸　体幹中央線の外側に平行におく。

移動軸　上腕骨長軸方向に平行におく。

最終肢位　上腕骨を前上方に向けて最終域まで動かす（肩の挙上 180°）。この運動は，肩甲骨や鎖骨，肩甲上腕関節の動きによって起こる（図 3-32）。

肩甲上腕関節（肩）の屈曲

自動可動域の評価

　患者は，肩甲骨を固定せずに肩甲上腕関節の屈曲可動域を分離して行うことはできない。

他動可動域の評価

開始肢位　患者は両下肢を屈曲させた背臥位または坐位をとる。腕は体側におき，手掌を内側に向ける。

固定　セラピストは，肩甲骨を固定するために肩甲骨の縁に沿って腋窩に手をおく。

セラピストの遠位の手の位置　セラピストは上腕骨の遠位部をつかむ。

最終肢位　肩甲骨を固定した状態で，セラピストは肩甲上腕関節の最終域まで上腕骨を上方へ動かす（図 3-33）。

最終域感　しっかりしている。

関節の転がり　肩甲上腕関節の屈曲−凸状の上腕骨頭は凹状の関節窩上を回転する。

測定：標準角度計

開始肢位　患者は坐位（図 3-34），もしくは背臥位で両膝を立てた肢位をとる。腕は体側におき，手掌を内側に向ける。

固定　セラピストは肩甲骨を固定する。

角度計の軸　解剖学的肢位において，肩峰の外側約 2.5 cm 下の上腕骨頭中央部の外側面に角度計の軸をおく（図 3-34，36 参照）。

基本軸　体幹中央線の外側に平行におく。

移動軸　上腕骨長軸方向に平行におく。

最終肢位　上腕骨は前上方に向けて最終域まで動かす（肩甲上腕関節屈曲 120°）[8]（図 3-35，36）。

肩関節の伸展

自動可動域の評価

代償運動　肩甲骨の前傾，肩甲骨の挙上，肩の外転。座位においては，体幹の屈曲や同側への回旋を認める。

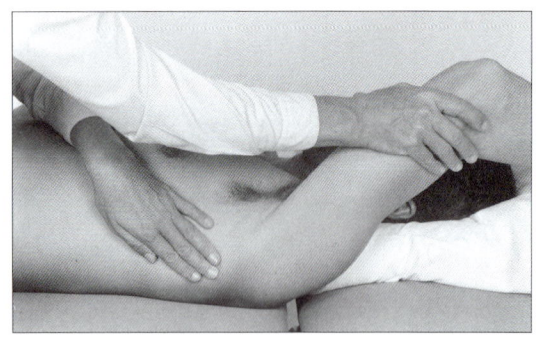

図 3-33　肩甲上腕関節の屈曲：最終可動域でのしっかりした最終域感

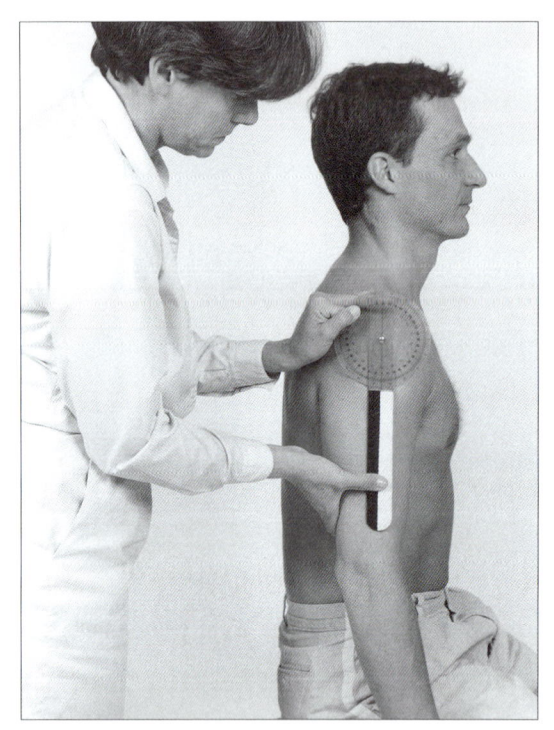

図 3-34　肩の屈曲による挙上：開始肢位，坐位

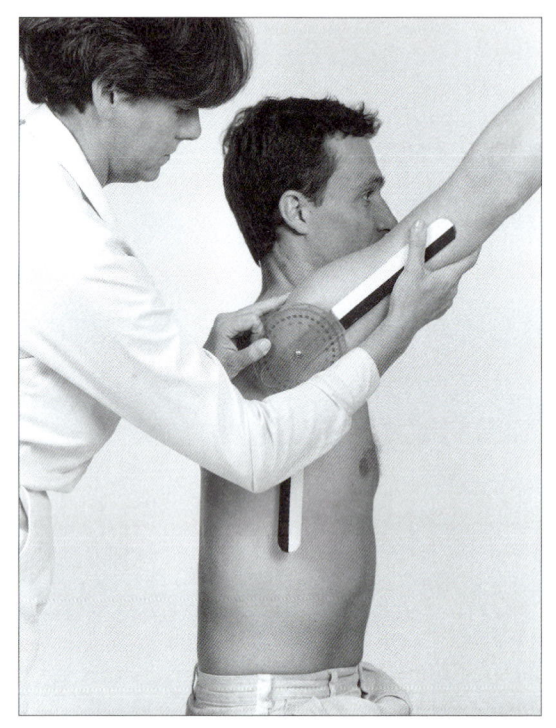

図 3-35　角度計の位置：肩の屈曲による挙上，肩甲上腕関節の屈曲と伸展

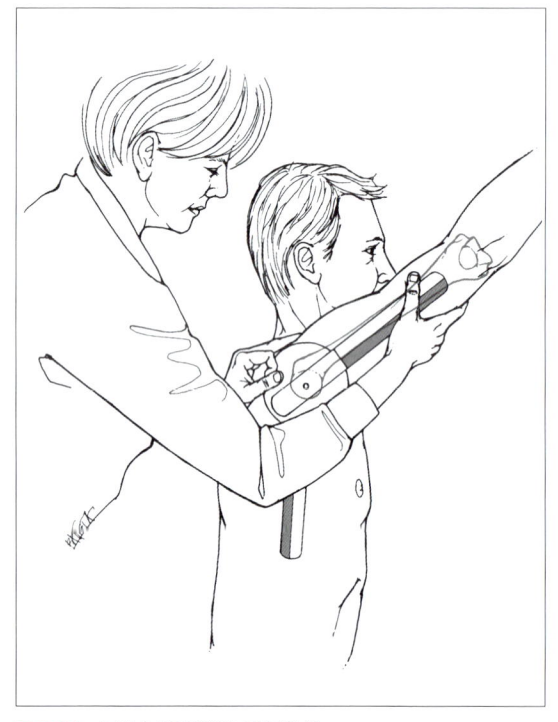

図 3-36　肩甲上腕関節の屈曲可動域

他動可動域の評価

開始肢位　患者は腹臥位（図 3-37），もしくは坐位をとる。腕は体側におき，手掌を内側に向ける。

固定　セラピストは，肩甲上腕関節の運動を分離させるために，肩甲骨を固定する。

セラピストの遠位の手の位置　セラピストは上腕骨の遠位部をつかむ。

最終肢位　セラピストは肩甲骨が動き始めるまで上腕骨を後方に動かす（図 3-38）。二関節筋の上腕二頭筋による代償運動を予防するために，肘関節は屈曲位を保つ[14]。

最終域感　しっかりしている。

関節の転がり　肩甲上腕関節の伸展－凸状の上腕骨頭は凹状の関節窩上を回転する。

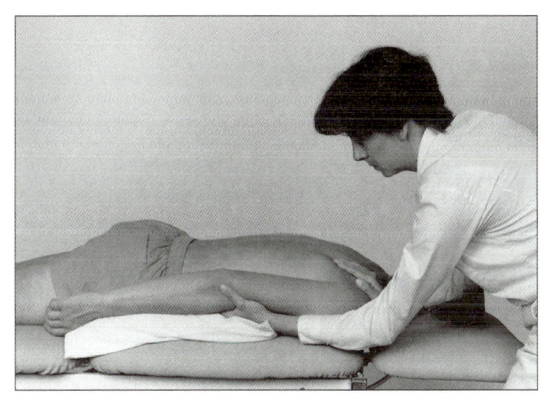

図 3-37　肩甲上腕関節の伸展：開始肢位

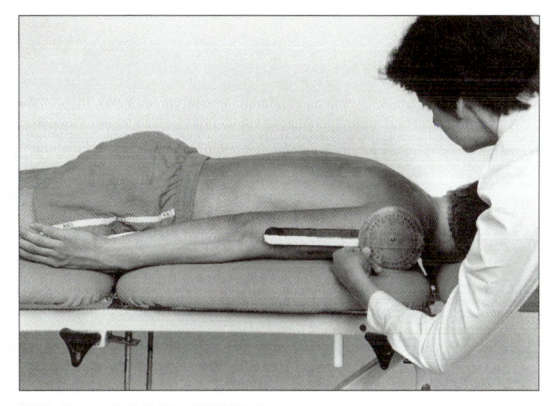

図 3-39　肩の伸展：開始肢位

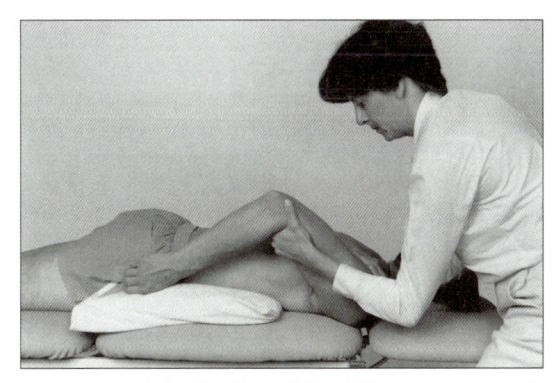

図 3-38　肩甲上腕関節の伸展：最終可動域でのしっかりした最終域感

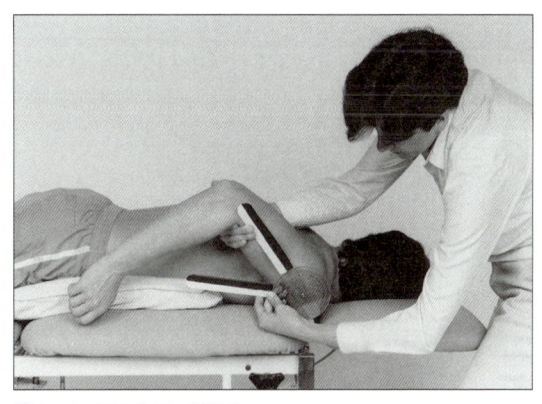

図 3-40　肩の伸展：腹臥位

測定：標準角度計

開始肢位　患者は腹臥位（図 3-39），もしくは坐位をとる。腕は体側におき，手掌を内側に向ける。

固定　セラピストは前腕を使って肩甲骨を固定させる。

角度計の軸　解剖学的肢位において，肩峰の外側約 2.5 cm 下で上腕骨頭中央部の外側面に角度計の軸をおく（図 3-36，39）。

基本軸　体幹中央線の外側に平行におく。

移動軸　上腕骨長軸方向に平行に外側上顆に向けておく。

最終肢位　上腕骨は後方に向けて最終域まで動かす（肩伸展 60°）（図 3-40，41）。

肩の外転による挙上（肩甲上腕関節，肩甲骨，鎖骨の運動）

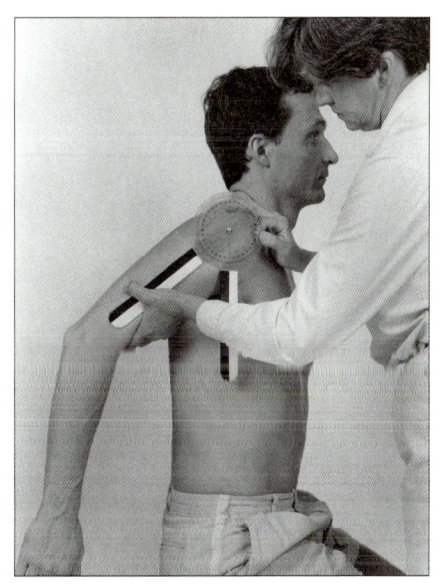

図 3-41　肩の伸展：坐位

自動可動域の評価

代償運動　反対側への体幹の側屈，肩甲骨の挙上，肩の屈曲。

他動可動域の評価

　肩の外転による挙上を行った場合，上腕骨大結節が肩峰を通るために上腕骨は外旋する。外転による挙上を行う前に，外旋が完全に行えるのかを確認する。

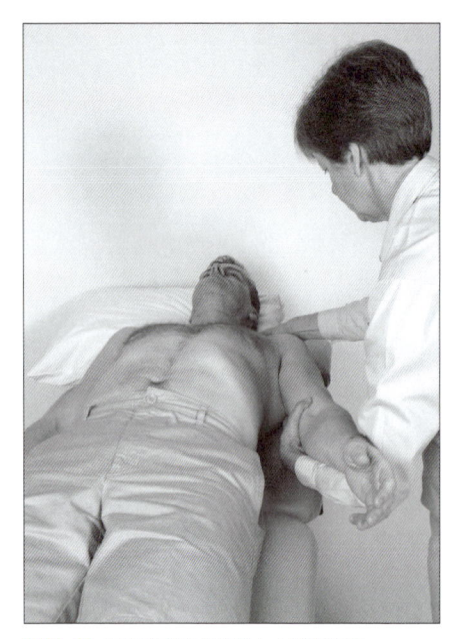

図 3-42　肩の外転による挙上：開始肢位

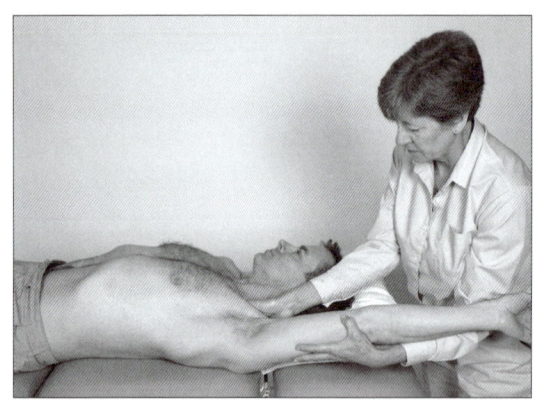

図 3-43　肩の外転による挙上：最終可動域でのしっかりしている最終域感

開始肢位　患者は背臥位（図 3-42），または坐位をとる。腕は肩を外旋して体側におく。坐位では姿勢が悪いと[15]肩の外転可動域が低下してしまうため，真っすぐな姿勢をとる。

固定　セラピストは体幹を固定する。

セラピストの遠位の手の位置　セラピストは上腕骨遠位部をつかむ。

最終肢位　セラピストは肩の外転による挙上の最終域まで上腕骨を上外方へ動かす（図 3-43）。

最終域感　しっかりしている。

関節の転がり　肩の外転による挙上：**肩甲骨の外側（上方）回旋**－肩甲骨の下角が胸郭に対して外側方向へ回転する。

　胸鎖関節：（a）鎖骨の挙上－鎖骨の凸状の内側端は

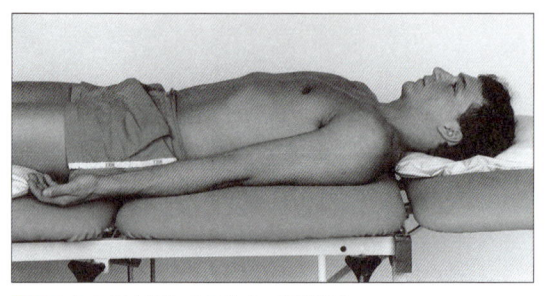

図 3-44　肩の外転による挙上：開始肢位

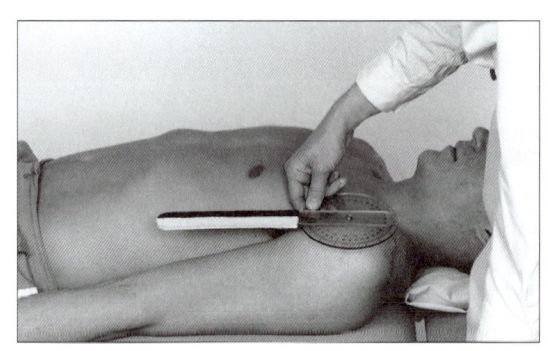

図 3-45　肩の外転による挙上：角度計のおき方

凹状の胸骨柄表面を下方に滑る。（b）鎖骨の後方回旋－鎖骨は胸骨柄表面を軸回旋する。

　肩鎖関節－滑る。

　肩甲上腕関節の外転－凸状の上腕骨頭は凹状の関節窩上を回転する。

測定：標準角度計

開始肢位　患者は背臥位（図 3-44），または坐位をとる。腕は肩内転および外旋させて体側におく。

固定　体幹の重さで安定させる。

角度計の軸　烏口突起の下方，約 1.3 cm 外側で上腕骨頭中央部の前方または後方に角度計の軸をおく（図 3-45，46）。

基本軸　胸骨と平行におく。

移動軸　上腕骨長軸方向に平行におく。

最終肢位　上腕骨は外上方に向けて最終域まで動かす（肩挙上 180°）（図 3-47）。これは，肩甲骨と肩甲上腕関節の運動として代表的なものである。肩の外転による挙上を評価する際，女性は前方からでは角度計をおくときに胸で妨げられるので後方から評価する（図 3-48）。

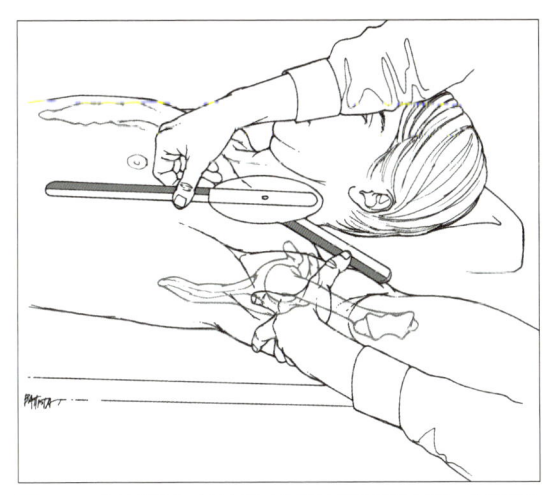

図 3-46　肩の外転による屈曲と肩甲上腕関節の外転：角度計の位置

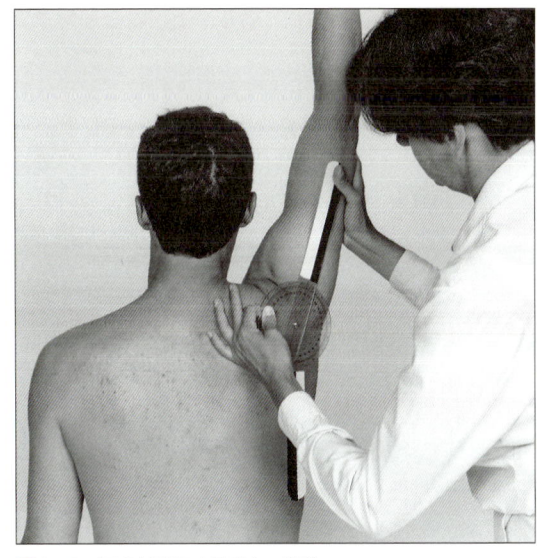

図 3-48　肩の外転による挙上：坐位

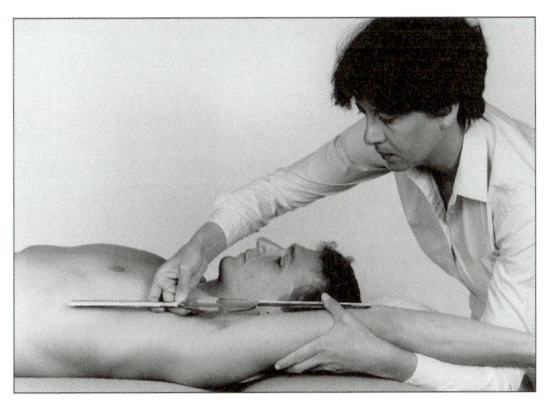

図 3-47　肩の外転による挙上

肩甲上腕関節（肩）の外転

自動可動域の評価

　肩甲骨の固定を行わずに肩甲上腕関節の外転を分離して行うことはできない。

他動可動域の評価

開始肢位　患者は背臥位（図 3-49）または坐位をとる。腕は体側におき，肘を屈曲する。

固定　セラピストは肩甲骨と鎖骨を固定する。

セラピストの遠位の手の位置　セラピストは上腕骨遠位部をつかむ。

最終肢位　セラピストは肩甲上腕関節の外転の最終域まで上腕骨を上外方へ動かす（図 3-50）。

最終域感　しっかりしている，あるいは固い。

関節の滑り　肩甲上腕関節の外転－凸状の上腕骨頭は凹状の関節窩上を下方に回転する。

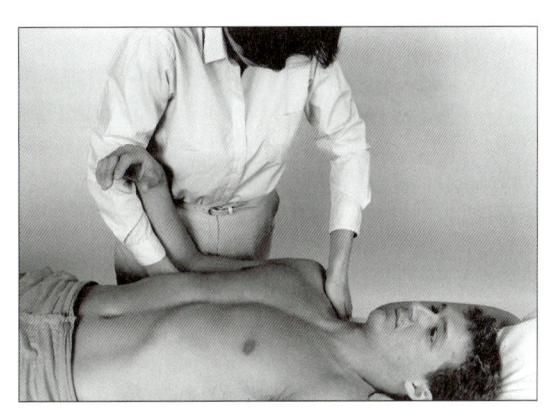

図 3-49　肩甲上腕関節の外転：開始肢位

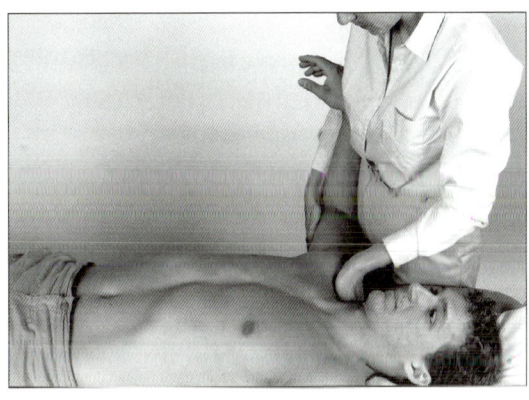

図 3-50　肩甲上腕関節の外転：最終可動域でのしっかりした最終域感

測定：標準角度計（図示なし）

開始肢位　患者は背臥位または坐位をとる。腕は体側におき，肘を 90°屈曲する（図 3-49）。

角度計の位置　肩の外転による挙上の場合と同様に角度計をおく（図3-45, 46）。

固定　セラピストは肩甲上腕関節の外転運動を分離して評価するために肩甲骨と鎖骨を固定する。

最終肢位　セラピストは肩甲上腕関節の外転の最終域まで上腕骨を上外方へ動かす（肩甲上腕関節の外転90～120°）。

肩関節の水平外転と水平内転

自動可動域の評価

代償運動　肩甲骨の後退（水平外転），肩甲骨の前方牽引（水平内転），体幹の回旋。

他動可動域の評価

開始肢位　患者は坐位をとる。肩関節は90°外転し外内旋中間位をとる。肘関節は屈曲し，前腕は中間位をとる（図3-51）。

固定　セラピストは，肩甲上腕関節の運動を分離して評価するために，体幹と肩甲骨を固定する。

セラピストの遠位の手の位置　セラピストは上腕骨遠位部をつかみ，外転運動を補助する。

最終肢位　セラピストは上腕骨を後方に向けて水平外転の最終域まで動かす（図3-52）。または上腕骨を前方に向けて水平内転の最終域まで動かす（図3-53）。

最終域感　水平外転—しっかりしている。**水平内転**—しっかりしている／柔らかい。

関節の滑り　肩甲上腕関節の**水平外転**—凸状の上腕骨頭は凹状の関節窩上を前方に滑る。肩甲上腕関節の**水平内転**—凸状の上腕骨頭は凹状の関節窩上を後方に滑る。

測定：標準角度計

開始肢位　患者は坐位をとる。肩は90°外転し外内旋中間位をとる。肘関節は屈曲し，前腕は中間位にする（図3-54）。開始肢位の別法は，肩を90°屈曲し，肘を屈曲，前腕は中間位をとる（図3-58）。開始肢位は記録しておく。

固定　セラピストは体幹と肩甲骨を固定する。

角度計の軸　肩峰の上に角度計の軸をおく（図3-55, 56）。

基本軸　体幹に垂直におく。

移動軸　上腕骨長軸方向に平行におく。

最終肢位　セラピストは外転を補助する。セラピストは上腕骨を前方に向けて胸で交叉するように最終可動域まで動かす（肩の水平内転135°）（図3-55, 56）。または最終可動域まで後方に動かす（肩の水平外転

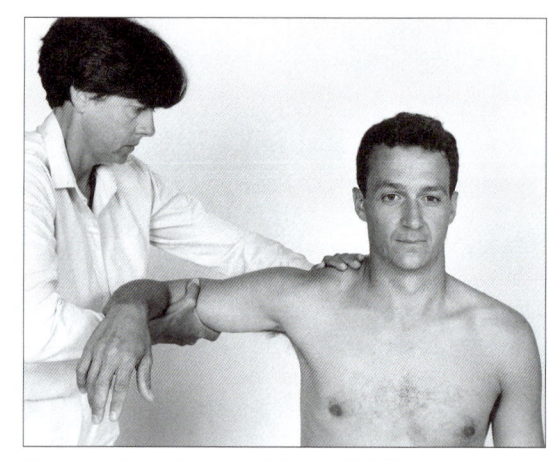

図3-51　肩の水平外転と水平内転：開始肢位

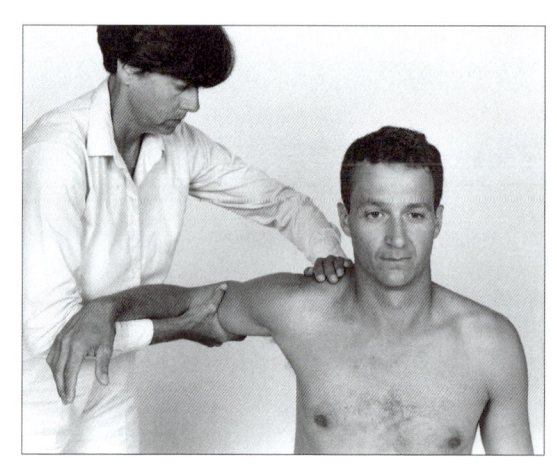

図3-52　肩の水平外転：最終可動域でのしっかりした最終域感

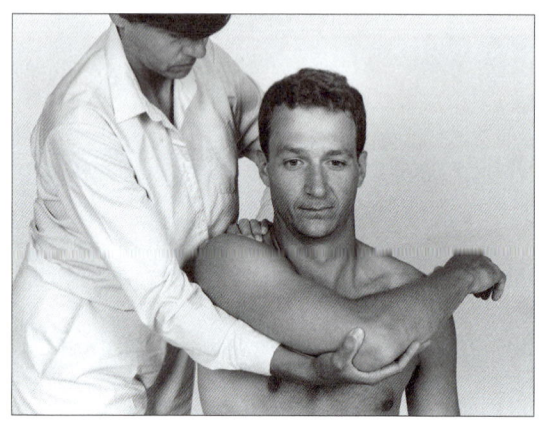

図3-53　肩の水平内転：最終可動域でのしっかりしたまたは柔らかい最終域感

45°）（図3-57）。

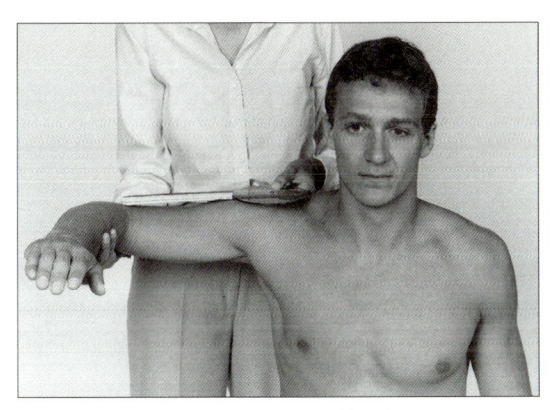

図 3-54　肩の水平外転と水平内転：開始肢位

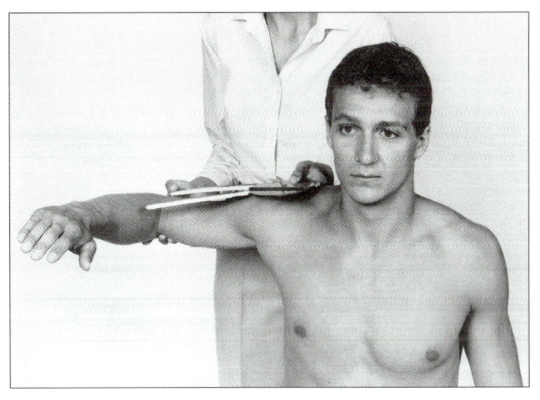

図 3-57　肩の水平外転

3

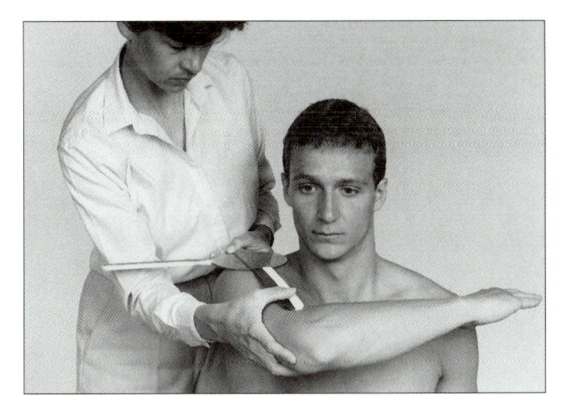

図 3-55　肩の水平内転

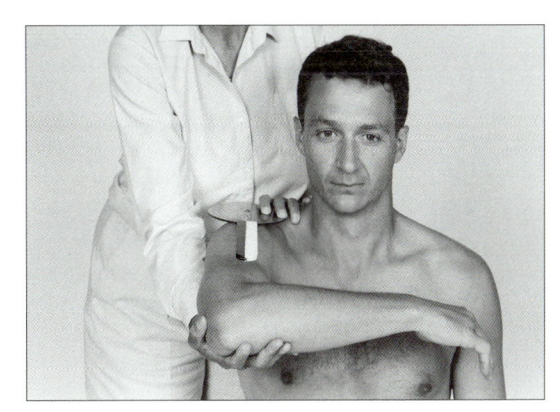

図 3-58　肩の水平外転と水平内転：開始肢位の別法

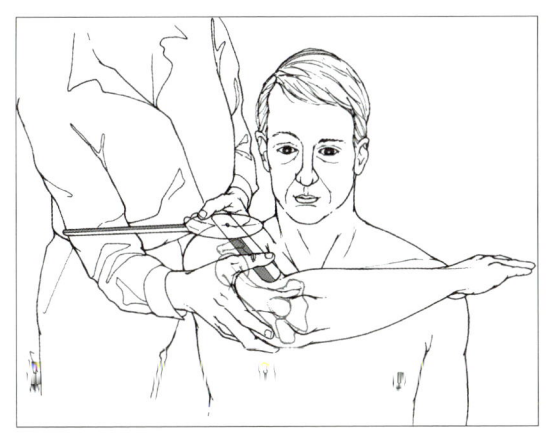

図 3-56　肩の水平内転：角度計の位置

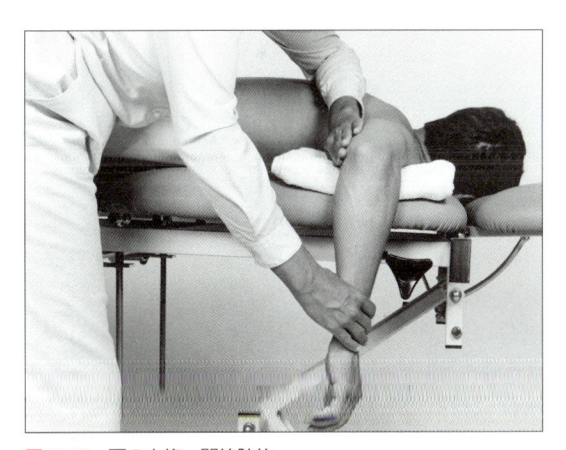

図 3-59　肩の内旋：開始肢位

肩の内旋

自動可動域の評価

代償運動　腹臥位で肩外転 90°：肩甲骨の挙上，肩の外転，肘の伸展。背臥位で肩外転 90°：肩甲骨の挙上，前方牽引，前傾，肩の外転，肘の伸展。腕を側方においた坐位：肩甲骨の挙上，肩の外転，体幹の回旋。

他動可動域の評価

開始肢位　患者は腹臥位または背臥位をとる。腹臥位では，肩を 90° 外転し，肘を 90° 屈曲，前腕は中間位にする（図 3-59）。タオルを上腕骨の下に敷き外転位をとる。この開始肢位は，患者に肩甲上腕関節の後方脱臼の既往がある場合は禁忌である。

固定　セラピストは代償運動を起こさないように肩甲骨と上腕骨を開始位置に維持するように固定する。

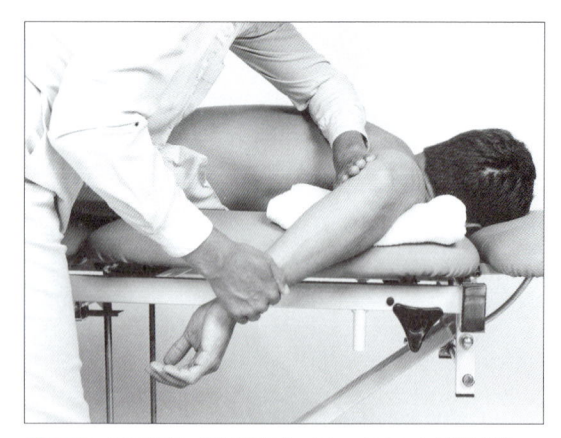

図 3-60　肩の内旋：最終可動域でのしっかりした最終域感

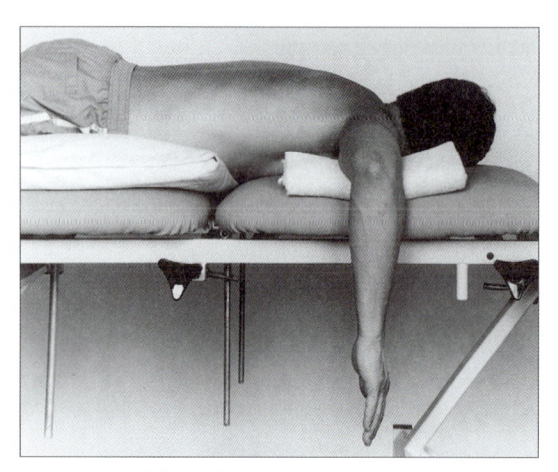

図 3-61　肩の内旋：開始肢位

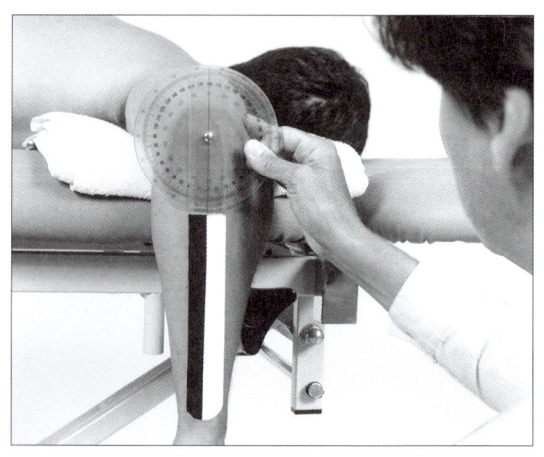

図 3-62　肩の内旋：角度計の位置

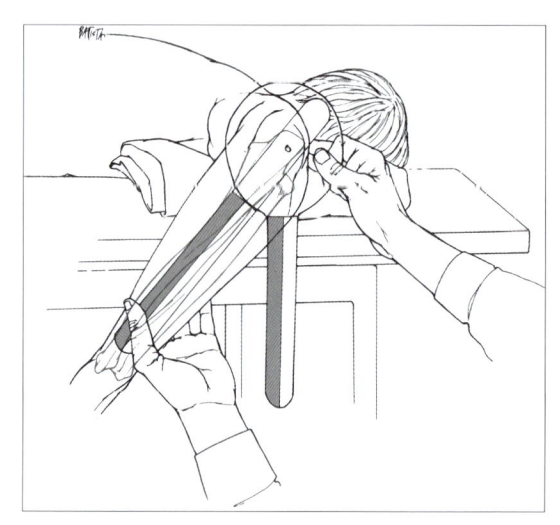

図 3-63　肩の内旋

腹臥位では，肩甲骨の前方牽引と前傾を制限する。背臥位で肩を90°外転し内旋の関節可動域を評価する際には，BoonやSmith[16]が推奨するようにセラピストは鎖骨から烏口突起を押さえ肩甲骨を固定し，より確かで再現性がある結果が出せるようにする。

セラピストの遠位の手の位置　セラピストは橈骨と尺骨の遠位部をつかむ。

最終肢位　セラピストは患者の手掌を天井に向けて内旋の最終可動域まで動かす（図 3-60）。その際に，肩甲骨の運動も最初に起きる。

最終域感　しっかりしている。

関節の滑り　肩甲上腕関節の内旋—解剖学的肢位において，凸状の上腕骨頭は凹状の関節窩上を後方に滑る。

測定：標準角度計

開始肢位　患者は腹臥位か背臥位をとる。腹臥位では，肩を90°外転し，肘を90°屈曲，前腕は中間位にする（図 3-61）。タオルを上腕骨の下に敷き外転位を

とる。この開始肢位は患者に肩甲上腕関節の後方脱臼の既往がある場合は禁忌である。

角度計の軸　尺骨の肘頭上に角度計の軸をおく（図 3-62，63）

基本軸　床に対して垂直におく。

移動軸　尺骨長軸方向で尺骨の茎状突起上に向けて平行におく。

最終肢位　手掌を天井に向けて最終可動域まで動かす（肩の内旋 70°）（図 3-63，64）。

肩の外旋

自動可動域の評価

代償運動　背臥位で肩外転 90°：肘の伸展，肩甲骨の下制，肩の内旋。腕を側方においた坐位：肩甲骨の下制，肩の内転，体幹の回旋。

3

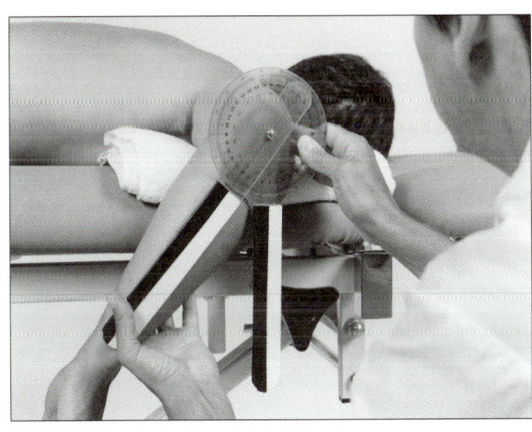

図 3-64　肩の内旋と外旋：角度計の位置

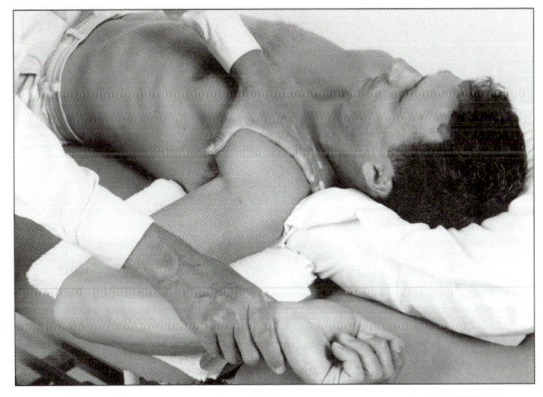

図 3-66　肩の外旋：最終可動域でのしっかりした最終域感

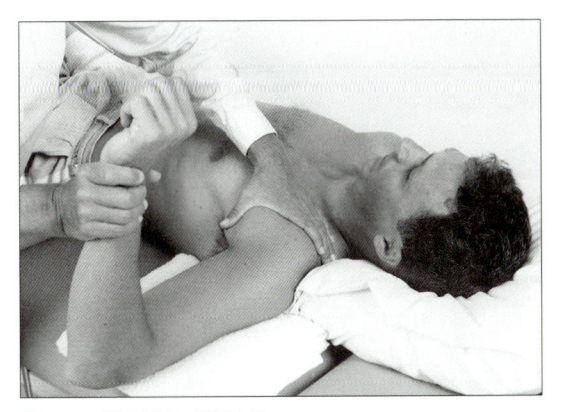

図 3-65　肩の外旋：開始肢位

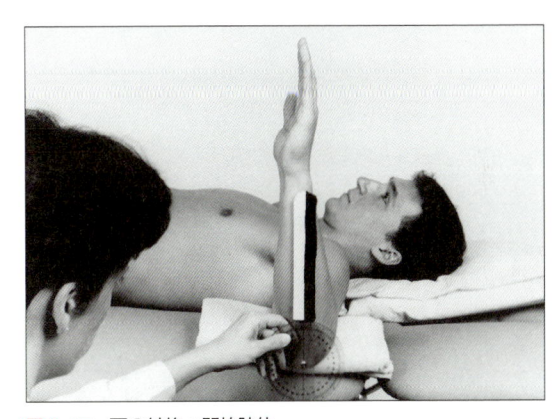

図 3-67　肩の外旋：開始肢位

他動可動域の評価

開始肢位　患者は背臥位をとる。肩を 90° 外転し，肘を 90° 屈曲，前腕は中間位にする（図 3-65）。タオルを上腕骨の下に敷き外転位をとる。この開始肢位は患者に肩甲上腕関節の前方脱臼の既往がある場合は禁忌である。

固定　体幹の重さで安定させる。セラピストは肩甲骨を固定する。

セラピストの遠位の手の位置　セラピストは橈骨と尺骨の遠位部をつかむ。

最終肢位　セラピストは患者の手背を床に向けて外旋の最終可動域まで動かす（図 3-66）。その際に，肩甲骨の運動も最初に起きる。

最終域感　しっかりしている。

関節の滑り　**肩甲上腕関節の外旋**　解剖学的肢位において，凸状の上腕骨頭は凹状の関節窩上を前方に滑る。

測定：標準角度計

　外旋の測定は例外を除いて内旋の手順に準じる。

開始肢位　患者は背臥位をとる（図 3-67）。この開

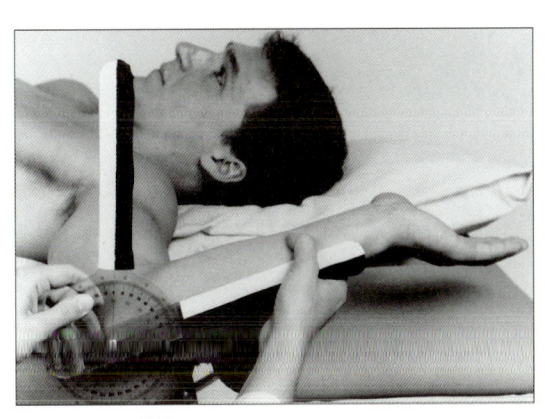

図 3-68　肩の外旋

始肢位は患者に肩甲上腕関節の前方脱臼の既往がある場合は禁忌である。

最終肢位　手背を床に向けて最終可動域まで動かす（肩の外旋 90°）（図 3-68）。

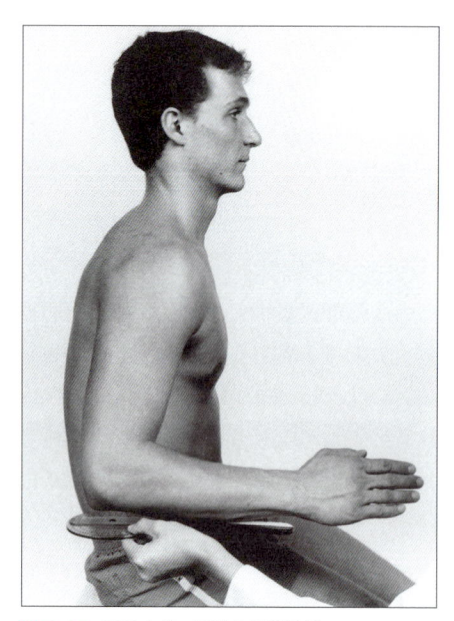

図 3-69　肩の内旋：別法の開始肢位

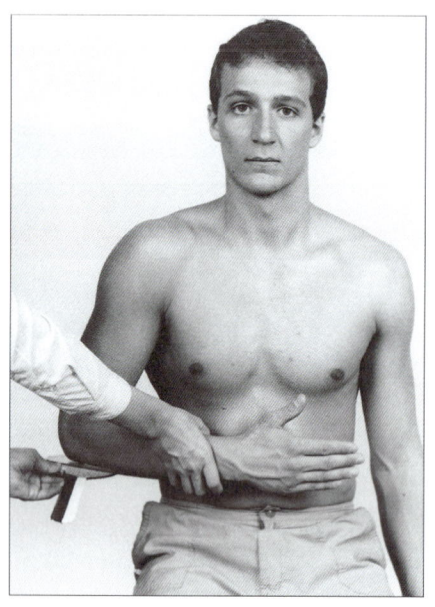

図 3-70　肩の内旋

別法の評価と測定：内旋/外旋

　患者が肩の 90°外転ができない場合，坐位での最終域感を評価する（図示なし）。その際，開始肢位は記録しておく。

開始肢位　患者は坐位をとる。肩の内旋を測定する場合は肩外転約 15°，肘屈曲 90°で前腕中間位をとる（図 3-69）。肩の外旋を測定する場合は（図示なし），腕は外転し肘屈曲 90°，前腕中間位をとる。

角度計の軸　肘頭の下に角度計をおく。

基本軸　体幹に垂直におく。

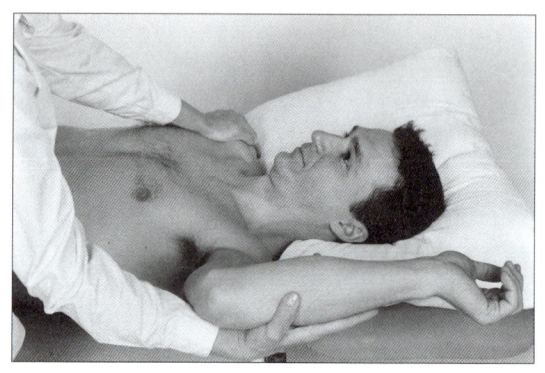

図 3-71　開始肢位：大胸筋の筋長

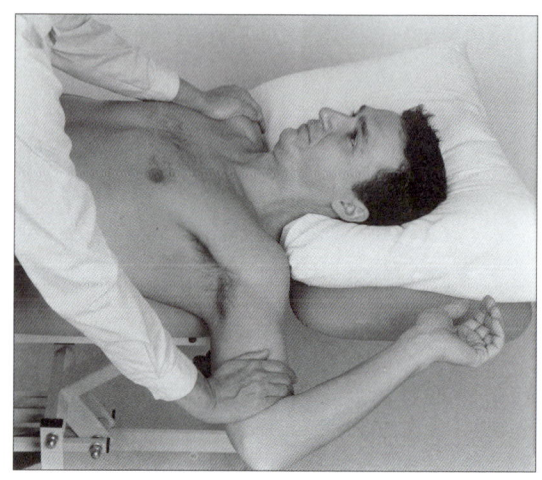

図 3-72　大胸筋の伸張

移動軸　尺骨長軸方向に平行におく。

最終肢位　手掌を腹部に向けて肩の内旋の最終可動域まで動かす（図 3-70）。セラピストは腹部から外旋方向に向けて手掌を動かす（図示なし）。

筋長の評価と測定

大胸筋

　この筋の筋長の測定は，患者に肩甲上腕関節の前方脱臼の既往がある場合は禁忌である。

開始肢位　患者は背臥位をとり，肩を屈曲および外転 90°に挙上した状態で，肩を外旋する。肘は 90°屈曲する（図 3-71）。

固定　セラピストは体幹を固定する。

最終肢位　肩の水平外転の最終可動域まで動かすと，大胸筋は最大限伸張される（図 3-72，73）。

評価　大胸筋の短縮がある場合，肩の水平外転が制限される。セラピストは角度計を用いた他動可動域測定

起始 [1]	停止 [1]
大胸筋	
a. 鎖骨頭：胸骨体の前縁と鎖骨の 1/2 b. 胸骨頭：同側の胸骨前面 1/2，第 6，7 肋軟骨，第 6 肋骨の胸骨接合部，外腹斜筋腱膜	上腕骨の大結節稜

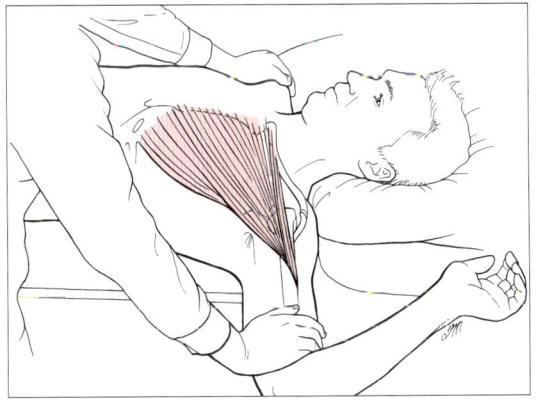

図 3-73　大胸筋

などで気づき，肩の水平外転の他動可動域として記録される。

最終域感　大胸筋の伸張—しっかりしている。

小胸筋[17]

　この筋の筋長の測定は，患者に肩甲上腕関節の後方脱臼の既往がある場合は禁忌である。

開始肢位　患者は肩甲骨を台の横に出して背臥位をとり，肩を約 80° 屈曲し外旋する。肘は屈曲する（図

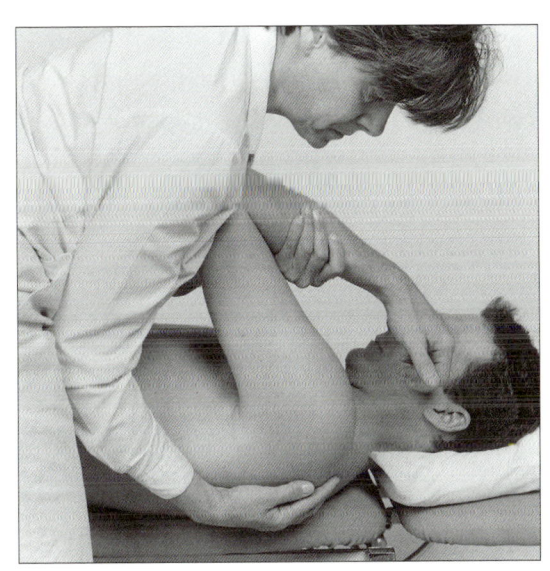

図 3-74　開始肢位：小胸筋の筋長

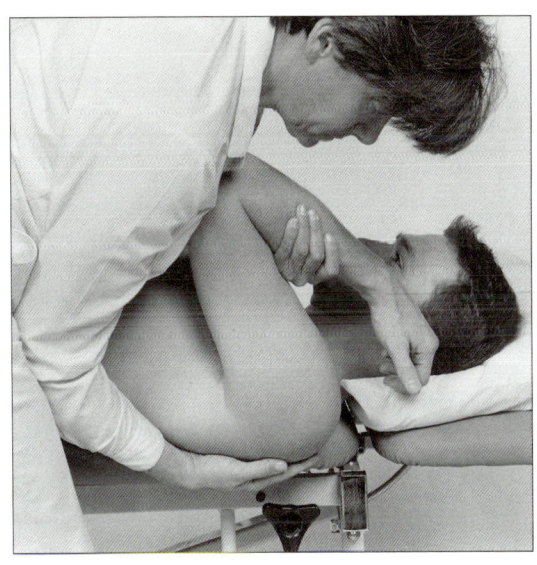

図 3-75　小胸筋の伸長

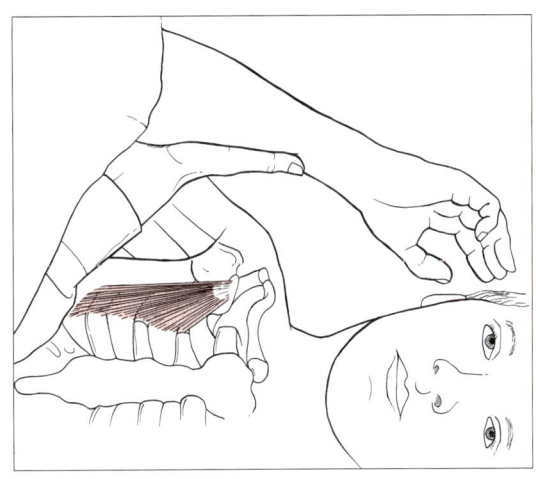

図 3-76　小胸筋

起始 [1]	停止 [1]
小胸筋	
肋軟骨の近くで第 2～4 肋骨または第 3～5 肋骨の外側表面，外肋間筋膜	肩甲骨の烏口突起の上方およよび中間表面

3-74）。

固定　体幹の重さで安定させる。

最終肢位　セラピストは肩甲帯を頭蓋および背側方向に押すように上腕骨の長軸方向に力を加えると，小胸筋が最大限伸張される（図 3-75，76）。

評価　小胸筋の短縮がある場合，肩甲骨後退の関節可動域の減少が起きる。

最終域感　小胸筋の伸張—しっかりしている。

表 3-4　肩甲帯：筋活動，付着，神経支配

筋	主な筋活動	起始	停止	末梢神経	神経根
前鋸筋	肩甲骨外転 肩甲骨外旋	上位 1〜9 肋骨の外側面；肋間筋に付随する	肩甲骨の内側縁	長胸神経	C5〜8
肩甲挙筋	肩甲骨挙上 肩甲骨内旋	C2〜4 頚椎横突起	肩甲骨の上角	第 3，4 頚神経；肩甲背神経	C3〜6
僧帽筋					
a．上部線維	肩甲骨挙上	後頭骨上項線；外後頭隆起；項靭帯	鎖骨の外側 1/3	副神経，頚神経	C3〜4
b．中部線維	肩甲骨内転	第 1〜第 5 胸椎棘突起	烏口突起の内側縁と肩甲骨の肩甲棘	副神経，頚神経	C3〜4
c．下部線維	肩甲骨下制 肩甲骨内転	第 6〜第 12 胸椎棘突起	肩甲骨の内側面	副神経，頚神経	C3〜4
小菱形筋	肩甲骨内転 肩甲骨内旋	項靭帯の下部；第 7 頚椎と第 1 胸椎棘突起	肩甲骨内側縁	肩甲背神経	C4〜6
大菱形筋	肩甲骨内転 肩甲骨内旋	第 2〜第 5 胸椎棘突起	肩甲骨内側縁	肩甲背神経	C4〜6
三角筋					
a．前部線維	肩屈曲 肩内旋	鎖骨の外側 1/3	上腕骨三角筋粗面	腋窩神経	C5〜6
b．中部線維	肩外転	肩峰の外側縁と上面	上腕骨三角筋粗面	腋窩神経	C5〜6
c．後方線維	肩伸展 肩外旋	肩甲棘の下縁	上腕骨三角筋粗面	腋窩神経	C5〜6
棘上筋	肩外転	肩甲骨棘上窩	上腕骨大結節の上部	肩甲上神経	C5〜6
烏口腕筋	肩屈曲と内転	烏口突起	上腕骨中部の内側表面	筋皮神経	C5〜7
大胸筋	肩水平内転 肩内旋	a．鎖骨頭：鎖骨の内側 1/3 の前面	上腕骨大結節稜	内側および外側胸筋神経	C5〜6
		b．胸骨部：胸骨の内側 1/2 の前面。第 1〜6 または 7 肋軟骨。外腹斜筋腱膜		内側および外側胸筋神経	C6〜T1
小胸筋	肩甲骨前方牽引 肩甲骨内旋	第 3〜5 肋軟骨前面	烏口突起	胸筋神経	C5〜T1
肩甲下筋	肩内旋	肩甲下助骨面	上腕骨小結節；肩関節包の前面	肩甲下神経	C5〜6
棘下筋	肩外旋	肩甲骨棘下窩	上腕骨大結節の中部	肩甲上神経	C5〜6
小円筋	肩外旋	肩甲骨背面の外側	上腕骨大結節の下部	腋窩神経	C5〜6
大円筋	肩伸展 肩内旋	肩甲骨下角	上腕骨小結節稜	肩甲下神経	C5〜6
広背筋	肩伸展 肩内転 肩内旋	胸腰筋膜を介して腰椎棘突起と仙骨部，棘上靭帯に付随する腸骨稜の後面	上腕骨小結節稜	胸背神経	C6〜8

筋力の評価 （表3-4）

　体幹と肩甲帯を連結している筋力は従来の尺度で測定する（"範囲内" か "等尺性" かのいずれか）。肩甲骨の筋力を効果的にテストするために，上肢の重さを抵抗として用いることもある。

等尺性／触診の段階づけ（肩甲骨の筋群）

　等尺性／触診の段階づけは，主に肩甲骨の固定性や比較的小さな可動域の運動によって肩甲骨の筋群の評価を行うことが望ましい。患者が筋力の低下により重力を除いた肢位，つまりグレード2以下の場合に等尺性／触診の段階づけを用いる。

　等尺性／触診の段階づけを用いるためには，セラピストはその部位において可動域内で筋力を発揮できるようにする。すなわち，そのテスト肢位で重力に抗する筋力を保てる（グレード3），あるいは，重力および徒手抵抗に抗して筋力を発揮できる（グレード3+〜5），テスト肢位にて筋収縮の質を評価する（グレード0〜2）。

　もし患者がグレード0〜2であるために重力に抗してROMの一部が行えない場合，セラピストは患者の各肢が落ちないように手で支え，筋収縮が起きているかどうか触診する。

段階	患者の等尺性／触診の段階づけ
グレード5：	テスト肢位を維持することができ，さらに最大抵抗に抗することができる。
グレード4：	テスト肢位を維持することができ，さらに中等度の抵抗に抗することができる。
グレード3+：	テスト肢位を維持することができ，さらに最少の抵抗に抗することができる。
グレード3：	テスト肢位を維持することができる。
	患者はセラピストの触診程度の抵抗でもテスト肢位を維持できない：
グレード2：	筋収縮はしっかり行える。
グレード2−：	最小限の筋収縮がある。
グレード1：	筋弛緩時に比べて，わずかに筋収縮が触れる。
グレード0：	筋収縮なし。

肩甲骨外転と外旋

抗重力位：前鋸筋

補助筋：僧帽筋（外旋），小胸筋（外転）。

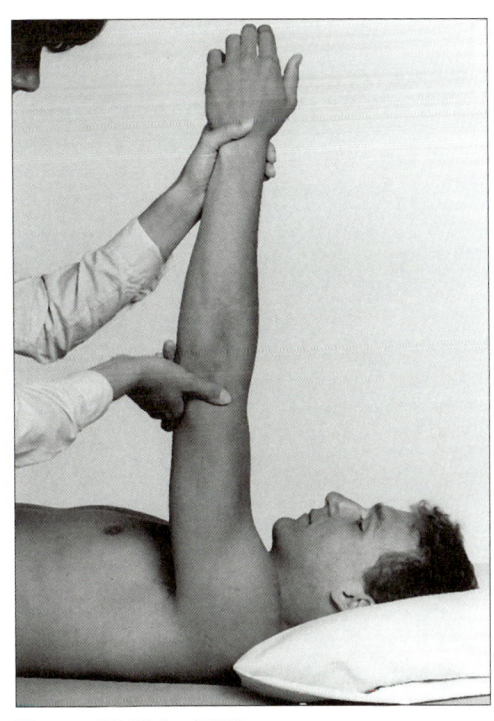

図 3-77　開始肢位：前鋸筋

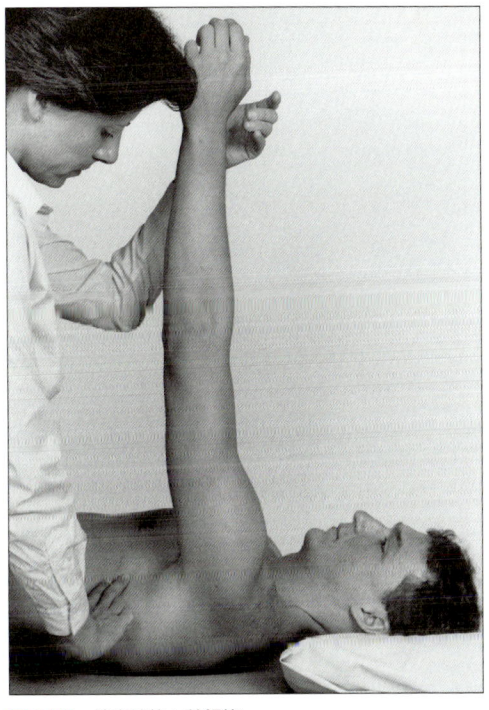

図 3-78　検査肢位：前鋸筋

開始肢位　患者は背臥位をとる。肩を90°屈曲してわずかに水平内転し（つまり，垂直軸で15°内側），肘は伸展位をとる（図 3-77）。この肢位は大胸筋の運動と分離して前鋸筋の運動が行える最適なテスト肢位である

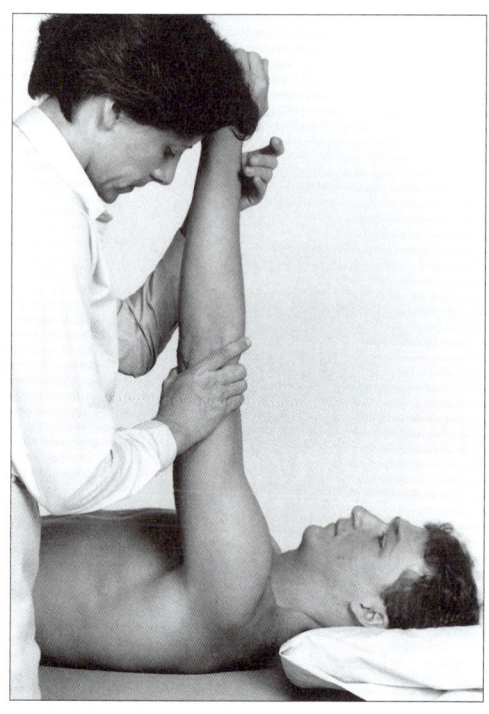

図 3-79　抵抗：前鋸筋

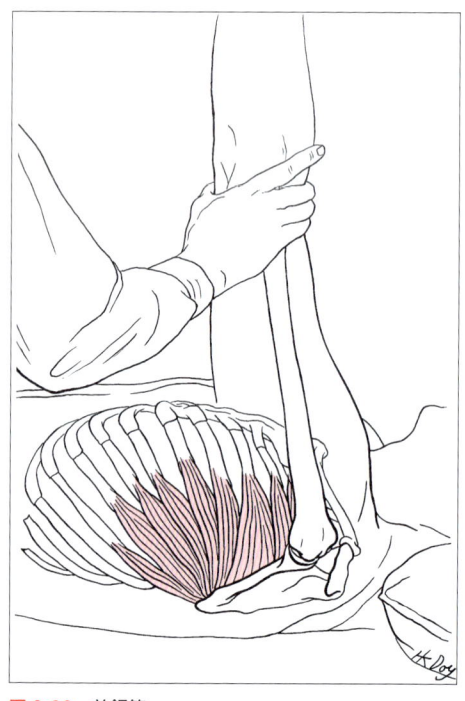

図 3-80　前鋸筋

る[19]。

固定　体幹の重量で安定させる。

運動　患者は肩甲骨の全可動域を外転（前方牽引）する（図 3-78）。

触診　胸郭上の中腋窩線。

代償運動　大胸筋，小胸筋。

抵抗の位置　上腕骨の遠位部に抵抗を加える（図 3-79，80）。

抵抗の方向　肩甲骨の内転。

重力を除いた肢位：前鋸筋

開始肢位　患者は坐位をとる。肩を90°屈曲して僅かに水平内転し，肘は伸展位をとる（図 3-81）。セラピストは患者の上肢の荷重を支える。

固定　患者に体幹を回旋しないように指示する。

最終肢位　患者は肩甲骨の全可動域を外転する（図 3-82）。

代償運動　大胸筋と小胸筋，僧帽筋の上部・下部線維，反対側の体幹回旋。

別法

抗重力位：前鋸筋

　患者はこのテストを行う上で十分な肩の屈筋力が必要である。

　前鋸筋の筋活動は肩甲骨の外転運動に伴う外旋（上方回旋）によって増加する[20]。この別法は，肩甲骨の外旋（上方回旋）と外転の前鋸筋の運動を強調して行う。

　前鋸筋の筋力が低下すると，肩甲骨の"翼状"[21]を呈する。肩甲骨の"翼状"を呈すると，肩甲骨の内転と内旋の肢位を保ったままで内側縁と下角が張り出している。このテストでセラピストはテスト中に肩甲骨の"翼状"を観察できる。

グレードづけの方法　前鋸筋の別法は，抗重力位における等尺性および触診で行われる。

開始肢位　患者は坐位をとる。肩を120°屈曲してわずかに水平内転し（つまり，垂直軸で15°内側），肘は伸展位をとる（図 3-83）。

固定　患者は非テスト側の手を台の上においてもよい。

運動　患者はテスト肢位を保つ。

触診　肩甲骨の外側縁の前方で胸郭の中腋窩線上（図 3-84）。

代償運動　大胸筋，小胸筋，反対側の体幹回旋。

抵抗の位置　上腕骨の遠位部（図 3-83）と肩甲骨の外側縁に抵抗を加える。

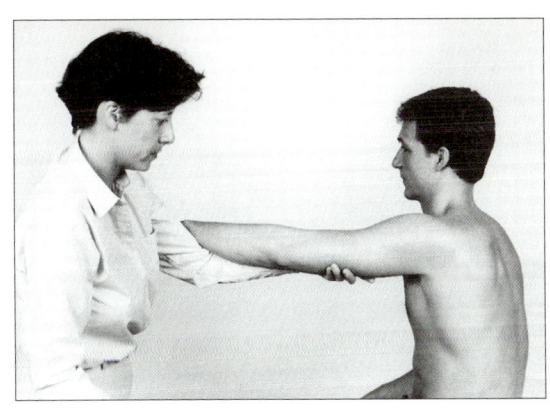

図 3-81　開始肢位：前鋸筋

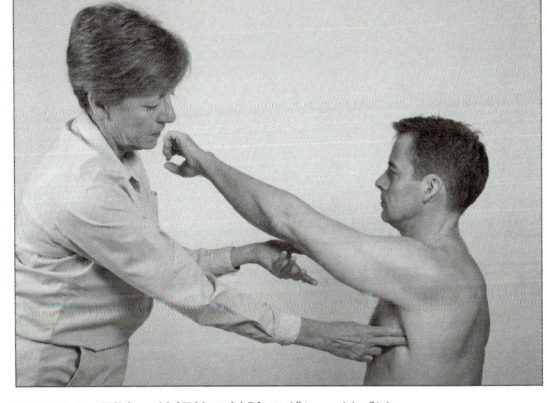

図 3-84　別法：前鋸筋の触診のグレードづけ

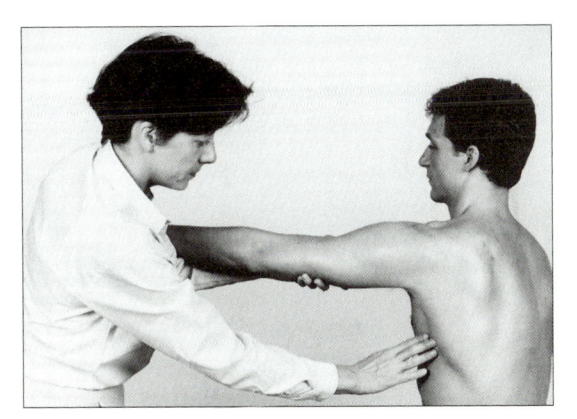

図 3-82　最終肢位：前鋸筋

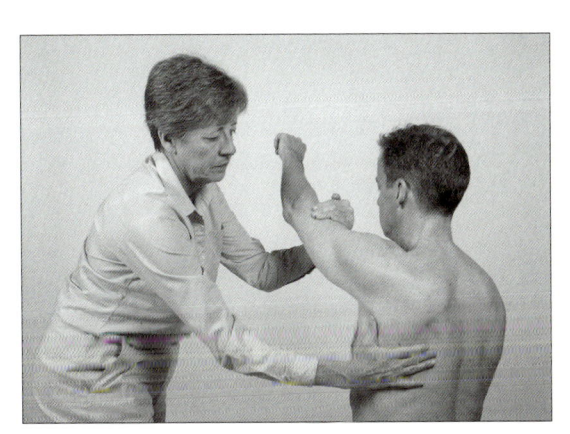

図 3-83　別法：前鋸筋の等尺性のグレードづけ

抵抗の方向　肩の伸展と肩甲骨の内旋。

臨床テスト：前鋸筋

　この臨床テストでは，前鋸筋が強いか低下しているか迅速にわかる。グレードづけは明確にできない。

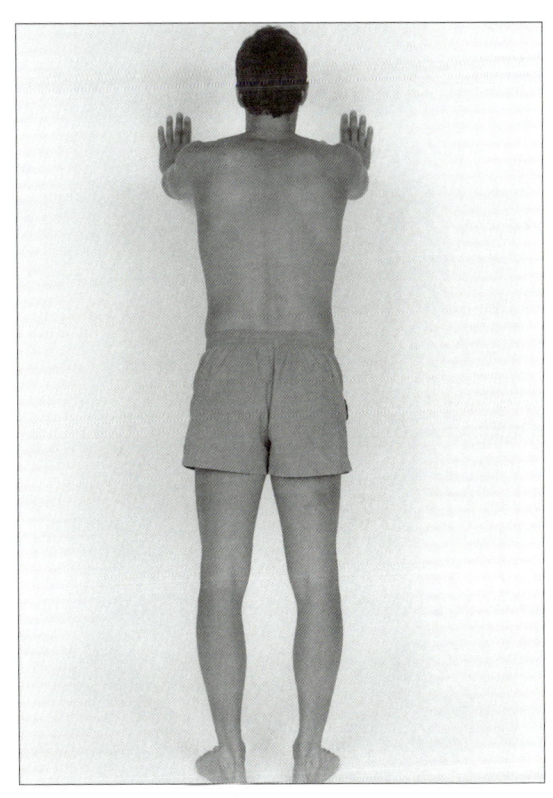

図 3-85　開始肢位：前鋸筋の臨床テスト

開始肢位　患者は壁に向かって立つ。手は肩の高さで壁におき，肩はわずかに水平外転し，肘は伸展する（図 3-85）。その際，胸郭は壁に向かい肩甲骨を内転させる。

運動　患者は肩甲骨を外転させるように壁を押す（図 3-86）。

観察　前鋸筋の低下があると肩甲骨の "翼状"[21] を認める。肩甲骨の内転と内旋の肢位を保ったままで内側縁と下角が張り出す。

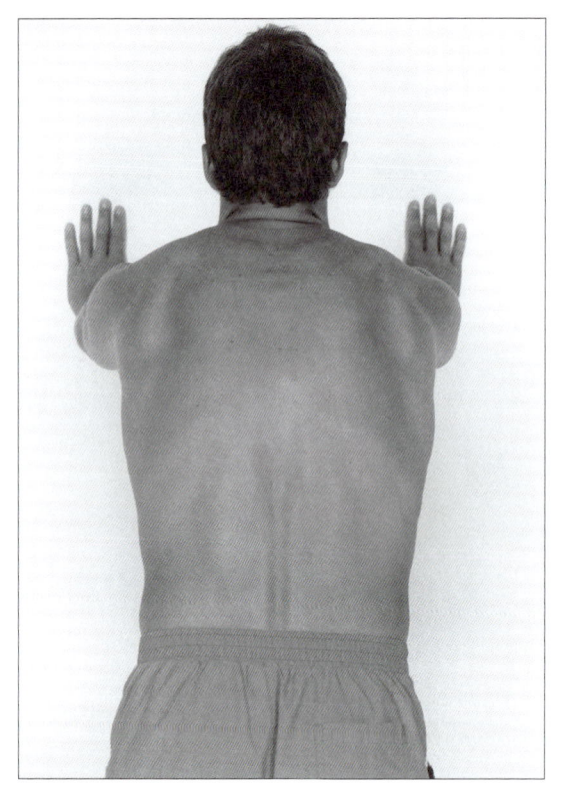

図 3-86　最終肢位：前鋸筋の臨床テスト

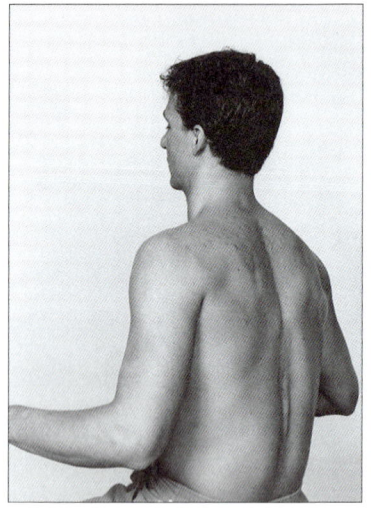

図 3-87　開始肢位：僧帽筋上部線維と肩甲挙筋

肩甲骨の挙上

抗重力位：僧帽筋の上部線維と肩甲挙筋

開始肢位　患者は坐位をとる。肩はわずかに外転し，肘は 90°屈曲する（図 3-87）。

運動　患者は肩峰を耳に向けて近づけるように肩甲帯を挙上する（図 3-88）。片側のテストでは，セラピストはテスト側の患者の頭部外側に手をおき，頭部が中間位を保つように支える（図 3-89）。

触診　僧帽筋の上部線維：外後頭隆起と肩峰の中間線。**肩甲挙筋**：深部にあるため触診は難しい。

代償運動　片側テスト：耳から肩へ下降させ，反対側の体幹を側屈させる。

抵抗の位置　肩の先端で上部に抵抗を加える（図 3-90〜92）。等尺性のグレードづけに用いる。

抵抗の方向　肩甲骨の下制。

重力を除いた肢位：
僧帽筋上部線維と肩甲挙筋

開始肢位　患者は腹臥位をとる。腕は体側に置き，肩は中間位をとる（図 3-93）。セラピストは上肢の荷重を支え，台との摩擦による抵抗を減弱させる。

固定　体幹の重量で安定させる。

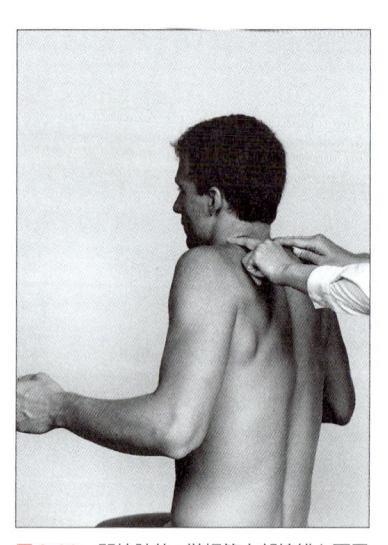

図 3-88　開始肢位：僧帽筋上部線維と肩甲挙筋の両側テスト

最終肢位　患者は肩甲骨の全可動域で挙上する（図 3-94）。

代償運動　反対側の体幹側屈。

別法　患者が腹臥位をとれない場合，坐位の抗重力位でグレード 2 以下の等尺性および触診の評価を行う。セラピストは患者に肩甲帯の挙上位を保たせている間に筋収縮の質を触診する。

3

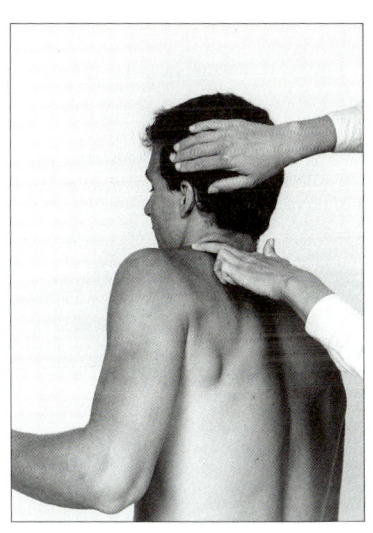

図 3-89　鑑別肢位：僧帽筋上部線維と肩甲挙筋の片側テスト

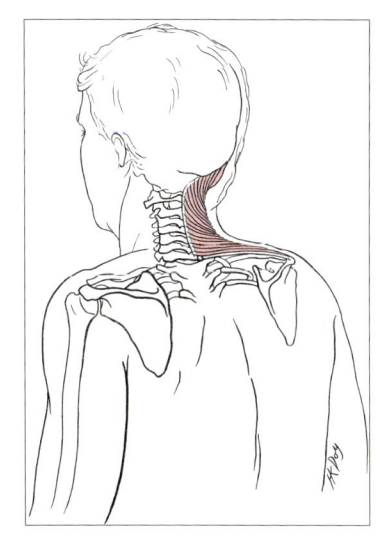

図 3-92　僧帽筋上部線維

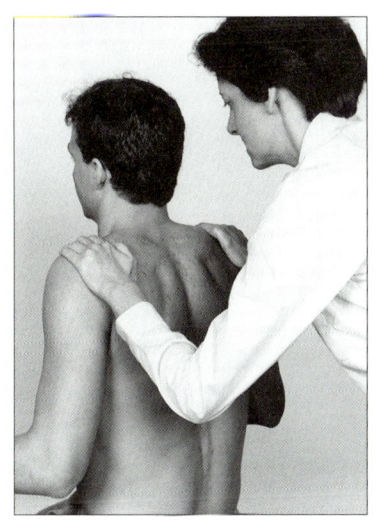

図 3-90　抵抗：僧帽筋上部線維と肩甲挙筋

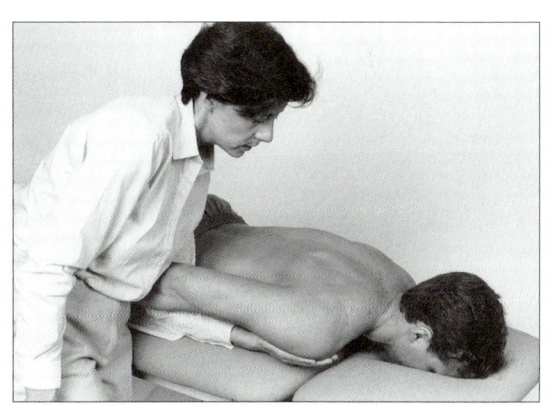

図 3-93　開始肢位：僧帽筋上部線維と肩甲挙筋

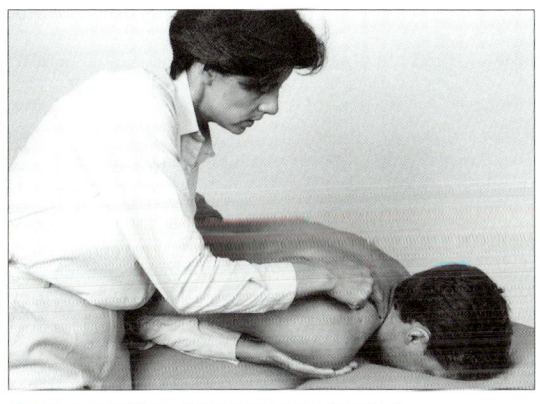

図 3-94　最終肢位：僧帽筋上部線維と肩甲挙筋

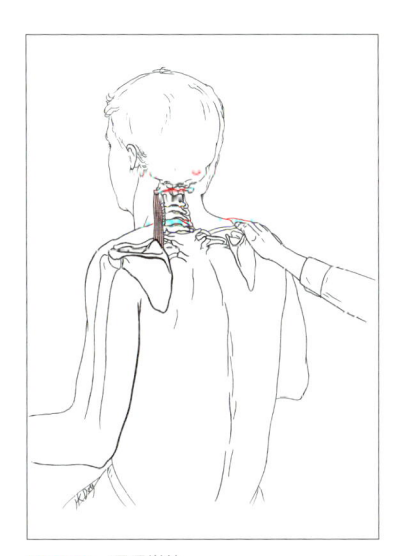

図 3-91　肩甲挙筋

肩甲骨の内転

抗重力位：僧帽筋中部線維

補助筋：僧帽筋（上部と下部線維）。

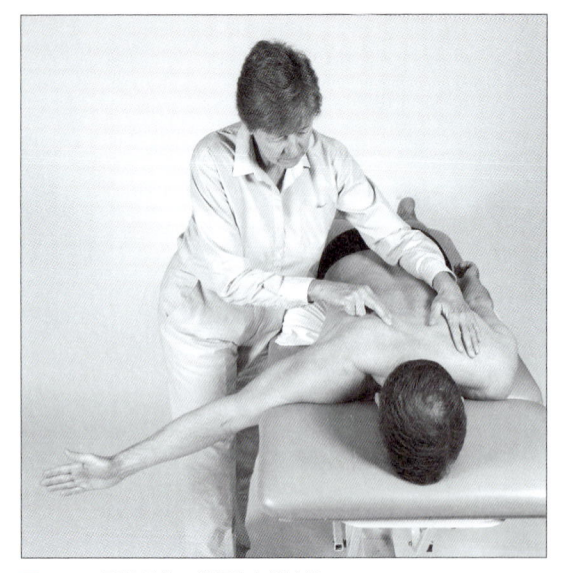

図 3-95　開始肢位：僧帽筋中部線維

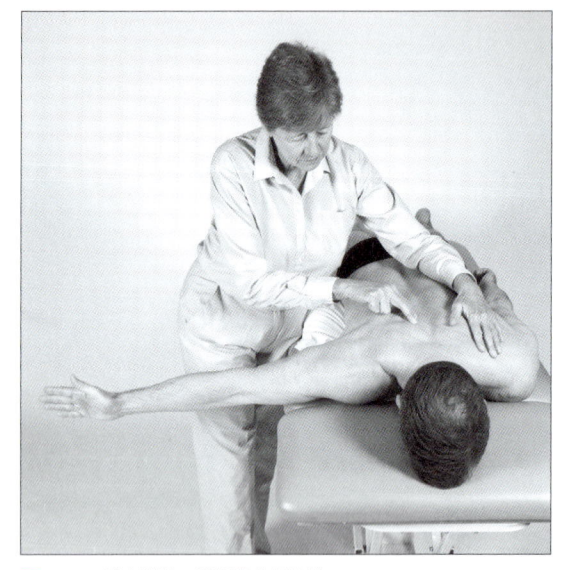

図 3-96　検査肢位：僧帽筋中部線維

　患者がこのテストを行うためには，肩の水平外転筋力が十分になければならない。

開始肢位[22]　患者は腹臥位をとる。肩は 90° 外転し母指を天井に向けるように外旋する。肘は伸展する（図 3-95）。Ekstrom ら[20]は，僧帽筋中部線維の活動を促すための優れた肢位だと確認している。

　肩の外旋は僧帽筋中部線維の筋活動を増加させ，この筋をテストする上で重要である[23]。外旋位にすると大円筋を伸張した上で肩甲骨外側縁を牽引する[22]。肩甲骨の外旋位から菱形筋群および肩甲骨内転筋である僧帽筋中部線維を収縮し肩甲骨の内転と内旋を行う[22]。

固定　体幹の重量で安定させる。セラピストは体幹が浮かないように反対側の胸郭を固定する。

運動　患者は肩甲骨が中央線を越えるように天井に向けて腕を挙上する（図 3-96）。

触診　肩甲骨の内側縁と脊柱の間で肩甲棘の上方。

代償運動　大菱形筋，小菱形筋，同側の体幹回旋，肩の水平外転。

抵抗の位置　前腕遠位に抵抗を加える[22]（図 3-97）。三角筋後方線維の筋力が低下すると肩を 90° 屈曲した状態で腕を台に垂らして肩甲骨の上部に抵抗を加える（図 3-98）。等尺性のグレードづけに用いる。

抵抗の方向　肩甲骨の外転。

重力を除いた肢位：僧帽筋中部線維

開始肢位　患者は坐位をとる。肩は 90° 外転し外旋する。肘は伸展する（図 3-99）。腕はセラピストが支えるかテーブルの上におく。

固定　セラピストは患者に体幹を回旋しないように指示する。

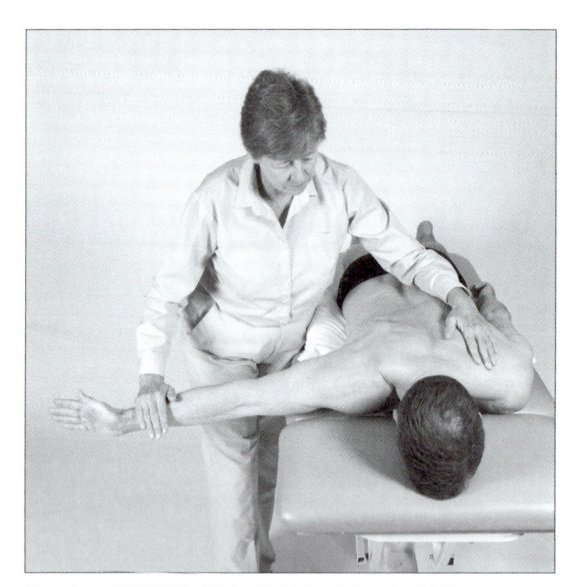

図 3-97　前腕遠位に抵抗を加える：僧帽筋中部線維

最終肢位　セラピストは最終域まで肩甲骨を内転する（図 3-100）。

代償運動　肩の水平外転，同側の体幹回旋。

別法　患者が坐位をとれない場合，腹臥位の抗重力位でグレード 2 以下の等尺性および触診の評価を行う。セラピストは患者の肩甲骨の外転を保って上肢の運動を補助した上で筋収縮の質を触診する。

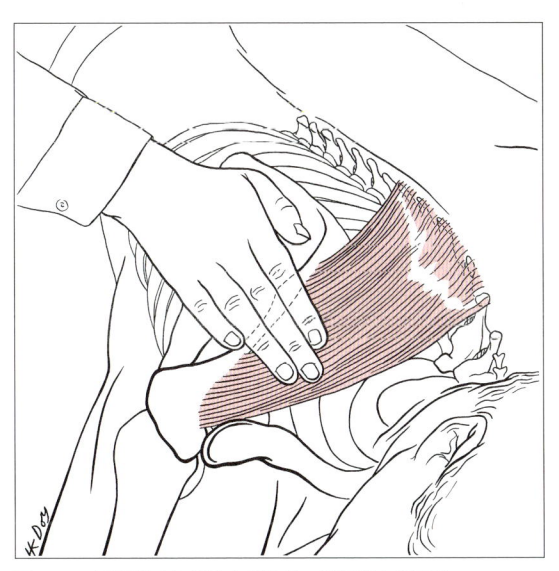

図 3-98 肩甲骨上に抵抗を加える；僧帽筋中部線維

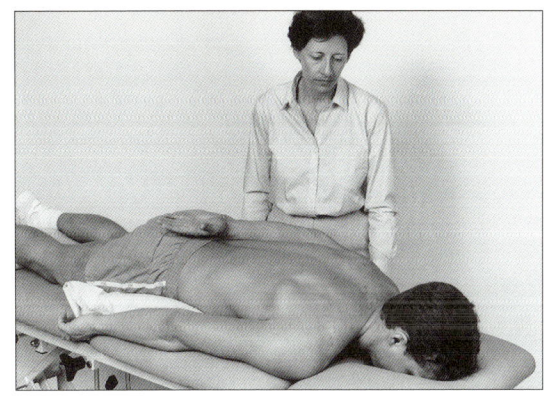

図 3-101 開始肢位：菱形筋群

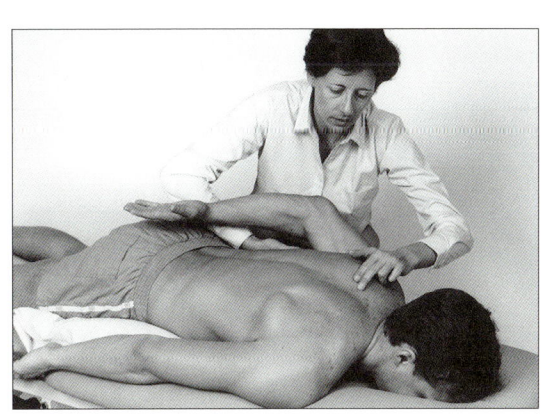

図 3-102 検査肢位：菱形筋群

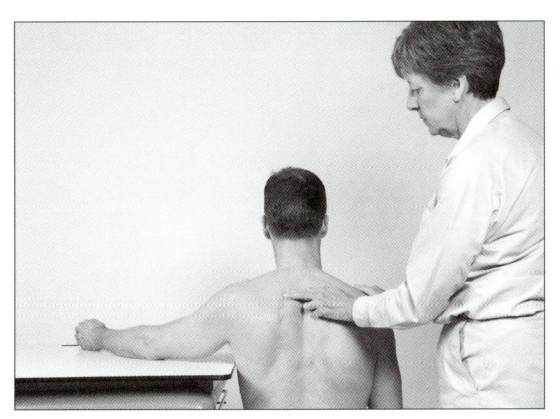

図 3-99 開始肢位：僧帽筋中部線維

開始肢位 患者は腹臥位をとる。手背は非検査側の殿部の上におき，肩はリラックスさせる（図 3-101）。
固定 体幹の重量で安定させる。
運動 患者は腕を背中から離すように持ち上げる。上肢を持ち上げる際の重量がこの肩甲骨のテスト運動の抵抗として作用する（図 3-102）。
注：肩の筋力低下により殿部から手を持ち上げることが不可能な場合，菱形筋群の低下ではなく肩甲下筋の低下によるものと考えられる。確実に行うためには，患者はテスト中に肩甲骨の内転と内旋を行い，手背を非テスト側の殿部の上におくようにする。
触診 肩甲骨内側縁と C7 から T5 の間の斜線上。大菱形筋は肩甲骨内側縁の中部から僧帽筋下部線維までで，肩甲骨下角付近で触診できる。
代償運動 小胸筋による肩甲骨の前傾[21]。
抵抗の位置 肩甲骨の上に抵抗を加える（図 3-103，104）。確実に行うためには，上腕骨の上に抵抗を加えない。等尺性のグレードづけに用いる。
抵抗の方向 肩甲骨の外転と外旋。

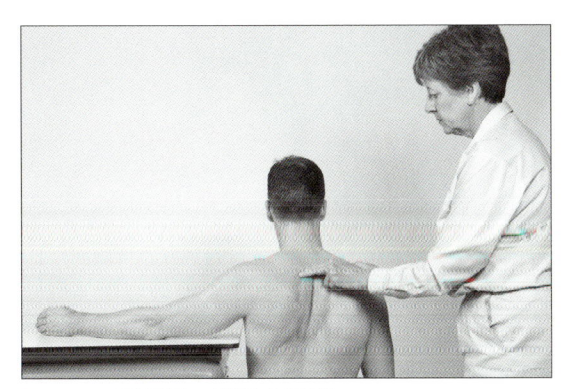

図 3-100 最終肢位：僧帽筋中部線維

肩甲骨の内転と内旋

抗重力位：大菱形筋と小菱形筋

補助筋：肩甲挙筋，僧帽筋中部線維。

重力を除いた肢位：大菱形筋と小菱形筋

開始肢位 患者は坐位をとる。手背は非テスト側の

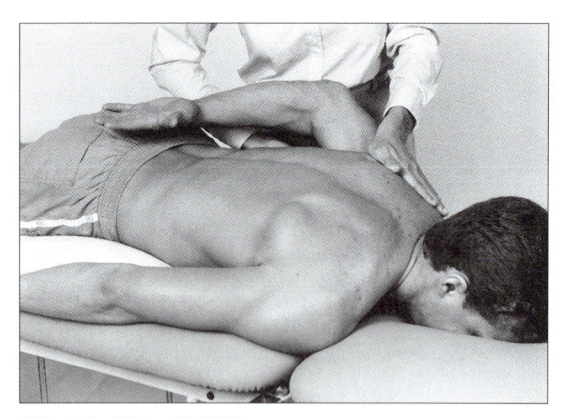

図 3-103　抵抗：菱形筋群

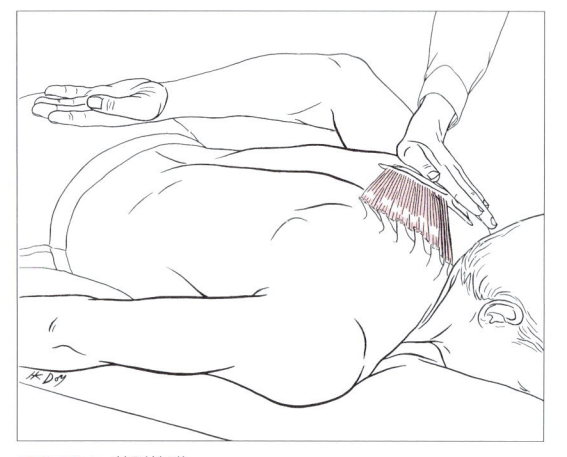

図 3-104　菱形筋群

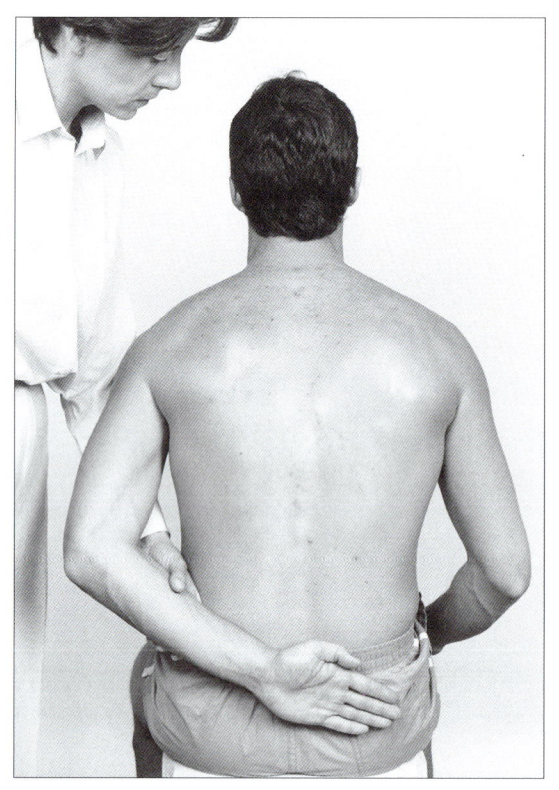

図 3-105　開始肢位：菱形筋群

殿部の上におき，肩はリラックスさせる（図 3-105）。

固定　セラピストは患者に体幹の前屈や同側の体幹の回旋をしないように指示する。

最終肢位　患者は背中から腕を離して殿部から手を上げた状態を維持することによって，肩甲骨の内旋と内転を行う（図 3-106）。

代償運動　同側の体幹の回旋や体幹の前屈，肩甲骨の前傾。

別法　患者が坐位をとれない場合，抗重力位でのテスト姿勢である腹臥位にて，グレード 2 以下の等尺性および触診の評価を行う。セラピストは，患者が背中から腕を離して殿部から手を上げた状態を保って肩甲骨の内旋と内転を行うように上肢の運動を補助し，この肢位を保持した上で筋収縮の質を評価する。

別法　抗重力位：大菱形筋と小菱形筋

補助筋：肩甲挙筋，僧帽筋中部線維。

　このテストは Kendall[22] の菱形筋と肩甲挙筋の抗重力位のテストでも用いられる。

開始肢位　患者は腹臥位になる。肩は内転 0° にし，

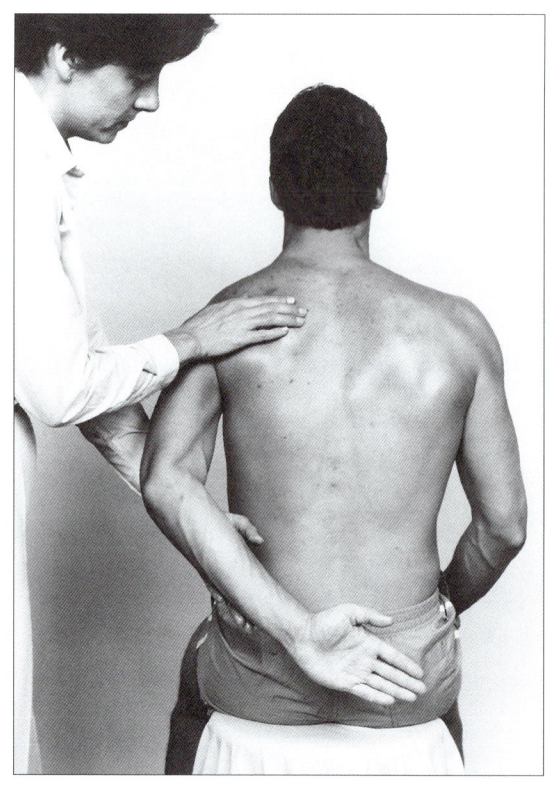

図 3-106　最終肢位：菱形筋群

肘は屈曲して前腕は回内する（図 3-107）。

固定　体幹の重量で安定させる。

運動　患者は肘を上方に上げ，反対側の肩に向けて肩を伸展および内転させる（図 3-108）。

触診　肩甲骨内側縁と C7 から T5 の間の斜線上。大菱形筋は肩甲骨内側縁の中部から僧帽筋下部線維までで，肩甲骨下角付近で触診できる。

代償運動　小胸筋による肩甲骨の前傾。

抵抗の位置　上腕骨の後内側面で肘関節近位部上に抵抗を加える（図 3-109）。

抵抗の方向　肩の外転と屈曲。

グレード 2 以下　グレード 2 以下で等尺性および触

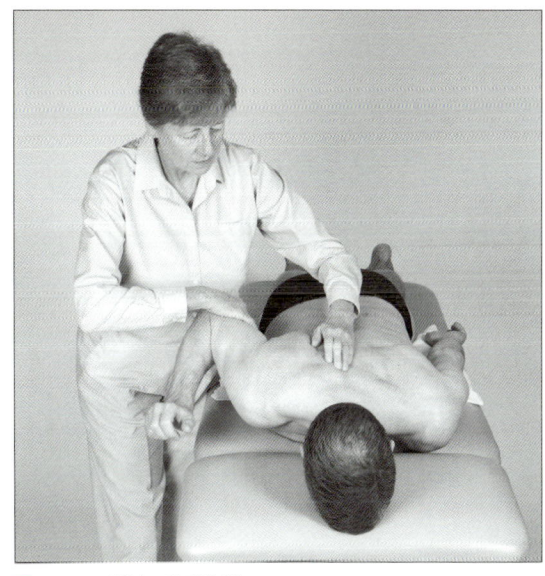

図 3-109　抵抗：菱形筋群

診の評価を行う。セラピストはこの肢位を保った状態で上腕骨の伸展と内転を補助し，大菱形筋の筋収縮を評価する。

肩甲骨の下制と内転

抗重力位：僧帽筋下部線維

補助筋：僧帽筋中部線維。

開始肢位　患者は腹臥位になる。頭部は反対側に向け，肩は 130° 程度外転する（図 3-110）。この腹臥位は肩甲骨の下制（僧帽筋下部線維）の重力を除いた運動ではあるが，腕の位置によって腕の重さが抵抗となる。

固定　体幹の重量で安定させる。

運動　患者は肩甲骨の下制と内転を起こすように腕を上げる（図 3-111）。

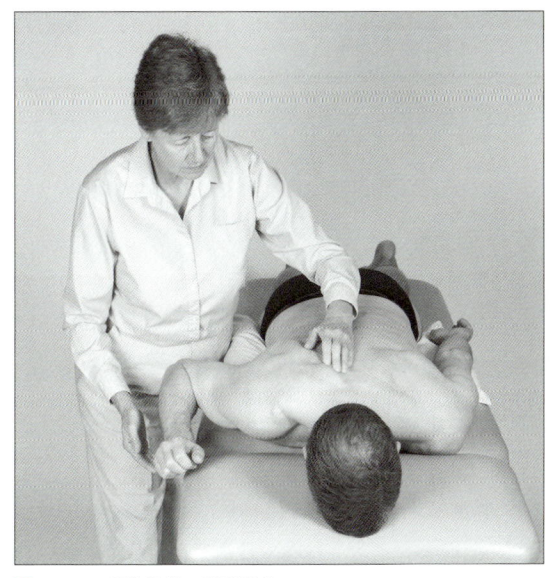

図 3-107　開始肢位：菱形筋群

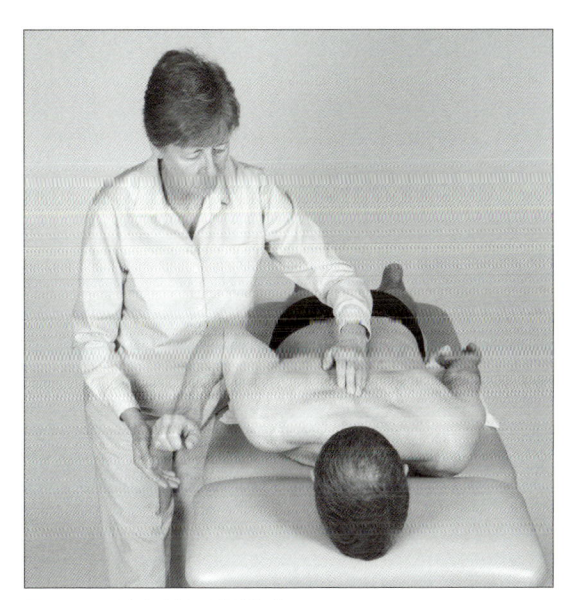

図 3-108　検査肢位：菱形筋群

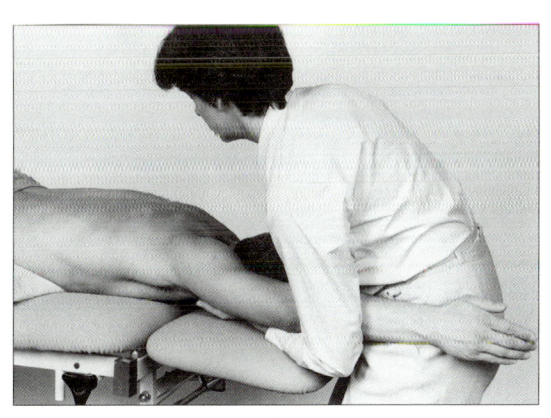

図 3-110　開始肢位：僧帽筋下部線維

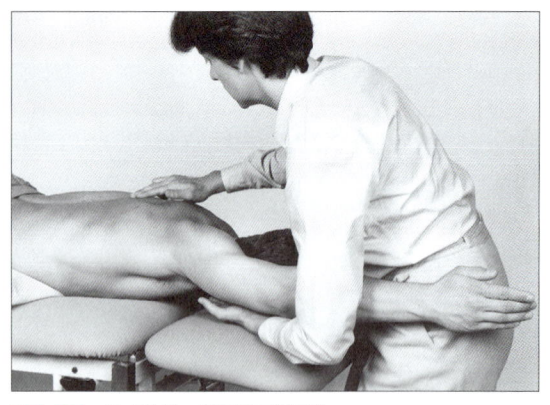

図 3-111　検査肢位：僧帽筋下部線維

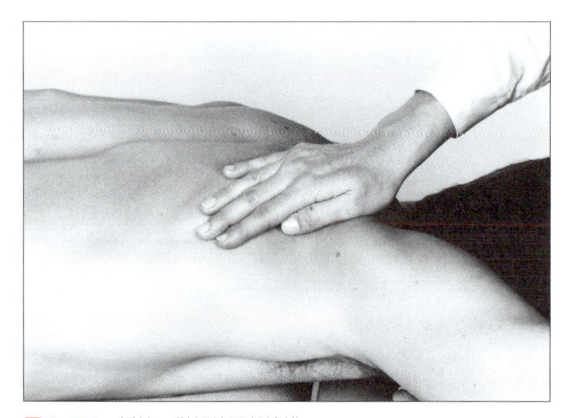

図 3-112　抵抗：僧帽筋下部線維

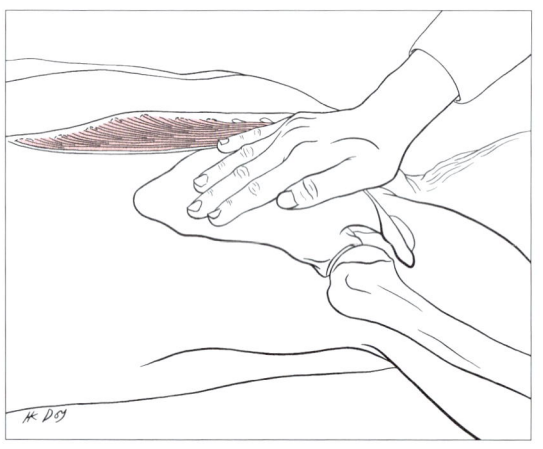

図 3-113　僧帽筋下部線維

触診　肩甲骨下角の内側に沿った線上で，肩甲棘から第 12 胸椎棘突起の間。

代償運動　体幹の伸展，僧帽筋中部線維。

抵抗の位置　肩甲骨上に抵抗を加え，等尺性の段階づけで評価する（図 3-112，113）。

抵抗の方向　肩甲骨の挙上と内転。

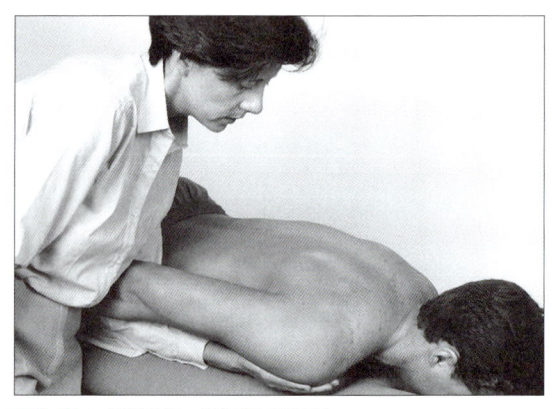

図 3-114　開始肢位：僧帽筋下部線維

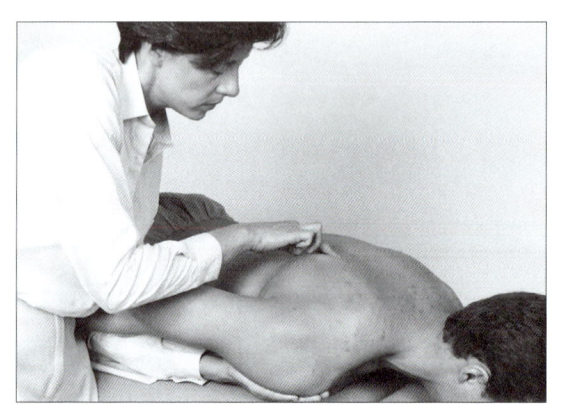

図 3-115　最終肢位：僧帽筋下部線維

重力を除いた肢位：僧帽筋下部線維

開始肢位　患者は腹臥位をとり，腕は体側におく（図 3-114）。セラピストは腕の動きを補助し，診察台と上肢の摩擦抵抗を減少させる。

固定　体幹の重量で安定させる。

最終肢位　患者は最終域まで肩甲骨を下制および内転する（図 3-115）。

代償運動　同側の体幹の側屈，僧帽筋中部線維。

別法　患者が坐位をとれない場合，抗重力位でのテスト姿勢である腹臥位にて，グレード 2 以下の等尺性および触診の評価を行う。

肩の屈曲 90°

抗重力位：三角筋前部線維

補助筋：烏口腕筋，三角筋中部線維，大胸筋鎖骨部線維，上腕二頭筋，僧帽筋上部および下部線維，前鋸筋。

開始肢位　患者は坐位をとる。上肢は体側へおき，手掌を内側へ向け肩をわずかに内転する（図 3-116）。

固定　セラピストは肩甲骨と鎖骨を固定する。

運動　患者は肩を 90° まで屈曲し，わずかに肩関節を

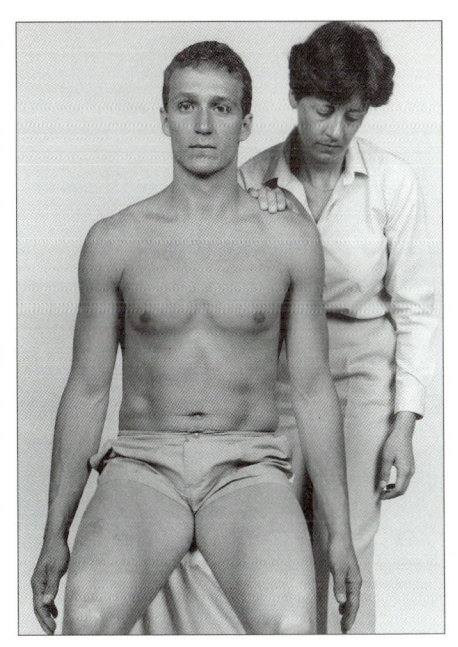

図 3-116　開始肢位：三角筋前部線維

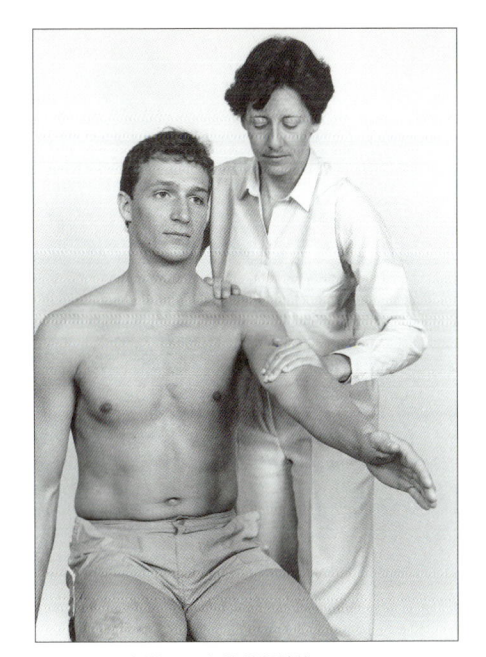

図 3-118　抵抗：三角筋前部線維

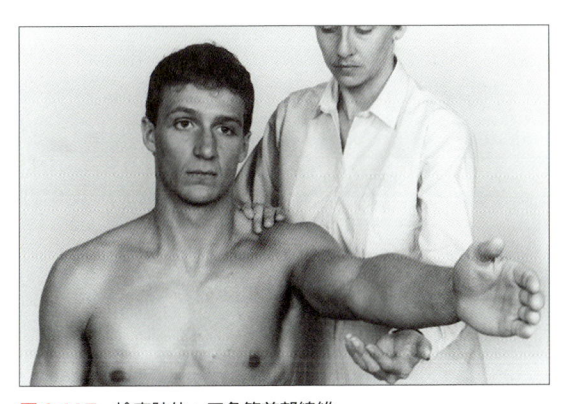

図 3-117　検査肢位：三角筋前部線維

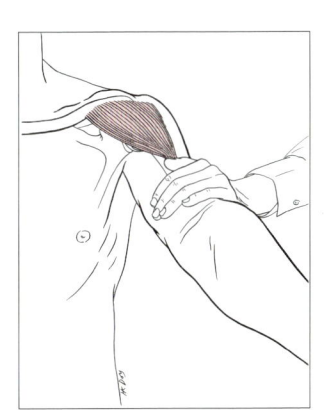

図 3-119　三角筋前部線維

内転および内旋する（図 3-117）。

触診　肩関節の前方表面で鎖骨の外側 3 分の 1。

抵抗の位置　肘関節の近位部で上腕の内前方に抵抗を加える（図 3-118，119）。

抵抗の方向　肩の伸展，わずかな外転と外旋。

重力を除いた肢位：三角筋前部線維

開始肢位　患者は非テスト側を台の上にして側臥位をとる。腕は体側におき，肩はわずかに外転し内外旋中間位をとる（図 3-120）。セラピストは，上肢の重量を補助する。

固定　セラピストは肩甲骨と鎖骨を固定する。

最終肢位　患者は肩を 90°まで屈曲し，わずかに肩関節を内転および内旋する（図 3-121）。

代償運動　肩甲骨の挙上と体幹伸展。

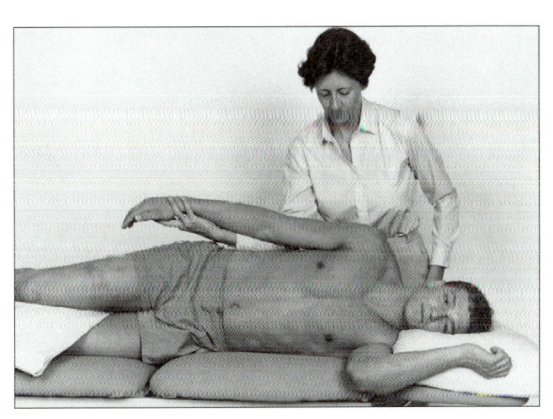

図 3-120　開始肢位：三角筋前部線維

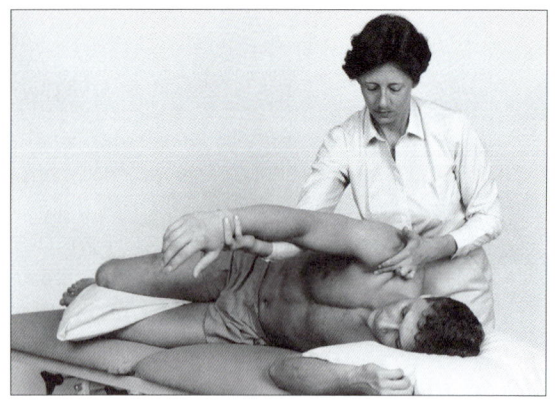

図 3-121　最終肢位：三角筋前部線維

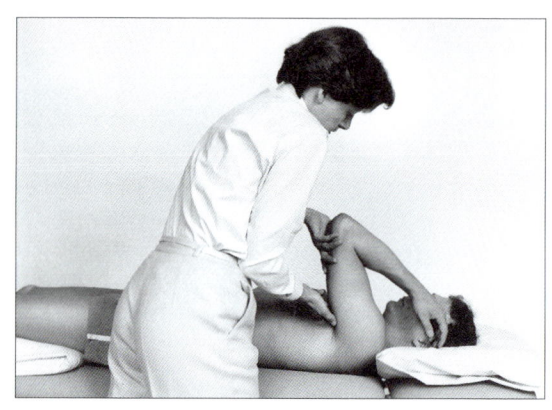

図 3-123　鑑別肢位：烏口腕筋

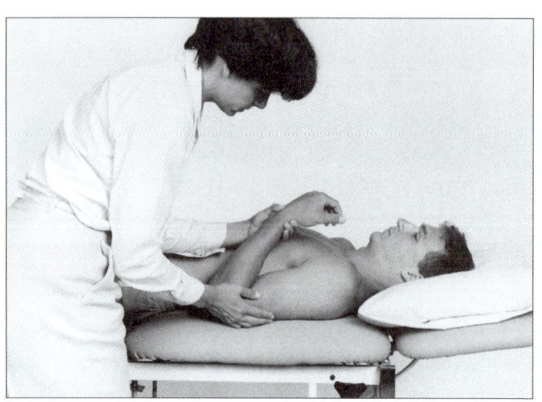

図 3-122　開始肢位：烏口腕筋

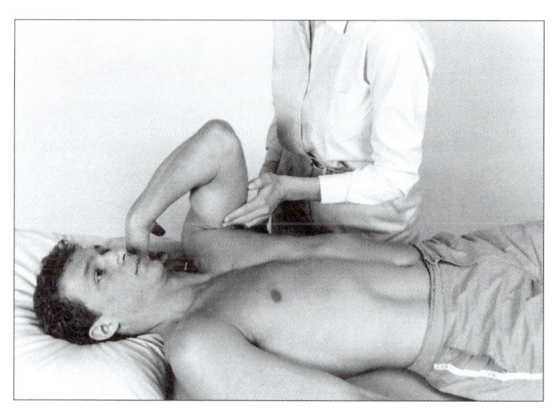

図 3-124　触診：烏口腕筋

肩の屈曲と内転

抗重力肢位：烏口腕筋

補助筋：三角筋前部線維，大胸筋鎖骨部線維，上腕二頭筋短頭。

開始肢位　患者は背臥位をとる。肩はわずかに外転および外旋し，肘は屈曲し，前腕は回外する（図 3-122）。

固定　体幹の重量で安定させる。

運動　患者は肩の外旋を保った状態で肩の屈曲および内転を行う（図 3-123）。

触診　上腕動脈の前面で，上腕の前内側表面近位 3 分の 1（図 3-124）。

代償運動　肩甲骨の挙上。

抵抗の位置　上腕の遠位部で前内側上に抵抗を加える（図 3-125，126）。

抵抗の方向　肩の外転，伸展。

重力を除いた肢位：烏口腕筋

開始肢位　患者は非テスト側を下にして側臥位をとる。腕は体側におき，肩はわずかに外転および外旋し，

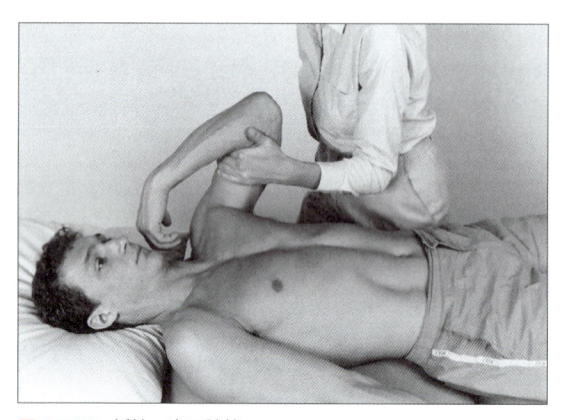

図 3-125　抵抗：烏口腕筋

肘は完全屈曲し前腕回外位をとる（図 3-127）。セラピストは上肢の重量を補助する。

固定　セラピストは肩甲骨を固定する。

最終肢位　患者は最終域まで肩を屈曲および内転する（図 3-128）。

代償運動　肩甲骨の挙上。

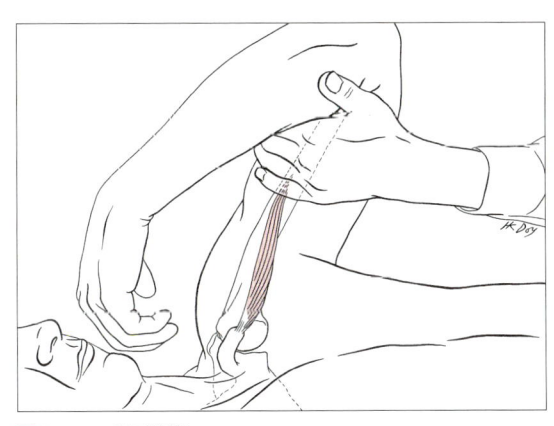

図 3-126　烏口腕筋

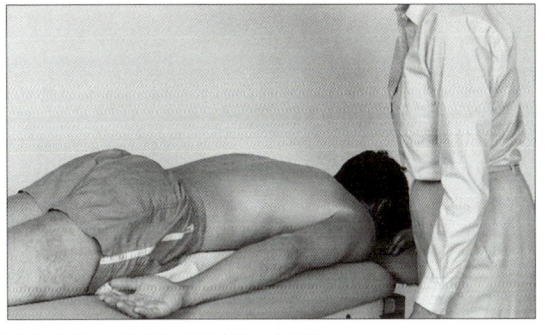

図 3-129　開始肢位：広背筋，大円筋

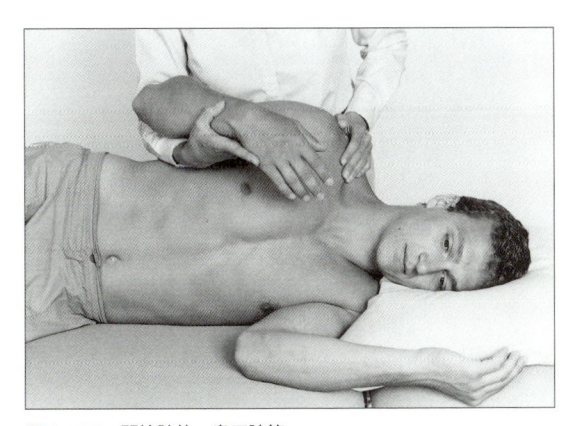

図 3-127　開始肢位：烏口腕筋

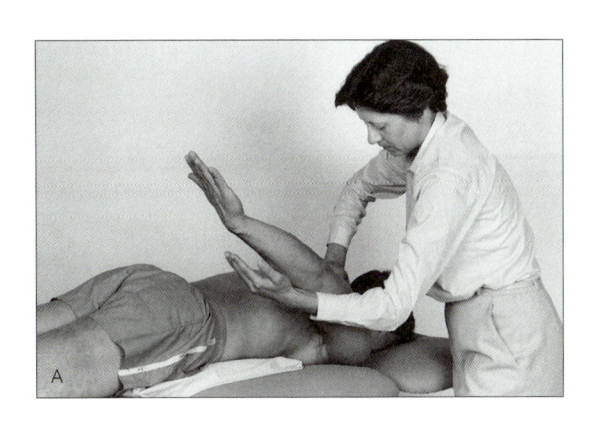

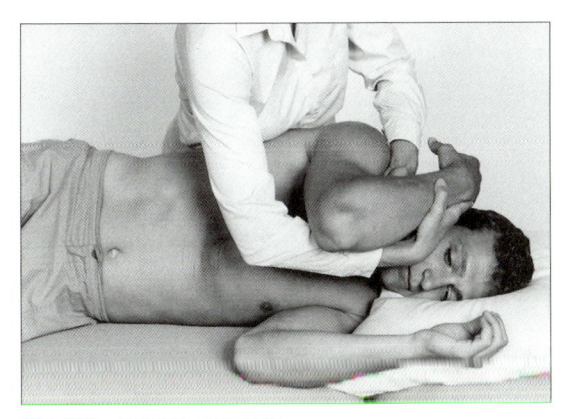

図 3-128　最終肢位：烏口腕筋

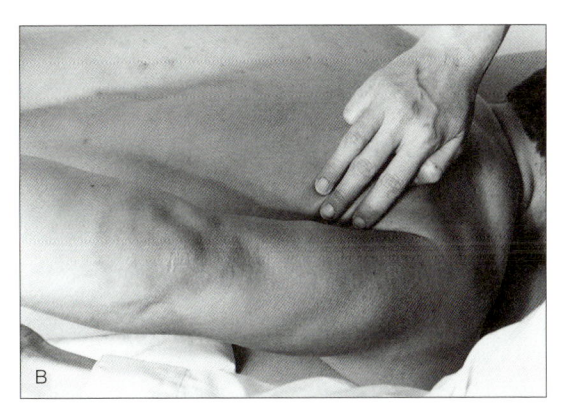

図 3-130　A. 検査肢位：広背筋，大円筋，B. 触診：広背筋

固定する。

運動　患者は最終域まで肩の内転を保った状態で伸展する（図 3-130A）。三角筋後部線維は肩伸展の全可動域を行う上で極めて重要である[24]。三角筋が麻痺している場合，肩の伸展の全可動域中 3 分の 1 が制限される。

触診　広背筋：肩甲骨下角の外側または腋窩の後方（図 3-130B）（大円筋の下方および外側に分かれる）。
大円筋：肩甲骨の外側縁側の腋窩後方。

代償運動　小円筋。

抵抗の位置　肘関節の近位で後方内側部に抵抗を加える（図 3-131，132）。

肩の伸展

抗重力位：広背筋と大円筋

補助筋：三角筋後部線維，上腕三頭筋，小円筋。

開始肢位　患者は台の縁に腹臥位になる。腕は体側におき，肩は内旋する。手掌は天井に向ける（図 3-129）。

固定　体幹の重量で安定させ，セラピストは肩甲骨を

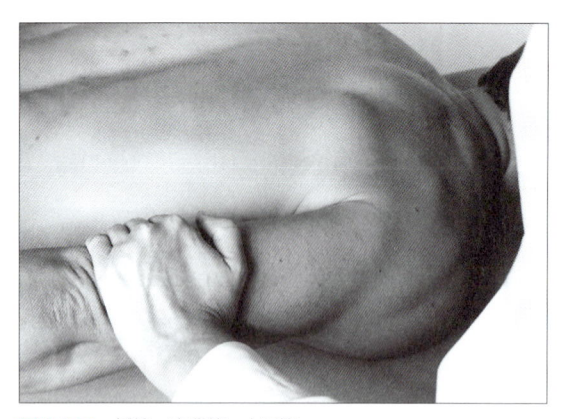

図 3-131　抵抗：広背筋，大円筋

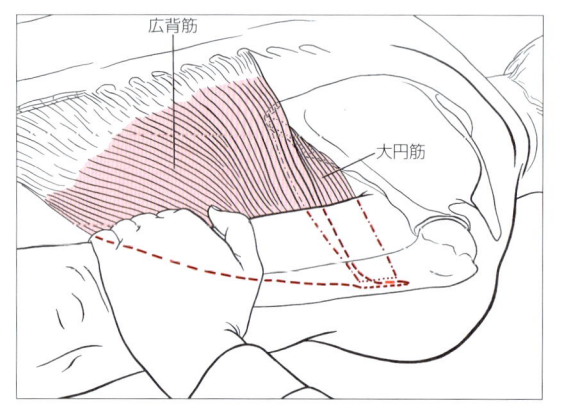

図 3-132　広背筋，大円筋

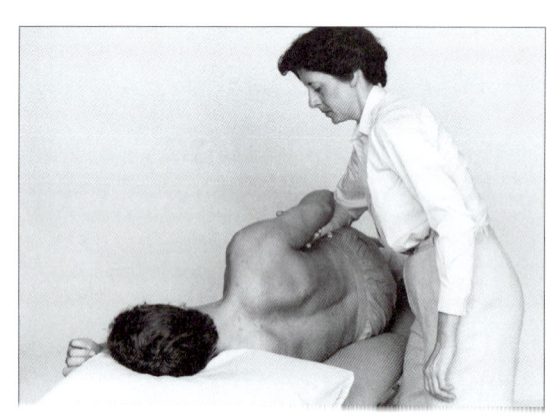

図 3-133　開始肢位：広背筋，大円筋

抵抗の方向　肩の屈曲，わずかな外転。

重力を除いた肢位：広背筋と大円筋

開始肢位　患者は非テスト側を下にして側臥位をとり，腕は体側におき，肩は内旋する。股関節と膝関節は屈曲する（図 3-133）。セラピストは上肢の重量を補助する。

固定　体幹の重量で安定させ，セラピストは肩甲骨を固定する。

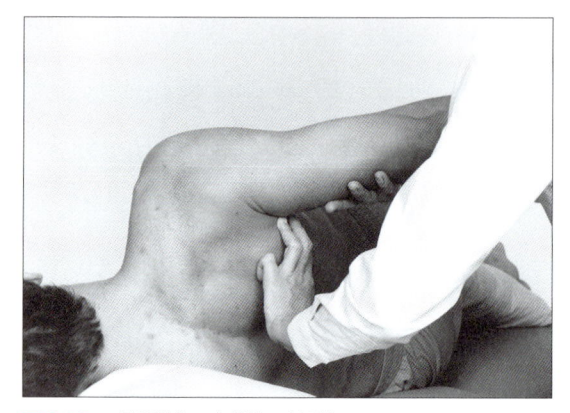

図 3-134　最終肢位：広背筋，大円筋

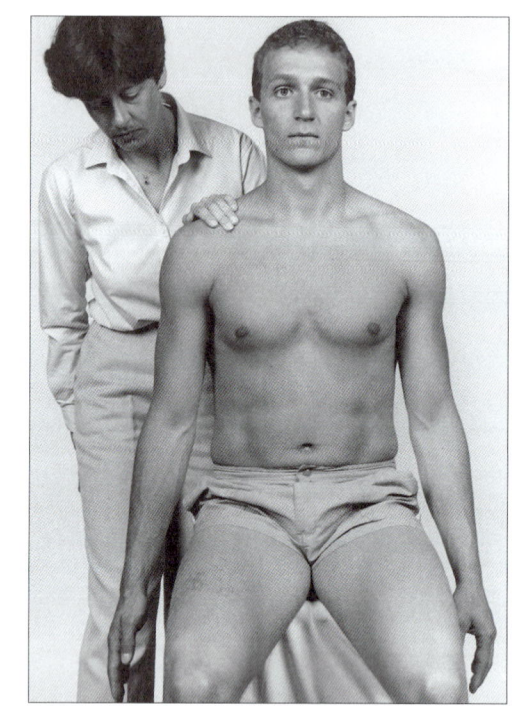

図 3-135　開始肢位：三角筋中部線維，棘上筋

最終肢位　患者は肩の外転を保った状態で肩を伸展する（図 3-134）。

代償運動　小円筋。

肩の外転 90°

抗重力位：三角筋中部線維と棘上筋

補助筋：なし。

開始肢位　患者は坐位をとる。テスト側の腕は体側において内外旋中間位をとり，肘は伸展する（図 3-135）。

固定　セラピストは肩甲骨を固定する。

3

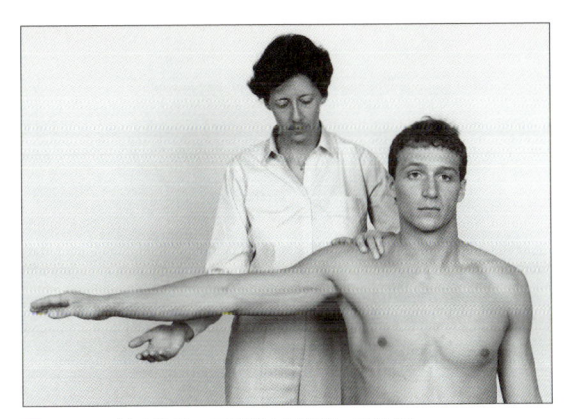

図 3-136 検査肢位：三角筋中部線維，棘上筋

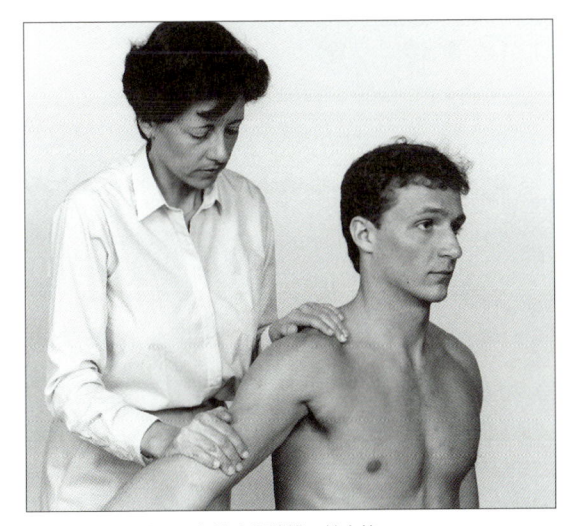

図 3-137 抵抗：三角筋中部線維，棘上筋

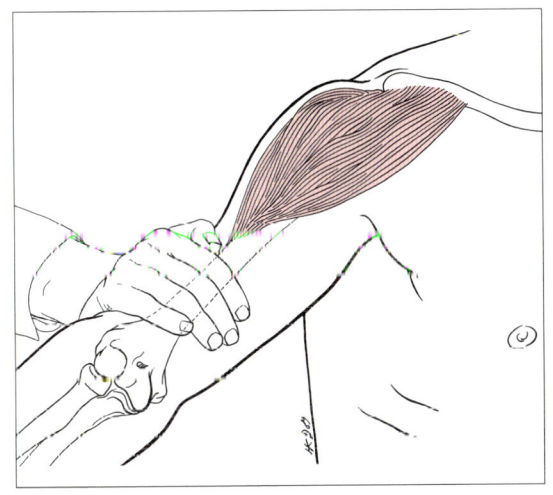

図 3-138 三角筋中部線維

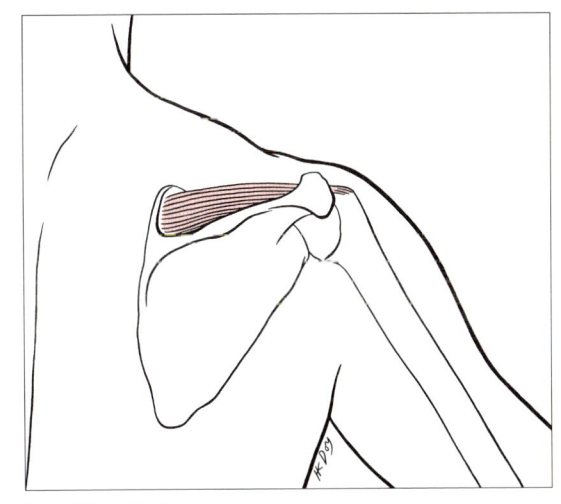

図 3-139 棘上筋

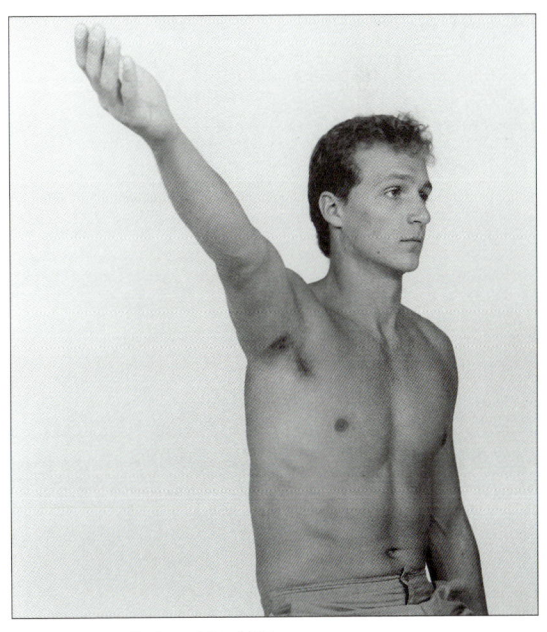

図 3-140 肩甲面での肩の外転

運動　患者は腕を 90°まで外転する（図 3-136）。

触診　三角筋中部線維：肩峰の先端の下。**棘上筋**：深部にあるため触診は難しい。

代償運動　僧帽筋上部線維（肩の挙上），上腕二頭筋長頭（肩の外旋），反対側または同側の体幹の側屈。

抵抗の位置　肘関節の近位部で上腕の外側上に抵抗を加える（図 3-137～139）。

抵抗の方向　肩の内転。

別法（図示なし）　このテストは肩甲面上で腕を外転して行ってもよい（図 3-140）。肩甲面は前額面から 30～45°前方である[3]。前額面または肩甲面の運動でテストを行っても，肩の外転筋力で違いがないように見

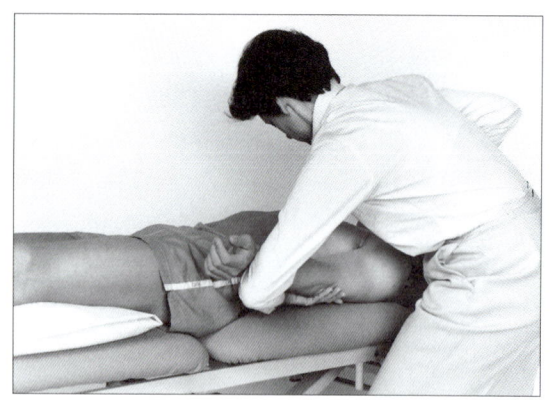

図 3-141　開始肢位：三角筋中部線維，棘上筋

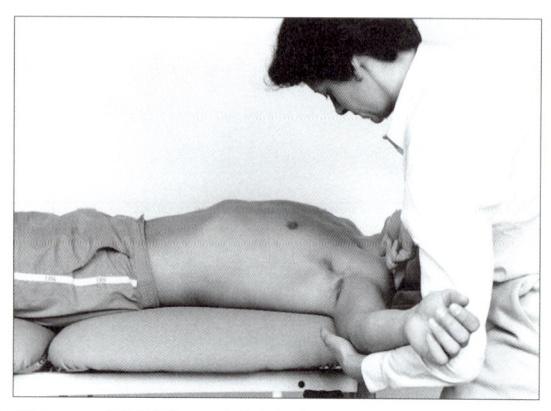

図 3-142　最終肢位：三角筋中部線維，棘上筋

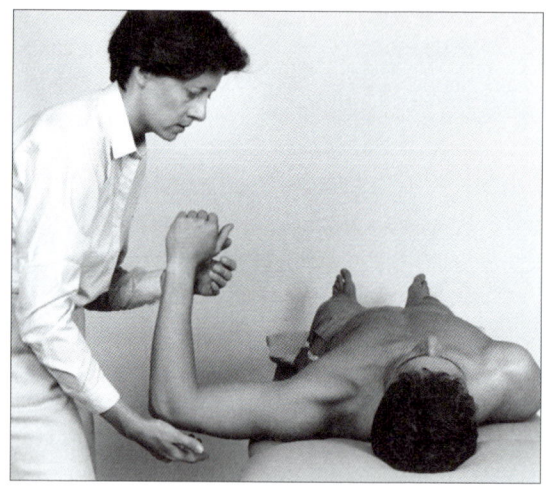

図 3-143　開始肢位：大胸筋

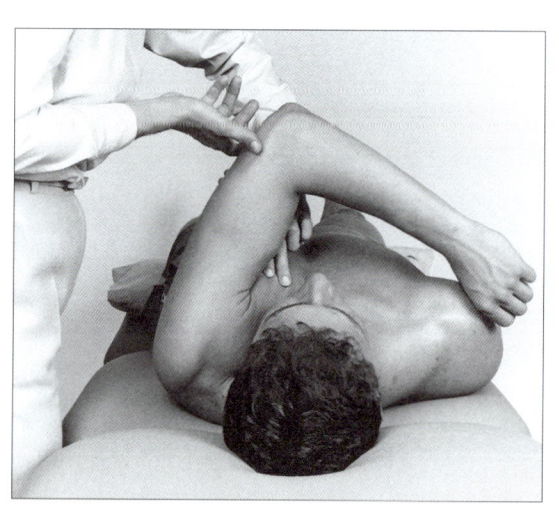

図 3-144　検査肢位：大胸筋

えるかもしれないが[25]，肩甲面での評価が望ましい。なぜならば，肩甲面での運動は，肩甲上腕関節の関節包内機構においてストレスが少ない機能的な運動である。この面で運動した場合は記録したほうがよい。

重力を除いた肢位：三角筋中部線維と棘上筋

開始肢位　患者は背臥位をとる。テスト側の腕は体側において内外旋中間位をとり，肘は伸展する（図 3-141）。セラピストは，上肢の重量を補助する。
固定　セラピストは肩甲骨を固定する。
最終肢位　患者は肩を 90° まで外転する（図 3-142）。
代償運動　僧帽筋上部線維（肩の挙上），上腕二頭筋長頭（肩の外旋），反対側または同側の体幹の側屈。

肩の内転

　この運動に関係する主な筋群は，下記の運動でテストされる。
大胸筋：肩の水平内転。
広背筋：肩の伸展。

大円筋：肩の伸展。
　肩の内転は仰臥位でテストする。従来の段階づけの方法はグレード 0～2 で用いられる。筋力がグレード 2 以上のテストの場合，セラピストは抗重力位のテストにおいて上肢の荷重と同等の抵抗を加える。

肩の水平内転

抗重力位：大胸筋（胸骨頭と鎖骨頭）
補助筋：三角筋前部線維。

開始肢位　患者は背臥位をとる。肩は 90° まで外転し，肘は 90° まで屈曲する（図 3-143）。
固定　体幹の重量で安定させ，セラピストは反対側の肩を固定し，体幹が持ち上がることを予防する。

3

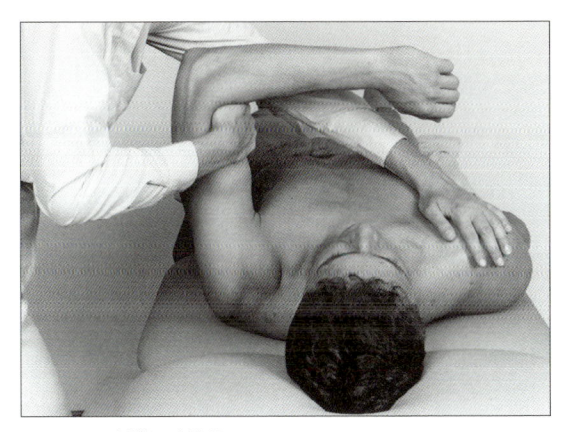

図 3-145　抵抗：大胸筋

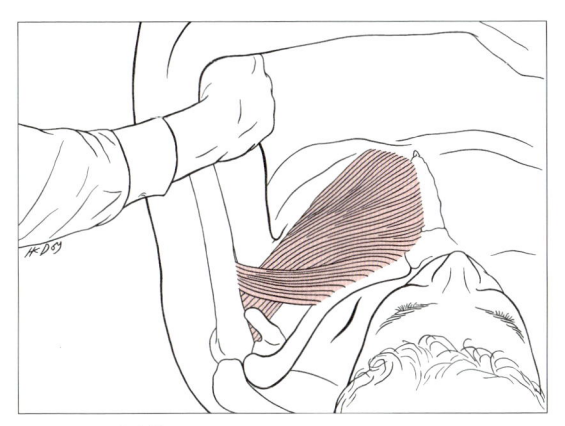

図 3-146　大胸筋

運動　患者は最終可動域まで肩を水平内転する（図3-144）。

触診　**大胸筋胸骨頭**：腋窩の前方。**大胸筋鎖骨頭**：鎖骨の内側前面の下方。

代償運動　体幹回旋。

抵抗の位置　肘関節の近位部で上腕の前面上に抵抗を加える（図 3-145，146）。

対抗の方向　肩の水平外転。

重力を除いた肢位：
大胸筋（胸骨頭と鎖骨頭）

開始肢位　患者は坐位をとる。肩は 90°まで外転，肘は 90°まで屈曲し，腕はセラピストが補助する（図3-147）。

固定　セラピストは手を肩の頂点において肩甲骨と体幹を固定する。

最終肢位　患者は最終可動域まで肩の水平内転を行う（図3-148）。

代償運動　反対側の体幹回旋。

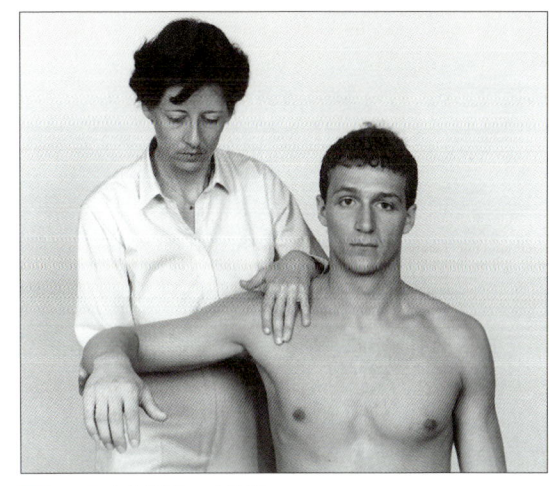

図 3-147　開始肢位：大胸筋

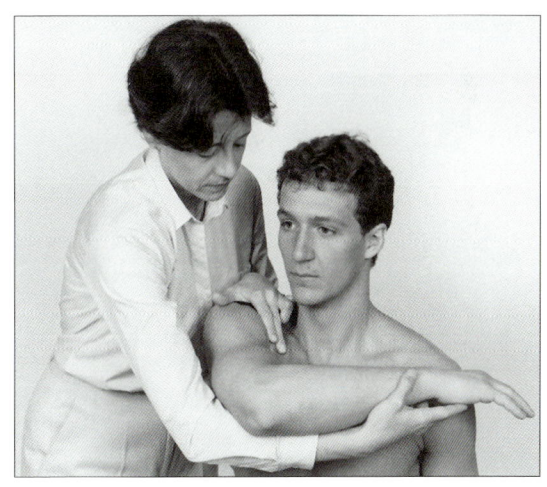

図 3-148　最終肢位：大胸筋

抗重力位：大胸筋鎖骨頭と
大胸筋胸骨頭の分離テスト

　大胸筋の両頭の筋力低下がテストによって認められた場合，両頭は神経支配が分かれているため胸骨頭と鎖骨頭を明確にさせるテスト（図示なし）を行うべきである。患者は両筋腹を分ける直線上に合わせて，上腕骨を位置させる。患者は背臥位で抗重力位をとる。グレード 0～2 において，セラピストは重力を除いたテストのため患者の上肢の重量を補助する。

鎖骨頭

開始肢位　肩を約 70～75°外転する。

運動　肩の内転，前方への屈曲，内旋（反対側の肩に向けて手を伸ばす）。

抵抗の位置　肘関節の近位部で，上腕の前内側上に抵抗を加える。

抵抗の方向　肩の外転，伸展，わずかな外旋。

代償運動　反対側の体幹回旋，烏口腕筋，上腕二頭筋短頭。

胸骨頭

開始肢位　肩を約135°外転する。

運動　肩の内転，伸展，内旋（反対側の殿部に向けて手を伸ばす）。

抵抗の位置　肘関節の近位部で，上腕の前内側上に抵抗を加える。

抵抗の方向　肩の外転，屈曲，わずかな外旋。

代償運動　広背筋，大円筋，反対側の体幹回旋。

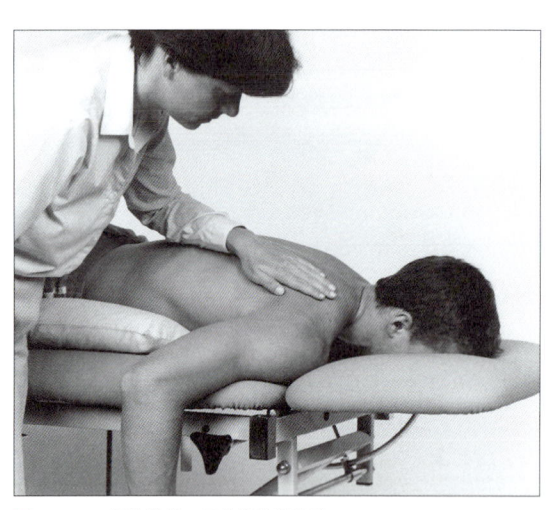

図 3-149　開始肢位：三角筋後部線維

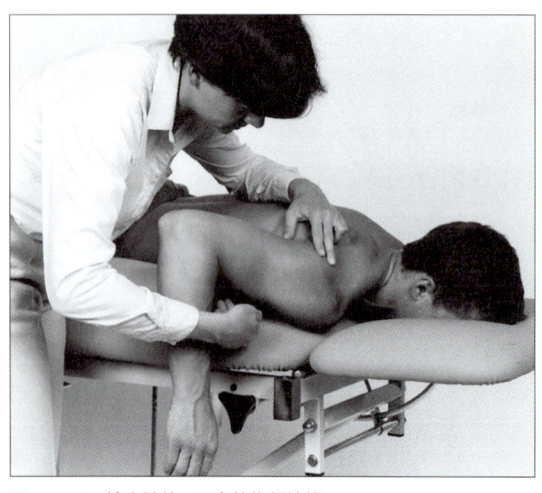

図 3-150　検査肢位：三角筋後部線維

肩の水平外転

抗重力位：三角筋後部線維

補助筋：棘下筋，小円筋。

開始肢位　患者は腹臥位をとる。肩は約75°外転，肘は90°屈曲し，前腕は台から垂直に下ろす（図3-149）。

固定　セラピストは肩甲骨を固定する。

運動　患者は肩の水平外転とわずかに外旋する（図3-150）。

触診　肩甲棘の外側表面の下方。

代償運動　菱形筋群，僧帽筋中部線維，同側の体幹回旋。

抵抗の位置　肘関節近位部で上腕の後外側上に抵抗を加える（図3-151，152）。

抵抗の方向　肩の水平内転，わずかな内旋。

重力を除いた肢位：三角筋後部線維

開始肢位　患者は坐位をとる。肩は約75°まで外転する（図3-153）。上肢はセラピストが補助する。

固定　セラピストは肩甲骨を固定する。

最終肢位　患者は肩の水平外転とわずかに外旋する

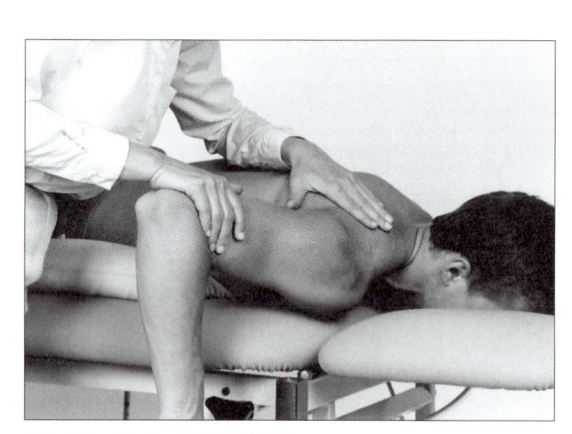

図 3-151　抵抗：三角筋後部線維

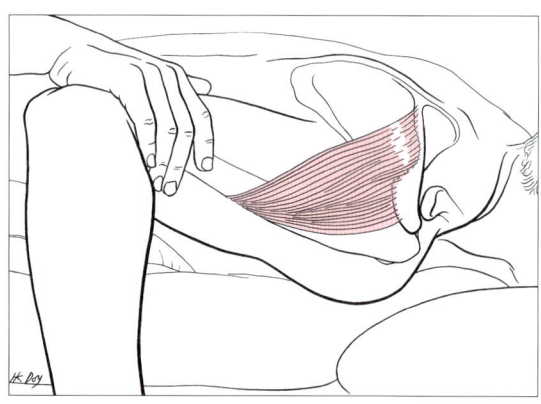

図 3-152　三角筋後部線維

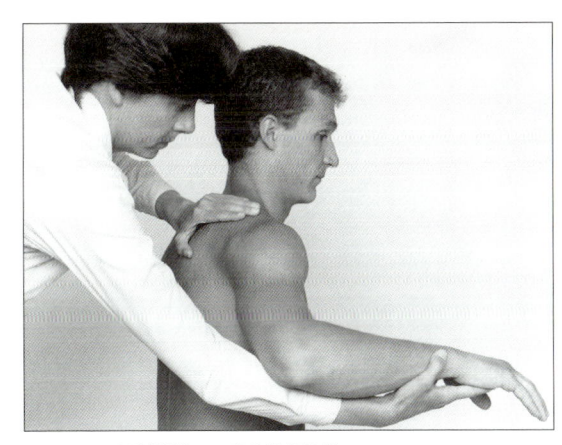

図 3-153　開始肢位：三角筋後部線維

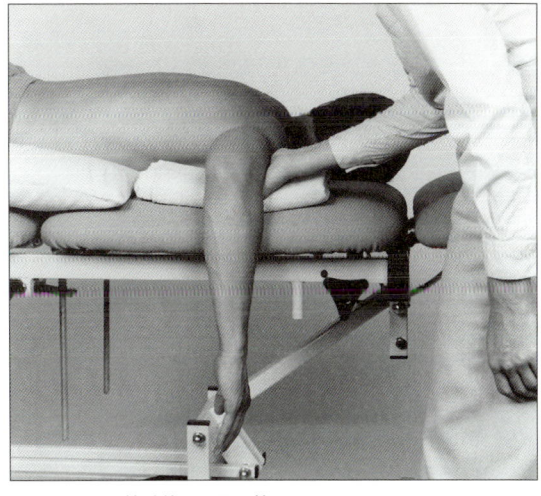

図 3-155　開始肢位：肩甲下筋

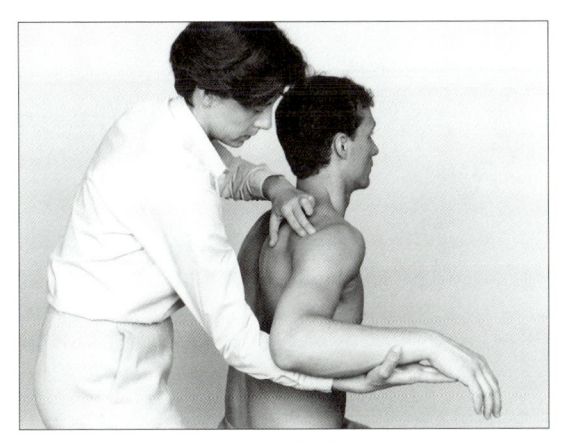

図 3-154　最終肢位：三角筋後部線維

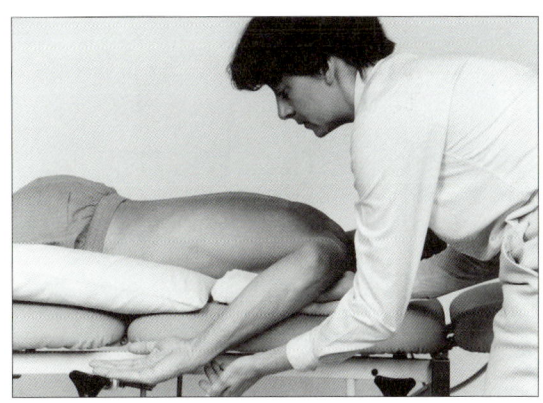

図 3-156　検査肢位：肩甲下筋

（図 3-154）。

代償運動　菱形筋群，僧帽筋中部線維，同側の体幹回旋。

肩の内旋

抗重力位：肩甲下筋

補助筋：大円筋，大胸筋，広背筋，三角筋前部線維。
開始肢位　患者は腹臥位をとる。肩は 90° まで外転，肘は 90° まで屈曲し，肘の近位部の前腕は台の上におく（図 3-155）。
固定　セラピストは肩が内転しないように上腕骨を固定する。
運動　患者は手掌を天井に向けるように肩を内旋する（図 3-156）。
触診　深部にあるため触診は難しい。
代償運動　上腕三頭筋（肘伸展），小円筋（肩甲骨の前方牽引）。
別法　患者に肩甲上腕関節の後方脱臼の既往がある，

または腹臥位や 90° までの外転や重力を除いた坐位での肢位が取れないなどがある場合（図 3-158），セラピストは抗重力位で上肢の重さと同等の抵抗を加える。
抵抗の位置　手関節の近位部上方（図 3-157〜159）に抵抗を加える。肩や肘に抵抗を加える場合，慎重に運動を行わなければならない。
抵抗の方向　肩の外旋。

重力を除いた肢位：肩甲下筋

開始肢位　患者は坐位をとる。肩は内外旋中間位でわずかに外転し，肘は 90° 屈曲した上で前腕は中間位をとる（図 3-160）。
固定　セラピストは肩の外転を防ぐために上腕を固定する。
最終肢位　患者は手掌を腹部に向けて肩を内旋回する（図 3-161）。
代償運動　上腕三頭筋（肘の伸展），肩の外転，前腕の回内。
肩甲下筋の別法　患者はこのテスト肢位において肩

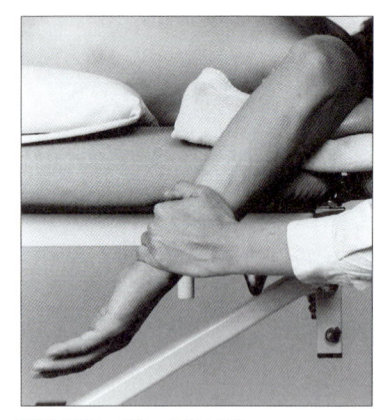

図 3-157　抵抗：肩甲下筋

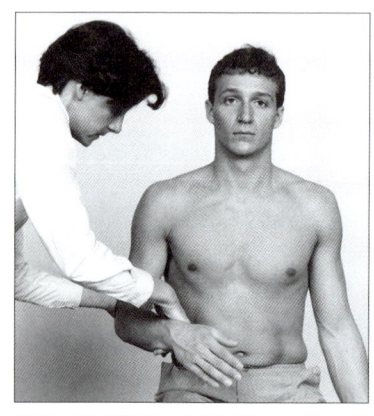

図 3-158　別肢位：肩甲下筋

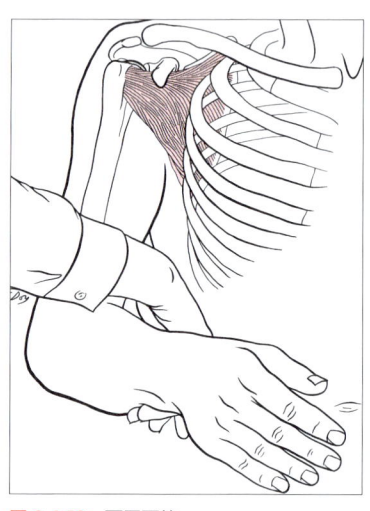

図 3-159　肩甲下筋

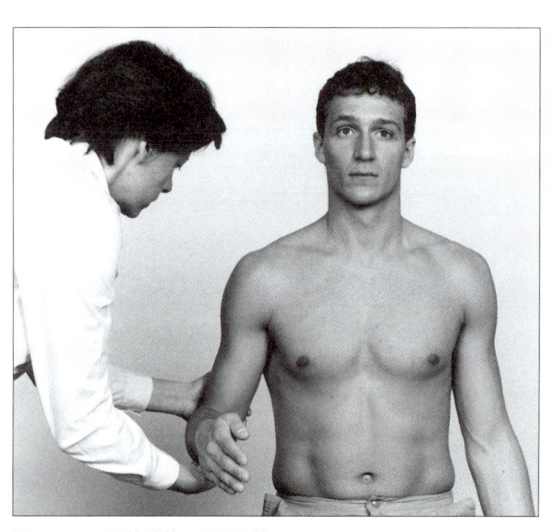

図 3-160　開始肢位：肩甲下筋

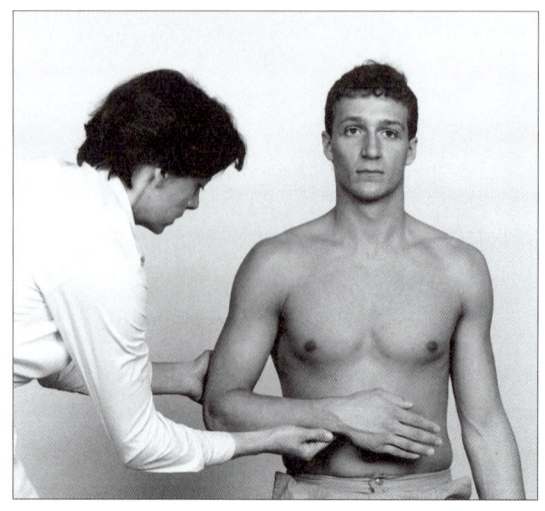

図 3-161　最終肢位：肩甲下筋

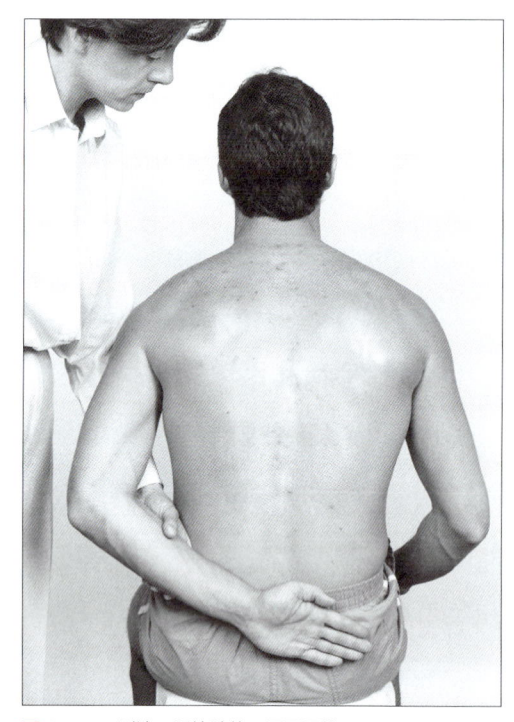

図 3-162　別法の開始肢位：肩甲下筋

の内旋の全可動域を行わなければならない。このテストは肩甲下筋を最大限に活動させ，補助筋（広背筋，大胸筋[26,27]，大円筋[27]）の活動を最低限にする。

開始肢位　患者は坐位をとる。肩を内旋し，腰部中央上に手背をおく（図 3-162）。

固定　セラピストは患者に体幹前傾や同側の体幹回旋をしないように指示する。

最終肢位（図示なし）　患者は手を背部から離す。

触診　深部にあるため触診は難しい。

代償運動　同側の体幹回旋，または体幹前傾，および

3

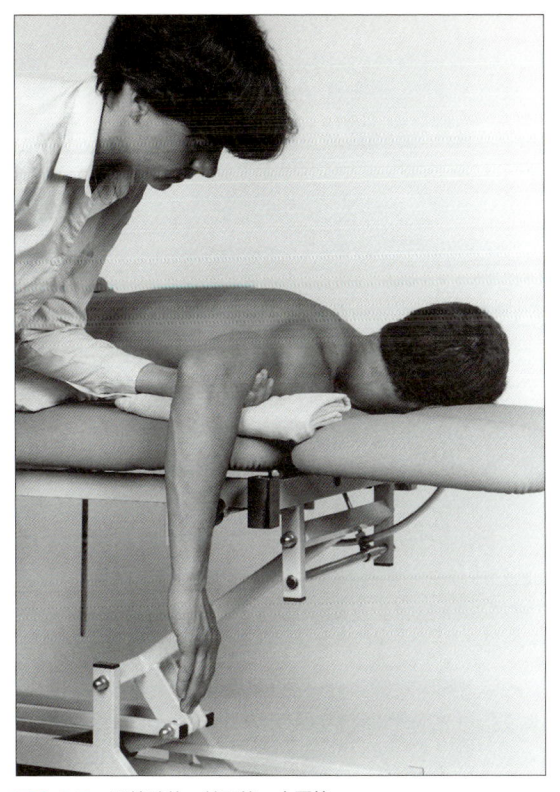

図 3-163　開始肢位：棘下筋，小円筋

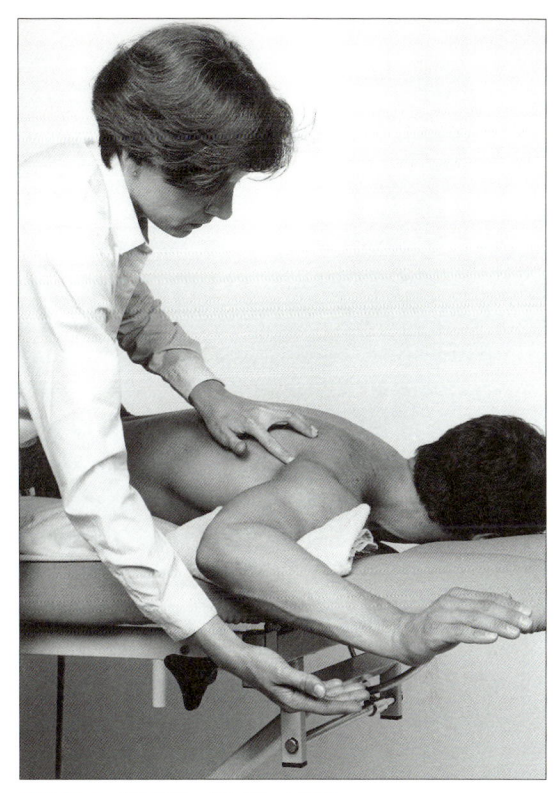

図 3-164　検査肢位：棘下筋，小円筋

肩甲骨前傾，後退，内旋，挙上。

抵抗の位置（図示なし）　手関節近位部の上に抵抗を加える。肩や肘に抵抗を加える場合，慎重に運動を行わなければならない。

抵抗の方向　肩の外旋。等尺性テストが望ましい。

肩の外旋

抗重力位：棘下筋，小円筋

補助筋：三角筋後部線維。

開始肢位　患者は腹臥位をとる。肩は 90°まで外転，肘は 90°まで屈曲し，肘の近位部の前腕は台の上におく（図 3-163）。

固定　セラピストは肩が内転しないように上腕骨を固定する。

運動　患者は手骨を天井に向けるように肩を外旋する（図 3-164）。

触診　肩甲下筋：肩甲骨下角部で肩甲骨体部の上。小円筋：触診できない。

代償運動　上腕三頭筋（肘伸展），僧帽筋下部線維（肩甲骨の下制）。

別法　患者に肩甲上腕関節の前方脱臼の既往がある，または腹臥位や 90°までの外転や重力を除いた坐位で

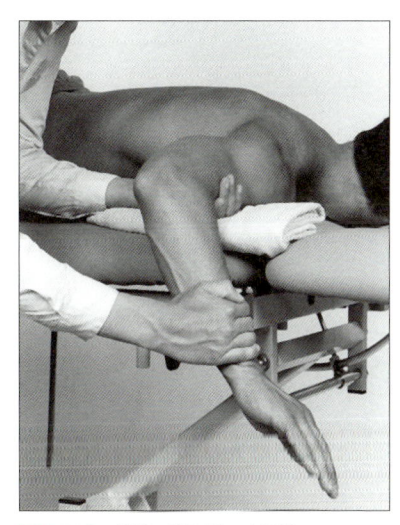

図 3-165　抵抗：棘下筋，小円筋

の肢位が取れないなどがある場合，セラピストは重力を除いた肢位で持ち上げる（図 3-166）。

抵抗の位置　手関節近位部で前腕の後方面（図 3-165～167）。肩や肘に抵抗を加える場合，慎重に運動を行わなければならない。

抵抗の方向　肩の内旋。

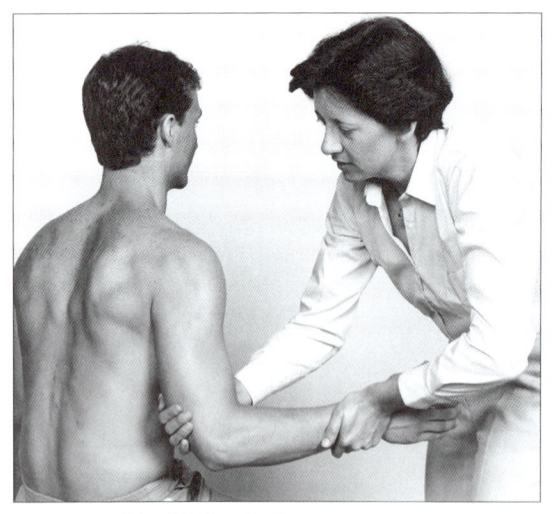

図 3-166　別法：棘下筋，小円筋

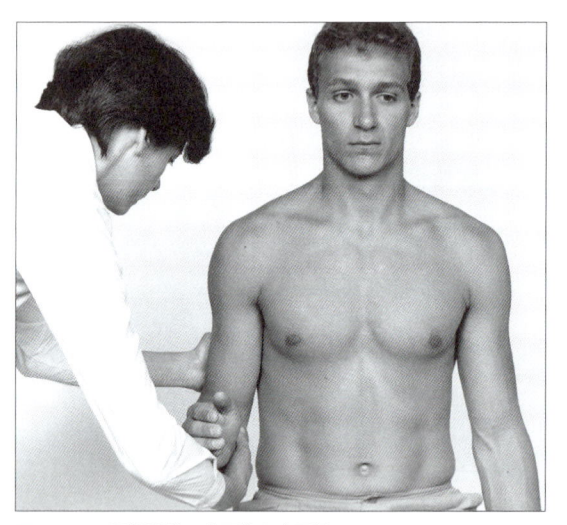

図 3-168　開始肢位：棘下筋と小円筋

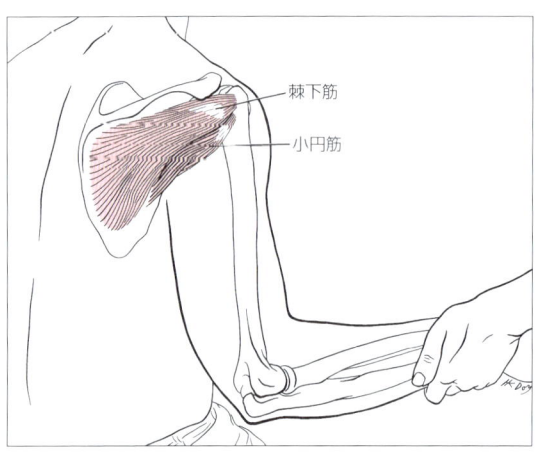

図 3-167　棘下筋，小円筋

棘下筋
小円筋

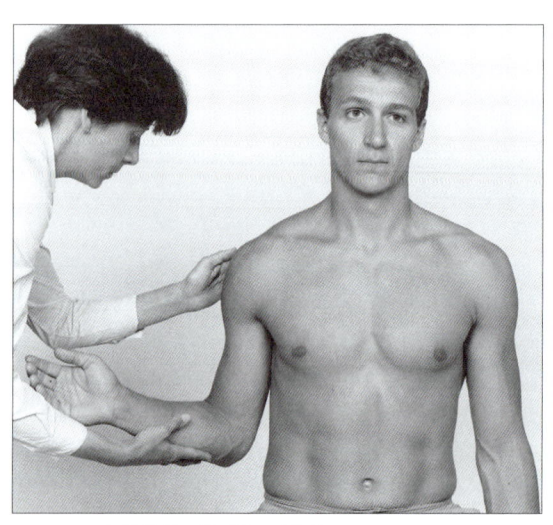

図 3-169　最終肢位：棘下筋と小円筋

重力を除いた肢位：棘下筋と小円筋

開始肢位　患者は坐位をとる。腕は体側におき，肩は内転し内外旋中間位で，肘は 90°まで屈曲し，前腕は中間位をとる（図 3-168）。

固定　セラピストは上腕を固定する。

最終肢位　患者は手を身体から離すように肩を外旋する（図 3-169）。

代償運動　上腕三頭筋（肘伸展），僧帽筋下部線維（肩甲骨の下制），および前腕の回外。

機能的な適用

関節機能

　肩複合体の機能は，手が目的とする機能を果たすた

めに腕を動かすことや位置させるためにある。肩複合体はいくつかの関節によって私たちの身体の中で最も可動性のある複合関節である。この可動性のために固定性は犠牲になる[8,28-32]。

可動域の機能

　肩甲上腕関節は外転と内転，屈曲と伸展，内旋と外旋が起きる。肩甲上腕関節によって生じる運動は，肩甲骨や鎖骨，体幹の関節可動域に付随して起こる。これらの運動は肩関節の機能的な可動性を広げ，これらの寄与がなければ上肢の運動は厳しく制限される[29,31,32]。肩複合体の機能的な運動は，肩複合体を構成している関節と体幹の運動の相互依存によって作用している。

表 3-5　選択した機能的な活動[33]のために必要とされる肩の水平内転・外転と他の肩の ROM[*]

活動	水平内転 ROM（角度）[†]	他の肩の ROM（角度）	
腋を洗う	104 ± 12	屈曲	52 ± 14
食事をする	87 ± 29	屈曲	52 ± 8
髪をとかす	54 ± 27	外転	112 ± 10
	水平外転 ROM（角度）[†]		
最大限まで背中に手を伸ばす	69 ± 11	伸展	56 ± 13
会陰部に手を伸ばす	86 ± 13	伸展	38 ± 10

[*]健常者 8 名の値，平均±標準偏差
[†]水平内転と水平外転の角度は肩外転 90°を開始肢位 0°とする（図 3-51 参照）。

頭部に向けて腕を挙上する

肩を 170°と 180°の間に挙上する機能的な運動は，矢状面での前方屈曲や前額面での外転を通して到達する。前額面上 30〜45°前傾した肩甲骨の位置[3]によって起きる多くの日常生活活動は，肩甲面で行われる。肩甲面は肩の斜めの挙上運動に関係する（図 3-5）。**肩甲骨面挙上**[4]は前額面と矢状面の間で行う。この面での運動は，手で作業をするために必要な動作を行うために用いられる（表 3-5）。

肩を屈曲や外転によって 180°まで挙上するための肩甲上腕関節の運動は，胸鎖関節や肩鎖関節，肩甲胸郭関節の運動に付随して起こる。脊椎の運動による体幹の伸展や反対側の側屈を伴うことによって最終可動域に達することができる[3,5,28]。肩複合体の全機能は，上肢の大きな運動や滑らかな運動を調整する。このような肩甲胸郭および肩甲上腕運動によって調整された運動を"肩甲上腕リズム"という[3,8,28,30]。

頭部に向けて上腕を挙上することに関与するすべての関節は，それぞれ異なった働きをする。これは，挙上する面や，挙上の仕方，上肢の抵抗，解剖学的な差異などによって起こる[32]。一般的に挙上時の肩甲上腕運動や肩甲骨運動における角度の変化で認められ，肩甲骨の運動 1°ごとに肩甲上腕運動 2°ずつ，1：2 の比率で起こる[8,30,31,34]。肩甲上腕リズムは，屈曲や外転のために挙上する際に特徴的に認められる。肩甲上腕リズムは，肩複合体の関節可動域の限界を知る上で必要不可欠なものである。

肩甲上腕リズム

矢状面における肩屈曲の最初の 60°や前額面における外転の最初の 30°は，肩甲上腕リズムで行ってはいない。この運動中は，肩甲骨は上腕骨に固定されている[34-36]。この相では，わずかな内側（下方）または外側（上方）回旋について肩甲骨を固定したままで行う[34]（図 3-170）。この相の運動は，肩甲上腕関節が

主に寄与する。この相での肩の挙上はスプーンやフォークを使う際やカップを用いて飲む動作で行われる。これらの活動は肩屈曲 5〜45°および肩外転 5〜30°の間で行われる[37]。

この相に引き続いて，肩甲上腕リズムを用いて 170°までの運動を行う（図 3-171）。外転 30°や屈曲 60°から外転および屈曲 170°間では，15°ごとに 10°の肩甲上腕関節の運動と 5°の肩甲胸郭関節の運動を行う。この相における肩甲骨の主な運動は，外側（上方）回旋運動に付随して起きる肩甲骨の後傾（矢状面）や肩甲面での上腕の挙上の増加による後方回旋（横断面）などである[38]。

170°までの外転は通常の肩甲上腕リズムや上腕骨の完全挙上時の外旋によって起きる。90°まで外転するとき，上腕骨の大結節が烏口肩甲弓や関節窩に接触するため全可動域までの挙上はできない[5,36,39]。上腕骨が外旋（約 25〜50°）すると大結節が後方に位置し，肩甲上腕弓下を自由に動くことができるようになる。肩の屈曲による挙上は，肩甲上腕リズムと上腕骨の内旋によって起きる。

最終域での挙上は，反対側への体幹の側屈と伸展によって起きる（図 3-172）。そのため，肩複合体の複数の関節の運動が制限されると，手の機能的な運動や肢位などが制限される可能性がある。

肩伸展

肩伸展 60°は主に肩甲上腕関節によって起きる[39]。このような機能的な活動において，伸展は内転や内側（下方）回旋に付随して起きる（図 3-173）。この運動では，肩甲上腕リズムは認めない。

肩伸展の 43〜69°は背中に向けて最大限に手を伸ばした場合に起き[33]（ブラジャーをつけるときがそれにあたる。図 3-174 参照），28°から 48°までの肩伸展はトイレ動作時に会陰部に手を当てる際に行う。

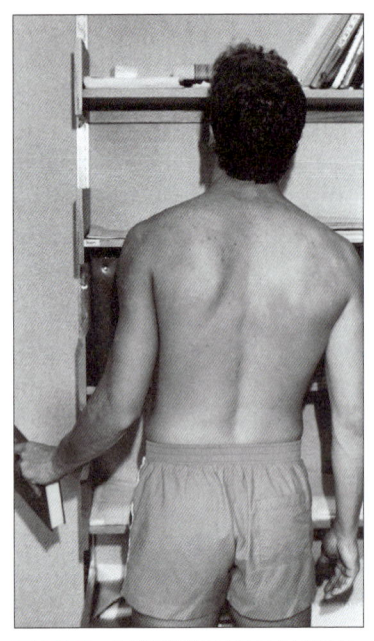

図 3-170　上腕の外転による挙上に向けた肩甲骨の相。肩甲骨は固定されたままである

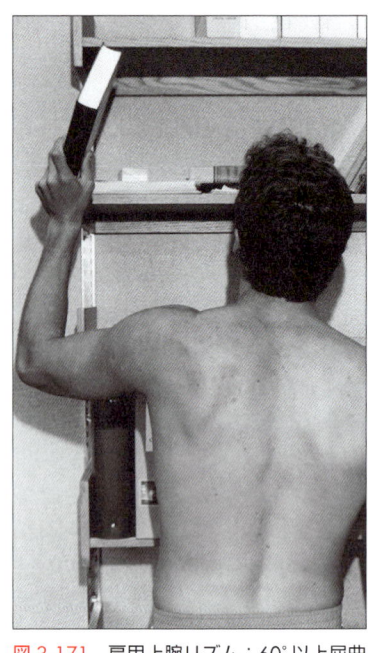

図 3-171　肩甲上腕リズム：60° 以上屈曲や 30° 以上の外転による挙上，肩甲骨の外転と外側（上方）回旋

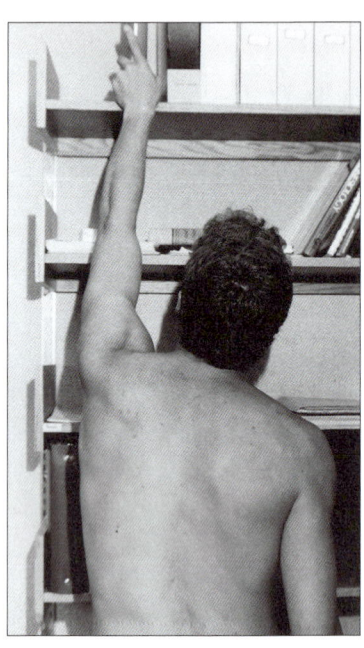

図 3-172　外転を伴う全挙上：反対側の体幹の側屈により全可動域に達する

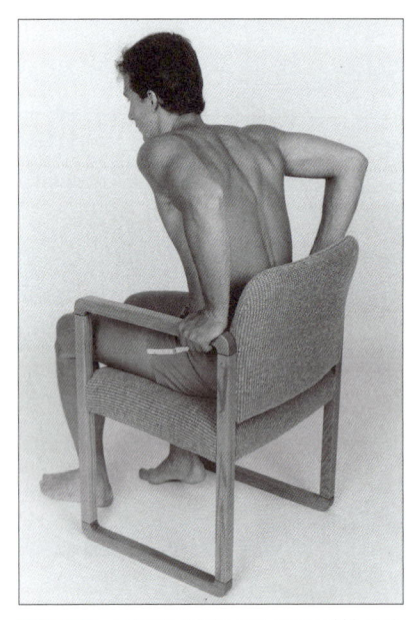

図 3-173　肩伸展に付随して起こる肩外転と内側（下方）回旋

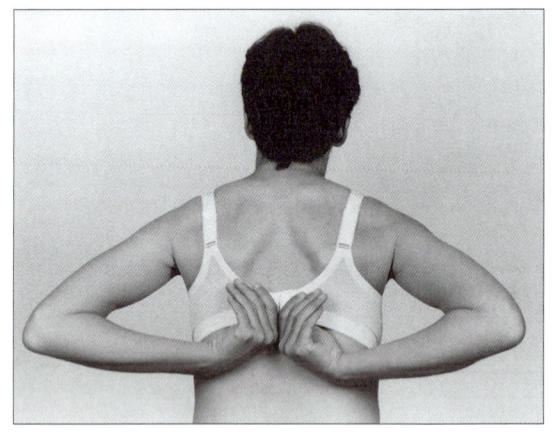

図 3-174　肩の機能的な伸展と内旋

内転や水平外転のような前額面で行う運動である。表 3-5 に示す日常生活活動作における関節可動域は，上腕を身体の前面（水平内転）または後面（水平外転）へ動かす際に必要な肩の他の運動方向の可動域を示している

水平内転と外転

　水平内転や外転の運動は，肩の高さで腋窩や背中を洗うような動作のときに起きる上腕の運動であり（図 3-175），黒板に文字を書く（図 3-176），窓を水平に開け閉めする動作などがある。横断面における水平内転と水平外転の運動に関わらず，多くの日常生活活動作は肩の高さの運動によって行われる。これらは水平

内旋と外旋

　内旋と外旋の運動は，上腕の位置によって変わる。上腕が体側にあるとき，内旋または外旋どちらの場合でも平均 68° 程度の角度に位置し，一方で上腕が外転 90° のときは内旋 70° または外旋 90° になる[11]。完全な外旋は，ブラシで髪をとかす（図 3-177），またはネックレスを留めるような手を首の後ろに回すような動作

で起こる。

　肩の内旋はシャツのボタンを留めるために必要である。5～25°の肩内旋はスプーンやフォークを使う，またはカップから飲むときに起こる[37]。肩甲上腕関節の完全内旋は，背中のポケットに手を入れる，トイレで拭く動作，シャツをしまう動作やブラジャーをホックで留める（図 3-174 参照）動作などで起こる。Mallonら[41]は，腕を背中にまわす運動は，肩複合体と肘の運動で起きると分析している。この分析では肩甲骨と肩甲上腕関節の間でこれらの運動が起きることを示した。関節運動が起きるときに同側の殿部近くや体の前方に手をおくような動作は，主に肩甲上腕関節の内旋運動で起こる。このような腰に手を向けるような動作は，肩鎖関節や肩甲上腕関節の内旋角度を増大させる。肘関節は屈曲し，胸郭レベルの高さにして運動を行う。

　肩の回旋運動は，前腕の回旋運動と機能的に関連して起きる[28]。上腕が体側面から離れるような手掌を床または天井のどちらかに向ける動作は，両関節の回旋が関係する。肩の内旋は前腕の回内と関係しており，多くの活動で両運動は同時に起き，回内運動は肩の内旋で増大する（図 3-178）。肩の外旋は肘を伸展しているとき，前腕の回外と機能的につながって起きる。例えば，電球を天井にはめ込む動作や腕を伸ばした状態でボーリングのボールを離す動作，靴の中に足を入れる動作などが挙げられる（図 3-179）。

筋の機能

肩の挙上

　上腕の挙上による動作は，関節の自由な運動が行えるように筋力や筋機能によって肩甲帯の運動をコント

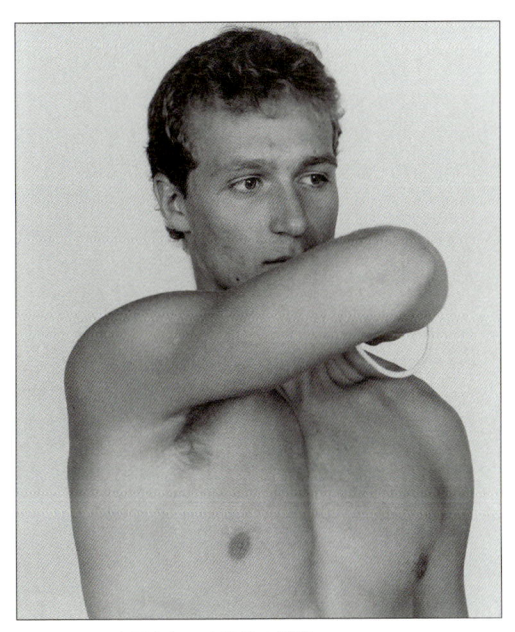

図 3-175　水平内転—大胸筋の機能

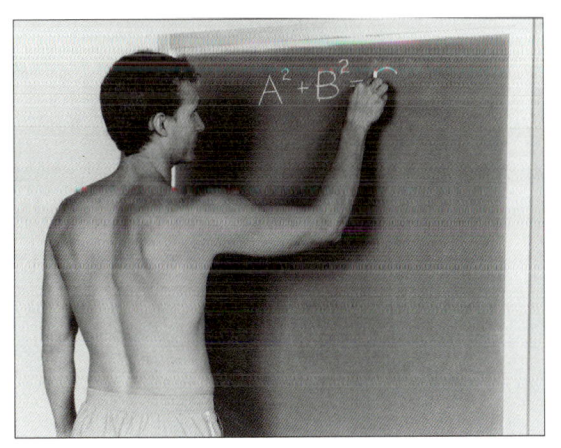

図 3-176　水平外転

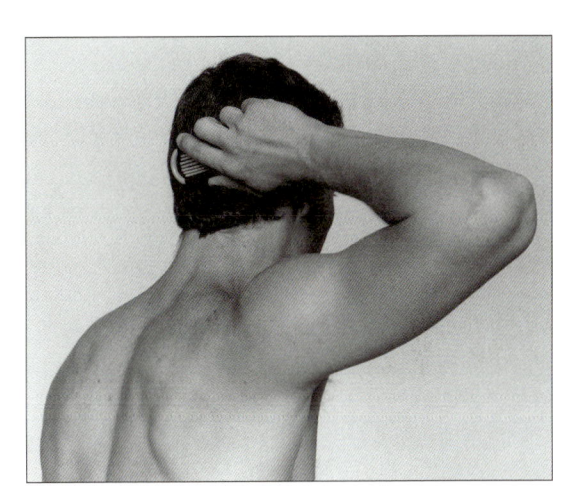

図 3-177　全肩外旋

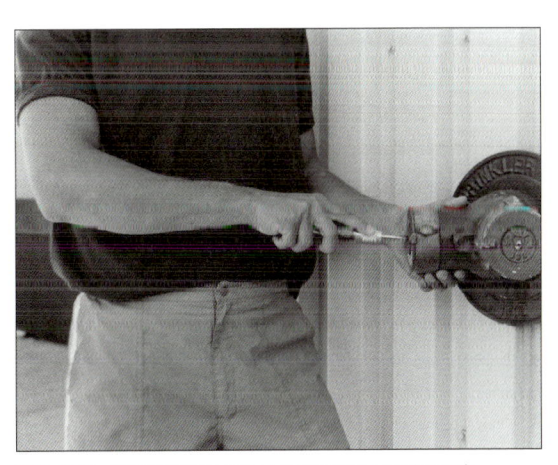

図 3-178　機能的な組み合わせ：肩の内旋と前腕の回内

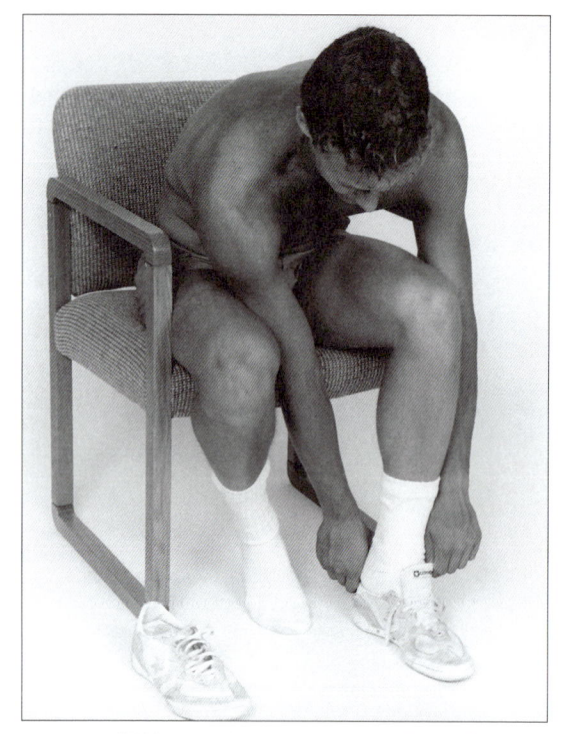

図 3-179　機能的な組み合わせ：肩の外旋と前腕の回外

第 2 の筋群は関節窩で上腕骨を固定させる。肩甲上腕関節は静的な固定性はないため，動的な安定性によって固定性は保たれる[45]。これらの筋による運動や固定性は，挙上運動中における特定の筋の活動によって成り立ち，機能的に重要である。全可動域の運動中，上腕骨頭は肩甲下筋，棘上筋，棘下筋，小円筋の上部半分[45,46]および上腕二頭筋長頭の活動によって，関節窩に固定される。筋電図の研究では，Saha[45]は，外転時において肩甲下筋と棘下筋は 0〜150° で作用し，それ以上の角度では棘下筋が主に安定性に作用する。棘上筋はペンダント肢位で関節の安定性に作用する。

第 3 の筋群は上腕骨を垂直面および前額面で動かす。これらの筋群は 0〜180° の運動中に活動する。これらの筋群は肩の屈筋と外転筋を含み肩甲骨や上腕骨の遠位部に直接付着する。三角筋中部線維と棘上筋は上腕骨を外転して挙上する。三角筋前部線維と大胸筋の鎖骨部と烏口腕筋は上腕骨を屈曲して挙上する。

上腕を屈曲または外転するためにこれらの筋群が収縮しながら，回旋腱板の筋群は上腕骨の外転や屈曲運動での支点や“固定点”をつくることによって，上腕骨頭を関節窩に固定あるいは動的に安定させる。この安定性は，肩の挙上中に外転筋や屈筋の収縮によって上腕骨の不必要な動きを起こさないように防止をする役割もある。

4 つ目のグループの目的は，上腕骨を外側や内側に回旋させることである。外転による挙上は上腕骨の外旋も付随して起こる[5,28,36,39]。三角筋前部線維の機能は上腕骨を内側に回旋させ[48]，屈曲は内旋も伴って起こる[40]。

肩の挙上の機能は，目的とする動作を行うための空間ができるように腕を動かすことやその肢位を取らせるためにある。手を動かす位置によっては挙上させる肩甲帯の筋群の働きをさらに必要とする。Sporrongら[49]は，座位にて工具に近い重量の物を手に持ち，わずかに抵抗を加えた状態で腕を挙上させ，肩甲骨の固定と運動（僧帽筋），上腕骨の固定（棘上筋と棘下筋）および上腕骨の運動（三角筋）の肩甲帯の 4 つの筋活動を評価した。抵抗によって握力が増加すると，肩甲帯の筋群の活動が増加し，上腕骨の固定性が著しくなった。

肩の内転と伸展

上腕の屈曲や外転による挙上から，体側に上腕を下ろすためには伸展や内転を行う。窓を閉める，梯子を登る，テニスでボールを打ち返す（図 3-180）などの速い運動や力を必要とするとき，広背筋や大円筋が上腕骨の内転や伸展を行う。広背筋は抵抗の有無にかかわらず活動するが，大円筋は抵抗が加わったときのみ

ロールした上で起こる[42]。この滑らかな筋活動において，挙上運動が引き起こす 4 つの機能的な活動に分類される。

1．肩甲骨の固定と運動開始のきっかけ
2．上腕骨の固定
3．上腕骨の屈曲と外転
4．上腕骨の回旋

肩甲骨の固定と運動開始のきっかけは僧帽筋や菱形筋群，前鋸筋，肩甲挙筋を含む。この相では，これらの筋によって肩甲骨をわずかに動かす（図 3-170）。これらの筋は，肩甲骨をわずかに内側や外側に回旋することや固定させるなど，特有の働きをする[34]。この相において，肩甲骨と上腕骨は肩甲上腕リズムによって同時に動く。この相および同時運動は，図 3-170 と図 3-171 に示すように肩甲骨の位置で視覚的に確認することができる。上腕を挙上するにつれて，全可動域を動かす[34]ために主に肩甲骨を外側または上方へ回旋させる筋群の活動が徐々に増加する。肩甲骨を回旋させる目的は，肩甲骨の関節窩とその他の外側の部分が上腕骨の骨や靭帯によって挙上が制限されないように位置させるためである[43]。僧帽筋の上部線維と下部線維および前鋸筋は，肩甲骨を外側へ回旋させる主な筋群である[3,38,44]。前鋸筋は屈曲による挙上で主に活動し，肩甲骨を胸郭に引き寄せ，僧帽筋は外転時において重要な働きを行う[42]。

位から立つような動作（図 3-173）で活動する。大胸筋の胸骨部線維は広背筋を補助し，下位の対麻痺患者で体重を持ち上げる場合[50]や下方へ移乗するような場合[51]において上腕骨を固定した上で体幹を持ち上げる。

屈曲と内転

　大胸筋は上腕の屈曲と内転を行う。この筋は上腕の屈曲や内転を要するセルフケア活動を行う上で必要である。この運動パターンは，服を着る動作や入浴（図 3-175），衛生動作などの多くのセルフケアで行われる。

内旋

　肩甲下筋は肩内旋の主動作筋である[52]。大円筋，広背筋，大胸筋および三角筋前部線維の作用と合わせて内旋する。肩甲下筋は上腕が前面および背面にあるときに上腕骨を内旋する。この筋は腰部から手を持ち上げるような動作[26]，座位で枕から背部へ手を動かす動作において作用する。

　内旋は前腕の回内と機能的なつながりをもち，肩の内旋によって回内が同時に起き，多くの活動が行える[28]（図 3-178）。

外旋

　この運動は，棘下筋，小円筋，三角筋後部線維の活動で起こる。外旋は肘関節の伸展時に前腕の回外と機能的なつながりをもつ[28]。両方の筋群は手掌を天井に向ける動作に関係する。例えば，電球を天井にはめ込む動作や腕を伸ばした状態でボーリングのボールを離す動作，靴の中に足を入れる動作などが挙げられる（図 3-179）。

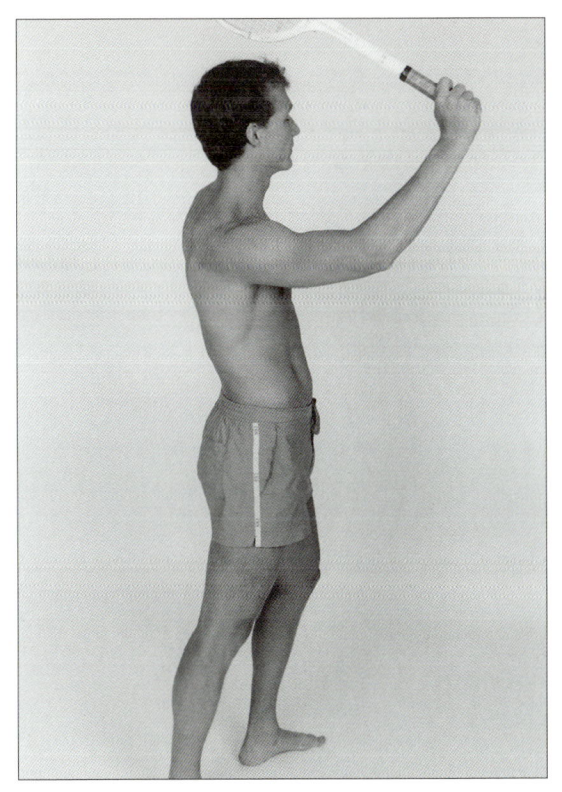

図 3-180　肩の伸展—広背筋と大円筋の機能

活動する[46]。この場合は，大円筋は菱形筋と一緒に活動し，肩甲骨を内側に回旋させる作用がある[5,46]。垂直軸で上腕を側方から後方へ動かすと，広背筋と大円筋は三角筋後部線維の補助筋として働く。

　広背筋は腸骨稜に付着するため手で体重を支える際に主に作用する筋である[28]。広背筋は体幹や骨盤を持ち上げるために肩甲帯を下方へ引き下げ，杖歩行や座

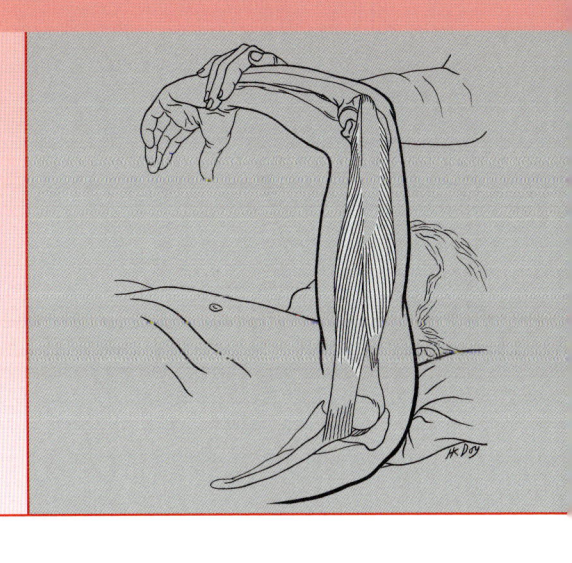

第4章

肘と前腕

関節と運動

　肘関節は蝶番関節で（図4-1）腕尺関節と腕橈関節から構成される。腕尺関節は，上腕骨滑車によって近位に形成され，すなわち凸面の前後方向で[1]尺骨の滑車切痕の凹面をつないでいる。上腕骨小頭の凸面は，腕橈関節の橈骨頭部の近位側面の凹面とつないでいる。

　肘関節は，前額面の軸に発生する動きで矢状面での屈曲と伸展を行う（図4-2）。肘関節の屈曲と伸展の軸は，軸が前後それぞれ偏位する極端な運動以外は[2]，上腕骨滑車の溝と小頭[2] [(p.534)]によって形成され弧の中心を通る。

　前腕の関節（図4-1）は上下の橈尺関節の靭帯結合から成り，橈骨と尺骨の間の骨間膜によって形成され

る。上部の橈尺関節は，肘関節の関節包につつまれ[1]，車軸関節は橈骨頭の凸面と近位尺骨の橈骨面の間で形成されている。輪状靭帯は，橈骨頭の周囲を取り囲み関節軟骨を覆っている[3]。下部の橈尺関節も車軸関節で，その中で橈骨遠位端の内側面に尺骨凹面と尺骨頭凸面を繋いでいる。

　前腕は回内と回外を行う。これらの動作は，遠位の尺骨頭および近位の橈骨頭を通って斜交軸の周りに発生する[4,5]（図4-2）。解剖学的肢位の肘関節では，回内と回外の運動は縦軸の周囲を横断面で発生する。回外では，橈骨は尺骨と並んで位置している（図4-3A）。回内では，橈骨は固定した尺骨の周囲を回転する（図4-3B）。肘関節と前腕の動きは，表4-1で解説する。

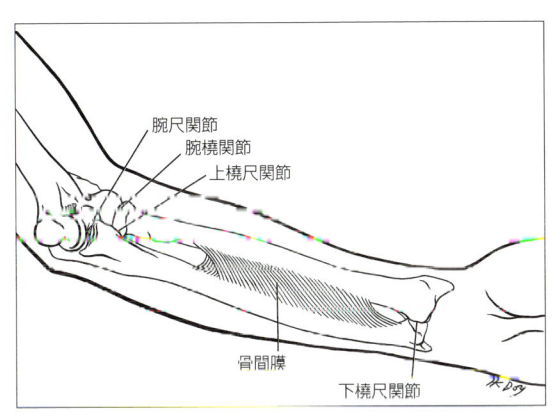

図 4-1　肘と前腕の関節

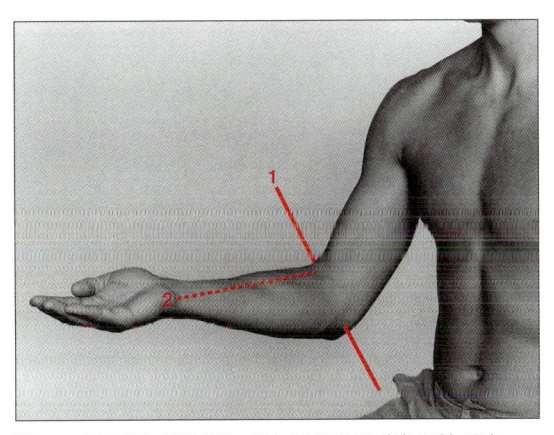

図 4-2　肘関節と前腕の軸：（1）屈曲–伸展　（2）回外–回内

表 4-1　関節構造：肘関節と前腕の動き

	屈曲	伸展	回外	回内
関節[1,6]	腕尺関節，腕橈関節	腕尺関節，腕橈関節	腕橈関節，上橈尺関節，下橈尺関節，骨間膜	腕橈関節，上橈尺関節，下橈尺関節，骨間膜
面	矢状面	矢状面	横断面	横断面
軸	前額軸	前額軸	縦断軸	縦断軸
正常な制限因子[3,6-8]*（図4-3A，B参照）	前腕と上腕の軟部組織付着；鉤状突起は鉤状窩と，橈骨頭は橈骨窩と接触；後関節包と上腕三頭筋の緊張	肘頭突起は肘頭窩と接触；肘屈筋，関節包前面，内側側副靱帯の緊張	回内筋，方形靱帯，下橈尺関節の掌側橈尺靱帯，斜索の緊張	橈骨と尺骨の接触；方形靱帯，下橈尺関節の背側橈骨尺骨靱帯，骨間膜の遠位索[9]，回外筋，肘関節伸展の上腕二頭筋の緊張
正常な最終域感[7,10,11]*	柔らかい/固い/しっかりしている	固い/しっかりしている	しっかりしている	固い/しっかりしている
正常自動可動域[12]（自動可動域[13]）	0-150°（0-140°）	0°（0°）	0-80～90°（0-80°）	0-80～90°（0-80°）
関節包パターン[10,11]	肘関節：腕尺関節—屈曲，伸展と回旋（疼痛のない範囲で最大） 　　　　橈骨上腕関節—屈曲，伸展，回内，回外 上橈尺関節：回内と回外の制限が等しい 下橈尺関節：全回旋時に過度の疼痛がある			

＊関節運動の正常な制限因子（NLF）を同定する明確な研究は不十分である。ここでのNLFと最終域感は，解剖学的知識，臨床経験，利用可能な文献に基づいている。

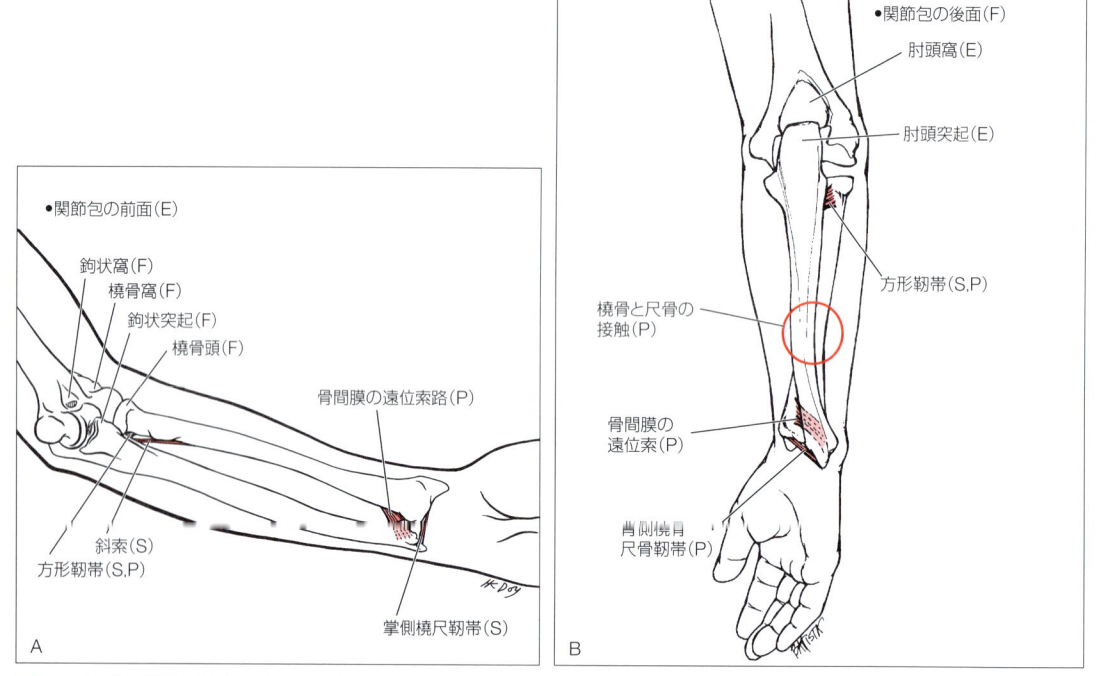

図 4-3　正常な制限因子（NLF）。A. 肘関節と前腕回外を前内側から見ると，正常な動きを制限する非収縮性の構造を示す。**B.** 肘関節と前腕回内を後ろから見ると，正常な動きを制限する非収縮性の構造を示す。構造による運動制限は，以下の略語を用いて識別する。*F,* 屈曲；*E,* 伸展；*P,* 回内；*S,* 回外
正常な動きを制限する筋肉は示していない。

体表解剖　（図 4-4〜4-6）

構造	位置
1. 肩峰突起	肩の先端で脊柱と肩甲骨の外側側面。
2. 上腕骨内側上顆	上腕骨遠位末端の内側突起。
3. 上腕骨外側上顆	上腕骨遠位末端の外側突起。
4. 肘頭突起	肘の後面・尺骨の近位末端。
5. 橈骨頭部	上腕骨外側上顆の遠位。
6. 橈骨茎状突起	橈骨遠位端で前腕の外側面の骨隆起。
7. 第 3 中手骨頭部	第 3 指基部の骨隆起。
8. 尺骨頭部	尺骨遠位端と前腕の後内側側面の骨隆起。
9. 尺骨茎状突起	尺骨遠位端の後内側側面の骨隆起。

4

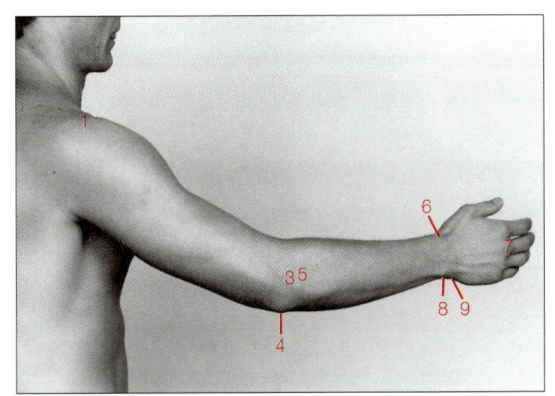

図 4-4　腕の後外側面

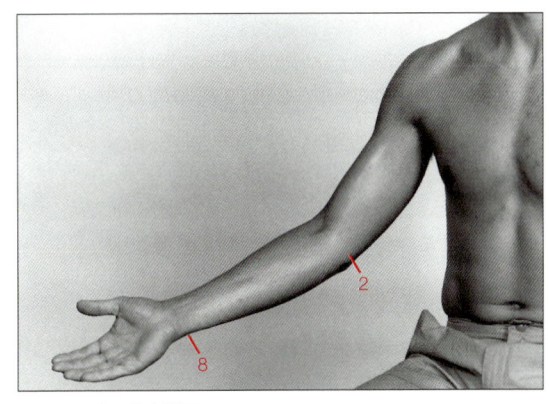

図 4-5　腕の前内側面

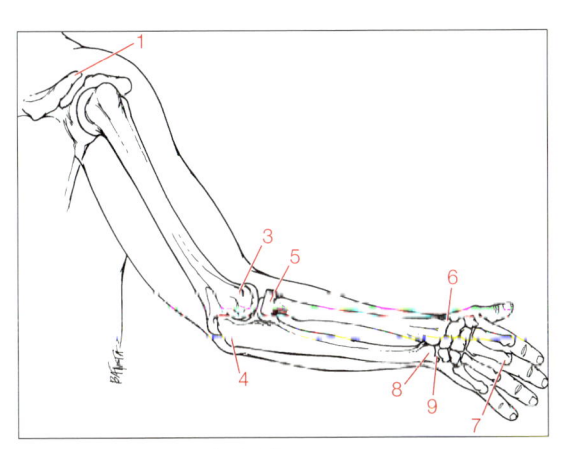

図 4-6　腕の後外側面（骨解剖）

関節可動域の評価と測定

肘関節屈曲—伸展/過伸展

自動可動域の評価

代償運動　屈曲—体幹伸展，肩屈曲，肩甲骨下制，手

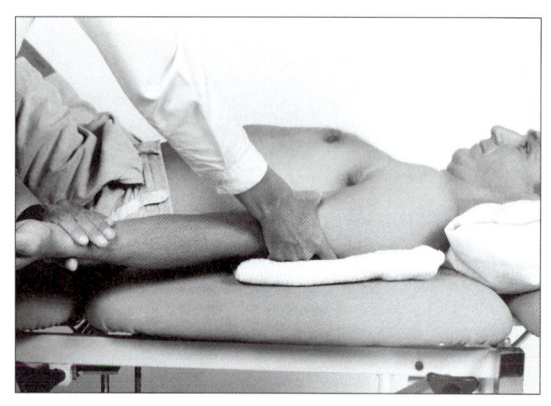

図 4-7　肘屈曲，伸展/過伸展（他動運動）の開始肢位

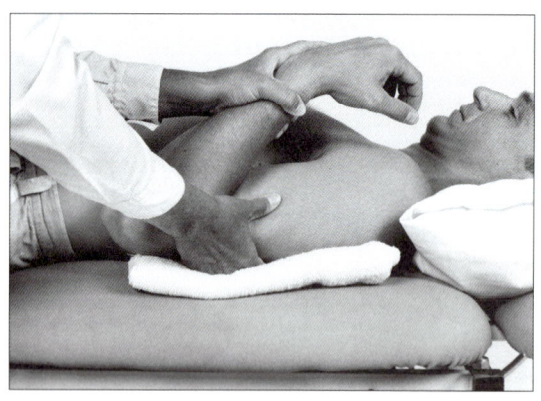

図 4-8　肘屈曲の限界での柔らかい，固いもしくはしっかりしている最終域感

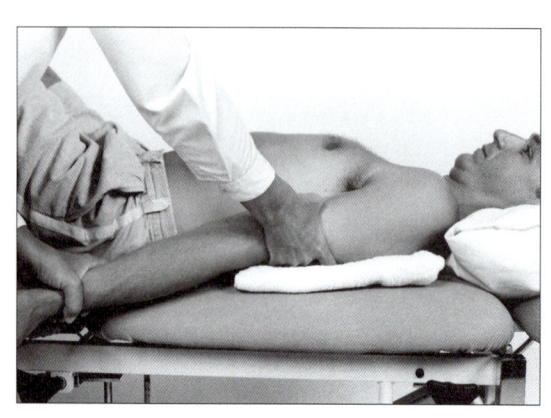

図 4-9　肘過伸展の限界での固いか，しっかりしている最終域感

伸展。**伸展**—体幹屈曲，肩伸展，肩甲骨挙上，手屈曲。

他動可動域の評価

開始肢位　背臥位もしくは坐位。腕は解剖学的肢位で肘関節は伸展位（図 4-7）。タオルは ROM を計測するために上腕骨遠位下端部におく。男性では上腕二頭筋の筋張力により，0°にできないかもしれない。女性や子供では 15°以上の過伸展は，肘頭が小さいので一般的にみられる。

固定　セラピストは上腕を固定する。

セラピストの遠位の手の位置　橈骨と尺骨の遠位を把持する。

最終肢位　セラピストは，肘関節屈曲運動の限界まで前腕を前方に動かす（図 4-8）。セラピストは，肘関節伸展/過伸展運動の限界まで前腕を後方に動かす（図 4-9）。

最終域感　屈曲—柔らかい/固い/しっかりしている　**伸展/過伸展**—固い/しっかりしている。

関節の滑り　屈曲—凹面の滑車切痕と凹面の橈骨頭は，それぞれ滑車と小頭の弓隆部の前方に滑る。**伸展**—凹面の滑車切痕と凹面の橈骨頭は，それぞれ滑車と小頭の弓隆部の後方に滑る。

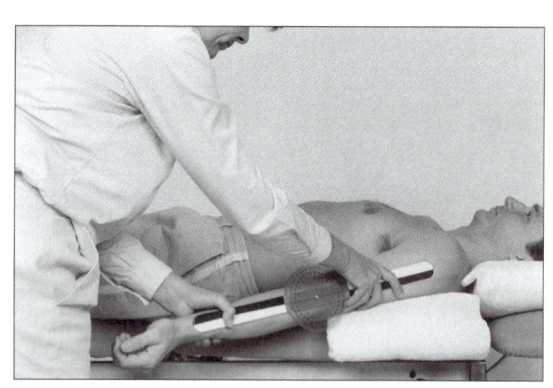

図 4-10　肘屈曲と伸展の開始肢位

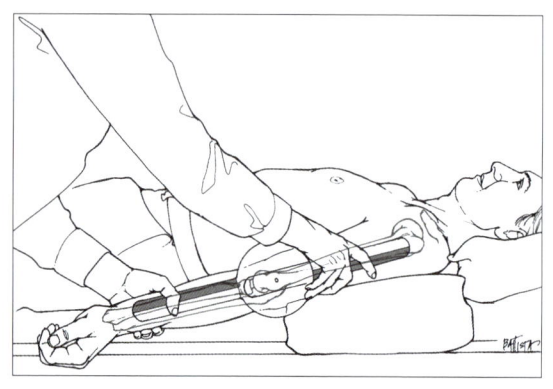

図 4-11　角度計は肘屈曲と伸展に合わせる

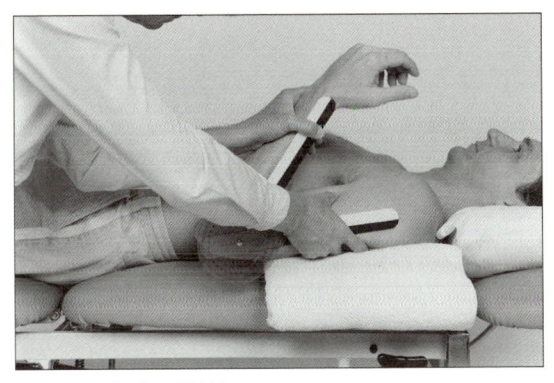

図 4-12　肘屈曲の最終域

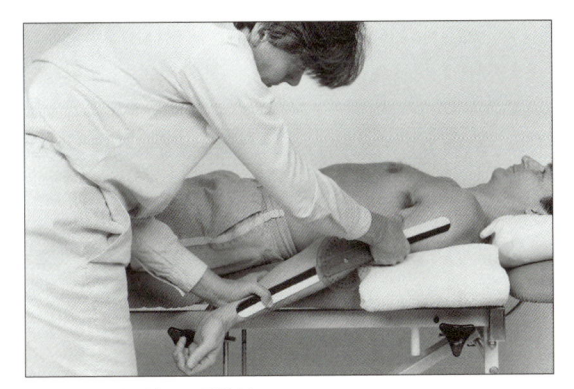

図 4-13　肘過伸展の最終域

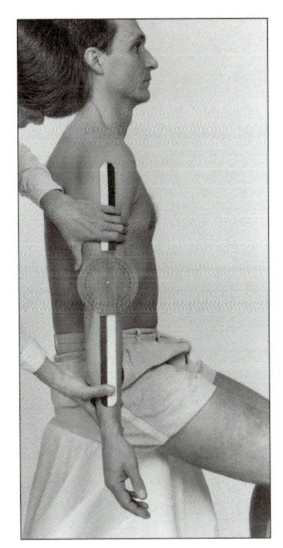

図 4-14　肘伸展 0°

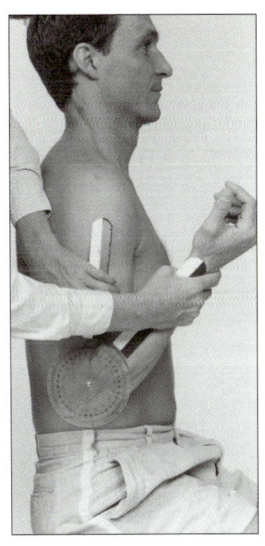

図 4-15　肘屈曲

測定：標準角度計

開始肢位　背臥位もしくは坐位。腕は肘伸展 0° で解剖学的肢位とする。タオルは上腕骨遠位端におく。男性では上腕二頭筋の筋張力のため，0° にできないかもしれない。

固定　セラピストは上腕を固定させる。

角度計の軸　軸は上腕骨外側上顆を超えたところに設置（図 4-10，11）。

基本軸　上腕骨の縦軸と平行に，肩峰突起の先端に向かう点。

移動軸　橈骨の縦軸と平行に，橈骨茎状突起に向かう点。

最終肢位　肘伸展での開始肢位から，前腕を前方へ動かし肩に近づくように肘を限界まで屈曲（150°）させる（図 4-12）。

伸展/過伸展　前腕を後方に動かし肘伸展（0°）または過伸展（15° まで）させる（図 4-13）。

別法での測定

患者は坐位をとる（図 4-14，15）。

回内—回外

自動可動域の評価

代償運動　回外—肩の内転と外旋と同側体幹外側の屈曲。回内—肩の外転と内旋と反対側の体幹外側の屈曲。

他動可動域の評価

開始肢位　患者は坐位。腕は横で肘 90° 屈曲位で前腕は中間位（図 4-16A）。

固定　セラピストは上腕を固定する。

セラピストの遠位の手の位置　セラピストは橈骨と尺骨の遠位部を把持する（図 4-16B）。

最終肢位　前腕の回外は天井に向かって手掌が上に向かうように中間位から外側に回旋する（図 4-17A）。前腕回内は床に向かって手掌が下へ向かうように内側に回旋する（図 4-18A，B）

最終域感　回外—しっかりしている，回内—柔らかい/しっかりしている。

関節の滑り　回外—（1）橈骨頭の凸面は，輪状靭帯と凹面の橈骨切痕[16]によって形成される骨線維の中で回転し，Baeyens らによる[17]と凹凸面に反して前方に滑る。（2）凹面の尺骨切痕は固定された凸面の尺骨頭の後方に滑る[16]。回内—（1）橈骨頭の凸面は，輪状靭帯と凹面の橈骨切痕によって形成される骨線維の中で回転し，Baeyens らによると[17]凹凸面に反して後方に滑る。（2）凹面の尺骨切痕は固定された凸面の尺骨頭の前方に滑る[16]。腕橈関節—橈骨頭は回内外では小頭で回転する。

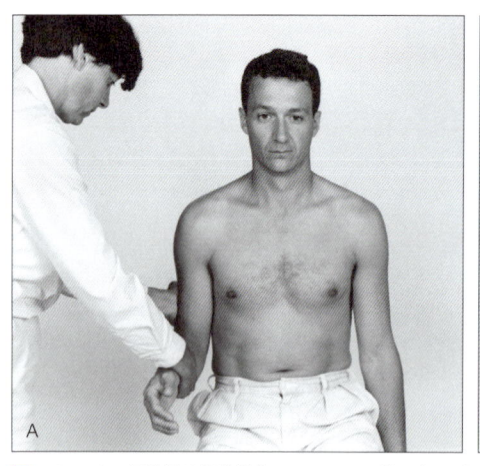
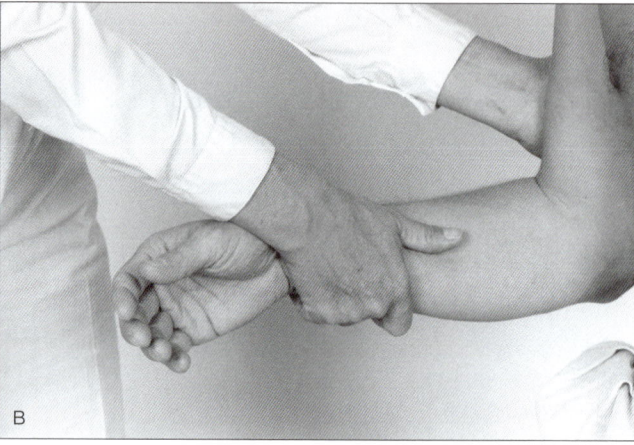

図 4-16　A．回内外の開始肢位。B．PROM 時のセラピストの手の位置

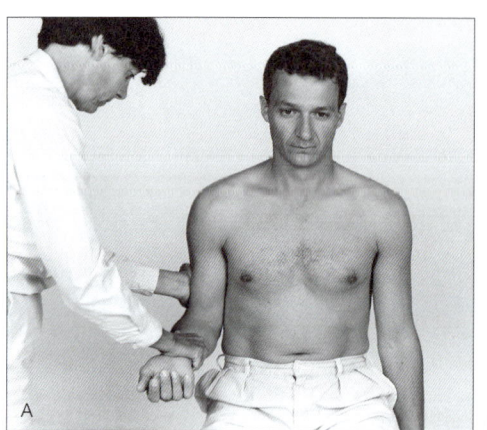
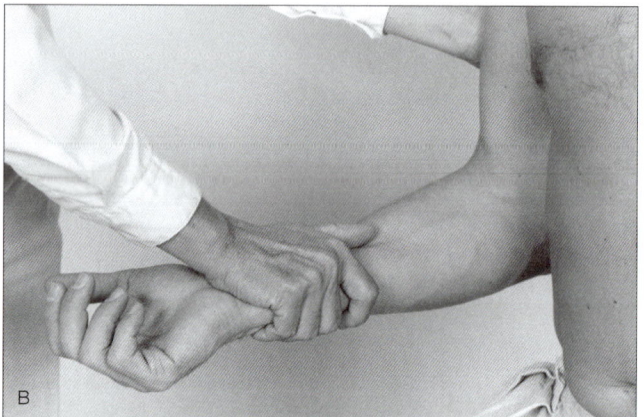

図 4-17　A．回外の最終域感（しっかりしている）。B．セラピストの手の位置

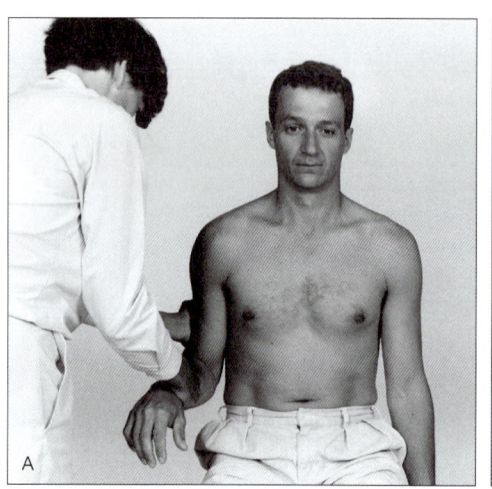
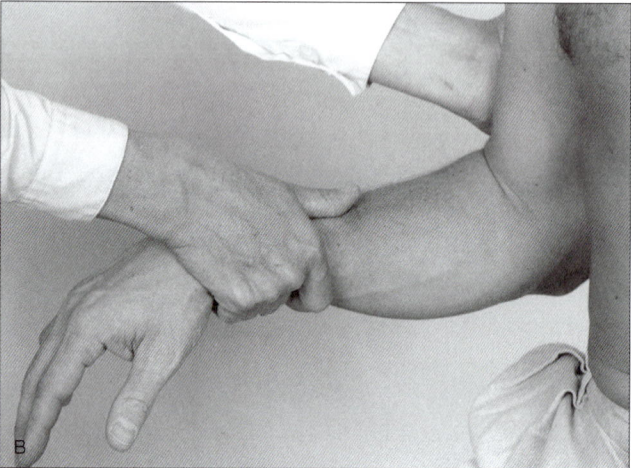

図 4-18　A．回内での最終域感（しっかりしているか固い）。B．セラピストの手の位置

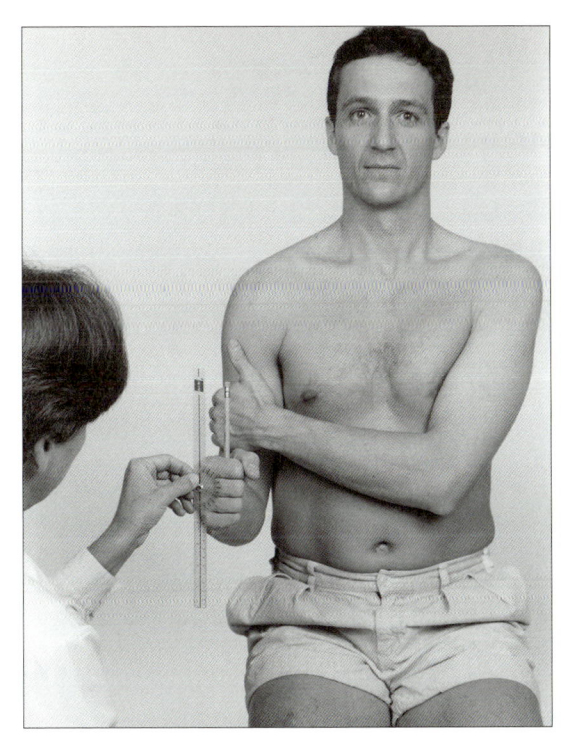

図 4-19　機能的な測定方法：開始肢位は回内外

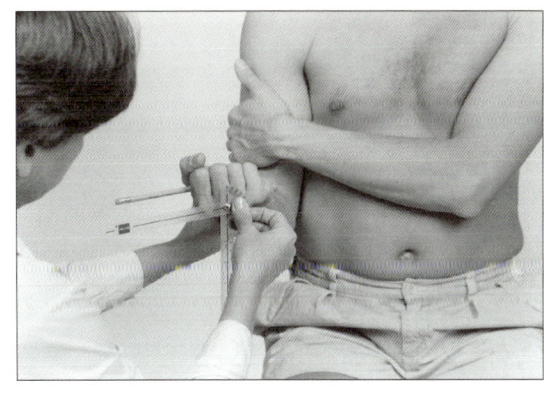

図 4-20　回外

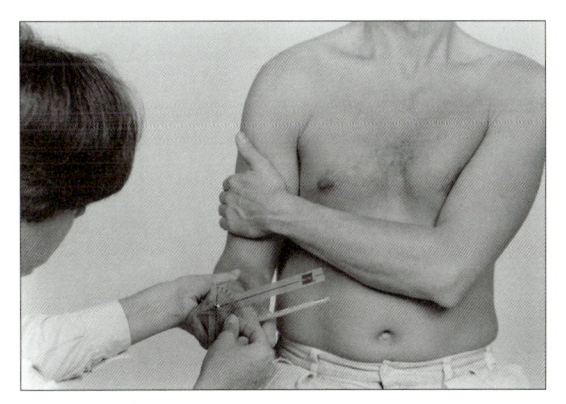

図 4-21　回内

回内と回外を測定する5つの方法

　前腕の回内，回外を計測する5つの方法について提示する。一般的な角度計を用いる3つの方法と，前腕のROMの測定をOB "Myrin" 角度計を用いる2つの方法がある。ほとんどの日常生活において，前腕の回旋は手と組み合わせて行なわれる[18]。5つの方法のうち2つ（1つは一般的な角度計でもう1つはOB "Myrin" 角度計）は，機能的な運動を再現して手を握り前腕を回旋させて計測する（図 4-19，29 参照）。測定は，一般的な角度計（図 4-25，28 参照）とOB "Myrin" 角度計（図 4-32 参照）を使って，手関節に近い位置で前腕のROMと分離して実施する。

　前腕の回内と回外のROMは，肘関節の位置によって影響を受ける。つまり肘の屈曲で前腕の回外のROMが増加し，前腕の回内のROMが減少し，そして肘を伸展して逆の現象が起こる[19]。前腕回内外の全可動域は，肘屈曲45°と90°で大きくなる[19]。したがって，前腕回内外のROMを測定するときは，肘90°屈曲位で維持することが重要である。

測定：標準角度計

開始肢位　患者は坐位。腕は側面で前腕は中間位，肘は90°屈曲位。鉛筆を固く握り，手関節は中間位で橈骨側面より鉛筆を突出させる[14]（図 4-19）。第4，5中

手骨を安定させるため拳をしっかりと握る。このようにテスト運動が実行されて鉛筆の不必要な動きを避ける。

固定　テストしていない方の手で，上腕骨を固定させる。

角度計の軸　軸は，第3中手骨頭に位置する。

基本軸　床から垂直。

移動軸　鉛筆と平行。

最終肢位　前腕の回外は天井に向かって手掌を上向きにするように中間位から外側に回転させる（中間位から 80-90°）（図 4-20）。

代償運動　計測中に母指に鉛筆が触れたり動いた場合や手関節を伸展もしくは橈屈し固く鉛筆を握れない場合は鉛筆の握り方を変える。

最終肢位　前腕の回内は，床に向かって拳を下向きにするように内側位に回転させる（中間位から 80-90°）（図 4-21）。

代償運動　鉛筆の握りを変えると，手関節は屈曲と／または尺骨偏位。

　計測者内（験者内）[18,20]と計測者間（験者間）[18]の高い信頼性が，一般的な角度計を用いた機能的な測定方法で報告されている。そのときは鉛筆を持っている手で

自動の回内外を計測している。

別法での評価：標準角度計

この測定は，患者が鉛筆を把持できない場合に適する。

開始肢位　腕は横に，前腕は中間位で肘関節は 90° 屈

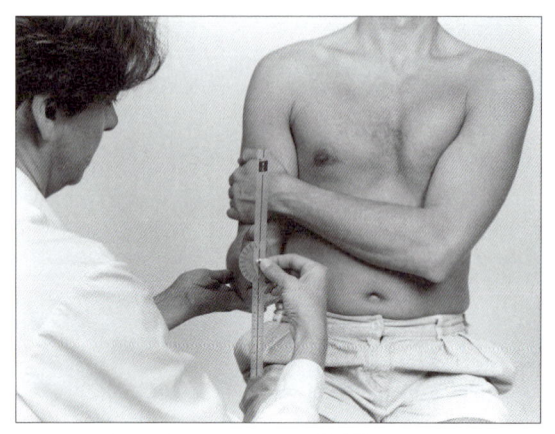

図 4-22　別の方法：回内と回外の開始肢位

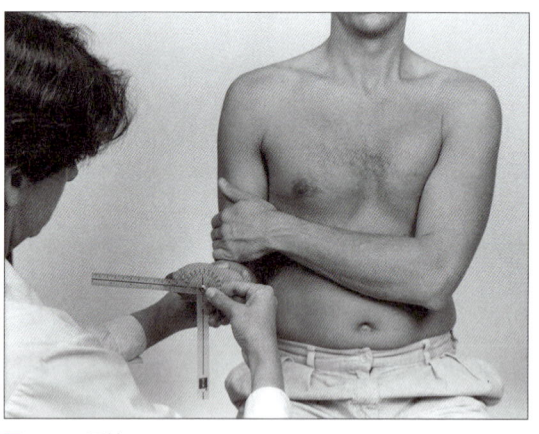

図 4-23　回外

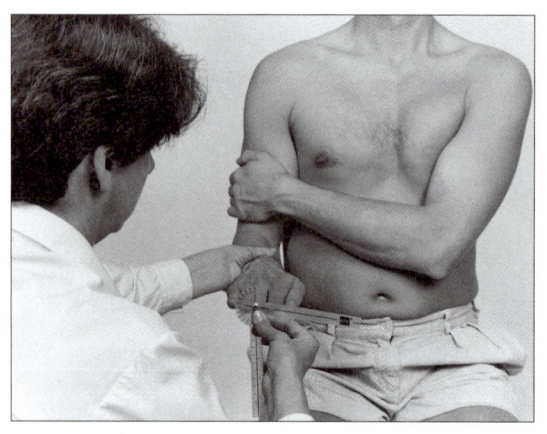

図 4-24　回内

曲位。手関節は中間位で手指は伸展位（図 4-22）。

固定　テストをしない方の腕を使って上腕を固定させる。

角度計の軸　軸は中指の先端におく。

基本軸　床から垂直。

移動軸　4 本の伸展した指の先端と平行。

最終肢位　手掌を上向きに，そして天井に向かって前腕を回外するように外側へ回旋させる（中間位から80-90°）（図 4-23）。

代償運動　手指過伸展，手関節伸展，手関節偏位。

最終肢位　手掌を下向きに，そして床に向かって前腕を回内するように内側へ回旋させる（中間位から

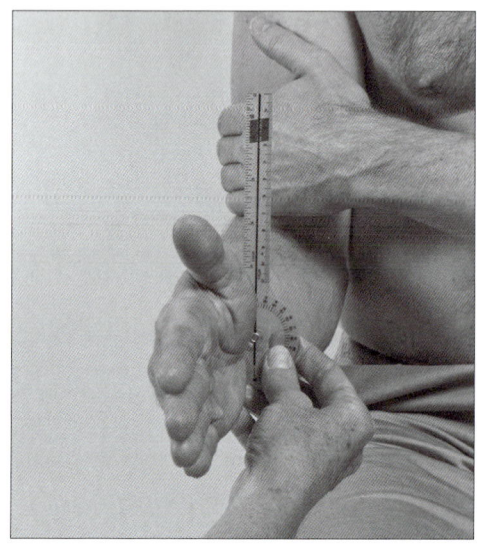

図 4-25　回外の開始肢位

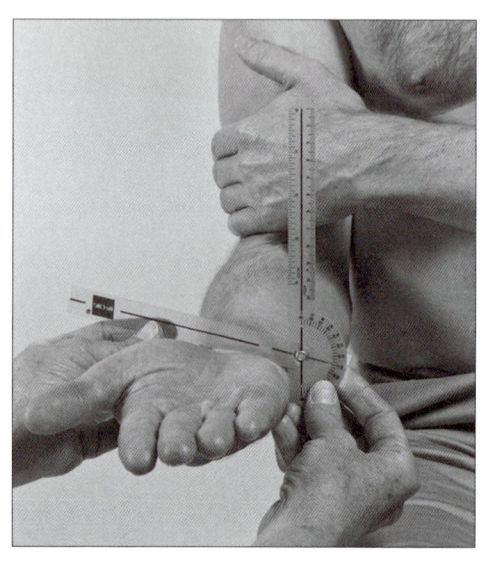

図 4-26　回外の最終肢位

4

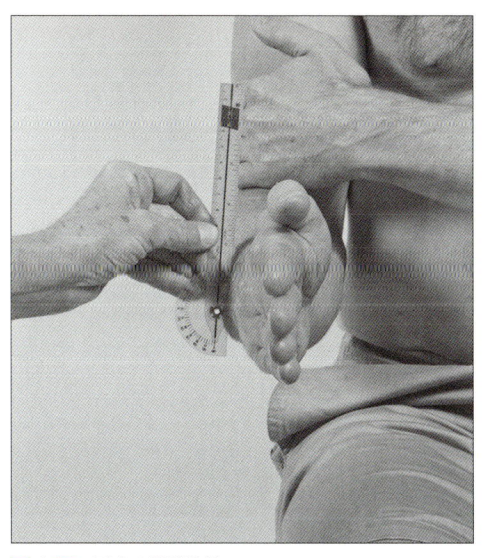

図 4-27　回内の開始肢位

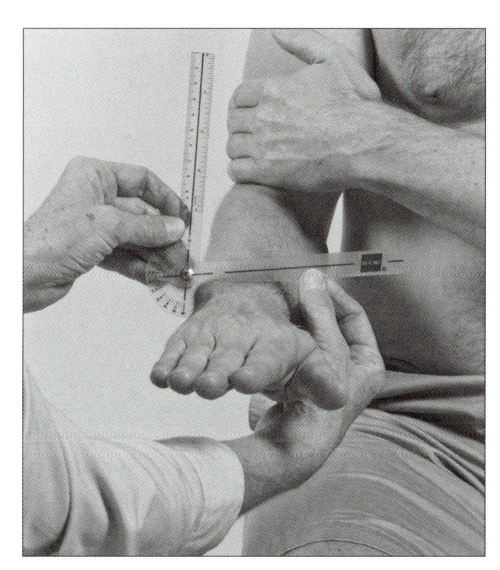

図 4-28　回内の最終肢位

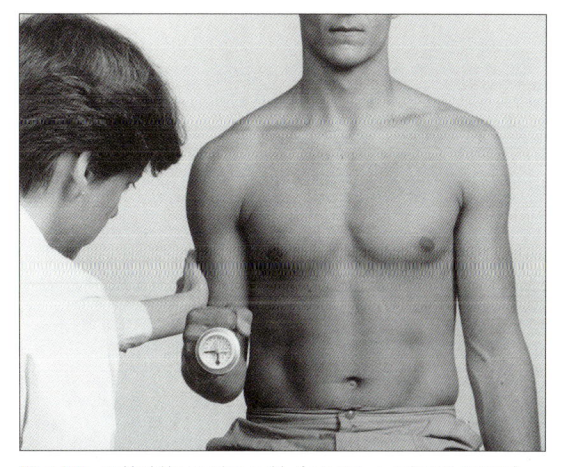

図 4-29　開始肢位は回内と回外（OB "Myrin" 角度計を使用）

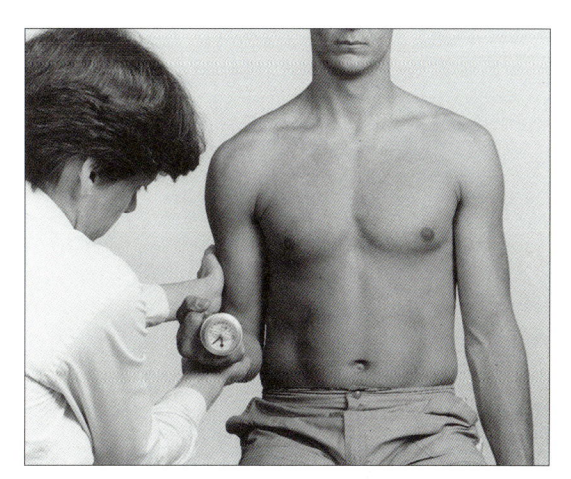

図 4-30　回外の最終肢位

80-90°）（図 4-27）。

代償運動　手指屈曲，手関節屈曲，手関節偏位。

別法での評価：
標準角度計　手関節近位部

　もし患者が鉛筆を握ることができなければ，測定値に影響を及ぼすことから前腕の遠位の関節を除きこの方法で計測する。自動可動域測定は，上腕骨の正中線に対して基本軸を平行に合わせ験者内の信頼性を高める[20]。

開始肢位　腕は横に前腕は中間位で肘関節は 90°屈曲位。手関節は中間位で手指は弛緩させる（図 4-25，

4-27）。

固定　テストをしない方の腕を使って上腕を固定させる。

角度計の軸　軸は尺骨茎状突起の線上におく。

基本軸　床から垂直。

移動軸　回外：前腕の遠位前側面の茎状突起（図 4-25）。回内；前腕遠位部後側面の尺骨茎状突起（図 4-27）。

最終肢位　前腕回外では，床方向に向かって，手背が下を向き，内側から回旋する（中間位から 80-90°）（図 4-26）。

代償運動　肩外転，肩外旋，同側体幹の側屈。

最終肢位　前腕回内では，床方向に向かい，手掌が下を向き，外側から回旋する（中間位から 80-90°）（図 4-28）。

代償運動　肩内転，肩内旋，反対側体幹の側屈。

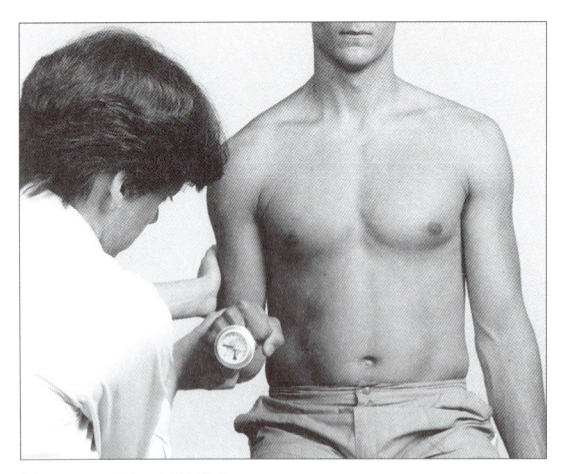

図 4-31　回内の最終肢位

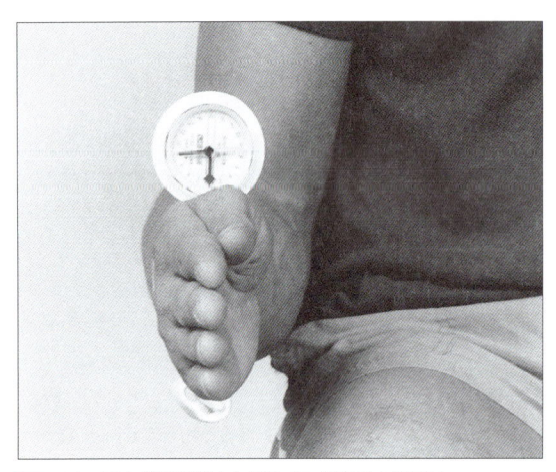

図 4-32　回内外同時測定を行う OB 角度計の設置法

測定：OB "Myrin" 角度計
開始肢位　患者は坐位。肩は内転位，肘は 90°屈曲位，前腕は正中位。手関節は中間位で手指は屈曲位（図4-29）。
角度計の位置　文字盤はプレートと直角におく。プレートは患者の示指と中指の間でおく。
固定　セラピストは患者の上腕を把持する。
最終肢位　回外させるため，前腕を中央位置から外側に回旋させる（図4-30）。
代償運動　手関節伸展と橈尺屈，肩外転・外旋，同側体幹外側の屈曲。
最終肢位　回内させるため，前腕を中央位置から内側に回旋させる（図4-31）。
代償運動　手関節屈曲と橈尺屈，肩関節内転・内旋，同側体幹外側の屈曲。

別の位置：OB "Myrin" 角度計を手関節近位部へ
　ストラップは前腕遠位部の周囲に設置する。文字盤は前腕の橈骨側にプレートと直角に貼り付ける（図4-32）。この角度計の位置は，前腕の回旋 ROM を分離する。
代償運動　この角度計の位置を使えば，回外の代償運動の肩関節内転・外旋，同側外側体幹の屈曲を制限できる。回内の代償動作である肩関節内転・内旋，反対外側体幹の屈曲も限定される。

筋長の評価と測定

上腕二頭筋

起始[1]	停止[1]
上腕二頭筋	
a）短頭：肩甲骨の烏口突起の頂点 b）長頭：肩甲骨の関節上結節	橈骨粗面の後側面と二頭筋腱膜

開始肢位　患者は背臥位で，肩関節は治療台よりも過剰に伸展させ，肘関節は屈曲，前腕は回内位（図4-33）。
固定　セラピストは，上腕部を持ち固定させる。
最終肢位　上腕二頭筋が完全に伸長するよう肘関節を限度まで伸展させる（図4-34，35）。
最終域感　上腕二頭筋のストレッチ：しっかりしている。
評価　セラピストは角度計を使って肘関節伸展の他動的 ROM を測定し記録する。もし上腕二頭筋が短縮

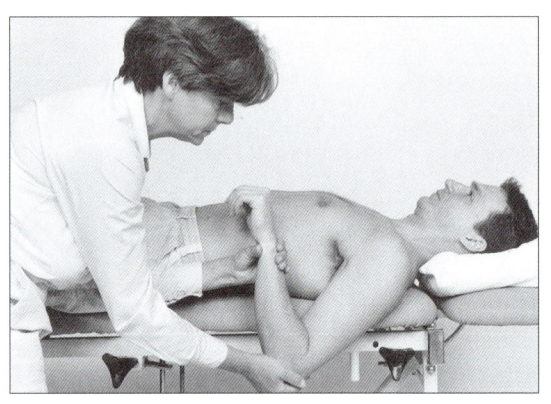

図 4-33　開始肢位：上腕二頭筋の長さ

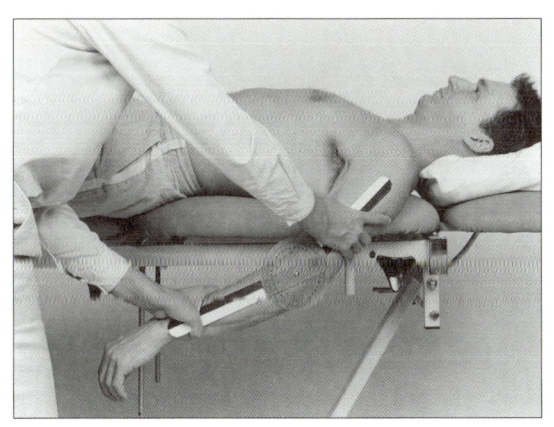

図 4-34　角度計での評価；上腕二頭筋の長さ

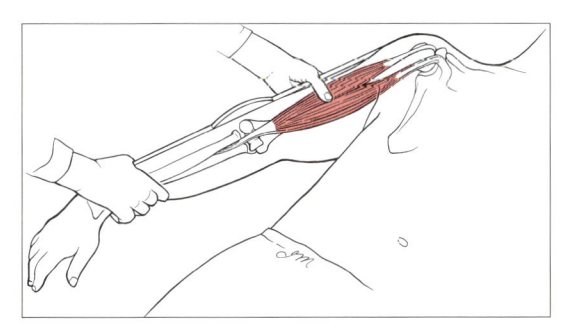

図 4-35　上腕二頭筋のストレッチ

していたら，肘関節伸展の他動的 ROM は筋長に比例
して制限される。

標準角度計の位置　角度計は，肘関節屈曲・伸展に
関しては同じ位置である。

上腕三頭筋

起始[1]	停止[1]
上腕三頭筋	
a：長頭；肩甲骨の関節下結節 b：外側頭；上腕骨の外側後面 　および小円筋の付着部と 　放射状の溝上の間，外側筋 　間中隔 c：内側頭；大円筋の付着部と 　上腕骨滑車の間の橈骨溝 　の下の上腕骨後面；内側， 　外側の筋間中隔	後面，肘頭の近位面；幾つ かの線維は前腕筋膜と混 合し遠位に続く

開始肢位　患者は坐位で，肩関節の挙上から前方に
屈曲，外旋させる。肘関節は伸展させ，前腕は回内位
（図 4-36）。

固定　セラピストは上腕部を固定する。

最終肢位　肘関節は，上腕三頭筋が完全に伸長する
ように最大限屈曲させる（図 4-37，38）。

最終域感　上腕三頭筋の伸長：しっかりしている。

角度計の位置　角度計は，肘関節の屈曲伸展と同じ
位置。

別法での評価：背臥位

　この肢位は，肩関節屈曲の ROM が減少している患
者に用いる。

開始肢位　患者は背臥位で肩関節は 90°屈曲位，肘関
節は伸展させる（図 4-39）。

固定　セラピストは上腕骨を固定する。

最終肢位　肘関節は，上腕三頭筋が完全に伸びるよ
うに最大限屈曲させる（図 4-40）。

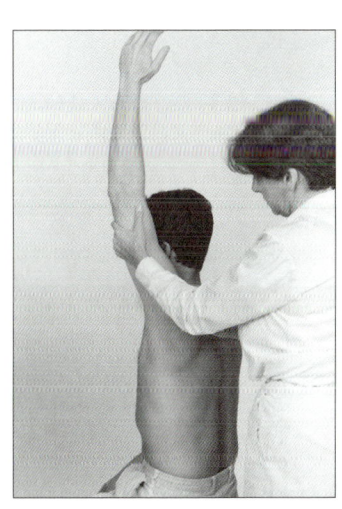

図 4-36　開始肢位：上腕三頭筋の長さ

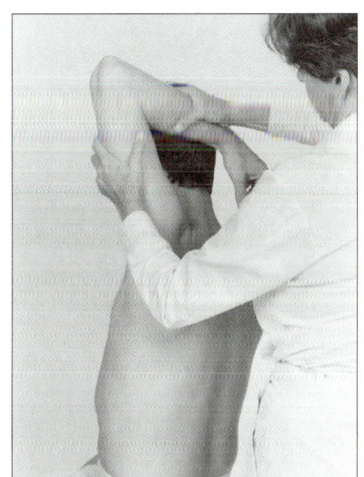

図 4-37　最終肢位：上腕三頭筋の伸長

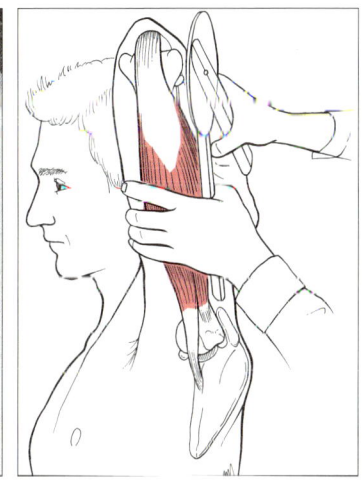

図 4-38　角度計での評価：上腕三頭筋の長さ

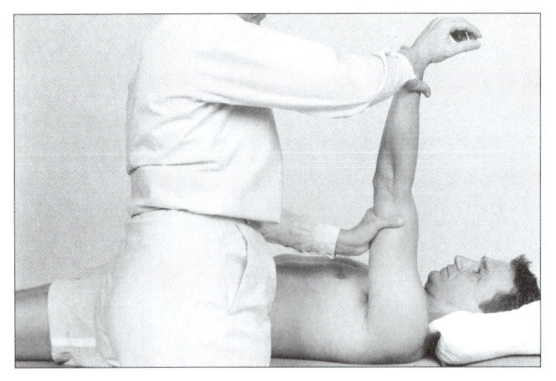

図 4-39　開始肢位：上腕三頭筋の長さ

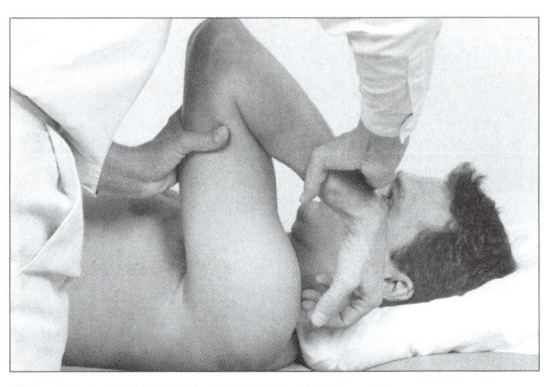

図 4-40　最終肢位：上腕三頭筋のストレッチ

表 4-2　肘関節と前腕：筋活動，付着，神経支配

筋	主な筋活動	起始	停止	神経支配	神経根
上腕二頭筋	肘関節屈曲，前腕回外	a.　短頭：肩甲骨の烏口突起の頂点 b.　長頭：肩甲骨の関節上結節	a.　橈骨粗面の後面 b.　二頭筋腱膜：前腕の屈筋起始を深部の腱膜が覆っている	筋皮神経	C5～6
上腕筋	肘関節屈曲	上腕骨前面下部	尺骨粗面；鉤状突起前面	筋皮神経，橈骨神経	C5・6
腕橈骨筋	肘関節屈曲	上腕骨下部の外側縁	橈骨遠位外側末端，茎状突起	橈骨神経	C5～6
上腕三頭筋	肘関節伸展	a.　長頭：肩甲骨の関節下結節 b.　外側頭：上腕骨の外側後面上部 c.　内側頭：上腕骨後面下部；内側，外側の筋間中隔	肘頭の近位面	橈骨神経	C6～8
回外筋	前腕回外	上腕骨外側上顆；尺骨の回外筋陵	橈骨近位 1/3 の前外側面	後骨間神経	C6～7
円回内筋	前腕回内	a.　上腕骨頭：内側上顆の近位 b.　尺骨頭：尺骨鉤状突起の中央	橈骨骨幹中央の外側面	正中神経	C6～7
方形回内筋	前腕回内	尺骨前面下部 1/4	橈骨軸面前面下部	前骨間神経	C7～8

標準角度計の位置　角度計は，肘関節の屈曲伸展と同じ位置（図 4-38 参照）。

筋力の評価（表 4-2）

肘関節屈曲

抗重力位：上腕二頭筋

　補助筋：上腕筋，腕橈骨筋，円回内筋[21]，長橈側手根伸筋，短橈側手根伸筋[22]。

開始肢位　患者は背臥位か坐位。腕は横に，肘関節は伸展位，前腕は回外位（図 4-41）。

固定　セラピストは上腕を固定。

運動　肘関節を最大屈曲させる（図 4-42）。

触診　肘前窩の前面。

代償運動　上腕筋は上腕二頭筋の代償になる，なぜなら前腕の位置と無関係に肘関節を屈曲できるからである[23]。

抵抗の位置　前腕の前側面の手関節近位部（図 4-43，44）。

抵抗の方向　前腕の回内と肘関節の伸展。

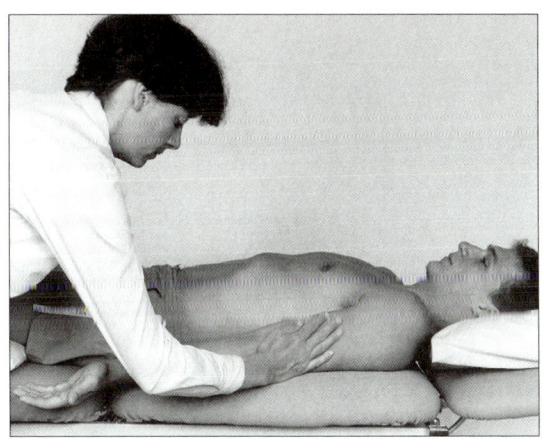

図 4-41 開始肢位：上腕二頭筋

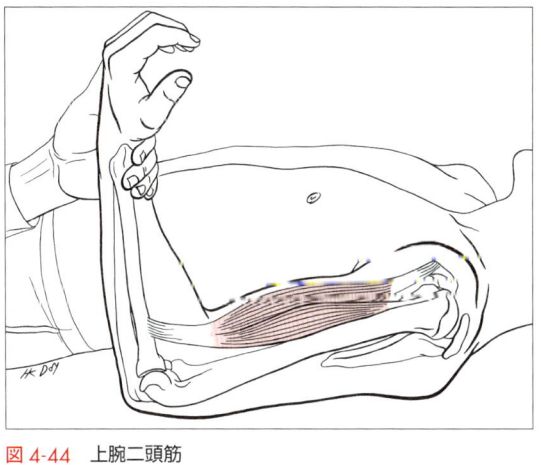

図 4-44 上腕二頭筋

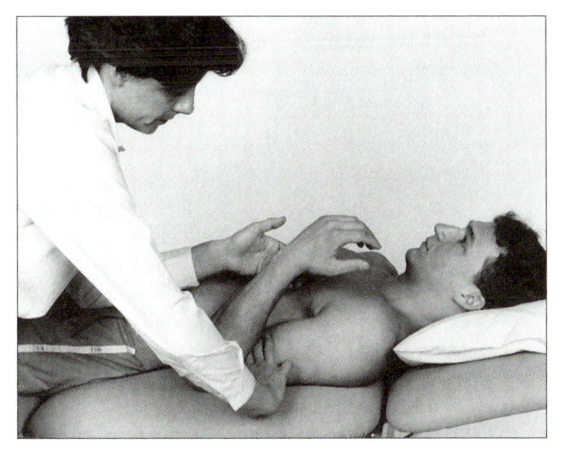

図 4-42 検査肢位：上腕二頭筋

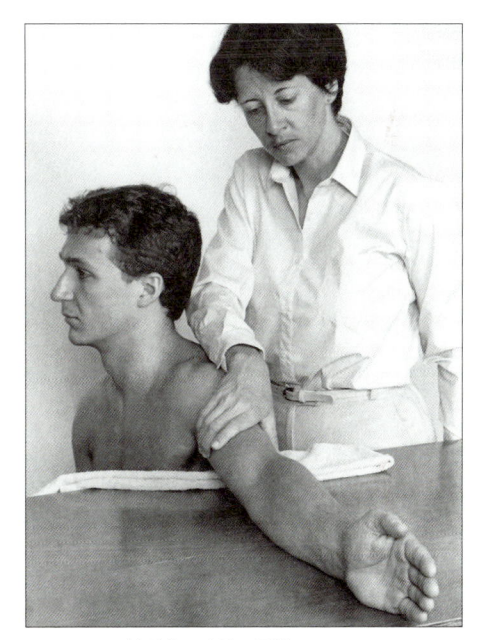

図 4-45 開始肢位：上腕二頭筋

は回外位（図 4-45）。

他の開始肢位 患者は側臥位。セラピストは上肢の重みをサポートする（図 4-46）。

固定 セラピストは上腕を固定。

最終肢位 肘関節を最大屈曲させる（図 4-47）。

代償運動 上腕筋。

抗重力位：上腕筋と腕橈骨筋

補助筋：上腕二頭筋，回内筋[21]，長橈側手根伸筋，短橈側手根伸筋[22]。

開始肢位 患者は背臥位か坐位。腕は横に，肘関節は伸展位，前腕は回内位（図 4-48）。

固定 セラピストは上腕を固定。

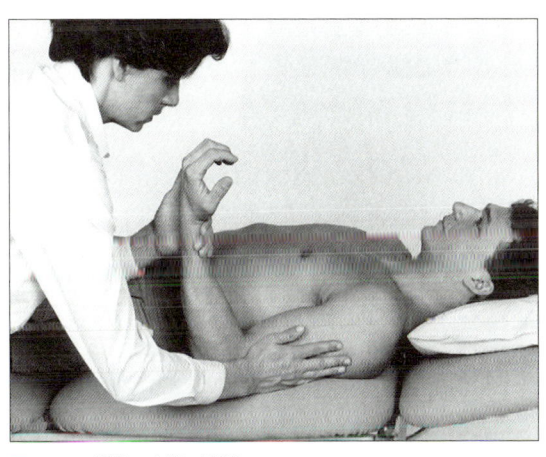

図 4-43 抵抗：上腕二頭筋

重力を除いた肢位：上腕二頭筋

開始肢位 患者は坐位で，テーブルの上に腕を回外位でおく。肩関節は 90° 外転位，肘関節伸展位，前腕

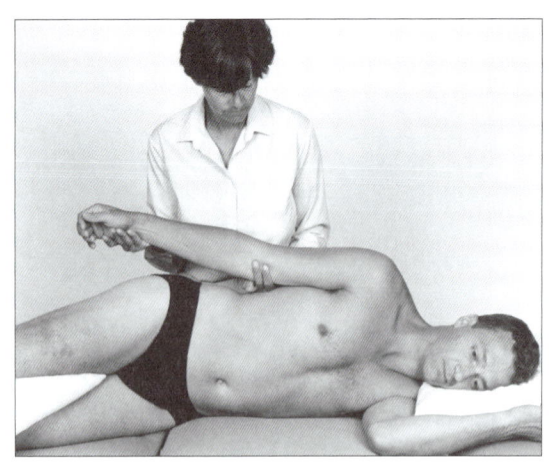

図 4-46　他の開始肢位：上腕二頭筋

運動　肘関節を最大屈曲させる（図 4-49）。

触診　**上腕筋**：上腕二頭筋腱の中央。**腕橈骨筋**：前腕の前外側面，肘屈曲線の末梢部。両筋は前腕の回内時に活動し[23]，筋収縮は触診，もしくは観察によって確立される。

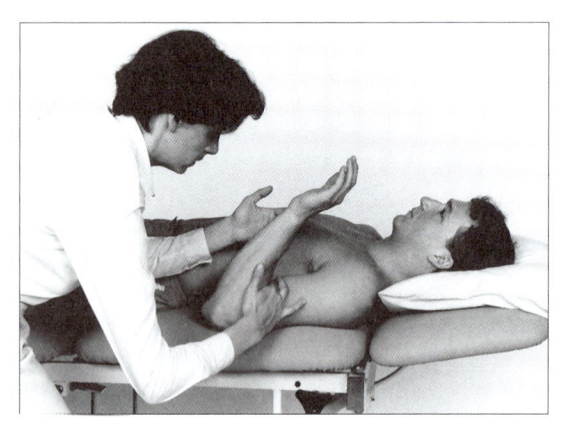

図 4-49　検査肢位：上腕筋，腕橈骨筋

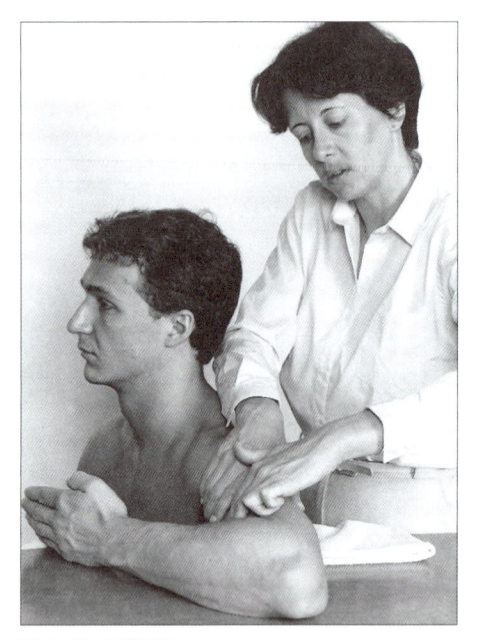

図 4-47　最終肢位

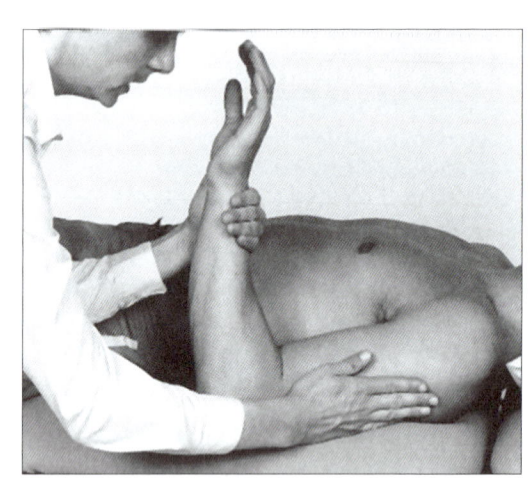

図 4-50　抵抗：上腕筋と腕橈骨筋

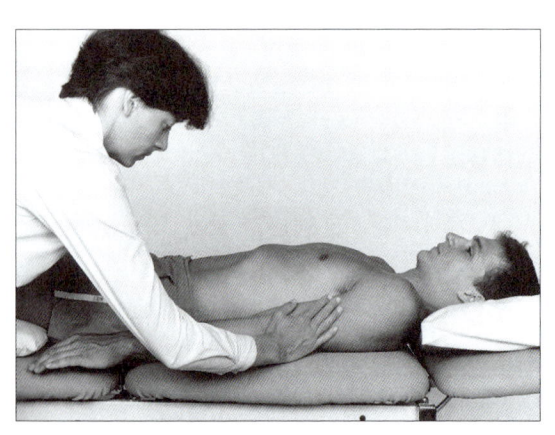

図 4-48　開始肢位：上腕筋，腕橈骨筋

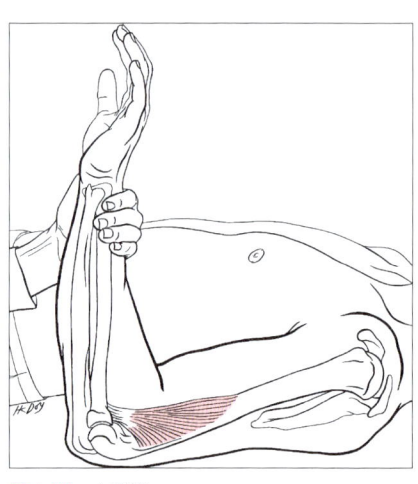

図 4-51　上腕筋

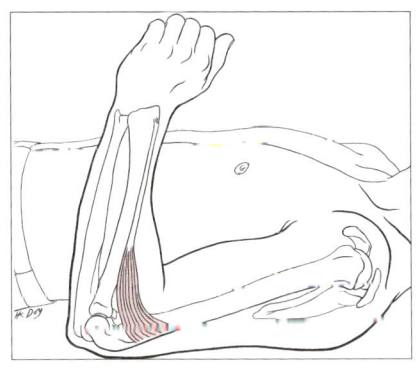

図 4-52　腕橈骨筋

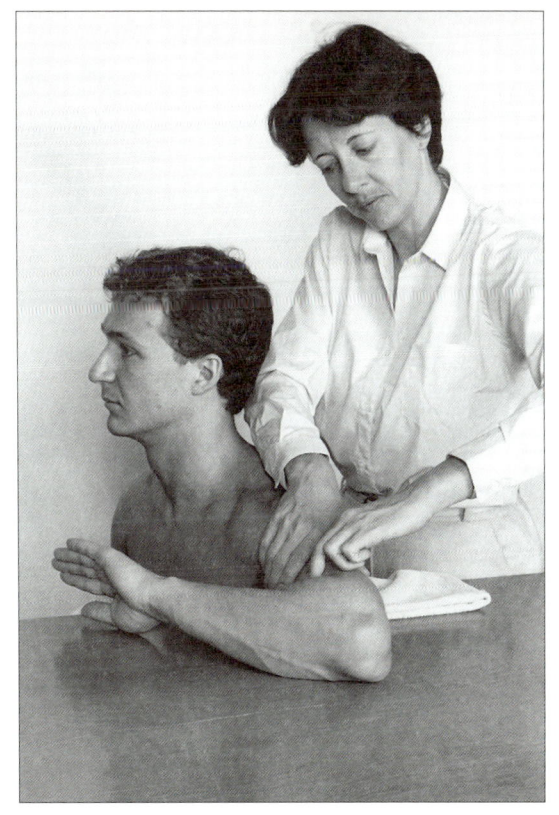

図 4-54　最終肢位：上腕筋と腕橈骨筋

最終肢位　肘関節を最大屈曲させる（図 4-54）。

肘関節伸展

抗重力位：上腕三頭筋

　補助筋：肘筋。

開始肢位　患者は背臥位。肩関節は内旋，屈曲 90°，肘関節は屈曲位，前腕は回内位（図 4-55）。

固定　セラピストは上腕を固定。

運動　肘関節を最大伸展させる（図 4-56）。完全伸展位で肘関節をロックしないようにするクローズパックポジション（CPP：close packed position の肢位）。

触診　肘頭突起の近位部。

抵抗の位置　前腕の後側面と，手関節近位部とする（図 4-57，58）。

抵抗の方向　肘関節屈曲。

重力を除いた肢位：上腕三頭筋

開始肢位　坐位で腕はテーブル上におく。肩関節は 90° 外転位，肘関節は屈曲位，前腕は回外位（図 4-59）。

別の開始肢位　患者は側臥位。セラピストは上肢の

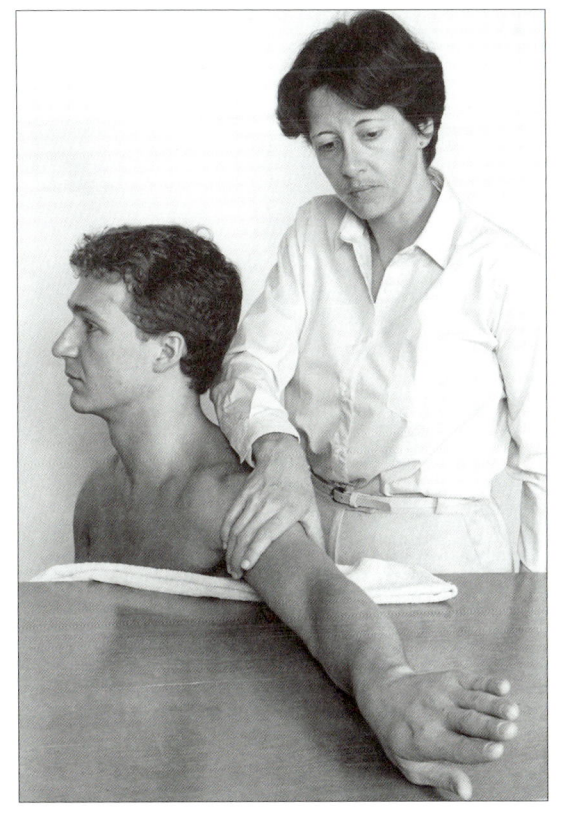

図 4-53　開始肢位：上腕筋と腕橈骨筋

抵抗の位置　前腕の後側面と，手関節近位部とする（図 4-50～52）。

抵抗の方向　肘関節伸展。

重力を除いた肢位：上腕筋と腕橈骨筋

開始肢位　患者は坐位でテーブルの上に腕を回内位でおく。肩関節は 90° 外転位，肘関節は伸展位，前腕は回内位（図 4-53）。代わりの姿勢は側臥位（図示なし）。

固定　セラピストは上腕を固定。

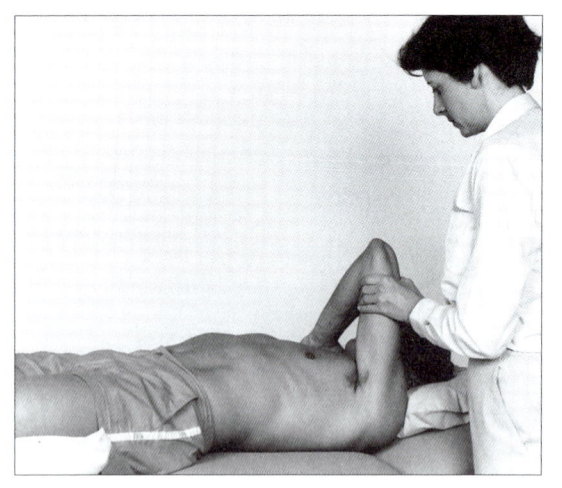

図 4-55　開始肢位：上腕三頭筋

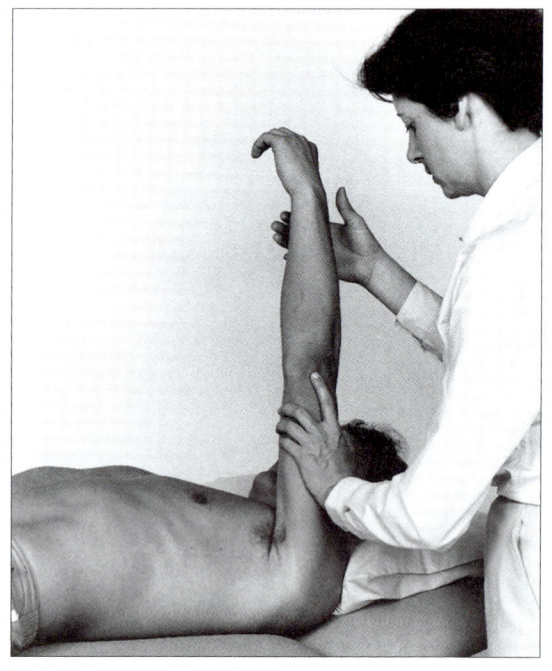

図 4-56　検査肢位：上腕三頭筋

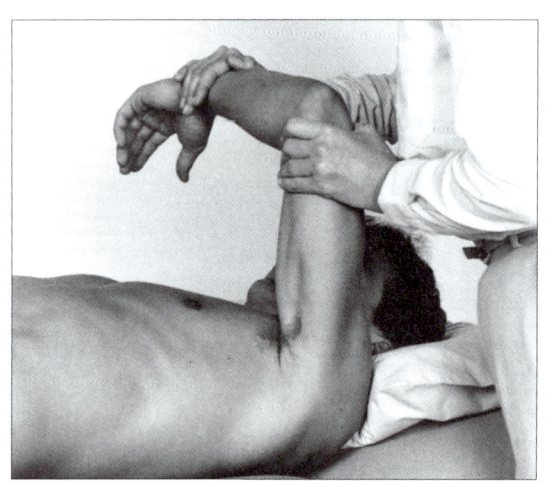

図 4-57　抵抗：上腕三頭筋

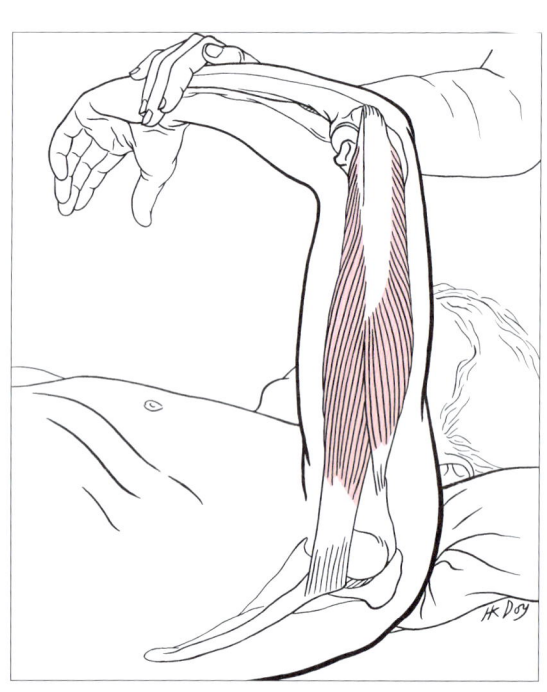

図 4-58　上腕三頭筋

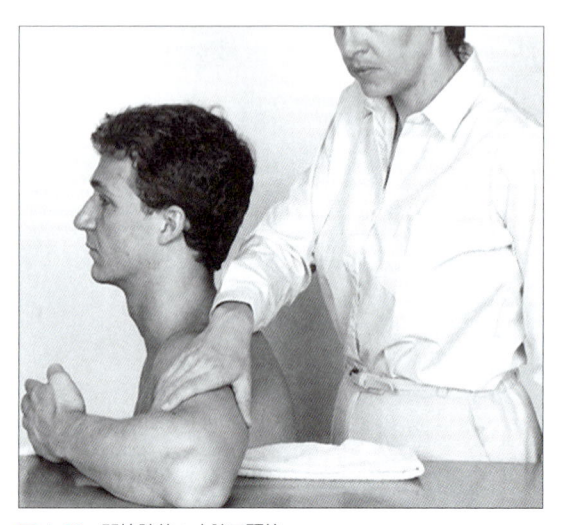

図 4-59　開始肢位：上腕三頭筋

重みをサポートする（図 4-60）。

固定　セラピストは上腕を固定。

最終肢位　肘関節を完全伸展させ，CPP は避ける（図 4-61）。

代償運動　肩甲骨の下制と肩関節を外旋させること。全可動域を動かすのに重力を許容する。

他の抗重力位での評価：上腕三頭筋

　このテストは，肩の筋力が低下した患者に行うことが望ましい。患者は腹臥位。タオルは固定と抵抗中に患者の快適さのため上腕の下におく。肩関節は外転位，肘関節は屈曲位，前腕と手は台から垂直に垂らしておく（図 4-62）。患者は肘関節を最大伸展させ，CPP となるのを避ける（図 4-63）。抵抗は，前腕の後側面と手関節近位部とする（図 4-64）。

4

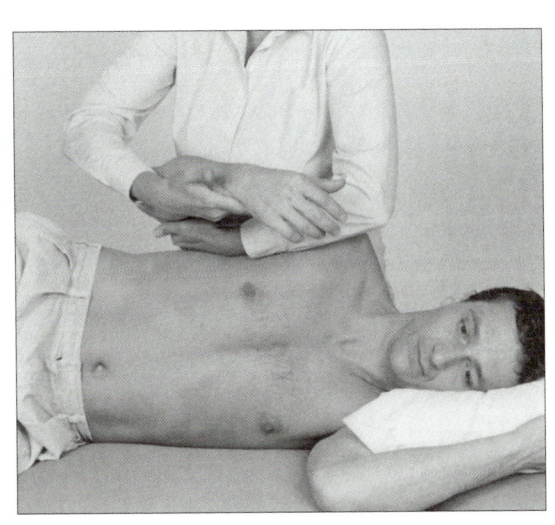

図 4-60　別の開始肢位：上腕三頭筋

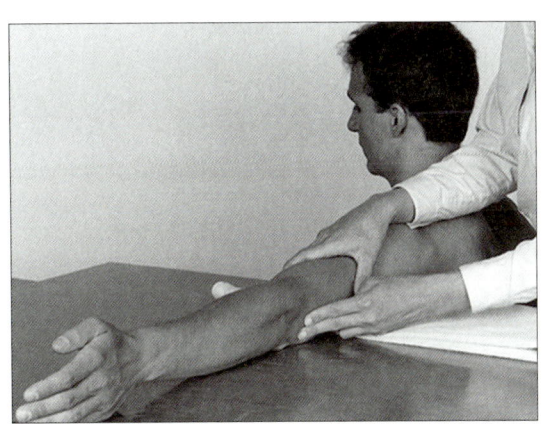

図 4-61　最終肢位：上腕三頭筋

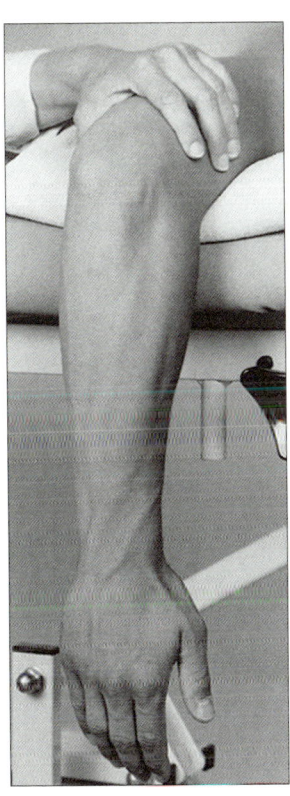

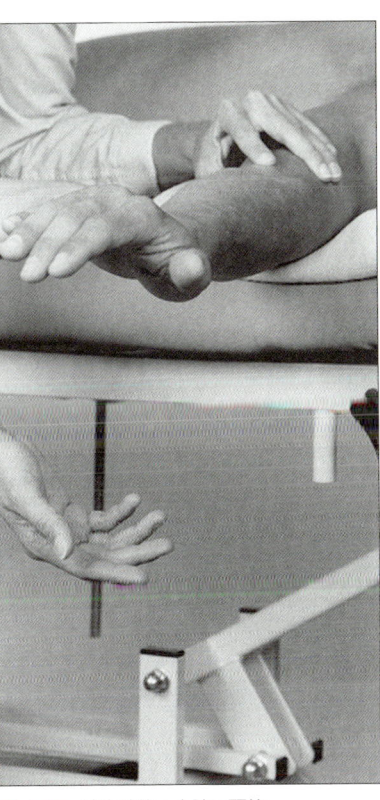

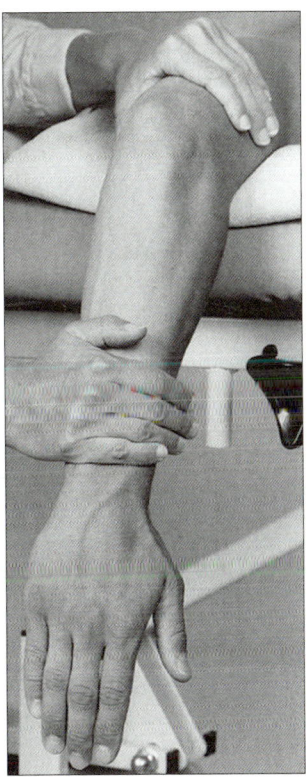

図 4-62　開始肢位：上腕三頭筋　　図 4-63　検査肢位：上腕三頭筋　　図 4-64　抵抗：上腕三頭筋

回外

抗重力位：回外筋と上腕二頭筋

開始肢位　患者は坐位。腕は横に，肘関節 90° 屈曲位，前腕回内位（図 4-65）。

固定　セラピストは上腕を固定。

運動　前腕を全可動域まで回外させる（図 4-66）。中間位を超えて回外させると重力が補助するので，わずかな抵抗はセラピストによって前腕の重さを同等にすることができる。

触診　上腕二頭筋：肘前窩の前側面。**回外筋**：前腕の後側面，橈骨頭部の遠位部。

代償運動　肩関節内旋，内転と同側体幹の側屈。

抵抗の位置　橈骨遠位端の後面と尺骨前面の反対圧力（図 4-67，4-68）。

抵抗の方向　前腕回内。

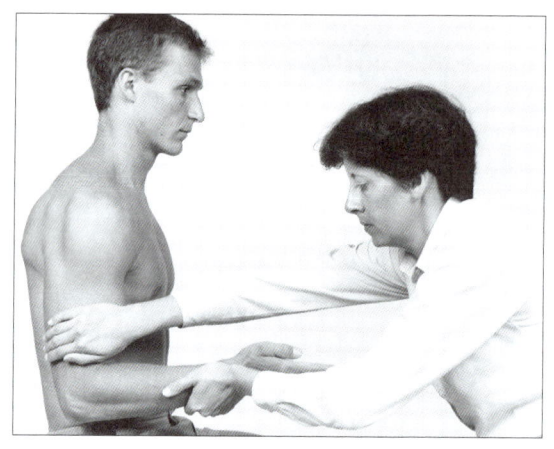

図 4-67　抵抗；回外筋と上腕二頭筋

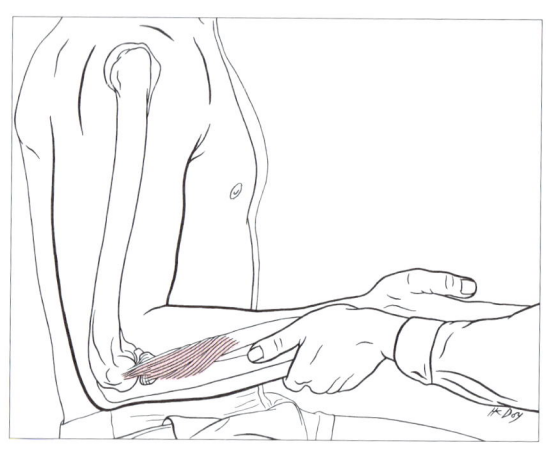

図 4-68　回外筋

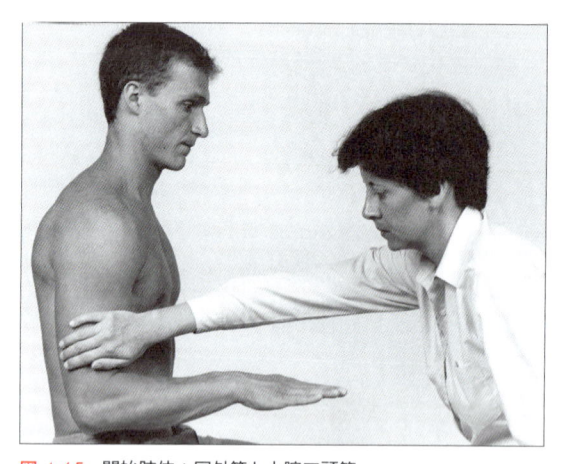

図 4-65　開始肢位；回外筋と上腕二頭筋

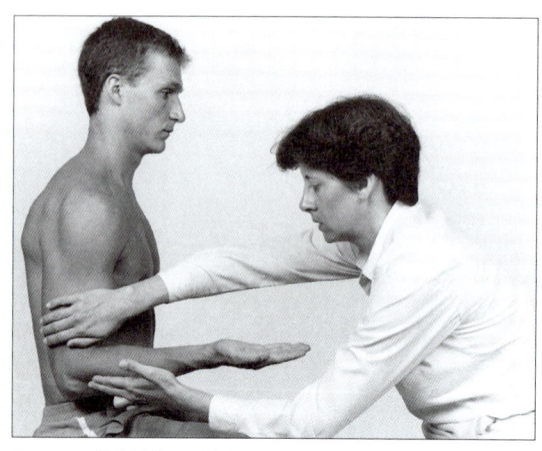

図 4-66　検査肢位；回外筋と上腕二頭筋

重力を除いた肢位：回外筋と上腕二頭筋

開始肢位　背臥位で腕は横に，肘関節 90° 屈曲位，前腕回内位（図 4-69）。

別の開始肢位（図示なし）　坐位で肩・肘関節 90° 屈曲位，前腕は回内位。

固定　セラピストは上腕を固定。

最終肢位　背臥位で前腕は全可動域まで回外させる（図 4-70）。

代償運動　肩関節内転・内旋。

回外筋の分離

　上腕二頭筋は，肘関節伸展のときに前腕回外できず，その動きはゆっくりと抵抗なく行われる[3,23]。

開始肢位　坐位で腕は横に肘関節伸展位で前腕は回内位。

固定　セラピストは上腕を固定。

運動　全可動域にわたり回外させる。セラピストは動作の間，回外筋を触診する（図 4-71）。

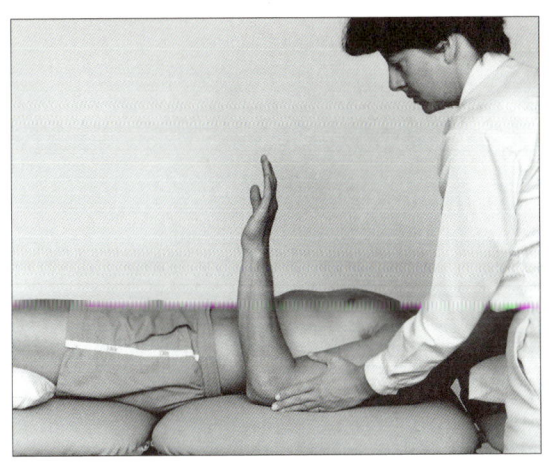

図 4-69　開始肢位：回外筋と上腕二頭筋

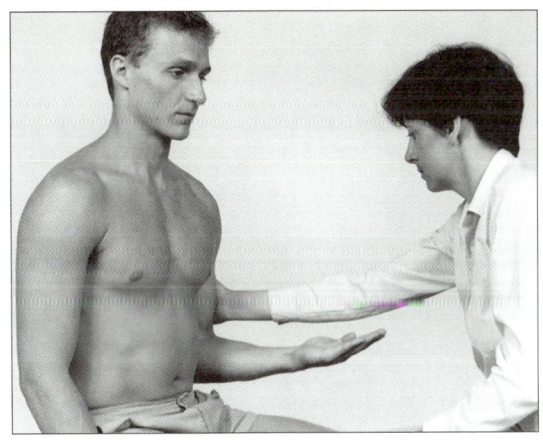

図 4-72　開始肢位：円回内筋と方形回内筋

4

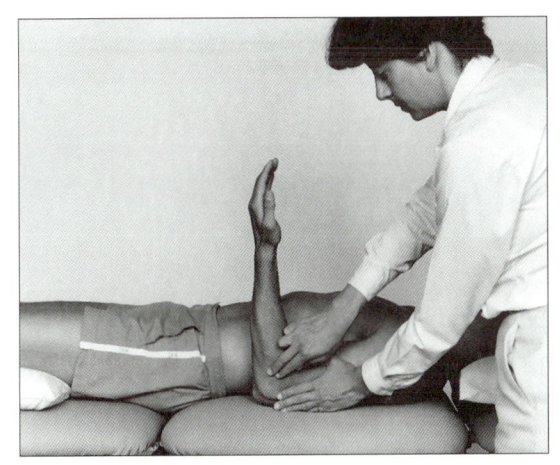

図 4-70　最終肢位：回外筋と上腕二頭筋

別の開始肢位（図示なし）　この肢位を用いて，上腕二頭筋が最大限短縮する，つまり筋活動を起こさせない位置にする。この肢位は，上腕二頭筋は緩まず，もはや効果的な張力が発生せず，したがって回外筋を分離する。

開始肢位　患者は背臥位で肩関節は 90° 屈曲位，肘関節は十分に屈曲させ，前腕は回内位。

固定　セラピストは上腕を固定。

運動　前腕をゆっくり回外させる。セラピストは，動作の間回外筋を触診する。回外筋の筋力低下では，上腕二頭筋単独で完全に回外運動を前腕で維持できない[24]。

回内

抗重力位：円回内筋と方形回内筋

開始肢位　患者は坐位。腕は横に，肘関節 90° 屈曲位，前腕回外位（図 4-72）。

固定　セラピストは上腕を固定。

運動　前腕を全可動域にわたり回内させる（図 4-73）。中間位を超えて回内させると重力が補助するので，セラピストによりわずかな抵抗で前腕の重さを同等にすることができる。

触診　円回内筋：前腕前面の 1/3 近位で上腕骨内側上顆から橈骨外側縁にいたる対角線上。方形回内筋：触診するにはあまりにも深い。

代償運動　肩関節内転と内旋，反対側の体幹の側屈。

抵抗の位置　橈骨遠位端の前面への抵抗と尺骨後面の抵抗圧力（図 4-74・76）。

抵抗の方向　前腕回外。

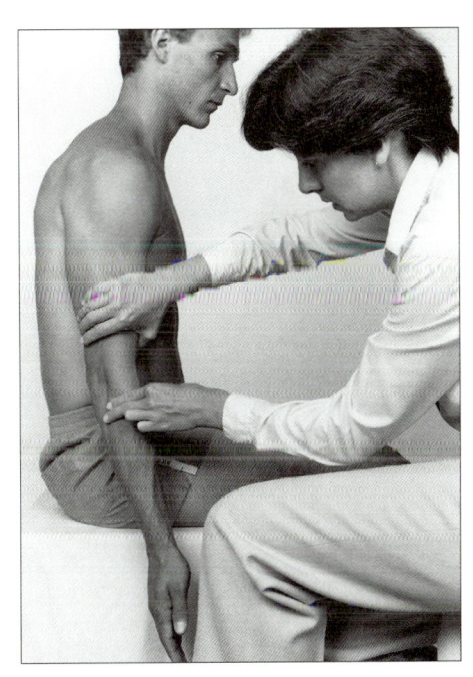

図 4-71　回外筋の分離テスト

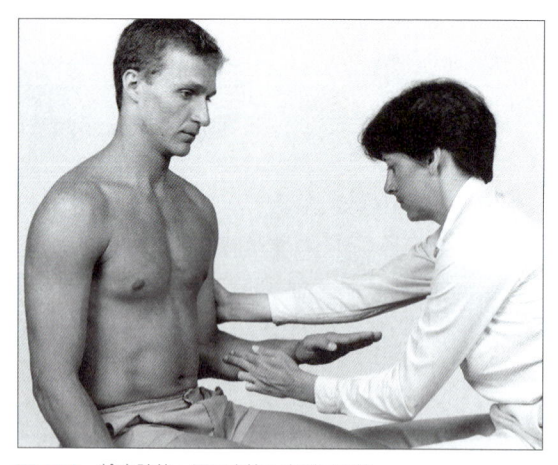

図 4-73　検査肢位：円回内筋と方形回内筋

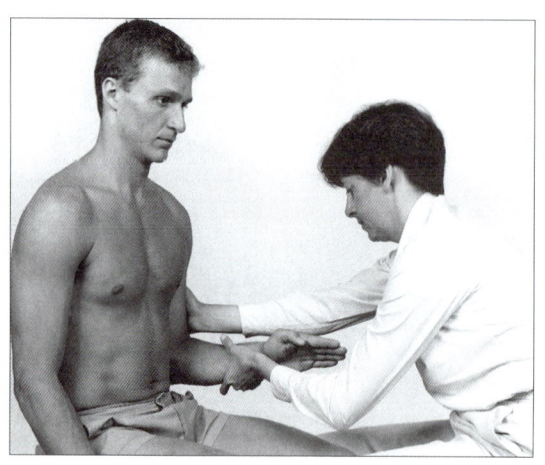

図 4-74　抵抗：円回内筋と方形回内筋

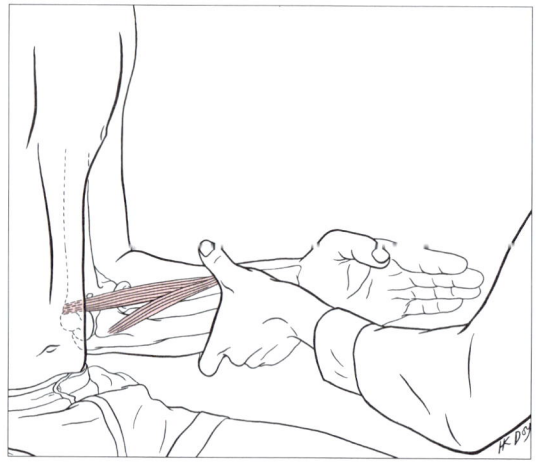

図 4-75　円回内筋

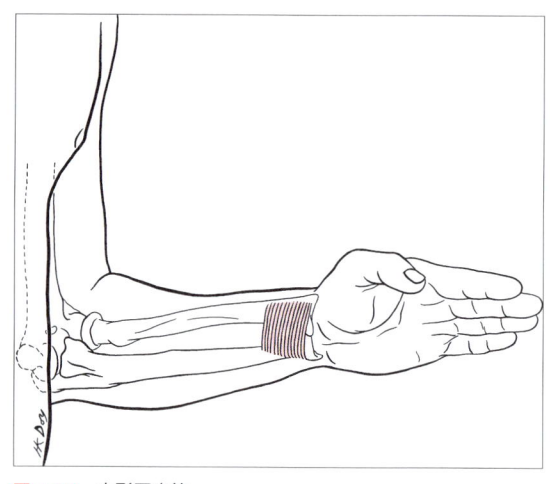

図 4-76　方形回内筋

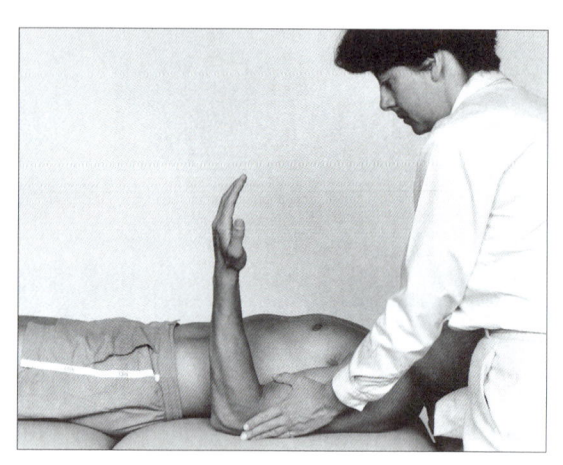

図 4-77　開始肢位；円回内筋と方形回内筋

重力を除いた肢位：円回内筋と方形回内筋

開始肢位　背臥位で，上肢は横に肘関節 90°屈曲位，前腕は回外位（図 4-77）。

別の開始肢位（図示なし）　坐位で，肩関節と肘関節は 90°屈曲位，前腕は回外位。

固定　セラピストは上腕を固定。

最終肢位　前腕を全可動域にわたり回内させる（図 4-78）。

代償運動　肩関節内転，内旋。

機能的な適用

関節の機能

　肘関節の複合的な機能は，手の役割を果たす[3,6,25]。肘関節の動きは，腕の全体的な機能的長さを調整す

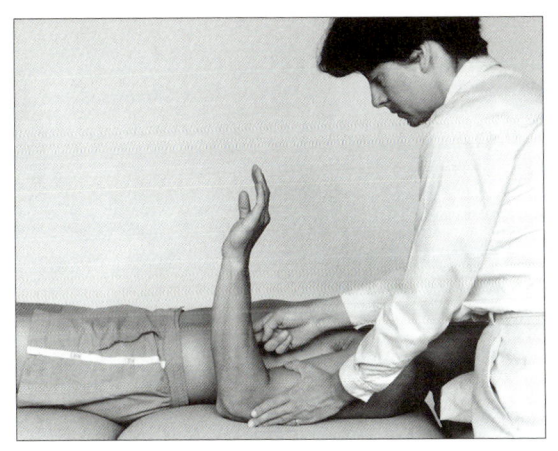

図 4-78　最終肢位；円回内筋と方形回内筋

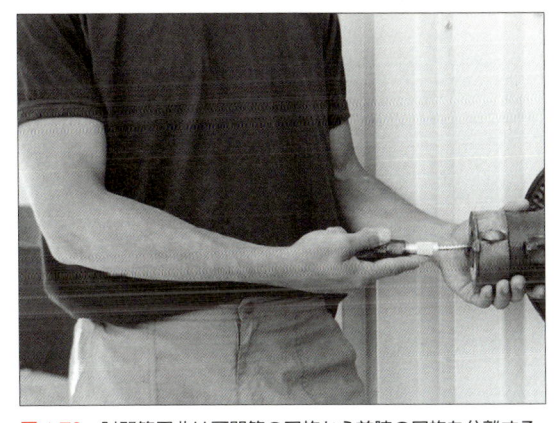

図 4-79　肘関節屈曲は肩関節の回旋から前腕の回旋を分離する。

4

る[16]。肘関節伸展は体から離れていく動きで，肘関節屈曲は体に向かってくる動きである。空間での手の位置や手の可動性は前腕の回内外によって強化されている。前腕を含む，肘関節の複合体は，一日のセルフケア，レジャー，労働機能に関与する熟練した効果的な手の動きに寄与する。肘関節の複合体は，手を使って持ち上げる動作や自動的に腕を回転，挙上運動や体を下げるのに必要な力も提供する[25]。

　肘と前腕は，単独では機能せず，肩と手首とつながることによって手の機能を高めるのに関連する。肘関節が伸展したとき，回内と回外は肩の伸展と内転にそれぞれ機能的に関連する[3]。これらの関連した動きは，活動中に同時に起こる[25]。しかしながら，肘関節屈曲，前腕回旋は肩関節の回旋から分離することができる[25]。これは，例えばスクリューのドライバーを使うもしくはドアノブを回転させるなどの活動でみられる（図 4-79）。

機能的な可動域

　正常な AROM は[12]，肘関節伸展 0° から屈曲 150°，前腕の回内は 80° から 90°，回外は 80° から 90° である。しかしながら，多くの日常機能はこれらの可動域未満で行われている。肘関節と前腕の必要な可動域は，表 4-3 の ADL の表で選べる。これは Morrey[26]，Safaee-Rad[27]，Packer[28]，Magermans[29]，Raiss[30]，Sardelli[31]らの研究に基づいている。肘と前腕の位置は，身の回りの世話や衛生活動のための異なる身体部位を触れるのに必要である（表 4-4）。これは Morrey らの研究に基づいている[26]。ADL に必要な可動域は，家具のデザイン，用具の位置，患者の姿勢に影響する。部分的には，これらの因子は，表 4-3，4-4 に示された類似した ADL の研究間の ROM の差を説明するこ

とができる。したがって，表 4-3，4-4 の ROM の値は，ADL に必要な可動域の参考値として使用できる。

　多くのセルフケア行動は，屈曲 30° から 130°，回外 50° から回内 50° 以内で可能である[26]。書字，ピッチャーから水を注ぐ，新聞を読む，会陰部の清拭を実施することは，これらの可動域以内で実施できる例である。摂食行動，例えばコップで飲む，スプーンもしくはフォークを使う，ナイフで切る動作は，屈曲 45° から 136°，回外 47° から回内 59° 以内の動作で実施できる[26,28,32]（図 4-80）。

　日常の機能として，髪をくしでとかす，もしくは洗う（屈曲，回内，回外　図 4-81），首の後了のジッパーまで手をのばす（屈曲，回内），携帯電話の使用（おおよそ屈曲 135〜145°[26,28,30,31]　図 4-82），靴ひもを結ぶ（屈曲 16°[26]　図 4-83），ズボンを着用する（伸展　図 4-84），ボールを投げる（伸展），松葉杖で歩く（伸展），体を持ち上げる，椅子から立ち上がる（屈曲 15°[28]），テニスをする，PC のマウスもしくはキーボードを使うことは，肘運動の範囲を十分に含んでいる（回内 65°[31]　図 4-85）。

　肘屈曲・伸展 ROM が制限されたときのように，肘関節の ROM が少ない場合は，代償運動が正常な隣接した関節で可能であれば，上肢活動の遂行が必要となる。そのような場合，機能的な肘関節の ROM は屈曲 75° から 120° である[33]。これらの代償的な動きは，胸郭，腰椎，肩関節（主に肩甲胸郭関節と鎖骨下関節），手関節で起こる。90° 屈曲位で固定した肘関節は，機能制限があるにもかかわらず，ほとんどの場合，すべての身の回り動作の ADL（すなわち，摂食や個人の衛生）を行うことができる[33,35]。くしで髪をとかす，後ろのポケットもしくは反対側の肩に手を届かせる，飲むために口に手を持っていくのに最低でも肘関節屈曲 85° が必要であることを van Angel らが報告している[36]。

　肘関節の制限において，肘関節屈曲の減少は，肘伸

表 4-3　ADL 選択に必要とされる肘と前腕の ROM[26〜31]

活動	屈曲 ROM（°）		回外 ROM（°）		回内 ROM（°）	
	最小	最大	開始	終了	開始	終了
新聞を読む[26]	78	104	—	—	7	49
椅子から立ち上がる[26]	20	95	—	—	10	34
座って，立って座る[28]	15	100	—	—	—	—
ドアを開ける[26]	24	57	—	23	35	—
ドアを開ける[31]	—	—	—	77	—	—
ピッチャーから水を注ぐ[26]	36	58	22	—	—	43
グラスに水を注ぐ[30]	38	50	20	—	—	55
コップで飲む[27]	72	129	3	31	—	—
グラスから飲む[30]	42	132	1	23	—	—
電話を使う[26]	43	136	23	—	—	41
電話を使う[28]	75	140	—	—	—	—
電話を使う[30]	69	143	21	—	—	42
電話を使う[31]	—	146	—	—	—	—
携帯電話を使う[31]	—	147	—	—	—	—
パソコンのキーボードをたたく[31]	—	—	—	—	—	65
ナイフで切る[26]	89	107	—	—	27	42
フォークを口にもっていく[26]	85	128	—	52	10	—
フォークで食べる[27]	94	122	—	59	38	—
スプーンで食べる[27]	101	123	—	59	23	—
スプーンで食べる[28]	70	115	—	—	—	—
スプーンで食べる[30]	74	133	—	50	9	—
くしで髪をとかす[29]	112	157	—	—	—	—
腋の下を洗う[29]	104	132	—	—	—	—
会陰部のケア[29]	35	100	—	—	—	—

平均値はオリジナルの情報から[26,27,30] の近似値，中央値はオリジナル[28] の情報から。
最小・最大値はオリジナルの情報から[29,31] の近似値。

表 4-4　身の回りの世話や衛生活動中に測定した健常者の肘と前腕の位置

手から：	肘屈曲（°）	回外（°）	回内（°）
頭-頂点	119	47	—
頭-後頭部	144	2	—
ウエスト	100	12	—
胸	120	29	—
首	135	41	—
仙骨	70	56	—
靴	16	—	19

平均値はオリジナルの情報から[26]の近似値。

4

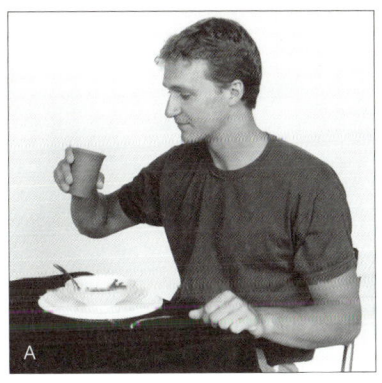
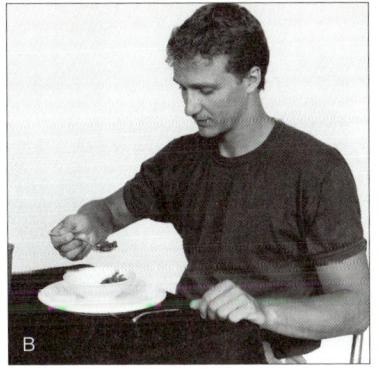
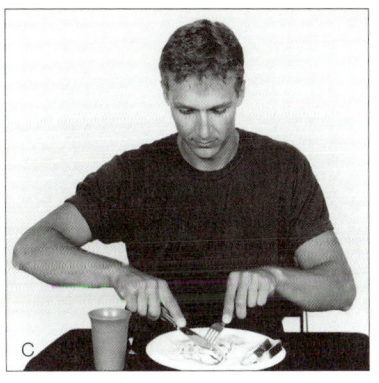

図 4-80　肘関節の可動域は，屈曲 45〜136°，回内 47°，回外 59°以内。A．コップで水を飲む。B．スプーンを使って食べる。C．ナイフとフォークを使って食べる

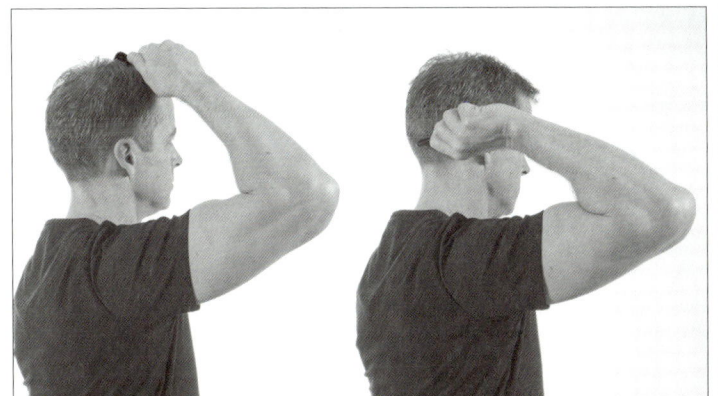

図 4-81　くしで髪をとかすには，肘屈曲と前腕の回内外が必要

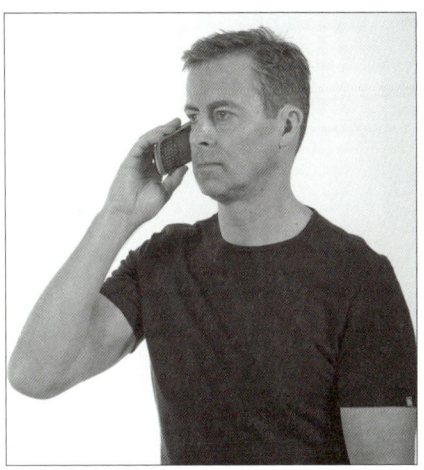

図 4-82　携帯電話を使うには肘を屈曲する必要がある。

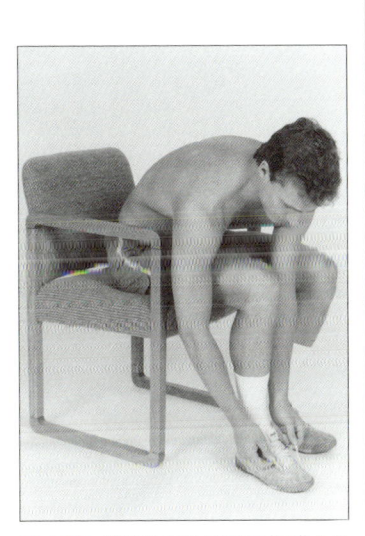
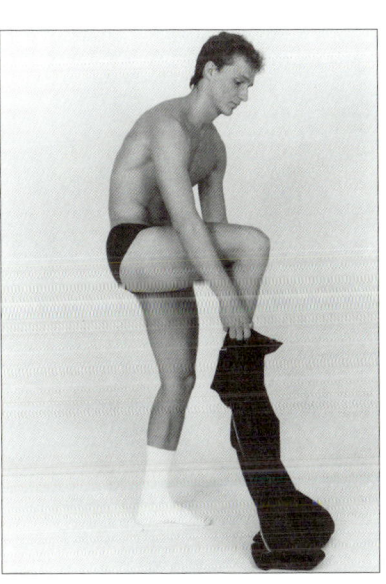
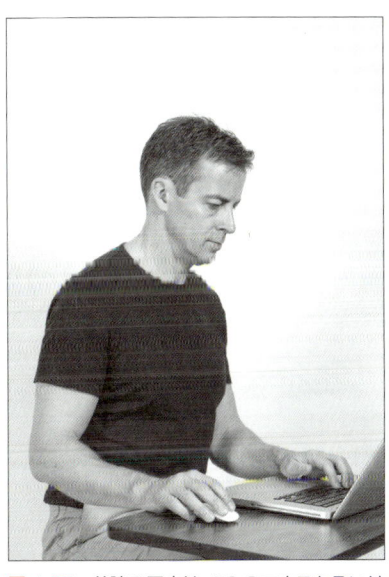

図 4-83　靴ひもを結ぶには肘屈曲 16°は必要である

図 4-84　ズボンをはくには肘関節を伸展させる。

図 4-85　前腕の回内は，PC のマウスあるいはキーボードを使うのに必要

展の減少よりも機能の低下に大きな影響を与え，その比率は約 2：1 である[37]。したがって，肘関節屈曲が 5°減少する機能的影響は，肘関節伸展可動域の 10°減少することと同等である。

　前腕の ROM 制限が存在する場合，Kasten らは[38]，肩の内転／外転，肘の屈曲／伸展，肩の屈曲／伸展の範囲がより少ないことにより，肩と肘で肩の内外旋の代償運動が確認できるとしている。代償運動は，前腕の ROM が存在しても手関節で起こる[39]。Kasten らは[38]，前腕を固定して回旋させ，以下の ADL 課題であるグラスに水を注ぐ，グラスから飲む，スプーンで食べる，電話をかける，机の上で大きい数字「8」を書く，キーボードを使う，ページをめくる，鍵穴に鍵を入れて回す，くしで髪をとかす，会陰部と殿部を洗うことなどは肩・肘関節の運動が貢献していると結論付けている。

筋機能

肘関節屈曲

　上腕二頭筋，上腕筋，腕橈骨筋は肘関節屈曲の主要な筋である。機能活動におけるこれらの屈筋の役目は，動作のスピードや抵抗負荷の大きさを肘関節，前腕，隣接する関節の位置によって部分的に決定する。臨床および機能的意義として，筋電図データから個人間の屈曲運動中には広範囲にわたり筋活動が認められる[23]。特異的課題を必要とする併用動作は，運動麻痺が原因で代償動作を分析し，それぞれの筋機能の働きを特定するうえで重要な考慮すべき事項である。

上腕二頭筋

　上腕二頭筋は肘屈曲と前腕回外に作用する。この作用は，例えば栓抜き，ドライバー（図 4-79）もしくは食事用具を使用したりするような動き（図 4-86）を含んだ活動で説明される。上腕二頭筋の機能は効率的に肘関節を，90 度屈曲させることである[6,22]。上腕二頭筋は前腕の回外を強く抵抗された以外，また，前腕を回内させたときに肘屈筋として機能しない場合を除き，肘を伸展したときにこの筋は回外運動に寄与しない[23]。したがって，肘関節屈曲筋力の低下は，前腕の回内に随伴している[40]。肘関節屈曲筋力が強ければ，前腕の中間位が生じる[22,40]。上腕二頭筋は 3 つの関節（肩，肘，橈尺関節）に作用するので，その効果的な働きは肩関節の位置に影響される[22,25]。上腕二頭筋は，肩を伸展よりも屈曲させたときにより効果的に働く。この効果は，肩関節伸展や肘関節屈曲が必要な活動，例えば，ボートを漕ぐ，綱引き，織り機のビーターを引っ張る，床の掃除などを説明することができる。

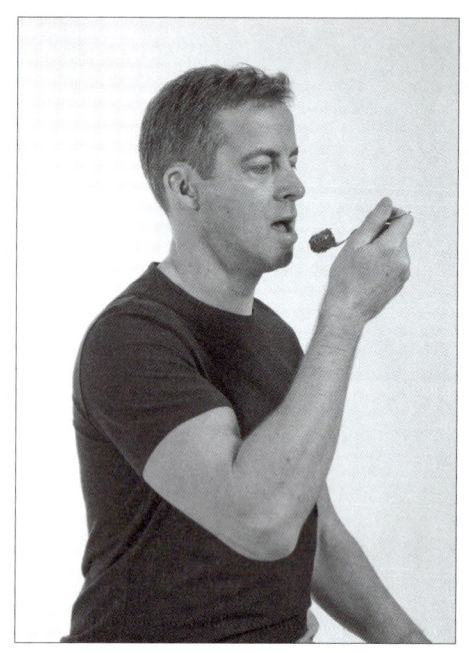

図 4-86　上腕二頭筋の機能は食べ物を口に持っていくこと

上腕筋

　上腕筋は，肘屈筋の中で補助的な筋として表示されていた[41]，なぜなら，前腕のすべての位置で抵抗のありなしで活動するからである。なぜなら上腕筋の付着部は，尺骨近位末端部と上腕骨遠位部で，この筋は，肩関節の位置と橈骨の回旋により生じる前腕の位置の変化に影響されない[3]。すべての屈筋はハンマーでたたくような（図 4-87）動作を助けているにも関わらず，上腕筋は肘屈曲が唯一の機能であり理想的な役割である。

腕橈骨筋

　肘屈曲機能としては補助筋としての働きで前腕が半回内位，回内位において運動の速度と力が必要とされるときに機能する[23]。この作用は，コップで水を飲む，ハンマーでたたく（図 4-87），キーボードを打つもしくは弾くような活動で示される。

肘関節伸展：上腕三頭筋

　上腕三頭筋は肘関節を伸展させる筋である。肘筋の役目は議論の余地がある。肘筋は緩慢な動作をする筋であると述べたが[23]，回内外，肘関節伸展の補助[3]を安定化させる機能があり[23]，かつ伸展作用を補助することができる[41]。

　なぜなら，上腕三頭筋の長頭は 2 つの関節と交差しており，この筋の有効性は肩の位置に影響をされる。長頭は屈曲で肘，肩関節がストレッチされる。した

がって，三頭筋は肩関節屈曲時に肘関節伸展がより有効的となる[25]。これは，ほうきや掃除機を使ったり，ノコで切る（押して切る）などの活動に示される。

　三頭筋の内側頭は，肘関節伸展の間いつも活動的であるため，筋肉の隷属的な部分として認識することができる。外側頭と長頭は，力が必要なときに使用される[23]。上腕三頭筋の機能は，椅子からの立ち上がり（図4-88），松葉杖での歩行，腕立て伏せを行うこと，または閉じたドアを押すような身体の挙上を伴う活動として示されている。

前腕の回外：回外筋と上腕二頭筋

　回外筋は単独で作用し，肘のすべての位置で回外運動を生じさせる[23,41]。上腕二頭筋は，力とスピードが要求される場合，肘屈曲に使用される。上腕二頭筋の回外機能は，肘の位置により影響を受け，肘が約 90° 屈曲での回外が最も有効である[42]。ほとんどの日常的な活動は，力の変化量と肘屈曲と前腕回外の混合動作が要求される，たとえば口に食べ物を持っていったり，ページをめくったりすることである（図4-89）。この組み合わせは，身体に手を近づけたり動かしたりするように機能し，手掌が天井に向くように手を回転させる。腕橈骨筋は，ROM の最後の可動域の部分で回内された位置から中間位までの最後の可動域の部分で回外筋として働く[42]。

　回外筋と肩関節の外旋筋は，肘の伸展時に機能的に

4

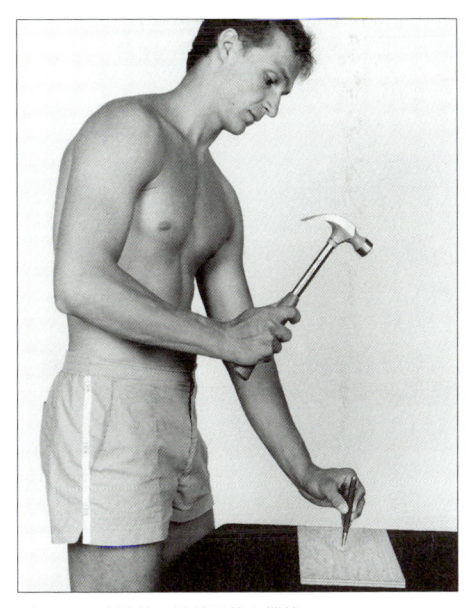

図 4-87　上腕筋，腕橈骨筋の機能

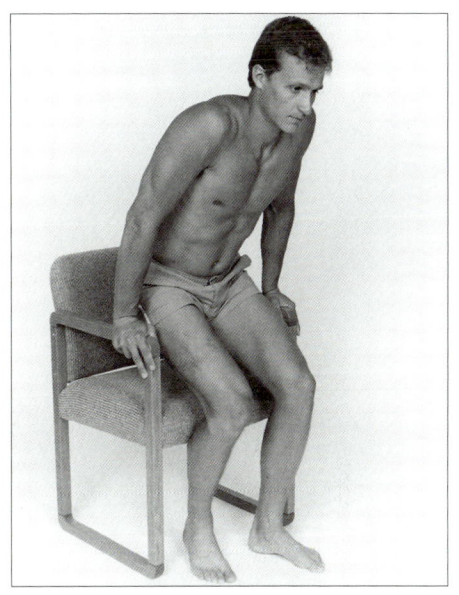

図 4-88　上腕三頭筋は，椅子からの立ち上がるときに身体を挙上させる

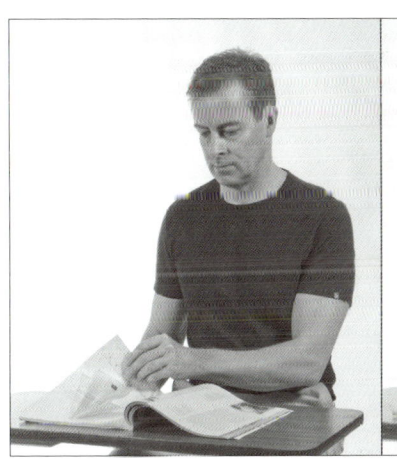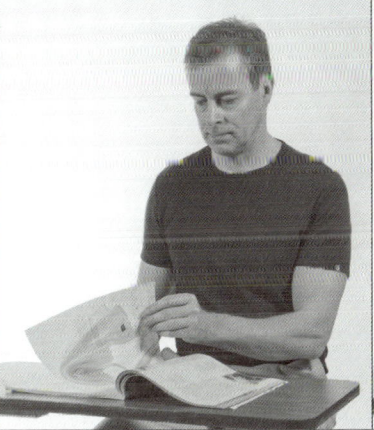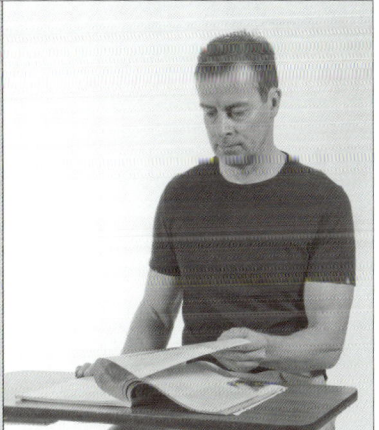

図 4-89　回外筋と上腕三頭筋は，前腕を回外させる機能がある

連鎖する[25]．なぜなら回外運動と肩の外旋は活動と同時に起こる。回外筋力は，肩の内旋位よりも外旋位の方が強い。おそらく，上腕二頭筋長頭の位置が原因して，外旋筋力が増加し，したがって筋の大きな力を出すことに寄与している[43]。

前腕回内：円回内筋と方形回内筋

円回内筋と方形回内筋は前腕を回内させる。方形回内筋が，2 つの中でより一貫性のある筋として説明され，円回内筋は高速または強力な動作[23,41]が要求される活動に働いている。例えば，頑固なネジを外すためのドライバーを使用したり，ボールを投げたり，ラケットを使ったスポーツなどである。回内筋は，字を書く，身体を洗う（図 4-90），更衣，衛生作業などを含む多くの自己メンテナンス活動を補う。腕橈骨筋は，ROM の最後の可動域の部分で回外された位置から中間位までの最後の可動域の部分で回内筋として働く[42]。回内筋は，肩の内旋時に機能的に連鎖する[25]，なぜなら，前腕回内と肩の内旋は，多くの活動で同時に行なわれているからである。

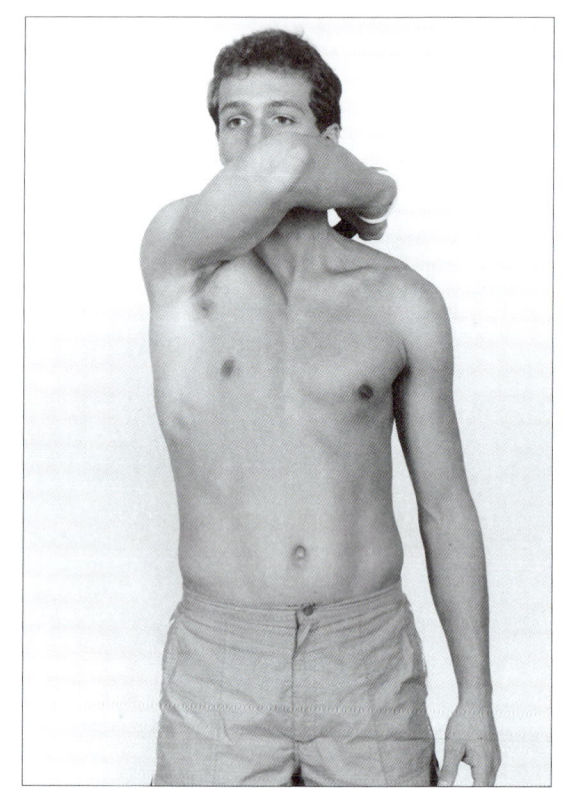

図 4-90　円回内筋と方形回内筋の機能

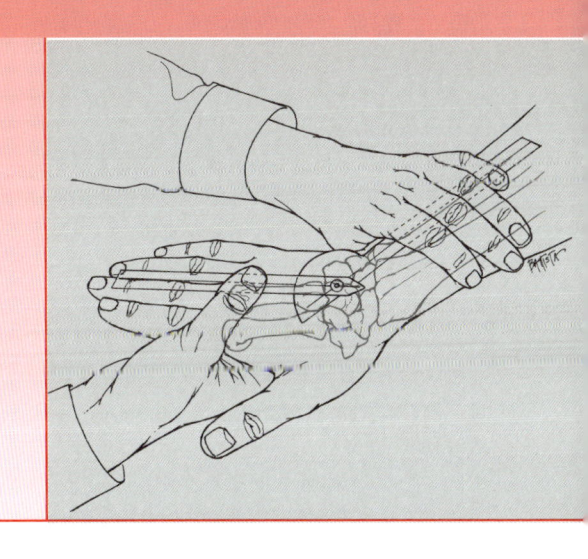

第5章 手関節と手

関節と運動

　手首と手の関節を図5-1, 5-2に示す。手首と手の動きを表5-1〜5-3に要約した。

　前腕と手の間に位置する手関節は，8つの小さな骨がある（図5-1, 2A）。これらの骨は近位列（舟状骨，月状骨，三角骨，豆状骨）と遠位列（大菱形骨，小菱形骨，有頭骨，有鉤骨）に配置されている。

　手根骨（豆状骨を除く，これは三角骨と関節をつくっている）の近位列の表面は凸面である（図5-2B）。この凸表面は橈骨の遠位側面の凹面と，楕円体の下橈尺関節の関節円板とつながっており，**橈骨手根関節**[2]という。

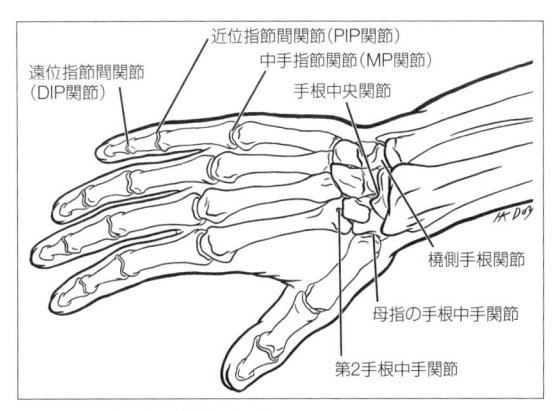

図5-1　手首，指，親指の関節

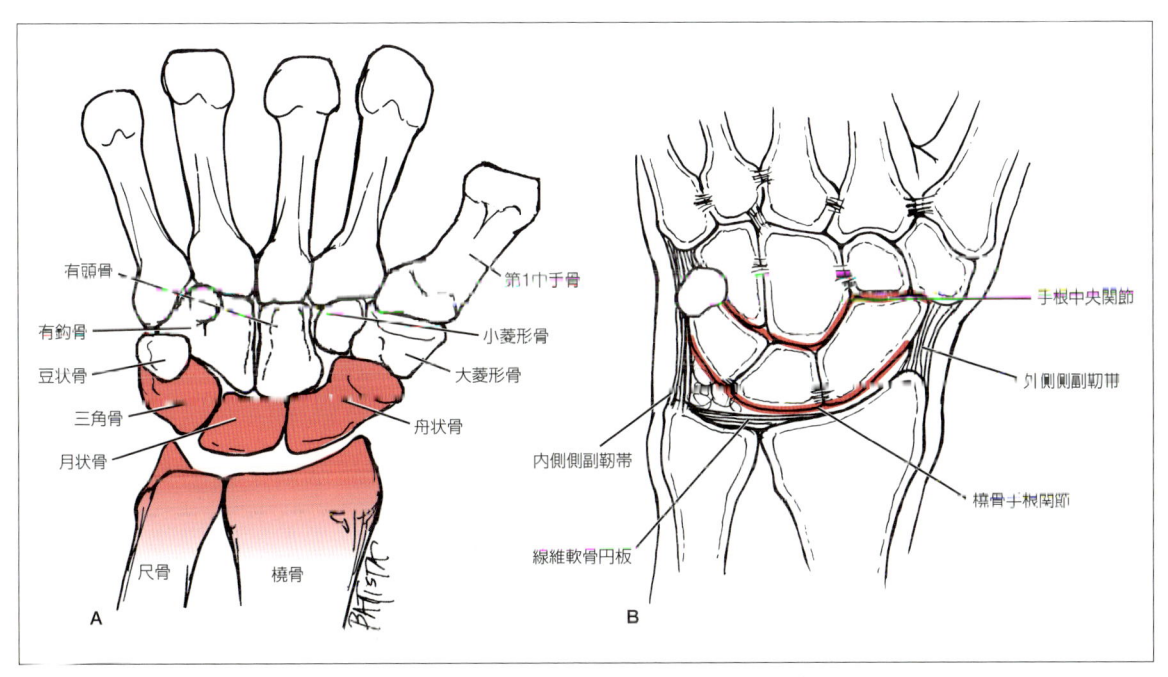

図5-2　Aの骨解剖は手関節を前方から見た図で，Bは手根中央関節と橈側手根関節の凹凸の輪郭を示したものである

　手根中央関節は，手根骨の近位と遠位列の間に形成される複合関節である[2]。手根骨の遠位列の基部側面は，外側に凹面を有し，大菱形骨と小菱形骨によって形成され，内側の凸面は有頭骨と有鉤骨によって形成されている（図 5-2B）。これらの面は，手根骨の基部列の遠位側面に対応してつながり，外側に凸面を有し，舟状骨によって形成され，内側の凹面は舟状骨，月状骨，三角骨によって形成されている。

　臨床背景では，橈骨手根関節と手根中央関節の動きは，独立した測定は難しい。したがって，手関節の関節可動域（ROM）は両関節が混合した動きを測定することになる。橈骨手根関節と手根中央関節の動きは，手関節の屈曲，伸展，橈骨偏位，尺骨偏位を含む。解剖学的位置から，手関節屈曲と伸展は矢状面周囲の前額軸で起こる（図 5-3）。手関節の橈屈と尺屈は，矢状軸の前額面で起こる（図 5-4）。手関節屈曲と伸展の最大自動関節可動域（AROM）は，手関節の位置が

橈骨および尺骨偏位 0° 近くで起こり，逆もまた同様である[10]。

　手根中手（CM：carpometacarpal）**関節**の動き（図 5-1）は，手を完全に開いたときの手掌の平坦化（図 5-5A），および物体をつかんだり操作したりするときの手掌のガータリング guttering（図 5-5B）に寄与する。薬指，小指，母指の末梢の中手骨の動きは，固定された示指と中指の中手骨の周囲を動く。母指，第 4，第 5 中手骨，示指と中指の可動性は弛緩した拳と固く握った拳のときに観察される（図 5-6）。臨床背景では，第 2 中手骨から第 5 中手骨の手根中手関節の動きの評価は直接的に可能ではない。しかし，母指の手根中手関節の動きの評価は可能である。

　母指の手根中手関節は（図 5-7），大菱形骨の遠位面との間に形成される鞍関節である。これは前後の凹面と中外側の凹面，第 1 中手骨の基部の相互の一致した面である。第 1 手根中手関節の動きは，屈曲，伸展，

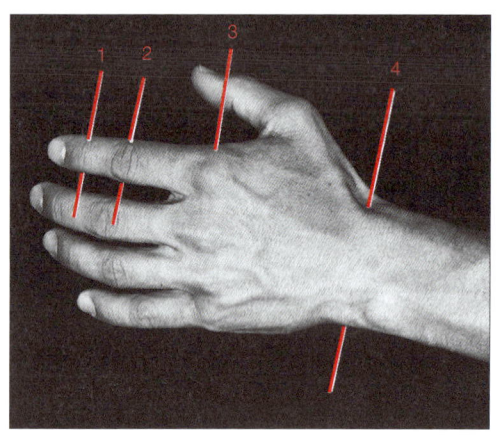

図 5-3　手関節と手指の前額軸；（1）遠位指節間関節屈曲—伸展，（2）近位指節間関節屈曲—伸展，（3）中手指節関節屈曲—伸展，（4）手関節屈曲—伸展

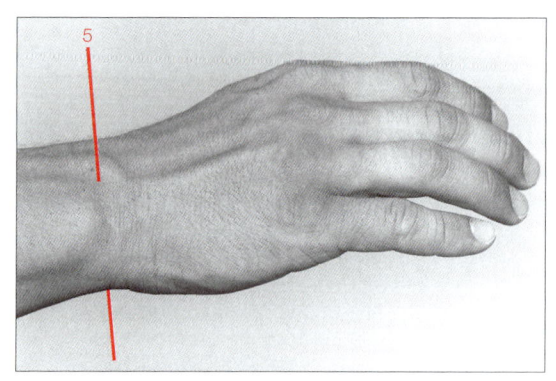

図 5-4　手関節の矢状軸：（5）尺骨—橈骨偏位

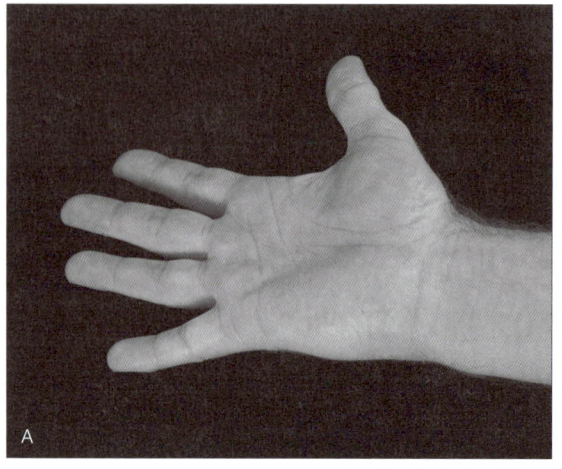
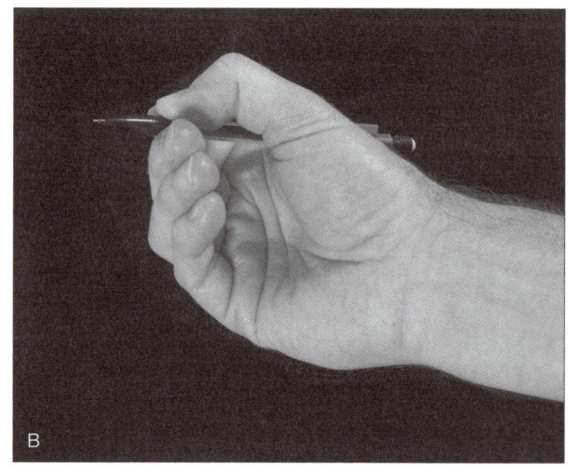

図 5-5　A. 手を開いた時の手掌の平坦化。B. 物体を扱うもしくは握ったときの手掌の筒（guttering）

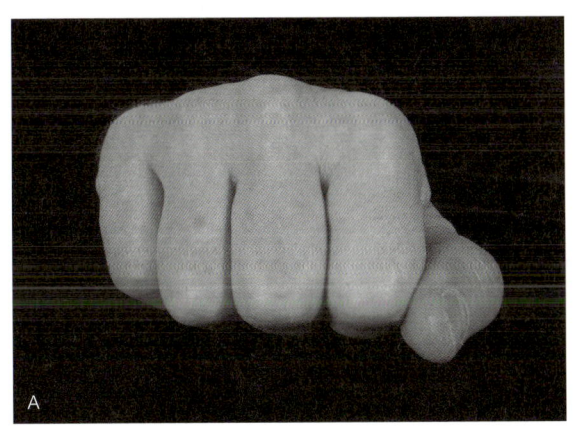
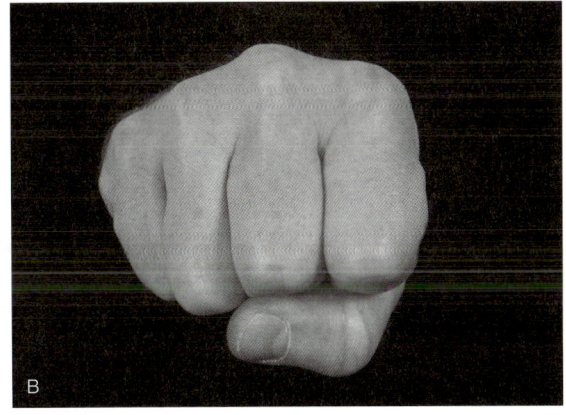

図 5-6　第 4，5 手根中手関節の動きは，B の握り拳と比較して A の方が弛緩しているように観察される

5

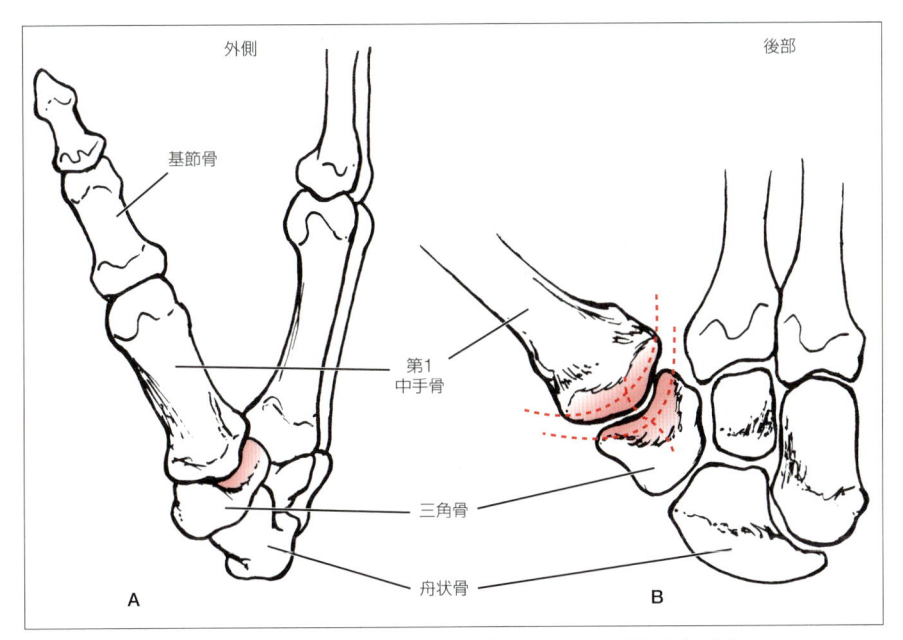

外側　　　　　　　　　　　　　　　　後部

基節骨

第1
中手骨

三角骨

舟状骨

A　　　　　　　　　　　　　　　　　B

図 5-7　A．右母指の手根中手関節は，関節面の凹凸の輪郭を示すために露出した（B）

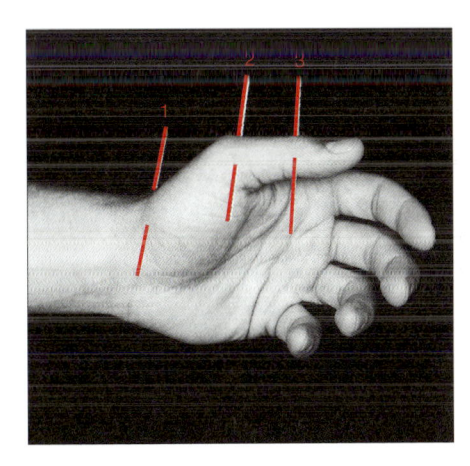

図 5-8　母指斜矢状面：（1）手根中手関節屈曲—伸展，（2）中手指節関節屈曲—伸展，（3）指節間関節屈曲—伸展

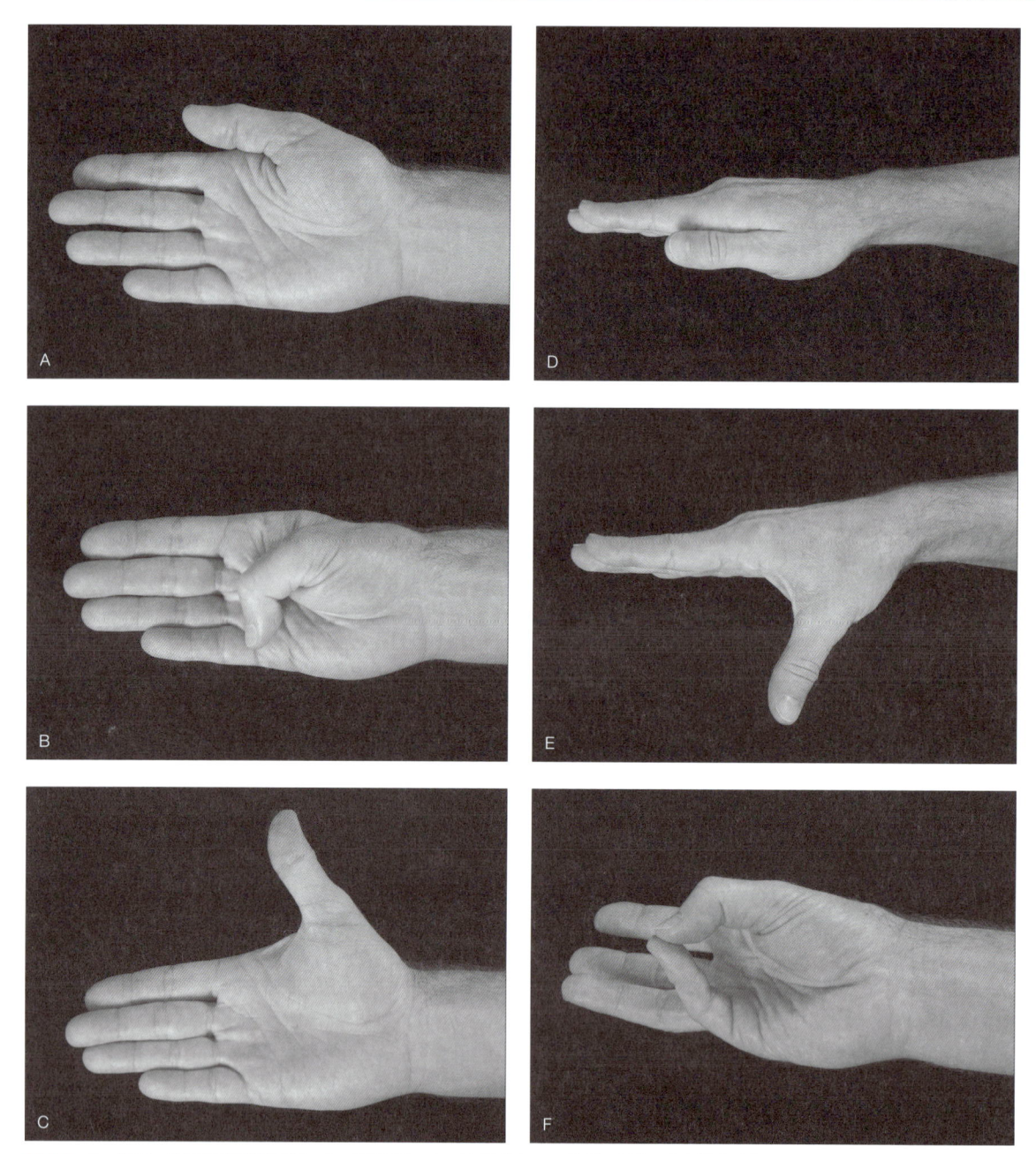

図 5-9　A. 前面—母指の解剖学的肢位。B. 母指屈曲。C. 母指伸展。D. 外側—母指の解剖学的肢位。E. 母指外転。F. 母指対立

外転，内転，回旋，対立である。屈曲と伸展は，矢状軸の斜めと前額面の斜めで起こる（図 5-8）。屈曲している間母指は，手掌の表面（図 5-9B）を横切って解剖学的位置（図 5-9A）に移動する。手根中手関節での母指伸展（図 5-9C）は，屈曲と逆方向の解剖学的肢位から離れて母指外側への動作も含む。手掌の垂直方向の解剖学的肢位（図 5-9D）から移動したときに外転する（図 5-9E）。母指の内転は，外転位から解

剖学的肢位へ母指を戻す。母指の内外転は，斜前軸を中心に斜矢状軸で発生する。対立は（図 5-9F），第 1中手骨の外転，屈曲，内転と同時に回旋を伴った連続的な動きである[11]。

　手の**中手指節**（MP：metacarpophalangeal）**関節**は楕円関節に分類され[2]，隣接する基節骨の基部凹面をつなぐ中手骨頭部の凸面によってそれぞれ近位に形成されている（図 5-1）。中手指節関節の動きは，屈曲，

表 5-1　関節構造：手関節の動き

	屈曲	伸展	橈屈	尺屈
関節[1,2]	橈骨手根関節	手根中央関節	手根中央関節	橈骨手根関節（主要）
	手根中央関節	橈骨手根関節	橈骨手根関節	手根中央関節
面	矢状面	矢状面	前額面	前額面
軸	前額軸	前額軸	矢状軸	矢状軸
正常な制限因子[1,3,4]*（図5-10A，B参照）	橈骨手根靭帯後面と関節包後面の緊張	橈骨手根靭帯前面と関節包前面の緊張；手根骨と橈骨の間の接触	関節包の尺側と尺骨手根靭帯，内側側副靭帯の緊張；橈骨茎状突起と舟状骨の間の接触	関節包の橈側部と外側側副靭帯の緊張
正常な最終域感[3,5]	しっかりしている	しっかりしている/固い	しっかりしている/固い	しっかりしている
正常な自動可動域[6]（自動可動域[7]）	0-80°（0-80°）	0-70°（0-70°）	0-20°（0-20°）	0-30°（0-30°）
関節包パターン[5,8]	屈曲と伸展は均等に制限されている			

*関節運動の正常な制限因子（NLF）を同定する明確な研究は不十分である。ここでのNLFと最終域感は，解剖学的知識，臨床経験，利用可能な文献に基づいている。

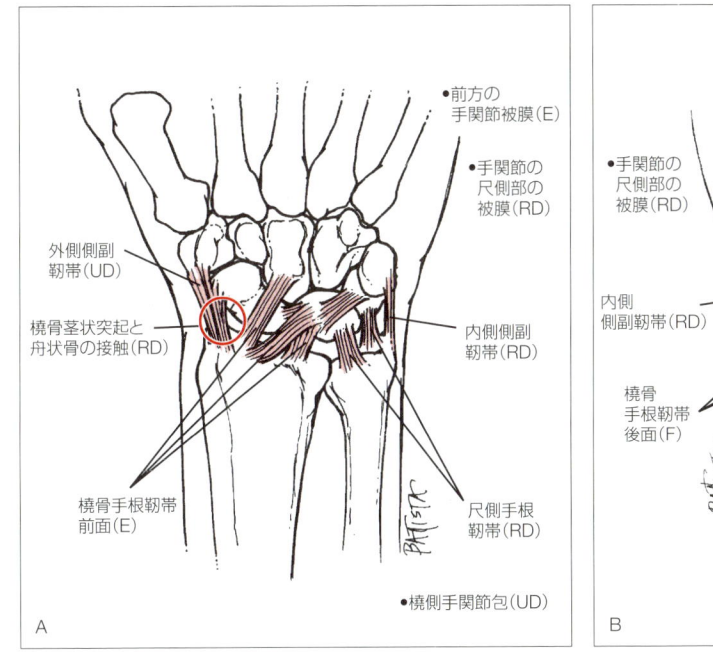
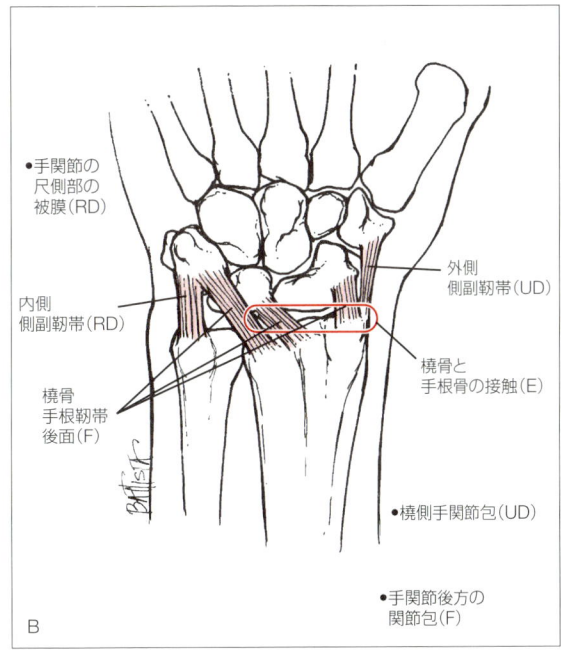

図 5-10　正常な制限因子（NLF）。A，手関節を前方からみると，手関節の正常な動きを制限するのは非収縮性の構造である。B，手関節を後方からみると，手関節の正常な動きを制限するのは非収縮性の構造である。構造による運動制限は，以下の略語を使って確認する。F，屈曲；E，伸展；UD，尺屈；RD，橈屈。動きを制限する筋肉は示されていない。

伸展，外転，内転，回旋である。臨床の場で測定される動きは屈曲と伸展がそれぞれ前額軸を中心とした矢状面で起こり（図5-3），外転と内転はそれぞれ矢状軸を中心とした前額面で起こる。臨床上，中手指節関節の回旋を測定することは不可能である。

母指と手指の指節間（IP：interphalangeal〈proximal：近位，distal：遠位〉）関節は蝶番関節に分類され（図5-1），隣接する末節骨基部の凹面をつなぐ基節骨頭の凸部により形成されている。指節間関節で

は，前額軸を中心とした矢状面で発生し（図5-3），母指は斜矢状軸から斜前額面で発生することで，手指の屈曲と伸展が可能となる（図5-8）。

表 5-2　関節構造：手指の動き

	屈曲	伸展	外転	内転
関節[1,2]	中手指節関節（MP）	中手指節関節（MP）	中手指節関節（MP）	中手指節関節（MP）
	近位指節間関節（PIP）	近位指節間関節（PIP）		
	遠位指節間関節（DIP）	遠位指節間関節（DIP）		
面	矢状面	矢状面	前額面	前額面
軸	前額軸	前額軸	矢状軸	矢状軸
正常な制限因子[1,3,4]*（図5-11参照）	MP：関節包後面と側副靭帯の緊張；基節骨と中手骨の間の接触；示指伸筋と総指伸筋の緊張（手関節を屈曲したとき）[9] PIP：中節骨と基節骨の間の接触；中間，近位の指節骨の軟部組織同格；関節包の後方と側副靭帯の緊張 DIP：関節包の後方と側副靭帯，斜支靭帯の緊張	MP：手掌の線維軟骨板と関節包前面の緊張（掌側靭帯）；深指屈筋と浅指屈筋の緊張（手関節を伸展させたとき）[9] PIP：関節包の前面と掌側靭帯の緊張 DIP：関節包の前面と掌側靭帯の緊張	側副靭帯，筋膜，皮膚の緊張	隣接した指の接触
正常な最終域感[3,5]	MP：しっかりしている/固い PIP：しっかりしている/柔らかい/固い DIP：しっかりしている	MP：しっかりしている PIP：しっかりしている DIP：しっかりしている	しっかりしている	
正常な自動可動域[6]（自動可動域[7]）	MP：0-90°（0-90°） PIP：0-100°（0-100°） DIP：0-90°（0-70°）	MP：0-45°（0-20°） PIP：0°（0°） DIP：0°（0°）		
関節包パターン[5,8]	中手指節関節と指節間関節：屈曲伸展			

*関節運動の正常な制限因子（NLF）を同定する明確な研究は不十分である。ここでのNLFと最終域感は，解剖学的知識，臨床経験，利用可能な文献に基づいている。

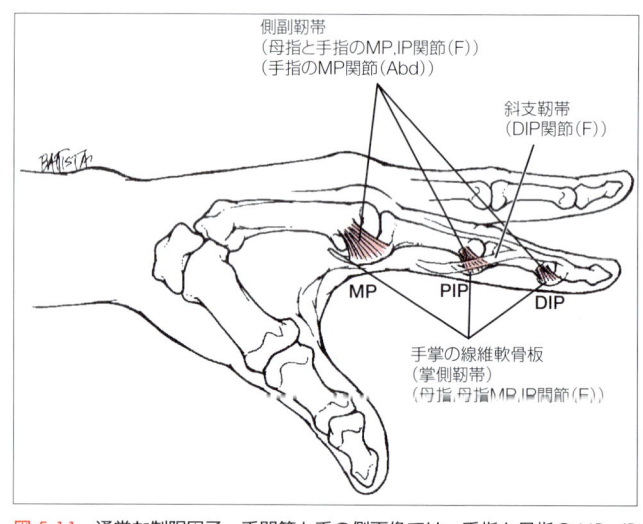

図 5-11　通常な制限因子。手関節と手の側面像では，手指と母指の MP，IP 関節の正常な制限運動は非収縮性の構造で示される。他の非収縮性の構造として，MP，IP 関節，CM 関節の正常な制限運動を表 5-2 に示す。構造の制限された動きは，以下の略語を使って同定する。F，屈曲；E，伸展；Abd，外転。筋肉の正常な制限は説明していない

表 5-3　関節構造：母指の動き

	屈曲	伸展	手掌	
			外転	内転
関節[1,2]	手根中手関節（CM） 中手指節関節（MP） 指節間関節（IP）	手根中手関節（CM） 中手指節関節（MP） 指節間関節（IP）	手根中手関節（CM） 中手指節関節（MP）	手根中手関節（CM） 中手指節関節（MP）
面	CM：斜め前 MP：前額面 IP：前額面	CM：斜め前 MP：前額面 IP：前額面	CM：斜め矢状面	CM：斜め矢状面
軸	CM：斜め矢状 MP：矢状軸 IP：矢状軸	CM：斜め矢状 MP：矢状軸 IP：矢状軸	CM：斜め前	CM：斜め前
正常な制限因子[1,3,4]*（図5-11 参照）	CM：母指球と手掌の間の軟部組織：関節包の後面と短母指伸筋，短母指外転筋の緊張 MP：第1中手骨と基節骨の接触；関節包の後面，側副靱帯，短母指伸筋の緊張 IP：側副靱帯，関節包の後面の緊張；末梢基節骨，線維軟骨板，基節骨の接触	CM：関節包の前面と短母指屈筋，第1背側骨間筋の緊張 MP：関節包の前面と掌側靱帯，短母指屈筋の緊張 IP：関節包の前面と掌側靱帯の緊張	筋膜，母指の水かきの皮膚，第1背側骨間筋，母指内転筋の緊張	母指と示指の間の軟部組織付着
正常な最終域感[3,5,8]	CM：柔らかい/しっかりしている MP：固い/しっかりしている IP：固い/しっかりしている	CM：しっかりしている MP：しっかりしている IP：しっかりしている	しっかりしている	柔らかい
正常な自動可動域[6]（自動可動域[7]）	CM：0-15°（0-15°） MP：0-50°（0-50°） IP：0-80°（0-65°）	CM：0-20°（0-20°） MP：0°（0°） IP：0-20°（0-10〜20°）	0-70°（0-70°）	0°（0°）
関節包パターン[5,8]	CM 関節：内転，伸展 MP，IP 関節：屈曲，伸展			

*関節運動の正常な制限因子（NLF）を同定する明確な研究は不十分である。ここでの NLF と最終域感は，解剖学的知識，臨床経験，利用可能な文献に基づいている。

関節可動域の評価と測定

一般的評価：手関節と手の自動可動域

　手関節と手の AROM は手関節と手の ROM と/もしくは筋力評価に利用できる指標を提供できる。患者は座った状態で，肘関節 90°屈曲位，前腕回内位から次のように指示する：

- 拳をつくる（図 5-15A）。手指屈曲，母指屈曲と外転，手関節伸展の AROM を観察する。
- 手を開き，最大限手指を広げる（図 5-15B）。手指の伸展と外転，母指伸展，手関節屈曲の AROM を観察する。
- 前腕を回外し，第 5 指と母指をタッチする（図 5-15C）。母指と第 5 指の対立の AROM を観察する。

　評価した手指は，その部位の詳細な評価をするための指針としての役割を果たす。

手関節屈曲-伸展

自動関節可動域の評価
代償運動　手関節の尺屈および橈屈。

他動関節可動域の評価
開始肢位　患者は坐位。肘関節は屈曲位，前腕は回内

体表解剖 （図 5-12〜5-14）

構造	位置
1. 尺骨茎状突起	前腕の尺骨の遠位末端の後上方面から突出したところ。
2. 橈骨茎状突起	前腕の橈骨の遠位末端の外側部から突出したところ。
3. 中手骨	基部と骨幹は手関節と手の後面の伸筋腱を通して触知できる。頭部は指の基部の骨性の突出部。
4. 有頭骨	第 3 中手骨近位基部の小さなくぼみにある。
5. 豆状骨	手根骨の近位列の内側の骨；小指球の近位基部。
6. 母指の水かき	母指と連結する皮膚の水かき。
7. 末梢手掌線	手掌の内側から始まる横行性のしわで，示指と中指の間を外側に伸びる。
8. 近位手掌線	手掌の外側から始まる横行性のしわで，内側に伸び，小指球に消えていく。
9. 母指球	母指の基部から手掌の指球；長軸方向への手掌のしわによって内側と遠位を結ぶ。
10. 小指球	手掌の基部の内側の指球。
11. 母指 CM 関節	解剖学的嗅ぎタバコ窩の遠位側；第 1 中手骨基部と大菱形骨の間の関節。 解剖学的嗅ぎタバコ窩：母指を伸展を保ち，手関節と手の後外側面の三角エリアで長母指伸筋の外側と短母指伸筋の内側によって型どられる。

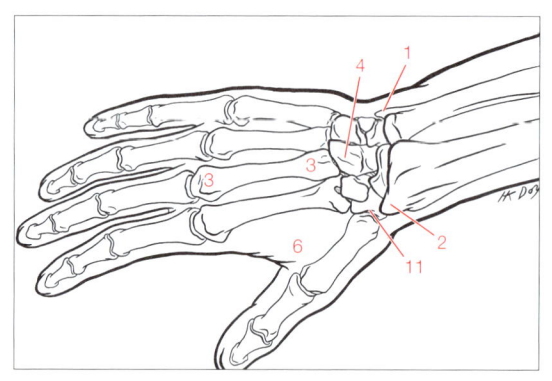

図 5-12　骨解剖学，手関節と手の後面

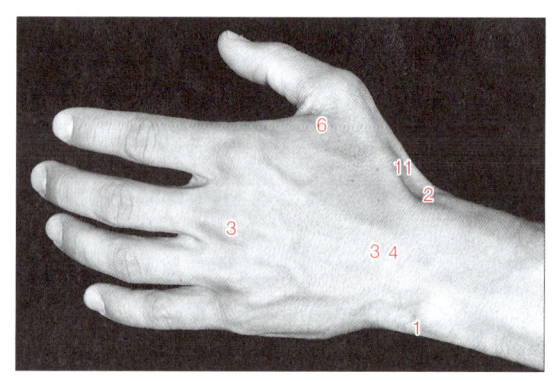

図 5-13　手関節と手の後面

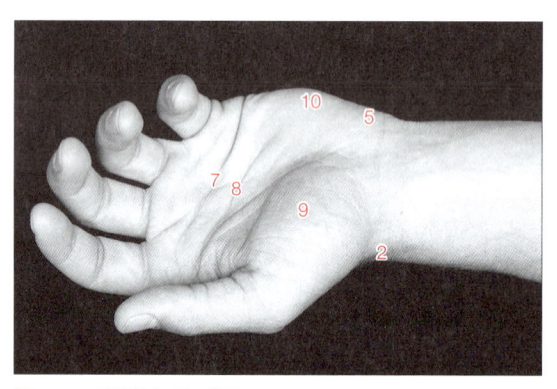

図 5-14　手関節と手の前面

位でテーブルにおき，手関節中間位，手はテーブルから出し，手指は屈曲させる（図 5-16）。手指の位置は手関節の ROM に影響する，したがって手関節の ROM は，標準化された手指の位置で評価すべきである[12]。

固定　セラピストは前腕を固定する。

セラピストの遠位の手の位置　中手骨を把持する。

最終肢位　セラピストは，手関節屈曲の限界を評価

するために手を前方に動かす（図 5-17）。セラピストは，手関節伸展の限界を評価するために手を後方に動かす（図 5-18）。最終域感の評価は，それぞれ伸筋と屈筋のストレッチによる手関節屈曲もしくは伸展制限を回避するため，手指は弛緩させるべきである。

最終域感　手関節屈曲—しっかりしている；**手関節伸展**—しっかりしている/固い。

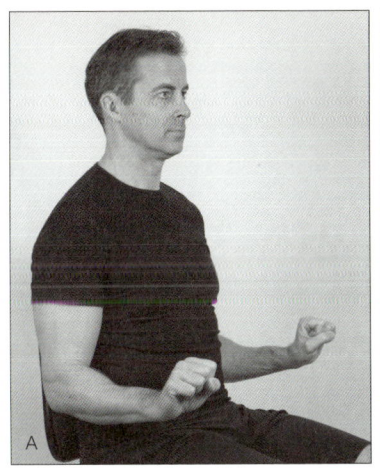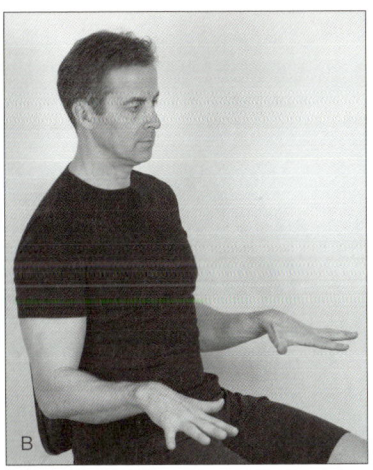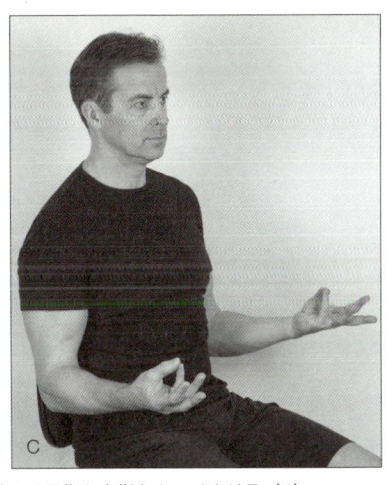

図 5-15　手関節，手の AROM の一般的評価。拳を作り（A），手を開き（B），前腕を回外させ母指と小指をタッチさせる（C）

5

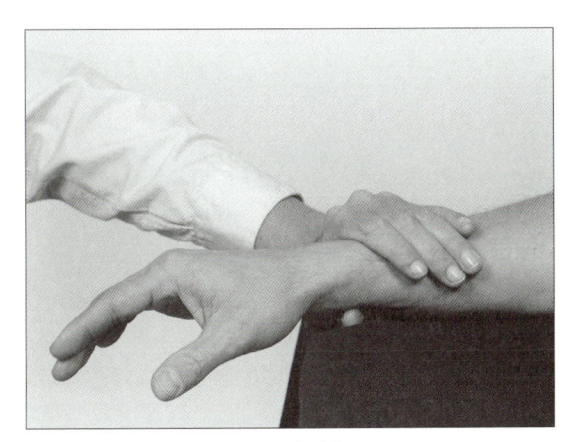

図 5-16　手関節屈曲と伸展の開始肢位

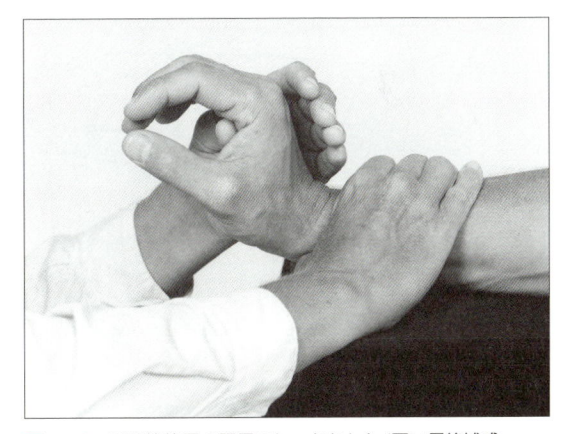

図 5-18　手関節伸展の限界のしっかりした/固い最終域感

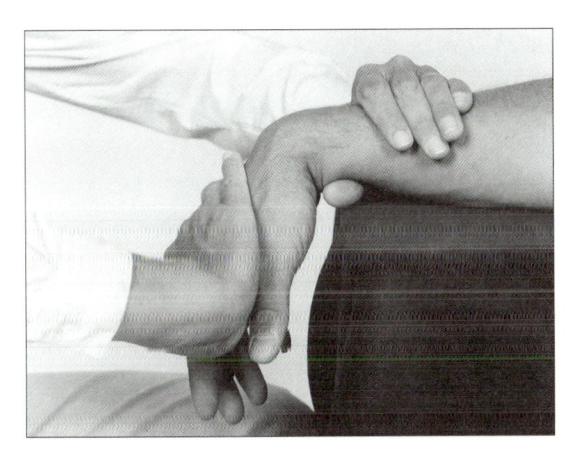

図 5-17　手関節屈曲の限界のしっかりした最終域感

に固定された状態で前方に滑る。凸面は有頭骨と有鉤骨により形成され，凹面は舟状骨，月状骨，三角骨により形成され後方に滑る。
伸展　橈骨手根関節—手根骨の近位列の凸面は，下部橈尺関節の関節円板と遠位橈骨の凹面に固定された状態で前方に滑る。**手根中央関節**—凹面は大菱形骨と小菱形骨により形成され，舟状骨の凸面に固定された状態で後方に滑る。凸面は有頭骨と有鉤骨により形成され，凹面は舟状骨，月状骨，三角骨により形成され前方に滑る。
　上記では，手関節運動の凹凸の法則の適応と，手関節の関節運動について簡単に説明した。

測定：標準角度計

開始肢位　患者は坐位。肘関節屈曲位，前腕は回内位でテーブルの上に，手関節は中間位，手はテーブルから出す（図 5-19）。手指は，それぞれ長指伸筋と屈筋のストレッチによる手関節屈曲もしくは伸展制限を回

関節の滑り　屈曲　橈骨手根関節
—手根骨の近位列の凸面は，下部橈尺関節の関節円板と遠位橈骨の凹面に固定された状態で後方に滑る。**手根中央関節**—凹面は大菱形骨と小菱形骨により形成され，舟状骨の凸面

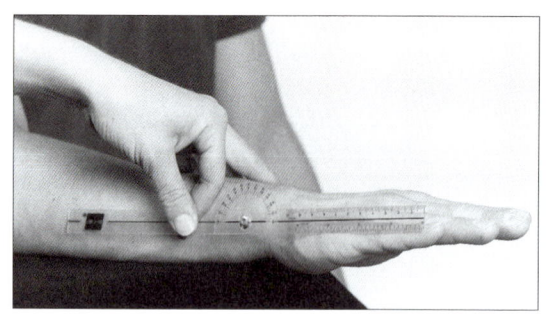

図 5-19　手関節屈曲と伸展の開始肢位

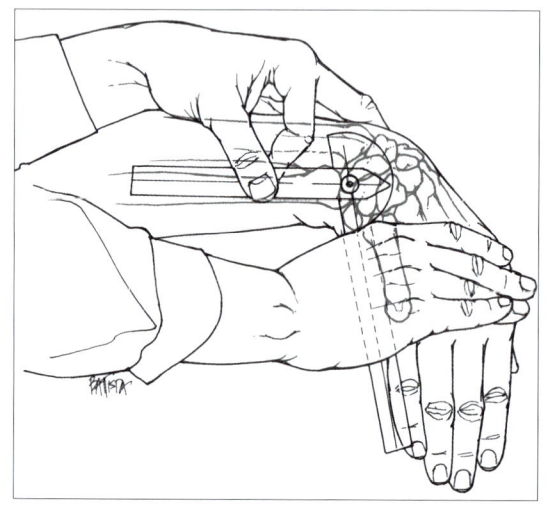

図 5-20　角度計は手関節屈曲と伸展の位置に合わせる。図は手関節屈曲の限界

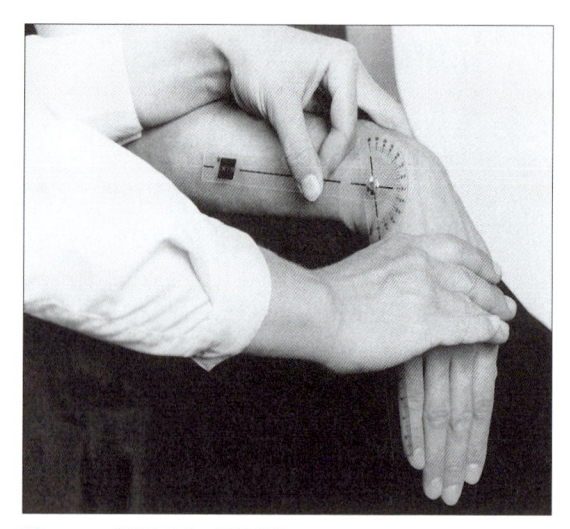

図 5-21　手関節屈曲の最終肢位

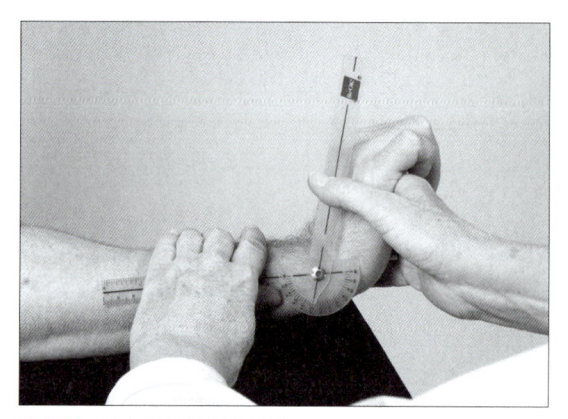

図 5-22　手関節伸展の最終肢位

避するため，弛緩させる。

固定　セラピストは前腕を固定する。

角度計の軸　軸は尺骨茎状突起レベルとする（図 5-20）。

基本軸　尺骨の縦軸と並行。

移動軸　第 5 中手骨の縦軸と並行。

最終肢位　手関節は屈曲の限界まで前方に動かす（手関節屈曲 80°）（図 5-20, 21）。手関節は最大伸展位まで動かす（手関節伸展 70°）（図 5-22）。双方の運動中に第 4, 5 中手骨が測定開始位置から離れないか確認する。そして全可動域の可動性が得られなければ手関節の偏位を確認する。

手関節の尺屈と橈屈

自動可動域の評価

代償運動　手指の尺屈または橈屈，手関節屈曲と手関節伸展。

他動可動域の評価

開始肢位　患者は坐位。前腕は回内位でテーブルにおく。手関節は中間位，手はテーブルから出し，手指は屈曲位（図 5-23 参照）。手指の位置は手関節のROM に影響する，したがって，手関節の ROM は標準化された手指の位置で評価すべきである[12]。

固定　セラピストは前腕を固定する。セラピストの遠位の手の位置：手関節の尺屈を評価するため手の橈側面から中手骨を把持する。手関節の橈屈を評価するため手の尺側面から中手骨を把持する。

最終肢位　セラピストは，手関節の尺屈を評価するため尺側方向へ限界まで動かす（図 5-24）。セラピストは，手関節の橈屈を評価するため橈側方向へ限界まで動かす（図 5-25）。

最終域感　尺屈—しっかりしている；橈屈—しっかりしている/固い。

関節の滑り[13]　尺屈　橈骨手根関節—手根骨の近位列の凸面は，下部橈尺関節の関節円板と遠位橈骨の凹

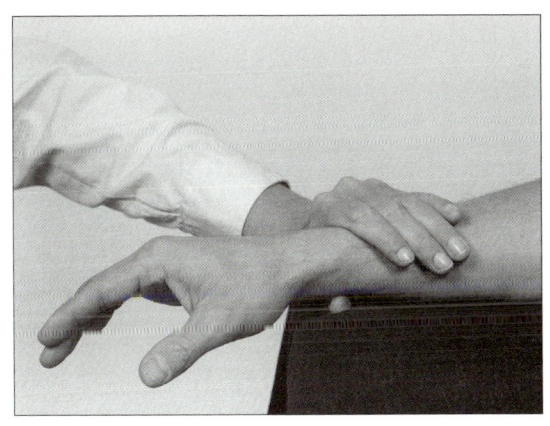

図 5-23　手関節の尺屈および橈屈の開始肢位

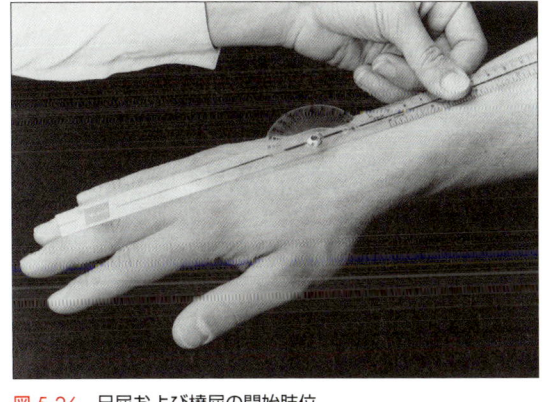

図 5-26　尺屈および橈屈の開始肢位

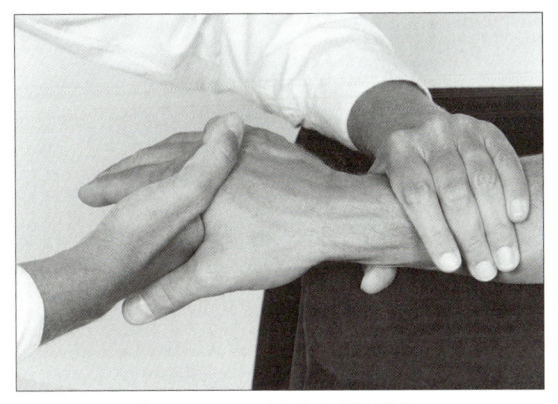

図 5-24　手関節の尺屈のしっかりした最終域感

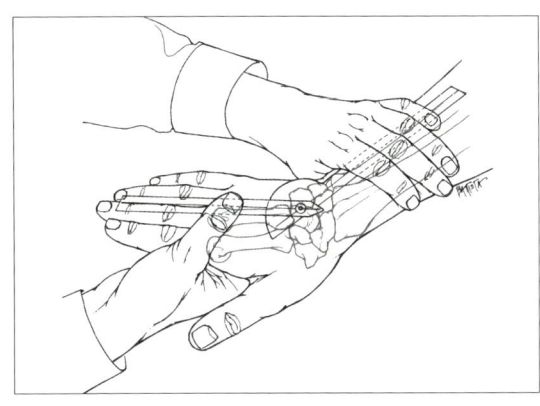

図 5-27　角度計は尺屈と橈屈の位置に合わせる。図は尺屈の最終肢位

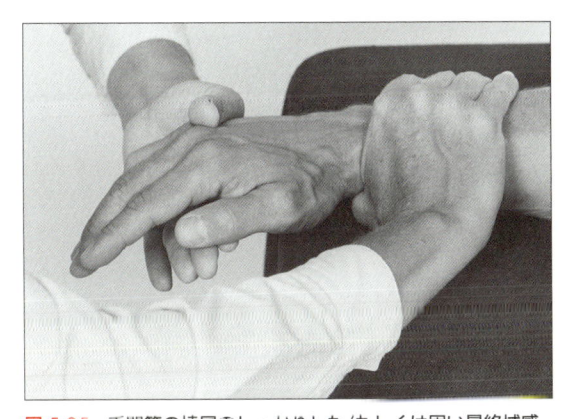

図 5-25　手関節の橈屈のしっかりした/もしくは固い最終域感

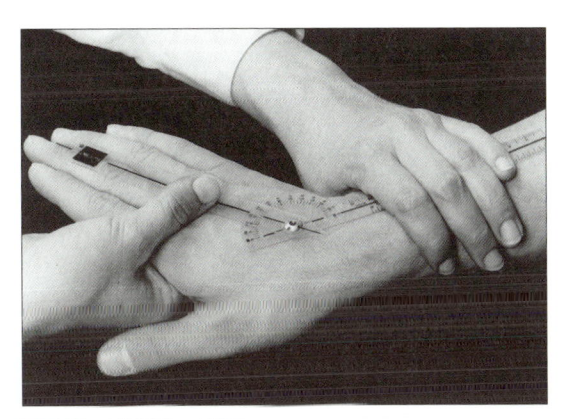

図 5-28　最終肢位；尺屈

面に固定された状態で外側方向に滑る。**手根中央関節**—有頭骨と有鈎骨により形成される凸面は，舟状骨，月状骨，三角骨により形成される凹面上を外側方向に滑る。

橈屈　橈骨手根関節—手根骨の近位列の凸面は，下部橈尺関節の固定された関節円板と遠位橈骨の凹面で内側方向に滑る。**手根中央関節**—有頭骨と有鈎骨により

形成される凸面は，舟状骨，月状骨，三角骨により形成される凹面内で内側方向に滑る。上記では，手関節運動の凹凸の法則の適応と，手関節の関節運動について簡単に説明した。

測定：標準角度計

開始肢位　患者は坐位。肘関節は屈曲位，前腕は回内

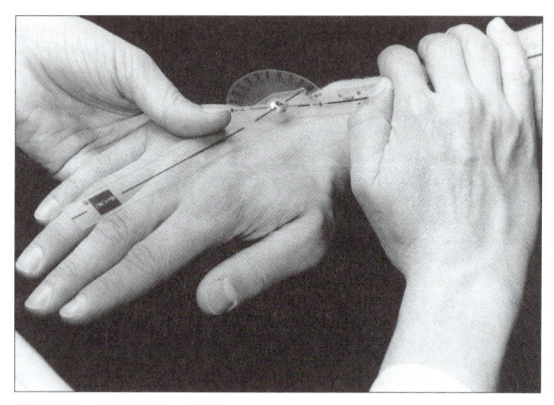

図 5-29　最終肢位；橈屈

位で手掌面は軽くテーブルにおく。手関節は中間位に
し，手指は制限による尺屈制限を回避するため弛緩し
ておく（図 5-26）[12]。
固定　セラピストは前腕を固定する。
角度計の軸　軸は有頭骨を越え，手関節の後面にお
く（図 5-27）。
基本軸　前腕の正中線に沿う。
移動軸　第 3 中手骨の骨幹部の長軸と並行。
最終肢位　尺屈（図 5-27, 28）：最終肢位まで尺屈
（30°）するよう尺骨側に手関節を外転させる。
橈屈（図 5-29）：最終肢位まで橈屈（20°）するよう
橈骨側に手関節を外転させる。手関節が屈曲または伸
展しないように確認する。

中手指節関節屈曲-伸展

他動可動域の評価

開始肢位　患者は坐位。前腕は中間位，手関節は自然
な位置，手指は屈曲位（図 5-30）。
固定　セラピストは中手骨を固定。
セラピストの遠位の手の位置　セラピストは基節

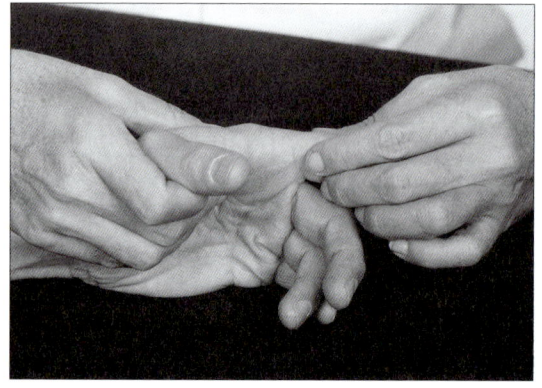

図 5-30　開始肢位：MP 関節屈曲と伸展

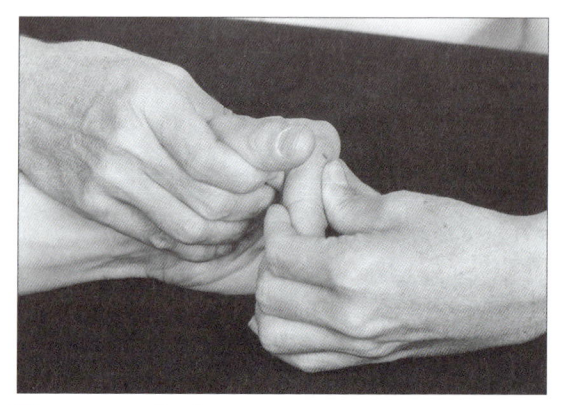

図 5-31　MP 関節屈曲のしっかりしたもしくは固い最終域感

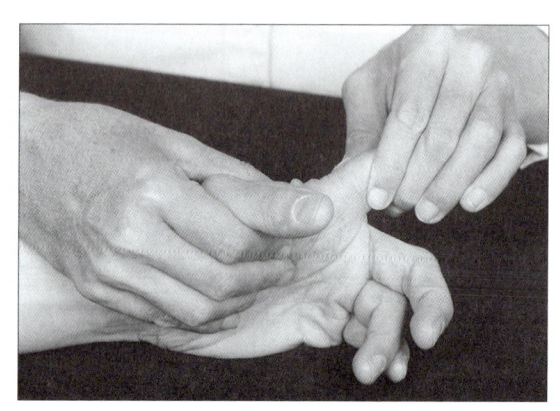

図 5-32　MP 関節伸展のしっかりした最終域感

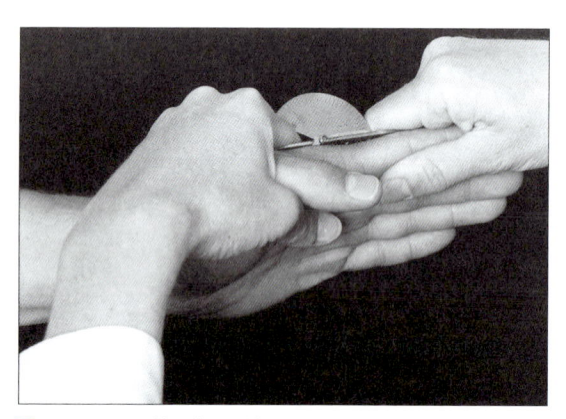

図 5-33　MP 関節屈曲の開始肢位

骨を把持する。
最終肢位　セラピストは，MP 関節の屈曲を評価する
ため基節骨を前方へ限界まで動かす（図 5-31）。セラ
ピストは，MP 関節の伸展を評価するため基節骨を後
方へ限界まで動かす（図 5-32）。
最終域感　MP 関節屈曲：しっかりした/固い　MP 関
節伸展：しっかりしている。
関節の滑り　MP 関節屈曲—基節骨の凹面基部は，隣
接する中手骨の固定された凸面頭部を前方に滑る。

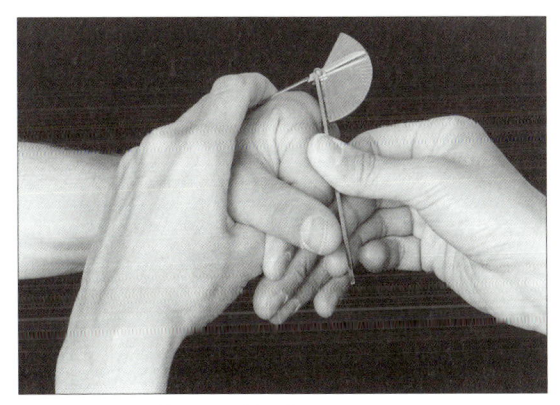

図 5-34　最終肢位：MP 関節屈曲

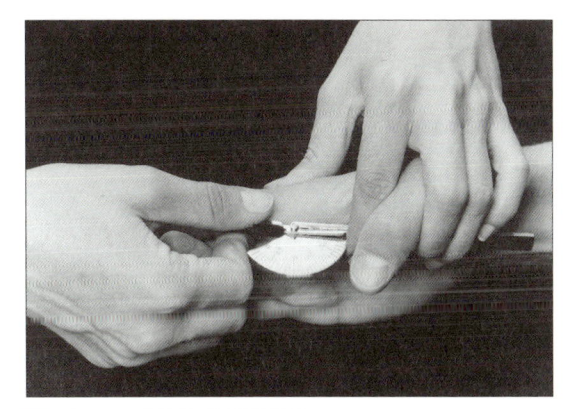

図 5-37　MP 関節伸展の開始肢位

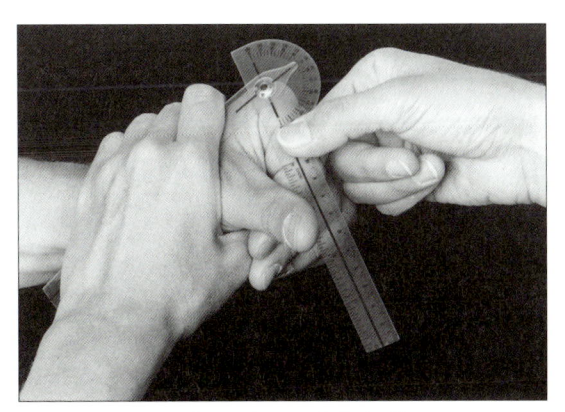

図 5-35　MP 関節屈曲での代わりの角度計の位置

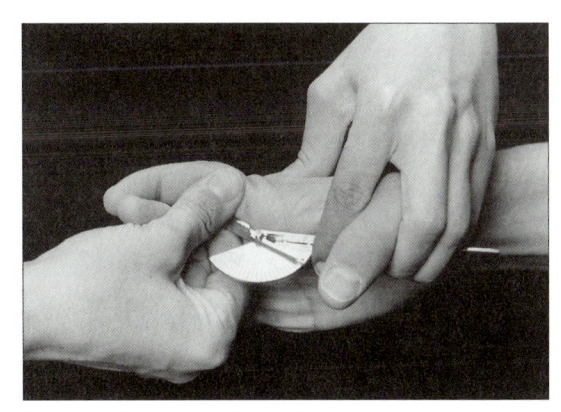

図 5-38　最終肢位：MP 関節伸展

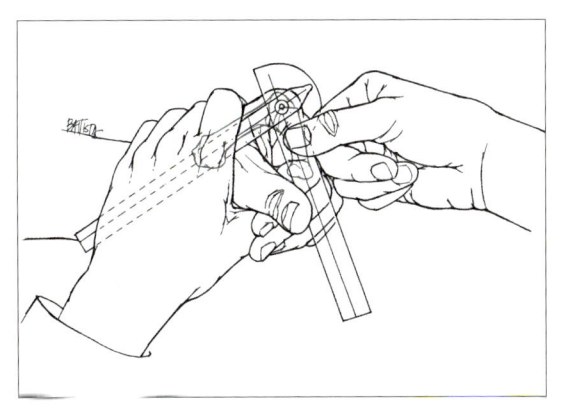

図 5-36　MP 関節の屈曲と伸展のための関節外側面での角度計の位置。図は屈曲を示している

MP 関節伸展—基節骨の凹面基部は，隣接する中手骨の固定された凸面頭部を後方に滑る。

測定：標準角度計

MP 関節屈曲

開始肢位　患者は坐位。前腕はテーブルの上に，肘関節は屈曲位，手関節は軽度伸展位，MP 関節は伸展 0°

にて測定（図 5-33）。

固定　セラピストは中手骨を固定。

角度計の軸　軸は，測定する MP 関節後面におく。

基本軸　中手骨の骨幹部の縦軸と並行。

移動軸　基節骨の縦軸と並行。

最終肢位　限界まで MP 関節を屈曲する（90°）ようすべての手指を掌側へ動かす（図 5-34）。可動域は第 1 指から第 5 指に徐々に増加[1]。MP 関節は長指伸筋腱の張力によって制限されないよう，IP 関節の伸展は認める。

別の角度計の配置　示指と環指の MP 関節は，関節の外側面で測定する（図 5-35, 36）。関節の広がりが後面での測定を邪魔するのであれば，示指と小指を測定し，中指と環指の可動域は推定する必要がある[14]。

測定：標準角度計

MP 関節伸展

開始肢位　患者は坐位。前腕はテーブルにおき，肘関節は屈曲位，手関節は軽度屈曲位，手指の MP 関節は伸展 0° で測定する（図 5-37）。

固定　セラピストは中手骨を固定。

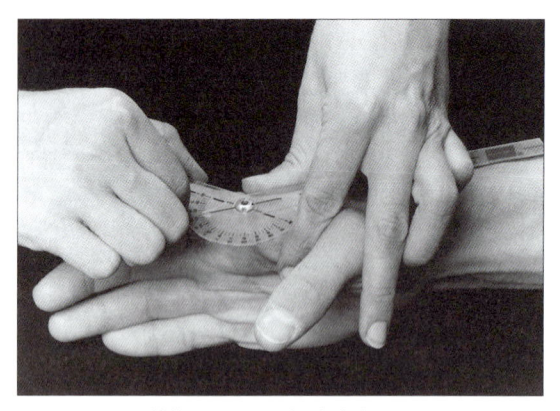

図 5-39　MP 関節伸展のための別の角度計の配置

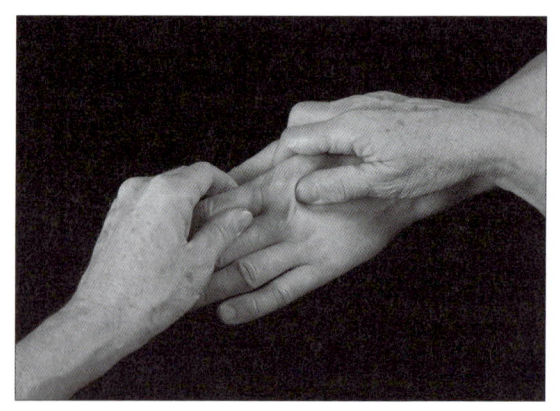

図 5-42　開始肢位：MP 関節外転（示指）

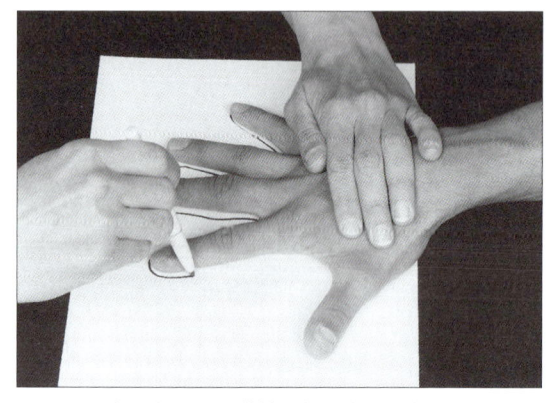

図 5-40　別の評価：MP 関節外転位と母指伸展位で手をおく

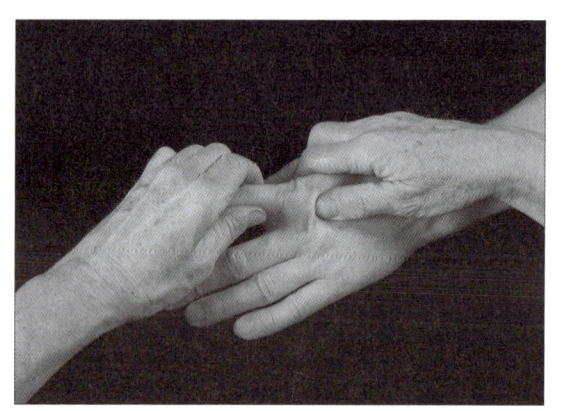

図 5-43　MP 関節外転のしっかりした最終域感

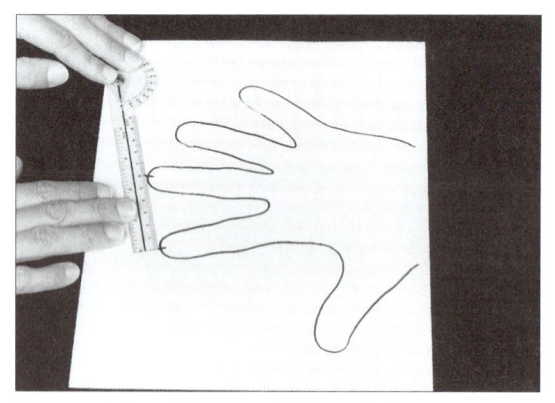

図 5-41　定規での評価：MP 関節外転，母指伸展

角度計の軸　軸は，MP 関節の前面におき測定する。
基本軸　中手骨の骨幹部の長軸と平行。
移動軸　基節骨長軸と平行。
最終肢位　限界まで MP 関節を伸展する（45°）よう後方に手指を動かす（図 5-38）。MP 関節は長い指の屈筋腱の張力によって制限されないよう，IP 関節の屈曲は認める。
別の角度計の配置　示指と MP 関節は，MP 関節の外側面で測定する（図 5-39）。

中手指節関節内転−外転

自動可動域の評価

MP 関節外転

　指間の広がりや母指と示指間の広がりは指の外転と母指の伸展の複合的指標としてセンチメートル単位で測定することができる。患者の手の下に紙をおき，セラピストは手関節と中手骨を固定する。患者はすべての指と母指を広げ，セラピストは手の輪郭を書き写す（図 5-40）。患者の手を取り除き，それぞれの指と示指，母指の先端の中間点の間の直線距離を測定し，センチメートルで記録する（図 5-41）。注：母指の IP，MP，CM 関節の ROM は，この方法を用いた母指伸展の ROM の測定に影響を及ぼす。

他動可動域の評価

MP 関節の外転

開始肢位　患者は坐位。前腕はテーブルにおき，手関節は中間位，手指は解剖学的肢位（図 5-42）。

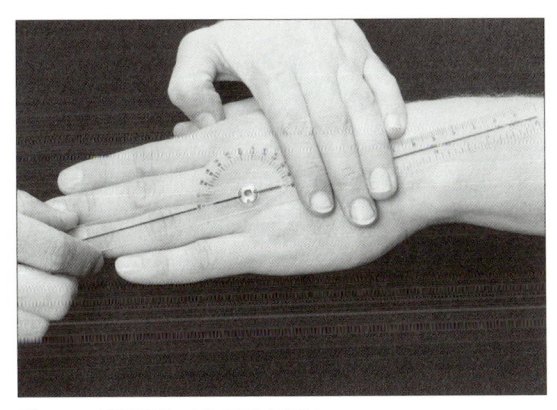

図 5-44　開始肢位：MP 関節内外転

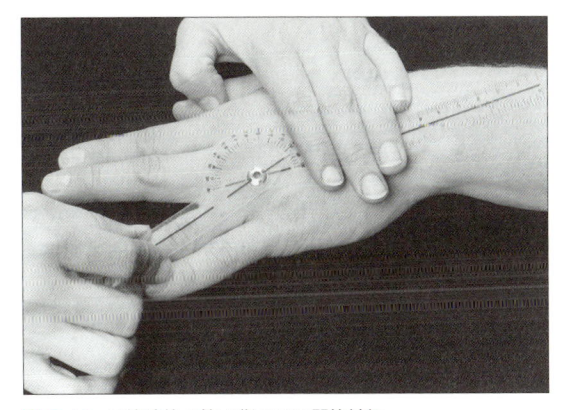

図 5-46　最終肢位：第 4 指の MP 関節外転

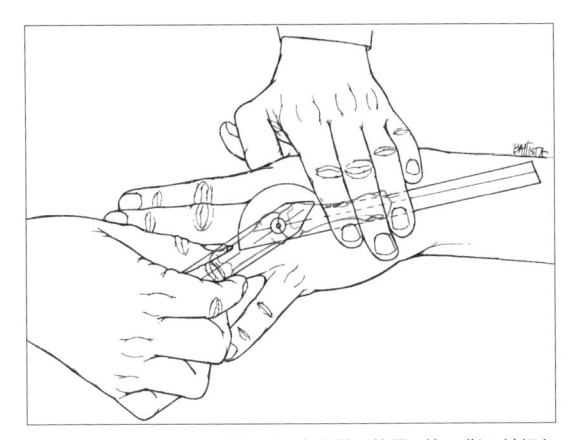

図 5-45　MP 関節内転/外転時の角度計の位置，第 4 指の外転を示す

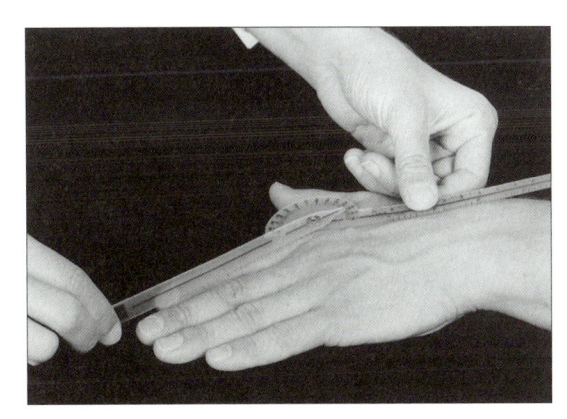

図 5-47　最終肢位：示指の MP 関節内転

固定　セラピストは中手骨を固定。

セラピストの遠位の手の位置　セラピストは基節骨の側面を把持する。

最終肢位　MP 関節の外転の限界を評価するため基節骨を動かす（図 5-43）。

最終域感　MP 関節外転—しっかりしている。

関節の滑り　**MP 関節外転**—基節骨の凹面底部は，基節骨の軸と移動と同じ方向に対応する固定された凸面頭部に移動する。**MP 関節内転**—基節骨の凹面底部は，基節骨の軸と移動と同じ方向に対応する固定された凸面頭部に移動する。

測定：標準角度計

開始肢位　患者は坐位。肘関節 90° 屈曲位，前腕は回内位しテーブルにおく，手関節は中間位で手指は解剖学的肢位（図 5-44）。

固定　セラピストは中手骨を固定。

角度計の軸　軸は，MP 関節の後面におき測定する（図 5-45）。

基本軸　中手骨の長軸と平行。

移動軸　基節骨の長軸と平行。

最終肢位　指を手の正中線から限界まで外転させる（図 5-45，46）。内転は手の中心線に向かって指を移動させる（図 5-47）。残りの指は，内転を可能にするように移動する。

指節間関節屈曲-伸展

他動可動域の評価

開始肢位　患者は坐位。前腕はテーブルにおき，手関節は中間位，手指は屈曲位。

固定　セラピストは遠位指節間関節（DIP）の測定に中節骨を，近位指節間関節（PIP）の評価のために基節骨を固定する。

セラピストの遠位の手の位置　DIP 関節の評価のため末節骨を，PIP 関節の評価のため中節骨を把持する。

最終肢位　PIP 関節（図示なし）および DIP 関節（図 5-48）それぞれの屈曲の限界を評価するため中節骨もしくは末節骨を前方に動かす。PIP 関節（図示なし）もしくは DIP 関節（図 5-49）それぞれの伸展の限界を評価するため中節骨もしくは末節骨を後方に動かす。

最終域感　PIP 関節屈曲—しっかりしている/柔らか

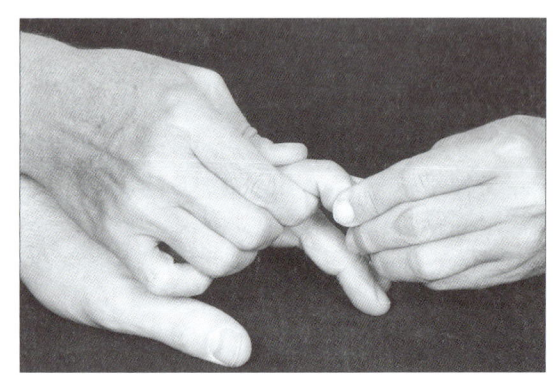

図 5-48　DIP 関節屈曲の堅固な最終域感

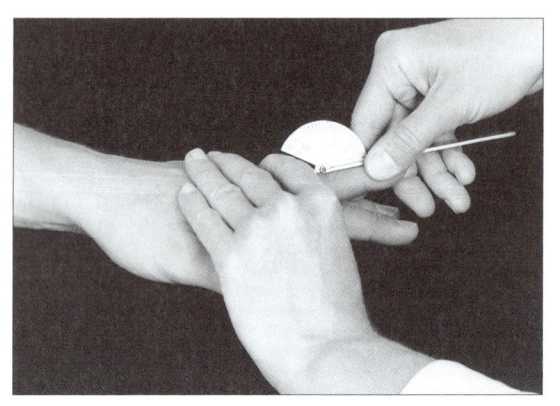

図 5-50　開始肢位：PIP 関節屈曲

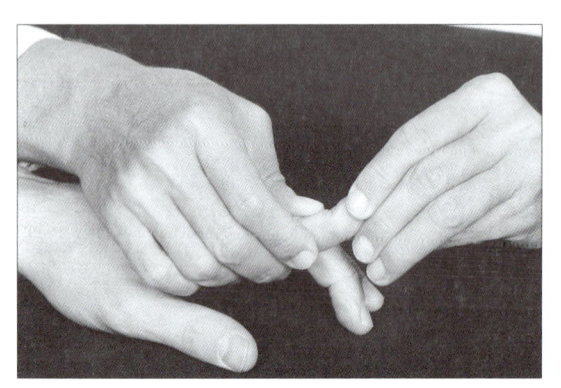

図 5-49　DIP 関節伸展のしっかりした最終域感

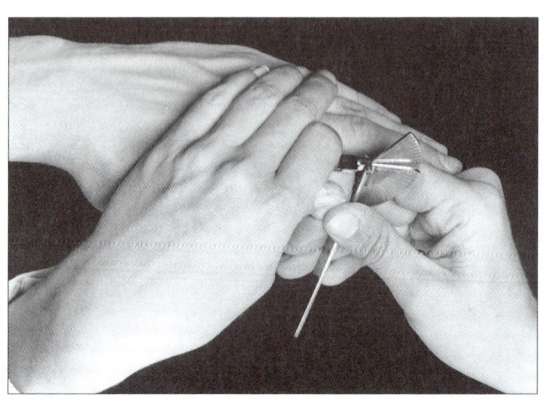

図 5-51　最終肢位：PIP 関節屈曲

い/固い　DIP 関節屈曲—しっかりしている　PIP 関節伸展—しっかりしている　DIP 関節伸展—しっかりしている。

関節の滑り　IP 関節屈曲—末節骨の凹面底部は，隣接した基節骨の凸面頭部を前方に滑る。**IP 関節伸展**—末節骨の凹面底部は，隣接した基節骨の凸面頭部を後方に滑る。

測定：標準角度計

開始肢位　患者は坐位。前腕は中間位かもしくは回内位でテーブルにおく。手関節と手指は解剖学的肢位（MP 関節と IP 関節は伸展 0°）（図 5-50）。

固定　セラピストは DIP 関節の評価には中節骨を，PIP 関節の評価のためには基節骨を固定する。

角度計の軸　IP 関節の屈曲を測定するために，少なくとも短い角度計を使用し，PIP（図 5-50，51）もしくは DIP 関節の後面を軸として測定する。IP 関節の伸展を測定するために，PIP もしくは DIP 関節の前面を軸として測定する[15]。

　加藤らは，3 種類の角度計を使って遺体の PIP 関節の屈曲の ROM 測定の精度を検討していて，PIP 関節の背側面に角度計をおいて ROM を計測するときは，

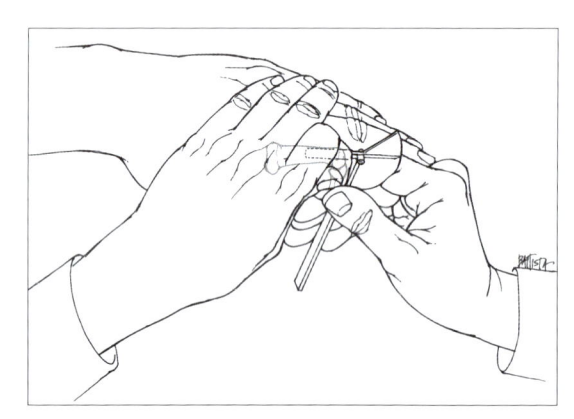

図 5-52　PIP 関節の屈曲評価のため後面に角度計を配置する

短い角度計を用いることを推奨している。

基本軸　PIP 関節：基節骨の縦軸と平行。DIP 関節：中節骨の縦軸と平行。

移動軸　PIP 関節：中節骨の縦軸と平行。DIP 関節：末節骨の縦軸と平行。

最終肢位　PIP 関節（図 5-51，52），DIP 関節（図示なし）（それぞれ 100° or 90°）は限界まで屈曲させる。PIP 関節（図 5-53），DIP 関節（0°）は限界まで伸展させる。

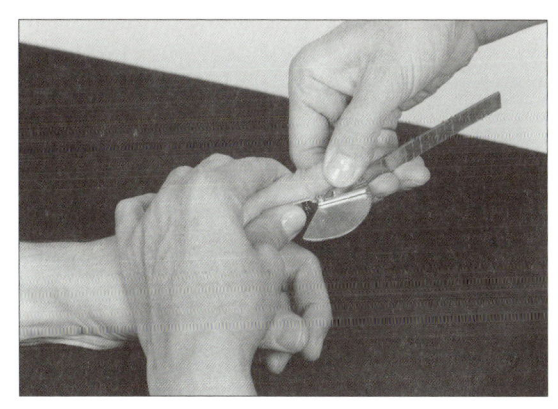

図 5-53　最終肢位：PIP 関節伸展

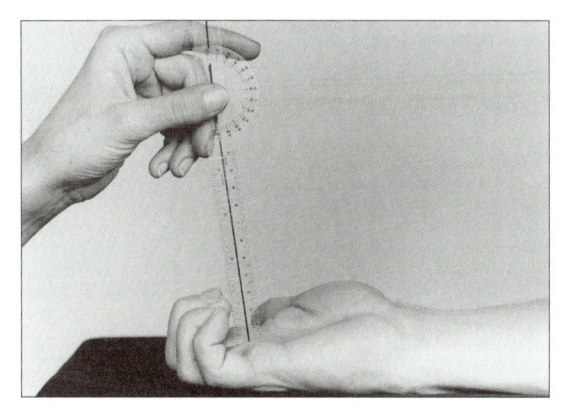

図 5-54　IP 関節屈曲の減少

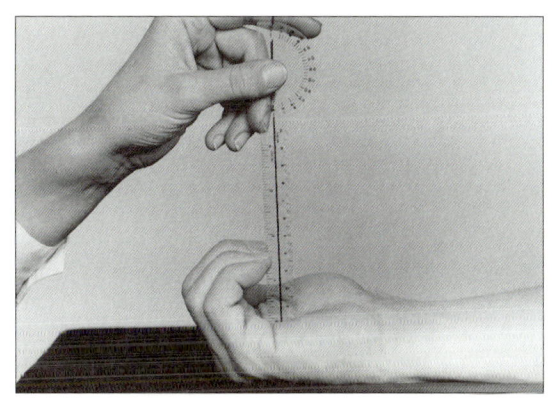

図 5-55　MP 関節と IP 関節屈曲の減少

1. MP 関節の伸展 0° を維持しながら IP 関節を屈曲させる（図 5-54）。定規での評価は，中指指先と遠位手掌皮線との距離を測定する。
2. MP 関節と IP 関節を屈曲し（図 5-55），指先と近位手掌皮線との距離を測定する。

注：爪が手掌と接触したとき，長い爪は指の関節（MP 関節の屈曲が最も影響を受ける）で屈曲の ROM を制限する[17]。

母指手根中手関節屈曲−伸展

他動関節可動域の評価

開始肢位　患者は坐位。肘は前腕中間位で屈曲，テーブルの上に静止させる。手関節は中間位肢位，手指は弛緩，母指は解剖学的肢位。

固定　セラピストは菱形骨，手関節と前腕を固定（図 5-56）。

セラピストの遠位の手の位置　セラピストは第 1 中手骨を握る（図 5-57）。

最終肢位　セラピストは母指 CM 関節屈曲を評価するため第 1 中手骨を尺側の方向に動きの制限があるところまで動かす（図 5-58）。セラピストは母指 CM 関節伸展を評価するため第 1 中手骨を橈側の方向に動きの制限があるところまで動かす（図 5-59）。

最終域感　母指 CM 関節屈曲—柔らかい/しっかりしている。母指 CM 関節伸展—しっかりしている。

関節の滑り[13]　母指 CM 関節屈曲—第 1 中手骨の基部の陥凹面は，大菱形骨の凸面上を内側方向に滑走する（第 1 中手骨の骨幹部の動きと同じ方向に）。母指 CM 関節伸展—第 1 中手骨の基部の陥凹面は，大菱形骨の凸面上を外側方向に滑走する（第 1 中手骨の骨幹部の動きと同じ方向に）。

中手指節関節と
指節間関節の屈曲

　手機能の機能障害を評価する際に，手指屈曲の測定は角度測定と組み合わせて行うべきである。この評価は，把持に関連する機能障害[16]の程度を評価するのに特に関連している。患者は坐位。肘関節屈曲位，前腕は回外位でテーブルにおく。2 つの測定値が得られる。

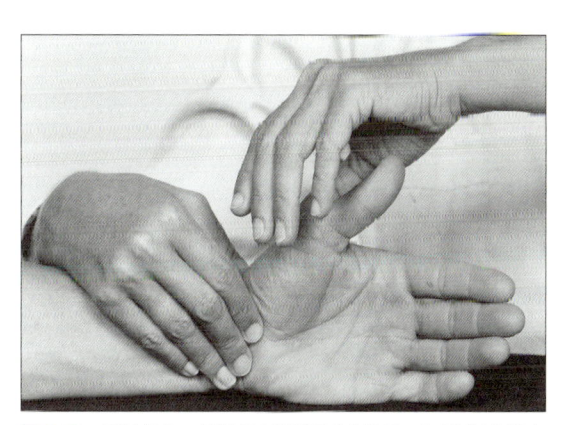

図 5-56　開始肢位：母指 CM 関節屈曲と伸展。セラピストは左の母指と示指の間で大菱形骨を固定する

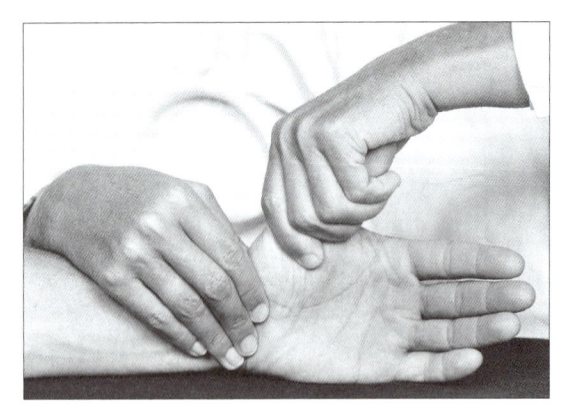

図 5-57　セラピストの遠位の手は第1中手骨を握る

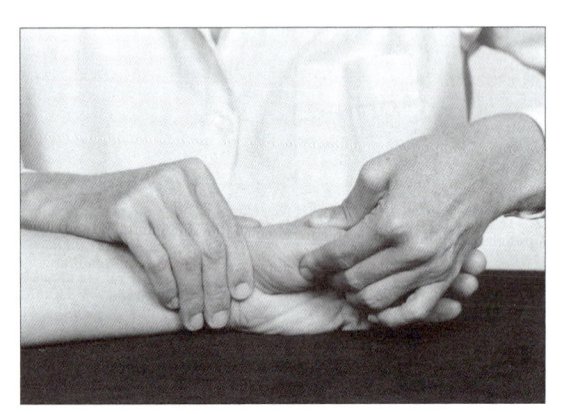

図 5-58　母指 CM 関節屈曲の限界において柔らかい，もしくはしっかりした最終域感

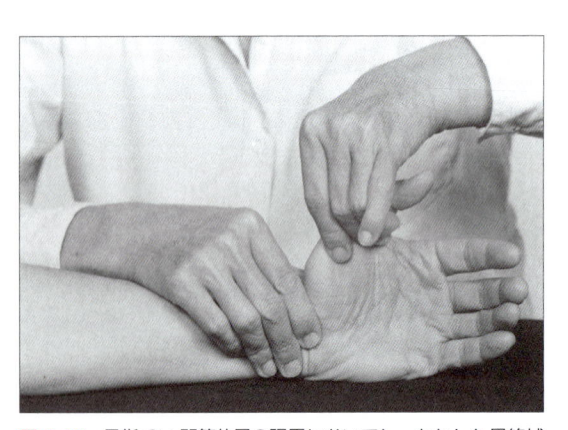

図 5-59　母指 CM 関節伸展の限界においてしっかりした最終域感

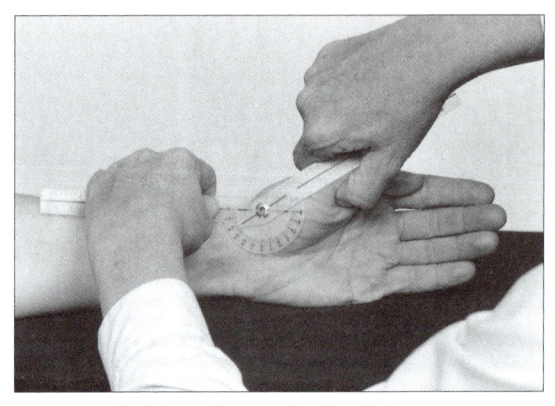

図 5-60　開始肢位：母指 CM 関節屈曲と伸展

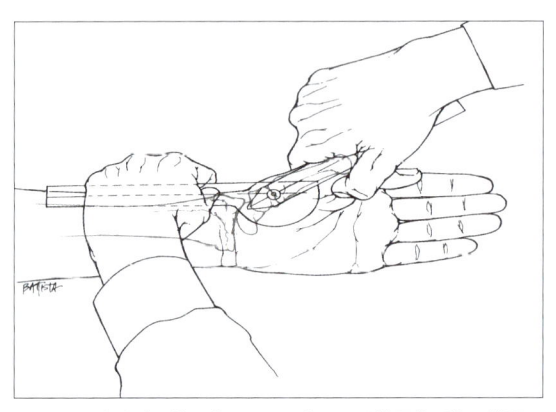

図 5-61　角度計の位置合わせ：母指 CM 関節関節屈曲と伸展

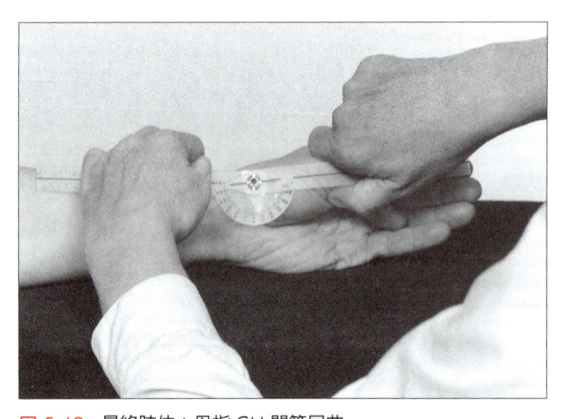

図 5-62　最終肢位：母指 CM 関節屈曲

測定：標準角度計

開始肢位　患者は坐位。肘は前腕中間位で屈曲，テーブルの上に静止させる。手関節はわずかに尺屈，手指は解剖学的位置をとり，母指は示指の中手骨と基節骨に触れたままとする（図 5-60）。

固定　セラピストは大菱形骨，手関節と前腕を固定。

角度計の軸　軸は CM 関節上（図 5-61）。

基本軸　橈骨の長軸に平行。

移動軸　母指中手骨の長軸に平行。注：角度計のアームはこの開始位置では 0°にならないが，この位置を 0°の開始位置として記録する。中手骨がこの 0°開始位置から離れた角度を ROM として記録する。もし角度計が CM 関節屈曲/伸展の開始位置を 30°（図 5-60），そして CM 関節屈曲の最終位置を 15°（図 5-62）と読んだならば，CM 関節屈曲の ROM は 15°になる。

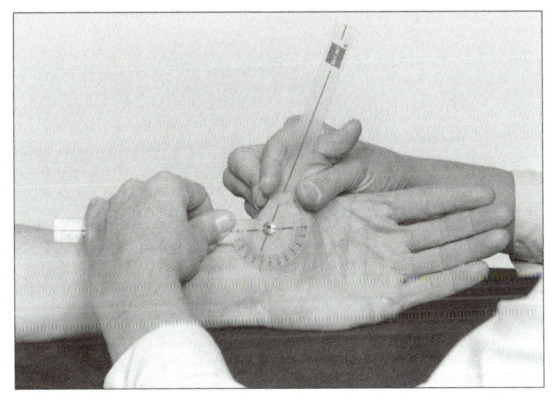

図 5-63　最終肢位：母指 CM 関節伸展

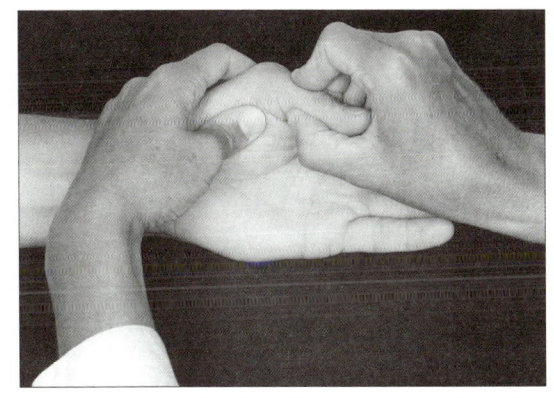

図 5-64　母指 MP 関節屈曲の限界で固い，もしくはしっかりした最終域感

最終肢位　屈曲（図 5-62）：母指は，母指 CM 関節屈曲（15°）の限界で手掌を横切るように屈曲する。伸展（図 5-63）：母指は，母指 CM 関節伸展（20°）の限界で手掌から離れて伸展される。

母指中手指節関節と指節間関節屈曲-伸展

他動関節可動域の評価

開始肢位　患者は坐位。肘は屈曲，前腕は中間位でテーブル上に静止している。手関節は中間位，手指は弛緩させる。母指の MP と IP 関節は伸展（0°）となる。

固定　第 1 MP 関節：セラピストは第 1 中手骨を固定。IP 関節：セラピストは基節骨を固定。

セラピストの遠位の手の位置　第 1 MP 関節：セラピストは基節骨を握る。IP 関節：セラピストは末節骨を握る。

最終肢位　セラピストは母指 MP 屈曲を評価するため動きの限界まで手掌を横切るように基節骨を動かす（図 5-64），そして母指 MP 伸展のために半径方向に動きの限界まで動かす（図 5-65）。セラピストは母指 IP 関節の屈曲もしくは伸展のためにそれぞれ動きの限界まで前方（図 5-66）あるいは後方（図 5-67）の方向に基節骨を動かす。

最終域感　母指 MP 関節屈曲—しっかりしている/固い：母指 IP 関節屈曲—固い/しっかりしている：母指 MP 関節と IP 関節伸展—しっかりしている。

関節の滑り　母指 MP 関節屈曲—基節骨底の凹面は固定した第 1 中手骨頭の凸面を前方方向に動かす。母指 IP 関節屈曲—末節骨底の凹面は固定した基節骨頭の凸面を前方に滑る。母指 MP 関節伸展—基節骨底の凹面は固定した第 1 中手骨頭の凸面を後方に動く。母指 IP 関節伸展—末節骨底の凹面は固定した基節骨頭

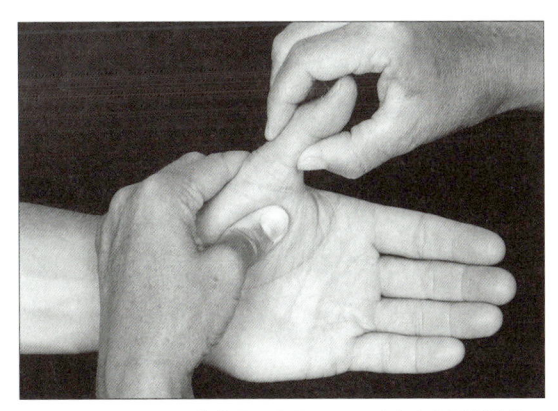

図 5-65　母指 MP 関節伸展の限界でのしっかりした最終域感

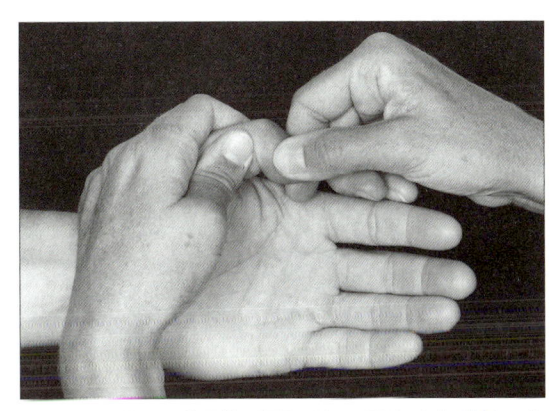

図 5-66　母指 IP 関節屈曲の限界において固い，もしくはしっかりした最終域感

の凸面を後方に滑る。

測定：標準角度計

開始肢位　患者は坐位。肘関節は屈曲，前腕は中間位で机の上に静止させる。手関節と手指は解剖学的肢位をとる。MP と IP 関節は伸展（0°）する。

固定　MP 関節：セラピストは第 1 中手骨を固定する。

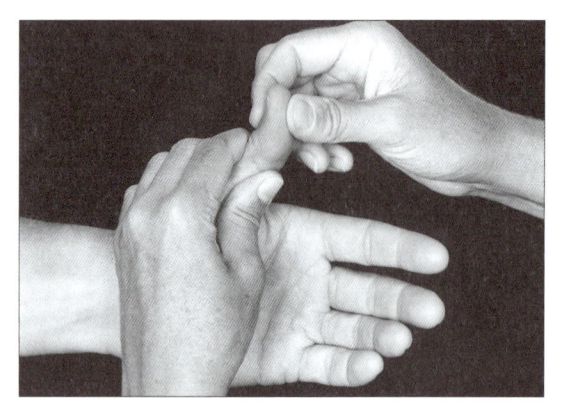

図 5-67　母指 IP 関節伸展の限界でのしっかりした最終域感

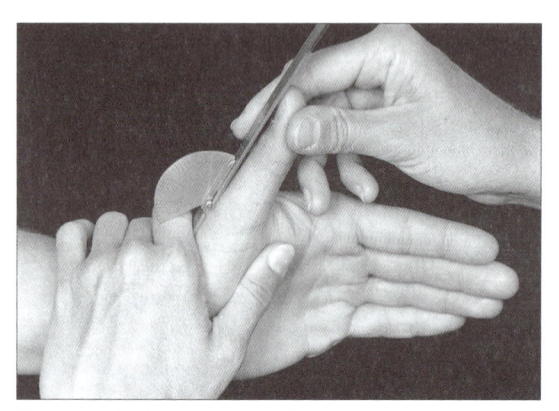

図 5-68　開始肢位：母指 MP 関節屈曲

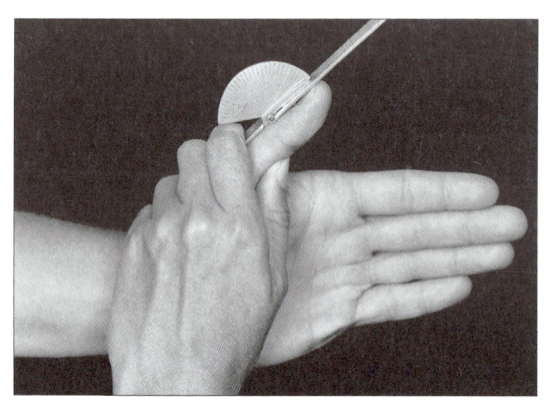

図 5-69　開始肢位：母指 IP 関節屈曲

IP 関節：セラピストは基節骨を固定する。

角度計の軸　軸は MP 関節と母指の IP 関節（図 5-69）の後方もしくは外側面（図 5-68）。

基本軸　MP 関節：母指中手骨の骨幹部の縦軸に平行。IP 関節：基節骨の縦軸に平行。

移動軸　MP 関節：基節骨の縦軸と平行。IP 関節：末節骨の縦軸と平行。

最終肢位　MP 関節は母指 MP 関節屈曲（50°）の限界まで手掌を横切るように母指を動かすように曲げる

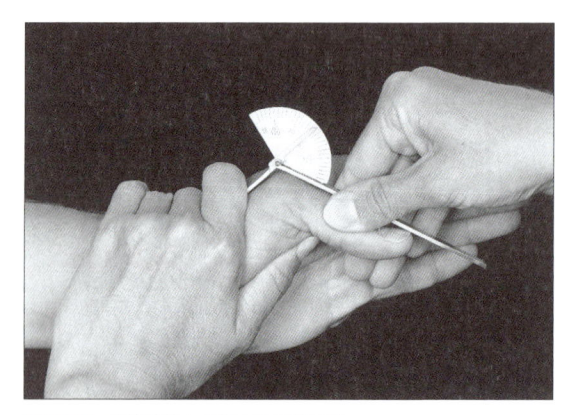

図 5-70　最終肢位：母指 MP 関節屈曲

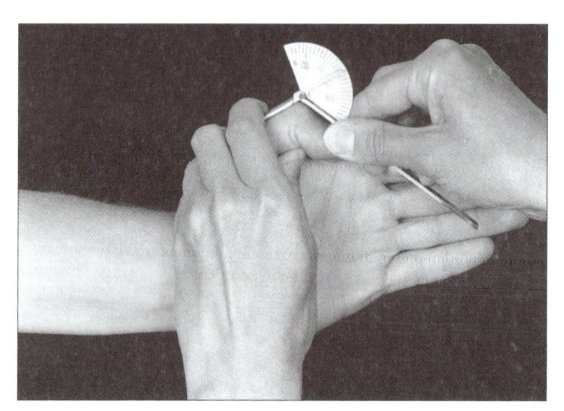

図 5-71　最終肢位：母指 IP 関節屈曲

（図 5-70）。IP 関節は母指 IP 関節屈曲（80°）の限界まで曲げる（図 5-71）。角度計は MP と IP 関節の伸展を評価するため母指の側面または前面におかれる。MP 関節は母指 MP 関節伸展（0°）の限界まで伸展される。

過伸展　母指の IP 関節の過伸展は伸展の 0° を越える。母指 IP 関節は自動的に 10°，そして他動的に 30° まで過伸展される[1]（図 5-67）。

母指手根中手関節外転

他動関節可動域の評価

開始肢位　患者は坐位。前腕はテーブル上に静止して，手関節は中間位，手指と母指は弛緩（図 5-72）。

固定　セラピストは第 2 中手骨を固定。

セラピストの遠位の手の位置　セラピストは第 1 中手骨を握る。

最終肢位　セラピストは CM 関節外転を評価するために限界まで手掌面に前方垂直に第 1 中手骨が第 2 中手骨から離れるように動かす（図 5-73）。

最終域感　CM 関節外転—しっかりしている。

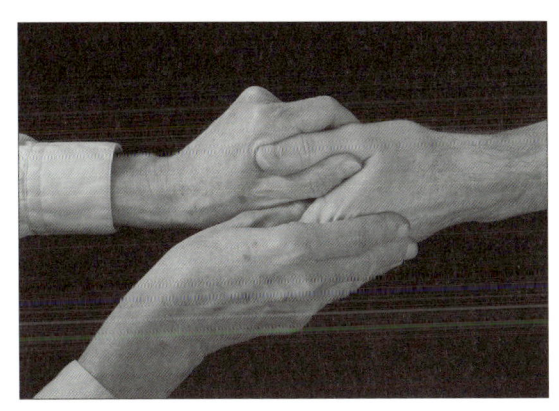

図5-72　開始肢位：母指CM関節外転

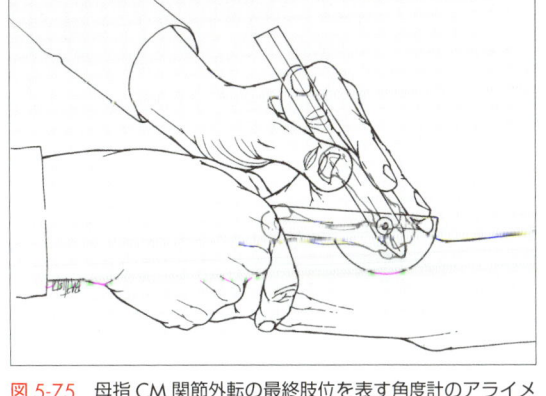

図5-75　母指CM関節外転の最終肢位を表す角度計のアライメント

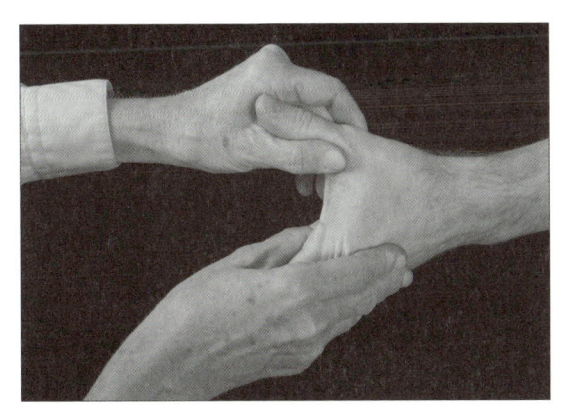

図5-73　母指CM関節外転の限界でしっかりした最終域感

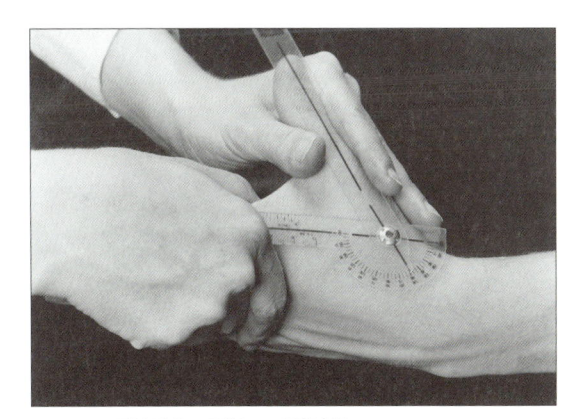

図5-76　最終肢位：母指CM関節外転

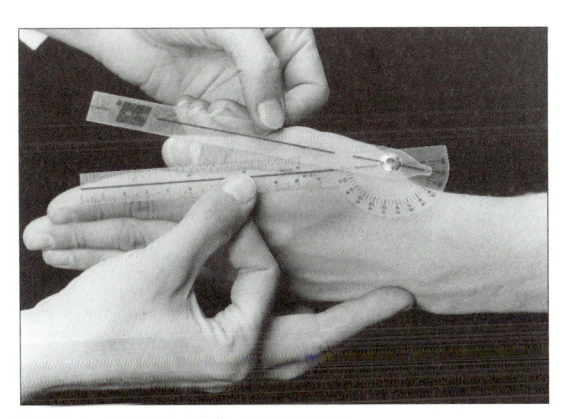

図5-74　開始肢位：母指CM関節外転

関節の滑り[13]　CM関節外転—第1中手骨底の凸面は固定した大菱形骨の凹面上を後方に滑走する（すなわち，第1中手骨の骨幹部と反対方向に）。

測定：標準角度計

開始肢位　患者は坐位。肘関節は屈曲され，前腕は中間位でテーブル上に静止する。手関節と手指は解剖学的肢位にする。母指は示指の基節骨と末節骨に接触し

て維持する（図5-74）。

固定　セラピストは第2中手骨を固定する。

角度計の軸　軸は第1と第2中手骨底の交差する箇所（図5-75）。

基本軸　第2中手骨の縦軸に平行。

移動軸　第1中手骨の縦軸と平行。前述の開始肢位では，角度計は15°–20°を示す。これは0°として記録される[14]。例えば，もし角度計がCM関節外転を示す開始肢位が15°（図5-74），CM関節外転を示す最終肢位が60°（図5-76）を指したならば，第1CM関節外転のROMは45°になる。

最終肢位　母指が手掌から垂直面に列移動できるように母指は母指CM関節外転（70°）の限界まで外転する（図5-76参照）。

測定：定規

　関節可動域測定法の代替測定として，母指外転は定規もしくは巻尺を使用することで測定される。外転位置における母指で，示指MP関節の中点の側面から母指MP関節の中点の後面まで定規での測定が行われる（図5-77）。

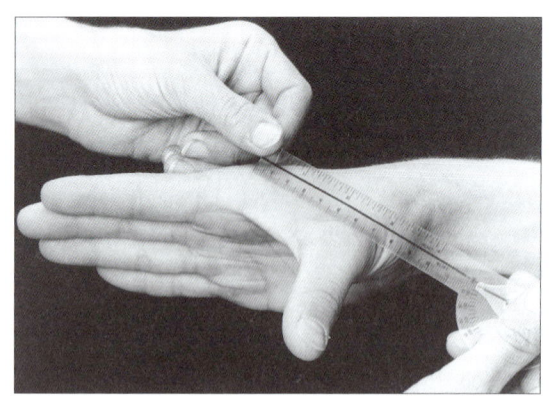

図 5-77　定規測定：母指 CM 関節外転

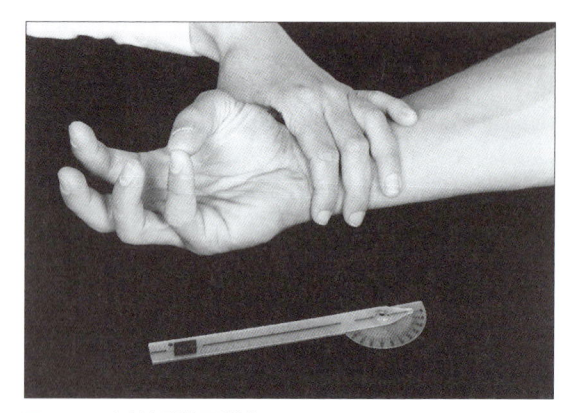

図 5-79　全対立関節可動域

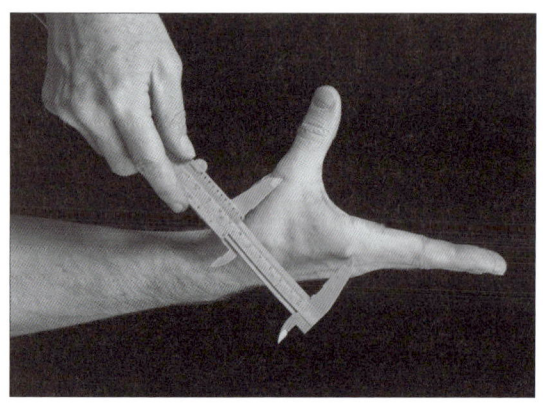

図 5-78　キャリパー測定：母指 CM 関節外転

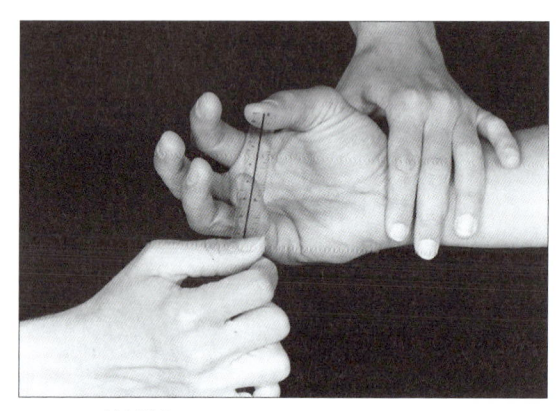

図 5-80　対立障害

測定：キャリパー

　従来の関節可動域測定法の代替として信頼性のある方法として，母指外転を中手骨間の距離で測定するためキャリパーを用いた評価法がある（intermetacarpal distance：IMD 法）[18]。外転位置における母指で，キャリパー測定（図 5-78）は第 1 と第 2 中手骨頭にマークをつけた背側位置の半ばにおかれたキャリパー点で行われる。しかしながら角度測定とは異なり，IMD 法は，手のサイズの変化によって影響を受け，手のサイズが変化したときの患者または子供では同等の結果が得られない場合がある[18]。

母指対立

測定：定規

　母指と第 5 指の対立運動を完成させると（図 5-79），母指と第 5 指の指尖部を同一面上にすることができる[19]。対立障害の評価（図 5-80）は，母指腹側の先の中央と第 5 指腹側の先の中央間の距離を直線的に測定して得られる。

筋長の評価と測定

浅指屈筋，深指屈筋，短小指屈筋，そして長掌筋

開始肢位　患者は背臥位もしくは坐位になり肘関節を伸展し，前腕は回外し，手関節は中間位，手指は伸展した状態にする（図 5-81）。

固定　セラピストは上腕骨を徒手的に固定。橈骨と尺骨はセラピストの大腿部と接触して固定。

最終肢位　セラピストは手指を伸展位で保ち，長指屈筋群がいっぱいに伸ばされるように動きの限界まで手関節を伸ばす（図 5-82，83）。

評価と測定　もし手指屈筋群が短縮しているならば，手関節伸展の ROM は筋長の減少に比例して制限されている。セラピストは有効な PROM を観察するか測定のために角度計（図 5-84）を使うか二者択一し，有効な手関節伸展 PROM を記録する。もう 1 人の補助者は，角度計を用いて関節可動域を測定する必要がある。

最終域感　伸張の状態における手指屈筋群—しっかりしている。

起始[2]	停止[2]
浅指屈筋	
a. 上腕尺骨頭：上腕骨の内側上顆にある共通の屈筋起始部，内側側副靱帯の前方バンド，鉤状突起の内側面	示指，中指，環指，小指の中節骨の前面
b. 橈骨頭：橈骨粗面から円回内筋の付着部までの橈骨の前縁	
深指屈筋	
尺骨の前方と内側面の 3/4 上方；鉤状突起の内側面；尺骨の後縁の 3/4 上方にある腱膜の近く；骨間膜の内側半分の前面	示指，中指，環指，小指の末節骨底の掌側面
短小指屈筋	
有鉤骨鉤；屈筋支帯	小指の基節骨底の尺側面
長掌筋（痕跡）	
上腕骨の内側上顆にある共通の屈筋群起始部	屈筋支帯の掌側面；手掌腱膜

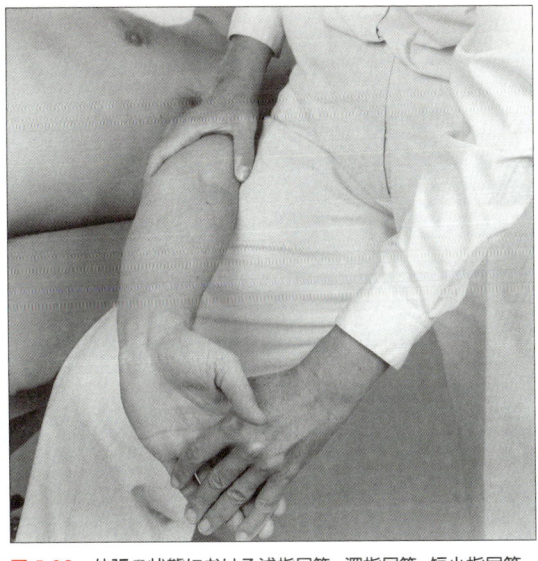

図 5-82　伸張の状態における浅指屈筋，深指屈筋，短小指屈筋。

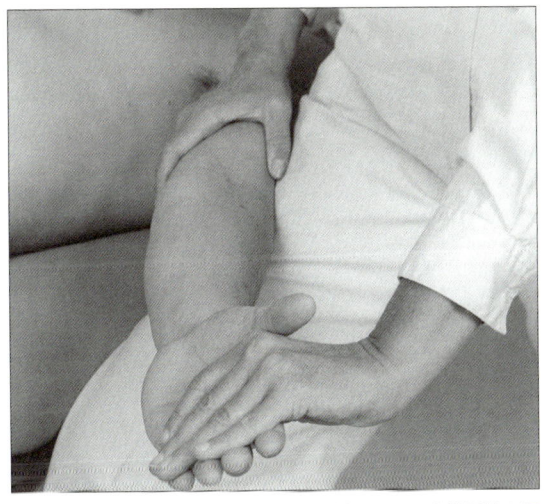

図 5-81　開始肢位：浅指屈筋，深指屈筋，そして小指屈筋の長さ

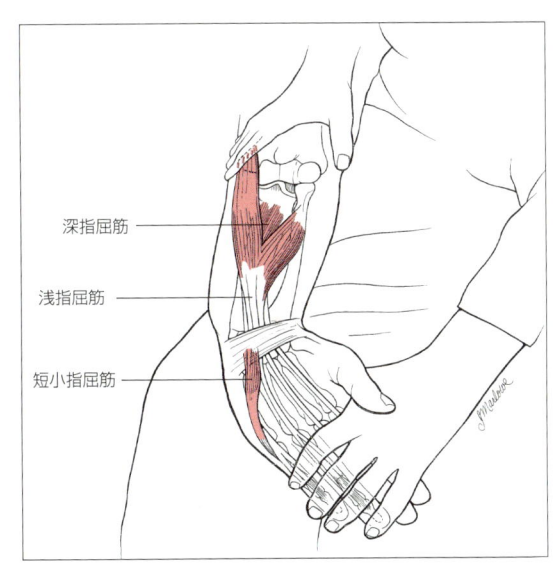

深指屈筋

浅指屈筋

短小指屈筋

図 5-83　伸張の状態における浅指屈筋，深指屈筋，短小指屈筋

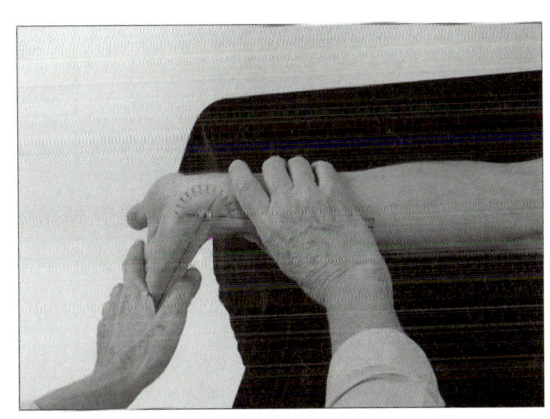

図 5-84　角度計での測定：長指屈筋の長さ

総指伸筋，示指伸筋，小指伸筋

開始肢位　患者は背臥位または坐位。肘関節は伸展，前腕は回内，手関節は中間位，手指は屈曲（図5-85）。

固定　セラピストは橈骨と尺骨を固定。

最終肢位　セラピストは長い手指伸筋が十分に伸張するよう限界まで手関節を屈曲する（図5-86，87）

評価と測定　もし指伸筋が短縮しているならば，手関節屈曲PROMは筋短縮の程度に比例して制限され

起始[2]	停止[2]
総指伸筋	
上腕骨外側上顆にある共通の伸筋起始部	示指，中指，環指，小指の末節骨底と中節骨底の後面
示指伸筋	
長母指伸筋の起始部より遠位の尺骨の後面；骨間膜の後面	第2中手骨レベルで示指に向かう指伸筋腱の尺側
小指伸筋	
上腕骨外側上顆にある共通の伸筋起始部	第5指の背側の腱膜

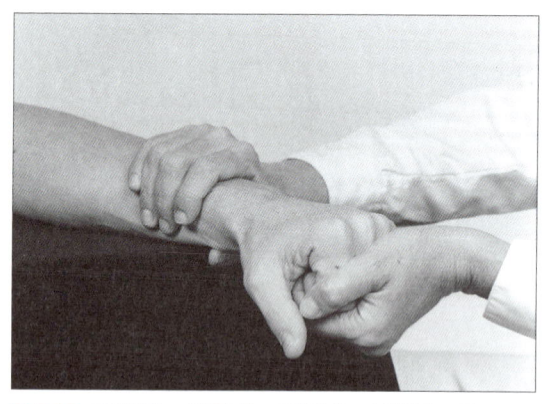

図5-85　開始肢位：総指伸筋，示指伸筋，小指伸筋の長さ

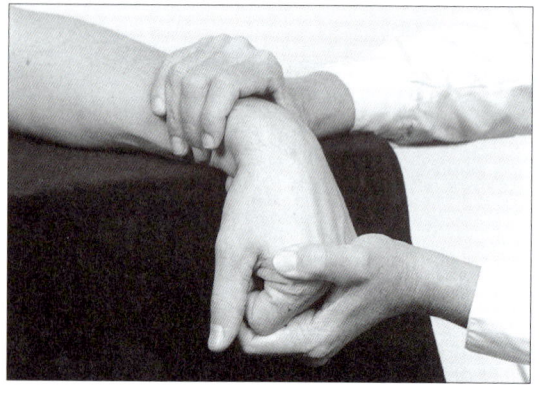

図5-86　総指伸筋，示指伸筋，小指伸筋の伸張状態

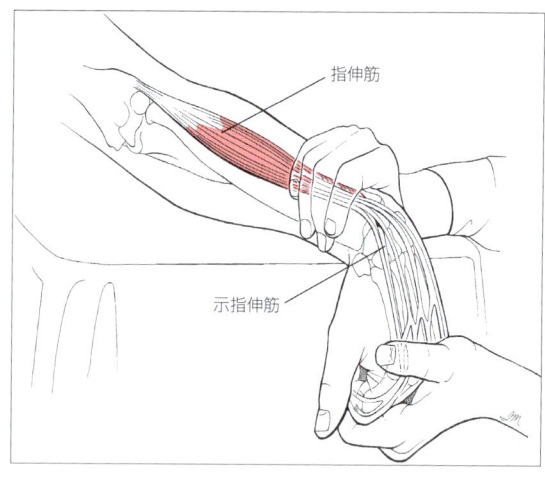

図5-87　長い指伸筋の伸張状態

指伸筋

示指伸筋

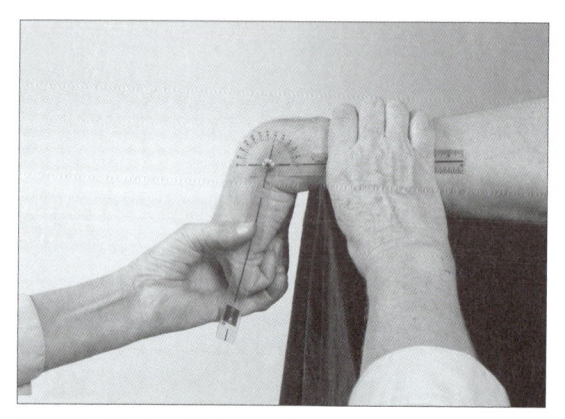

図5-88　角度計での測定：長い指伸筋の長さ

る。セラピストは有効なPROMを観察するか測定のため角度計（図5-88）を使用し，有効な手関節屈曲PROMを記録する。

最終域感　伸張状態の長い指伸筋—しっかりしている。

虫様筋

開始肢位　患者は坐位もしくは背臥位で，肘関節を屈曲，前腕を中間位もしくは回外，手関節を伸展位で手指のIP関節は屈曲する（図5-89）。

固定　セラピストは中手骨を固定。

最終肢位　セラピストは，虫様筋が十分に伸張されるように動きの限界まで手指のIP関節を屈曲しMP関節を伸展するために同時に過度の圧を加える（図5-90，91）。虫様筋はグループまたは個別に伸張できる。

評価と測定　虫様筋が短縮していれば，MP関節伸展ROMは筋短縮の程度に比例して制限される。セラピストは有効なPROMを観察するか角度計（図5-92）を使用し，有効なMP関節伸展PROMを記録する。

起始[2]	停止[2]
虫様筋（表）	
深指屈筋の腱 a. 第1と第2虫様筋：示指と中指の腱の橈側と手掌面 b. 第3虫様筋：中指と環指の腱の隣接部 c. 第4虫様筋：環指と小指の腱の隣接部	示指，中指，環指，小指に対応する背側伸筋腱膜の橈側面

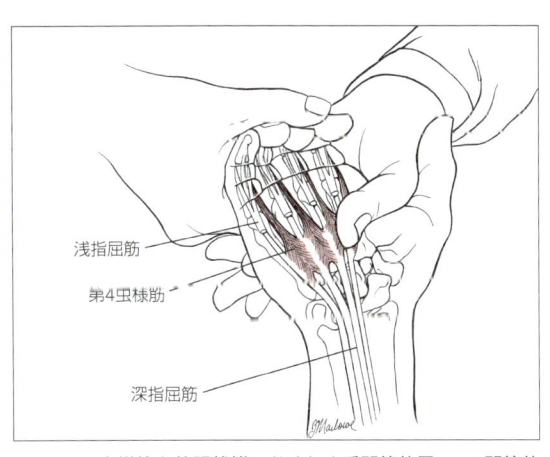

図 5-91　虫様筋を伸張状態におくため手関節伸展，MP 関節伸展，IP 関節屈曲

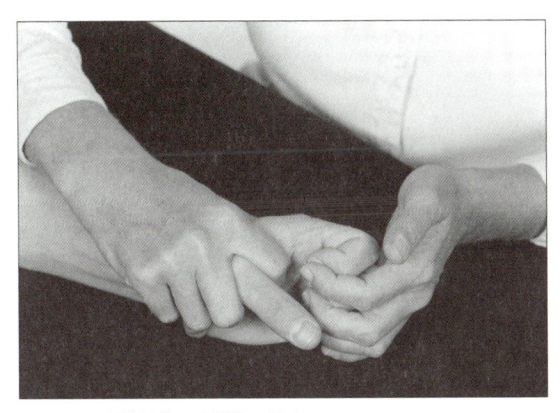

図 5-89　開始肢位：虫様筋の長さ

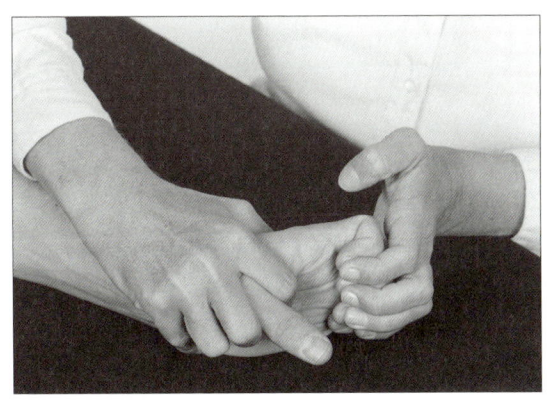

図 5-90　伸張状態の虫様筋

最終域感　伸張状態の虫様筋―しっかりしている。

筋力の評価 （表 5-4, 5-5）

手関節屈曲と橈屈

抗重力位：橈側手根屈筋

補助筋：尺側手根屈筋，長掌筋。
開始肢位　患者は坐位もしくは背臥位。もし坐位で

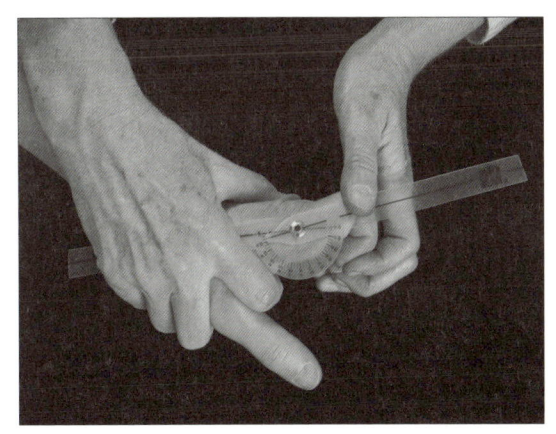

図 5-92　角度計：虫様筋の長さ

あれば前腕を回外し，テーブルにおく。手関節は伸展・尺屈位，手指と母指は弛緩（図 5-93）。
固定　セラピストは手関節より近位の前腕を固定。
運動　患者は手関節を屈曲，橈屈する（図 5-94）。患者は弛緩した手指と母指を保つように指示。
触診　手関節の前外側面で長掌筋の橈側の第2皮膚空間と一致する。
代償運動　患者は長掌筋と尺側手根屈筋で手関節を屈曲するかもしれない。尺側手根屈筋だけを用いたとき，患者は尺屈を伴い屈曲するだろう。もし患者が手指を屈曲したならば，浅指屈筋と深指屈筋が運動を始めたときに手関節屈曲を代償している[21]。
抵抗の位置　手関節の遠位で母指球より上または手掌の外側面に加えられる（図 5-95, 96）。
抵抗の方向　手関節伸展と尺屈。

重力を除いた肢位：橈側手根屈筋

開始肢位　患者は坐位もしくは背臥位。前腕をわずかに回内し，テーブルまたは滑りやすい台におく。手

表 5-4　手関節と手指[20]：筋活動，付着，神経支配

筋	主な筋活動	起始	停止	末梢神経	神経根
橈側手根屈筋	手関節屈曲 手関節橈屈	上腕骨内側上顆	第 2 中手骨底	正中	C6〜7
長掌筋	手掌の皮膚と筋膜の固定 手関節屈曲	上腕骨内側上顆	手掌腱膜	正中	C7〜8
尺側手根屈筋	手関節屈曲 手関節尺屈	a. 上腕頭：上腕骨内側上顆 b. 尺骨頭：肘頭	豆状骨：有鈎骨鈎（豆鈎靭帯）	尺骨	C7〜T1
長橈側手根伸筋	手関節伸展 手関節橈屈	上腕骨の下部外側顆状稜；上腕骨外側上顆	第 2 中手骨底の背側面	橈骨	C6〜7
短橈側手根伸筋	手関節伸展 手関節橈屈	上腕骨外側上顆；肘関節の外側側副靭帯	第 3 中手骨底の背側面	後骨間（橈骨）	C7〜8
尺側手根伸筋	手関節伸展 手関節尺屈	上腕骨外側上顆；尺骨後縁に接する腱膜	第 5 中手骨底	後骨間	C7〜8
浅指屈筋	手指 PIP 屈曲	a. 上腕尺骨頭：上腕骨の内側上顆 b. 橈骨頭：橈骨上部前縁	示指，中指，環指，小指の中節骨の前面	正中	C8〜T1
深指屈筋	手指 DIP 屈曲	尺骨の前面上 2/3；骨間膜の内側半分の前面	示指，中指，環指，小指の末節骨底の掌側面	a. 筋の外側の一部―正中前骨間枝 b. 筋の内側の一部―尺骨	C8〜T1
総指伸筋	手指 MP 伸展	上腕骨外側上顆	示指，中指，環指，小指の末節骨底と中節骨底の後面	後骨間	C7〜8
示指伸筋	示指 MP 伸展	尺骨下部後面；骨間膜の後面	第 2 中手骨レベルで示指に向かう指伸筋腱の尺側	後骨間	C7〜8
小指伸筋	小指 MP 伸展	上腕骨外側上顆上にある共通の伸筋起始部	小指の背側腱膜	後骨間	C7〜8
骨間筋 a. 背側	手指 MP 外転	a. 第 1：第 1 と第 2 中手骨の相対する面 b. 第 2：第 2 と第 3 中手骨の相対する面 c. 第 3：第 3 と第 4 中手骨の相対する面 d. 第 4：第 4 と第 5 中手骨の相対する面	示指，中指，環指の背側腱膜に接続 a. 第 1：示指の基節骨底の橈側面 b. 第 2 と第 3：中指の基節骨底のそれぞれ橈側面と尺側面 c. 第 4：環指の基節骨底の尺側面	尺骨	C8〜T1
b. 手掌面	手指 MP 内転	a. 第 1：第 1 中手骨底の尺側 b. 第 2：第 2 中手骨の手掌面の尺側 c. 第 3：第 4 中手骨の手掌面の橈側 d. 第 4：第 5 中手骨の手掌面の橈側	母指，示指，環指もしくは小指の指背側腱膜に接続 第 1 は母指の基節骨底の尺側の上にある種子骨と基節骨に接続 第 4 もまた小指の基節骨底の橈側に接続	尺骨	C8〜T1

（つづく）

表 5-4　つづき

筋	主な筋活動	起始	停止	末梢神経	神経根
虫様筋	手指MP屈曲とIP伸展	深指屈筋腱 a. 第1と第2虫様筋：示指と中指の腱の橈側と手掌面 b. 第3虫様筋：中指と環指の腱の相対する面 c. 第4虫様筋：環指と小指の腱の相対する面	示指，中指，環指，小指に対応する背側伸筋腱筋膜橈側面	a. 内側2つの虫様筋―尺骨 b. 外側2つの虫様筋―正中	a. C8〜T1 b. C8〜T1
小指外転筋	小指MP外転	豆状骨；屈筋支帯	小指の基節骨；種子骨	尺骨	C8〜T1
小指対立筋	小指対立（屈曲，第5中手骨の内旋）	有鉤骨；屈筋支帯	第5中手骨	尺骨	C8〜T1
小指屈筋	小指MP屈曲	有鉤骨；屈筋支帯	小指の基節骨底	尺骨	C8〜T1

表 5-5　母指[20]：筋活動，付着，神経支配

筋名	主な筋活動	起始	停止	末梢神経	神経根
長母指屈筋	母指IP関節屈曲	橈骨上部前面；骨間膜の外側半分の前面	母指末節骨底の手掌面	前骨間神経	C7〜8
短母指屈筋	母指MP関節屈曲	1. 浅頭：屈筋支帯 2. 深頭：有頭骨，大小菱形骨	母指基節骨底の橈側面；母子中手骨種子骨	1. 浅頭―正中 2. 深頭―尺骨	C8〜T1
長母指伸筋	母指IP関節伸展	尺骨の後面の中部；骨間膜の後面	母指末節骨底の背側	後骨間	C7〜8
短母指伸筋	母指MP関節伸展	前腕骨間膜	母指基節骨底の背側	後骨間	C7〜8
長母指外転筋	母指橈側外転	尺骨下部内側縁；骨間膜の後面	第1中手骨底	後骨間	C7〜8
短母指外転筋	母指掌側外転	屈筋支帯；舟状骨	母指の基節骨底の橈側面；母指の背側指腱膜	正中	C8〜T1
母指内転筋	母指内転	1. 斜頭：有頭骨と第2，第3の中手骨底の掌側面 2. 横頭：第3中手骨骨幹部の背側	母指の基節骨底の尺側面	尺骨	C8〜T1
母指対立筋	母指対立（外転，屈曲，第1中手骨の内旋）	屈筋支帯；大菱形骨結節	第1中手骨の外側面	正中	C8〜T1

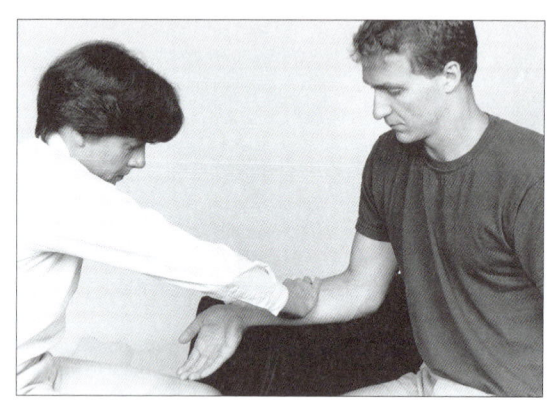

図 5-93　開始肢位：橈側手根屈筋

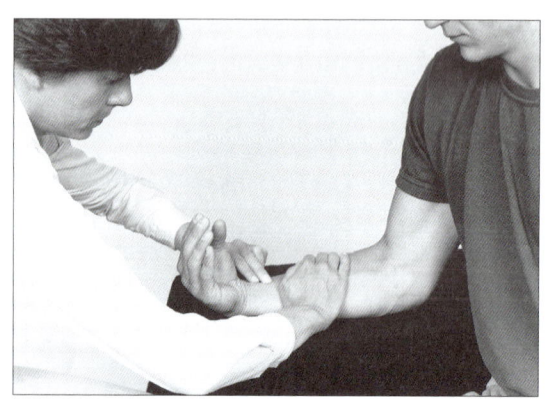

図 5-94　検査位置：橈側手根屈筋

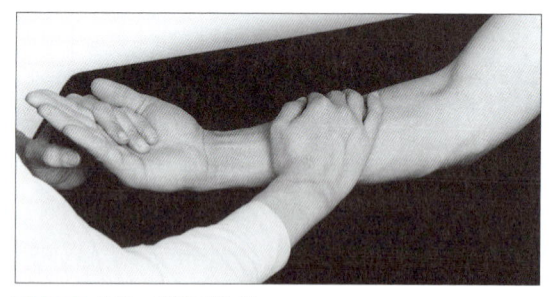

図 5-95　抵抗：橈側手根屈筋

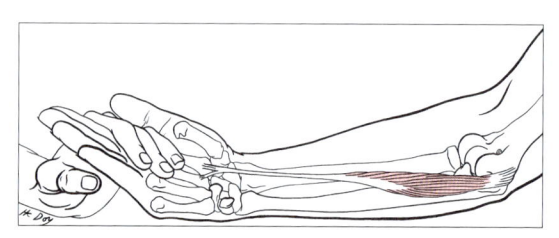

図 5-96　橈側手根屈筋

関節は伸展・尺屈位，手指と母指は弛緩（図 5-97）。

固定　セラピストは手関節より近位の前腕を固定。

最終肢位　患者は可動域最大限で手関節を屈曲，橈屈する（図 5-98）。

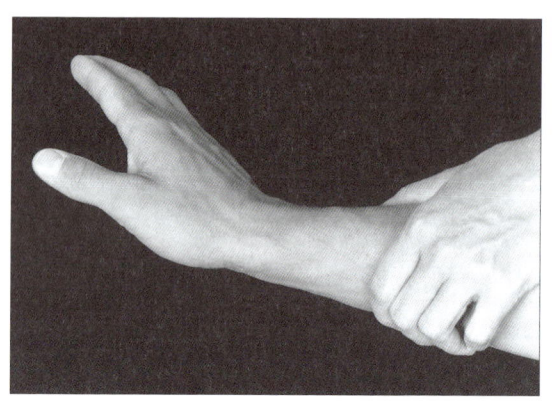

図 5-97　開始肢位：橈側手根屈筋

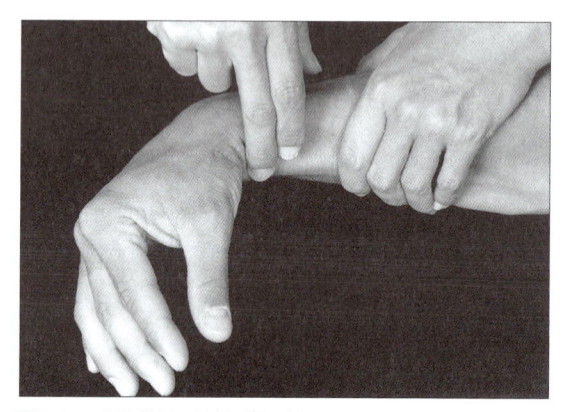

図 5-98　最終肢位：橈側手根屈筋

代償運動　尺側手根屈筋，長掌筋，浅指屈筋，深指屈筋。患者が解剖学的肢位から手関節を屈曲するときに長母指外転筋の活動を介して前腕回内と母指外転をしようとするかもしれない。

手関節屈曲，尺屈

抗重力位：尺側手根屈筋

　補助筋：橈側手根屈筋，長掌筋。

開始肢位　患者は坐位もしくは背臥位。もし坐位ならば，前腕は回外しテーブルにおく。手関節は伸展・橈屈，手指と母指は弛緩（図 5-99）。

固定　セラピストは手関節より近位の前腕を固定。

運動　患者は可動域最大限で手関節を屈曲，尺屈する（図 5-100）。

触診　豆状骨より近位の手関節の前内側面。

代償運動　橈側手根屈筋，長掌筋，深指屈筋，浅指屈筋を使ったときと橈側手根屈筋だけを用いたとき，患者は橈屈を伴い屈曲する。

抵抗の位置　小指球より上で加えられる（図5-101，102）。

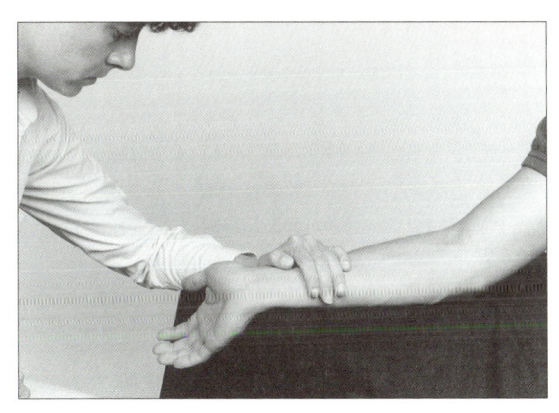

図 5-99　開始肢位：尺側手根屈筋

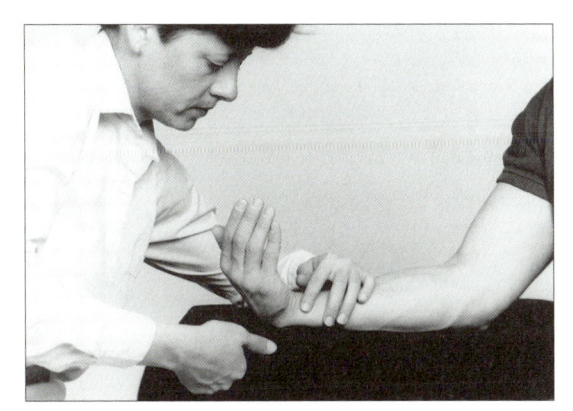

図 5-100　検査位置：尺側手根屈筋

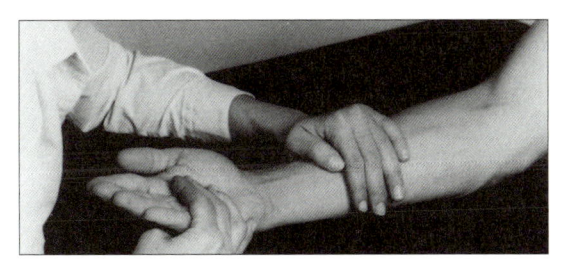

図 5-101　抵抗：尺側手根屈筋

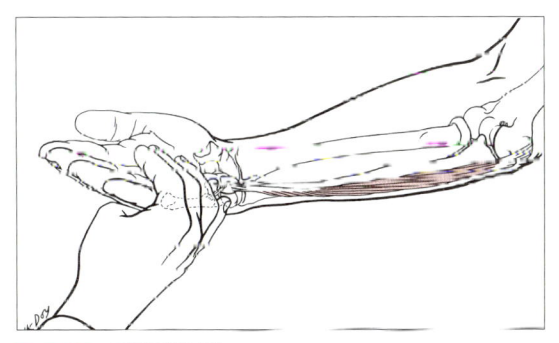

図 5-102　尺側手根屈筋

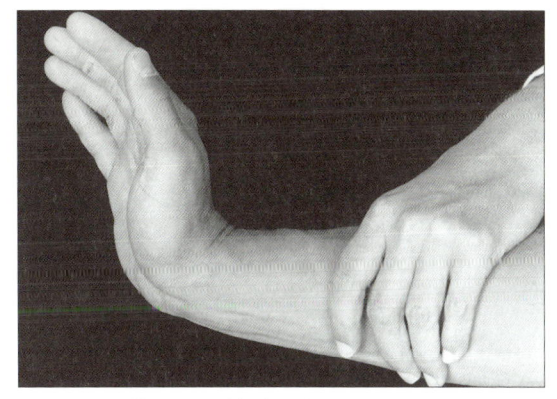

図 5-103　開始肢位：尺側手根屈筋

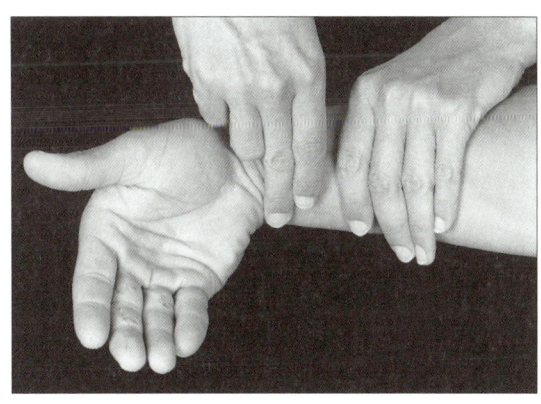

図 5-104　最終肢位：尺側手根屈筋

抵抗の方向　手関節伸展と橈屈。

重力を除いた肢位：尺側手根屈筋

開始位置　患者は坐位もしくは背臥位。前腕はわずかに回外，テーブルまたは滑りやすい台におく。手関節は伸展・橈屈位，手指と母指は弛緩（図 5-103）。
固定　セラピストは手関節より近位の前腕を固定。
最終肢位　患者は可動域最大限に手関節を屈曲，尺屈する（図 5-104）。
代償運動　橈側手根屈筋，手根屈筋，長掌筋，浅指屈筋，深指屈筋。

手関節屈曲（図示なし）

抗重力位：橈側手根屈筋，尺側手根屈筋

　補助筋：長掌筋。
開始肢位　患者は坐位もしくは背臥位。もし坐位ならば，前腕は回外し，テーブル上で支持する。手関節は伸展，手指と母指は弛緩。
固定　セラピストは手関節より近位の前腕を固定。
運動　患者は可動域最大限に手関節を屈曲する。

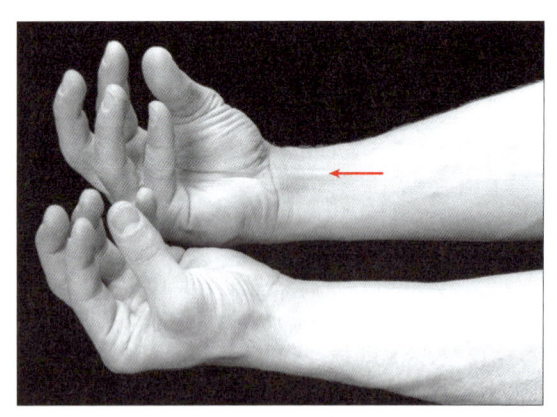

図 5-105　長掌筋：筋は右腕にある（手関節で腱を観察する）。筋は左腕には存在しない

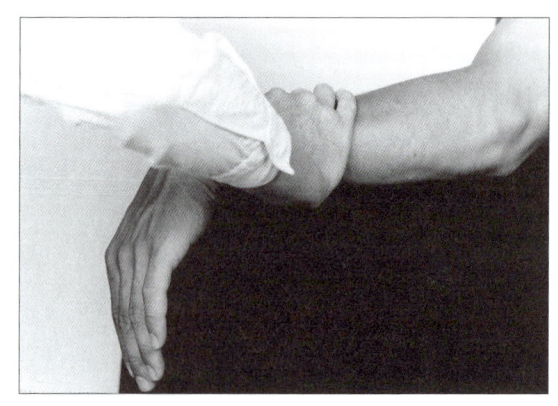

図 5-107　開始肢位：長橈側手根伸筋，短橈側手根伸筋

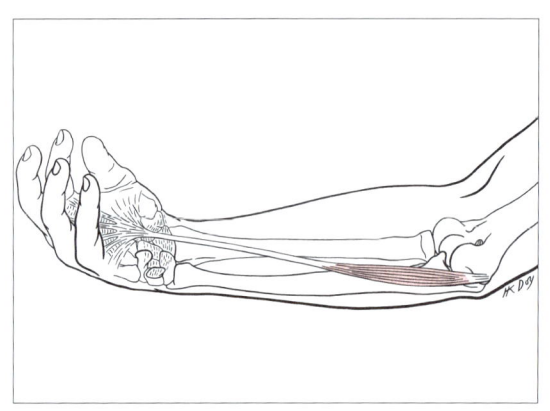

図 5-106　長掌筋

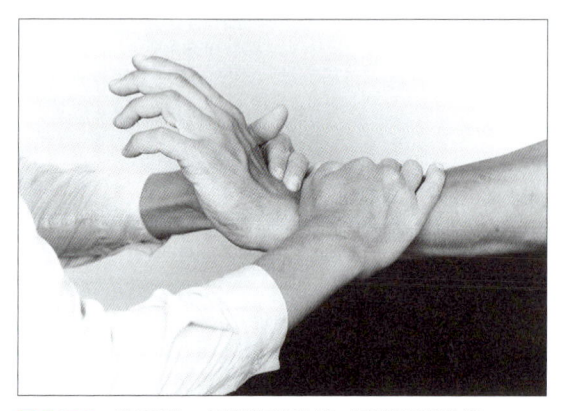

図 5-108　検査肢位：長橈側手根伸筋，短橈側手根伸筋

触診　橈側手根屈筋：長掌筋の橈側に第 2 皮膚空間と一致する手関節の前外側面。**尺側手根屈筋**：豆状骨より近位の手関節の前内側面。

代償運動　深指屈筋，浅指屈筋。

抵抗の位置　手掌の上から加える。

抵抗の方向　手関節伸展。

重力を除いた肢位：橈側手根屈筋，尺側手根屈筋

開始肢位　患者は坐位もしくは背臥位。前腕は中間位，テーブルまたは滑りやすい台におく。手関節は伸展・橈屈位，手指と母指は弛緩。

固定　セラピストは手関節より近位の前腕を固定。

最終肢位　患者は可動域最大限に手関節を屈曲する。

代償運動　浅指屈筋，深指屈筋。

長掌筋

　長掌筋は手関節の弱い屈筋で個々の筋肉検査から分離されない。橈側手根屈筋と尺側手根屈筋の検査の間に手関節の前面の正中線に触診できる。長掌筋の存在は手関節の屈曲し手掌を丸めてカップ状にして証明す

る（図 5-105，106）。存在する場合，筋腱ははっきりと認識される。しかしながら，長掌筋は，対象者の13％が痕跡筋である[23]。握力またはピンチ力の減少は，長掌筋の欠損と関連しない[23]。

手関節伸展と橈屈

抗重力位：長橈側手根伸筋，短橈側手根伸筋

　補助筋：尺側手根伸筋。

開始肢位　患者は坐位もしくは背臥位。坐位において前腕は回内，テーブルにおく。手関節は屈曲・尺屈，手指と母指はわずかに屈曲（図 5-107）。

固定　セラピストは手関節より近位の前腕を固定。

運動　患者は可動域最大限で手関節を伸展，橈屈する（図 5-108）。患者に手指と母指を弛緩するように指示する。

触診　長橈側手根伸筋：第 2 中手骨で手関節の背側面。**短橈側手根伸筋**：第 3 中手骨底。

代償運動　長い手指伸筋群（総指伸筋，示指伸筋，小

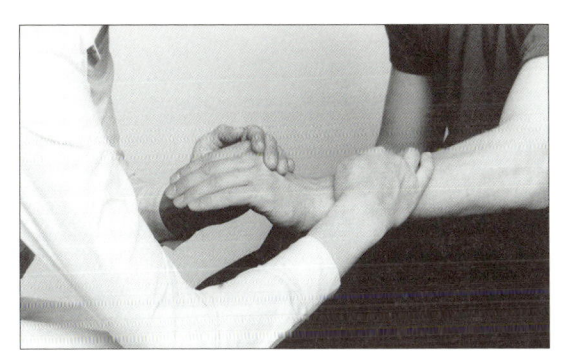

図 5-109　抵抗：長橈側手根伸筋，短橈側手根伸筋

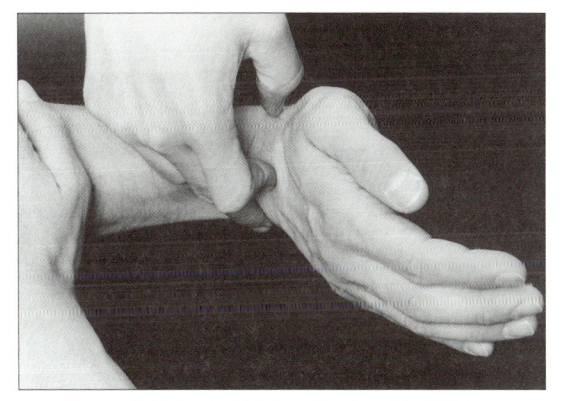

図 5-112　最終肢位：長橈側手根伸筋，短橈側手根伸筋

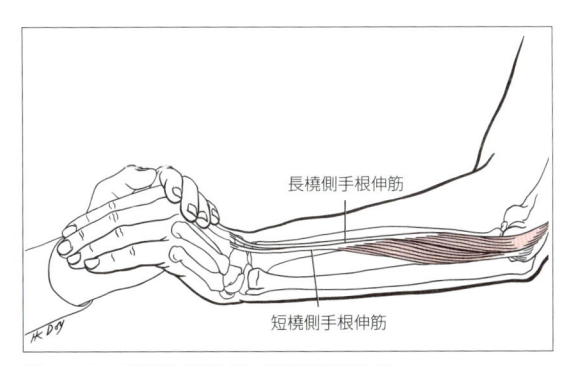

図 5-110　長橈側手根伸筋，短橈側手根伸筋

かに回内，テーブルまたは滑りやすい台におく。手関節は尺屈位・屈曲，手指と母指はわずかに屈曲（図 5-111）。

固定　セラピストは手関節より近位の前腕を固定。

最終肢位　患者は可動域を最大限にして手関節を橈屈と同時に伸展する（図 5-112）。

代償運動　長い手指伸筋群（総指伸筋，示指伸筋，小指伸筋）。尺側手根伸筋。

手関節伸展と尺屈

抗重力位：尺側手根伸筋

　補助筋：長橈側手根伸筋，短橈側手根伸筋。

開始肢位　患者は坐位もしくは背臥位。坐位ならば，前腕は回内位でテーブルにおく。手関節は屈曲・橈屈，手指と母指はわずかに屈曲（図 5-113）。

固定　セラピストは手関節より近位の前腕を固定。

運動　患者は関節可動域を最大限にして手関節を伸展，尺屈する（図 5-114）。患者に手指を弛緩するように指示する。

触診　第 5 中手骨より近位の手関節背側面上と尺骨茎状突起の遠位。

代償運動　長い手指伸筋群（総指伸筋，示指伸筋，小指伸筋）。患者は長橈側手根伸筋，短橈側手根伸筋の活動を伴い，手関節を橈屈，伸展するかもしれない。

抵抗の位置　第 4，第 5 中手骨上で手の背側面に加えられる（図 5-115，116）。

抵抗の方向　手関節屈曲と橈屈。

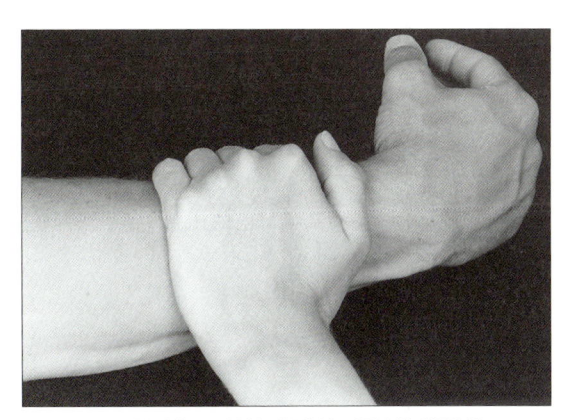

図 5-111　開始肢位：長橈側手根伸筋，短橈側手根伸筋

指伸筋）。患者は尺側手根伸筋を使い伸展することもある。患者はこの筋だけを用いたとき，尺屈を伴い屈曲する。

抵抗の位置　第 2，第 3 中手骨より上で手の背側面に加えられる（図 5-109，110）。

抵抗の方向　手関節屈曲と尺屈。

重力を除いた肢位：長橈側手根伸筋，短橈側手根伸筋

開始肢位　患者は坐位もしくは背臥位。前腕はわず

重力を除いた肢位：尺側手根伸筋

開始肢位　患者は坐位もしくは背臥位。前腕はわずかに回内，テーブルまたは滑りやすい台におく。手関節は橈屈位・屈曲，手指と母指は屈曲（図 5-117）。

固定　セラピストは手関節より近位の前腕を固定。

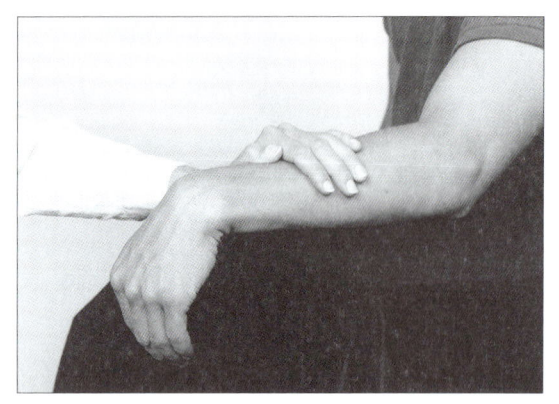

図 5-113　開始肢位：尺側手根伸筋

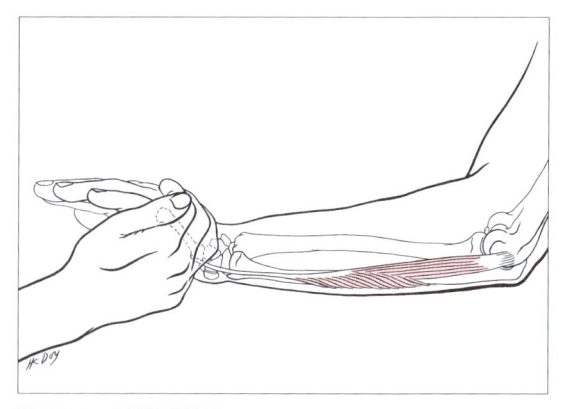

図 5-116　尺側手根伸筋

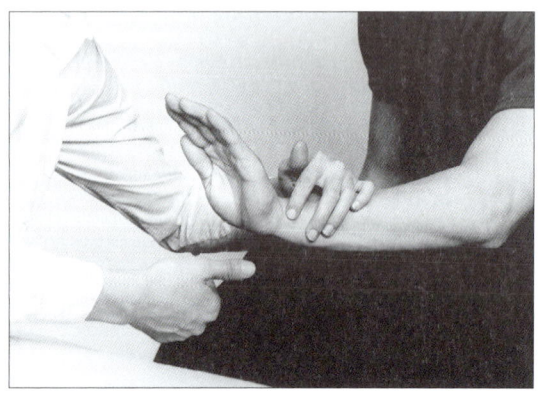

図 5-114　検査肢位：尺側手根伸筋

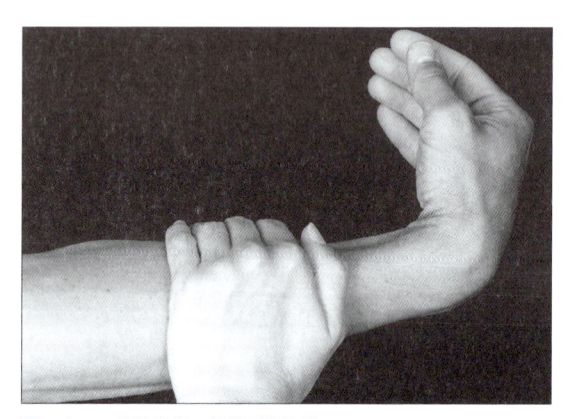

図 5-117　開始肢位：尺側手根伸筋

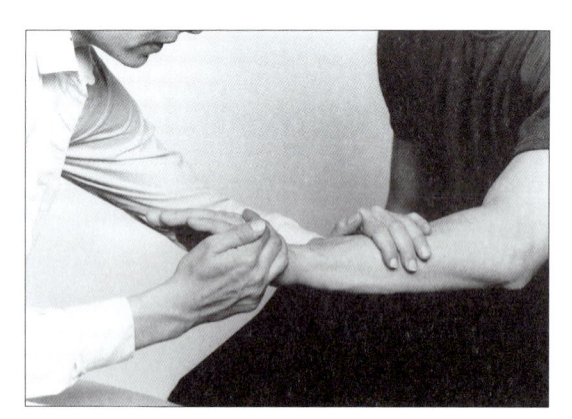

図 5-115　抵抗：尺側手根伸筋

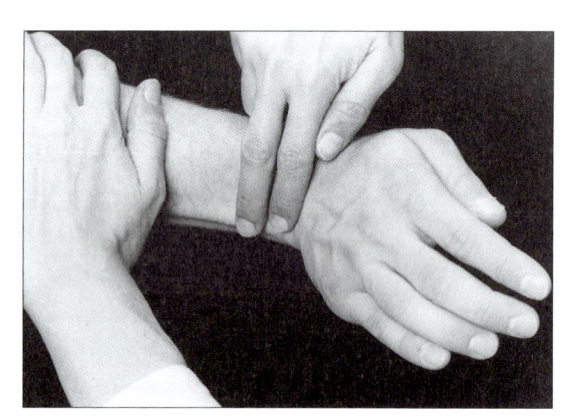

図 5-118　最終肢位：尺側手根伸筋

最終肢位　患者は関節可動域を最大限にして手関節を尺屈と同時に伸展する（図 5-118）。

代償運動　長い手指伸筋群（総指伸筋，示指伸筋，小指伸筋）。長橈側手根伸筋，短橈側手根伸筋。

手関節伸展（図示なし）

抗重力位：長橈側手根伸筋，短橈側手根伸筋，尺側手根伸筋

開始肢位　患者は坐位もしくは背臥位。もし座っているならば，前腕は回内しテーブルにおく。手関節は屈曲，手指と母指は弛緩。

固定　セラピストは手関節より近位の前腕を固定。

グレード	説明
	患者は積極的に以下を通して動作することができる
5	最大の抵抗か重力を除いた肢位または抗重力位，に抗する最大可動範囲の ROM
4	中等度の抵抗か重力を除いた肢位または抗重力位，に抗する最大可動範囲の ROM
3	最大可動範囲の ROM，重力を除いた肢位または抗重力位においても
2	一部の可動範囲の ROM，重力を除いた肢位または抗重力位においても
1	可動範囲の ROM なし，筋収縮の触診または観察可能な動きがある，重力を除いた肢位または抗重力位においても
0	可動範囲の ROM なし，筋収縮の触診または観察可能な動きがない，重力を除いた肢位または抗重力位においても

表 5-6　手指や足趾のグレード

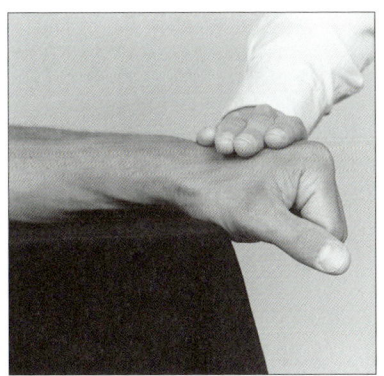

図 5-119　開始肢位：総指伸筋，固有示指伸筋，小指伸筋

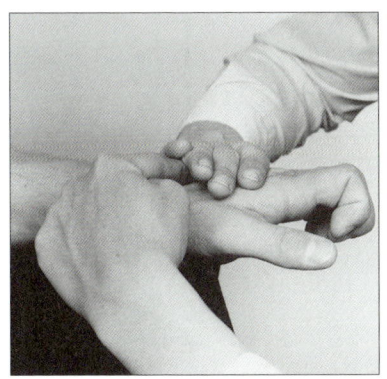

図 5-120　検査肢位：総指伸筋，固有示指伸筋，小指伸筋

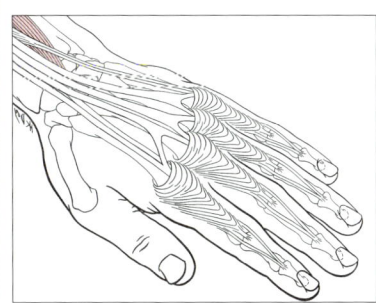

図 5-121　伸筋膨張

運動　患者は可動域を最大限にして手関節を伸展する。患者は手指を弛緩するように指示される。

触診　**長橈側手根伸筋**：第2中手骨基部で手関節の背側面。**短橈側手根伸筋**：第3中手骨基部。**尺側手根伸筋**：第5中手骨から手関節近位の背側面上と尺骨茎状突起の遠位。

代償運動　もし手指が伸展したならば総指伸筋，小指伸筋，示指伸筋

抵抗の位置　中手骨上で手の背側上に加えられる。

抵抗の方向　手関節屈曲。

重力を除いた肢位：長橈側手根伸筋，短橈側手根伸筋，尺側手根仲筋

開始肢位　患者は坐位もしくは背臥位。前腕は中間位，テーブルまたは滑りやすい台におく。手関節は屈曲・橈屈位，手指と母指は弛緩。

固定　セラピストは手関節より近位の前腕を固定。

最終肢位　患者は関節可動域を最大限にして手関節を伸展する。

代償運動　指伸筋，小指伸筋，示指伸筋。

手指と母指の筋

　手指や母指の徒手筋力テストにおいて重力は要因として考慮されない。なぜなら筋力と比較してその部分の質量は小さいからである[21]。手指や足趾の筋肉はすべてのグレード（段階）で重力を除いた肢位かそれとも抗重力位で検査される。表 5-6 に手指や足趾のためのグレード（段階）の説明を示す。

中手指節関節伸展

総指伸筋，固有示指伸筋，小指伸筋

開始肢位　患者は坐位もしくは背臥位。前腕は回内，手関節は中間位，手指と母指は屈曲（図 5-119）。

固定　セラピストは中手骨を固定。

運動　患者は IP 関節の屈曲を維持している間に4つすべての MP 関節を伸展する（図 5-120）。

触診（図 5-121）　**総指伸筋**：各手指の腱はそれぞれの中手骨頭より近位の手背で触診できる。**示指伸筋**：示指に向かう総指伸筋腱の内側。**小指伸筋**：小指に向かう総指伸筋の外側。

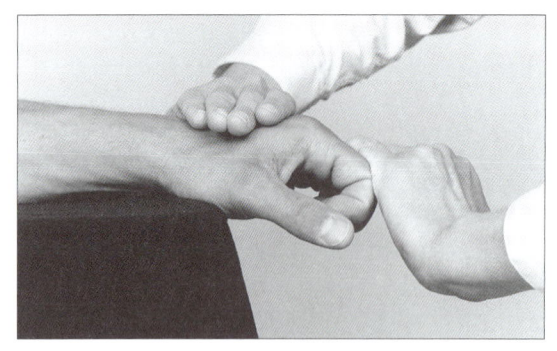

図 5-122　抵抗：総指伸筋，固有示指伸筋，小指伸筋

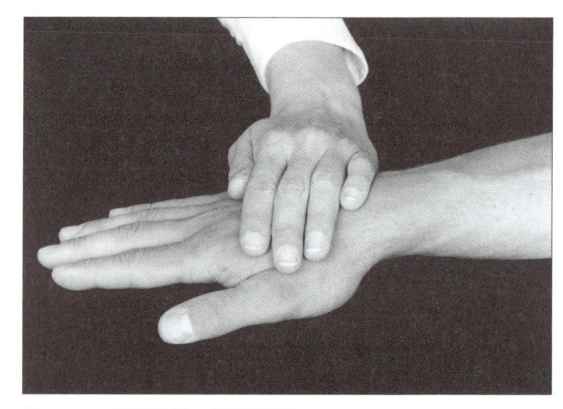

図 5-124　開始肢位：背側骨間筋

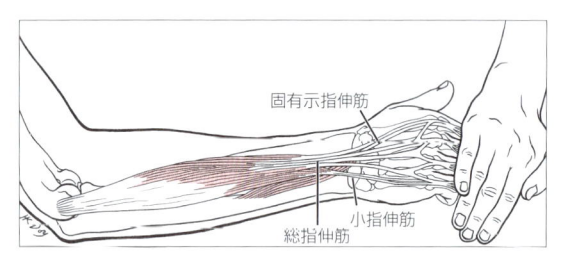

図 5-123　総指伸筋，固有示指伸筋，小指伸筋

代償運動　手関節の固定は手関節の屈曲とそれに続く MP 関節伸展の腱固定効果を防ぐ[14,19]。

抵抗の位置　各指の基節骨の背側面（図 5-122, 123）。

抵抗の方向　MP 関節屈曲。

中手指節関節外転

背側骨間筋と小指外転筋

開始位置　患者は坐位もしくは背臥位。背側骨間筋（図 5-124）：前腕は回内でテーブルにおく，手関節は中間位，手指は伸展，内転。小指外転筋（図 5-125）：前腕は回外。

固定　背側骨間筋：セラピストは中手骨や手関節上で手背を固定。小指外転筋：セラピストは手関節と 3 つの外側中手骨を固定する。手指が動くことで離れる隣接した手指もまた固定する。

運動　背側骨間筋（図 5-126）：患者は母指に向かって示指を，示指に向かって中指を，次に環指に向かって中指を，小指に向かって環指を外転する。隣接する手指からの介助を防ぐために，未実施の指を固定する必要がある。小指外転筋（図 5-126）：患者は小指を外転する。

触診　第 1 背側骨間筋は第 2 中手骨の橈側面で触診される（図 5-126 参照）。残りの骨間筋は触診すること

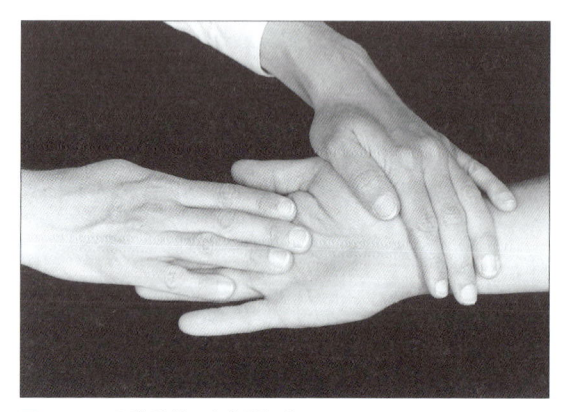

図 5-125　開始肢位：小指外転筋

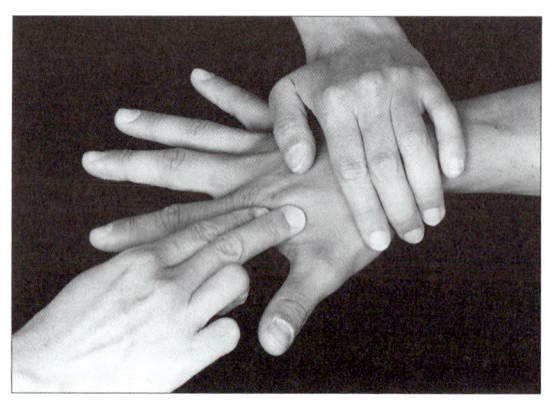

図 5-126　検査肢位：背側骨間筋

ができない。**小指外転筋**は第 5 中手骨の尺側面で触診される（図 5-127 参照）

代償運動　総指伸筋の収縮による手指の外転を防ぐため MP 関節を中間位に保持する

抵抗の位置　指の基節骨に抗して検査される。セラピストは示指と中指の橈側（図 5-128, 129）と中指，環指，小指の尺側（図 5-130, 131）に抵抗を加える。

抵抗の方向　内転。

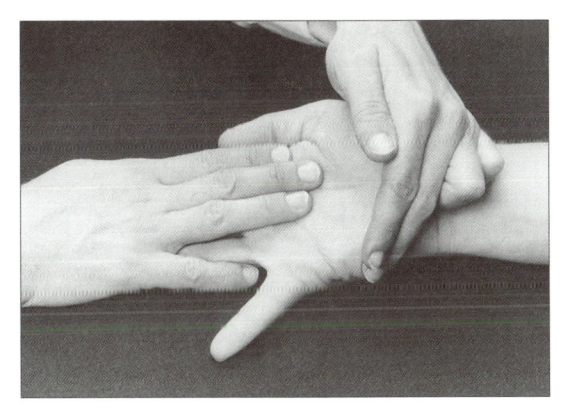

図 5-127　検査肢位：小指外転筋

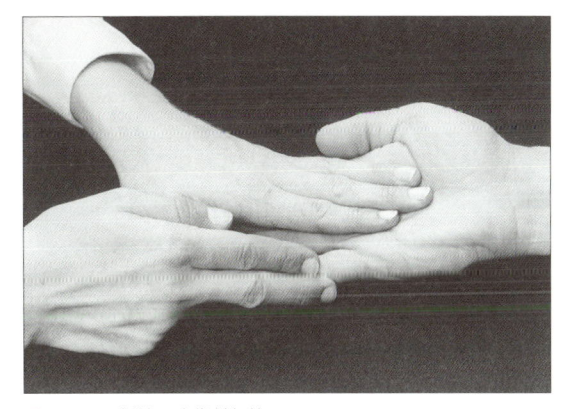

図 5-130　抵抗：小指外転筋

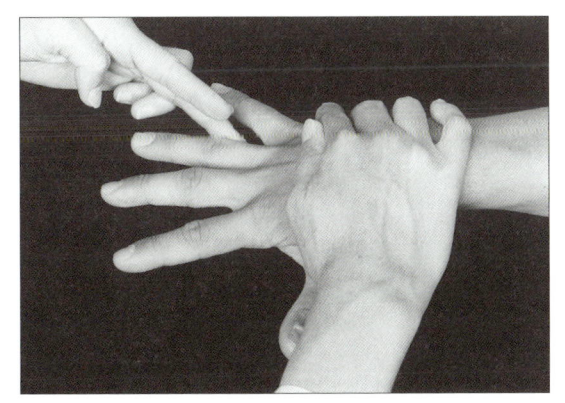

図 5-128　抵抗：第4背側骨間筋

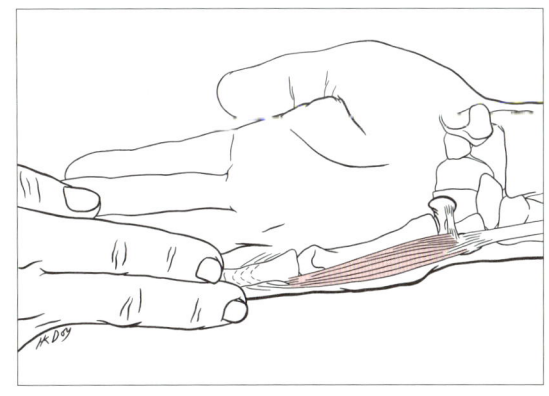

図 5-131　小指外転筋

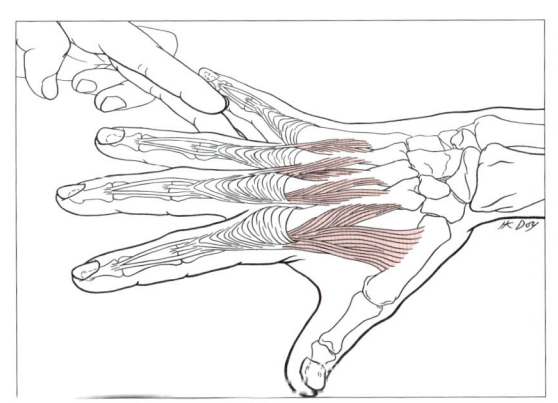

図 5-129　背側骨間筋

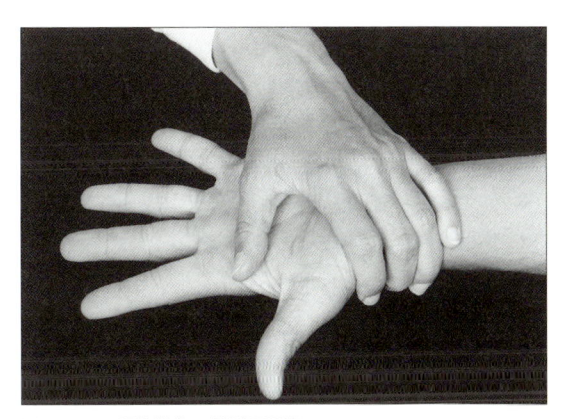

図 5-132　開始肢位：掌側骨間筋

中手指節関節内転

掌側骨間筋

開始肢位　患者は坐位もしくは背臥位。もし坐位であるならば，前腕は回外してテーブルにおく。手関節は中間位，手指は内転（図 5-132）。

固定　セラピストは中手骨と手関節を固定。指を接近させようとしている隣接の指を固定する（図示なし）。

運動　患者は中指に向かって示指，環指，小指を内転する（図 5-133）。

触診　これらの筋は触診できない。

代償運動　なし。

抵抗の位置　指の基節骨に抗して検査される（図 5-134, 135）。セラピストは示指の尺側面と環指，小指の橈側面に抵抗する。

抵抗の方向　外転。

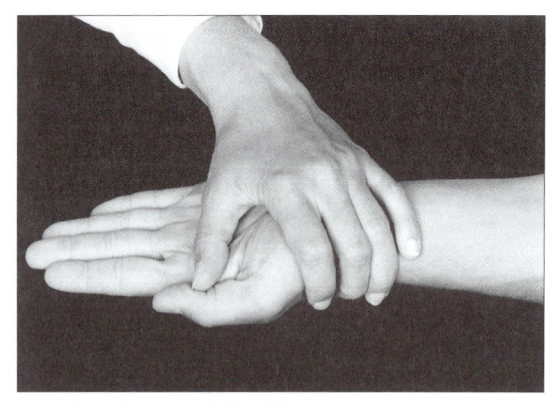

図 5-133　検査肢位：掌側骨間筋

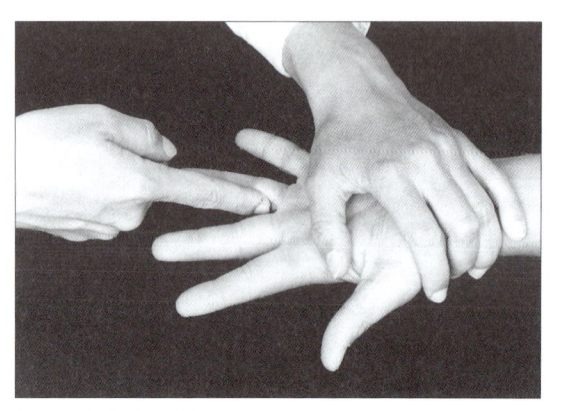

図 5-134　抵抗：第 3 掌側骨間筋

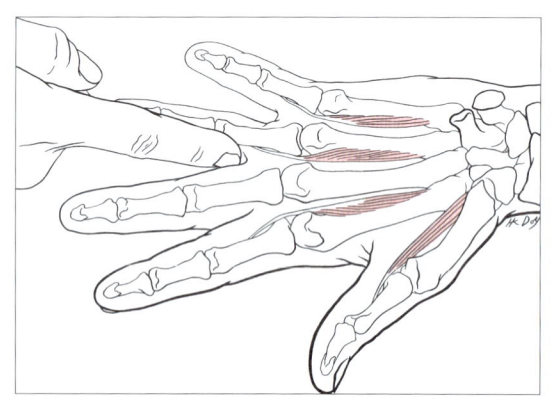

図 5-135　掌側骨間筋

中手指節関節の屈曲と指節間関節の伸展

虫様筋

　骨間筋はまた MP 関節を屈曲すると同時に IP 関節を伸展する。骨間筋は内転と外転の検査として分離されている。骨間筋の筋力が強いとしても，この筋の検査で導き出す弱化は虫様筋が原因であるかもしれな

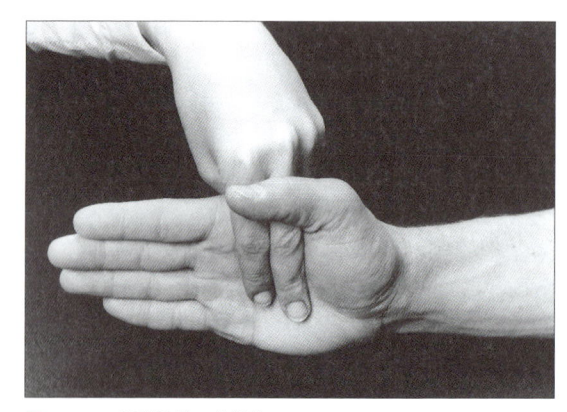

図 5-136　開始肢位：虫様筋

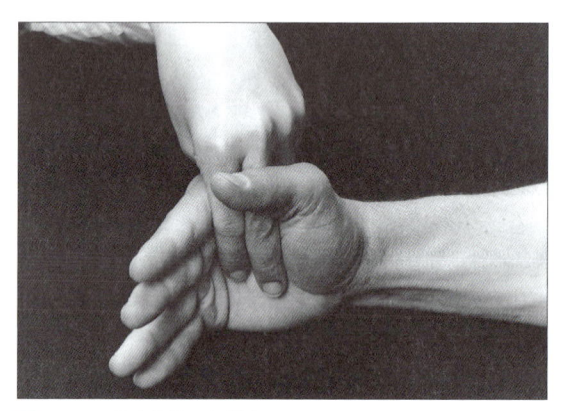

図 5-137　検査肢位：虫様筋

い。補助筋：小指屈筋（MP 関節屈曲）。

開始肢位　患者は坐位もしくは背臥位。前腕は回内もしくは中間位においてテーブルにおく。手関節は中間位，MP 関節は伸展，内転，そして IP 関節はわずかに屈曲（図 5-136）。

固定　セラピストは中手骨を固定。

運動　患者は IP 関節を同時に伸展しながら MP 関節を屈曲する（図 5-137）。隣接する手指が補助的に静的内転位をとるのを防ぐために外転することが許される。

触診　虫様筋は触診できない。

代償運動　総指伸筋。

抵抗の位置　基節骨の手掌面と中節骨の背側面に適応される（図 5-138，139）。

抵抗の方向　MP 関節伸展と IP 関節屈曲。

第 5 指中手指節関節屈曲

短小指屈筋

　補助筋：第 4 虫様筋，第 4 掌側骨間筋，小指外転筋。

開始肢位　患者は坐位もしくは背臥位。もし坐位で

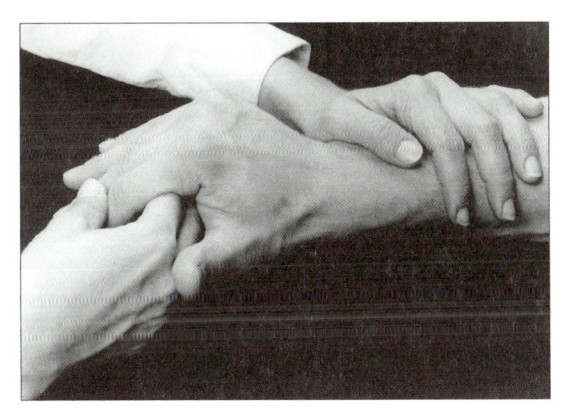

図 5-138　抵抗：第 1 虫様筋

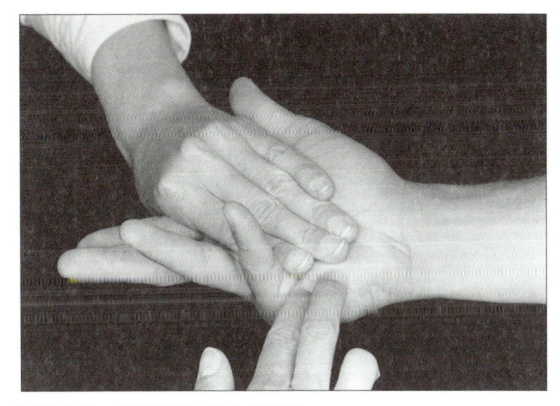

図 5-141　検査肢位：短小指屈筋

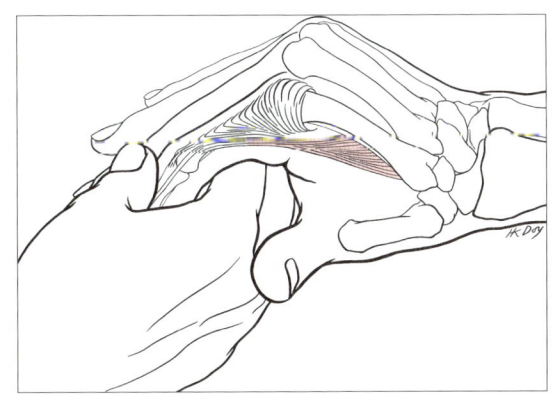

図 5-139　第 1 虫様筋

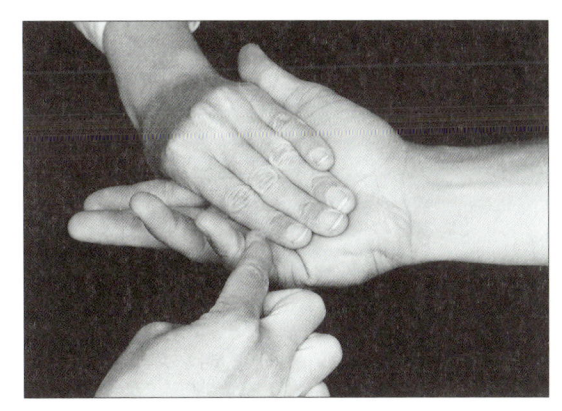

図 5-142　抵抗：短小指屈筋

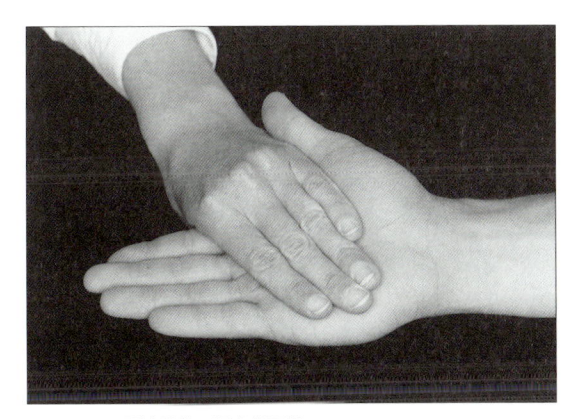

図 5-140　開始肢位：短小指屈筋

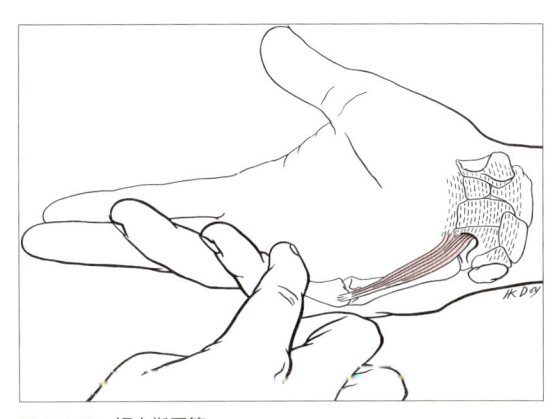

図 5-143　短小指屈筋

あれば，前腕は回外でテーブルにおく。手関節は中間位，手指は伸展（図 5-140）。

固定　セラピストは中手骨を固定。

運動　患者は IP 関節伸展を保持している間に小指の MP 関節を屈曲する（図 5-141）。手指は静的内転位で隣接する手指から補助を防ぐために外転することが許される。

触診　小指外転筋の内側にある小指球隆起。

代償運動　患者は浅指屈筋と深指屈筋を使用しよう

とするかもしれない。IP 関節の屈曲が起こらないことを確認する。もし屈曲することができなければ，患者は小指外転筋で小指を外転するかもしれない。

抵抗の位置　小指の基節骨の手掌面に適応される（図 5-142，143）。

抵抗の方向　伸展。

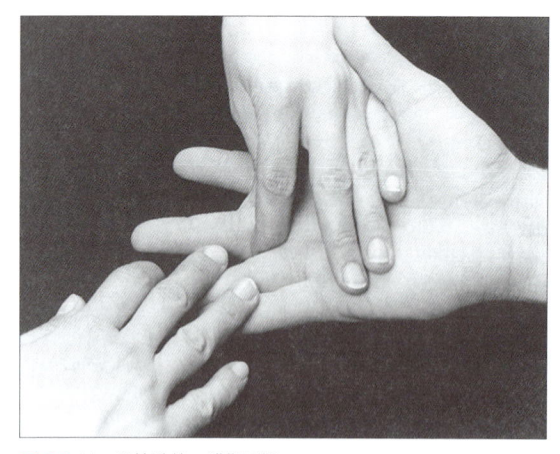

図 5-144　開始肢位：浅指屈筋

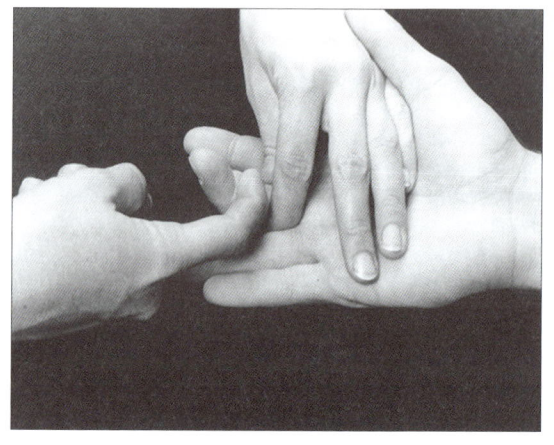

図 5-146　抵抗：浅指屈筋

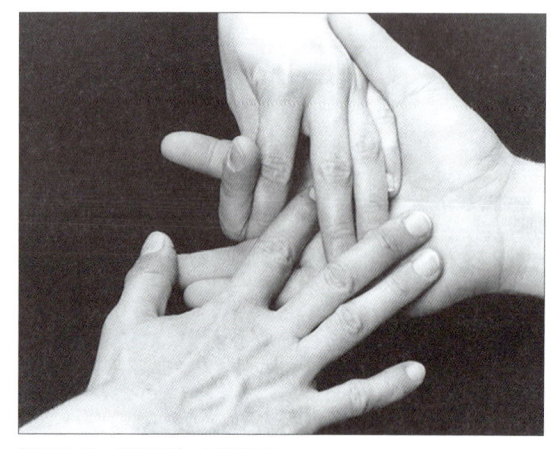

図 5-145　検査肢位：浅指屈筋

近位指節間関節屈曲

浅指屈筋

補助筋：深指屈筋

開始位置　患者は坐位もしくは背臥位。坐位におい

て前腕は回外でテーブルにおく。手関節は中間位あるいはわずかに伸展，手指は伸展。深指屈筋の寄与を除外するために，検査しない手指は伸展位に保持してもよい（図 5-144）[24]。

固定　セラピストは中手骨と検査する手指の基節骨を固定。

運動　患者は DIP 関節伸展を保持している間にそれぞれ手指の PIP 関節を屈曲する（図 5-145）。小指は検査で分離できず，環指と一緒に屈曲する可能性がある。小指浅層の分離した動きは常に可能とは限らない[25]。

触診　手関節の手掌面で長掌筋と尺側手根屈筋腱の間または基節骨の手掌面。

代償運動　深指屈筋。尺側3つの手指に向かう深指屈筋は，しばしば共通の筋腹から起始している；したがって，深層の動きはそれら手指が相互作用しているので分離できない[26]。検査しない手指を伸展位に保持することで，検査する手指の深指屈筋腱の働きを除外できる。

抵抗の位置　中手骨の手掌面に適応される（図 5-146，147）。

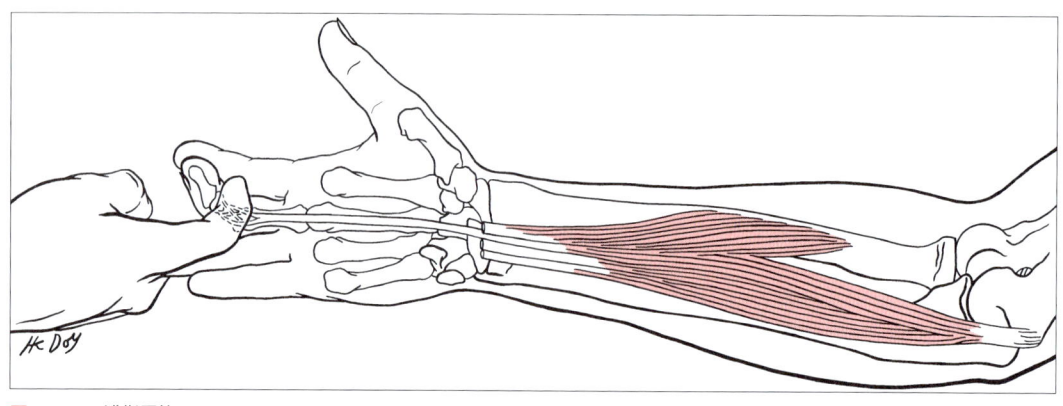

図 5-147　浅指屈筋

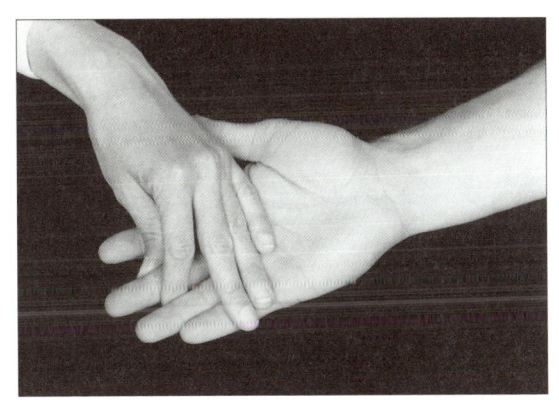
図 5-148　開始肢位：深指屈筋

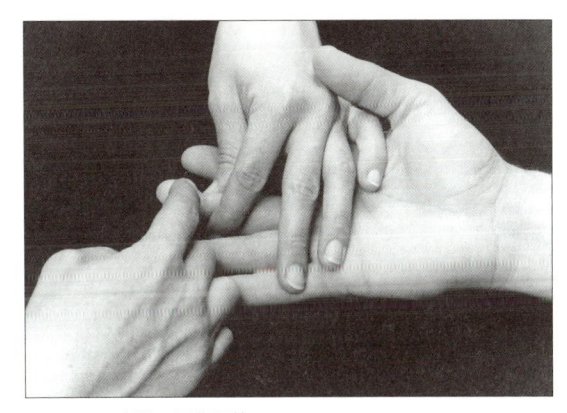
図 5-150　抵抗：深指屈筋

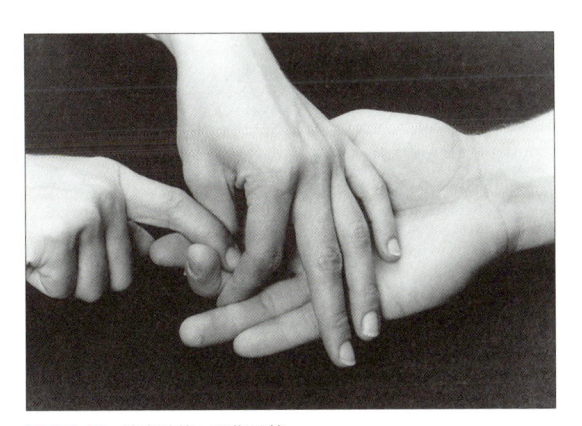
図 5-149　検査肢位：深指屈筋

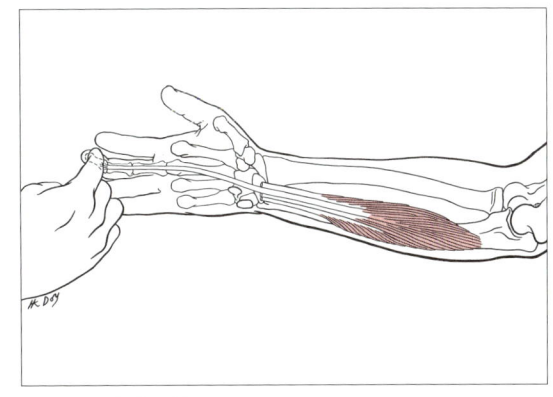
図 5-151　深指屈筋

抵抗の方向　伸展。

遠位指節間関節屈曲

深指屈筋

開始肢位　患者は坐位もしくは背臥位。もし坐位であれば，前腕は回外でテーブルにおく。手関節は中間位，またはわずかに伸展，手指は伸展（図 5-148）。
固定　セラピストは検査する手指の基節骨と中節骨を固定。
運動　患者は全可動域を通して DIP 関節を屈曲する（図 5-149）。

　尺側 3 つの指に向かう深指屈筋の腱はしばしば共通の筋腹から起始する。したがって，深指屈筋の動きは 3 つの指で相互に依存しあうので，検査中に他の指はわずかに屈曲を保持すべきである[26]。
触診　中節骨の手掌面。
抵抗の位置　末節骨の手掌面に適応される（図 5-150，151）。
抵抗の方向　伸展。

母指指節間関節屈曲

長母指屈筋

開始肢位　患者は坐位もしくは背臥位。前腕は回外され，手関節は中間位，母指は伸展（図 5-152）。
固定　セラピストは手関節，母指の中手骨，基節骨を固定。
運動　患者は全可動域を通して IP 関節を屈曲する（図 5-153）。
触診　基節骨の手掌表面。
代償運動　IP 関節の伸展に続く母指の弛緩は長母指屈筋を起こすことがある。
抵抗の位置　末節骨の手掌面に適応される（図 5-154，155）。
抵抗の方向　伸展。

母指中手指節関節屈曲

短母指屈筋

　補助筋：長母指屈筋。

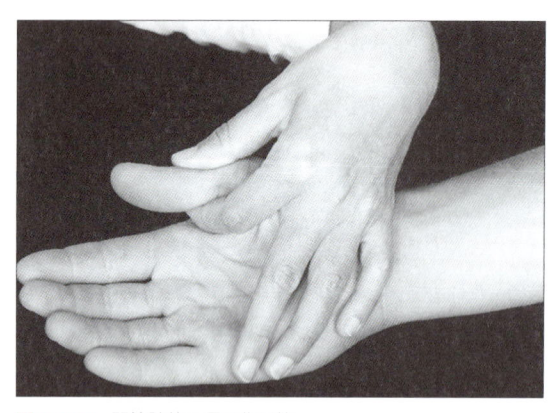

図 5-152　開始肢位：長母指屈筋

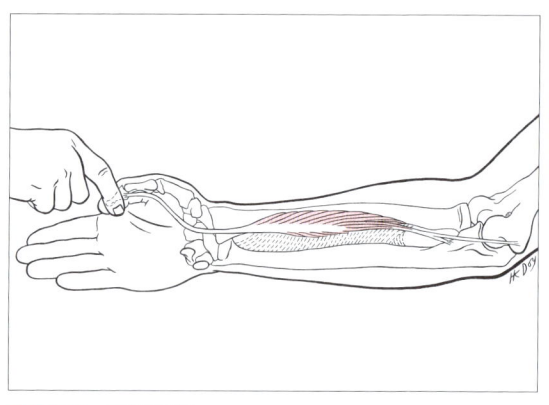

図 5-155　長母指屈筋

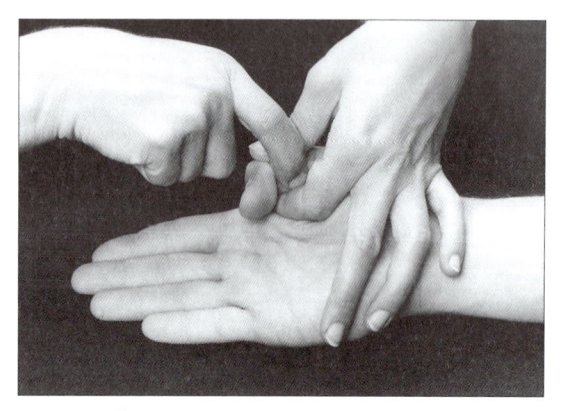

図 5-153　検査肢位：長母指屈筋

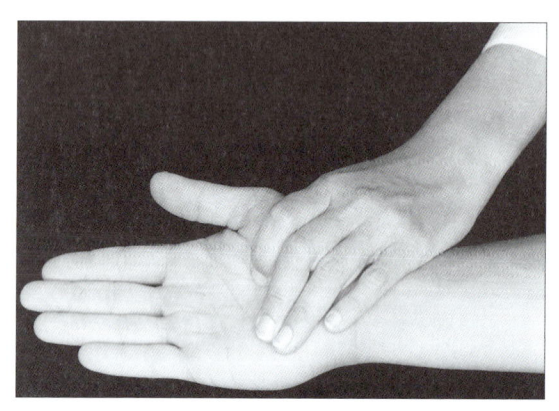

図 5-156　開始肢位：短母指屈筋

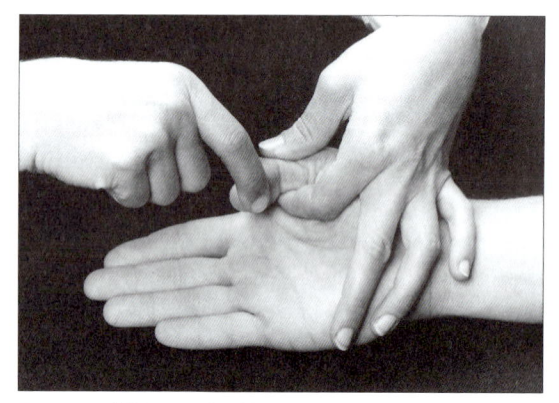

図 5-154　抵抗：長母指屈筋

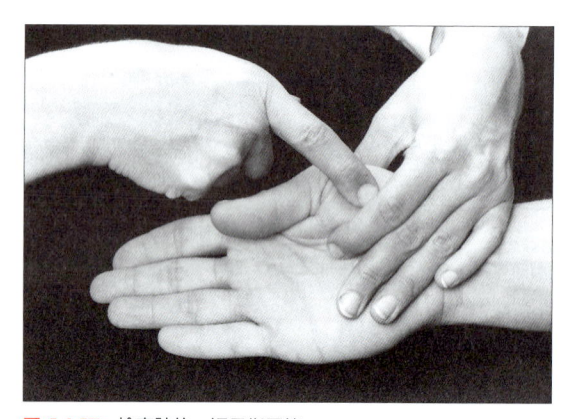

図 5-157　検査肢位：短母指屈筋

開始肢位　患者は坐位もしくは背臥位。前腕は回外，手関節は中間位，母指は伸展，外転（図 5-156）。
固定　セラピストは手関節，母指の中手骨を固定。
運動　患者は長母指屈筋の動きを最小限に抑えるため IP 関節の伸展を維持したまま MP 関節を屈曲する（図 5-157）。
触診　母指球の中間に接する MP 関節の近位，短母指外転筋の内側。
代償運動　長母指屈筋。

抵抗の位置　末節骨の手掌面に適応される（図 5-158，159）。
抵抗の方向　伸展。

母指指節間関節伸展

長母指伸筋

開始肢位　患者は坐位もしくは背臥位。前腕は中間

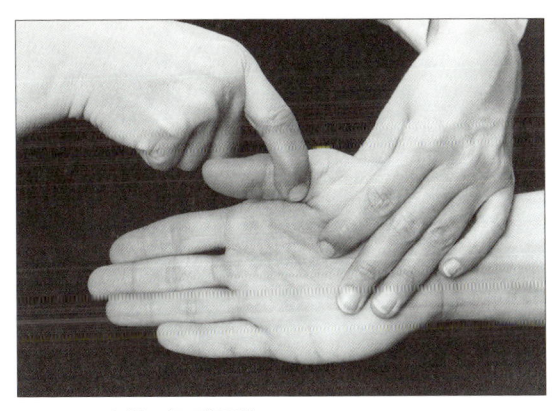

図 5-158　抵抗：短母指屈筋

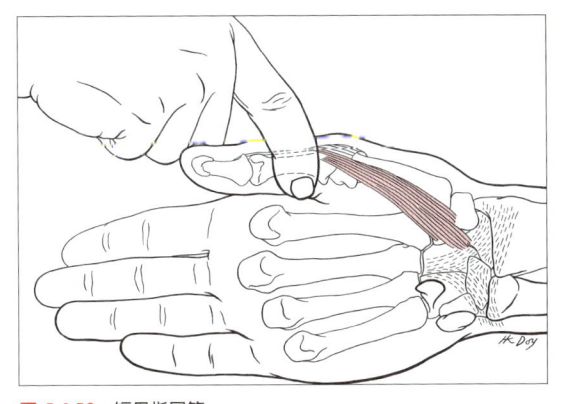

図 5-159　短母指屈筋

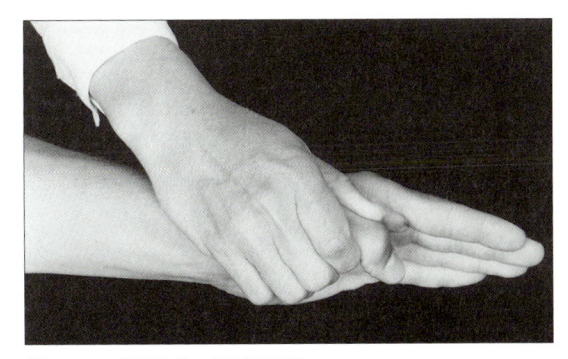

図 5-160　開始肢位：長母指伸筋

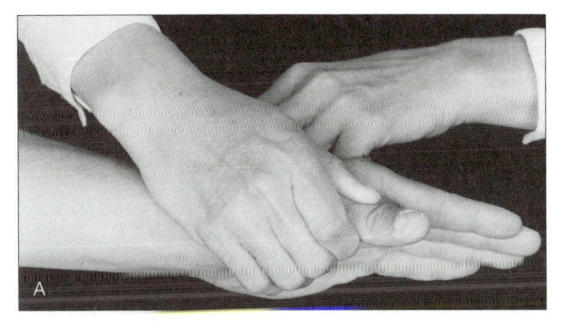

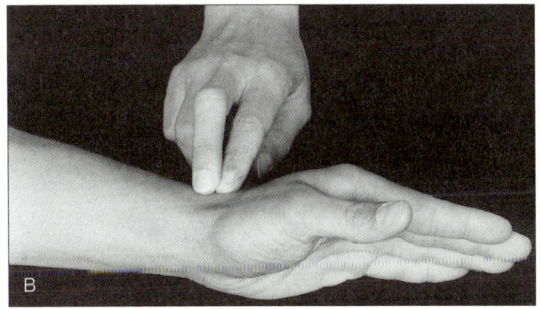

図 5-161　A. 検査肢位：長母指伸筋。B. 触診：長母指伸筋

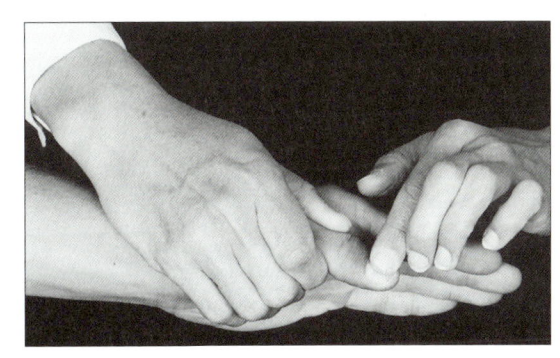

図 5-162　抵抗：長母指伸筋

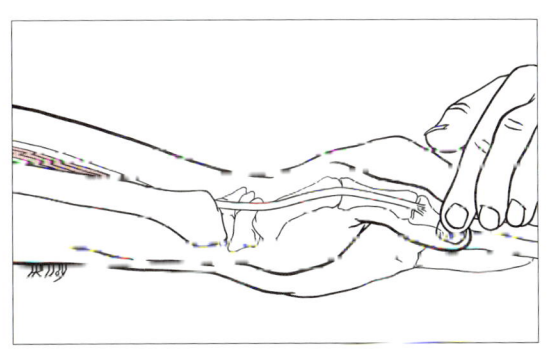

図 5-163　長母指伸筋

位，もしくはわずかに回内，手関節は中間位。母指は MP 関節を伸展，IP 関節を屈曲した状態で内転（図 5-160）。

固定　セラピストは手関節，母指の中手骨，基節骨を固定。

運動　患者は全可動域を通して IP 関節を伸展する（図 5-161A）。

触診　基節骨の背側表面または嗅ぎタバコ窩の尺側縁（図 5-161B）。

代償運動　母指内転位の位置は短母指外転筋と短母

指屈筋の伸筋活動を制限する[24]。長母指屈筋の収縮の反動。

抵抗の位置　末節骨の背側面に適応される（図 5-162，163）。

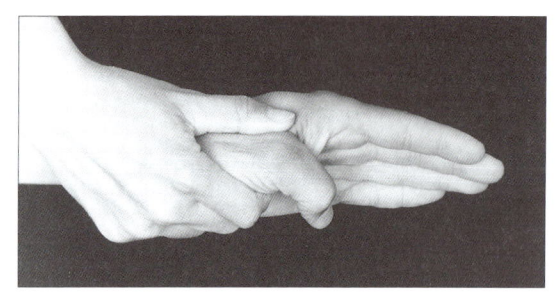

図 5-164　開始肢位：短母指伸筋

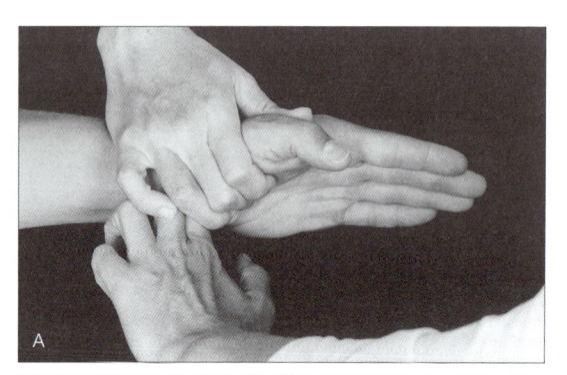

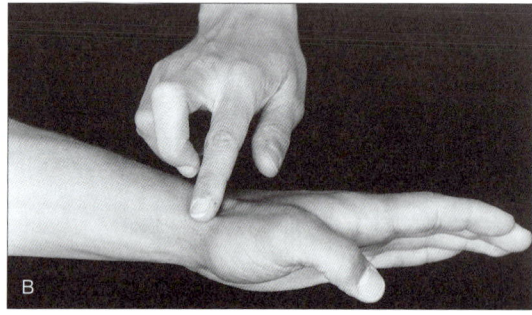

図 5-165　A. 検査肢位：短母指伸筋。B. 触診：短母指伸筋

抵抗の方向　屈曲。

母指中手指節関節伸展

短母指伸筋

　補助筋：長母指伸筋

開始肢位　患者は坐位もしくは背臥位。前腕は中間位，もしくはわずかに回内され，手関節は中間位。母指の MP 関節と IP 関節は屈曲（図 5-164）。

固定　セラピストは第 1 中手骨を固定。

運動　患者は IP 関節のわずかな屈曲を維持したまま母指の MP 関節を伸展する（図 5-165A）。

触診　母指中手骨の骨幹の基部で手関節の後橈側。解剖学的嗅ぎタバコ窩の橈側縁と長母指外転筋腱の内側で形成される（図 5-165B 参照）。

代償運動　長母指伸筋。

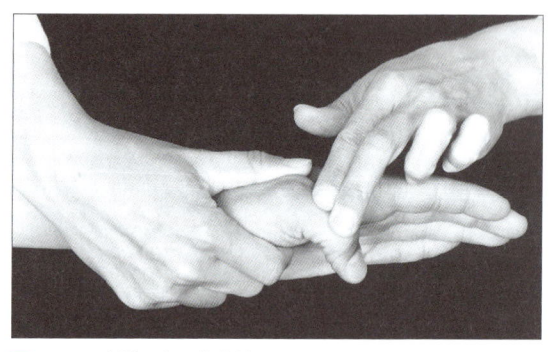

図 5-166　抵抗：短母指伸筋

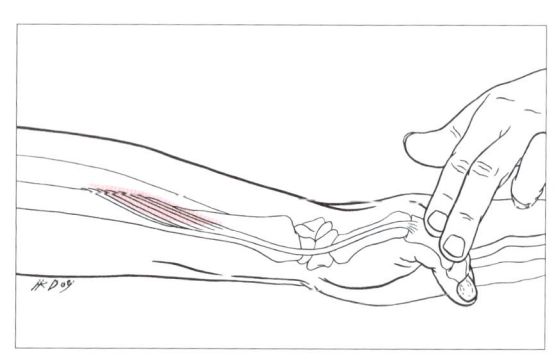

図 5-167　短母指伸筋

抵抗の位置　基節骨の背側面に適応される（図 5-166，167）。

抵抗の方向　屈曲。

母指橈側外転

長母指外転筋

開始肢位　患者は坐位もしくは背臥位。前腕は回外位，手関節は中間位。母指は示指の手掌面に接して内転（図 5-168）。

固定　セラピストは手関節と第 2 中手骨を固定。

運動　患者は全可動域を通して橈側方向に母指を外転する（図 5-169）。母指は伸展に向かい 45° の角度で示指から離れる[24]。

触診　母指中手骨の基部で手関節の外側面と短母指伸筋の橈側。

代償運動　掌側外転は短母指外転筋の活動で代償される[27]。

抵抗の位置　母指中手骨の外側面に適応される（図 5-170，171）。

抵抗の方向　内転と屈曲。

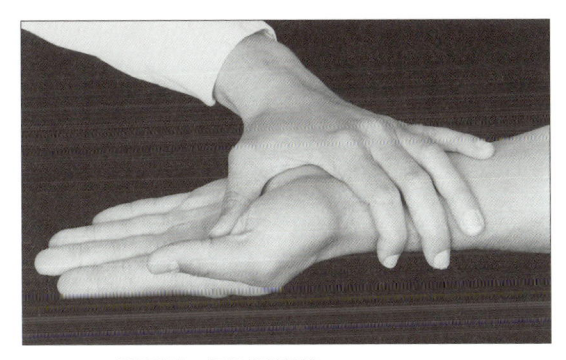

図 5-168　開始肢位：長母指外転筋

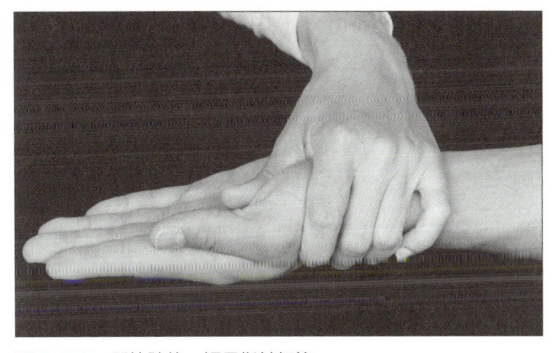

図 5-172　開始肢位：短母指外転筋

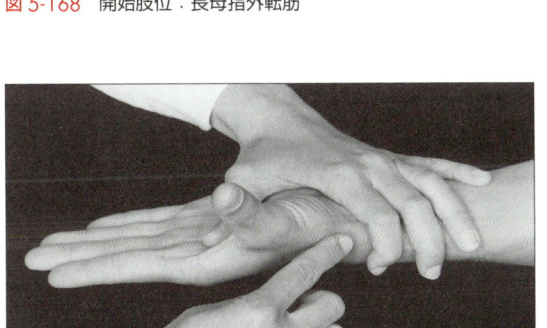

図 5-169　長母指外転筋

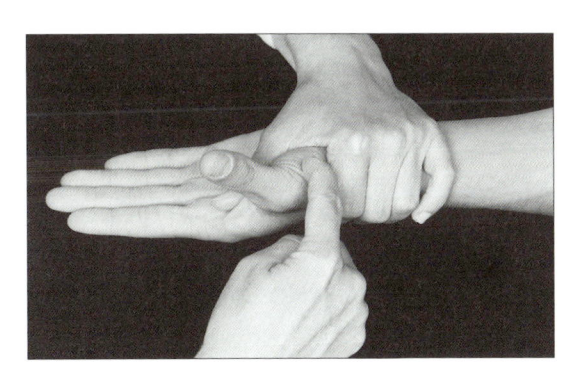

図 5-173　短母指外転筋

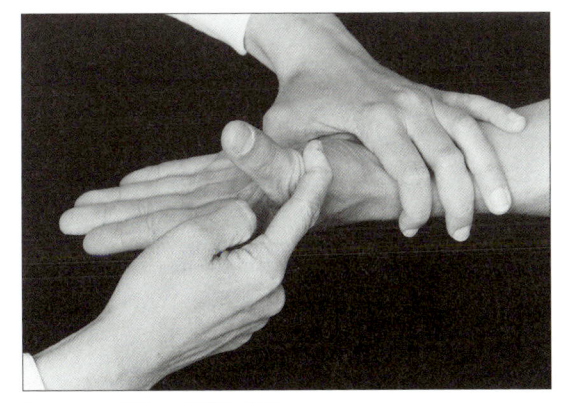

図 5-170　抵抗：長母指外転筋

母指掌側外転

短母指外転筋

開始肢位　患者は坐位もしくは背臥位。前腕は回外位，手関節は中間位。母指は示指の手掌面に接して内転（図 5-172）。

固定　セラピストは手関節と第 2 中手骨を固定。

運動　患者は全可動域を通して母指を外転する（図 5-173）。母指は直角の角度で示指から離れる[24]。

触診　母指中手骨の外側面。

代償運動　橈側外転は長母指外転筋の活動を通して代償される[27]。

抵抗の位置　基節骨の外側面に適応される（図 5-174, 175）。

抵抗の方向　内転。

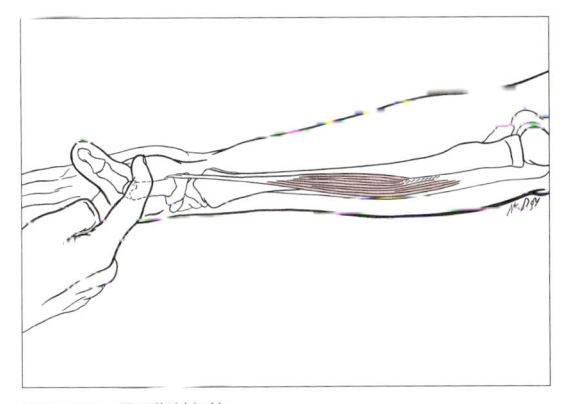

図 5-171　長母指外転筋

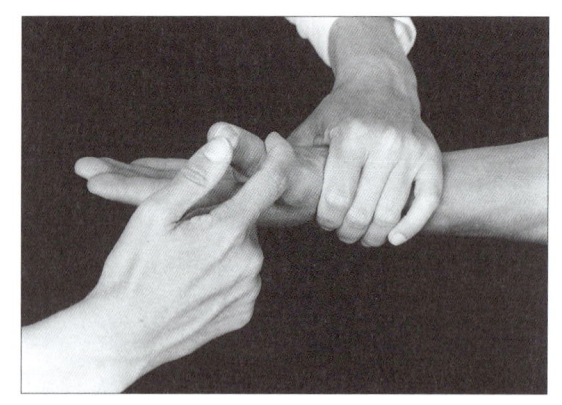

図 5-174　抵抗：短母指外転筋

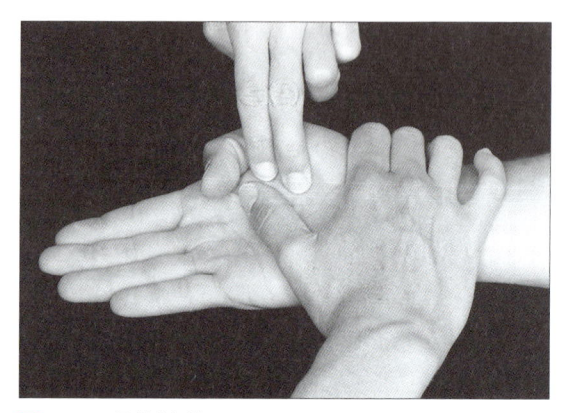

図 5-177　母指内転筋

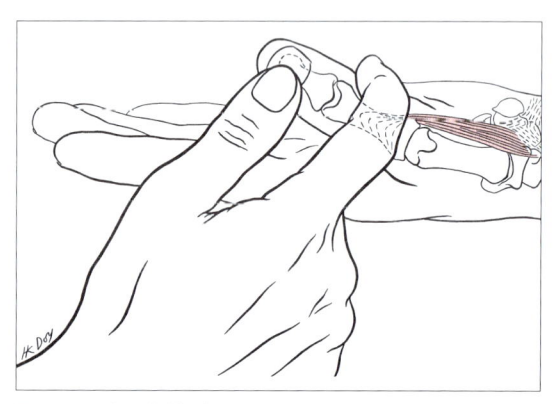

図 5-175　短母指外転筋

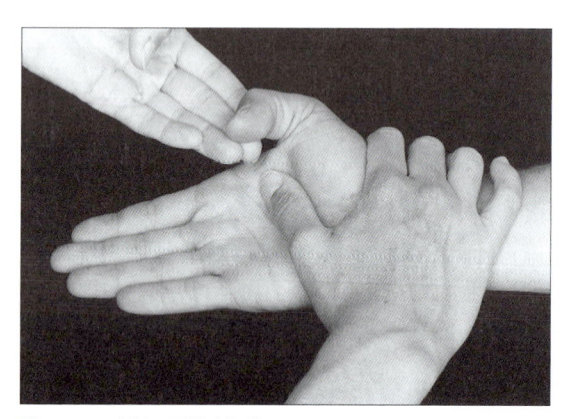

図 5-178　抵抗：母指内転筋

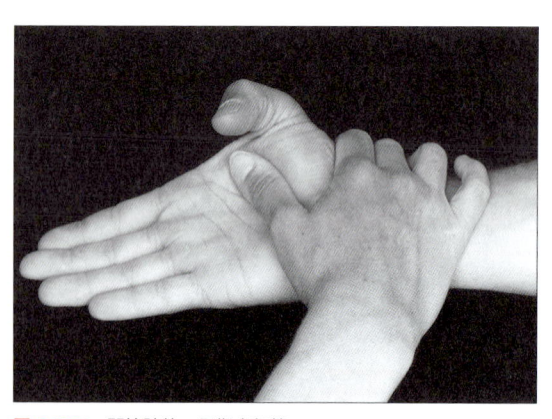

図 5-176　開始肢位：母指内転筋

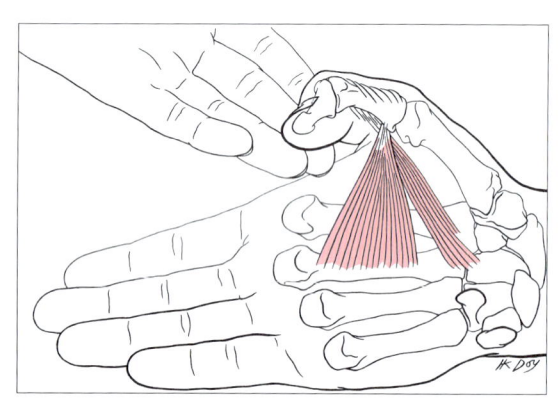

図 5-179　母指内転筋

母指内転

母指内転筋

補助筋：短母指屈筋。

開始肢位　患者は坐位もしくは背臥位。前腕は回外位。手関節は中間位，手指は伸展。母指の MP 関節と IP 関節は屈曲，母指は掌側外転位（図 5-176）。

固定　セラピストは手関節と第5中手骨を介して第2中手骨を固定。

運動　患者は MP 関節と IP 関節を屈曲したまま母指を内転する（図 5-177）。もし患者が屈曲を維持することが困難であれば，MP 関節と IP 関節は伸展位で押さえることができる。

触診　第1中手骨と第2中手骨の間の手掌側表面。

代償運動　長母指屈筋と長母指伸筋[19,24]。

抵抗の位置　基節骨の内側面に適応される（図 5-

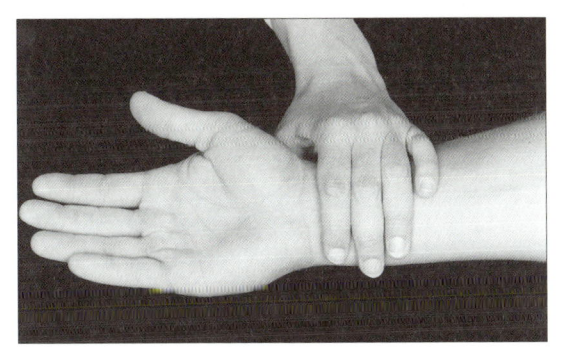

図 5-180　開始肢位：母指対立筋と小指対立筋

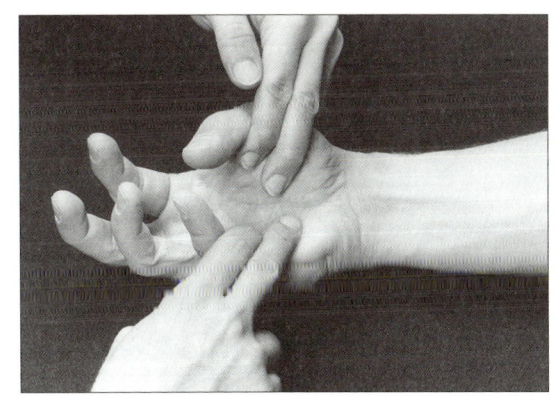

図 5-182　抵抗：母指対立筋と小指対立筋

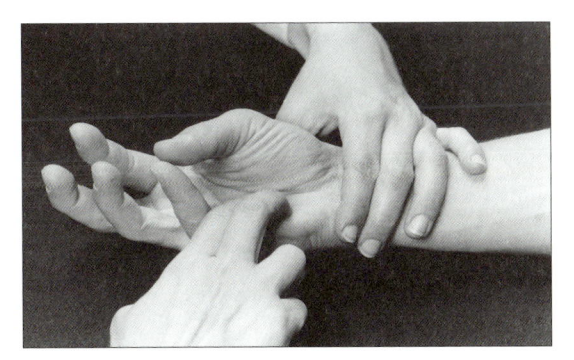

図 5-181　検査肢位：母指対立筋と小指対立筋

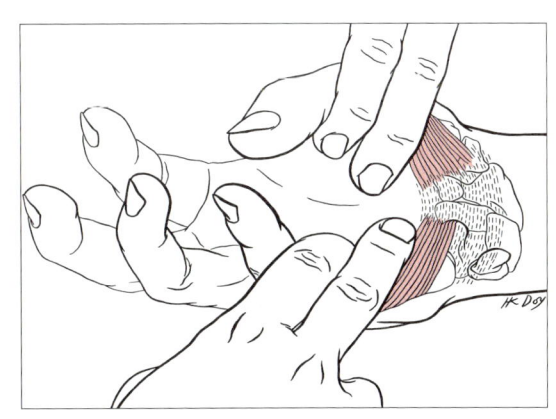

図 5-183　母指対立筋と小指対立筋

178，179）。

抵抗の方向　掌側外転。

母指と小指の対立

母指対立筋と小指対立筋

　補助筋：短母指外転筋，短母指内転筋，短母指屈筋。

開始肢位　患者は坐位もしくは背臥位。前腕は回外位。手関節は中間位（図 5-180）。手指は伸展，母指の MP 関節と IP 関節は伸展。母指は掌側外転位，なぜなら母指対立筋は母指が外転しても効率的に対立できない[24]。

固定　セラピストは前腕遠位を固定。もし短母指外転筋が筋力低下しているならば母指は外転で支える。

運動　患者は母指を屈曲し，母指中手骨を小指に向かって内旋。そして，小指を屈曲し，小指を母指に向けて回旋し手指と母指の腹側に触れることができるようにする（図 5-181）。末節骨は運動を通して伸展位を維持する。

触診　**母指対立筋**：母指中手骨の骨幹の橈側面で短母指外転筋の外側。**小指対立筋**：第 5 中手骨の骨幹の掌側面（図 5-181 参照）。

代償運動　可動域の終点に向かい，患者は対立の動きを完成させるために母指と手指の遠位関節を屈曲することもある。もし，全対立において母指の爪が手掌面に平行な平面にあることが観察されるならば代償運動はない。

抵抗の位置　両方の運動は同時に抵抗される。抵抗は母指の中手骨と第 5 中手骨の掌側面に適応される（図 5-182，183）。

抵抗の方向　伸展，内転，外旋。

機能的な適用

関節機能：手関節

　手関節は触れたり，握ったりもしくは物を操るために手の機能を最適化する。手関節の動きが前腕に対し相対空間に手を配置し，手と前腕の間で負荷を伝達する役割を果たす[28]。手関節の動きと静的な位置づけの

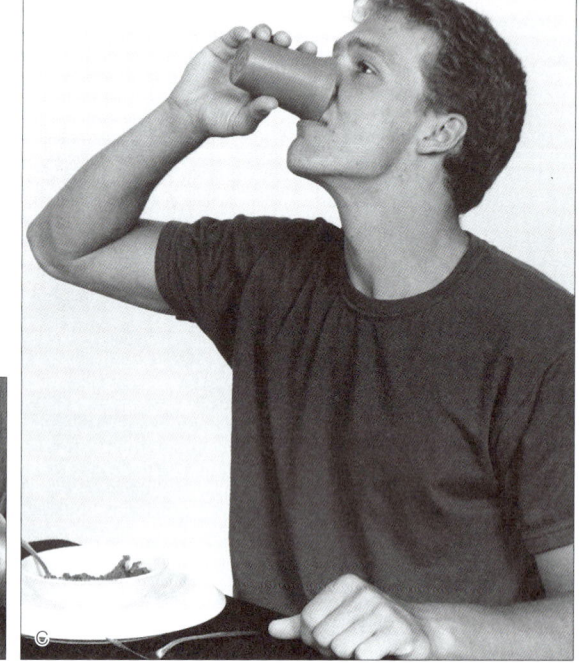

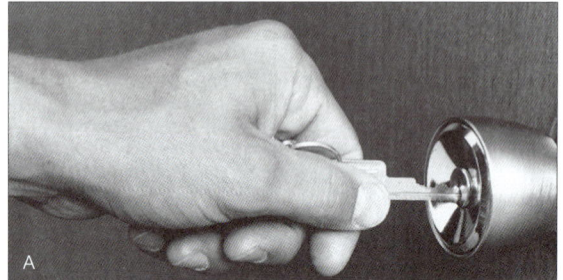

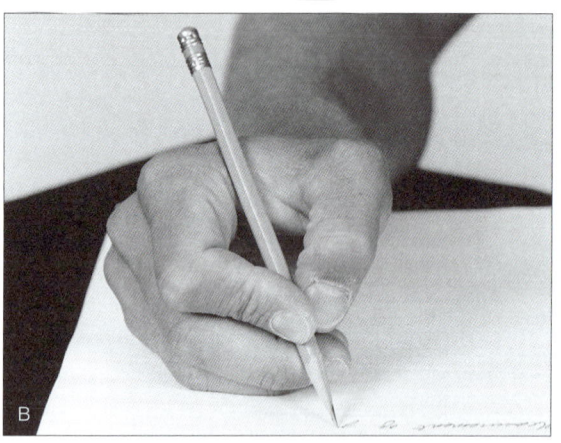

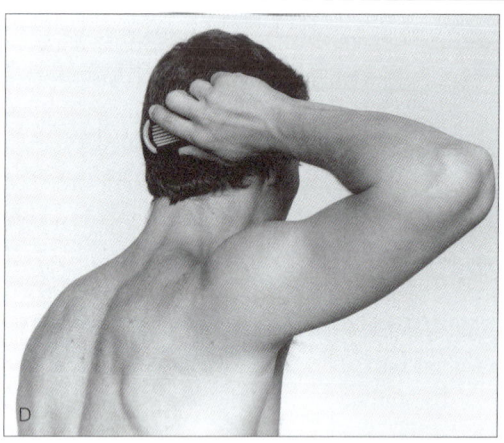

図 5-184　大部分の ADL において手関節は伸展位をとる。A. 鍵でドアのロックを解除。B. 書字。C. コップから飲む。D. 自分の髪の毛をブラッシングする

ために，手関節は手の外在筋の長さ-張力関係を制御する働きをする。

　手関節の肢位は手指の ROM に影響する。手関節を屈曲位から伸展に動かすことは，長い手指屈筋における他動的張力のために手指の MP，PIP，DIP 関節において共同して手指の屈曲を引き起こす[29]。手関節が伸展位から屈曲に動くときは，手指は長い手指伸筋の他動的張力のために伸展し，手が開く。

機能的な可動域：手関節

　手関節伸展と尺側偏位は日常生活動作（ADL）のために最も重要な位置または運動[30]である。大部分の日常活動において，手の固定と遠位関節屈曲のために手関節は伸展の位置をとる（図 5-184）。しかしながら，会陰衛生動作や背面の着衣動作（図 5-185）では，手関節は屈曲した姿勢をとる。

　2つのアプローチは日常生活活動をうまく実施するのに必要な手関節のROMを決定するため使用される。

　第1のアプローチでは，手関節 ROM は ADL を実施する健常者で評価された。Brumfield と Champoux[31] は 15 の ADL を評価し，そして，10°屈曲から 35°伸展の間にある大部分の活動を示す手関節運動の正常な機能的可動域を見つけた。52 の標準化されたタスクを評価している Palmer ら[32]は，5°屈曲と 30°伸展の同程度の必要な可動域を見つけた。

　尺屈の正常な機能的可動域は 15°，橈屈は 10° で
あった[32]。

　ADL 獲得に必要な最大手関節運動を表す高値（屈曲
54°，伸展 60°，尺屈 40°，橈屈 17°）は，評価してい
る 31 活動において Ryu ら[30]により報告されている。
彼らは，これらの値が他の研究と比較して高い可能性
がある理由として，角度計の異なる分析方法，構造お
よび妥当性を示唆している。

　摂食動作（図 5-186，例えば，コップまたはグラス
で飲む，フォークまたはスプーンを用いて食事をす
る，ナイフを用いて切る）をあらわすより具体的な可
動域の獲得は，おおよそ手関節屈曲 3° から手関節伸展
35°[31,33]と尺屈 20° から橈屈 5°[33]である。

　他の手段を用いたとき，手関節の ROM は人為的に
制限され，完全な ADL 能力が評価される。Nelson[34]は
ただ屈曲 5°，伸展 6°，橈屈 7°，尺屈 6° を可能にする
添え木をつけた手関節で 125 の ADL（仕事やレクリ
エーションの活動は含まれない）を実行する能力を評
価した。

　この方法で手関節に添え木を当てた状態で，123 の
ADL が完了する。それゆえに，手関節 ROM の著しい
損失は ADL を実行するための患者の能力に著しく支
障を来すかもしれない。

　Franko ら[35]は，無制限（100%）と部分的（42%）・
高度（15%）に制限された正常な手関節 ROM の条件
間で機能的な相違を評価するため客観的な関節可動域
パラメーター，客観的なタイミングテスト，および主
観的な調査を使用した。客観的なタイミングテスト
は，コンピュータのマウス，携帯電話，およびコン
ピュータのキーボードと携帯端末を使用して入力をす
るような，以前に研究されていない現代の ADL を含
んでいる。研究者は，手関節関節可動域が減少すると
客観的かつ主観的な機能的な制限が増加すると結論し
た；しかしながら "高度と部分的の制限された運動条

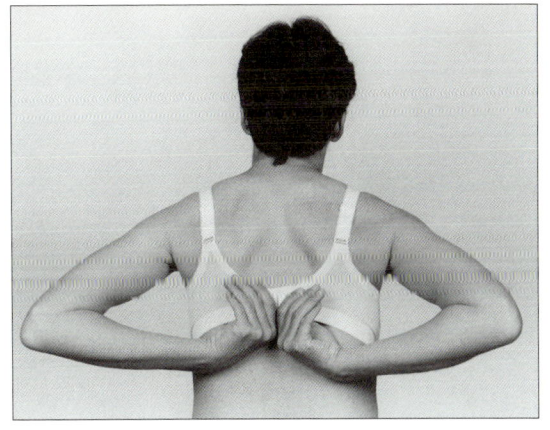

図 5-185　手関節は背中の着衣動作を実行する際に屈曲される

件の両方におけるすべての対象者は，驚くほど高度の
機能的な運動を行い，運動の損失と機能の損失の間に
直接的な相関はないと示唆している"[35] (p495,c6)。

連動した手関節の運動[11,36]

　手関節の動きは動的に連動している。手関節の橈屈
は手関節最大伸展で起こり，尺屈は手関節最大屈曲で
起こる。

手関節の可動域に影響する手指の位置

　Gehrmann ら[12]は 3 つの異なった屈曲位置において
手指が制約されず保持された状態で手関節の ROM を
評価した。手指の屈曲角度が増加するにつれて，手関
節の屈曲と尺側偏位の関節可動域が著しく減少した。
屈曲した手指の位置は，ハンドルまたは道具を握った
りしたときに起こり，それらの状況では手関節の関節
可動域が減少していたようだ。

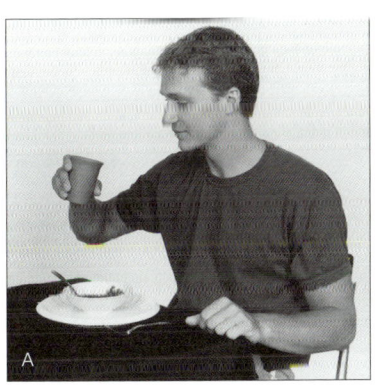
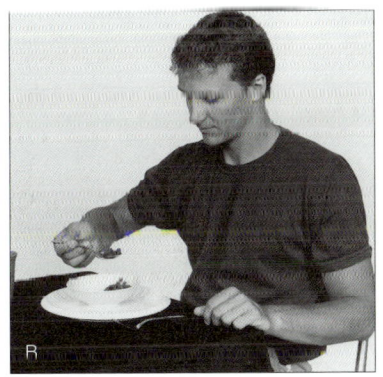
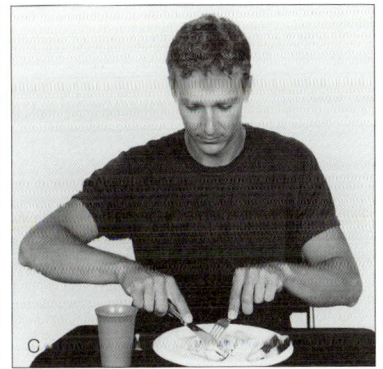

図 5-186　おおよそ屈曲 3° から伸展 35°[31,33]と尺屈 20° と橈屈 5°[33]の手関節可動域は摂食動作で必要とされる。A．コップで飲む。B．
スプーンを用いて食べる。C．ナイフとフォークを用いて食べる

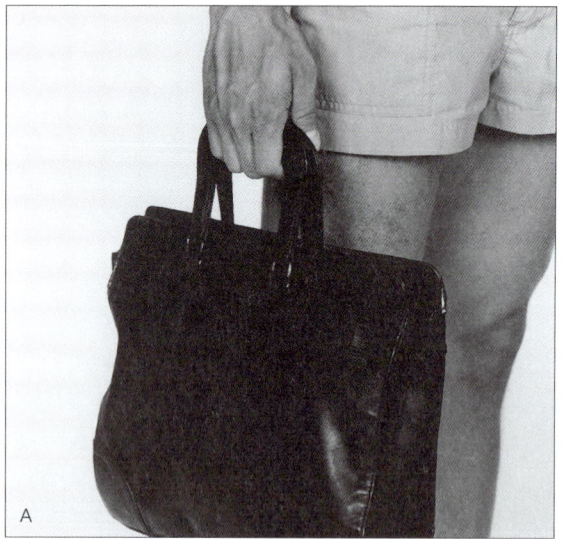

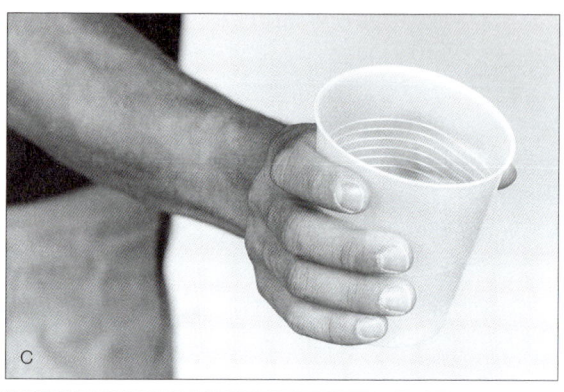

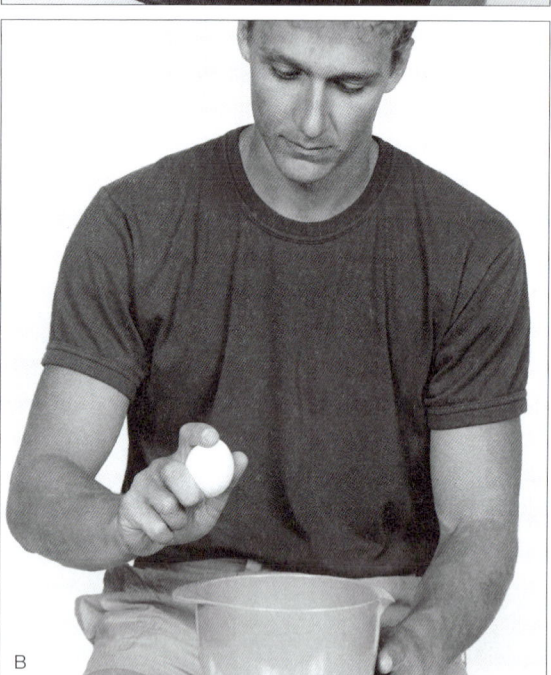

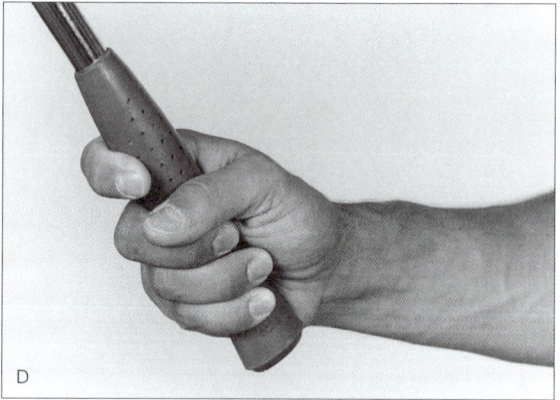

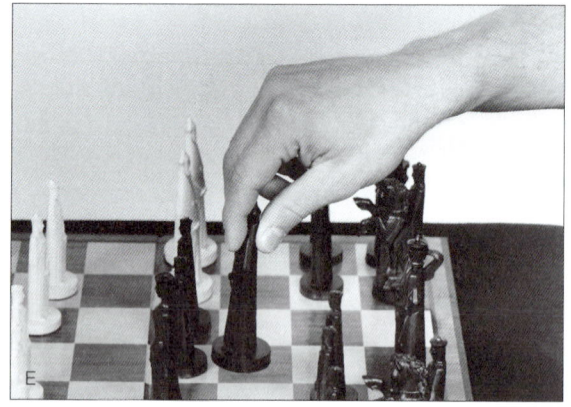

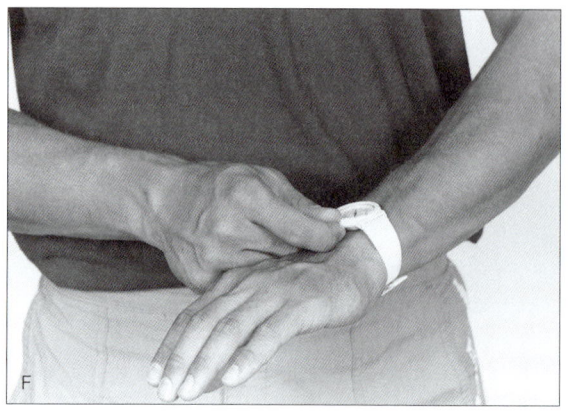

図 5-187　物を把持するとき，物の輪郭，大きさあるいは重さが，手指屈曲の程度，手掌接触の領域，そして母指の位置に影響する。例えば（A）手提げかばんを持つ，（B）卵を割る，（C）大きなカップを持つ，（D）金づちの柄を握る，（E）チェスの駒を動かす，（F）時計を巻くなどのときに見られるようにである

表 5-7　手のアーチ[19]

アーチ	配置	要石	可動性
手根アーチ	手根骨の遠位列	有頭骨	固定
	手根骨の近位列	—	可動
中手骨アーチ	中手骨頭のレベル	第 3 中手骨頭	可動
縦アーチ	手根骨と 5 指列のそれぞれ*	MP 関節	可動：固定（示指と中指の中手骨）

*指列：ある手指および母指の中手骨と指骨

関節の機能：手

手は日常生活動作に関連する複数の機能がある。主な機能は，把持すること，物を操ること，伝えること，環境から感覚情報を受け取ることである。把握機能は，この項において概要説明のために区分けされる。

機能的な可動域：手

手の完全な開きは日常のセルフケア活動において把持動作で必要とされていないが，レジャーまたは職業的動作では必要とされるかもしれない。物を握るとき，物の形状やサイズ，重量が手指屈曲の程度，手掌の接触面積，母指の位置に影響する（図 5-187）。母指は把持に含まれない場合がある[10]（図 5-187A 参照）。異なるサイズの円筒を把持する場合，DIP 関節角度は一定のままであり，MP と PIP 関節における関節角度の変化を通じて新たな円筒サイズに調整する[37]。

Pieniazek ら[38]は，髪をとかすこと，ファスナーを閉じること，電話に出ることの 3 つの ADL 中で手の MP，PIP，DIP 関節で屈曲と伸展 ROM を評価した。その ROM 値は中程度であり，決して屈曲/伸展の最大値に到達しない。相対移動度のパターンは，PIP 関節運動が MP 関節におけるより大きかった示指を除いて，MP 関節で最大であり，DIP 関節から PIP まで減少していくようにすべての手指において同様であった。

Hume ら[39]は多くの ADL を実行するために必要な MP と IP 関節の ROM を報告した。個々の手指の機能的な位置に有意差は認められなかった。それ故に，手指の位置は 1 つとして報告された。手指と母指の MP 関節の ROM は，それぞれ，屈曲 33°-73°と屈曲 10°-32°であった。手指の PIP と DIP 関節の ROM がそれぞれ屈曲 36°-86°と屈曲 20°-61°であった。母指の IP 関節の ROM が屈曲 2°-43°であった。

手のアーチ

手のアーチは，表 5-7 に記載されている。そのアーチは，テーブル上に前腕回外位で安静にしている手で観察される（図 5-188）。

比較的固定されている手根アーチは，屈筋支帯で覆われている。この配置機能は手関節に近接している長い手指屈筋を維持するためであり，したがって，強力な把持で，手関節の屈曲を生じさせるそれらの筋能力を低下させ，手関節の屈筋や伸筋の相乗作用を高める[19]。

手を弛緩させると，緩やかなカップ状の凹みが通常観察される。把持または物を操作する場合，手掌の凹面は深く，より樋状になる。手が完全に開いたときに，手掌が平坦化する。手掌の雨樋化と扁平化は，環指，小指，母指の放射状構造における有効な可動性の結果

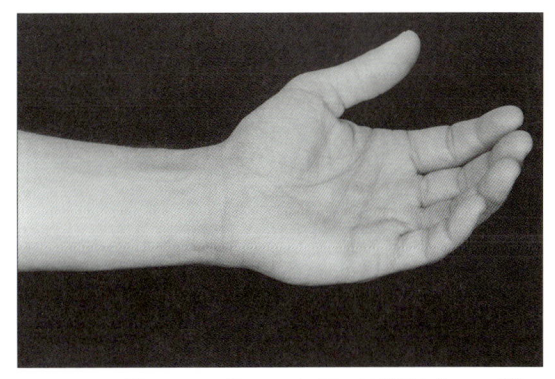

図 5-188　手掌アーチ。手根骨と中手骨の遠位列と各々の手指の線に沿った縦凹面のレベルで横手掌凹面を観察する

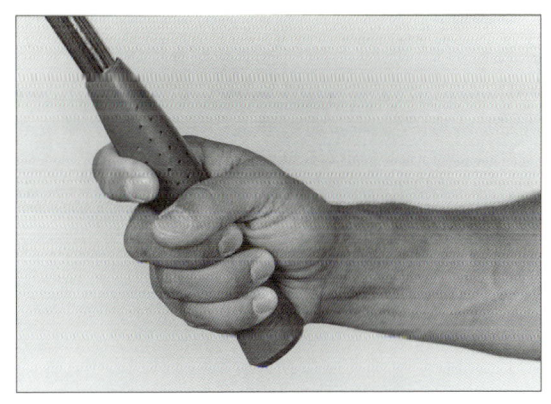

図 5-189　力強い把持

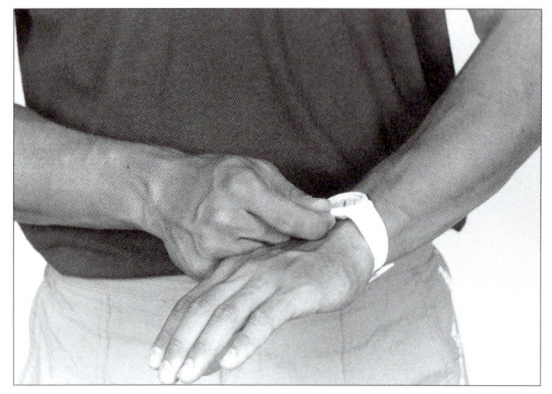

図 5-190　精密な把握

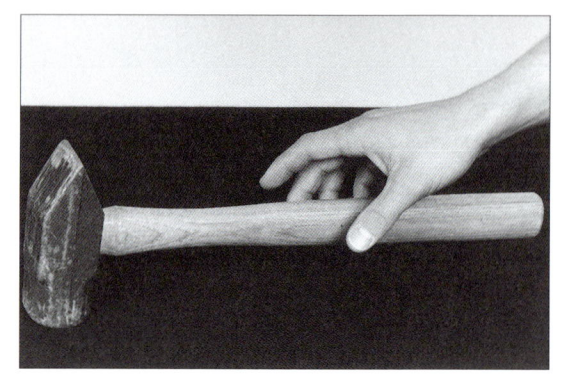

図 5-191　力強い把握：開く相と手指/選択的な母指の位置づけ相

である。それぞれの放射状構造は，手指もしくは母指の中手骨と指骨からなる。これらの放射状構造が屈曲，回旋，そして手掌の中央に向かって動くので，手指と母指の腹側を合わせるように位置する。この運動は，CM 関節で起こる。この可動する末梢の放射状構造は，示指と中指の固定された中手骨の周りで動く。

手関節と手の把持機能

手の把持機能に関連する 2 つの用語が prehension と grip である。Tubiana ら[19]は，2 つの用語の意味において根本的な相違があることを指摘する。彼らは次のように prehension を定義する。すなわち "物が手–目的，永続的な感覚制御，grip のメカニズムにより把持されたときに働くすべての機能"[19(p161)]。grip は "prehension の手動力学の構成要素" として定義される[19(p161)]。

Napier[40]は，主に 2 つの把持姿勢から把握を分類する：力強い把握と精密な把握。彼は，力と精密さがすべての把握活動において主要な特性であるとし，手のすべての熟練もしくは非熟練の活動を表す解剖学的基礎をこれらの 2 つの姿勢がもたらすことを強調している。力強い把握は，出力または力が把持活動に必要とされるときに用いられる（図 5-189）。物体は屈曲した手指と手掌でしっかりと固定され，さらに母指により加えられる物体の反対圧力で支えられる。

精度が動作に必要とされる場合，手は精密な把握姿勢をとる（図 5-190）。物体は，手指の掌面と対向する母指の間で挟まれる。精密な把握[40]は，手指と母指との間で物体の安定化に関与する。精密な把握の機能は，より近位の四肢の部分が物体を動かすことをできるように物体をしっかり固定することである。物体は手で操作されるが Landsmeer[41]は，"精密な操作としてこの機能に言及する[41(p165)]。第一相は，物体を保持するために指と母指が位置決めされ，第二相は，物体の実際の操作やハンドリングをする。

手関節や手の機能の以下の説明は，力強い把握，精密な把握，精密な操作の分析に限定される。注目は把持過程，運動パターン，静的なポジショニング，各把握の筋活動の状態である。

力強い把握

力強い把握は 4 相からなる。それは手を開くこと，手指を位置づけること，手指もしくは手指と母指を物体に接近させること，実際の把握に関するもの，である。各相は効果的な把握の必要条件である。

開く相（図 5-191）

手を開くことは直感的な動作であり，どれだけ開くかは特定の物体を把握する意図によって予め決められている[42]。開くときに手は，物体の物理的な構造に適応する配置をとる。完全に開くのは日常のセルフケア活動における把持作業で必要とされないが，レジャーや職業の作業では必要とされる。

手関節の肢位は，手指と母指に影響する。大きな物体を把持するときは手関節を屈曲し手を開いて指の完全な伸展[19,43]を可能にする。この肢位では，母指の先端は手指の PIP 関節のレベルにある[44]。開いた手の指と母指の間はその物体にあった余裕のある空間を囲んでおり，手指の把持面が物体に向くように IP 関節は常にある程度屈曲しているが，MP 関節は時々完全に伸展している[43]。

開く相は力強い相であり[41]，求心性筋収縮で特徴づけられる。自動的に開く動作は手関節の屈筋と手指伸筋の共同的な筋活動によりもたらされる[43-45]。指の長い伸筋は MP 関節を伸展し，二次的に手関節を伸展する。手関節では，共同筋の反作用として手関節屈筋の機能から発生する伸展活動を防ぐために，手関節を中間位もしくは屈曲に保つことである[43]。手指伸筋の完全な動きは，自動的に手指を開くことに必要である[42]。

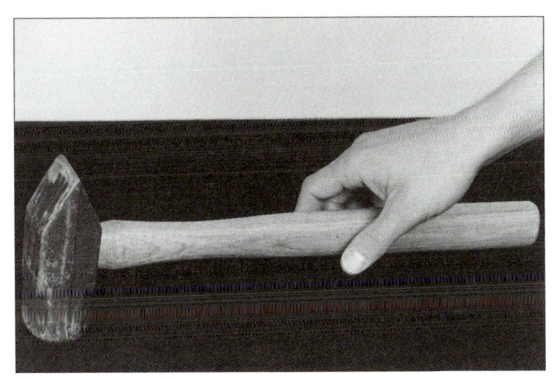

図 5-192　力強い把握：接近する相

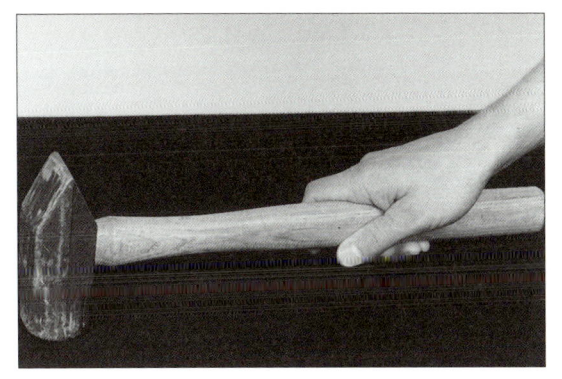

図 5-193　力強い把握：静的把握相

より大きな物体を把持するためには，より手指を外転し，母指は橈側外転あるいは伸展する。

手指と母指（オプション）

位置づける相（図 5-191 参照）

手指の肢位の選択は開く相で共同して起こり，希望する肢位への適応が MP と IP 関節で起こる[41]。指伸筋の活動が完全であることが MP 関節伸展と把握位置を引き起こす虫様筋に必要である[42]。1 つ以上の MP 関節の尺側偏位が意図する把握で発生するとき，骨間筋が虫様筋の補充の働きをする[42]。

接近する相（図 5-192）

手関節伸展，指と母指の屈曲，内転で，この相の動きが確認される。開く相にあるように手関節の位置は指と母指に影響する。手関節伸展は物体を一握りするように手指の完全な屈曲を可能にする[19,43]。物体に接近する場合に，手指は通常，同時に屈曲し，手掌が物体に触れるように物体を取り囲む[43]。深指屈筋は手を自由に閉じるのに使用される重要な筋である[46]。手関節伸筋は手関節を安定させる働きがあり，深指屈筋と浅指屈筋による手関節屈曲を防ぐ[43]。母指が働くとき母指球筋群は，母指が内転もしくは対立の最終位置で物体に接近するように機能する。把持する物体の形状によって関節・指の肢位と筋活動が影響される。

静的な把握相（図 5-193）

この相は力強い安定の相であり，等尺性筋収縮が特徴とされる。複雑な手の機能で，物体を安定させるために四肢近位の分節[41]の動きのことであり，腕の統合した力が寄与する。

力強い把握は 3 つの重要な特性がある：1.　手関節は中間位もしくは伸展位に保持される。2.　指は屈曲と外転もしくは内転に維持される。3.　手掌，指の表面と手掌の一部は物体に力強く接触する。母指は把握に含まれるかどうか分からない[10]。例えば，手提げかばんを把持するとき（図 5-194），母指は把握に関与せず，この把握はフック把持と呼ばれる。ハンマーもしくはカップ（図 5-195）のような円筒形の物体を把握するときは，母指はその grip に関与する。力を与えるとき，母指は屈曲，内転する。精密把持の要素が含まれるとき，通常，外転と屈曲が起こる。

物体の形状，大きさなどや，重量が，指屈曲，手掌の接触面積，および母指の位置に影響する。サイズが異なる円筒を把持するとき，DIP 関節角度は一定のまま，手指は MP と PIP 関節角度の変化を通して新しい円筒サイズに適応する[37]。円柱状の物体の直径が増加すれば，全握力は減少することが示されていることに留意すべきである[47]。

環指と小指の CM 関節での屈曲と回旋，MP 関節での 90° 以上の屈曲の能力は，手の尺側での指掌接触に関連する。Bendz による研究[48]は，小指球筋，特に小指屈筋と小指外転筋は，第 5 中手骨と小指の基節骨を曲げるために収縮することを示している。小指外転筋もまた，第 5 中手骨を回旋する。これらの筋は収縮して grip の力を発揮するが，最大限の力を与えるために尺側手根屈筋が豆状骨のこれらの筋の共通な付着を介して小指屈筋と小指外転筋の収縮を増加させている。しかしながら，環指と小指は示指・中指の力の約 70% を作り出し，力の動員は橈側の手指では低下する[49,50]。把握で必要とされる力が増加するにつれて，手関節は尺側に偏位する。手関節が尺側に偏位していると，指骨より発生する最高に強い力が得られる[49]。Napier[40] の力強い把握の記述の一般分類のうち，姿勢の様々な小群を確認することができる。Kamakura ら[51]は力強い把握の 5 つのパターンを同定している。それらのパターンは以前に特定した 3 つの一般的なものが含まれる。特定のパターンは，母指の関与，可動域の程度，手指の位置，および，指掌接触領域の程度に従い区別

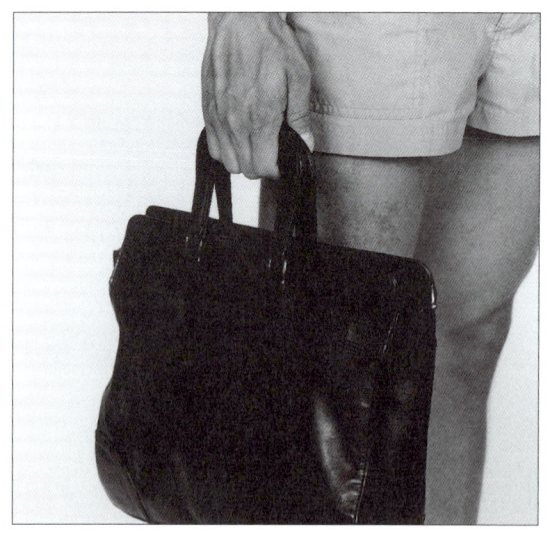

図 5-194　母指の関与なしの力強い把握

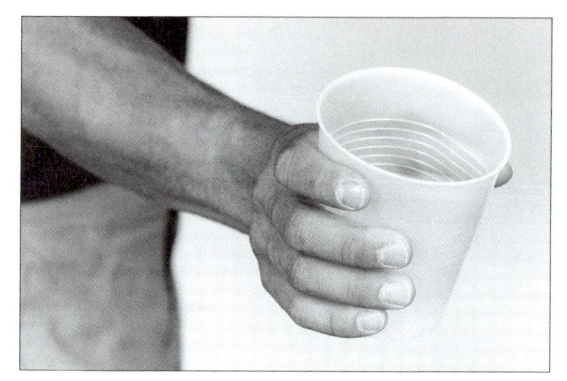

図 5-195　母指が関与する力強い把握

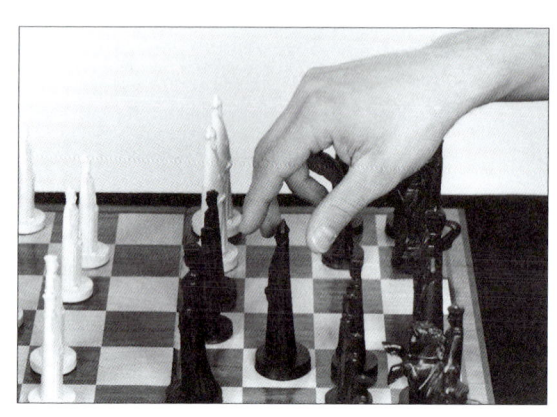

図 5-196　精密な把握もしくは操作：開く相と，手指と母指の位置づけの相

される。Sollerman と Sperling[52]は，手の様々な部分の参加，手指の位置づけや関節，接触，表面，そして，物体と手の縦軸との関係に従い，手の把握を分類するコードシステムを示した。両方の研究で記述された姿勢の詳細は，それらの姿勢に存在する可能性として物体をただ把持できることと付随する筋活動という部分の多様性を説明している。

Long ら[46]は，力強い把握の 5 つの分類に関わる内在および外在の筋活動の筋電図データを示した：その中には簡単な握り，ハンマー握り，スクリュードライバー握り，円板把握，球形把握がある。彼らの発見の要約は，手の静的把握相における手肢位に関わる筋活動パターンの見解を示している。

外在手指屈筋は把持力の大部分を与えている。深指屈筋と浅指屈筋の両者は，必要な力量の増加に従って浅在で関与を増やすことにより力強い把握に寄与している。大部分の内在筋の参加は骨間筋を通して与えられる。それらは外在屈筋が把持力を発揮できるよう物体に対して手指を一列にするため指骨を外転もしくは内転する。骨間筋もまたそれらが中手指節関節を屈曲するために把持力を与えている。

母指が力強い把握で内転，屈曲されるとき，筋力は母指内転筋[44-46,53]と長母指屈筋[44,45]の等尺性収縮で与えられる。短母指屈筋は，安定した把持に必要とされる安定性に寄与している[44,53]。

精密な把握と精密な操作

3 つの共通する相は精密な把握とハンドリングを識別することができる：それは手を開くこと，手指と母指を位置づけること，手指と母指を物体に接近するこ

とである。

精密な把握における最後の相は静的把握である。精密なハンドリングの最後の相は物体の操作である。

開く相（図 5-196）

関係する手指の開く量と数は物体の形状や目的によって異なる。手関節の位置は，物体の目的もしくは実行される課題や物体の位置によっても異なる。選択された開く肢位は，安定性や操作に続く機能のため手関節，手指や母指を位置づけるものである。物体を安定させるもしくは操作させる無数の方法のため，可動性と筋活動は力強い把握よりも変わりやすい。動きの同じパターンは明らかであるが，より精密さが要求され，より微細なモーターコントロールが必要とされる。

手指と母指を位置づける相（図 5-196 参照）

力強い把握の項で述べたように，物体に対する手指と母指の調整は，MP と IP 関節の位置を通して多くの肢位を可能にする開く相と同時に起こる。しかしながら，精密な把握もしくはハンドリングにおいて母指は常に関与し，手指もしくはいくつかの手指にて接触す

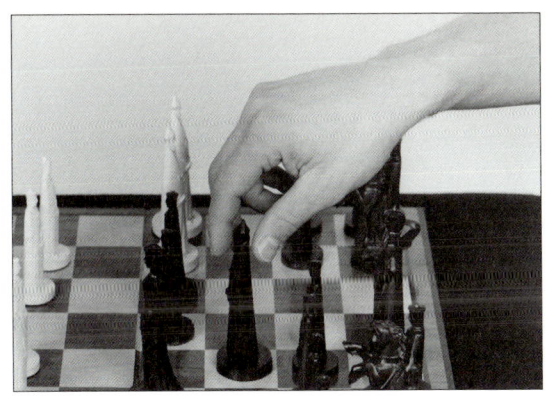

図 5-197　精密な把握もしくは操作：接近する相

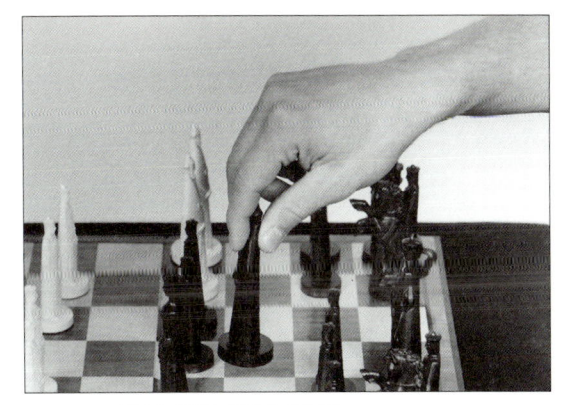

図 5-198　精密な把握：静的な把握相

る指球と指球を合わせることで対立するように位置ぎめがされる。

接近する相（図 5-197）

運動パターンと手関節の筋の必要性は力強い把握と似ている。手関節は MP 関節を屈曲している間に伸展をすることも MP 関節を屈曲した状態で屈曲を保つこともできる。示指，中指，環指の MP 関節は，通常，精密な把握と精密な操作で屈曲する。小指の MP 関節も屈曲または伸展することもある。その位置ぎめは，その機能により影響される。小指が物体の圧迫に関わる，もしくは他の指に接触するとき，屈曲することもある。物体がピンチされるもしくは他の 3 本の指で操作されるとき，小指は伸展され手に触覚入力を与え，もしくは手の作業面安定性に関与する。手関節には偏位はない[40]。手指の MP 屈曲に加えて，1 つもしくはそれ以上の手指の外転もしくは内転がある。手指の PIP 関節は屈曲か伸展している[54]。IP の屈曲は次の操作で必要とされるけれども，屈曲もしくは伸展は精密な把握で必要とされるかもしれない。DIP 関節は屈曲もしくは伸展するかもしれない。力強い把握で見られるように，深指屈筋の完全性は屈曲パターンで物体に接近するには欠かせない。虫様筋の活動は伸展アプローチの開始に必要である[55]。

母指の動きは，母指の機能が手指との対立であるため対立運動を組み込んでいる。対立は同時回旋で第 1 中手骨の外転，屈曲，内転が組み込まれている連続した運動である[10]。母指球筋コントロールは母指対立筋，短母指屈筋，短母指外転筋，母指内転を通して起こる。

精密把握（図 5-198）

手指と母指が物体に接触するとき，手は物体を握る。精密な把握[40]は手指と母指の間で物体を安定させる。精密な把握機能は，より四肢近位の部分が物体を運ぶことができるように物体を固定することである。

精密な把握の特徴を説明する 5 つの手の姿勢があり，ADL でしばしば使用される：指腹つまみ（図 5-199），三指つまみ（図 5-200），五指腹つまみ（図 5-201），横つまみ（図 5-202），指先つまみ（図 5-203）。母指と 1 つもしくはそれ以上の手指の間でのつまみは共通の特徴を有する。Sollerman と Sperling[56]は ADL で使用する手の姿勢が，最初の 4 つのつまみ姿勢が 65 ％使用されると報告している。物体をつまむときに想定される特定の姿勢は，物体の用途に影響される[40,57]。指腹つまみと横つまみは姿勢と筋活動の分析で分けられる。

指腹つまみ（図 5-199〜201 参照）

物体は，母指の指腹と 1 つもしくは多くの指の指腹の間でつままれる。母指と指は互いに対立している。最も一般的に使用される指は，示指およびまたは中指である。示指は活動に重要な価値がある。それは強く，外転することができ，筋組織の相対的な独立性をもち，母指に接近している[19]。中指は精密な把握（三指つまみ）で力の要素を付け加える。環指と小指は五指腹つまみに寄与する。

母指は CM 屈曲，外転，回旋の位置をとる。MP 関節と IP 関節は屈曲もしくは完全に伸展することができる。物体の安定化のための圧迫力は，母指対立筋，母指内転筋，短母指屈筋の筋収縮により獲得される[46]。母指内転筋は，必要とされる出力を増加したときに，寄与が増加する。長母指屈筋は，末節骨が屈曲されたときに末節骨の圧迫に寄与する[45,53]。

橈側の 3 つの指は，MP 関節を屈曲する。小指は屈曲もしくは伸展されるかもしれない。DIP 関節は屈曲もしくは伸展される。屈曲したとき，深指屈筋は圧迫の重要な役割として働く。末梢の関節が伸展したとき，浅指屈筋は位置ぎめのために働く筋である。外在筋は，第 1 掌側と背側骨間筋，第 1 虫様筋により与えられる補助でつまみにおける力に寄与している[46]。

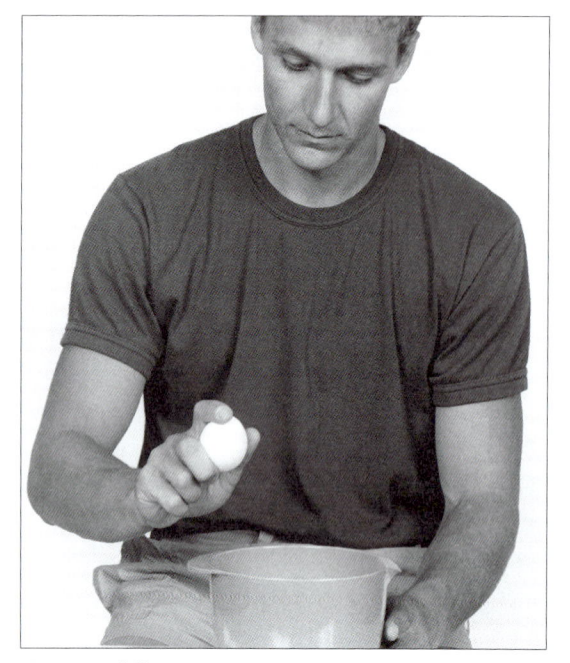

図 5-199　指腹つまみ

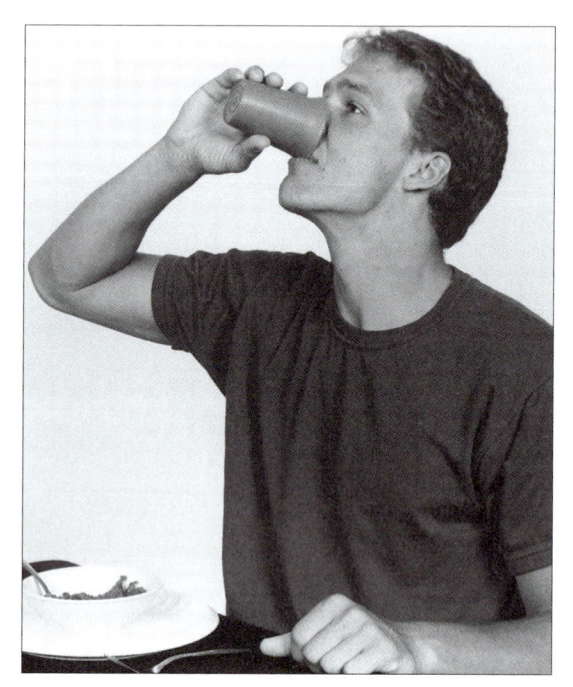

図 5-201　5 本の指腹つまみ

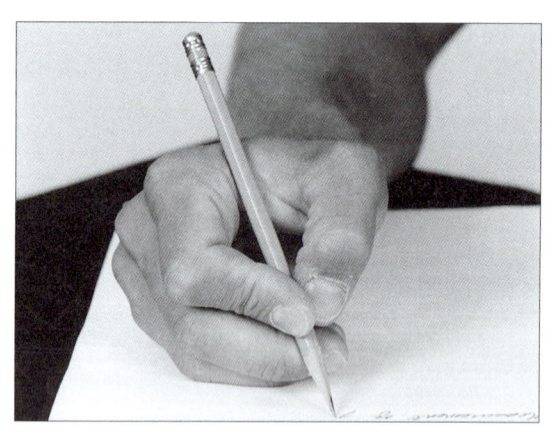

図 5-200　三指つまみ

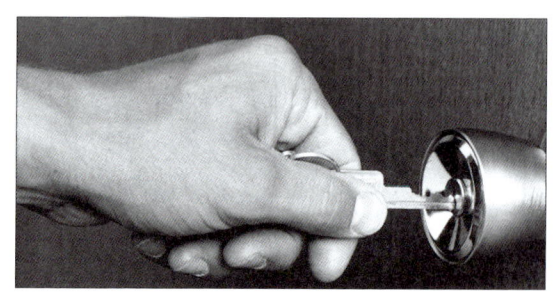

図 5-202　横つまみ

Maier ら[58]は，内在筋が精密な把握において低い等尺性筋力の産生でさらに主要な役割になる可能性を示唆している。

横つまみ（図 5-202 参照）

　この形のつまみと指腹つまみとの相違は，示指による対圧であり，示指側に抗して物体を母指の指腹で安定することである。母指はより内転し，回旋はしない。筋活動は，それらの活動を減少する掌側骨間筋と虫様筋を除いて指腹つまみと同じである。そして，第 1 背側骨間筋は物体を安定させるために示指に外転の力をもたらすように強く活動している[46]。示指は MP 関節を屈曲，PIP と DIP 関節を屈曲もしくは伸展するかも

しれない[54]。近位基節骨の屈曲は最もよく使われる肢位であり，伸展は皿，本，もしくは雑誌のような平らな表面をもつ物体を精密な把握で望ましい姿勢にする。虫様筋と背側骨間筋は伸展の姿勢で活動している[54]。

精密ハンドリング（図 5-203 参照）

　この用語は，手指と母指を使った物体の操作を言う[41]。精密な操作における主な特徴は，求心性筋収縮を使った操作である。静的な相はとても短時間であり，物体に適応する圧力は柔らかい。ほとんどの日常生活において，手関節は手の安定性と遠位関節の屈曲の目的のために伸展の位置をとる。しかしながら，陰部衛生動作や背中の着付け動作をするときには，手関節は屈曲した肢位をとる。手指と母指の位置は，物体の大きさや形状に部分的に決定される。しかし，大部分の決定要因は，物体が位置の変化を必要とすること

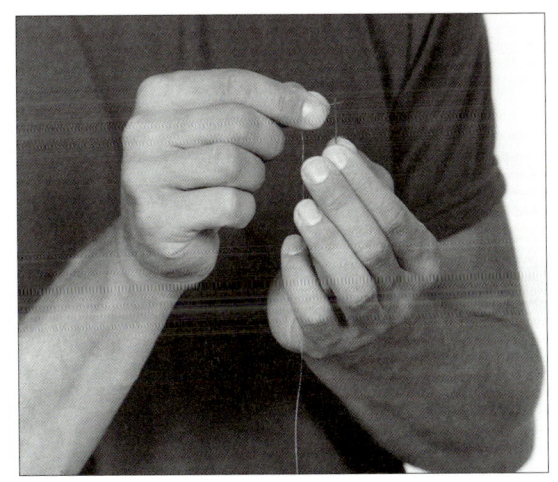

図 5-203　糸の精密な操作にみられる針の指先つまみ

である[46]。

　Long ら[46]は，母指と橈側 2 指の関与で精密な操作を特徴づける 2 つのタイプを報告している。すなわち移動と回旋である。移動において，物体は指先によって手掌から離れ押されるかもしくは戻されるかである。

各々の動きの順序を表す操作相と戻る相がある。手掌側への移動は，MP と IP 関節で屈曲の動き順序（操作相）と IP 関節の伸展（戻る相）を含む。手掌側の移動は，操作相では外在屈筋と骨間筋，戻る相では虫様筋の制御下にある。手掌から離れる移動は，IP 関節伸展と一緒に MP 関節で屈曲の動き順序（操作相）と MP と IP 関節で屈曲（戻る相）を含む。骨間筋と虫様筋は，手掌から離れる移動において優位である。

　回旋において，物体は時計回りまたは反時計回り方向に回旋する。物体の回旋は，外転と内転するように骨間筋を介して遂行される。虫様筋は IP 関節を伸展する働きであり，両方の回旋で活動する。

　精密な操作の間で，短母指屈筋，母指対立筋，短母指外転筋の母指球三筋が活動する。示指に抗して力が必要とされる場合，母指内転筋だけが活性化する。精密な操作は通常，橈側 2 指と母指を含む。しかしながら，残りの 2 指も操作もしくは安定性に含まれるかもしれない。小指外転筋，小指対立筋，小指屈筋の活動を介して小指が屈曲，外転される場合，小指球の筋は活動する[53]。

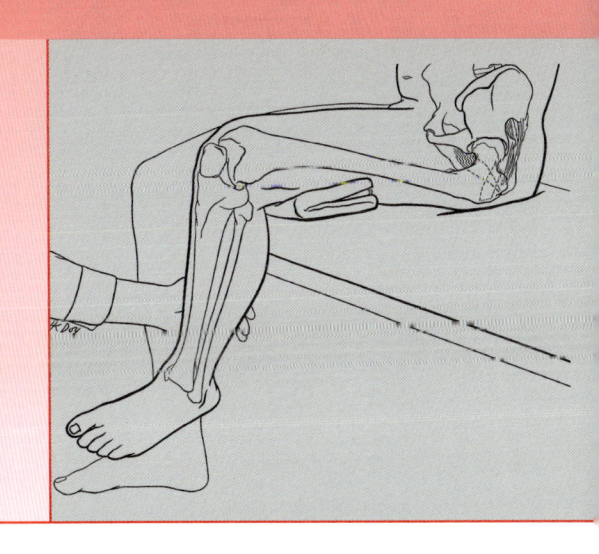

第6章

股関節

関節と運動

股関節は，凸状の大腿骨頭と陥凹した寛骨臼との間で構成される球関節である（図6-1）。股関節の動きには，屈曲，伸展，外転，内転，内旋，外旋がある。

解剖学的肢位で，屈曲と伸展は，前額軸回りの矢状面での回転を示し，外転と内転は矢状軸回りの前額面での回転を示す（図6-2）。内旋と外旋は，股関節屈曲90°とし，矢状軸回りの前額面での回転を示す（図6-3）。さらに解剖学的位置における回旋は，縦（垂直）軸回りの水平面での回転を示す。

股関節の動きは，骨盤上に対する大腿骨の運動，大腿骨上対する骨盤の運動，大腿骨と骨盤の動きによって行われる。股関節の関節可動域（ROM）や筋力評価では，骨盤を固定した状態で大腿骨を動かすことにより評価を行う。より近位の骨盤が可動することにより股関節の動きが増加する。したがって，ROMや筋力評価を行う際は，腰部や骨盤の代償を避けるために骨盤を固定する必要があり，もし固定が不十分であれば，見かけ上の股関節の可動性が増大し，実際の可動性より過大な評価をしてしまう。股関節の可動性については，表6-1に示す。

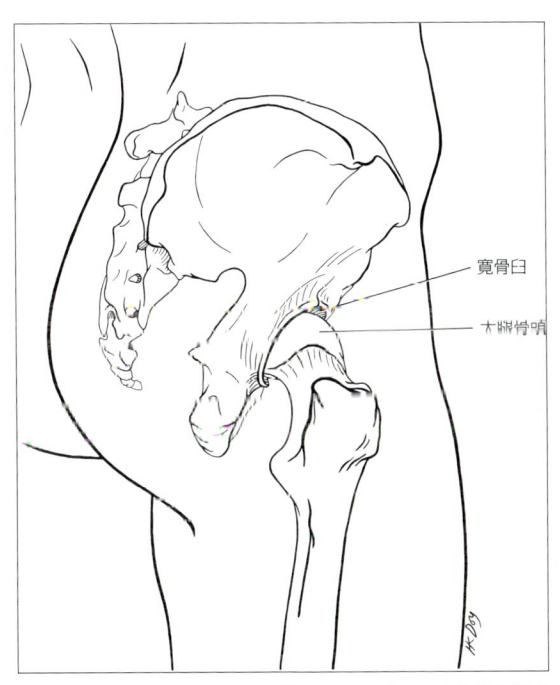

図6-1 股関節：凸型の大腿骨頭は，凹型の寛骨臼と関節を構成している

表6-1　関節構造：股関節の動き

	屈曲	伸展	外転	内転	内旋	外旋
関節[1,2]	股関節	股関節	股関節	股関節	股関節	股関節
面	矢状面	矢状面	前額面	前額面	水平面	水平面
軸	前額軸	前額軸	矢状軸	矢状軸	縦軸	縦軸
正常な制限因子[1,3～6]*（図6-4A, B参照）	大腿前面と腹部の軟部組織（膝関節屈曲時）；後関節包と大殿筋の緊張	前関節包，腸骨大腿靭帯，坐骨大腿靭帯，恥骨大腿靭帯，および，腸腰筋の緊張	恥骨大腿靭帯，坐骨大腿靭帯，腸骨大腿靭帯の前方線維，内側関節包，および，股関節内転筋群の緊張	反対側の股関節外転，屈曲時の軟部組織；腸脛靭帯，表層の股関節包，腸骨大腿靭帯の表層線維，坐骨大腿靭帯，股関節外転筋群の緊張	坐骨大腿靭帯，後関節包，および，外旋筋群の緊張	腸骨大腿靭帯，恥骨大腿靭帯，関節包前部，内旋筋群の緊張
正常な最終域感[3,7]	柔らかい/しっかりしている	しっかりしている	しっかりしている	柔らかい/しっかりしている	しっかりしている	しっかりしている
正常な自動可動域[8]	0-120°	0-30°	0-45°	0-30°	0-45°	0-45°
（自動可動域）[9]	(0-120°)	(0-20°)	(0-40～45°)	(0-25～30°)	(0-35～40°)	(0-35～40°)
関節包パターン[7,10]	制限の順序は変化するかもしれない：屈曲，外転，内旋					

＊関節運動の正常な制限因子（NLF）を同定する明確な研究は不十分である。ここでのNLFと最終域感は解剖学的知識，臨床経験，利用可能な文献に基づいている。
注：正常な股関節伸展可動域は10°から30°の間で，制限因子が変化する。

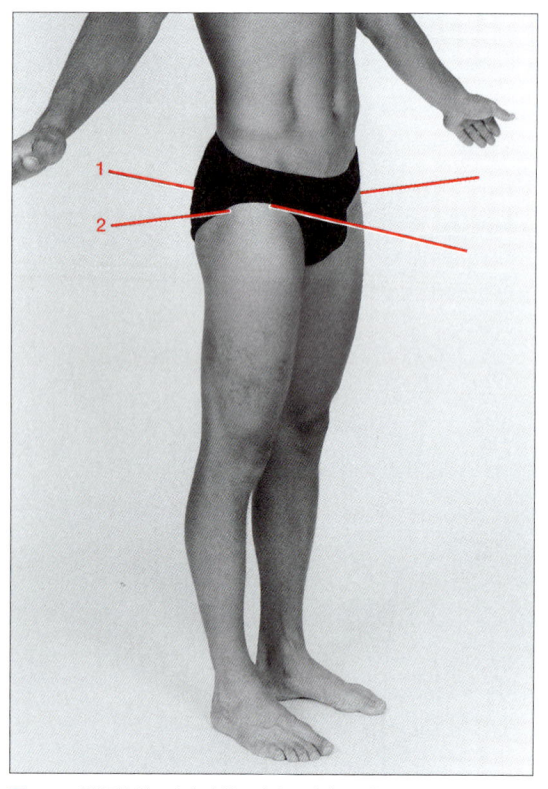

図6-2　股関節軸：(1) 外転-内転，(2) 屈曲-伸展

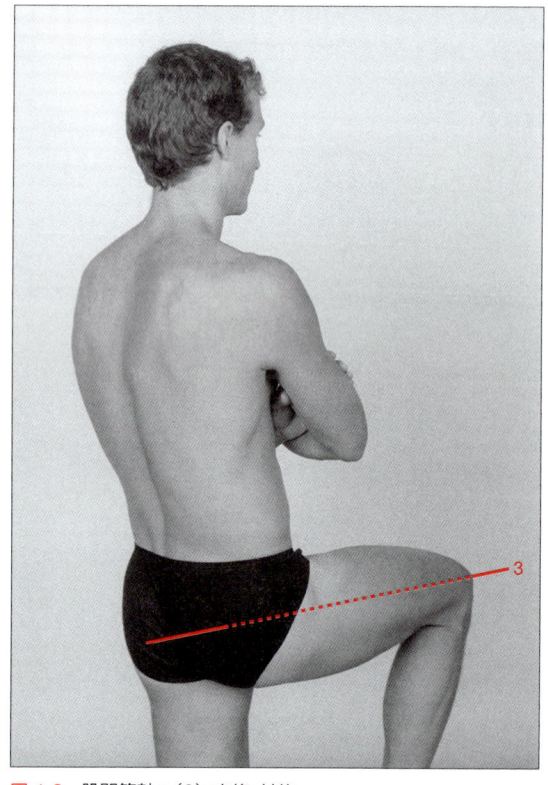

図6-3　股関節軸：(3) 内旋-外旋

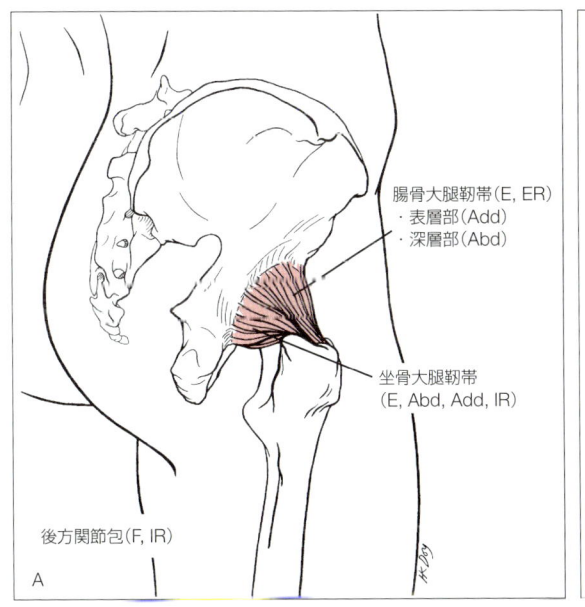
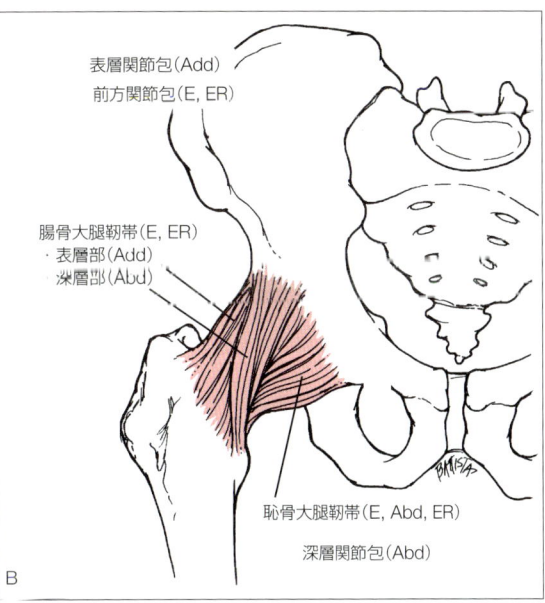

図 6-4　正常な制限因子（NLF）。A．通常の制限要因となる非収縮性の構造を股関節の後外側から見た図。B．通常の制限要因となる非収縮性の構造を股関節の前外側から見た図。*F*, 屈曲；*E*, 伸展；*Abd*, 外転；*Add*, 内転；*ER*, 外旋；*IR*, 内旋。正常な動きの制限因子となる筋は図示していない

体表解剖　（図 6-5～6-9）

構造	位置
1．腸骨稜	腸骨の上縁にある凸状の稜：腸骨稜の頂点の高さは L4，5 の棘突起間の高さにある。
2．上前腸骨棘（ASIS）	腸骨稜の最前部にある丸い骨隆起。
3．腸骨結節	腸骨稜の外側縁で ASIS から約 5 cm 上外方。
4．上後腸骨棘（PSIS）	腸骨稜の最後部にある丸い骨隆起。殿部の近位面で，くぼんだ部分の皮下に触れる。S2 棘突起と同じ高さ。
5．坐骨結節	股関節を他動的に屈曲したとき，体幹の正中線の外側で，殿溝の近位（殿部と大腿後面を横切る溝）。
6．大転子	腸骨稜から外側へ 1 横指，大腿側面遠位部方向へ 3 横指遠位に位置する。
7．内転筋結節	大腿骨遠位部の内側に隆起し，内側上顆の近位面に位置する。
8．大腿骨外側上顆	大腿骨の外側顆にある小さな骨隆起。
9．膝蓋骨	膝の前面にある大きな三角形をした種子骨。近位が膝蓋骨底，遠位部が膝蓋骨尖である。
10．脛骨前縁	脚の前面に沿って通る皮下上の骨稜。

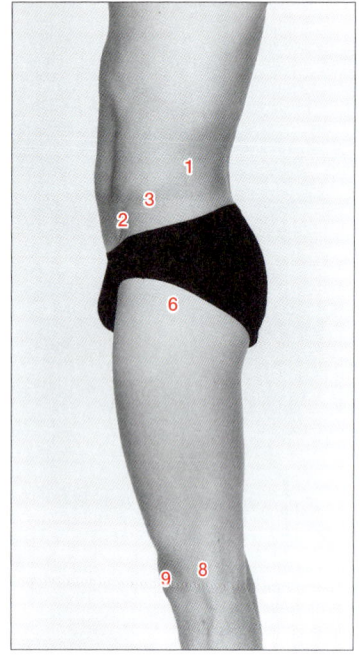

図 6-5　体幹と大腿部の側面図

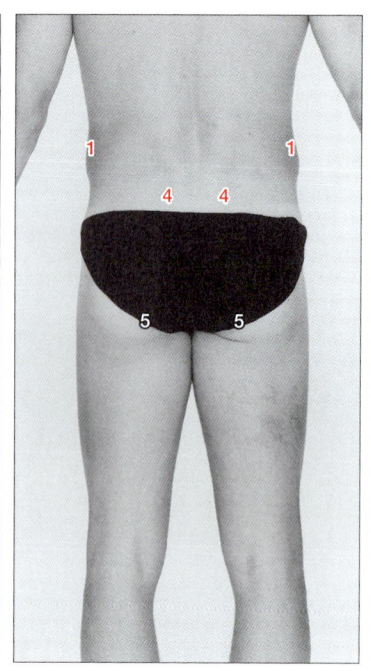

図 6-6　体幹と大腿部の後面図

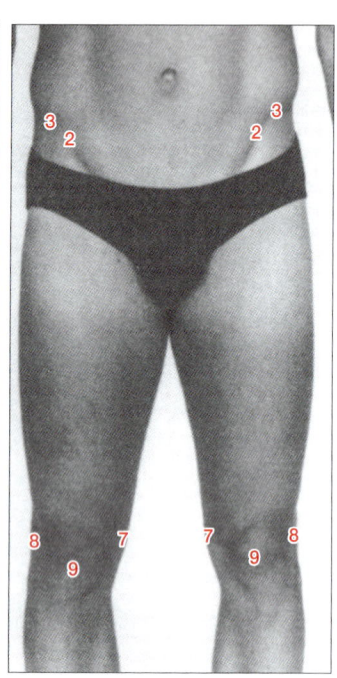

図 6-7　体幹と大腿部の前面部

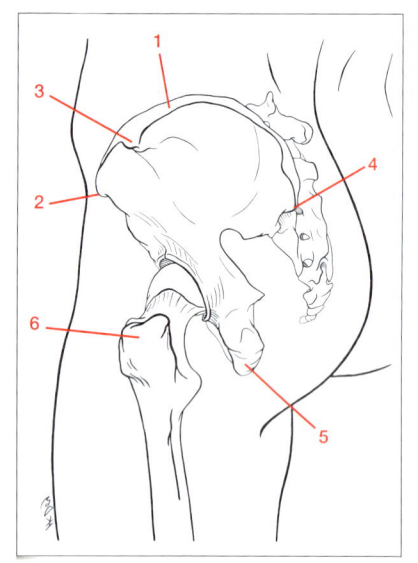

図 6-8　骨盤と大腿部を後外側からみた骨の解剖

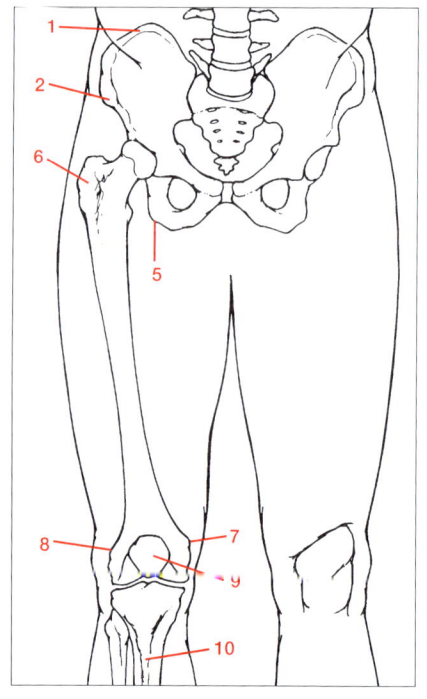

図 6-9　骨盤，大腿部，膝を前面からみた骨の解剖

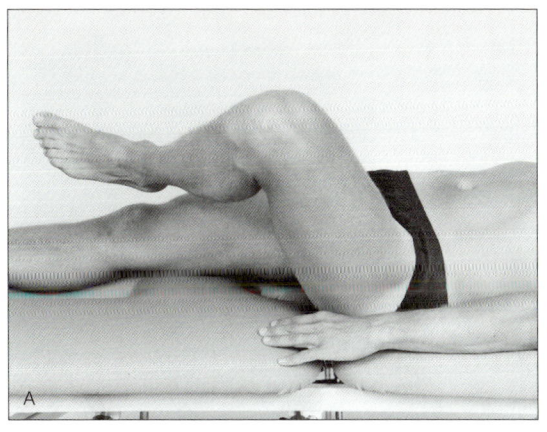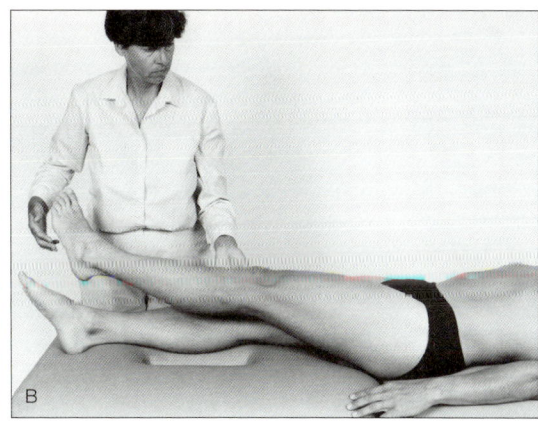

図6-10　A．非荷重位での評価：下肢の AROM。B．非荷重位での評価：下肢の AROM

関節可動域の評価と測定

一般的な検査：
下肢自動関節可動域

　下肢関節の自動関節可動域（AROM）は，非荷重位（NWB：non weight bearing）もしくは荷重位（WB：weight bearing）のどちらかで評価する。

非荷重位

1. 患者は解剖学的肢位で背臥位となる。この状態で，足趾を伸展，足関節を背屈し，対側の股関節に向かって踵を移動する（図 6-10A）。セラピストは，その動作時の股関節屈曲，外転，外旋，膝関節屈曲，足関節背屈，足趾伸展の動きを観察する。患者が，

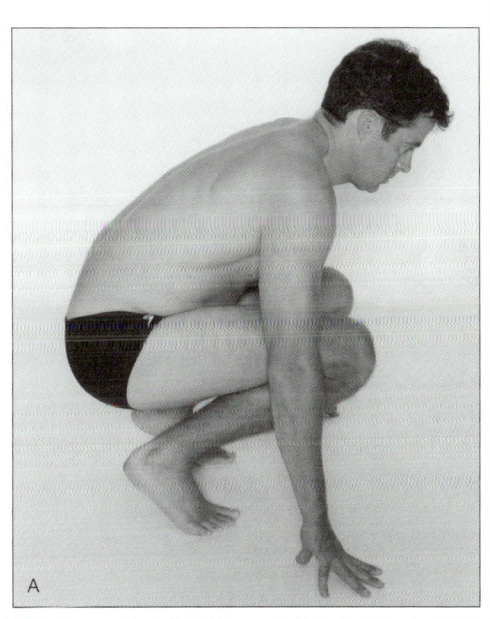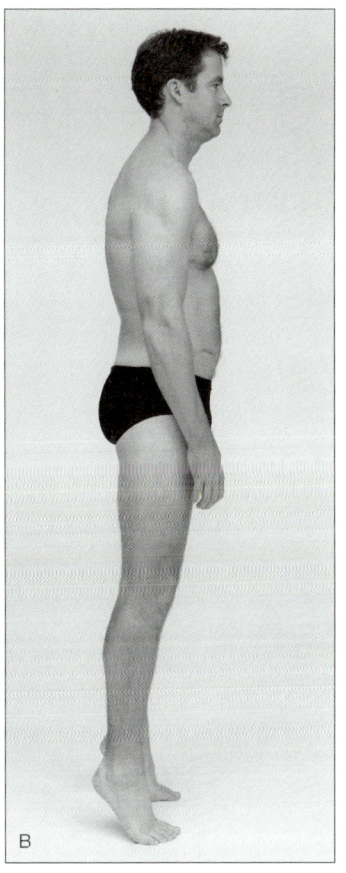

図6-11　A．荷重位での評価：下肢の AROM。B．荷重位での評価：下肢の AROM

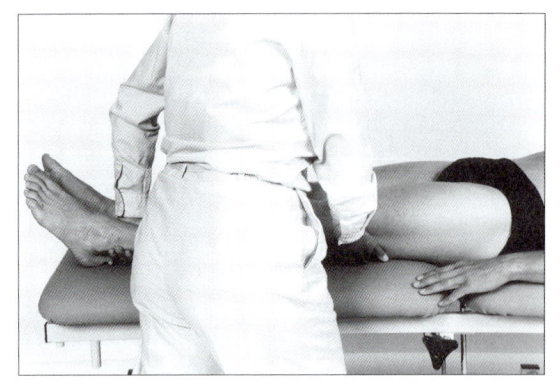

図 6-12　開始肢位：股関節屈曲

対側の股関節に踵を接触しようとしたときの，踵が
到達する程度が，股関節と膝関節の可動性の指標と
なる。

2. 患者は，足趾を屈曲，足関節を底屈，膝関節を伸展，
股関節を伸展・内転・内旋し，母趾を反対側の診察
台の端へ移動する（図 6-10B）。セラピストは，股
関節の内転・内旋，膝関節伸展，足関節底屈，足趾
屈曲の動きを観察する。

荷重位

1. 患者は，しゃがむ（図 6-11A）。セラピストは，両
側の股関節屈曲，膝関節屈曲，足関節背屈，足趾伸
展の可動性を観察する。

2. 患者は，立位で踵を持ち上げる（図 6-11B）。セラ
ピストは，両側の股関節伸展，膝関節伸展，足関節
底屈，足趾伸展の可動性を観察する。

股関節屈曲

自動可動域の評価
代償運動　骨盤の後傾と腰椎の屈曲。

他動可動域の評価
開始肢位　患者は背臥位となる。検査側の股関節と
膝関節は，解剖学的肢位とする（図 6-12）。骨盤を中
間位：ASIS（上前腸骨棘）と恥骨結合が同じ前額面上
で，両側の ASIS を結ぶ線が同じ横断面上になるよう
にする[11,14]。
固定　セラピストは，骨盤の正中位を保持するため
に，同側の ASIS と腸骨稜を固定する。体幹は，その
身体位置で固定する。
セラピストの遠位の手の位置　セラピストは，大腿
骨の遠位の後面を把持し，下肢を診察台から持ち上げ
る。

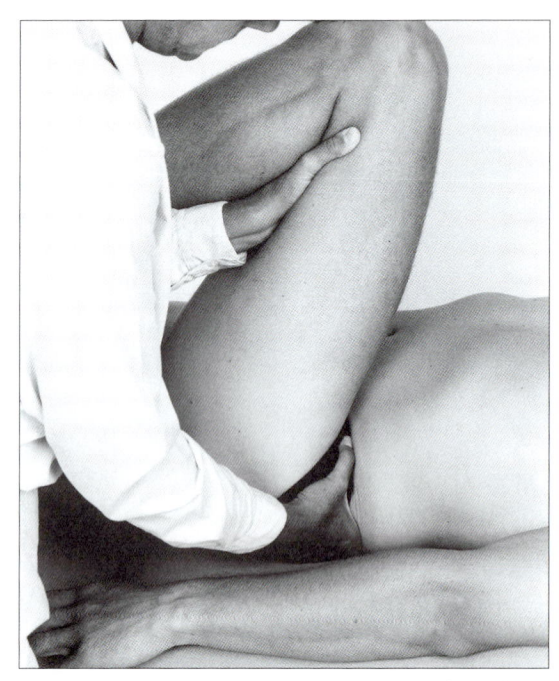

図 6-13　柔らかい，あるいはしっかりした股関節屈曲の最終域感

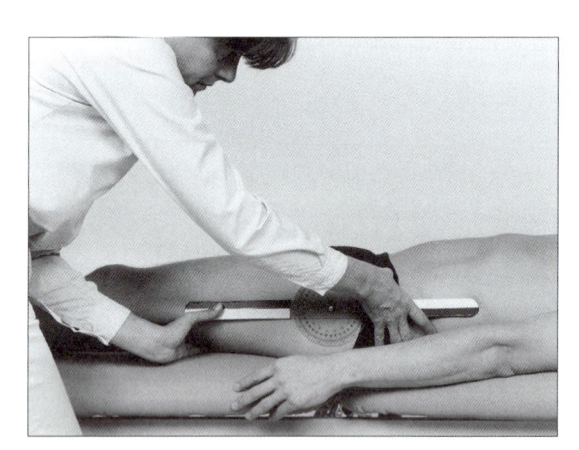

図 6-14　股関節屈曲の開始肢位

最終肢位　骨盤を固定している間に，セラピストは，
股関節屈曲動作で制限が生じるところまで大腿骨を移
動させる（図 6-13）。膝関節は，股関節屈曲制限とな
る二関節筋であるハムストリングスの影響をとり除く
ために屈曲する。
最終域感　股関節屈曲―柔らかい/しっかりしている。
関節の転がり[6]　股関節屈曲―凸の形状である大腿骨
頭は，凹の形状をした寛骨臼に対し回転する。

測定：標準角度計
開始肢位　患者は背臥位となる。検査側の股関節と
膝関節は，解剖学的肢位とし（図 6-14），骨盤は，中
間位とする。

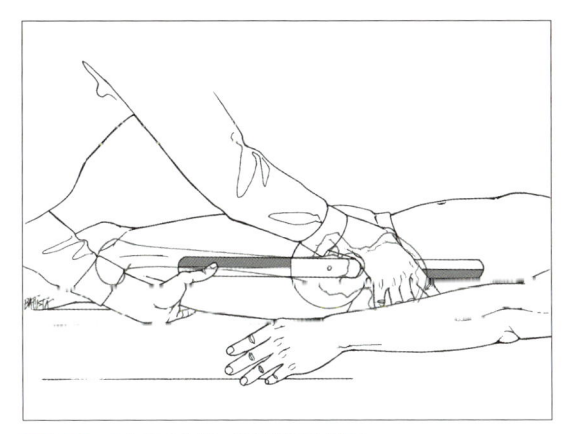

図 6-15 角度計の位置：股関節屈曲測定

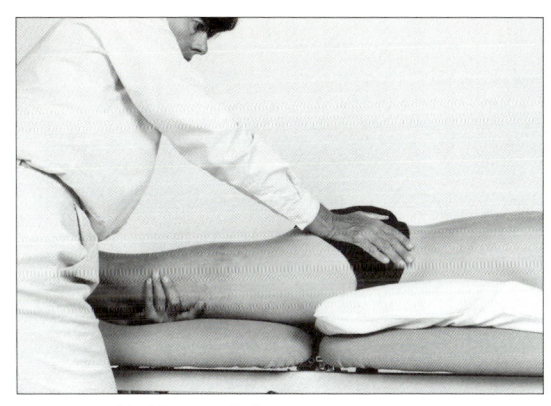

図 6-17 開始肢位：股関節伸展

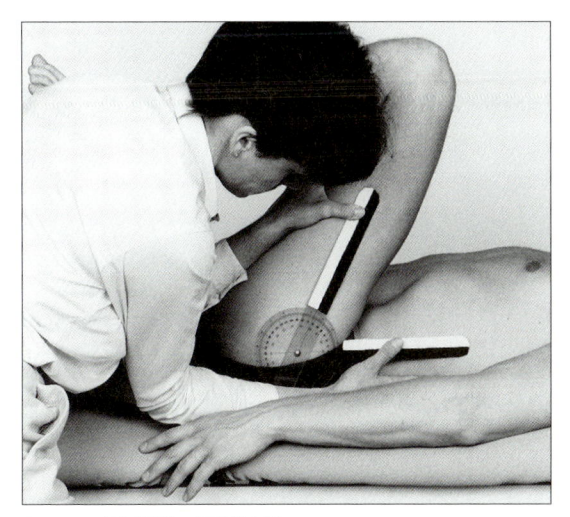

図 6-16 最終肢位：股関節屈曲

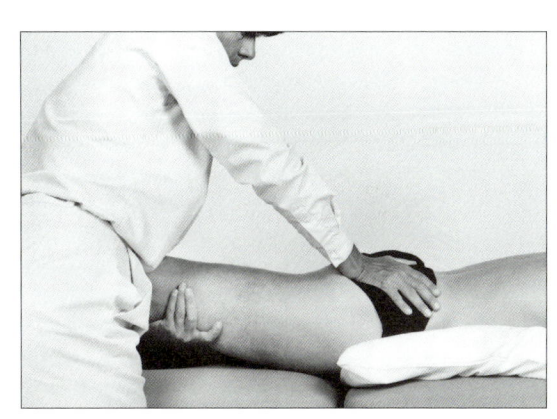

図 6-18 しっかりした股関節伸展の最終域感

固定 セラピストは，体幹が動かないように同側の骨盤を固定する。

角度計の軸 軸は大腿骨の大転子上とする（図 6-15）。

基本軸 中腋窩線に平行。

移動軸 大腿骨外側上顆に向かって長軸方向に平行。

最終肢位 股関節の屈曲が制限されるまで（屈曲 120°）動かす（図 6-16）。膝は，股関節屈曲制限に影響を及ぼすハムストリングスの影響を避けるために屈曲する。

股関節伸展

自動可動域の評価

代償運動 骨盤の前傾と腰椎の伸展。

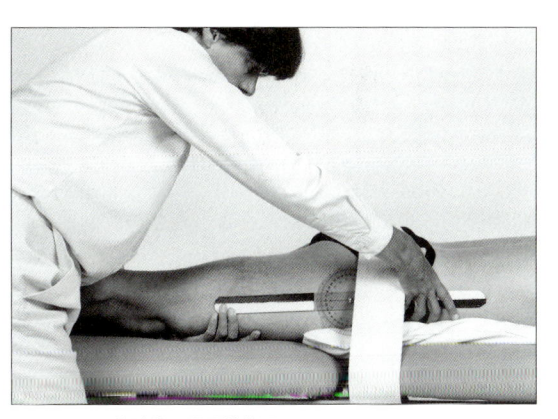

図 6-19 開始肢位：股関節伸展

他動可動域の評価

開始肢位 患者は腹臥位となる。両側の股関節と膝関節は解剖学的肢位とする。足部は診察台の端からはみ出させる（図 6-17）。

固定 セラピストは，骨盤を固定する。

セラピストの遠位の手の位置 大腿骨遠位の前面を把持する。

最終肢位 セラピストは，股関節の伸展が制限されるまで大腿骨を動かす（図 6-18）。

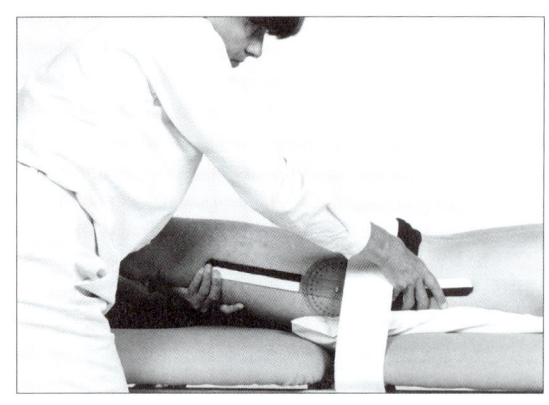

図 6-20　最終肢位：股関節伸展

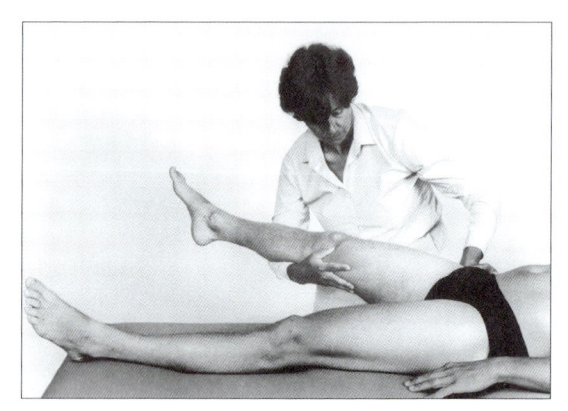

図 6-22　しっかりした股関節外転の最終域感

上げ。

他動可動域の評価

開始肢位　患者は背臥位となる。骨盤は水平位で，下肢は解剖学的肢位とする（図 6-21）。

固定　セラピストは，同側の骨盤を固定する。もし，さらに体幹と骨盤の固定が必要であれば，対側の下肢を股関節外転，膝関節屈曲して診察台の端から下ろし，足を椅子の上においてもよい（図 6-26）。

セラピストの遠位の手の位置　大腿骨遠位の側面を把持する。

最終肢位　セラピストは，股関節の外転が制限されるまで大腿骨を動かす（図 6-22）。

最終域感　股関節外転—しっかりしている。

関節の滑り　股関節外転—凸の形状をした大腿骨頭は，凹の形をした寛骨臼で下方へ滑る。

測定：標準角度計

開始肢位　患者は，背臥位となり，下肢は解剖学的肢位とする（図 6-23A）。骨盤が水平であることを確認する。

固定　セラピストは，同側の骨盤を固定する。もし，さらに体幹と骨盤の固定が必要であれば，対側の下肢を股関節外転，膝関節屈曲して診察台の端から下ろし，足を椅子の上においてもよい（図 6-26 参照）。

角度計の軸　軸は測定側の ASIS 上とする（図 6-24）。

基本軸　両側の ASIS を結んだ線。

移動軸　膝蓋骨の中央に向かって大腿骨の長軸に平行。開始肢位では角度計は 90° を示すが，これを 0° として記録する。例えば，股関節外転の開始肢位で角度計が 90° を示し，最終域が 60° であれば，PROM は 30° となる。

最終肢位　股関節の外転が制限されるまで（外転 45°）大腿骨を動かす（図 6-25）。

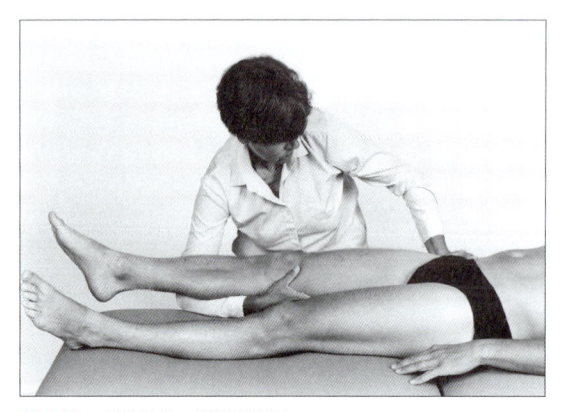

図 6-21　開始肢位：股関節外転

最終域感　股関節伸展—しっかりしている。

骨の転がり[6]　股関節伸展—凸の形をした大腿骨頭は，凹の形状をした寛骨臼内で回転する。

測定：標準角度計

開始肢位　患者は腹臥位となる。両側の股関節と膝関節は解剖学肢位とする。足部は診察台の端からはみ出させる（図 6-19）。

固定　骨盤はストラップで固定する。もしくは，補助者が，徒手的に骨盤を固定してもよい。

角度計の軸　軸は大腿骨の大転子上とする。

基本軸　中腋窩線に平行

移動軸　大腿骨外側上顆に向かって長軸方向に平行。

最終肢位　患者の膝は大腿直筋を緩ませるために伸展位とする。股関節の伸展が制限されるまで大腿骨を動かす（伸展 30°）（図 6-20）。

股関節外転

自動可動域の評価

代償運動　股関節の外旋と屈曲，両側の骨盤の引き

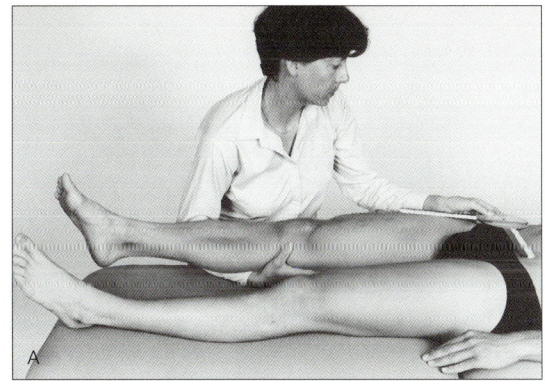

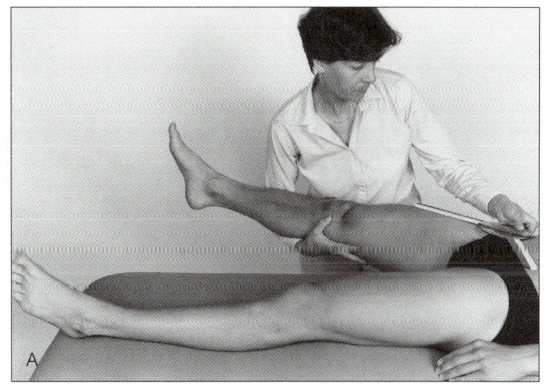

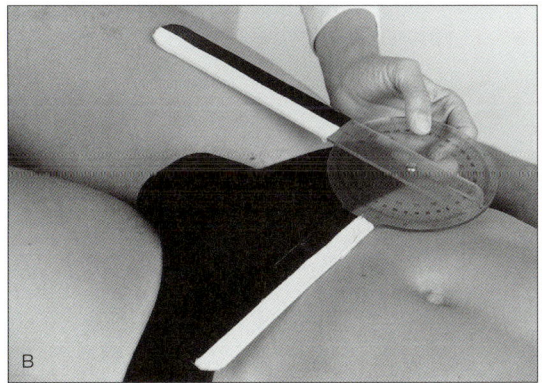

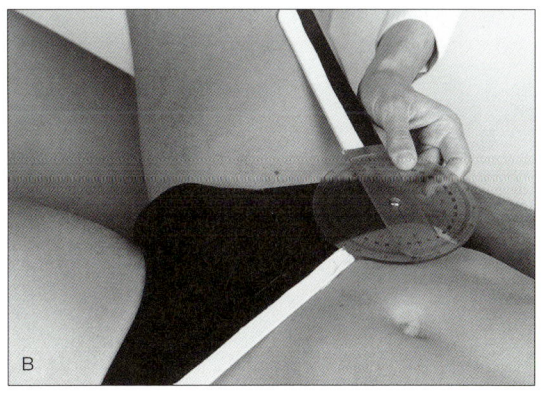

図 6-23　A. 開始肢位：股関節外転。B. 角度計の位置

図 6-25　A. 最終肢位：股関節外転。B. 角度計の位置

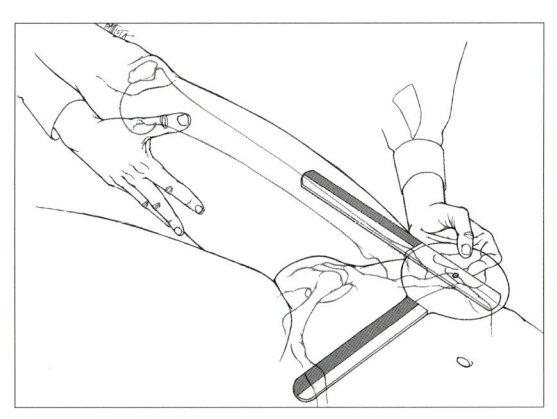

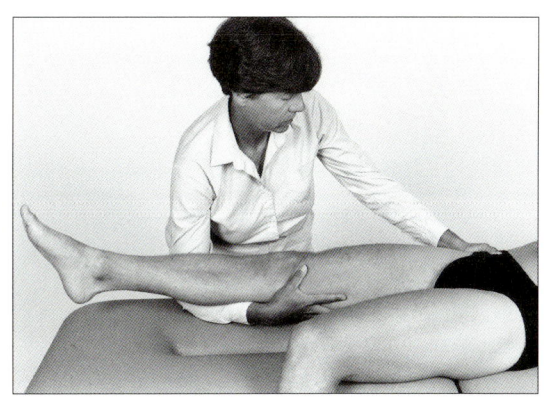

図 6-24　角度計の位置：股関節外転と内転

図 6-26　開始肢位：股関節内転

股関節内転

自動可動域の評価

代償運動　股関節の内旋，対側の骨盤の引き上げ。

他動可動域の評価

開始肢位　患者は背臥位となる。骨盤は水平で，下肢は解剖学的肢位とする。非測定側の股関節は，測定側の股関節が最大内転できるように外転しておく。外転した下肢は，診察台上においた状態でも，診察台から下垂し，足を椅子の上においてもかまわない（図 6-26）。

固定　セラピストは，同側の骨盤を固定する。

セラピストの遠位の手の位置　大腿骨遠位を把持する。

最終肢位　股関節の内転が制限されるまで大腿骨を動かす（図 6-27）。

最終域感　股関節内転—柔らかい/しっかりしている。

関節の滑り　股関節内転—凸の形をした大腿骨頭は，凹の形をした寛骨臼で上方へ滑る。

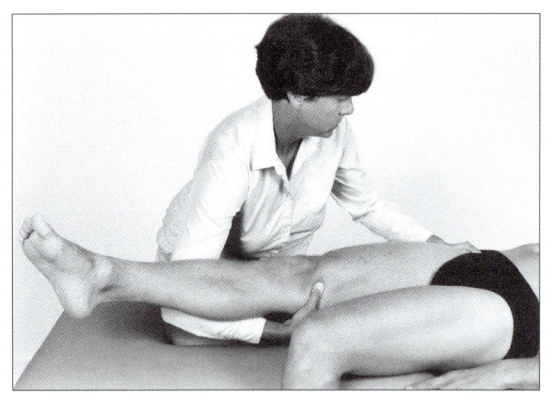

図6-27　柔らかい，あるいはしっかりした股関節内転の最終域感

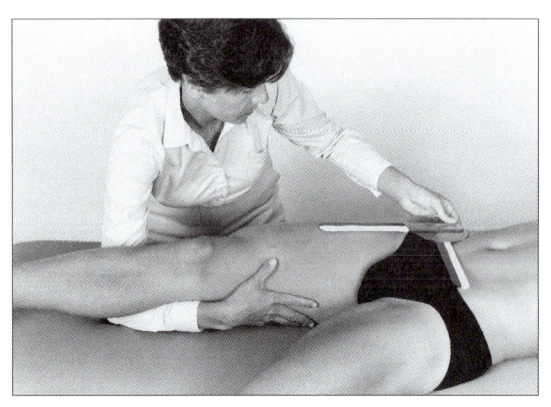

図6-28　最終肢位：股関節内転の一般的なゴニオメーターでの測定

測定：標準角度計

開始肢位　患者は，背臥位となり，下肢は解剖学的肢位とする。対側の股関節は，測定側の股関節が最大内転できるように外転しておく。骨盤は水平とする。

固定　セラピストは，同側の骨盤を固定する。

角度計の軸　軸は測定側の ASIS（上前腸骨棘）上とする。角度計の読み方は，股関節外転時と同様とする（図6-24）。

基本軸　両側の ASIS を結んだ線。

移動軸　膝蓋骨の中央に向かって大腿骨の長軸に平行。開始肢位では角度計は 90°を示すが，これを 0°として記録する。例えば，股関節外転の開始肢位を角度計が 90°を示し，最終域が 105°であれば，PROM は 15°となる。

最終肢位　股関節の内転が制限されるまで（内転30°）大腿骨を動かす（図6-28）。

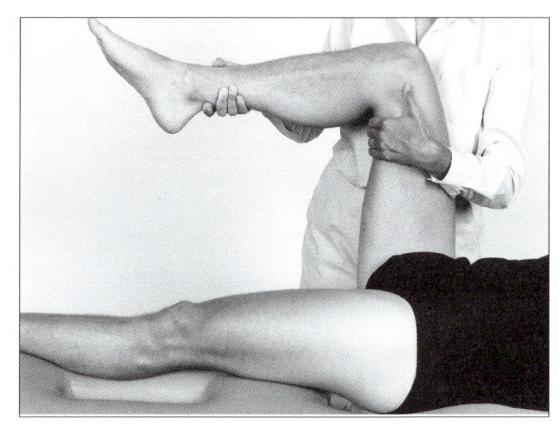

図6-29　開始肢位：股関節内旋と外旋

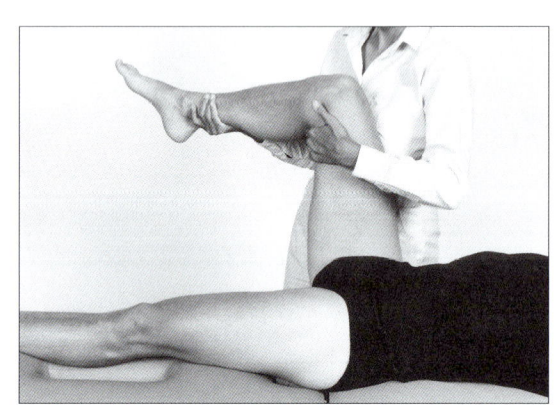

図6-30　しっかりした股関節内旋の最終域感

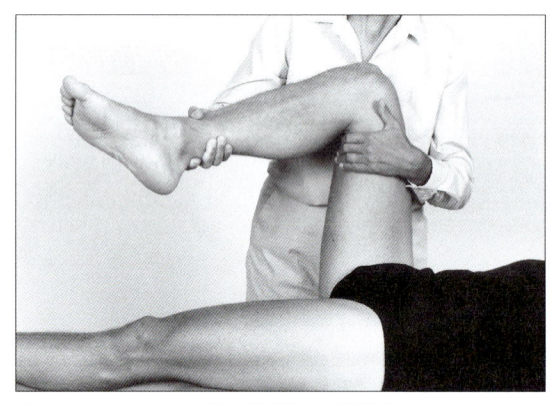

図6-31　しっかりした股関節外旋の最終域感

股関節内旋と外旋

自動可動域の評価

代償運動　骨盤の側方傾斜。坐位では骨盤を引き上げたり，殿部を着座面から持ち上げるために体重移動が生じる。

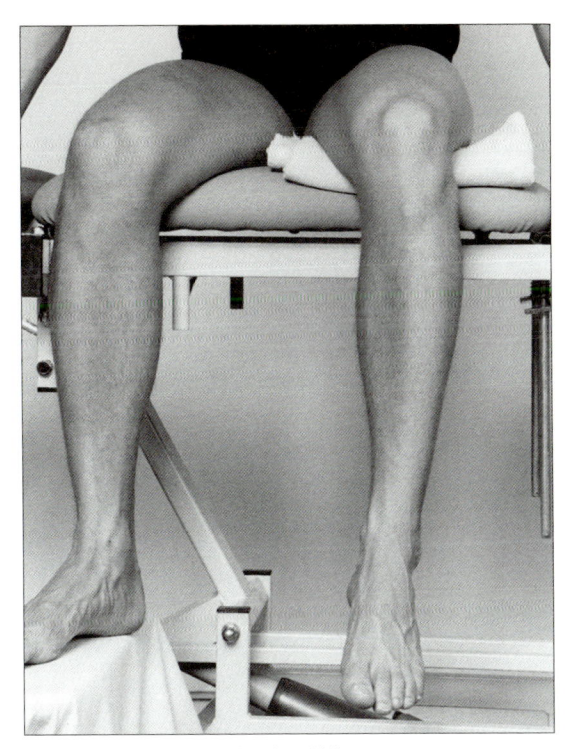

図 6-32　開始肢位：股関節内旋と外旋

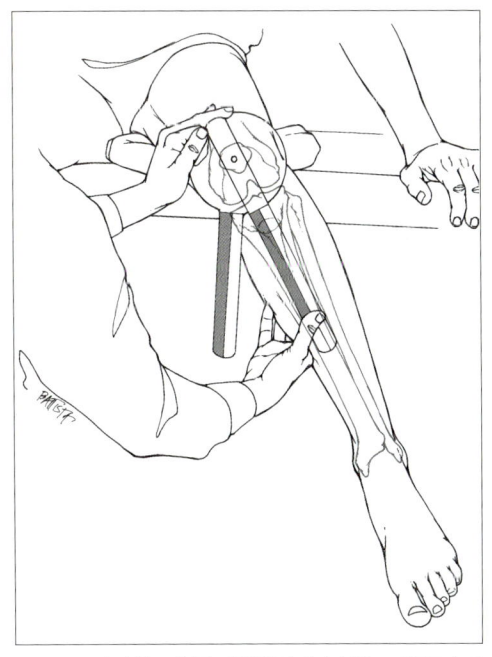

図 6-34　角度計の位置：股関節内旋と外旋。イラストでは内旋を表す

6

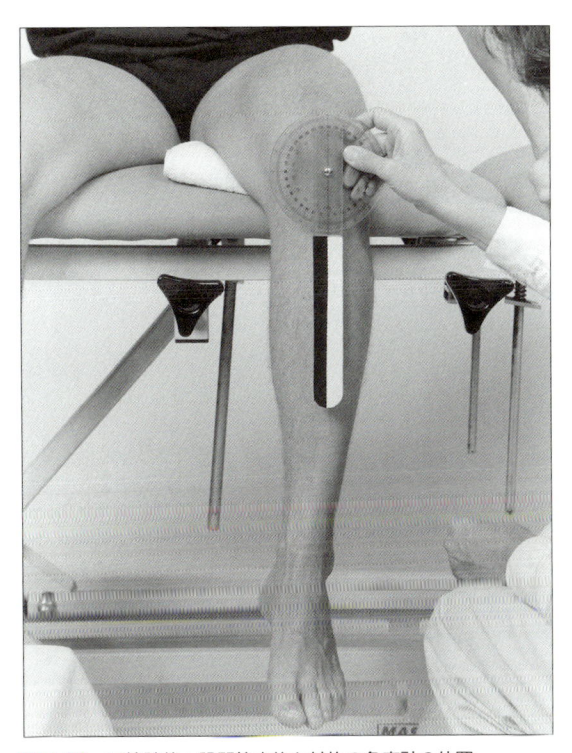

図 6-33　開始肢位：股関節内旋と外旋の角度計の位置

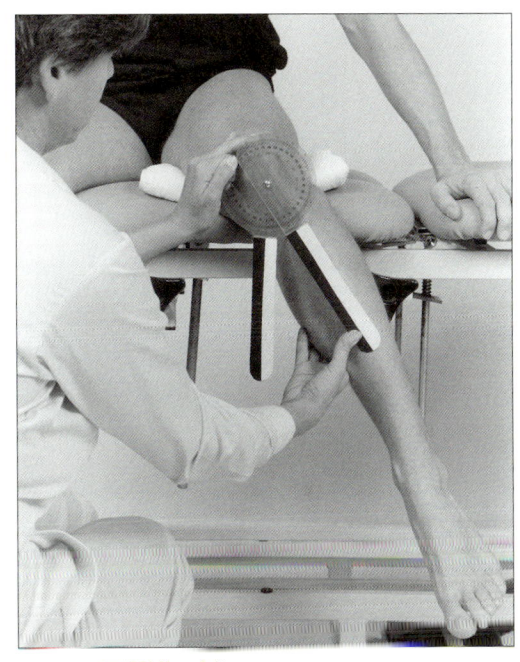

図 6-35　最終肢位：内旋

膝関節は 90° 屈曲位とする（図 6-29）。

固定　骨盤が動かないように固定する。セラピストは，動作を妨げないように大腿骨の位置を維持する。

セラピストの遠位の手の位置　下腿の遠位を把持する。

最終肢位　セラピストは，股関節の内旋が制限されるまで外側へ（図 6-30），股関節の外旋が制限される

他動可動域の評価

開始肢位　患者は，坐位，あるいは背臥位で股関節・

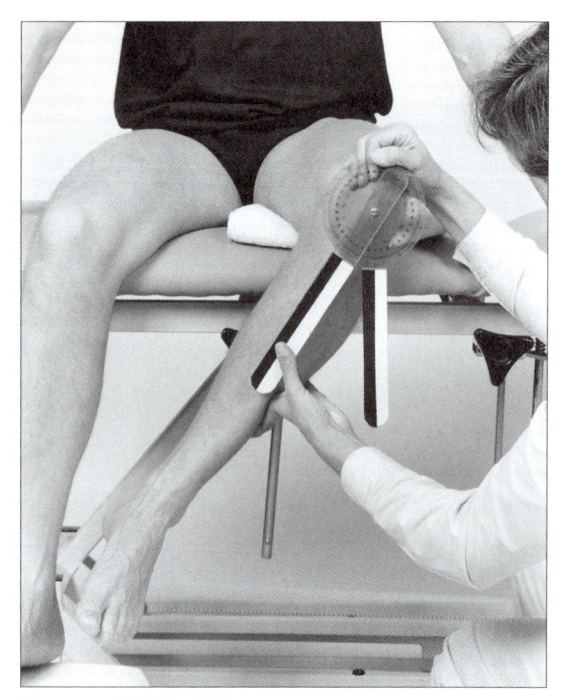

図 6-36　最終肢位：外旋

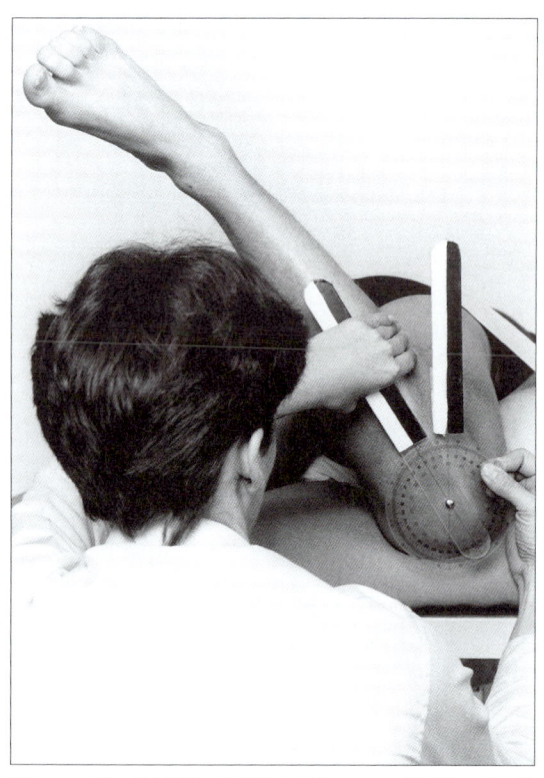

図 6-37　別の検査肢位：膝関節を屈曲 90° した腹臥位で股関節を外旋

まで内方へ下腿を移動させる（図 6-31）。測定時，膝関節へのストレスを考慮する。

最終域感　股関節内旋と外旋—しっかりしている。

関節の滑り　股関節内旋—凸の形をした大腿骨頭は，凹の形をした寛骨臼で，解剖学的肢位では後方へ滑り，股関節 90° 屈曲位では下方に滑る。

股関節外旋—凸の形をした大腿骨頭は，凹の形をした寛骨臼で，解剖学的肢位において前方へ滑り，股関節 90° 屈曲位では上方に滑る。

測定：標準角度計

開始肢位　患者は，坐位となる。坐位では股関節・膝関節を屈曲 90° とし股関節の内外旋中間位とする。大腿を床に対して水平に保持するために大腿遠位にパッドを置く。対側の股関節は外転位にし，足部は椅子の上に置く（図 6-32）。

開始肢位の選択

- 下肢を解剖学的肢位にした状態での背臥位
- 股関節と膝関節を 90° 屈曲した背臥位（図 6-29 参照）
- sit-lying（膝より遠位を診察台から下垂し，膝関節を 90° 屈曲した背臥位）
- 膝関節屈曲 90° での腹臥位（図 6-37 参照）

　PROM における股関節の回旋は，坐位より腹臥位で測定したほうが大きい[15]。患者の経過を正確に評価するために，同一肢位にて股関節回旋角度が測定できるように記録し[15]，再測定の際には同一肢位を取るべきである。

固定　骨盤が動かないように固定する。セラピストは，動作を妨げないように大腿骨の位置を維持する。坐位のときは患者は診察台の端をしっかり握る。腹臥位の場合，骨盤はストラップにて固定を行う（図 6-37）。

角度計の軸　軸は，膝蓋骨の中央とする（図 6-33，34）

基本軸　床への垂直線。

移動軸　脛骨前面の中央線に平行。

最終肢位　内旋（図 6-34，35）：股関節の内旋が制限されるまで足部を外側に動かす（股関節内旋 45°）。外旋（図 6-36，37）：股関節の外旋が制限されるまで足部を内側に動かす（股関節外旋 45°）。

　もし，膝関節の可動性に影響があれば，股関節回旋の PROM の測定は，正確な股関節回旋角度を反映しない。Harris-Hayes らは[16]，大腿脛骨関節が安定している群と安定していない群で，腹臥位にて膝関節 90° 屈曲した状態での回旋角度を測定しており，女性においては膝関節の動きによって股関節回旋の PROM は有意に増加すると報告している。

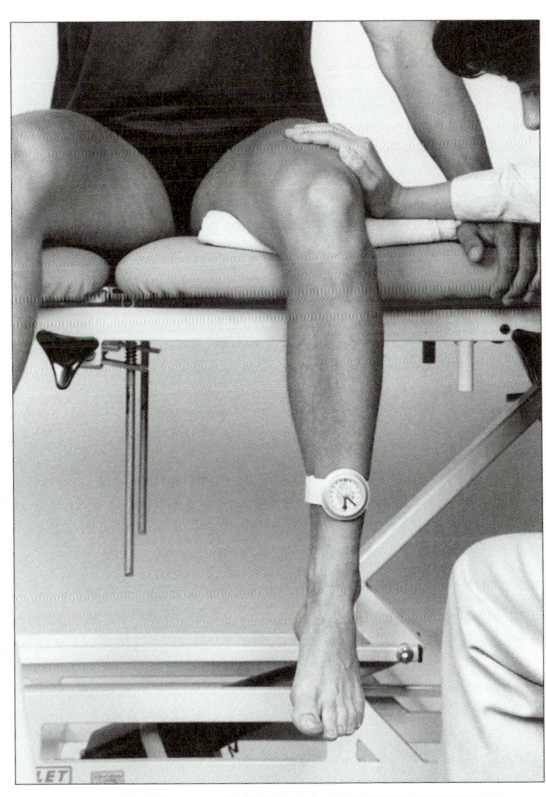

図 6-38　開始肢位：OB 角度計を用いた股関節回旋の測定

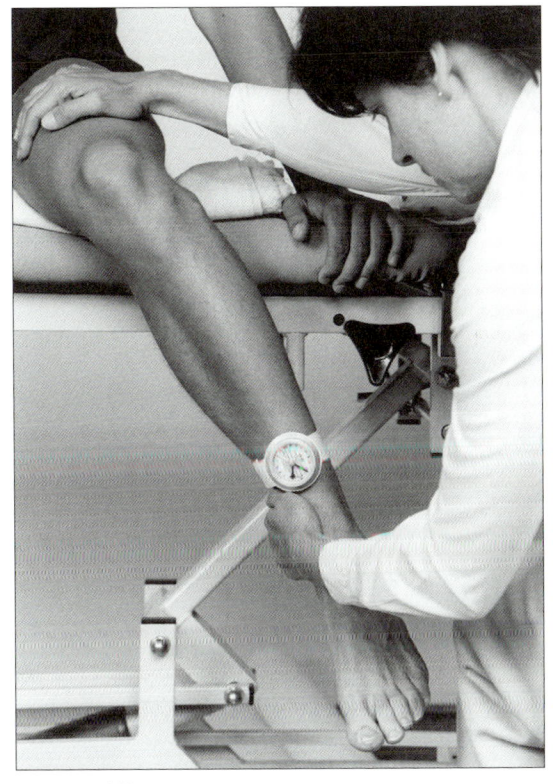

図 6-39　内旋

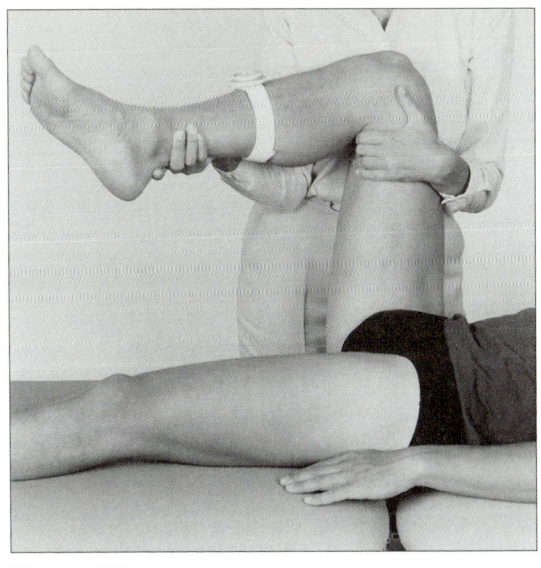

図 6-40　外旋

測定：OB 角度計

　PROM での股関節内旋，および外旋の測定手順は，OB 角度計の測定位置や使用方法を除いては，前述した一般的な角度計での測定肢位と同様である。

OB 角度計の位置　ストラップは下腿部の足関節近位に取り付ける。目盛り板は，下腿の前面とする（図6-38〜40）。

筋長の評価と測定

ハムストリングス（半腱様筋，半膜様筋，大腿二頭筋）

起始[2]	停止[2]
	半腱様筋
坐骨結節の下内側	脛骨粗面の近位内側部
	半膜様筋
坐骨結節の上外側	脛骨内側顆の後部
	大腿二頭筋
a. 長頭	腓骨頭：脛骨外側顆，外側側副靭帯
坐骨結節の下内側：仙結節靭帯の下部	
b. 短頭	
粗線外側唇，外側筋間中隔	

他動的下肢伸展挙上（PSLR）

開始肢位　患者は，背臥位となり，下肢は解剖学的肢位とする（図 6-41）。腰部と仙骨は診察台に対して平

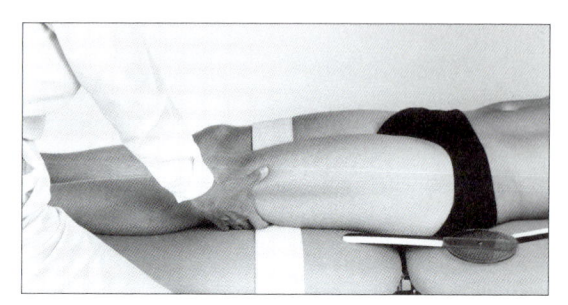

図 6-41　開始肢位：ハムストリングスの長さ

行とする[11]。足関節の背屈制限は，SLR の可動域の制限因子となるため[17]，足関節は底屈位でリラックスした状態で測定する。

固定　PSLR（passive straight leg raise）を行うときは，骨盤を固定することが困難であり，骨盤の回旋を除外することができない[18]。しかしながら，セラピストは，過度な前傾や後傾を避けるために，正確な開始肢位を取り，十分な固定と骨盤動作の観察をする必要がある。骨盤を固定するために，患者の対側の大腿部をストラップで診察台に固定する（図 6-41），あるいはセラピストの膝を反対側大腿部の遠位前面部におき固定する。

最終肢位　大腿二頭筋，半腱様筋，半膜様筋が十分に伸張されるように膝関節を伸展位に保持しながら，動きが制限されるまで股関節を屈曲する（図 6-42，43）。足関節は測定中，リラックスした底屈位とする。

最終域感　ハムストリングスの伸張—しっかりしている。

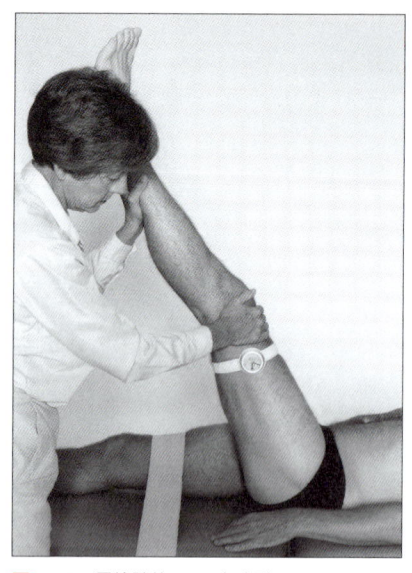

図 6-45　最終肢位：OB 角度計でのハムストリングスの長さの測定

測定　セラピストは，ゴニオメーターを使用して股関節の他動的屈曲を記録する（図 6-42～44）。

標準角度計の位置　角度計は，股関節屈曲と同様の位置とする。補助者が，角度計を調整し，角度を読み取ってもよい。正常な ROM とハムストリングスの長さは，股関節が約 80°屈曲した状態である[11]。Youdas ら[19]は，214 名の男女，年齢 20-79 歳の PSLR 角度を評価したところ，女性では平均 76°，男性では平均 69°であったと報告している。この結果を考慮すると，PSLR の変化は，骨盤回旋の影響を受けていることを

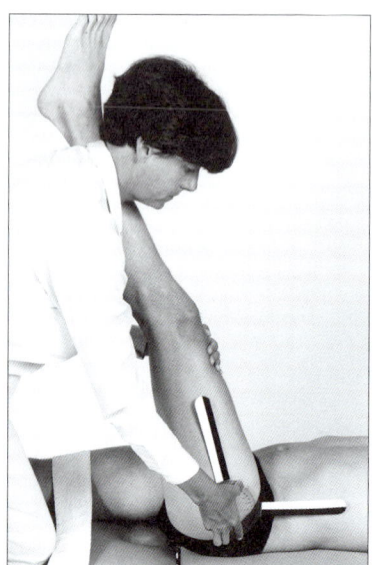

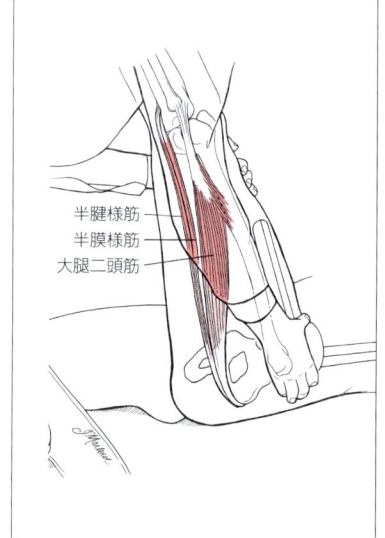

半腱様筋
半膜様筋
大腿二頭筋

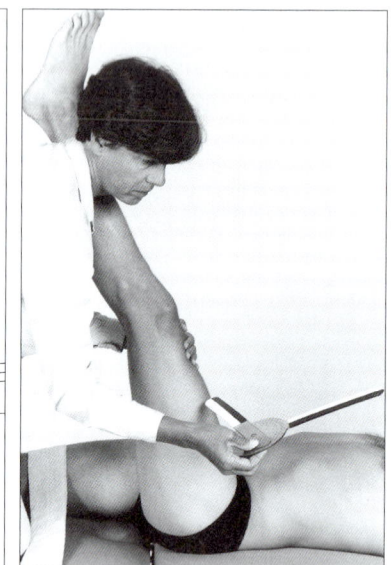

図 6-42　最終肢位：標準角度計でのハムストリングスの長さの測定

図 6-43　伸張されたハムストリングス

図 6-44　角度計の読み方：ハムストリングスの長さ

念頭にいれる必要がある[20]。

OB 角度計の位置　セラピストにとっては，補助者なしで簡単に PSLR の ROM を測定できる方法である。ストラップは，大腿骨遠位部に装着し，目盛り板は大腿部の外側とする（図 6-45）。

別の肢位―他動的膝伸展（PKE）と坐位による

ハムストリングスの長さを評価する別の方法は，第7章で記述する。

股関節屈筋群[11]（腸骨筋，大腰筋，大腿筋膜張筋，縫工筋，大腿直筋）

起始[2]	停止[2]
腸骨筋	
腸骨窩の上部 2/3	大腰筋腱の外側面
腸骨稜内部	小転子
仙腸靭帯と腸腰靭帯	
仙骨上側面	
大腰筋	
腰椎横突起側面	大腿骨の小転子
第 12 胸椎から第 5 腰椎の椎体と椎間円板	
大腿筋膜張筋	
腸骨稜の外前面部	脛骨外側顆上の腸脛靭帯
上前腸骨棘下の外側切痕	
大腿筋膜の深層	
縫工筋	
上前腸骨棘	脛骨内面の上部
上前腸骨棘下の切痕上半分	（薄筋と半腱様筋の前方）
大腿直筋	
a. 長頭	膝蓋骨の底
下前腸骨棘の前面部	膝蓋靭帯となり脛骨粗面
b. 反転頭	
寛骨臼の上方と股関節包	

トーマステスト

開始肢位　患者は，大腿中央部が診察台の端となる位置で診察台に座る。この肢位から，補助されながら背臥位となる。また，仙骨と脊柱が台座に対して平行になるように対側の下肢を両手でかかえて把持，股関節を屈曲する（図 6-46）。過度な股関節屈曲により腰椎が屈曲しないように注意する（**注：股関節屈筋群が過度に長くなっている場合には，患者の股関節を診察**

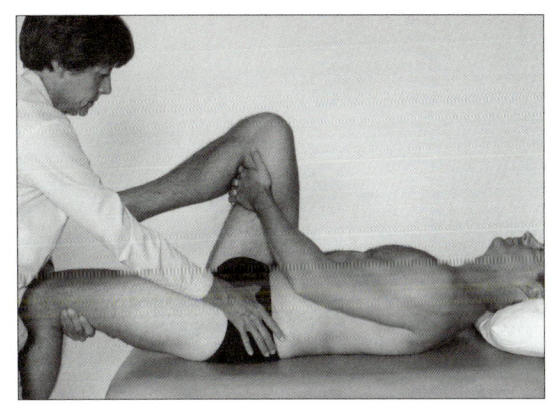

図 6-46　開始肢位：股関節屈筋群の長さ

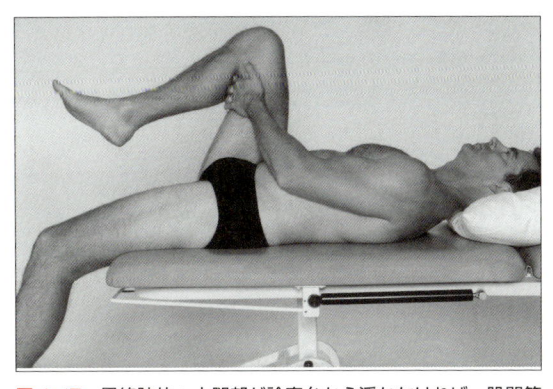

図 6-47　最終肢位：大腿部が診察台から浮かなければ，股関節屈筋の長さは正常である

台の端に位置させる[11]）。

固定　背臥位の状態で，患者は非検査側の股関節の屈曲を保持し，骨盤と腰椎を固定する。セラピストは，検査中に骨盤の傾斜が起こらないか確認するために，ASIS（上前腸骨棘）を観察する。

最終肢位　検査側を股関節伸展方向に診察台から下垂していく（図 6-47）。診察台方向へ下垂していく際にセラピストは，(1)膝関節が伸展方向へ自由に動き，大腿直筋の伸張を妨げないようにする。(2)大腿部は，内外転・回旋中間位の状態であることを確認する。

もし大腿部が診察台に接すれば（図 6-47），腸腰筋などの股関節屈筋群が十分な長さがあると判断する[11]。

もし大腿部が診察台に接しない場合（図 6-48），セラピストは，他動的に膝を伸展方向に動かす。そして，

1. 大腿部が診察台に接地するようなら（図 6-49），大腿直筋の短縮が股関節伸展の制限因子である。
2. それでも大腿部の位置が変化しなければ，セラピストは，動きの制限因子を確認するため，大腿骨の前方から後方方向へ弱い力で圧を加える（図 6-50, 51）。腸腰筋の短縮が股関節伸展制限の原因であるかどうか最終域感を確認する。腰椎前弯の増加に

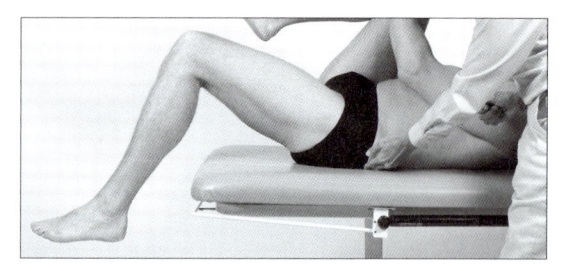

図 6-48　最終肢位：大腿部が診察台から浮き上がる

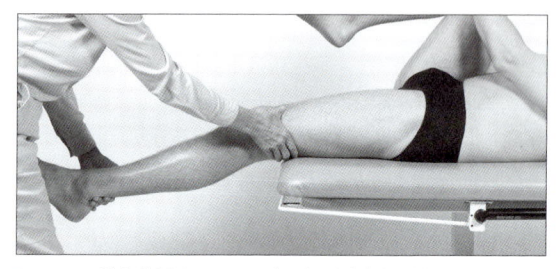

図 6-49　膝を伸展することで大腿部が診察台に接する

よって股関節の屈曲拘縮を代償する可能性がある
ことに注意する[21]。

最終域感　腸骨筋と大腰筋の伸張―しっかりしてい
る。

測定　腸腰筋などの股関節屈筋群の短縮を認める場
合，体幹の中腋窩線と大腿骨長軸とがなす角度が，股
関節屈曲の拘縮の程度を表す（図 6-50，51）。

標準角度計の位置　股関節屈曲-伸展と同様に大腿
骨の大転子上を軸とする（図 6-50，51）。

追加的考察　もし，膝関節を伸展した状態でも股関
節の伸展制限が認められる（すなわち，大腿部が診察
台につかない）ようであれば，腸腰筋，縫工筋，大腿
筋膜張筋が可動域制限の原因となっているかもしれな
い。その原因となる筋の短縮は，以下の基準を用いる
ことで判断できる[11]。

A.もし，股関節の伸展が制限され，股関節が外転・外
　旋位すれば**縫工筋**の短縮を疑う。

B.もし，股関節を伸展した際に，大腿部が外転し，そ
　の結果として股関節がさらに伸展するようならば
　大腿筋膜張筋の短縮を疑う。大腿筋膜張筋に特有な
　筋の長さテストは，この方法で確認すべきである。
　Van Dillen らは[22]，股関節が外転すれば，大殿筋と
　小殿筋の前部線維は弛緩状態になり，股関節伸展が
　増大すると報告している。もし，股関節外転が股関
　節伸展制限に影響を与えていなければ，**腸腰筋**が短
　縮を起こしており，すべての動きを阻害している。

　もし，検査中に大腿が外転しないようにすると，短
縮した大腿筋膜張筋は股関節内旋，膝蓋骨の外側偏
位，脛骨の外旋，あるいは膝伸展を引き起こすかもし
れない。

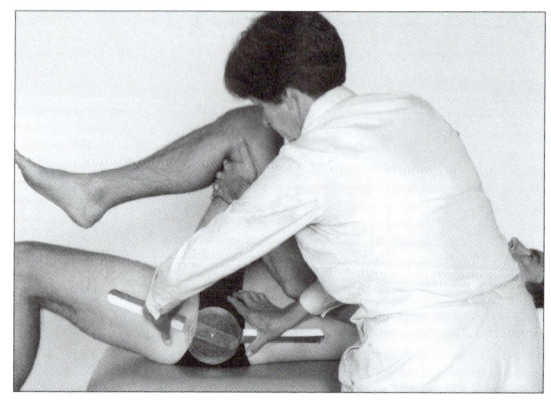

図 6-50　角度計での測定：股関節屈筋群の短縮

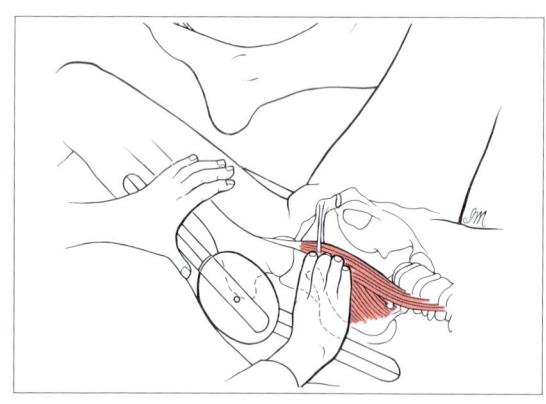

図 6-51　伸張された股関節屈筋群

股関節内転筋群（長内転筋，短内転筋，大内転筋，恥骨筋，薄筋）

起始[2]	停止[2]
長内転筋	
恥骨結合の前面	大腿骨粗線内側唇の中部 1/3
短内転筋	
恥骨筋と外閉鎖筋間の恥骨下行枝の外方	小転子と粗線との間の線（粗線上部）
大内転筋	
坐骨周辺の下枝の外方	大腿骨殿筋粗面内側部
坐骨下枝の下方	大腿骨粗線内側唇
坐骨結節の下外側面	内側上顆
	内転筋結節
恥骨筋	
腸恥隆起と恥骨結節の間（恥骨櫛）	小転子と粗線との間の線，
薄筋	
恥骨下枝と坐骨	脛骨内側上部（縫工筋と半腱様筋との間）

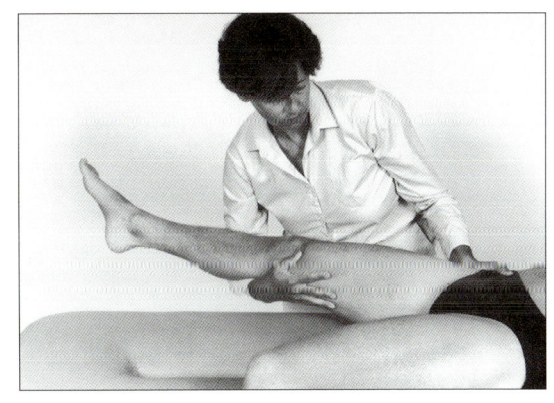

図 6-53　伸張された股関節内転筋群

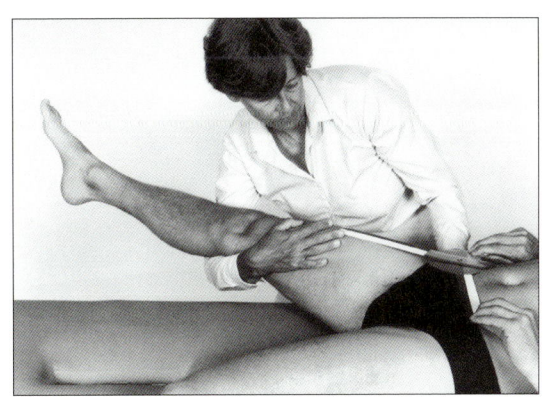

図 6-54　角度計での測定：股関節内転筋群の長さ

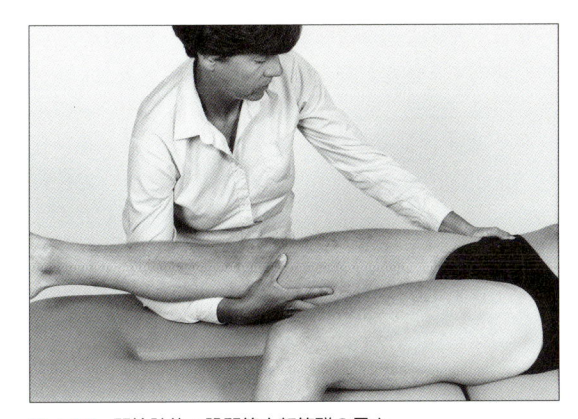

図 6-52　開始肢位：股関節内転筋群の長さ

開始肢位　患者は，背臥位になり下肢は解剖学的肢位とする。対側の下肢は股関節外転，膝関節屈曲し，診察台から下垂し，足を椅子の上におく（図 6-52）。
固定　セラピストは，同側の骨盤を固定する。
最終肢位　股関節の内転筋群が完全に伸張するまで外転させる（図 6-53）。
最終域感　伸張された股関節内転筋群—しっかりしている。
測定　股関節内転筋群が短縮を起こしていれば，股関節の他動的な外転可動域は筋の伸張に比例して可動域が減少する。セラピストは，角度計を使用して，他動的股関節外転角度を測定し記録する（図 6-54, 55）。

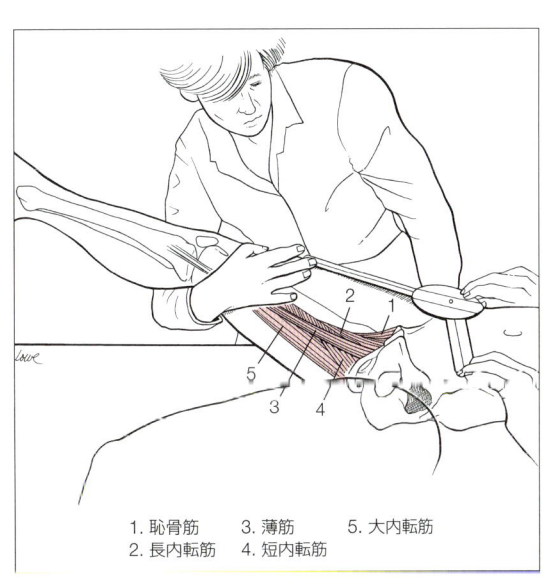

1. 恥骨筋　　3. 薄筋　　5. 大内転筋
2. 長内転筋　4. 短内転筋

図 6-55　伸張された股関節内転筋群

標準角度計の位置　角度計の位置は，股関節外転時と同様とする（図 6-55）。

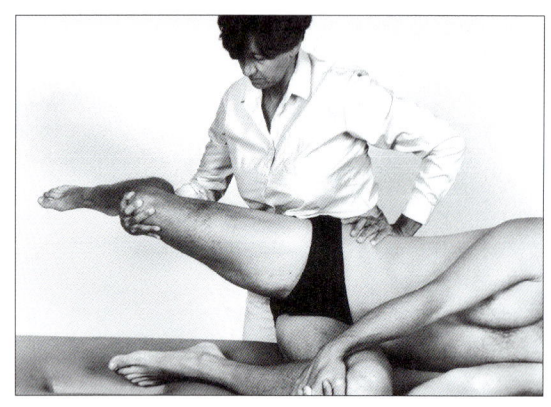

図 6-56 オーバーテストの開始肢位：大腿筋膜張筋の長さ

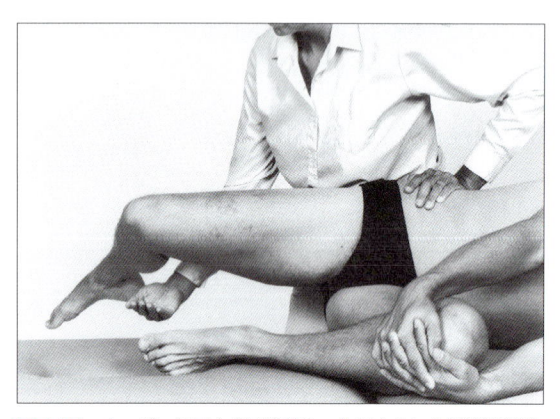

図 6-57 オーバーテストの最終肢位：伸張された大腿筋膜張筋

大腿筋膜張筋（腸脛靭帯）―オーバーテスト

起始[2]	停止[2]
大腿筋膜張筋	
腸骨稜の外唇前面，ASIS（上前腸骨棘）下の外面，大腿筋膜の深面	腸脛靭帯を介して脛骨外側顆側面

開始肢位　患者は，検査側を上にして側臥位になり，腰椎中間位を保つために，非検査側の股関節と膝関節を屈曲し抱きかかえる。セラピストは，背側に立ち，側臥位を維持するために患者の骨盤を固定する。股関節は外転位とし，腸脛靭帯を大転子より後方へ伸張するために股関節を伸展させる。股関節の回旋は中間位で膝は 90°屈曲位とする（図 6-56）。

固定　非検査側の肢位で骨盤と腰椎が固定される。セラピストは，腸骨稜の上面で骨盤側方を固定する。

最終肢位　検査側の足を診察台の方に落とす。セラピストは，他動的に内転させるために股関節の動きが制限されるところまで大腿部側面を少し押してもよ

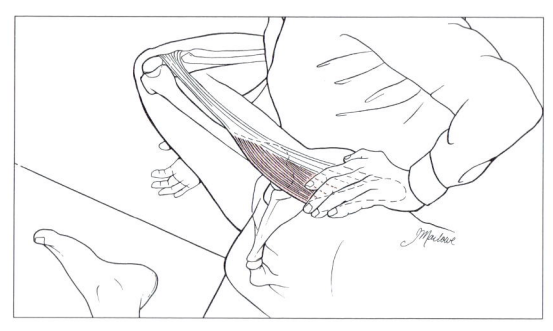

図 6-58 オーバーテスト：伸張された大腿筋膜張筋

い。大腿筋膜張筋の短縮があれば，股関節は外転位の状態となる（図 6-57，58）。もし他動的に足が水平面まで内転できなかった場合，最大の短縮が生じている；もし，水平面まで内転が可能であれば，中等度な短縮の状態である；足が水平線より内転するが，完全には診察台まで届かないようであればわずかな短縮と判断する[24]。

大腿筋膜張筋の短縮は，反対側の体幹側屈による検査側の骨盤の下方傾斜によって代償される場合があることに注意する。正確に検査するためには，検査側の股関節が伸展位で，回旋が正中位もしくはわずかな外旋位で維持されるように注意する。

もし，大腿直筋が硬い，あるいは膝の部分のストレスを減少する必要がある場合はオーバーテストを修正する必要があり（modified Ober's test），膝を伸展位の状態で実施する[11]。股関節の内転角度は，膝関節伸展位（modified Ober's test）よりも膝関節屈曲位（Ober's test）でより制限されることに注意する[25,26]。したがって，大腿筋膜張筋の長さを評価するときには，これらのテストを交互に用いるべきではない[26]。

最終域感　伸張した状態での大腿筋膜張筋（腸脛靭帯）―しっかりしている。

測定　もし，大腿筋膜張筋が短縮を起こしているなら，股関節の他動的内転可動域は，筋の伸張に比例して減少する。

標準角度計の位置　角度計の位置は，股関節外転，および内転と同様とする。補助者が測定肢位を調節し，角度計で読み取る必要がある。

別法：オーバーテスト：体幹腹臥位

Kendall らは[11]，大腿筋膜張筋の長さを評価するために，"modified Ober's test：腹臥位"を提唱している。

開始肢位　患者は，診察台の端側に立ち，体幹が診察台に載るように股関節を屈曲させる（図 6-59）。対側の下肢は，股関節と膝関節を屈曲させ診察台の下に入れる。患者は，上腕を頭部上までもっていき，診察台の両端をしっかりと握る。セラピストは，検査側の下

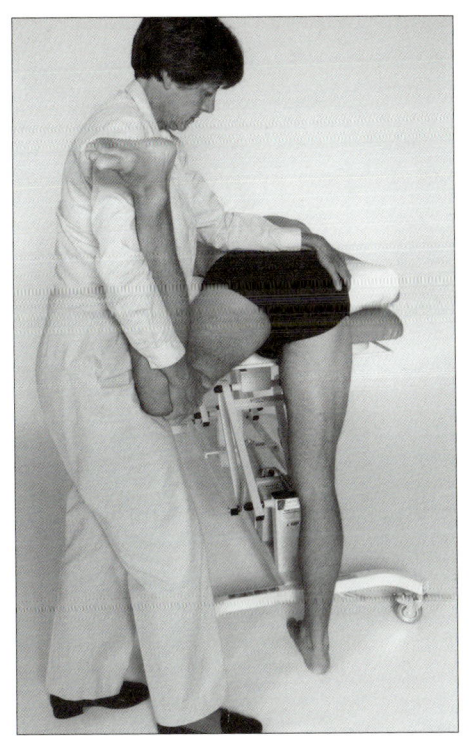

図 6-59　開始肢位：オーバーテスト：腹臥位

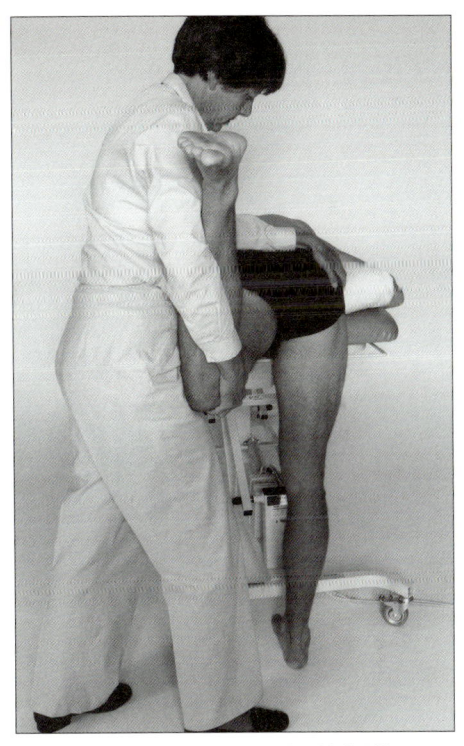

図 6-60　最終肢位：伸張された大腿筋膜張筋

6

肢を把持し，膝関節が 90°屈曲，回旋中間位の状態で最終域まで股関節を外転させる。

固定　セラピストは，骨盤前傾を防ぐために同側の骨盤を後方から固定する。また，対側骨盤が挙上しないよう，また，同側の骨盤が下制しないように側方から骨盤を固定することが重要である。患者の上腕の位置は，側方への骨盤傾斜を防ぐことができる。体幹の体重も固定化を安定させる。

最終肢位　股関節の完全伸展位，かつ，回旋中間位を保ちながら，大腿筋膜張筋が完全に伸張され動きが制限されるまで内転位にする（図 6-60）。もし，大腿筋膜張筋が短縮していれば，股関節伸展を伴う他動的内転可動域は，筋の長さに比例して減少する。

最終域感　伸張した状態での大腿筋膜張筋—しっかりしている。

筋力の評価（表 6-2）

表 6-2　股関節：筋活動，付着，神経支配

筋	主な筋活動	起始	停止	末梢神経	神経根
大腰筋	股関節屈曲	腰椎椎体 第 12 胸椎～第 5 腰椎の肋骨突起	大腿骨の小転子	腰神経叢	L1～3
腸骨筋	股関節屈曲	腸骨窩腸骨上縁	小転子	大腿神経	L2～3
縫工筋	股関節屈曲・外転・外旋 膝関節屈曲	上前腸骨棘（ASIS）	脛骨内面の上部 （薄筋と半腱様筋の前方）	大腿神経	L2～3
内閉鎖筋	股関節外旋	仙骨前面外側縁	大腿骨大転子上部	内閉鎖筋への神経 （仙骨神経叢）	L5～S1
上双子筋	股関節外旋	坐骨棘	内閉鎖筋に沿って大転子内面へ	内閉鎖筋への神経 （仙骨神経叢）	L5～S1
下双子筋	股関節外旋	坐骨結節	内閉鎖筋に沿って大転子内面へ	大腿方形筋への神経 （仙骨神経叢）	L5～S1
外閉鎖筋	股関節外旋	閉鎖筋膜外側 閉鎖孔の内側	大腿骨大転子の転子窩	閉鎖神経	L3～4
大腿方形筋	股関節外旋	坐骨結節	大腿骨転子間稜	大腿方形筋への枝 （仙骨神経叢）	L5～S1
恥骨筋	股関節内転	恥骨櫛	大腿骨内縁上部	大腿神経	L2～3
長内転筋	股関節内転	恥骨結合の前面	大腿骨粗線上部	閉鎖神経	L2～4
短内転筋	股関節内転	恥骨結節	大腿骨粗線上部	閉鎖神経	L2～3
薄筋	股関節内転	恥骨下枝	脛骨内側面上部（縫工筋と半腱様筋との間）	閉鎖神経	L2～3
大内転筋	股関節内転	坐骨下枝 坐骨枝 坐骨結節	大腿骨粗線内側唇 大腿骨粗線内側上顆	閉鎖神経と坐骨神経 （脛骨神経部）	L2～4
梨状筋	股関節外旋	骨盤の前面 仙骨前面外側縁	大腿骨の大転子上内側縁 （大坐骨孔を埋めながら通過）	仙骨神経叢からの枝	L5～S2
大殿筋	股関節伸展	腸骨翼後部 脊柱起立筋の腱膜 仙骨後外側縁 仙結節靭帯	腸脛靭帯と殿筋粗面	下殿神経	L5～S2
大腿筋膜張筋	股関節屈曲，外転，内旋 （腸頸靭帯を通じて，膝関節伸展）	腸骨稜の外唇前面 上前腸骨棘下の外側切痕 大腿筋膜の内面	腸脛靭帯を介して脛骨外側顆	上殿神経	L4～S1
中殿筋	股関節外転，内旋	腸骨翼中央の殿筋線面	大転子の外側面	上殿神経	L4～S1
小殿筋	股関節外転，内旋	腸骨翼下殿筋線	大転子前外側面	上殿神経	L4～S1

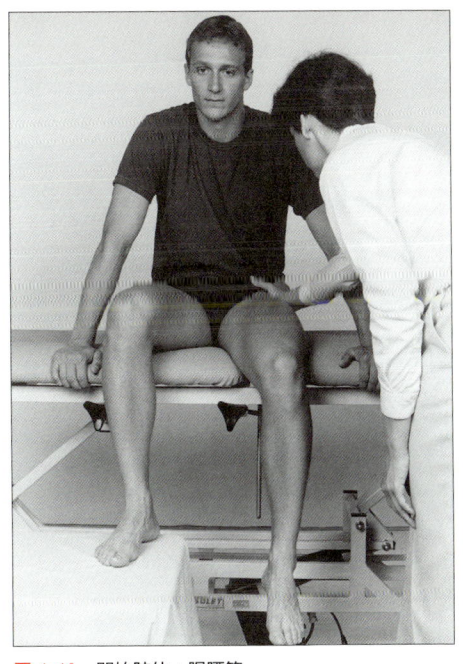

図 6-61　開始肢位：腸腰筋

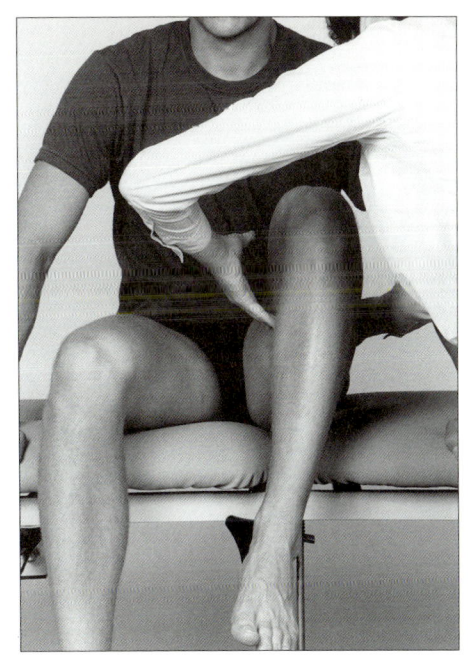

図 6-63　検査肢位：腸腰筋

6

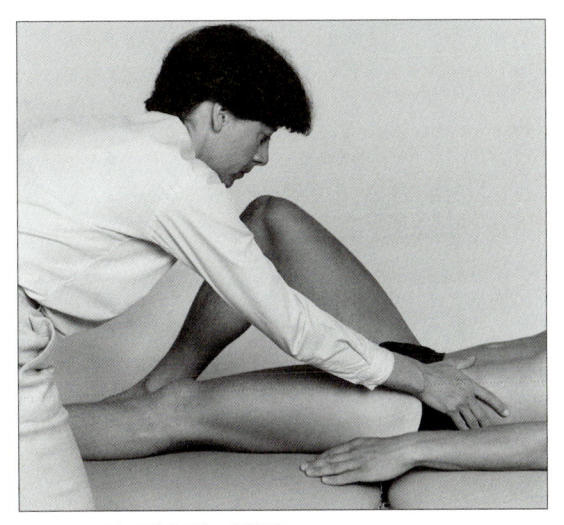

図 6-62　別の開始肢位：腸腰筋

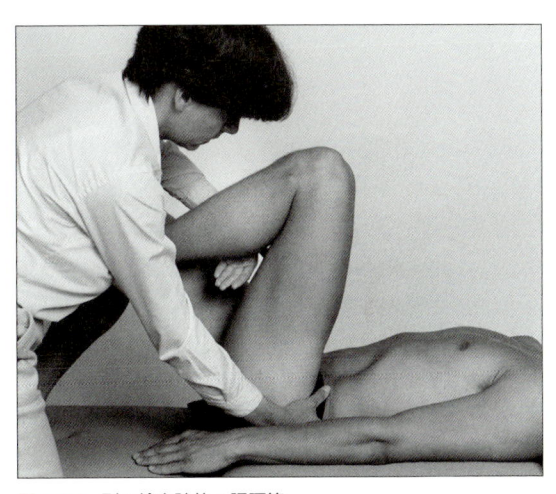

図 6-64　別の検査肢位：腸腰筋

股関節屈曲

抗重力位・腸腰筋

　補助筋：大腿直筋，縫工筋，大腿筋膜張筋，恥骨筋。

開始肢位　患者は膝関節を屈曲し，足を床に着けない端坐位とする。対側の脚は台に乗せる。（図 6-61）

別の開始肢位　患者は背臥位で股関節と膝関節は，解剖学的肢位とする。非検査側は，股関節と膝関節を屈曲位とする（図 6-62）。この位置では，90°を超えると重力は股関節屈曲を補助するように作用する。グレード 3 を評価する際には，下肢の重量に等しい抵抗を加える。

固定　セラピストは同側の腸骨稜の上に手をおいて骨盤を固定する。患者は坐位では体幹を安定させるため診察台の端を把持する。

運動　患者は全可動域股関節を屈曲する。膝関節は屈曲しても良い（図 6-63）。背臥位では，股関節と膝関節を屈曲させる（図 6-64）。90°を超えると，重力は屈曲を補助するよう作用するため，セラピストは抵抗を加える。

触診　腸骨筋と大腰筋は簡単に触診できない。

代償運動　補助筋による代償は以下のパターンを示す：縫工筋による外転・外旋運動；大腿筋膜張筋によ

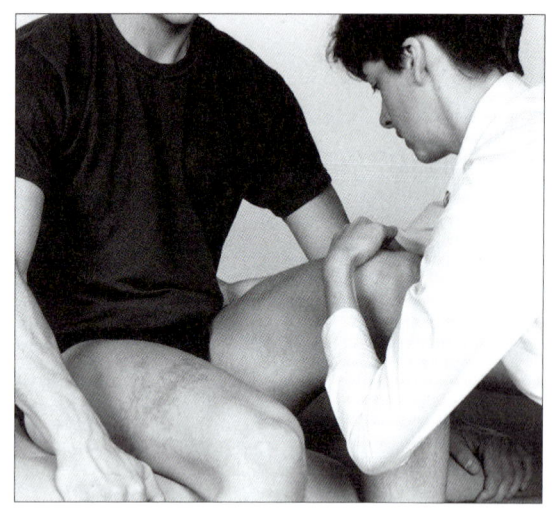

図 6-65　抵抗：腸腰筋

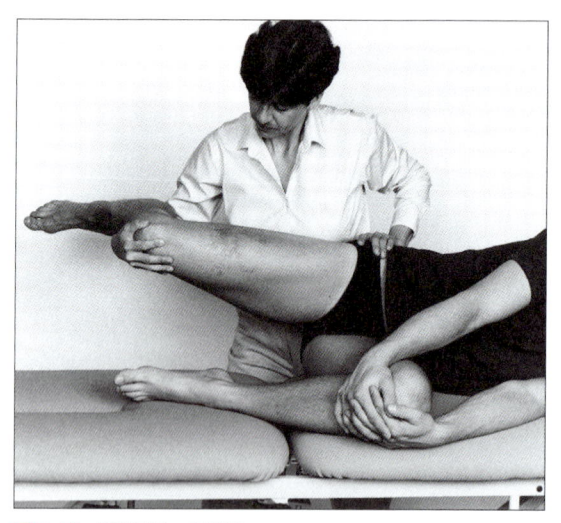

図 6-68　開始肢位：腸腰筋

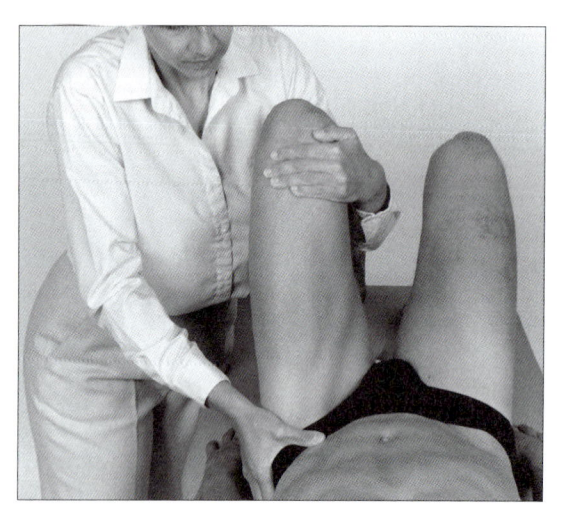

図 6-66　別の抵抗の方法：腸腰筋

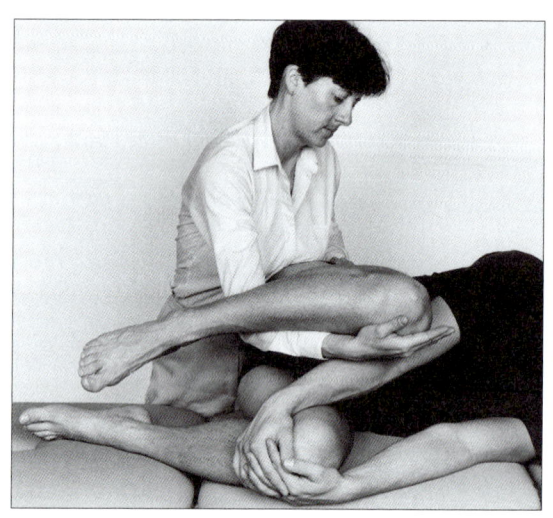

図 6-69　最終肢位：腸腰筋

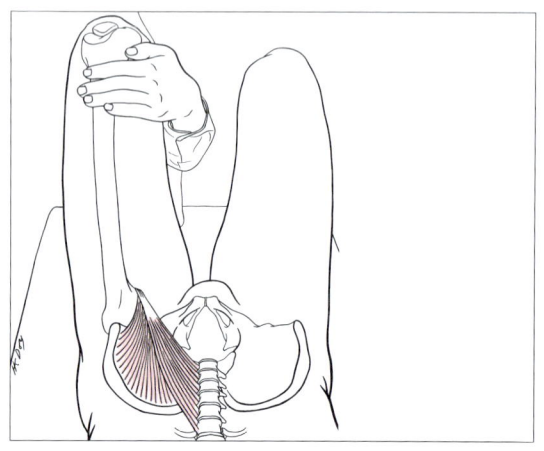

図 6-67　腸腰筋

る外転・内旋運動。

抵抗の位置　膝関節の近位で大腿の前面（図 6-65～
67）。

抵抗の方向　股関節伸展。

重力を除いた肢位：腸腰筋

開始肢位　対側を下にした側臥位で，対側の股関節・
膝関節を最大屈曲位で抱える（図 6-68）。セラピスト
は側臥位を維持するために患者の後方に立ち，下肢の
重みを支える。膝屈曲して股関節を伸展する。膝関節
の屈曲でハムストリングスを緩ませる。

固定　対側の下肢の肢位が腰椎を固定する。セラピス
トは骨盤を固定する。

最終肢位　患者は検査側の股関節を最終可動域まで
屈曲する（図 6-69）。

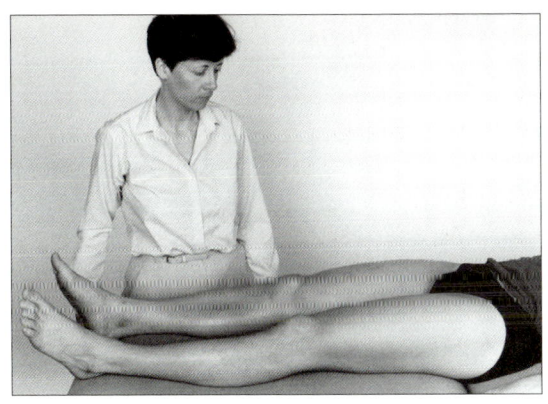

図 6-70　開始肢位：縫工筋

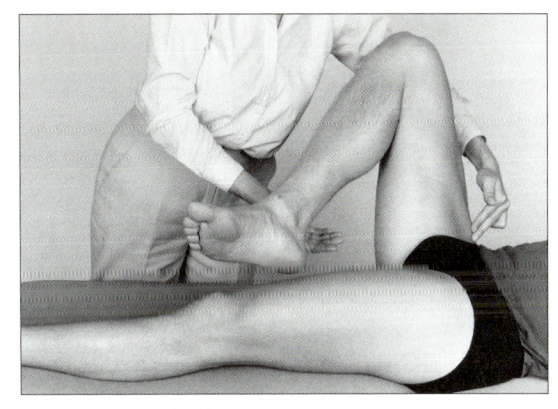

図 6-72　検査肢位：縫工筋

6

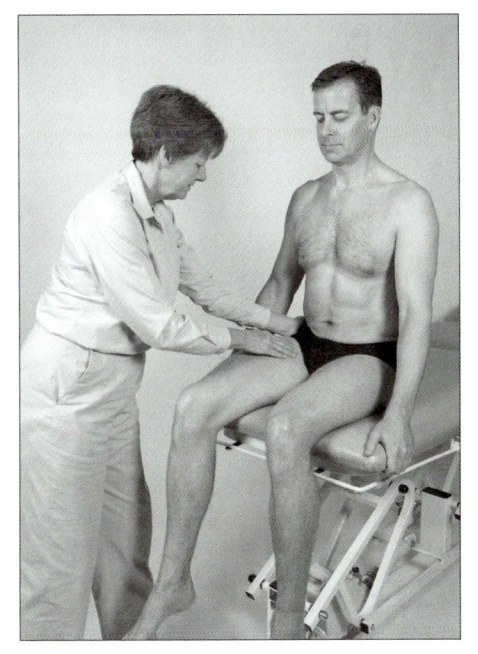

図 6-71　別の開始肢位：縫工筋

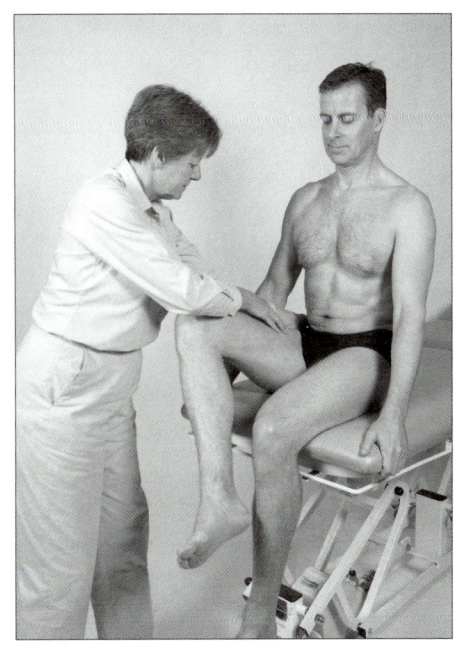

図 6-73　別の検査肢位：縫工筋

代償運動　股関節の内外旋を伴う外転[4]や腹筋群による骨盤の後傾[28]。

膝関節屈曲位での股関節屈曲，外転，および外旋

抗重力位：縫工筋

補助筋：腸腰筋，大腿直筋，大腿筋膜張筋。

開始肢位　患者は背臥位で，両下肢は解剖学的肢位とする（図 6-70）。

別の開始肢位　患者は膝関節を屈曲し，足を床に着けない端坐位とする。対側の脚は台に乗せる（図 6-71）。

固定　背臥位では体幹の重さで固定する。坐位ではセ

ラピストが同側の腸骨稜を押さえて骨盤を固定し，患者は診察台の端を把持する。

運動　膝関節屈曲位で股関節を屈曲，外転，外旋する（図 6-72，73）。

触診　大腿筋膜張筋の内側部で大腿の前面。

代償運動　腸腰筋と大腿筋膜張筋。正しい運動を確認するために，検査側の踵を対側下腿の前面を滑らせる。大腿筋膜張筋の活動は股関節屈曲に外旋を伴えば減弱する[29]。

抵抗の位置　(1) 膝関節の近位で大腿遠位部の前外側面と，(2) 足関節の近位で下腿遠位部の後面に抵抗を同時に加える（図 6-74〜76）。

抵抗の方向　(1) 股関節伸展・内転・内旋；(2) 膝関節伸展。

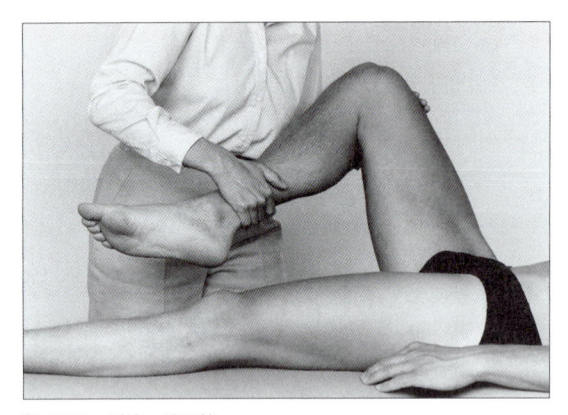

図 6-74　抵抗：縫工筋

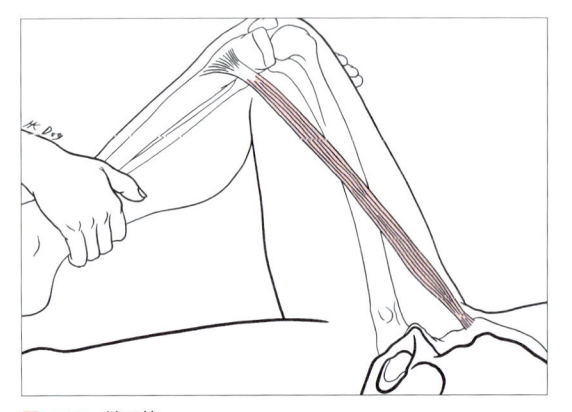

図 6-75　縫工筋

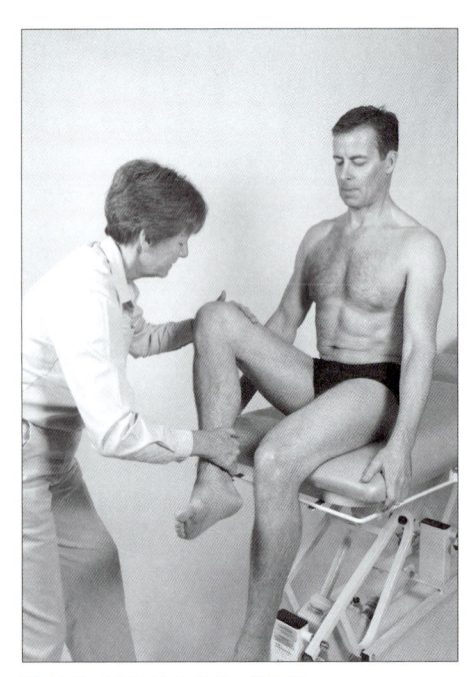

図 6-76　別の抵抗の方法：縫工筋

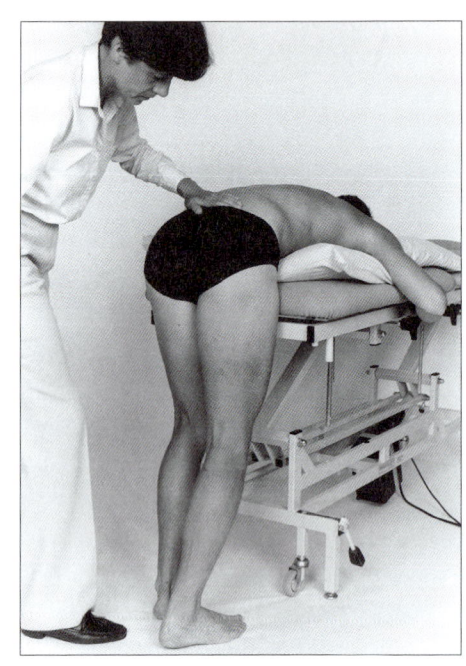

図 6-77　開始肢位：股関節伸筋群

抗重力位の補助：縫工筋

検査手技は背臥位での抗重力位と同じ。

股関節伸展

抗重力位：大殿筋，大腿二頭筋，半腱様筋，半膜様筋

補助筋：大内転筋，梨状筋，中殿筋。

開始肢位　この肢位は股関節屈曲拘縮がある患者に対して検査する方法である（図 6-77）。患者は立位で体幹を屈曲し，胸郭を診察台に載せる。対側の下肢は股関節と膝関節を屈曲するために，診察台の下に位置させる。検査側の股関節は屈曲位で膝関節は伸展位とする。

別の開始肢位　患者は腹臥位とし，下肢は解剖学的肢位とする。股関節を屈曲するために骨盤の下に枕を 2 個入れる（図 6-78）。

固定　セラピストが，あるいはストラップを用いて骨盤を固定する。患者は診察台の端を把持する：体幹の重みで固定する。

運動　患者は膝関節伸展位を保持したまま股関節を伸展する（図 6-79〜80）股関節外旋位を保持したまま伸展することにより，大殿筋の最大収縮を得ることができる。膝関節を自動屈曲し，股関節を伸展すれば，ハムストリングスは短縮位となり，大殿筋の分離運動を行うことができる[4]。膝関節を屈曲位にすることで

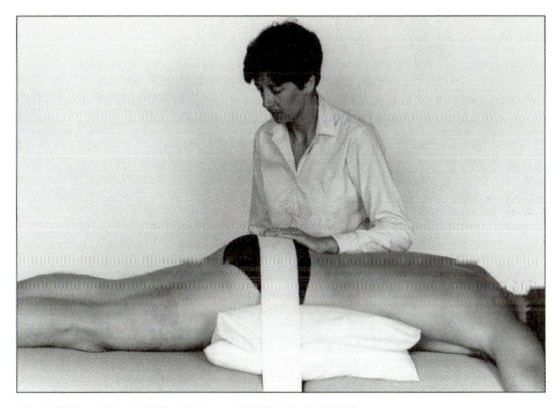

図 6-78 別の開始肢位：股関節伸展筋群

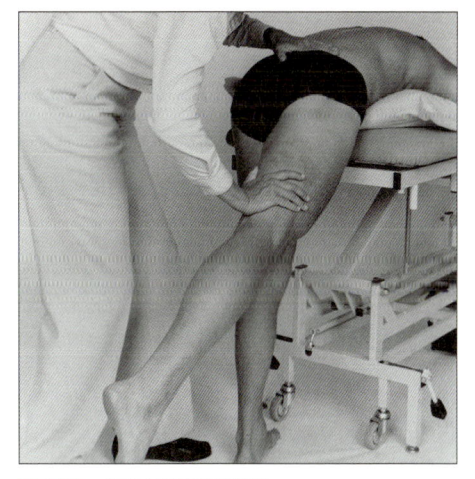

図 6-81 抵抗：股関節伸筋群

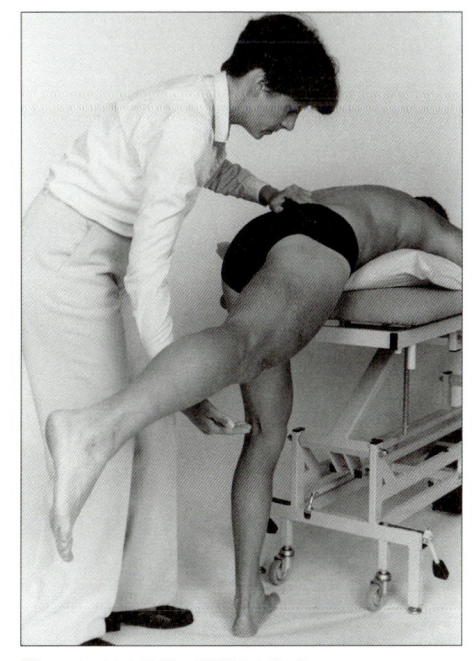

図 6-79 検査肢位：股関節伸筋群

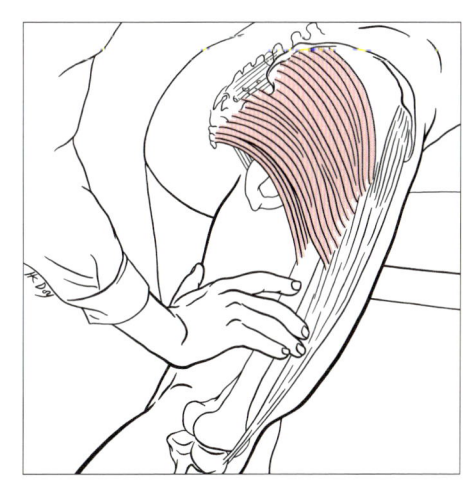

図 6-82 大殿筋

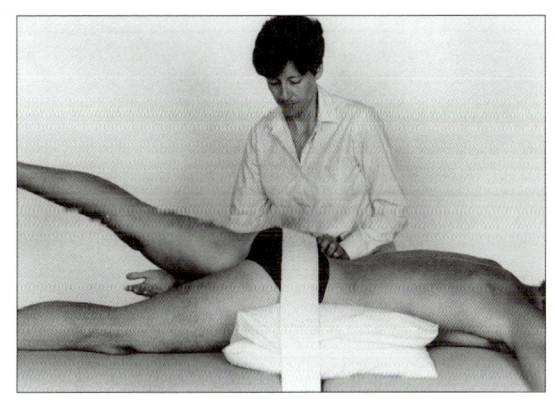

図 6-80 別の検査肢位：股関節伸筋群

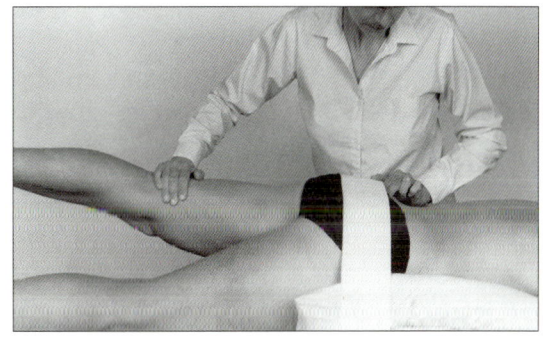

図 6-83 抵抗：股関節伸筋群の別の方法

ハムストリングスの活動性は減少するが[5,30]，完全には除去することはできない[30,31]。セラピストが膝関節屈曲位を他動的に保持する方法もあるが，膝関節屈曲位を保つことは困難である[31]。

大腿直筋の緊張により膝関節は伸展する。

触診 大殿筋：殿筋粗面の付着部内側，あるいは腸骨

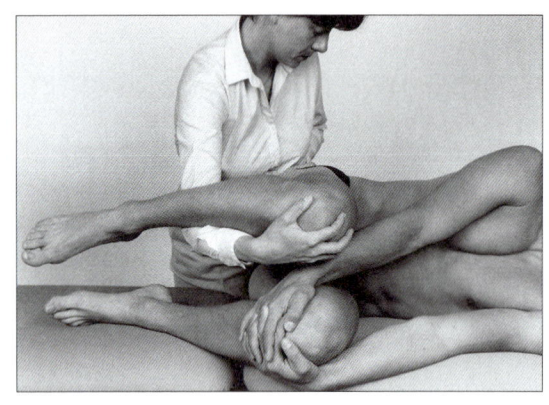

図 6-84　開始肢位：股関節伸筋群

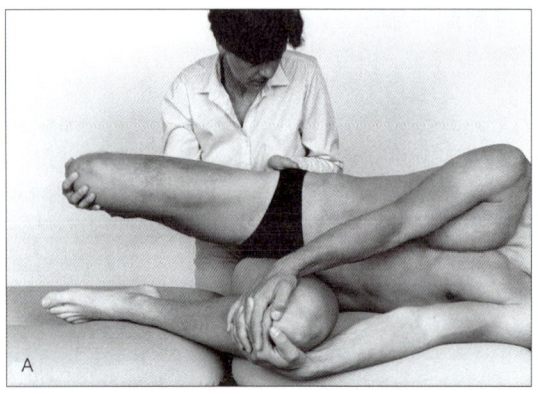

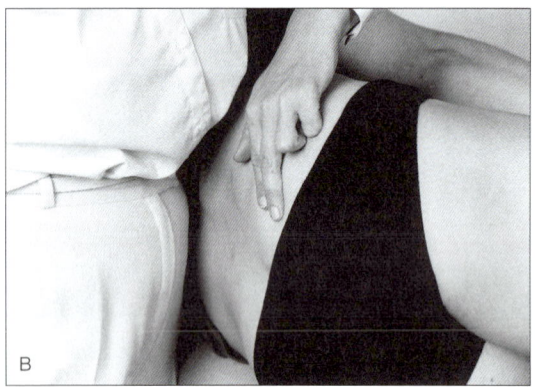

図 6-85　A．最終肢位：股関節伸筋群。B．セラピストが大殿筋を触れている

稜後面の起始部（図 6-85B）。
代償運動　腰椎伸展。
抵抗の位置　大腿近位の後面に抵抗を加える（図 6-81〜6-83）。
抵抗の方向　股関節屈曲。

重力を除いた肢位：大殿筋，大腿二頭筋，半腱様筋，半膜様筋

開始肢位　患者は対側を下にした側臥位で，対側の股関節・膝関節を屈曲する（図 6-84）。

固定　患者は対側の股関節・膝関節を最大屈曲位で保持することで体幹と骨盤を固定し，腰椎の伸展を防ぐ
最終肢位　患者は股関節を全可動域伸展させる。（図 6-85A）もし，大腿直筋の短縮があれば膝関節伸展してもらう場合もある。
代償運動　股関節内転，あるいは外転。

背臥位での股関節伸展のテスト[32]

グレード	説明
	セラピストが台から脚を持ち上げる
5	股関節の位置は開始時と変化しない（例　股関節伸展），骨盤と下肢が一体として診察台から持ち上がる（図 6-87）。
4	股関節が 30° 程度屈曲した状態で，骨盤と下肢が一体として診察台から持ち上がる。セラピストが SLR（下肢伸展挙上）の最終可動域まで股関節を屈曲し，抵抗を感じる（図 6-88）。
3	骨盤の上昇はほとんど起こらないが，強い抵抗を感じる（図 6-89）。
2	骨盤の上昇は起こらないが，最小限の抵抗（例　下肢の重量以上）を感じる（図 6-89）。

＊股関節屈曲拘縮がある場合は股関節伸展運動ができないため，背臥位ではグレード 5 のテストは実施できない。

　背臥位での股関節伸展筋のテストは腹臥位を取ることのできない患者に対して，グレード 2 から 5[32] までの筋力を検査することができる有用な方法である。
開始肢位　患者は踵を診察台の端からはみ出させた背臥位とし，診察台の端を把持せず，両手を体の前で組んだ姿勢とする（図 6-86）。セラピストは両手をカップの形状にし，踵の下を把持する。
固定　体重が体幹を固定する。
テスト　患者に踵を診察台に押しつけるよう指示し，股関節と体幹を硬く保持させ，セラピストは診察台か

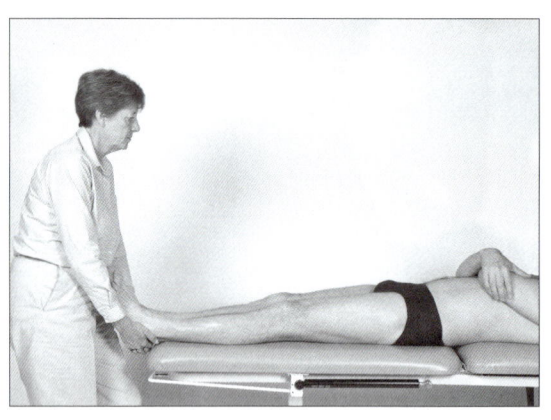

図 6-86　開始肢位：背臥位での股関節伸展の検査

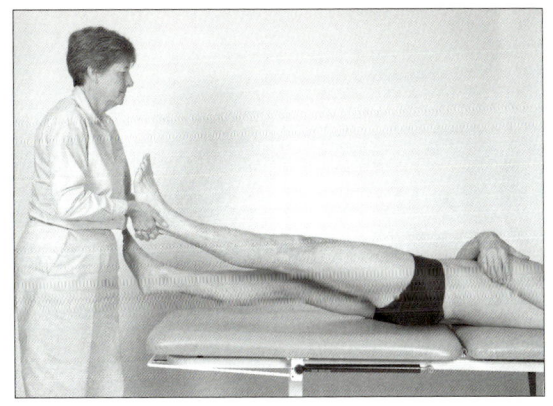

図 6-87　グレード 5：股関節伸展，下肢と骨盤がベッドから浮いている。

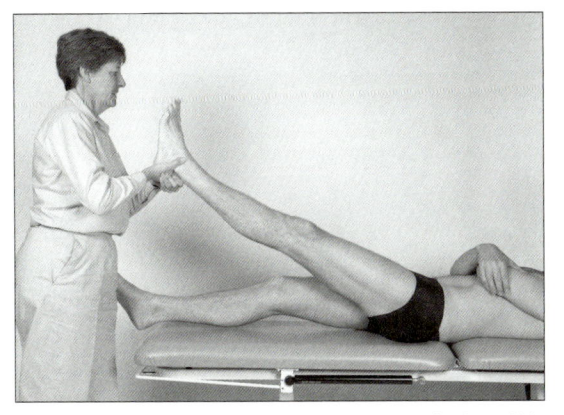

図 6-88　グレード 4 股関節屈曲〜30°，下肢と骨盤がベッドから浮いている

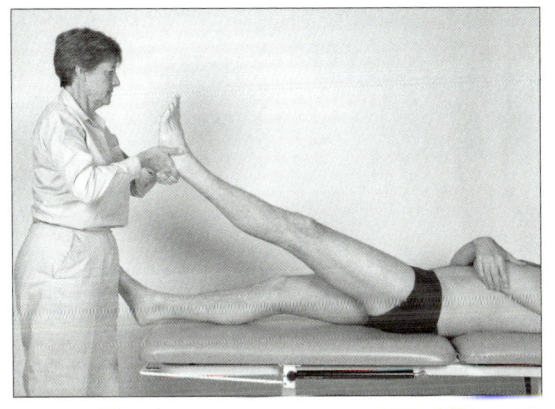

図 6-89　グレード 3 または 2　セラピストの手に良好な，あるいはわずかな抵抗を感じる

ら約 90 cm 持ち上げる。このとき，非検査側の下肢は無意識に持ち上がるかもしれない。

触診　背臥位では，セラピストは股関節伸筋群の触診や観察は困難である。

段階づけ　段階づけは股関節完全伸展位を保持する能力や抵抗感によって決定される。

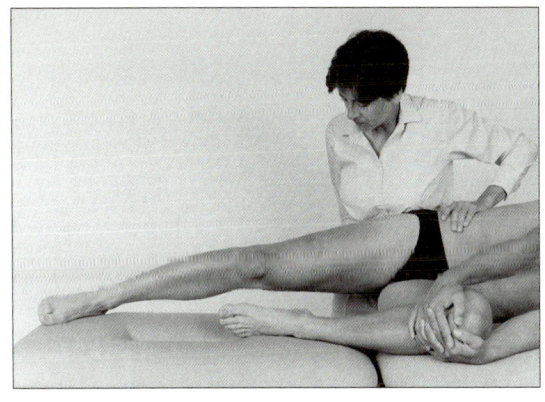

図 6-90　開始肢位：中殿筋と小殿筋

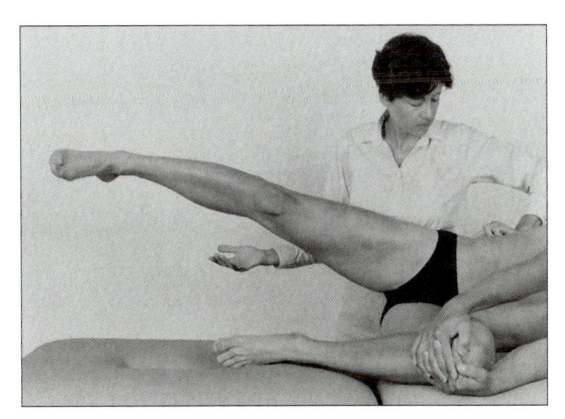

図 6-91　検査肢位：中殿筋と小殿筋

股関節外転

抗重力位：中殿筋，小殿筋

補助筋：大腿筋膜張筋，大殿筋（上部線維）。

開始肢位　非検査側を下にした側臥位で，対側の股関節・膝関節を最大屈曲位で抱え，骨盤と体幹を固定する（図 6-90）。セラピストは側臥位を維持するために患者の殿部の後方に立つ。検査側の下肢は股関節軽度伸展位，回旋中間位とする。

Widler ら[33]は股関節外転筋力測定の妥当性と信頼性を側臥位，背臥位，および立位で検討した。その結果，側臥位が妥当性，かつ信頼性が最も高い肢位であることを報告している[33]。

固定　非検査側の位置が固定を決定する；セラピストは腸骨稜の上部に手をおいて骨盤を固定する。

運動　患者は全可動域股関節を外転する。股関節が屈曲しないように踵の位置を注意させる（図 6-91）。

触診　**中殿筋**は腸骨稜の外側唇の遠位，あるいは大転子の近位で触診する。**小殿筋**は中殿筋の深部に位置す

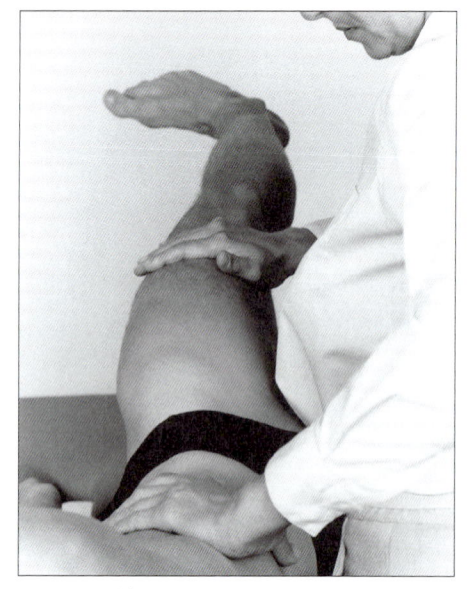

図6-92　抵抗：中殿筋・小殿筋

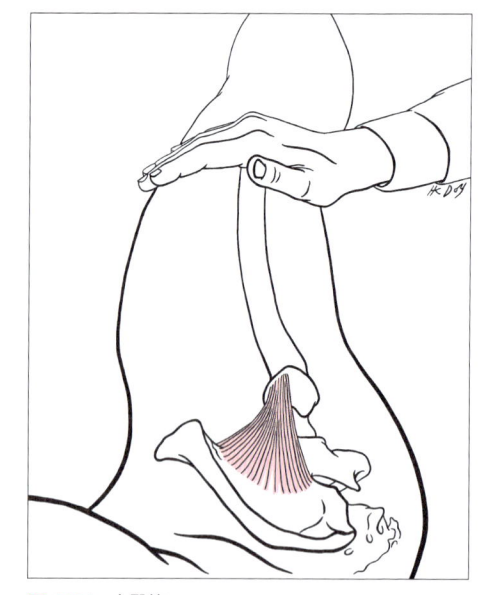

図6-94　小殿筋

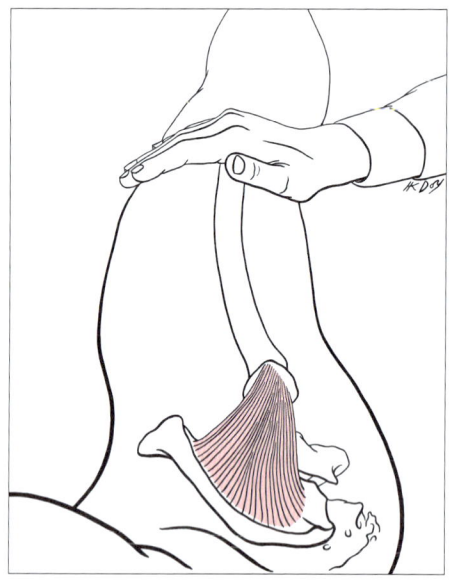

図6-93　中殿筋

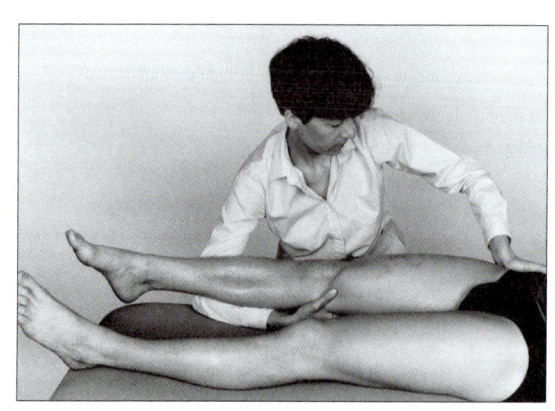

図6-95　開始肢位：中殿筋と小殿筋

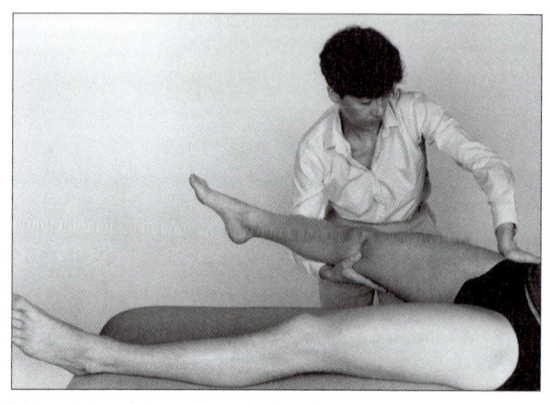

図6-96　最終肢位：中殿筋と小殿筋

るため触診できない

代償運動　腸腰筋による股関節屈曲；腰方形筋による骨盤の挙上。大腿筋膜張筋による股関節屈曲，内旋に伴った外転。
抵抗の位置　膝関節の近位の外側面（図6-92～94）。
抵抗の方向　股関節内転。

重力を除いた肢位：中殿筋，小殿筋

開始肢位　患者は背臥位で解剖学的肢位とする（図6-95）。セラピストは下肢の重量を支える。
固定　セラピストは骨盤を固定する。
最終肢位　患者は股関節最大可動域まで内転する（図6-96）。
代償運動　股関節屈曲と骨盤の挙上。

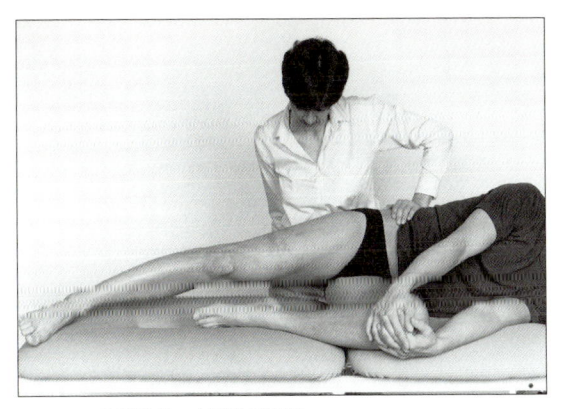

図 6-97　開始肢位：大腿筋膜張筋

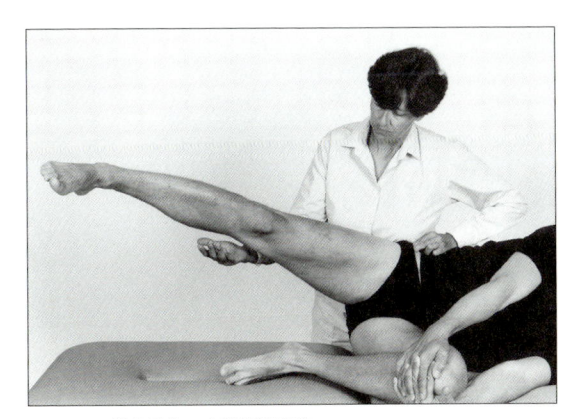

図 6-98　検査肢位：大腿筋膜張筋

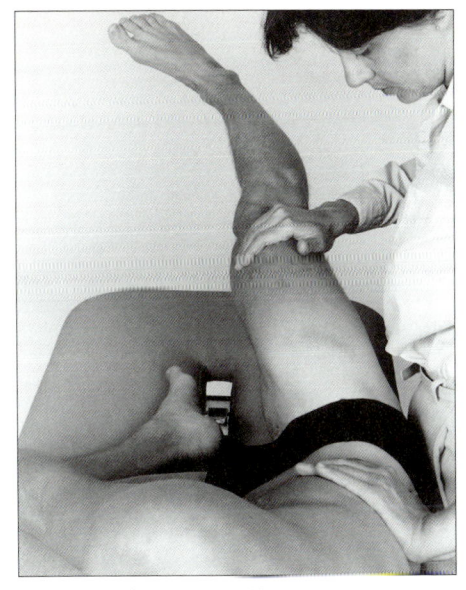

図 6-99　抵抗：大腿筋膜張筋

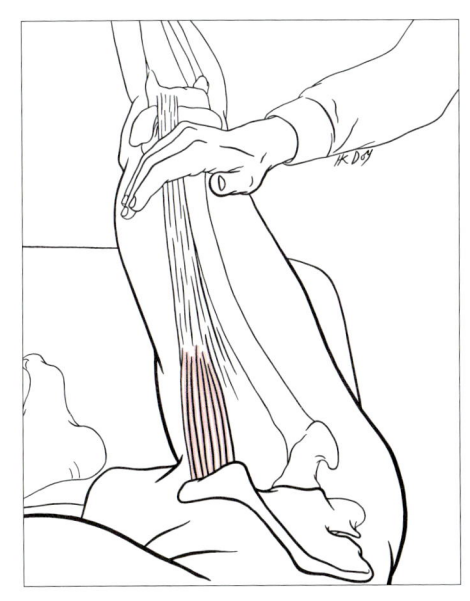

図 6-100　大腿筋膜張筋

股関節外転と股関節屈曲

抗重力位：大腿筋膜張筋

　補助筋：中殿筋，小殿筋。

開始肢位　対側を下にした側臥位で，対側の股関節・膝関節を最大屈曲位で抱える（図 6-97）。検査側の下肢は 10〜20° 程度屈曲し，内旋位とする。骨盤を後方回転させ，セラピストはこの肢位を維持するために殿部の後方に立つ。膝関節は伸展位とする。

固定　非検査側の位置が固定を決定する；セラピストは腸骨稜の上部に手をおいて骨盤を固定する。

運動　患者は股関節軽度屈曲位で，全関節可動域で股関節を外転する（図 6-98）。

触診　縫工筋上部の外側，あるいは腸脛靭帯上の大転子遠位。

代償運動　腰方形筋（骨盤挙上），腸腰筋（股関節屈曲），中殿筋，小殿筋（股関節外転）。

抵抗の位置　膝関節の近位で大腿の前外側部（図 6-99，100）。

抵抗の方向　股関節内転と伸展。

重力を除いた肢位：大腿筋膜張筋

開始肢位　患者は背臥位とする。セラピストは股関節 10〜20° 屈曲位，内旋位，および膝関節伸展位で下肢を支え，運動を通して維持する（図 6-101）。

固定　患者の体幹の重さで固定する。

最終肢位　患者は全可動域を通して外転し，軽度股関節を屈曲する（図 6-102）。

代償運動　腰方形筋，大腰筋，腸骨筋，中殿筋，小殿筋。

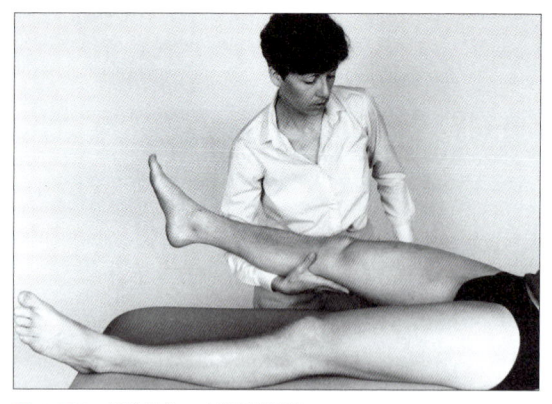

図 6-101　開始肢位：大腿筋膜張筋

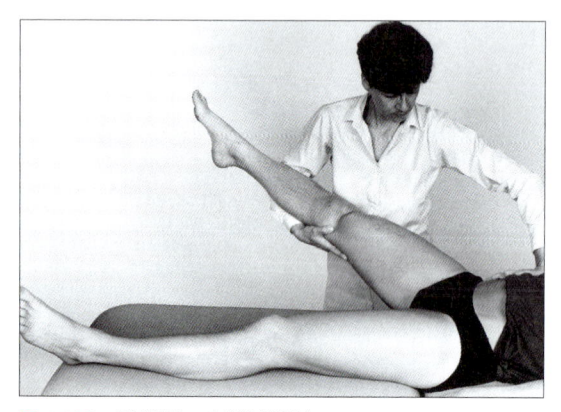

図 6-102　最終肢位：大腿筋膜張筋

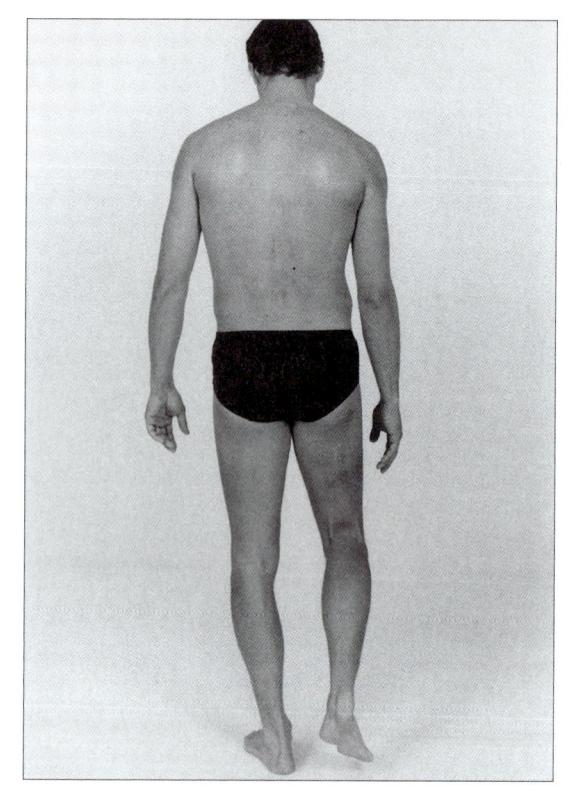

図 6-103　トレンデレンブルグ徴候：陰性

臨床的なテスト：股関節外転筋のメカニズムの弱化

　股関節外転筋群の第一の機能は片脚立位時に骨盤を水平位に保つことである[30]。歩行時において，一側の下肢を前方に振り出しているとき，対側の下肢が地面に接している片脚立位が繰り返される。片脚立位時には遊脚において頭，腕，体幹，同側の下肢の重量が骨盤を下方に回転させるように作用する[30]。これらの骨盤の下方への回転は大腿骨頭を軸として股関節外転筋が制御している[30]。立脚側の股関節外転筋力の低下や麻痺の存在によって，対側の骨盤が低下する。股関節の外転筋群の筋力低下や麻痺はトレンデレンブルグテストによって検査される[5,21,34]。

トレンデレンブルグテスト　患者はバランスを取るために台の上に軽く手をおき，検査側を支持脚とした片脚立位となる（図示なし）。対側の股関節と膝関節は足部を床から浮かすために屈曲する。セラピストは後方から骨盤と体幹の位置を観察する。トレンデレンブルグテスト陰性は外転筋群の筋力低下がないことを意味する（図 6-103）。PSIS（上後腸骨棘）が水平，あるいは軽度遊脚側へ少し傾く。トレンデレンブルグ陽

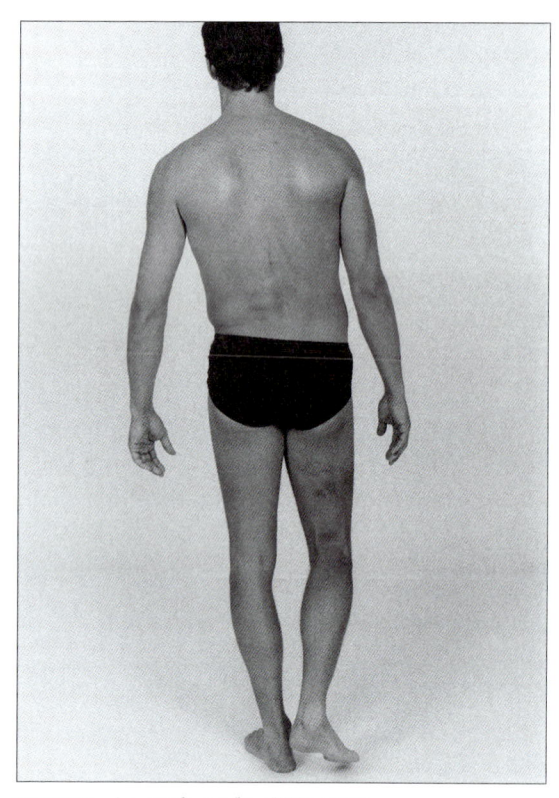

図 6-104　トレンデレンブルグ徴候：陽性

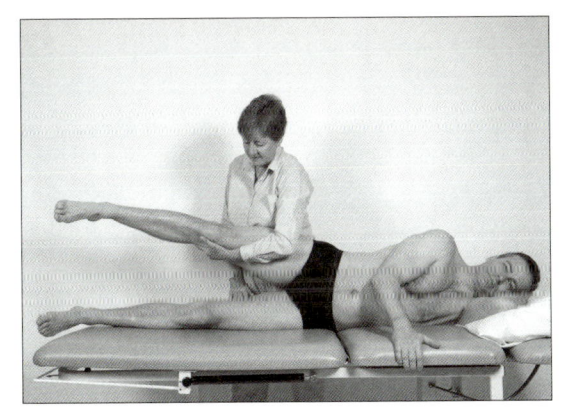

図 6-105　開始肢位：股関節内転筋群

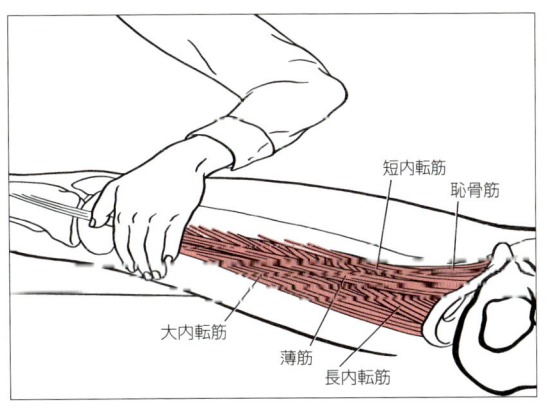

図 6-108　股関節内転筋群

（図中ラベル：短内転筋，恥骨筋，大内転筋，薄筋，長内転筋）

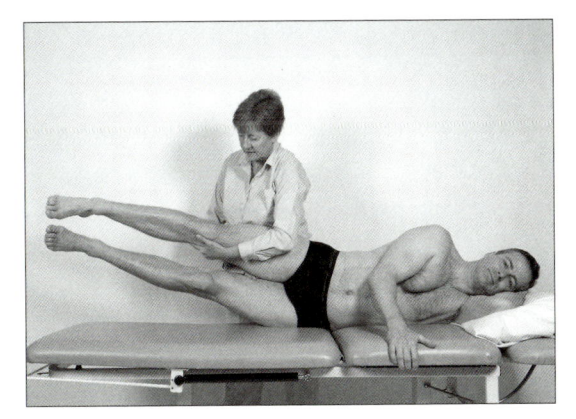

図 6-106　検査肢位：股関節内転筋群

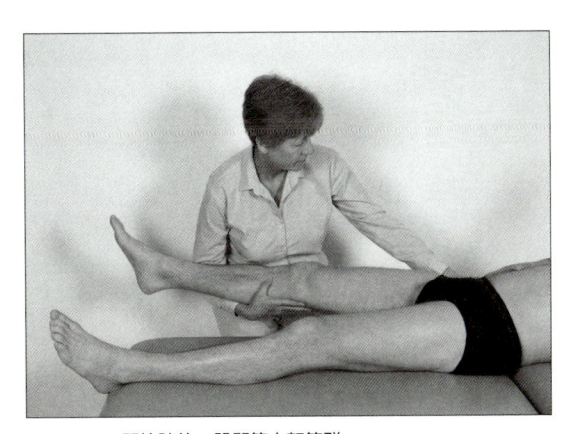

図 6-109　開始肢位：股関節内転筋群

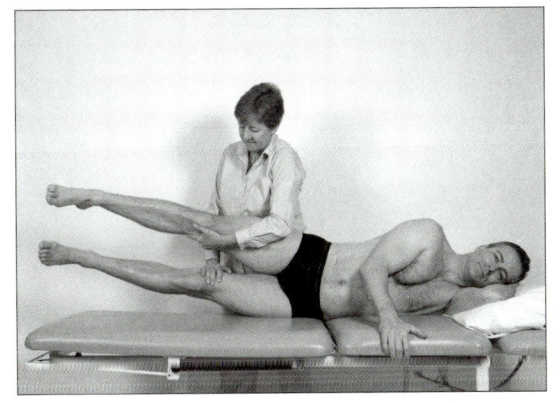

図 6-107　抵抗：股関節内転筋群

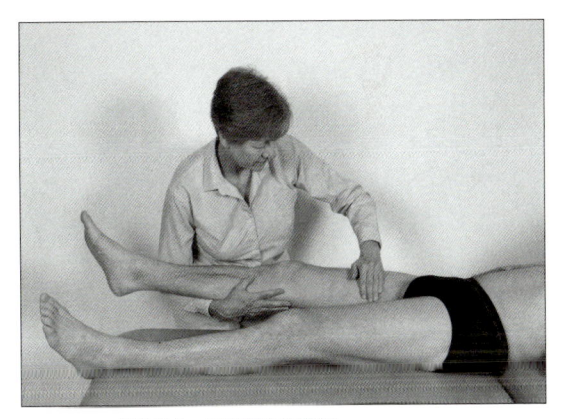

図 6-110　最終肢位：股関節内転筋群

性は外転筋力の弱化を意味する（図 6-104）。PSIS が水平でなく，骨盤が非支持側へ下制する。代償的なバランスのメカニズムは立脚側へ体幹を側屈させる。

股関節内転

抗重力位：長内転筋，短内転筋，大内転筋，恥骨筋，薄筋

開始肢位　患者は検査側を下にした側臥位とする。セラピストは側臥位を保持するために殿部に向かって背面に立つ。セラピストが大腿と膝の内側を持ち，股関節を 25-30° 外転位を保持するために補助する（図

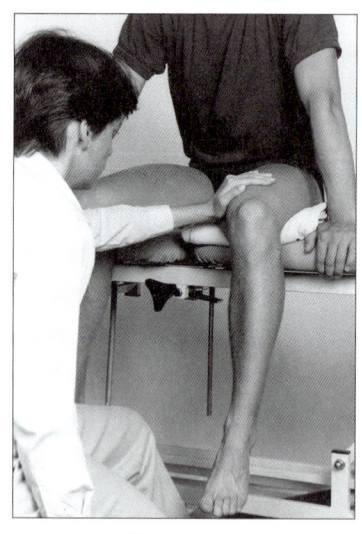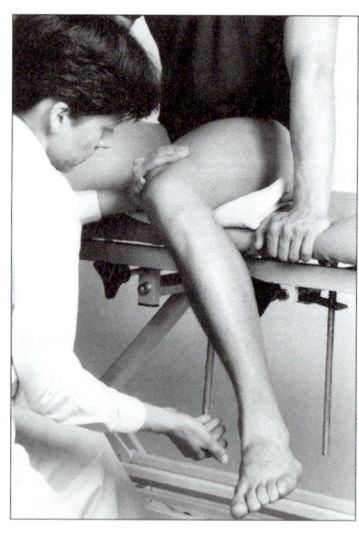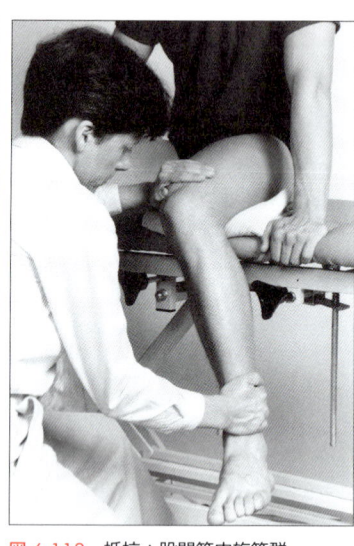

図 6-111　開始肢位：股関節内旋筋群　　図 6-112　検査肢位：股関節内旋筋群　　図 6-113　抵抗：股関節内旋筋群

6-105）。別の方法として，股関節内転は背臥位でも検査はできる。その際は抗重力位と同じ条件にするために，股関節内転運動に下肢の重さ分の抵抗を加える必要がある。

固定　患者は診察台の端を把持する。

運動　対側の下肢に触れるまで股関節を内転させる（図 6-106）。患者に検査中，下肢を回旋しないよう指示する。

触診　内転筋群は大腿の内側部と遠位部でグループとして触診することができる。

抵抗の場所　膝関節の近位で大腿内側面の遠位部（図 6-107，108）。

抵抗の方向　股関節外転。

代償運動　股関節屈筋による代償は骨盤を後傾し，股関節を内旋する。股関節伸筋による代償は骨盤を前傾し，股関節を外旋する。

重力を除いた肢位：長内転筋，短内転筋，大内転筋，恥骨筋，薄筋

開始肢位　患者は背臥位とする。検査側の股関節を25〜30°外転位，内外旋中間位，伸展位とする（図 6-109）。セラピストは下肢の重みを支える。

固定　背臥位で患者は体重を，セラピストは骨盤を安定させる。

最終肢位　患者は股関節最大可動域まで内転する（図 6-110）。

股関節内旋

抗重力位：中殿筋，小殿筋，大腿筋膜張筋

補助筋：長内転筋。

開始肢位　患者は端坐位とする（図 6-111）。股関節は 90°屈曲位，内外旋中間位とする。大腿を水平に保つために大腿遠位部の下にパッドを敷く ASIS（上前腸骨棘）と膝蓋骨中央を一直線上にそろえる。対側は股関節外転位とし，足部は台の上においておく。

固定　体幹の重量が幾分安定に働く。患者は骨盤を安定させるためにベッドの端を把持する。セラピストは股関節の内転を防止するために大腿の遠位内側部に手をおく。また，動きを制限しないように大腿骨の位置を保持する。

運動　患者は全関節可動域で股関節を内旋する（図 6-112）。

触診　中殿筋・小殿筋・大腿筋膜張筋の触診に関しては前述したテストを参照。

代償運動　骨盤の挙上，同側の体幹側屈，股関節内転。

抵抗の位置　足関節より近位の下腿外側面（図 6-113）。抵抗の集中は膝関節にストレスを加えるので注意する。

抵抗の方向　股関節外旋。

別のテスト肢位　患者は背臥位で股関節伸展位とする。この方法は前述した抵抗による膝の不安定性を予防する場合に用いる。背臥位で抵抗を膝関節の近位部に加える。股関節の内旋筋力は屈筋が伸展筋より大きい[35]。験者間信頼性を高めるために股関節の位置を記

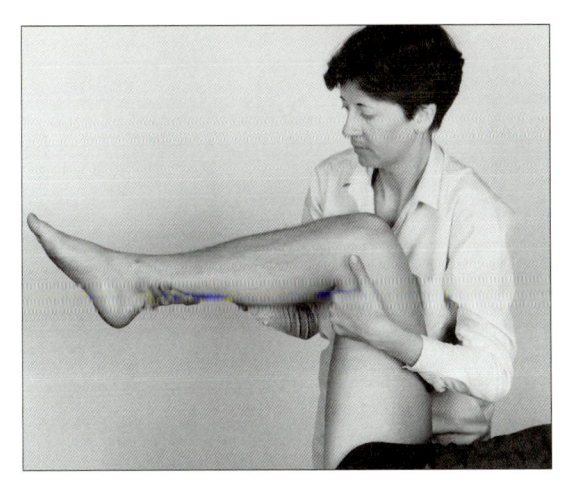

図6-114　開始肢位：股関節内旋筋群

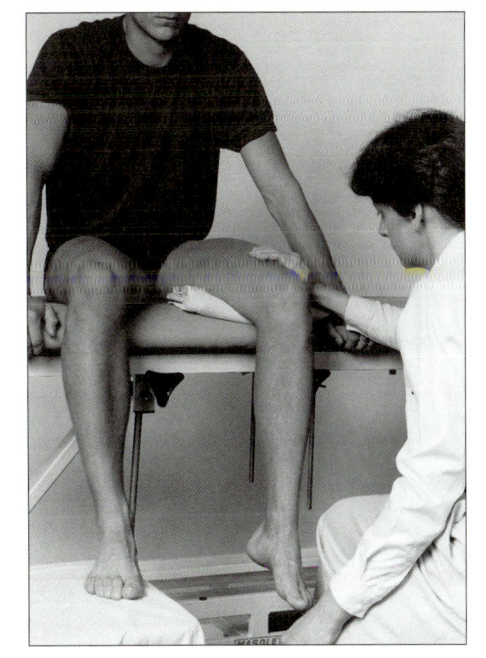

図6-116　開始肢位：股関節外旋筋群

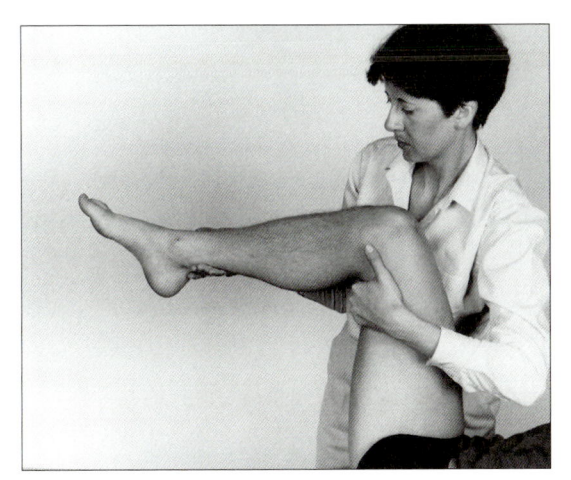

図6-115　最終肢位：股関節内旋筋群

録しておく。

重力を除いた肢位：中殿筋・小殿筋・大腿筋膜張筋

開始肢位　患者は背臥位とする。セラピストは股関節屈曲90°，内外旋中間位，膝関節屈曲位を保持する（図6-114）。

固定　患者は骨盤を固定するために診察台の端を把持する。

最終肢位　患者は全関節可動域で股関節を内旋する（図6-115）。セラピストが大腿の内側部においた手で内転を防止し，全股関節可動域の内旋運動を可能にする。運動を繰り返し，セラピストは筋を触診する。

代償運動　股関節内転と膝関節屈曲。

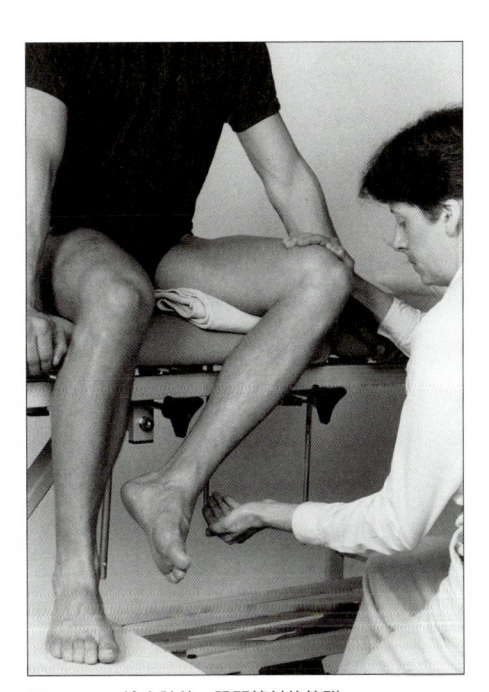

図6-117　検査肢位：股関節外旋筋群

股関節外旋

抗重力位：梨状筋，外閉鎖筋，上双子筋，大腿方形筋，下双子筋，内閉鎖筋

補助筋：大殿筋

開始肢位　患者は端坐位とする（図6-116）。股関節は90°屈曲位，内外旋中間位とする。大腿を水平に保

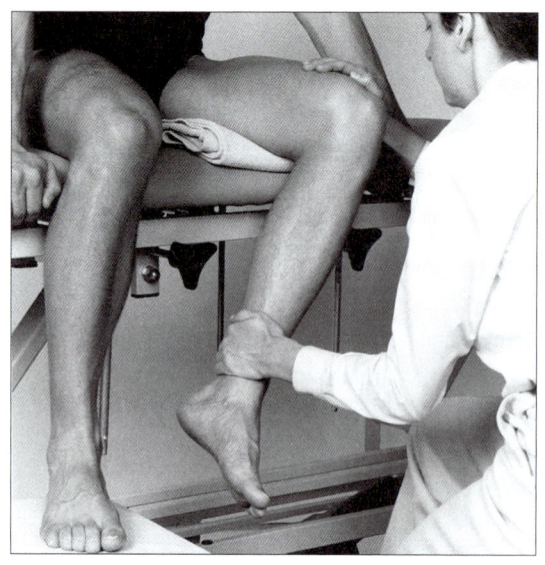

図6-118　抵抗：股関節外旋筋群

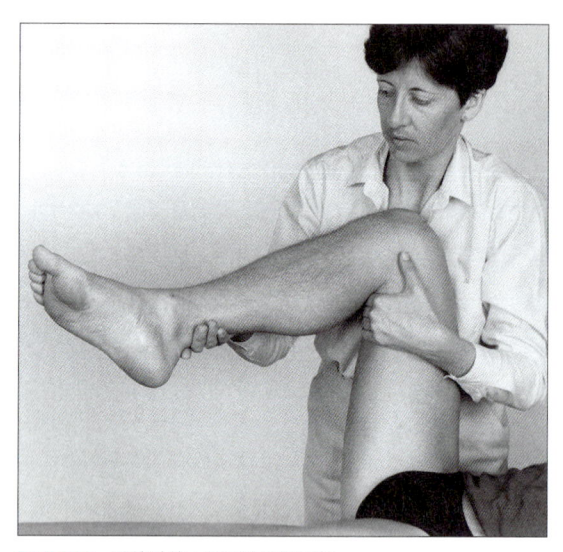

図6-120　最終肢位：股関節外旋筋群

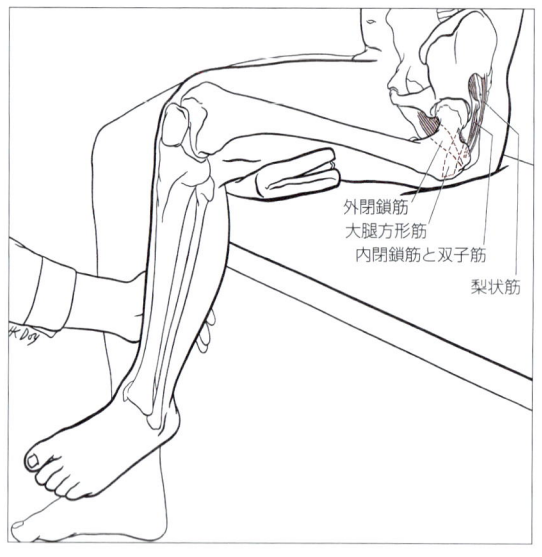

外閉鎖筋
大腿方形筋
内閉鎖筋と双子筋

梨状筋

図6-119　外旋筋群

つために大腿遠位部の下にパッドを敷くASISと膝蓋骨中央を一直線上にそろえる。対側は股関節外転位とし，足部は台の上においておく。膝の不安定性がある場合には，背臥位で股関節伸展位とする。

固定　体幹の重量が幾分安定に働く。患者は骨盤を安定させるために診察台の端を把持する。セラピストは股関節の外転と屈曲を防止するために大腿の遠位前外側部へ手をおく。また，動きを制限しないように大腿骨の位置を保持する。

運動　患者は全関節可動域で股関節を外旋する（図6-117）。

触診　外旋筋は深部に位置するため，触診困難である。

代償運動　股関節の屈曲と外転，対側の体幹の側屈。
抵抗の位置　足関節より近位の下腿内側面（図6-118，6-119）。抵抗の集中は膝関節にストレスを加えるので注意する。膝の不安定性がある場合の別のテスト肢位は内旋テストと同様である。
抵抗の方向　股関節の内旋。

重力を除いた肢位：梨状筋，外閉鎖筋，上双子筋，大腿方形筋，下双子筋，内閉鎖筋

開始肢位　患者は背臥位とする。セラピストは股関節屈曲90°，内外旋中間位，膝関節屈曲位を保持する。
最終肢位　患者は全関節可動域で股関節を外旋する（図6-120）。
代償運動　股関節の屈曲，外転と膝関節屈曲。

機能的な適用

関節の機能[30]

　股関節は体重を支えるために床と骨盤の間で力を伝達し，単脚支持期に支点として働く。足が床に固定されているとき，股関節の運動は身体を地面に近づけたり，遠ざけたりすることができる。

機能的な可動域

　一般的な日常生活動作（ADL）は最低，股関節屈曲120°，外転20°，外旋20°の可動域があれば遂行でき

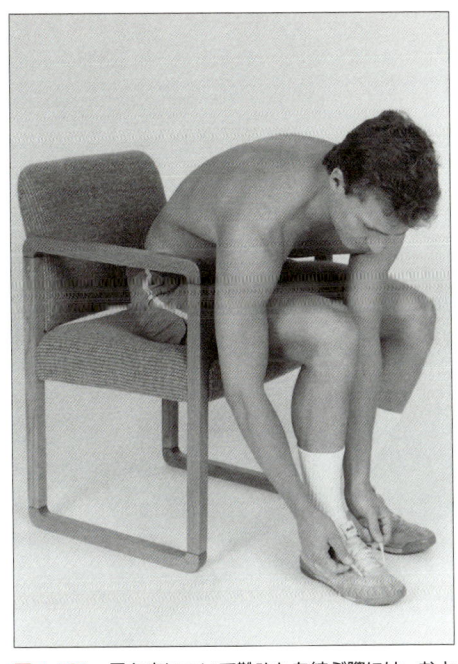

図6-121 足を床について靴ひもを結ぶ際には，およそ120°の股関節の屈曲角度が必要となる。

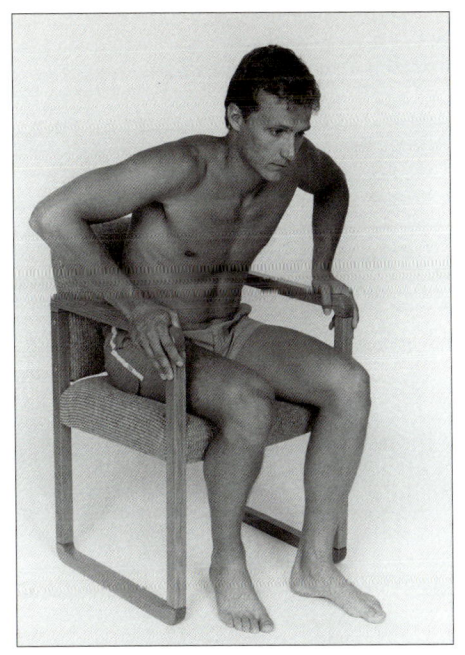

図6-122 坐位からの立ち上がりでは，少なくとも90°の股関節の屈曲角度が必要となる。

6

る[36]。機能的な活動を実行する際には，股関節は様々な可動域で腰椎と骨盤の動きに伴って動く[37]。これらの機能は股関節の機能的な能力を拡大している。

股関節屈曲と伸展

　股関節の自動運動の正常可動域は屈曲0〜130°，伸展0〜30°である[8]。股関節の完全屈曲と伸展は多くのADL動作に必要とされる[38]。電子角度計を使用し，地面からものを拾う動作，しゃがみ込む動作，靴ひもを結ぶ動作（図6-121），あるいは，足を組んだり，椅子から立ち上がる動作（図6-122）に必要な股関節角度を，他の関節の代償運動が入らないように測定した結果，平均110〜120°の屈曲角度が必要であることがわかった[36]。

　90°未満の股関節可動域が要求される活動は膝立ち[39]，あぐらをかいて床に座る[39]，標準的な高さの椅子に座る[36]。ズボンをはく（図6-123），階段昇降である（図6-124）[36,40]。階段を上るときには67°，降りるときには36°の股関節屈曲角度が必要である[36]。また，股関節伸展角度は1〜2°程度必要である[40]。

　坐位に必要な股関節可動域は椅子の高さによって決定される。標準的な椅子に座るには約84°の屈曲角度が必要である[36]。立位から坐位になるには平均104°の屈曲[36]，坐位から立位になるためには平均98°から101°の屈曲角度が必要である[41]。これらは椅子の高さによって決定される。

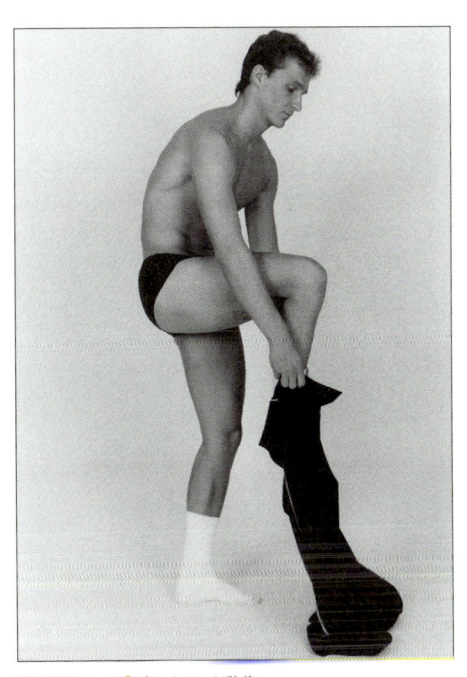

図6-123 ズボンをはく動作

股関節外転と内転

　股関節の自動運動の正常可動域は外転0〜45°，内転0〜30°である[8]。ほとんどの日常生活では全可動域は必要ではない。

　多くのADLは股関節外転0°〜20°の範囲内で遂行することができる[36]。ものを拾う際のしゃがみこみや脚を組んだ坐位などはこの範囲内で遂行される動作の

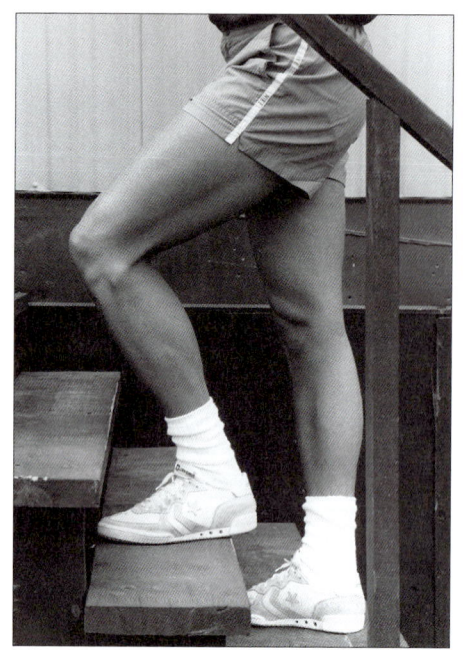

図6-124　階段を上る動作

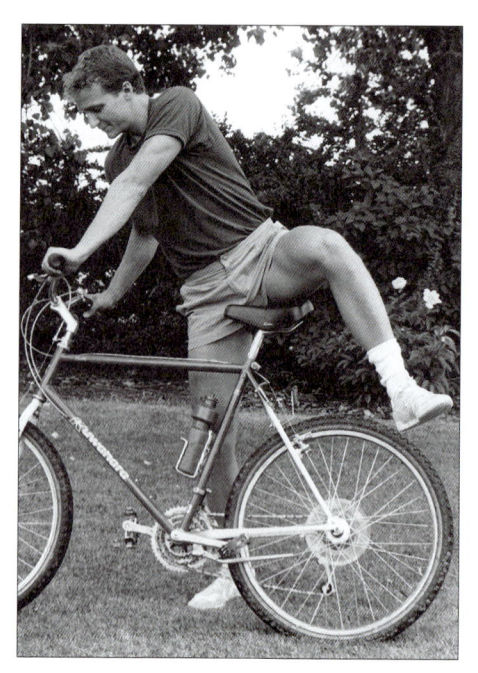

図6-126　自転車をまたぐ動作では，股関節の屈曲，外転，および外旋が必要である

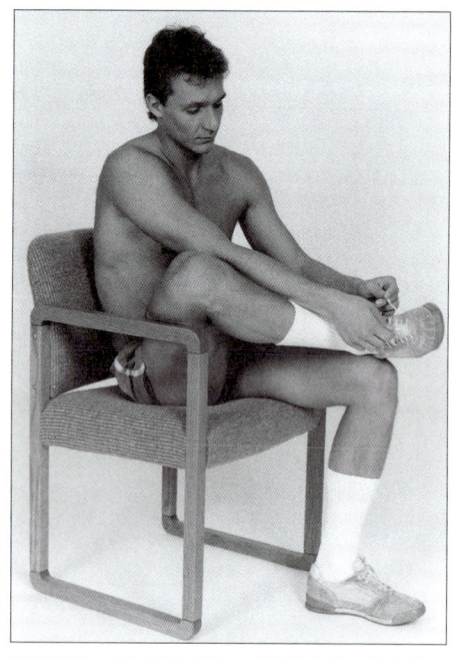

図6-125　坐位にて反対の大腿部を超えて足を持ち上げて靴を履くときは股関節の屈曲，外転，外旋が必要である（すなわち外旋筋群と縫工筋の筋機能）

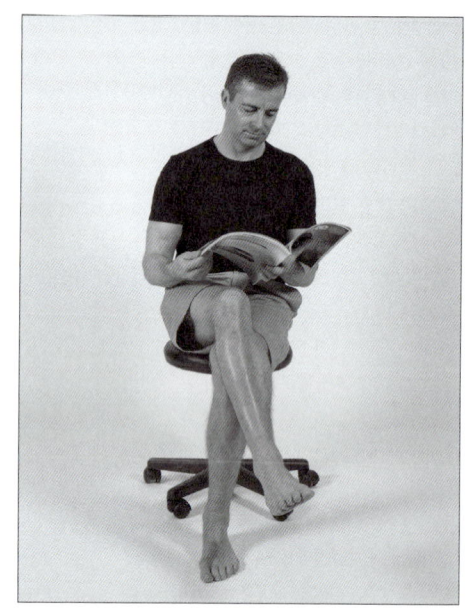

図6-127　股関節内転

例である（図6-125）。スポーツタイプの自転車に乗るとき（図6-126）には両側の股関節外転の全可動域が必要かもしれない。アジア圏の文化であるしゃがみ込み動作やあぐら，膝立ちは股関節30〜40°の屈曲角度を必要とする[39,42]。

足を組んで座る際（図6-127）には股関節内転角度が必要であり，片脚立位では反対側の骨盤が下制するため，股関節を内転する。

股関節内旋と外旋

股関節内旋と外旋の自動運動の正常可動域は45°ずつである[8]。ADLでは最大可動域は必要ではない。ほとんどのADL動作では0〜20°の外旋可動域の範囲で

行われる。自転車に乗る（図6-126），靴ひもを結ぶため，あるいは足の裏を見るために脚を組んで椅子に腰かける動作（図6-125）の際に，股関節の外旋可動域が必要である[39,42]。アジア圏での文化である床の上であぐらをかく動作では，最大外旋可動域が必要であり，膝立ちでは平均25°，しゃがみこみでは平均19°の外旋可動域が必要である[39]。

歩行や方向転換などは股関節の内旋が必要な動作の例である。

歩行

正常の歩行パターンでは矢状面，前額面，水平面での股関節の動きが必要である。矢状面ではターミナルスタンスで股関節伸展角度が10〜20°必要である，遊脚相の終わりと立脚期の初期に股関節屈曲角度が30°必要である（LevangieとNorkinが述べたthe Rancho Los Amigos gait formsより[38]）。

足部が床に固定された状態では，大腿骨頭を支点として骨盤が前後傾する。また，腸骨稜を上下に移動することにより，骨盤を前額面で動かすことができる。片脚立位では支持側の股関節を支点として下制し，相対的な内外転運動を引き起こす[38]。歩行時の遊脚期に遊脚側への骨盤の傾斜と下制が起こる。この遊脚側の骨盤の下制は同側の股関節の外転を引き起こす。この骨盤の下制は骨盤の下部を支持脚の大腿骨の方向に移動させ，結果的に支持脚の股関節内転を引き起こす。歩行中，遊脚初期に7°の外転可動域，立脚期の終わりには5°の内転可動域が必要である[43]。

骨盤の回旋運動は垂直軸周りに水平面内で起こる。大腿の回旋運動は骨盤に対して相対的に起こる。骨盤は遊脚側と同側に前方回旋する。この骨盤の前方回旋の支点は支持側の大腿骨頭である。支持脚が床に固定されているとき，骨盤は大腿骨頭を軸として回旋し，結果的に股関節の内旋を引き起こす。遊脚側の骨盤が前方に移動するとき，遊脚肢が矢状面で進行方向に移動し，結果的に遊脚期では股関節の外旋が起こる。正常歩行では5°の内旋可動域と9°の外旋可動域が必要である。股関節外旋は立脚期の終わりと遊脚期のほとんどで起こる。股関節内旋は踵接地前の遊脚期の終わりから立脚相の終りまで起こる[43]。歩行中における股関節の運動の詳しい説明は付録Dを参照。

ランニングにおける股関節屈曲と伸展の可動域の必要性は歩行より大きく，速度に応じて変化する。平均的なランニング時の最大可動域は股関節屈曲65°，伸展20°である[38]。

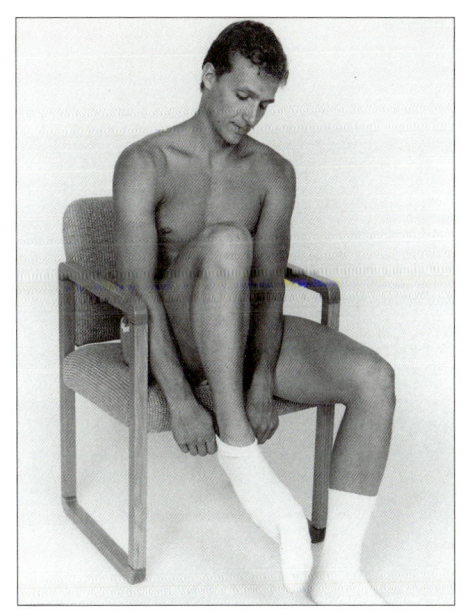

図6-128　腸腰筋の機能

筋機能

股関節屈曲

腸骨筋と大腰筋（腸腰筋）は股関節屈曲の主動作筋である。大腿筋膜張筋（前内側線維）[44]，大腿直筋，縫工筋，薄筋，股関節内転筋群は補助筋である。股関節が伸展位にあるときに股関節内転筋群は屈曲を補助する[30]。薄筋は膝伸展位では股関節屈曲の初期に主として活動するが[45]，膝関節屈曲位では活動しない[46]。股関節屈曲運動における股関節内転筋群と薄筋の活動は，ボールを蹴る動作やバタ足などでみられる。縫工筋の股関節屈曲，外転，外旋，膝屈曲[47]への作用の例は太ももの上に脚を組んで座る動作でみられる（図6-125）。

腸腰筋は股関節90°以上で作用する唯一の筋であり，座った状態から足を持ち上げたり，靴下をはくときに働く[52]（図6-127，128）。股関節屈筋群はベッドから起き上がる際に腹筋と協調して体幹を起こす。その他の活動としてはズボンをはく（図6-123），階段昇降（図6-124）とバスタブに入る際に足を挙げることが含まれる。

股関節伸展

股関節伸筋は大殿筋，半腱様筋，半膜様筋，大腿二頭筋，大内転筋である[48]。これらの筋群の貢献度は股関節の位置や必要な筋力によって決定される。一般的に股関節伸展運動の初期に作用するハムストリングスは大殿筋と一緒に解剖学的位置を超えて伸展位になる

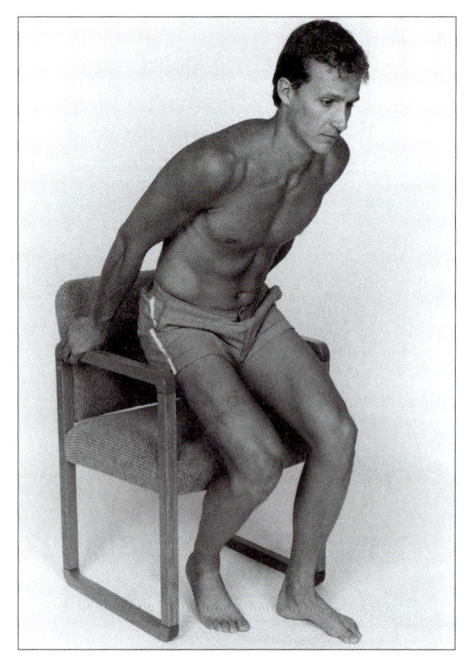

図 6-129　椅子からの立ち上がりで身体を持ち上げるときの股関節伸筋群の機能

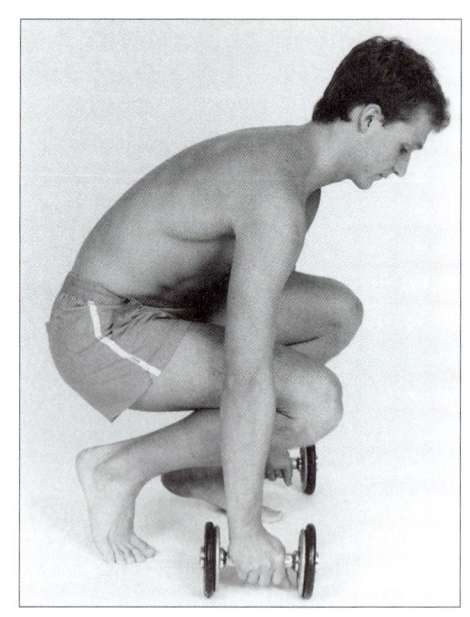

図 6-130　股関節伸筋群の機能

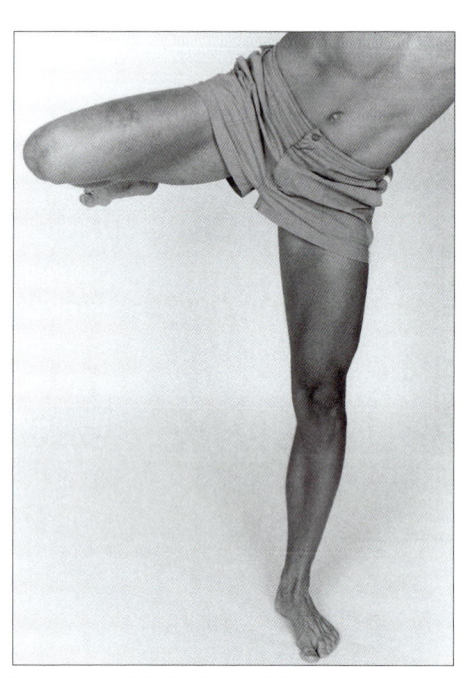

図 6-131　股関節外転筋群の機能

場合[49]や抵抗運動の際に活動する。ハムストリングスは股関節と膝関節に作用する[46,49]。Németh らによると[50]，膝関節が 0°～90°の間では股関節伸展の筋力には影響を与えない。大内転筋は股関節が 90°～0°の間で股関節伸筋の働きをする。しかし，30° より最終域では，股関節伸筋としての作用は，前部線維が伸筋としての機能を失うのでその効果は小さくなる[48]。

　股関節伸筋の作用は身体を持ち上げることであり[51,52]，例として坐位から立ち上がる[53]（図 6-129），階段昇降（図 6-124），ジャンプなどがある。股関節・膝関節屈曲位からものを持ち上げる際にも股関節伸筋は活動する[49,54,55]（図 6-130）。股関節伸筋は座位や立位で前方に傾いたりしたときに骨盤の前方への運動を制御する[30,54,56]。大殿筋は車のタイヤを交換したり，低いところを覗き込むような姿勢[52]を保持する際に働く。

　立位での股関節伸展はハムストリングスが働き，抵抗が加わった際に大殿筋が補うように働く[46]。スケートをする際の前方推進力は大殿筋が担っている。大殿筋は大腿が最大に過伸展した際に強く働く[49,52]。

股関節外転

　股関節外転の主動作筋は中殿筋，小殿筋，大腿筋膜張筋である。大殿筋上部線維は大きな力が必要な際に働く[57]。股関節外転筋の主な機能は片脚立位時に骨盤を水平に保つことである。股関節片脚立位の際は支持脚と骨盤が第 1 のてことして働く。片脚立位になっている際は，大腿骨頭が支点となり，骨盤がレバーアー

ムとなる。片脚立位時には，頭部，体幹，下肢の重みが，支持側の大腿骨頭を支点にして回転しようと引き起こされたトルクにより，同側の骨盤が落ちる。立脚側の股関節外転筋群は停止部に起始部である腸骨稜を近づけるように働き，同側の骨盤を引き下げ，大腿骨頭を支点として回旋させ，反対側の非支持側の骨盤を引き上げる。股関節外転筋による骨盤を水平に維持する動作は歩く，走る，ボールを蹴るなどで認められる。

片脚立位において重心線を支持脚の股関節上に位置させるために，支持側へ体幹を移動させた場合には，股関節外転筋は骨盤を水平位に保つことを要求されない。

片脚立位時に骨盤が非荷重側へ落ちるならば，支持側の大腿筋膜張筋や腸脛靭帯は骨盤の位置を維持し，股関節内転筋を働かせないために緊張する[58]。

両側の股関節外転筋群の活動が必要である動作は自転車に乗る動作や（図6-126），空手（図6-131）で見られる。

股関節内転

ロープを登るとき[30]，体の前の正中線を横切ってボールを蹴るとき，乗馬などは内転筋群を必要とする，それには大内転筋，長内転筋，短内転筋，薄筋，恥骨筋の収縮が含まれる。JandaとStara（BasmajianとDeLuca[57]が記載）は，股関節内転筋の第1の機能は股関節を内転させることではなく，様々な活動における姿勢筋としての機能であると述べている。

股関節内旋

股関節内旋の主動作筋は大腿筋膜張筋，中殿筋前部線維，小殿筋[14]と股関節内転筋群である[59,60]。股関節伸展位では半腱様筋と半膜様筋は股関節内旋筋として働く[46]。歩行や方向転換する際に股関節内旋筋群は働く[30]。

股関節外旋

股関節外旋筋の主動作筋は梨状筋，内閉鎖筋，外閉鎖筋，大腿方形筋，上双子筋，下双子筋である。梨状筋と内閉鎖筋は股関節伸展位では外旋筋としての機能を発揮するが，屈曲位ではあまり発揮されない[14]。大殿筋と大腿二頭筋も股関節伸展位にて外旋筋として機能する[46]。自転車に乗るとき（図6-126），空手をするとき（図6-131），坐位にて足を持ち上げ靴を履くときに（図6-125）股関節外旋筋が必要である。

立位姿勢

矢状面において重力線は股関節に関連して移動する，すなわち，股関節のやや前方，やや後方，あるいは股関節を通る[61]。正確な重力線の位置に関係なく，対称的な立位姿勢では股関節の筋活動は必要ではない。安静立位では大殿筋，中殿筋，小殿筋は筋活動を示さなかった[56]。腸腰筋の影響があり，腸腰筋についてBasmajian[62]はわずかから中等度の活動を示したと報告し，JosephとWilliams[56]は活動を示さないと報告するなど，様々な見解がある。

歩行[63]

ハムストリングスと大殿筋は遊脚相の終わりに前方へ振り出した下肢を減速するため，立脚相の初期に初期接地と荷重応答期に股関節を伸展するために働く。大殿筋は腸脛靭帯に入り込み，収縮した際に腸脛靭帯を後方へ引く。大腿筋膜張筋の活動は立脚初期に腸脛靭帯が後方に偏移するのを防ぐ。歩行周期における立脚相では，立脚側の中殿筋や小殿筋などの外転筋群が働く。中殿筋と小殿筋の働きは遊脚期において，遊脚側の骨盤が落下するのを防ぐことである。腸腰筋，大腿直筋，および大腿筋膜張筋などの屈筋群は[64]立脚相の終わりと遊脚相の始めに股関節が屈曲し始めるときに活動する。股関節内転筋群の活動は様々であるが，遊脚相を通して活動している。股関節内転筋群は正中位に保つ事と，遊脚終期において股関節屈曲を補助するように働く[65]。

Montgomeryら[66]は走行中の股関節筋活動を説明している。

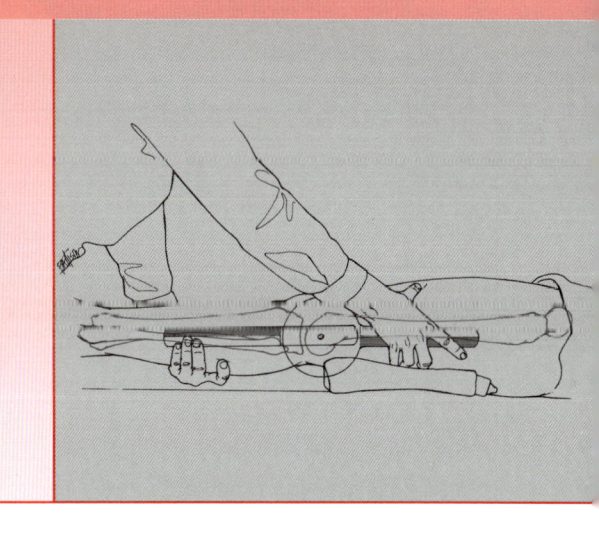

第 7 章

膝関節

関節と運動

　膝関節は大腿脛骨関節と膝蓋大腿関節より構成されている（図7-1）。大腿脛骨関節は，大腿骨内顆，外顆の凸面と脛骨の凹面からなる顆状関節である。これらの関節の間に半月板が存在し，適合性を向上させている[1]。解剖学的肢位では，大腿脛骨関節は前額面での動きとともに矢状面において屈曲・伸展が起こる（図7-2）。回旋も同様に大腿脛骨関節で生じ，膝関節の関節可動域 rage of motion（以降，ROM）の重要な構成要素となっている。回旋運動は，長軸回りの水平面上の動きである（図7-2）。完全伸展位からの屈曲運動は，大腿骨に対して脛骨は自動的に内旋し，伸展運動

では脛骨は外旋を生じる。最終伸展域における脛骨の外旋は，最終域で膝関節をロックする作用があり，"screw home mechanism" といわれている。脛骨が最も回旋しやすいのは，膝関節が90°屈曲位のときであるといわれている[2]。各関節運動の詳細は表7-1に示す。

　膝蓋大腿関節（図7-1）は，適合性が良くない関節であり，膝関節の関節包内に含まれている。垂直稜によって内外側に分けられた膝蓋骨の関節面は，左右・前後方向ともに平面もしくはわずかに隆起している。また，大腿骨の関節面は顆間溝によって分けられ，左

図 7-1　膝関節，前外側面

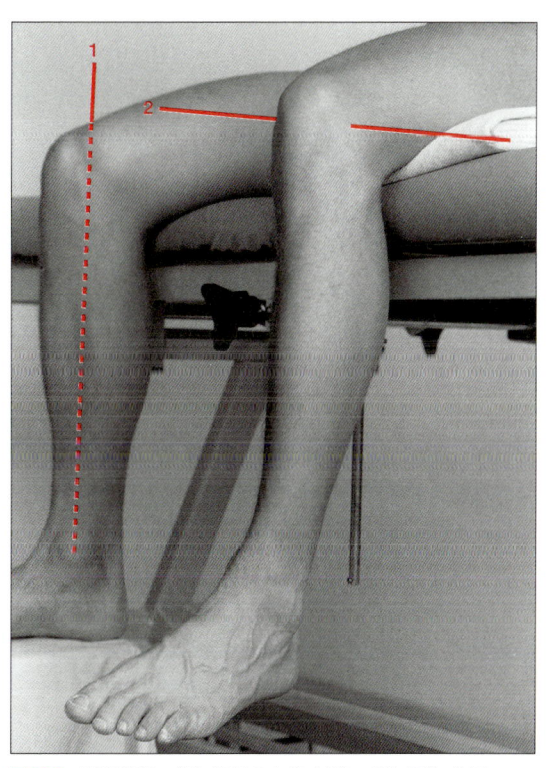

図 7-2　膝関節軸：（1）脛骨の内旋-外旋，（2）屈曲-伸展

表 7-1　関節構造：膝の動き

	屈曲	伸展	内旋	外旋
関節[1,3]	大腿脛骨関節 膝蓋大腿関節	大腿脛骨関節 膝蓋大腿関節	大腿脛骨関節	大腿脛骨関節
面	矢状面	矢状面	水平面	水平面
軸	前額軸	前額軸	縦軸	縦軸
正常な制限因子[2-6]* （図 7-3A 参照）	大腿直筋の緊張（股関節伸展位）；広筋群の緊張；大腿や下腿，あるいは，踵や殿部の後面の軟部組織	内側側副靭帯と外側側副靭帯の緊張後方関節包と斜膝窩靭帯の緊張	十字靭帯の緊張	十字靭帯の緊張
最終域感[4,7]	しっかりしている/柔らかい	しっかりしている	しっかりしている	しっかりしている
正常な自動可動域[8] （自動可動域[9]）	0-135°（0-140°～145°）	135-0°（0°）	膝関節 90° 屈曲位で 最大 40°[11]～58°[12]	
関節包パターン[7-10]	大腿脛骨関節：屈曲・伸展			

*関節運動の正常な制限因子（NLF）を同定する明確な研究は不十分である。ここでの NFL と最終域感は，解剖学的知識，臨床経験，利用可能な文献に基づいている。

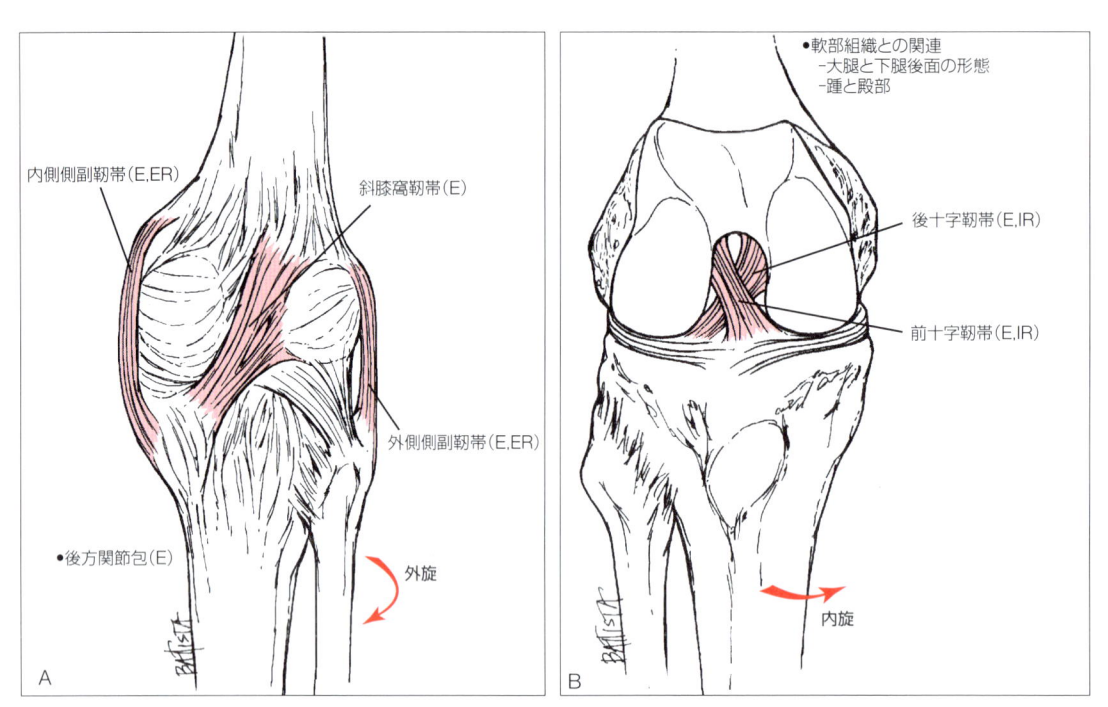

図 7-3　正常な制限因子。A．膝を後方からみると，非伸縮性の靭帯が動きを制限している。B．膝を前方からみても非伸縮性の靭帯が動きを制限している。制限する動きに関しては括弧内に省略して示している。E：伸展，ER：外旋，IR：内旋。筋による制限に関しては解説していない

右方向に凹面であり前後へは凸面である。"膝関節の屈曲・伸展に伴う大腿骨もしくは大腿骨溝に対する膝蓋骨の動き"は，パテラトラッキングといわれている[14（p241）]。膝関節の屈伸に伴う膝蓋骨の滑りは，正常な膝の運動において必要不可欠である。屈曲最終域では膝蓋骨は顆間窩の遠位に滑走する[13]。完全伸展位では膝蓋骨は近位へ滑走し，下方の関節面の一部が大腿骨前面と接している状態である[1]。さらに，膝蓋骨は近位—遠位の動きに加えて，左右方向への動きもみられ

る[15]。膝関節が屈曲し始める段階では，膝蓋骨はわずかに内側へ移動し，屈曲角度が増大するにしたがって徐々に外側へ移動する[14]。

体表解剖 （図7-4, 7-5）

構造	位置
1. 大転子	大転子上縁は，腸骨稜の正中線上に母指をおき，中指を大腿外側遠位部にもっていくと触れる。
2. 膝蓋骨	膝の前面にある三角形の大きな種子骨である。膝蓋骨底が近位で膝蓋骨尖が遠位である。
3. 膝蓋靭帯	膝蓋骨尖から脛骨粗面へ伸びている（膝蓋靭帯もしくは膝蓋腱）膝関節を伸展しようとすると腱の縁を触れる。
4. 脛骨粗面	脛骨近位端の前面に隆起しており，膝蓋靭帯が付着している。
5. 脛骨高原	脛骨高原内外側の上縁は，膝蓋靭帯の両側で軟部組織が陥没している部位である。脛骨高原の内側と外側をたどっていくと膝関節の軸を確認できる。
6. 腓骨頭	下腿の外側面で脛骨粗面の高さに円形に骨が隆起している。
7. 外果	腓骨の遠位端で足部の外側に隆起している。
8. 大腿骨外側上顆	大腿遠位外側にわずかに隆起している。

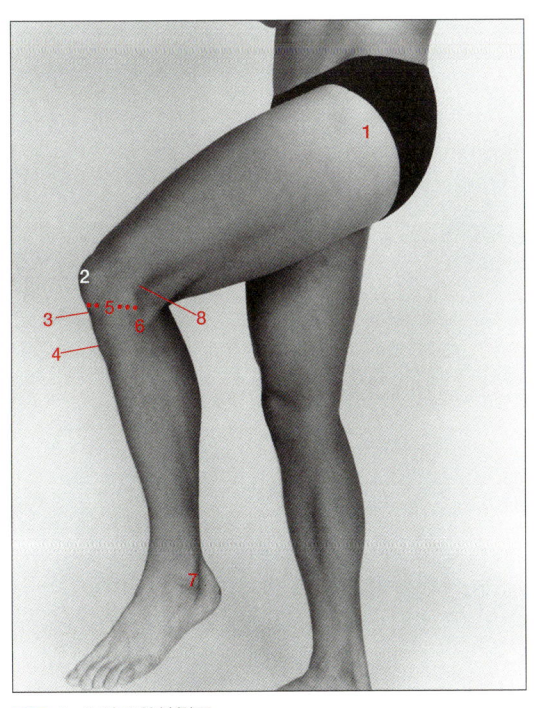

図7-4 下肢の前外側面

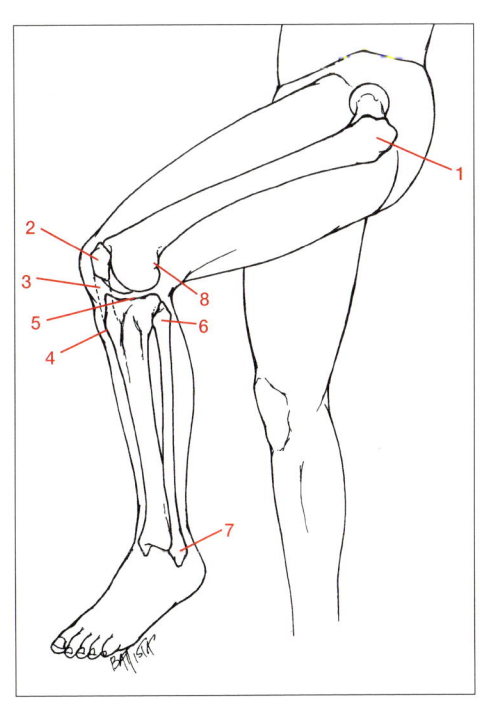

図7-5 下肢の前外側面：骨の解剖

関節可動域の評価と測定

膝関節の屈曲と伸展

自動可動域の評価

代償運動 股関節屈曲。

他動可動域の評価

開始肢位 患者を背臥位とする。股関節と膝関節は解剖学的肢位とする（図7-6）。膝窩の下にタオルをおくとよい。

固定 患者の骨盤は自重によって固定されている。セラピストは，大腿部を固定する。

セラピストの遠位の手の位置 セラピストは脛骨と腓骨の遠位を把持する。

最終肢位 セラピストは下腿を動かし，膝関節屈曲

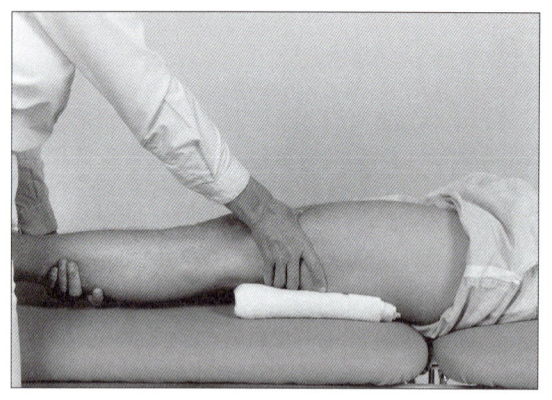

図7-6　開始肢位：膝関節の屈曲と伸展，あるいは過伸展

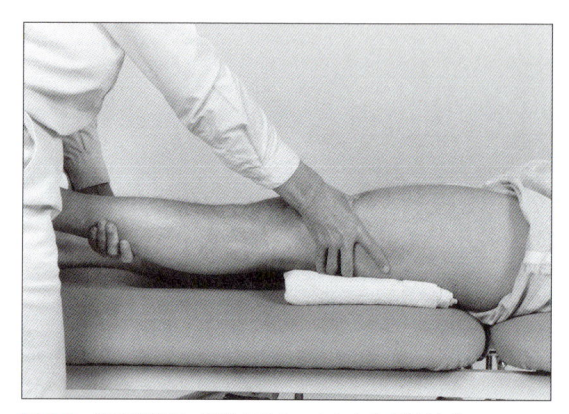

図7-8　膝関節伸展，過伸展のしっかりした最終域感

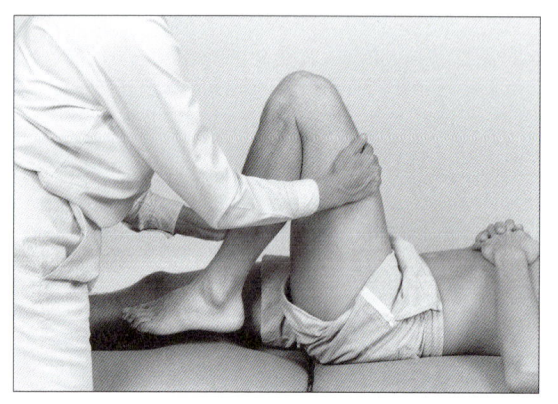

図7-7　しっかりしている，あるいは柔らかい膝関節屈曲の最終域感

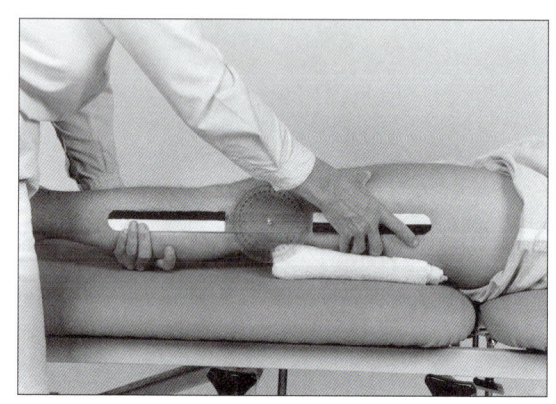

図7-9　開始肢位：膝関節の屈曲と伸展，あるいは過伸展を測定する際の角度計の位置

が制限されるところまで，股関節を屈曲させる（図7-7）。

　セラピストは最終域もしくは過伸展まで膝関節を伸展させる（図7-8）。

最終域感　屈曲─柔らかい/しっかりしている。**伸展/過伸展**─しっかりしている。

関節の滑り　**屈曲**では，固定した凸面の大腿骨顆に対して凹面の脛骨顆が後方へ滑る。**伸展**では，大腿骨顆に対して脛骨が前方へ滑る。

測定：標準角度計

開始肢位　患者は背臥位となる。股関節は解剖学的肢位で，膝関節は伸展0°とする（図7-9）。膝窩にタオルをおく。

固定　患者の骨盤は自重によって固定されている。セラピストは，大腿部を固定する。

角度計の軸　軸は大腿骨外側上顆とする（図7-10）

基本軸　大転子に向かう大腿骨に平行な線。

移動軸　外果に向かう腓骨に平行な線。

最終肢位　膝関節を伸展した開始肢位より，股関節と膝関節を屈曲していく（図7-11）。踵は殿部に向

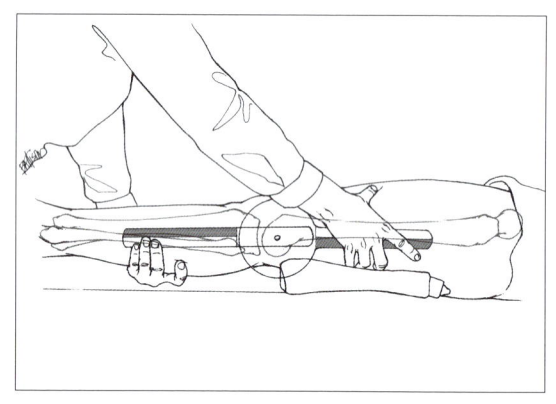

図7-10　膝関節の屈曲と伸展の角度計の位置

かって動かし，最終域まで膝を屈曲する（135°）。

過伸展　大腿骨を固定し，下腿を伸展0°を超えて動かす（図7-12）。膝関節の過伸展は0°から10°程度といわれている。

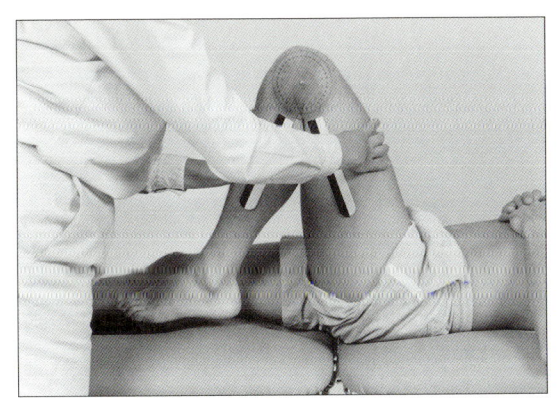

図7-11　膝関節の屈曲

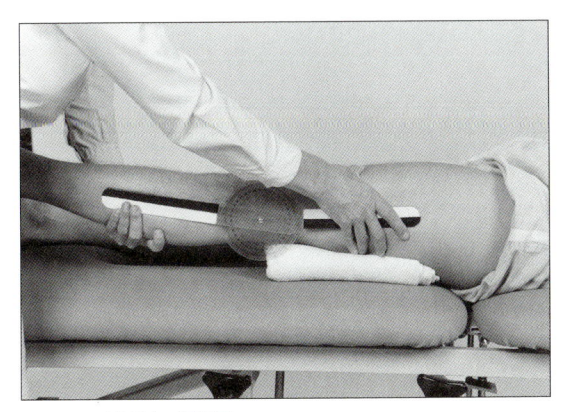

図7-12　膝関節の過伸展

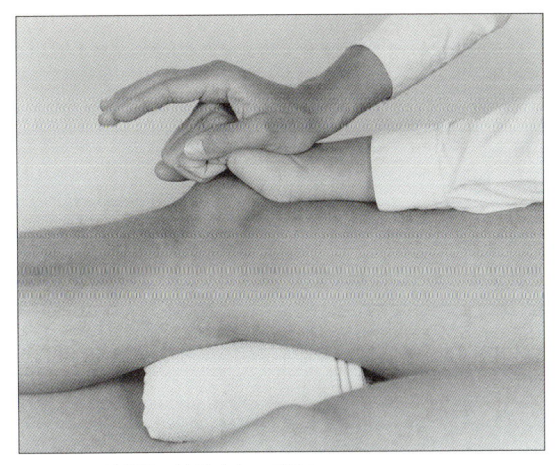

図7-13　膝蓋骨の遠位方向への滑り

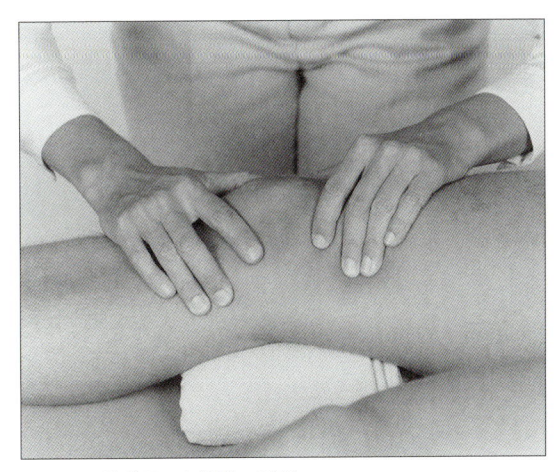

図7-14　膝蓋骨の内外側への滑り

膝蓋骨の可動性—遠位への滑り

他動可動域の評価

開始肢位　患者は背臥位とする。タオルを巻いたものをおいて，膝関節軽度屈曲位を保持する（図7-13）。
固定　大腿部を診察台においておく。
方法[16]　手根部を膝蓋骨底に向かって当て，前腕を大腿に沿わせる。もう一方の手をその手の上に乗せ，膝蓋骨を遠位方向へ最終域まで動かす。膝蓋骨を大腿骨へ圧迫することは避けるべきである。セラピストは，全可動域動かすことができたか，あるいは制限があったかどうかを記録する。膝蓋骨は膝関節の屈曲最終域から完全伸展位まで垂直に 8 cm 動くと言われている[17]。

最終域感　しっかりしている。

膝蓋骨の可動性—外側への滑り

他動可動域の評価

開始肢位　患者は背臥位とする。タオルを巻いたものをおいて，膝関節軽度屈曲位を保持する（図7-14）。
固定　セラピストは大腿骨と脛骨を固定する。
方法　両母指の手掌面を膝蓋骨の外側へ当て，示指の指球を膝蓋骨の内側面へおく。膝蓋骨を母指で内側へ，示指で外側へと左右方向へ動かす。膝伸展位では膝蓋骨は内側へ平均 9.6 mm，外側へ 5.4 mm 動く[18]。過可動性，正常，制限があるかを記録する。

最終域感　しっかりしている。

脛骨の回旋

　脛骨の回旋は膝関節の正常な ROM では必要不可欠である。内旋と外旋のそれぞれの可動域の測定は，開始肢位の規定が難しいため[19]，脛骨の全回旋可動域の評価のほうが信頼性が高い。最も脛骨の回旋可動域が大きいのは膝関節 90° 屈曲位である[13]。

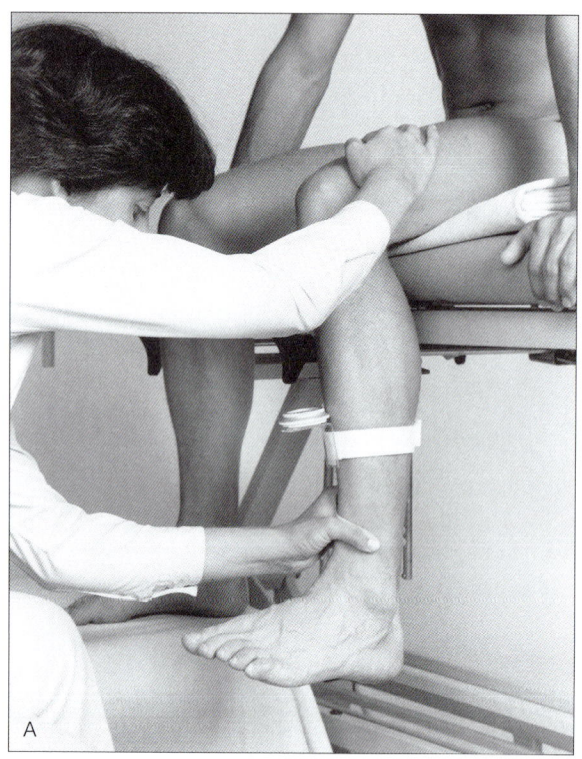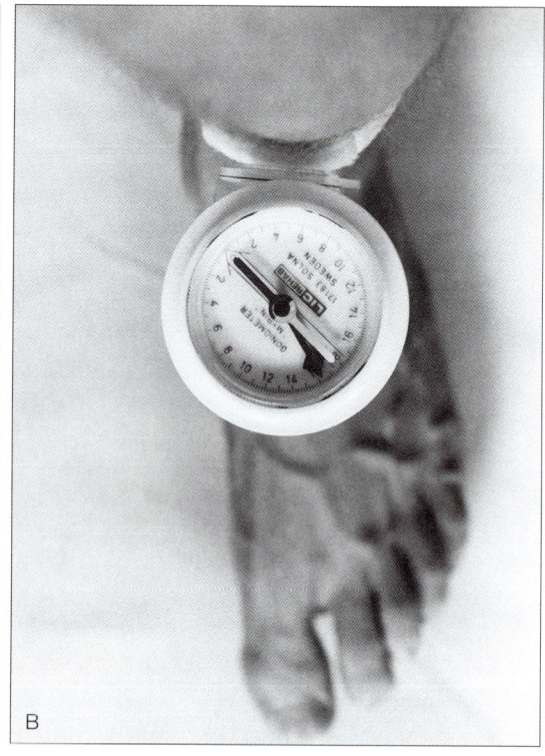

図7-15　A, B. 脛骨の回旋の開始肢位；脛骨の内旋

自動可動域の評価

代償動作　脛骨内旋―股関節内旋，足関節底屈・背屈，距骨下関節の内反，前足部の内転。脛骨外旋―股関節外旋，足関節の底屈・背屈，距骨下関節の外反，前足部の外転。

他動可動域の評価

開始肢位　膝関節90°屈曲位の端坐位をとり，脛骨は最大内旋位とする（図7-15A）。大腿部を水平に保つために，大腿遠位部にパッドを入れておく。

固定　セラピストは大腿部を固定する。

方法　脛骨の最大内旋位から，セラピストは可能な範囲で脛骨を外旋する（図7-16A）。脛骨の最大回旋角度（自動的な最大回旋角度は女性で40°[11]，男性で58°[12]である）を観察し，過可動性，正常，制限があるかを記録する。

最終域感　内旋―しっかりしている；外旋―しっかりしている。

関節の回転　脛骨近位部の凹面が，大腿骨遠位の凸面に対して回転する。この回転運動は，膝関節が屈曲・伸展する際に生じる転がりと滑りの運動が共同で起こっている。

測定：OB角度計

開始肢位　膝関節90°屈曲位の端坐位をとり，脛骨は最大内旋位とする（図7-15A）。大腿部を水平に保つために，大腿遠位部にパッドを入れておく。開始肢位において，液体で満たされた計測器の0°を示す矢印がコンパス針の上に並ぶまで回転する（図7-15B）。

OB角度計の位置　ストラップを腓腹筋の遠位の下腿に装着し，ダイアルは下腿の前面に対して直角に設置する。

固定　セラピストは大腿部を固定する。

最終肢位　最大内旋位より，セラピストは可能な範囲で他動的に外旋する（図7-16A 参照）。角度はダイアルの0°からコンパスの針が動いた範囲であり，脛骨の全回旋角度として記録する（図7-16B 参照）。（平均的な最大回旋角度は女性で40°[11]，男性で58°[12]である）

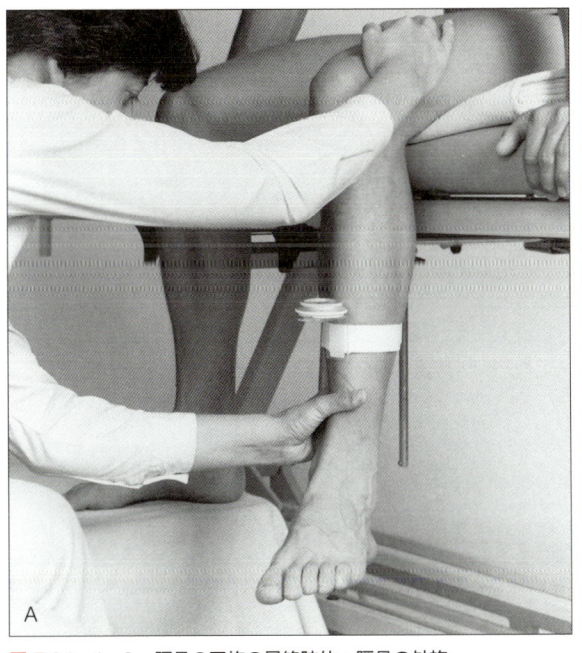

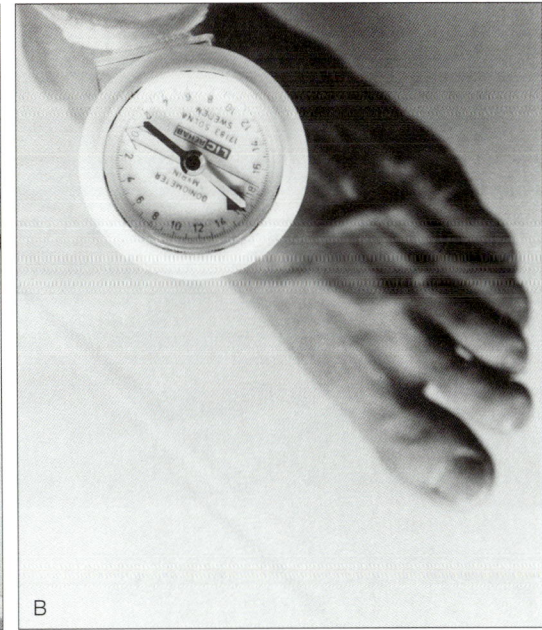

図7-16 A，B. 脛骨の回旋の最終肢位；脛骨の外旋

7

筋長の評価と測定

ハムストリングス（半腱様筋，半膜様筋，大腿二頭筋）

起始[1]	停止[1]
半腱様筋	
坐骨結節の下内側面	脛骨表面の近位内側部
半膜様筋	
坐骨結節の上外側面	脛骨内側顆の後面の小結節
大腿二頭筋	
a 長頭：坐骨結節の下内側面，一部は仙結節靭帯	腓骨頭：脛骨の外側顆，側副靭帯
b 短頭：大腿骨の粗線の外側や外側上顆の境界線	

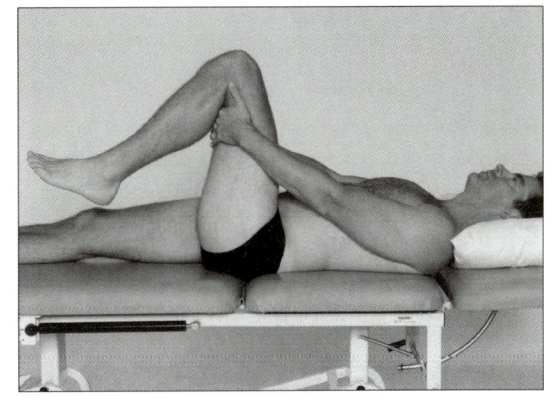

図7-17 PKE：ハムストリングスの長さ

背臥位での他動的膝関節伸展
(passive knee extension：PKE)[20]

開始肢位 患者は背臥位となる（図7-17）。股関節は90°屈曲位とする。患者は大腿遠位部を把持したまま，この肢位を保持する。もし，この肢位を保持することができなければ，セラピストが大腿部を固定する。膝関節は屈曲させ，足関節は底屈位でリラックスさせる。

固定 患者，もしくはセラピストが股関節90°屈曲位に固定しておく。骨盤後傾位となるのを防ぐために，正確な開始肢位をとり，骨盤の動きを観察する。必要であれば，反対側の大腿をストラップで固定する（図6-41参照）。

角度計の位置 角度計の位置は膝関節屈曲の測定と同様である（図7-18）。セラピストは大腿部を固定し，補助者がアライメントの保持を補助し，角度計を読み取ってもよい。

最終肢位 股関節90°屈曲位を維持したままで，ハムストリングスを最大伸張するために，可動域が制限されるまで膝関節を伸展する（図7-18）。テスト中は，足関節は底屈位でリラックスさせておく。

　膝の屈曲角度は，ハムストリングスの筋長を示している。膝関節を20°以上伸ばすことができなければ，

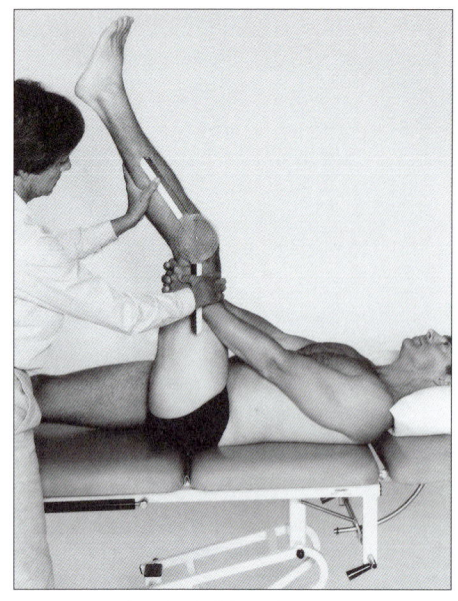

図7-18　最終肢位：標準角度計でのハムストリングスの長さの測定

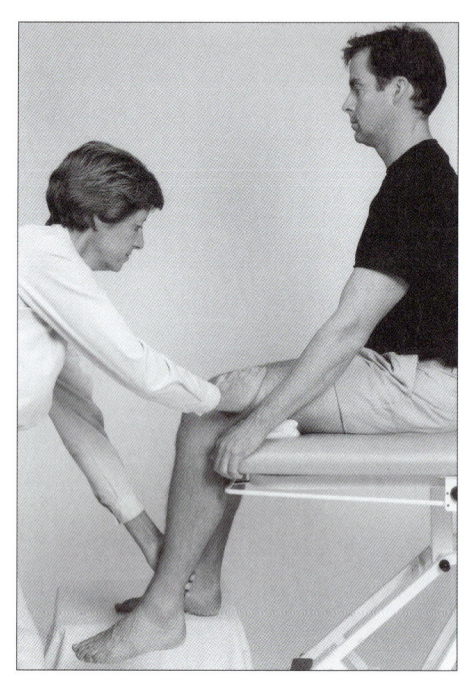

図7-19　開始肢位：ハムストリングスの長さ

ハムストリングスの短縮を示す[21,22]といわれている。しかし，Youdasら[23]は，20〜79歳，214名の男女のPKEを調査し，膝関節の屈曲角度は女性では平均28°，男性では平均39°であったと報告している。

最終域感　ハムストリングスの伸長感—しっかりしている。

別の肢位—端坐位

開始肢位　患者は端坐位となり，診察台の端を把持する。反対側の下肢は台に載せておく（図7-19）。大腿部を水平に保つために，大腿遠位部にパッドを入れておく。テスト側の足関節は底屈位でリラックスさせる。

固定　セラピストは大腿部を固定する。患者は診察台端を把持して，直立した姿勢を維持する。

角度計の位置　角度計の位置は膝関節屈曲・伸展の測定と同様である（図7-20）。

最終肢位　セラピストはハムストリングスを最大伸張するために，膝関節の伸展が制限されるまで動かす（図7-20）。テスト中は足関節を底屈位でリラックスさせ，腓腹筋の緊張が膝関節の関節可動域制限の制限因子となるのを防ぐ。

最終域感　ハムストリングスの伸長感—しっかりしている。

代償運動　患者は体幹を後方へ倒し骨盤を後傾させることで，股関節が伸展し，ハムストリングスが弛緩するため，膝関節の伸展角度が増大する（図7-21）。

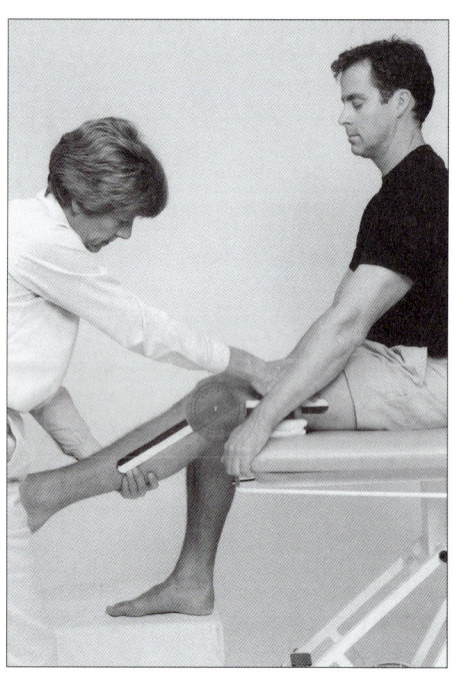

図7-20　角度計での測定：ハムストリングスの長さ

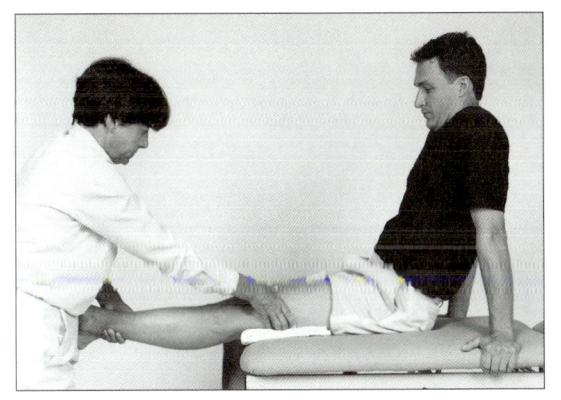

図 7-21　代償運動：ハムストリングスの長さの測定時の体幹の後傾

別の肢位―他動的下肢伸展挙上（pas-sive straight leg raise：PSLR）

　PSLR によるハムストリングスの筋の長さの評価については第 6 章で述べている。

　注：PKE と PSLR はハムストリングスの筋長を評価する際，区別して用いるべきである[22]。

大腿直筋

起始[1]	停止[1]
大腿直筋	
a 直頭：下前腸骨棘	膝蓋骨の表面，大腿四頭筋腱を介して脛骨粗面へ
b 反転頭：臼蓋上縁と股関節の関節包	

開始肢位　患者は腹臥位とする。骨盤を後傾位に保つために，対側の下肢は診察台横に出し，股関節を屈曲して足底を床に着けておく（図 7-22）。この肢位をとることで，効果的に骨盤を後傾位とすることができ，テスト側の股関節がより伸展するため，確実に大腿直筋を伸張することができる[24]。テスト側の下肢は膝伸展 0°で，解剖学的肢位とする。膝蓋骨にかかる圧を軽減させるために，大腿部の下にタオルを敷く。

固定　背臥位で，反対側の下肢を診察台横に出し，股関節屈曲位とし足底を床に着けておくことで骨盤を固定できる。殿部をストラップで固定してもよい。セラピストは大腿部を固定する。

角度計の位置　角度計の位置は膝関節屈曲・伸展の測定と同様である。

最終肢位　踵が殿部へ近づくように下腿を動かして，膝関節を屈曲していく。大腿直筋の長さが制限されていれば，膝関節の屈曲角度が制限される（図 7-23）。

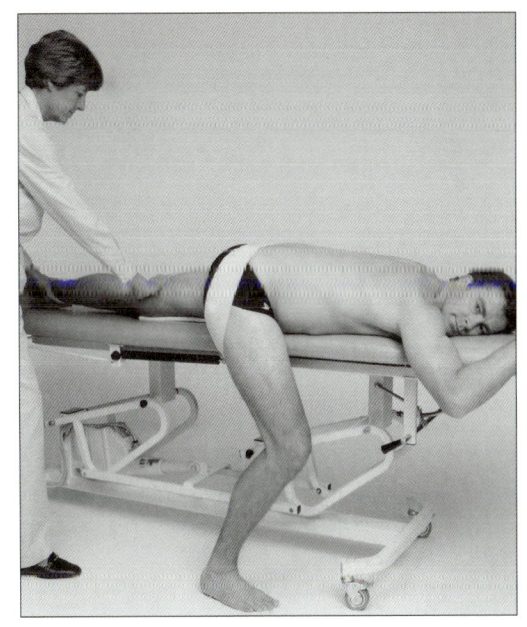

図 7-22　開始肢位：大腿直筋の長さ

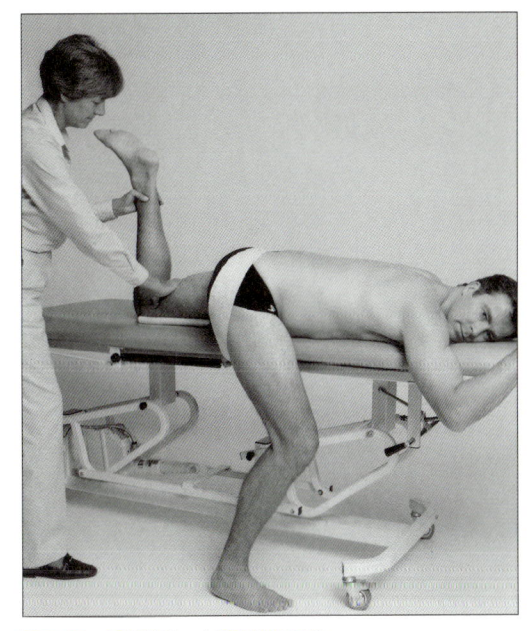

図 7-23　最終肢位：大腿直筋の長さ

最終域感　大腿直筋の伸長感―しっかりしている。

別の肢位―エリーテスト

開始肢位　患者は腹臥位とする。大腿部の下にタオルを敷くことで，膝蓋骨にかかる圧を軽減させる。下肢は膝伸展 0°の解剖学的肢位とする（図 7-24）。

固定　腹臥位となることで，骨盤は固定されている。殿部をストラップで固定してもよい。セラピストは骨

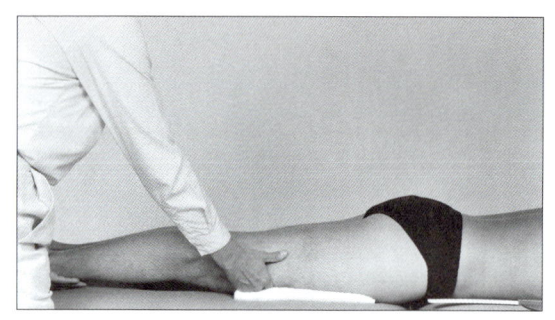

図 7-24　別の開始肢位：大腿直筋の長さ

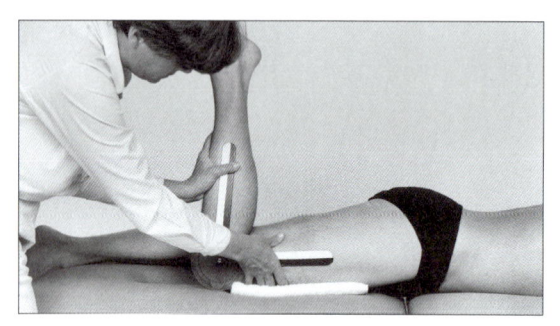

図 7-25　角度計での測定：大腿直筋の長さ

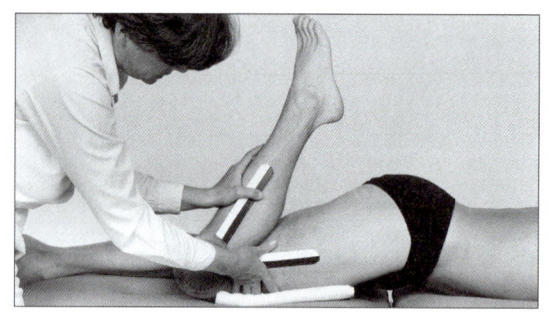

図 7-26　代償運動：骨盤を前傾し，股関節を屈曲させることで大腿直筋は緩む

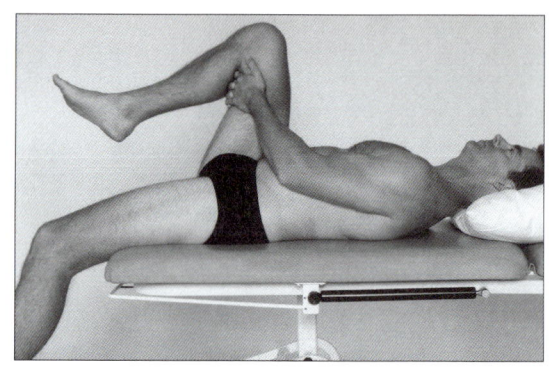

図 7-27　別の開始肢位：大腿直筋の長さ

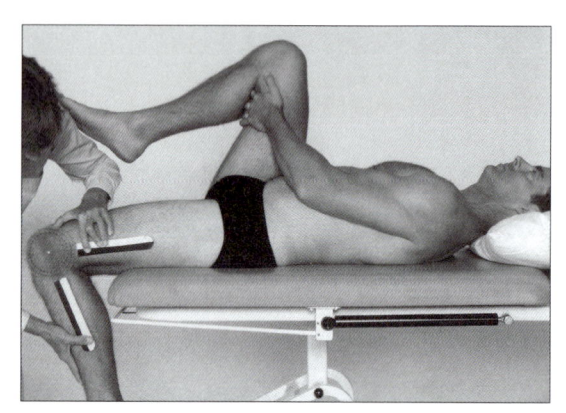

図 7-28　最終肢位：大腿直筋の長さ

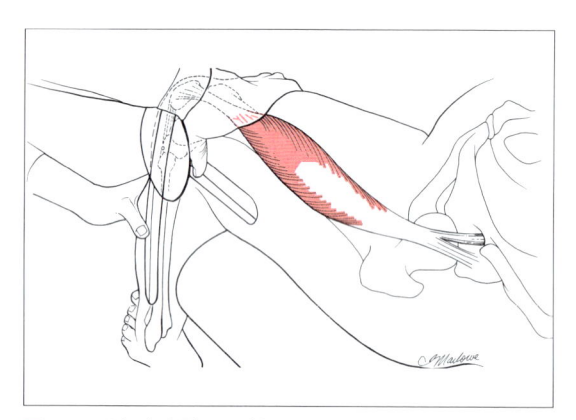

図 7-29　別の角度計での測定：大腿直筋の長さ

盤が傾かないか十分に観察する。また，セラピストは大腿部を固定しておく。

角度計の位置　角度計の位置は膝関節屈曲・伸展の測定と同様である。

最終肢位　踵が殿部へ近づくように下腿を動かして，膝関節を屈曲していく。大腿直筋の長さが制限されていれば，膝関節の屈曲角度が制限される（図 7-25）。

最終域感　大腿直筋の伸長感―しっかりしている。

代償運動　骨盤が前傾し，股関節が屈曲することにより大腿直筋が緩むため，膝関節の屈曲角度が増えてくる（図 7-26）。

別の肢位―トーマステスト肢位

開始肢位　患者は，大腿中央部が診察台の端となる

位置で診察台に座る。この肢位から，補助しながら背臥位とする。また，仙骨と脊柱が台座に対して平行になるように対側の下肢をかかえて両手で把持し，股関節を屈曲する。過度な股関節屈曲により腰椎が屈曲しないように注意する。また，股関節が外転や伸展しないように制限しておく（図 7-27）。

固定　背臥位の状態で，患者は対側の股関節の屈曲を保持し，骨盤と腰椎を固定する。セラピストは，検査中に骨盤の傾斜が起こらないかどうか確認するために，上前腸骨棘（ASIS）を観察する。また，大腿部も

固定しておく。

角度計の位置　角度計の位置は膝関節屈曲・伸展の測定と同様である。

最終肢位　大腿直筋の短縮を反映する膝関節の屈曲可動域が制限されるまで，膝関節を屈曲する（図7-28，29）。大腿直筋が短縮していれば，筋の短縮に比例して，他動的な膝屈曲角度が制限される。80°以下の屈曲角度は，筋短縮を示している[26]。

最終域感　大腿直筋の伸長感—しっかりしている。

筋力の評価（表7-2）

膝関節屈曲

抗重力位：大腿二頭筋，半腱様筋，半膜様筋

補助筋：腓腹筋，膝窩筋，薄筋，縫工筋。

先行研究[28,29]によると，脛骨が内外旋中間位であればハムストリングスは屈曲に作用すると考えられる。また，外側と内側のハムストリングスが個々に働けば，脛骨の内旋と外旋に作用する。

開始肢位　患者は腹臥位とし，腹部の下に枕を入れる（図7-30）。膝関節は伸展位とし，脛骨は内外旋中間位，足部をベッド端から出しておく。腹臥位では，大腿直筋が膝関節屈曲の制限となりうる。

固定　骨盤ストラップにて骨盤を固定する。セラピスト大腿部を固定する。

運動　患者は全可動域にわたって膝関節を屈曲する

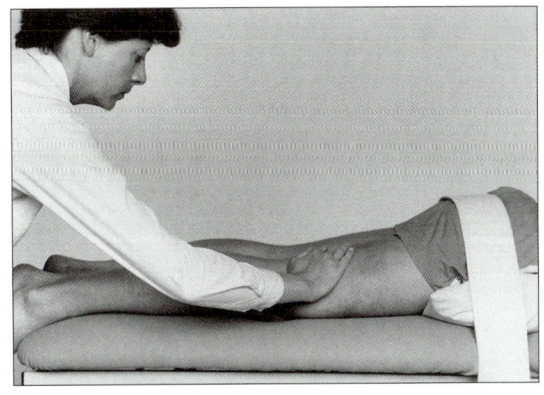

図7-30　開始肢位：大腿二頭筋，半腱様筋，半膜様筋

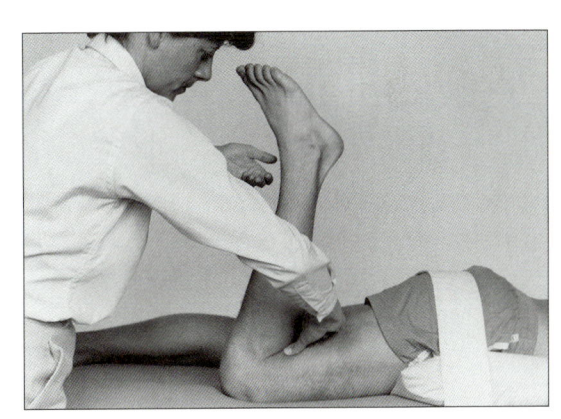

図7-31　検査肢位：大腿二頭筋，半腱様筋，半膜様筋

筋	主な筋活動	起始	停止	神経支配	神経根
表7-2　膝関節：筋活動，付着，神経支配[27]					
ハムストリングス					
半膜様筋	膝屈曲 膝屈曲位での内旋	坐骨結節	脛骨上端頸骨粗面	坐骨神経 （脛骨神経）	L5〜S2
半腱様筋	膝屈曲 膝屈曲位での内旋	坐骨結節	脛骨上端内側顆	坐骨神経 （脛骨神経）	L5〜S2
大腿二頭筋	膝屈曲 膝屈曲位での外旋	a 長頭：坐骨結節 b 短頭：大腿骨粗線外側唇	腓骨頭から脛骨の外側顆， 外側側副靱帯	坐骨神経 （脛骨神経と腓骨 神経の一部）	L5〜S2
大腿四頭筋					
内側広筋	膝伸展	転子間線の下部，大腿骨粗線 の内側唇	膝蓋骨の内側縁，大腿四頭 筋腱を介して脛骨粗面へ	大腿神経	L2〜4
外側広筋	膝伸展	大転子の前下縁，臀筋粗面の 外側唇，大腿骨粗線の外側 唇	膝蓋骨の外側縁，大腿四頭 筋腱を介して脛骨粗面へ	大腿神経	L2〜4
中間広筋	膝伸展	大腿骨前面と両側面	膝蓋骨の表面，大腿四頭筋 腱を介して脛骨粗面へ	大腿神経	L2〜4
大腿直筋	股関節屈曲 膝伸展	a 垂直頭：下前腸骨棘 b 寛骨臼の上縁	膝蓋骨の表面，大腿四頭筋 腱を介して脛骨粗面へ	大腿神経	L2〜4

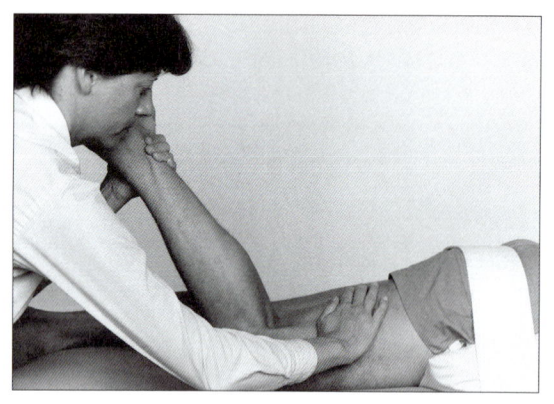

図 7-32　抵抗：大腿二頭筋，半腱様筋，半膜様筋

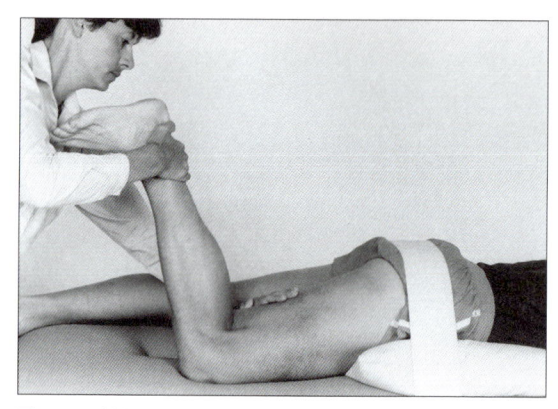

図 7-35　抵抗：大腿二頭筋

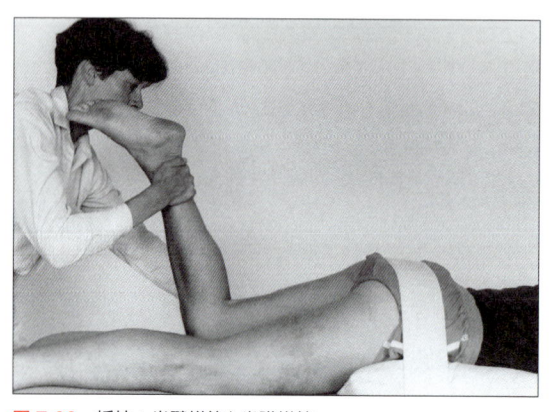

図 7-33　抵抗：半腱様筋と半膜様筋

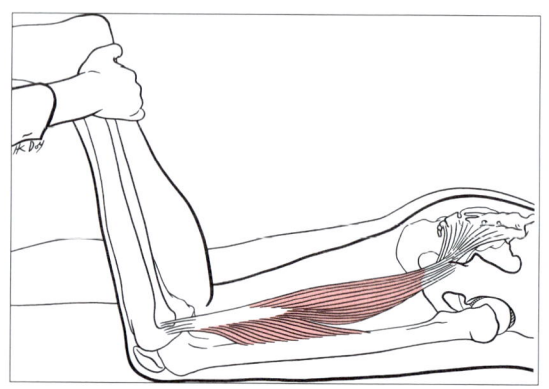

図 7-36　大腿二頭筋

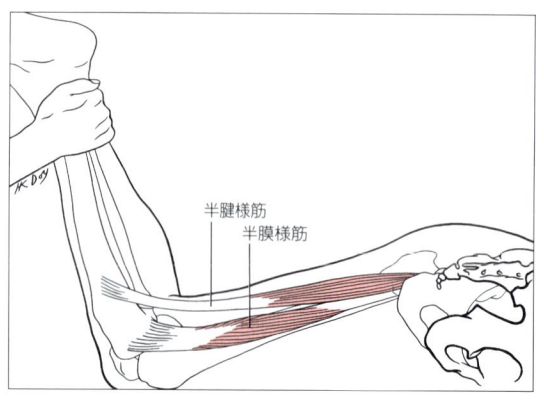

半腱様筋
半膜様筋

図 7-34　半腱様筋と半膜様筋

（図 7-31）。

触診　**大腿二頭筋**：膝窩の近位外側縁。**半腱様筋**：膝窩の近位内側縁。**半膜様筋**：半腱様筋腱の両側

代償運動　縫工筋（股関節屈曲・外旋が起こる）と薄筋（股関節内転が起こる）[5]。

抵抗の位置　下腿の後面で足関節の近位部（図 7-32）。Walmsley と Yang[31]によると，股関節伸展 0° 辺りで 90° 以上の膝関節屈曲角度で抵抗を加えると不安定であり，強い収縮は得られないと報告している。ま

た，膝関節の深い屈曲角度で過剰な抵抗を与えると，ハムストリングスに筋痙攣を起こしてしまう可能性がある[26]。

抵抗の方向　膝関節伸展。

内側ハムストリングスの分離　内側ハムストリングス（半腱様筋，半膜様筋）は，膝関節屈曲の際に脛骨の内旋に作用する。患者は脛骨を内旋位に保持し，踵を同側の殿部の外側に向かって動かす（図 7-33，34）。

抵抗の方向　膝関節伸展と脛骨外旋。

外側ハムストリングスの分離　外側ハムストリングス（大腿二頭筋）は膝関節屈曲位の際に，脛骨の外旋に作用する。患者は脛骨を外旋位に保持し，踵を対側の殿部に向かって動かす（図 7-35，36）。

抵抗の方向　膝関節伸展と脛骨内旋。

重力を除いた肢位：大腿二頭筋，半腱様筋，および半膜様筋

開始肢位　患者は対側を下にした側臥位とする（図 7-37）。セラピストは，下肢の重さを支えておく。検査側の股関節は解剖学的肢位とし，膝関節は伸展位とする。

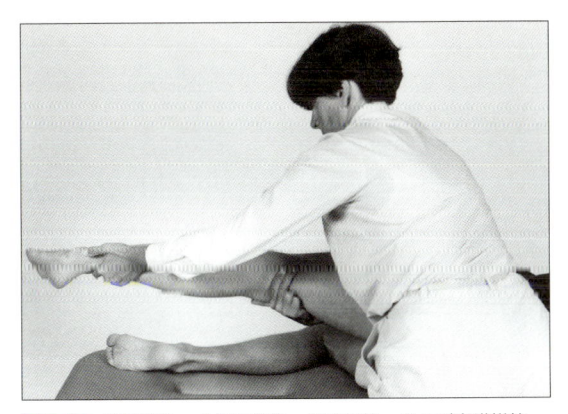

図 7-37　開始肢位：大腿二頭筋，半腱様筋，および半膜様筋

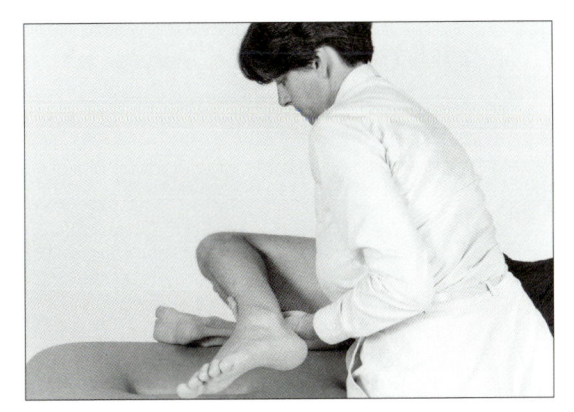

図 7-38　最終肢位：大腿二頭筋，半膜様筋，および半膜様筋

固定　セラピストは大腿部を固定する。
最終肢位　患者は全可動域にわたって膝関節を屈曲する（図 7-38）。
代償運動　股関節を屈曲することで，他動的に膝関節が屈曲する。

膝関節伸展

抗重力位：大腿直筋，中間広筋，外側広筋，および内側広筋

開始肢位　患者は端坐位とする（図 7-39）。膝関節は屈曲位とし，大腿部を水平に保つために，大腿遠位部にパッドを入れておく。
固定　セラピストは大腿部を固定し，患者は診察台の端を把持する。
運動　患者は全可動域にわたって膝関節を伸展する（図 7-40）。ハムストリングスの伸長性が低下していれば，ハムストリングスの緊張を緩めるために患者は後方へ傾く。後方へ傾くことで大腿直筋を伸張させ，大腿直筋の膝関節伸展に対する影響を増加させる可能性がある[30]。

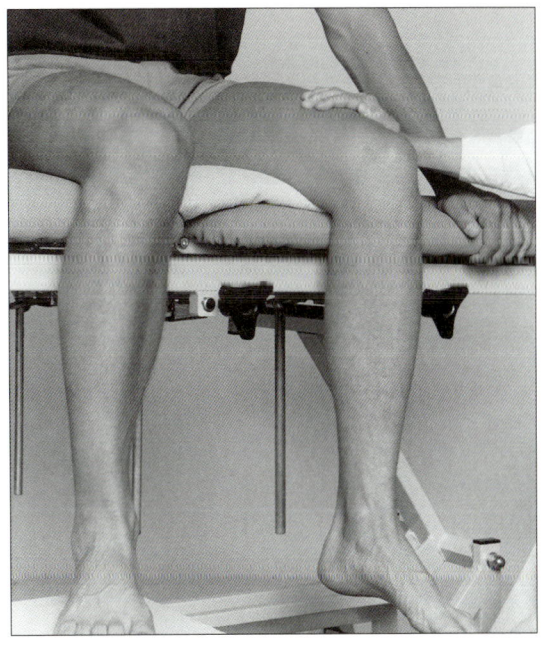

図 7-39　開始肢位：大腿直筋，中間広筋，外側広筋，および内側広筋

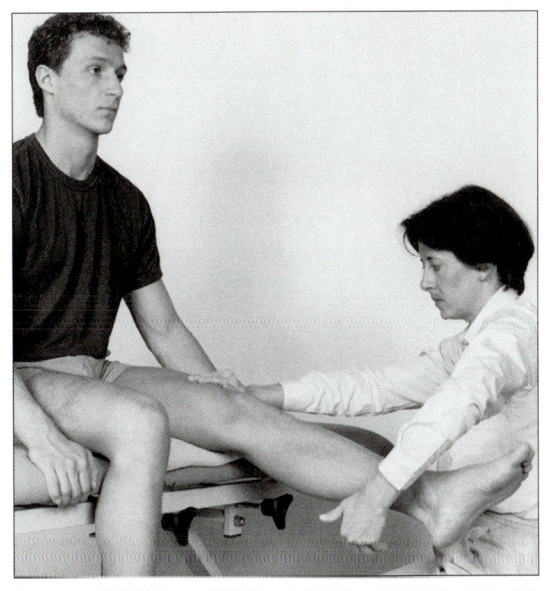

図 7-40　検査肢位：大腿直筋，中間広筋，外側広筋，および内側広筋

触診　**大腿直筋**：大腿中央前面。**中間広筋**：深部にあるため触診不可。**外側広筋**：大腿中央の外側。**内側広筋**：大腿遠位部の内側面。大腿四頭筋は脛骨粗面の近位部で膝蓋腱として触れることができる。
代償運動　大腿筋膜張筋（股関節内旋が生じる[26]）
抵抗の位置　下腿遠位端の前面（図 7-41，42）。患者が膝関節を完全伸展位でロック（close-packed position）していないか確認する。

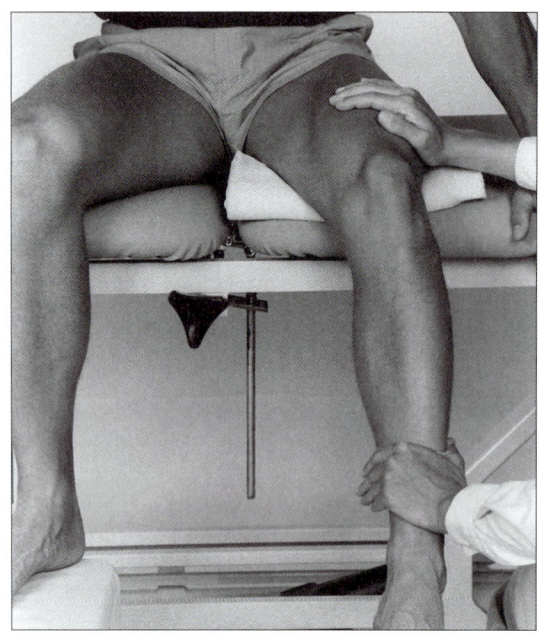

図 7-41　抵抗：大腿直筋，中間広筋，外側広筋，および内側広筋

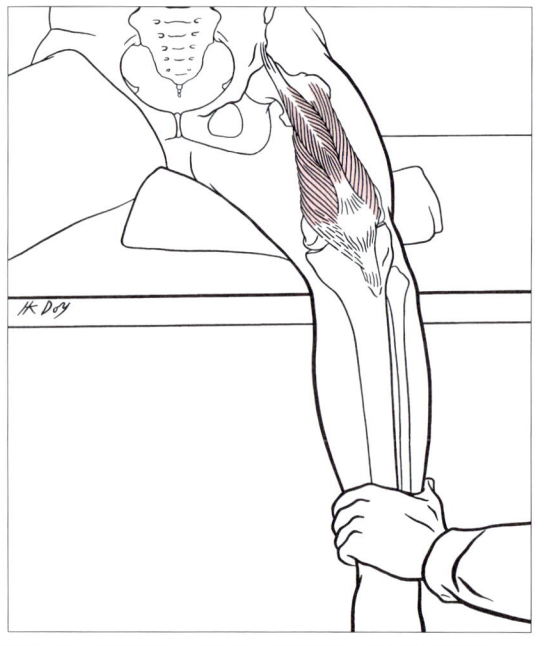

図 7-42　大腿直筋，中間広筋，外側広筋，および内側広筋

抵抗の方向　膝関節屈曲。

重力を除いた肢位：大腿直筋，中間広筋，外側広筋，および内側広筋

開始肢位　患者は対側を下にした側臥位とする（図7-43）。セラピストは下肢の重さを支えておく。股関

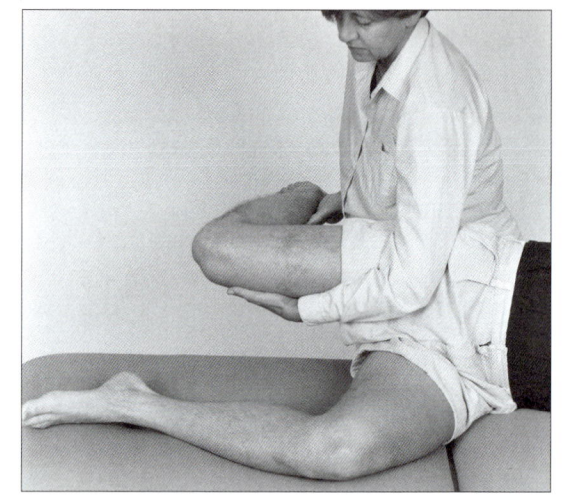

図 7-43　開始肢位：大腿直筋，中間広筋，外側広筋，および内側広筋

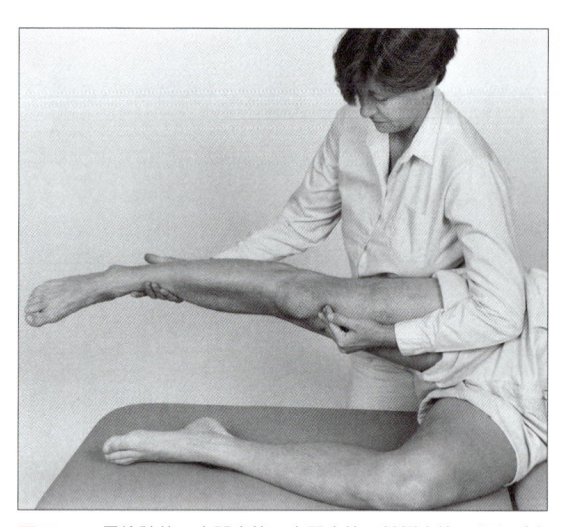

図 7-44　最終肢位：大腿直筋，中間広筋，外側広筋，および内側広筋

節は解剖学的肢位とし，膝関節は屈曲位とする。

固定　セラピストは大腿部を固定する。

最終肢位　患者は全可動域にわたって膝関節を伸展する（図7-44）。

代償運動　股関節を伸展することで，他動的に膝が伸展する[5]。

機能的な適用

関節の機能

　膝関節機能は，体重を支持し，下肢の長さを調節することである[2]。足部が接地した状態で膝が屈曲すれ

ば，体は床へ近づき，膝関節が伸展すれば体を持ち上げる[30]。足部が接地していない状態，あるいは下肢が浮いている姿勢[2]であれば，膝関節は屈曲と伸展，脛骨の回旋が起こる。膝関節の回旋方向の動きは，足部が接地した状態では体をひねる動きを引き起すことが可能である[30]。歩行中では，膝関節は衝撃吸収に働いて垂直方向への変位を減少させ，遊脚期では，膝関節を屈曲させることで下肢長を短縮して，つま先と地面とのクリアランスを確保している[32,33]。

機能的な可動域

　正常な膝関節の自動可動域は伸展0°から屈曲135°である。正常な機能において完全伸展が必要とされるが，多くの日常生活活動では135°以下の屈曲可動域である。Rowe ら[34]によると，伸展0°から屈曲110°をリハビリテーションの目標とすることを推奨している。屈曲110°を目標とすれば，歩行や椅子からの立ち上がりと着座，階段昇降が可能となる。また，入浴動作では，一般的な方法であれば約135°以上の屈曲角度が必要である。

　膝関節の完全伸展は，直立位をとるには必要不可欠である（図7-45）。完全もしくは完全に近い伸展角度は，高い場所，あるいは遠くの物を取る，足を触るリーチ動作（図7-46），車のペダルを踏む動作や階段を降段する（図7-47）ために必要となる。ズボン（図7-48）やショーツをはくときも，膝関節は伸展している。膝関節の完全伸展位は，非対称な姿勢でよくみられ

る。例えば，一側の下肢にほとんどの体重を乗せて長時間立位をとるときやジャンプなどの強いスラスト（thrust）動作[1]のときである。

　日常生活動作において，平均117°までの屈曲可動域が，床のものを持ち上げる（図7-49），椅子に座る（図7-50），階段昇降（図7-47，51），靴ひもを結

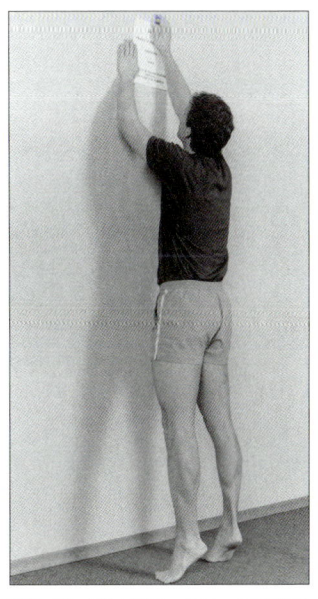

図7-46　高い場所へのリーチ動作では，完全もしくは完全に近い膝関節の伸展が必要である

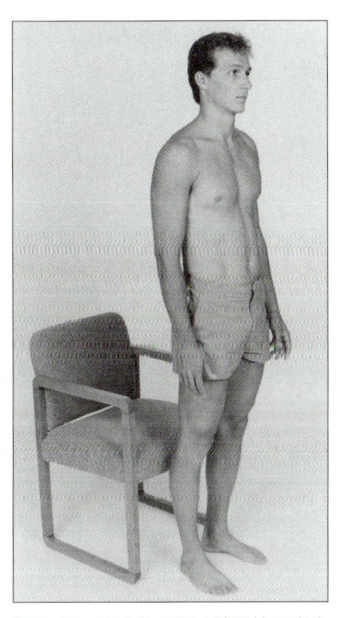

図7-45　直立位でのは膝関節の完全伸展が必要である

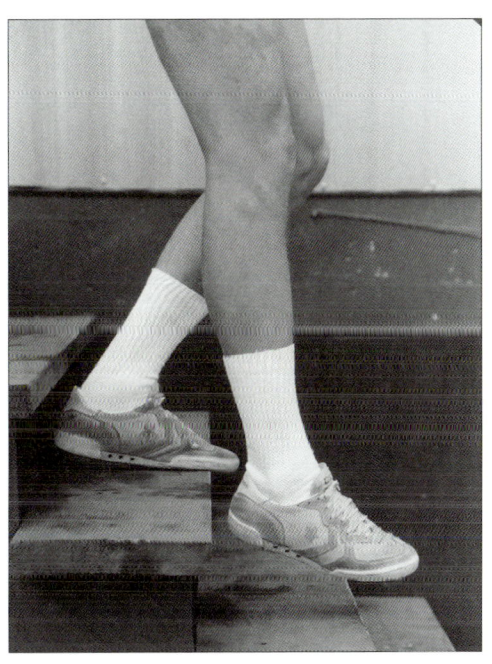

図7-47　降段動作：平均86°〜107°の膝関節の屈曲と完全もしくは完全に近い膝関節伸展，大腿四頭筋の遠心性収縮が必要である

7

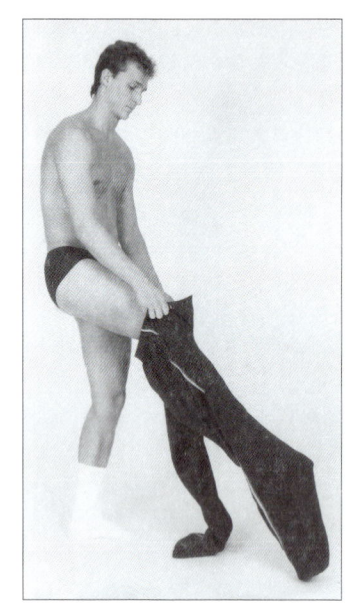

図7-48　ズボンをはくときの膝関節伸展

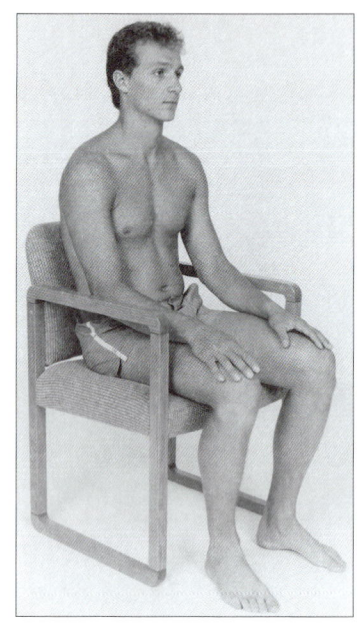

図7-50　椅子に座るには，平均93°の膝関節屈曲が必要である

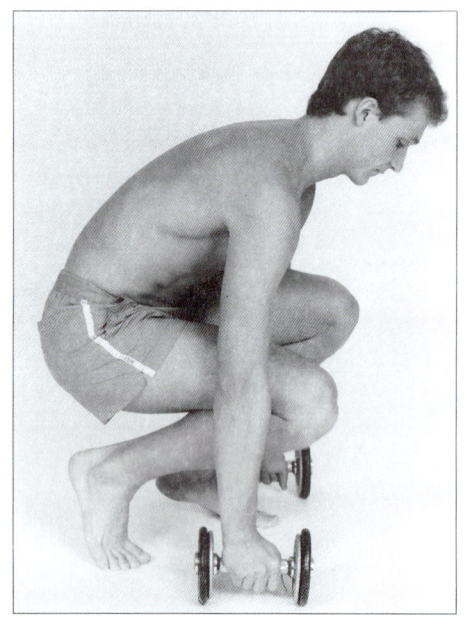

図7-49　床のものを持ち上げるためは，平均117°の膝関節屈曲が必要である

ぶ[36]，靴下をはくこと（図7-52）に関係している。多くの日常機能において，平均25°未満の脛骨回旋が必要であるといわれている[36]。日常生活動作（ADL）において必要とされる膝の屈曲角度を表7-3に示す。

　しゃがみ込みや足を組んで座る，座禅といったより深い膝関節の屈曲を伴うADLは，西洋以外の文化の習慣では必要である[38,39]（表7-4）。足を組んで座るためには最低でも平均135°の屈曲角度，踵が浮いたしゃがみ込み動作には最大157°の屈曲角度が必要である。

　これらの姿勢は，アジアや東洋文化のADLにおいて必要であり，足を組んで座る姿勢では，深い屈曲と同時に平均で最大33°の脛骨内旋が起こっている[33]。しゃがみ込みや座禅に必要な膝関節の屈曲可動域を獲得するためには，大腿直筋を緩めて股関節屈曲位とし，体重で受動的に膝関節を屈曲させる。

　Livingstonら[35]によると，膝関節の屈曲可動域を評価するには3つの異なった高さの段差を昇降する必要があると報告している。段差の高さや寸法に依存して，昇段するときには最大で平均83°〜105°，降段するときには86°〜107°の膝関節の屈曲可動域が必要である。最低でも，1°もしくは2°〜15°の膝関節の屈曲可動域が昇降で必要である。股関節や足関節よりも膝の屈曲可動域を変化させることにより異なった段差に対応している[35]。

歩行

　歩行中，床への踵接地時に約0°膝関節伸展可動域が必要であり（図7-53），床から足部が離れる遊脚初期には約60°屈曲可動域が必要となる（Levangie and Norkin[2]）。大腿骨に対する脛骨の内旋は，遊脚終期と立脚期を通して前遊脚期まで起こり，その後，遊脚中期まで外旋する[40]。正常歩行では，平均13°の脛骨回旋が必要であるといわれている[41]。詳細な歩行中の膝の肢位や動きの説明，および解説は，付録Dを参照されたい。

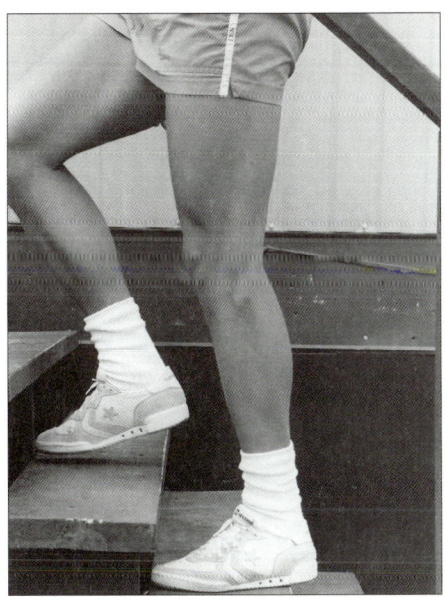

図 7-51 昇段動作では平均 83°〜105° の膝屈曲，完全もしくは完全に近い膝伸展が必要

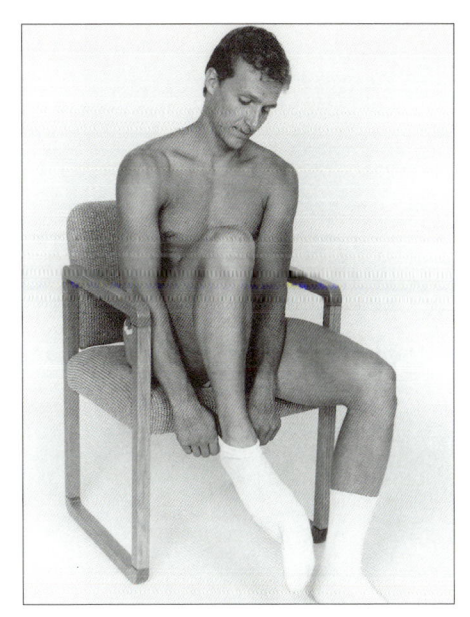

図 7-52 屈曲 0°〜117° の範囲の膝の角度

7

表7-3　ADL に必要とされる膝屈曲角度	
動作	膝屈曲角度
入浴動作[34]	135°
靴の着脱（坐位で床から足部を持ち上げた状態）*	106°
坐位（上肢の支持なし）*	93°
床から物を持ち上げる* 　股関節を曲げて，下へ手を伸ばす 　背中を伸ばした状態で膝を曲げる姿勢	 71° 117°
階段[†] 　昇段 　降段	 83-105° 86-107°*
歩行[‡]	60°
速い速度のランニング[37]（1 マイル＝1609 m を 7.5 分で走る以上の速さ）	103°

*膝の屈曲角度は 30 名の被験者で解剖学的肢位ではなく，標準的な姿勢で測定[36]。
[†]膝の屈曲角度は 15 名の被験者で異なった高さの段差で測定。必要な最大膝屈曲可動域は，段差の高さによって変化する[35]。
[‡]Levangie と Norkin[2]の Rancho Los Amigos 歩行分析用紙から引用

表7-4　アジア・東洋文化の ADL で必要とされる膝屈曲可動域	
動作	膝屈曲角度
足を組んで座る	135°[39]-150°[38]
膝立て位[38] 　足関節底屈位 　足関節背屈位	 144° 155°
スクワット[38] 　踵が接地している 　踵を浮かせている	 154° 157°

筋機能

膝関節の屈筋群

　膝関節の屈筋群は，大腿二頭筋，半腱様筋，半膜様筋，縫工筋，薄筋，膝窩筋，および腓腹筋で構成される。膝関節の屈筋の多くは二関節筋であり，膝関節のみでなく股関節，あるいは足関節の動きに作用する。膝窩筋と大腿二頭筋の短頭は，膝屈筋の中の単関節筋である。

　薄筋は，すべての関節角度で膝関節屈曲に作用する[42]。腓腹筋もすべての関節角度で膝関節屈曲に作用

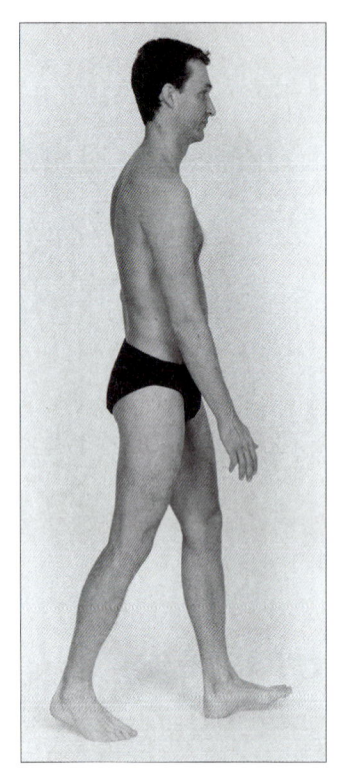

図 7-53　普通に歩く際には完全な膝伸展が必要である

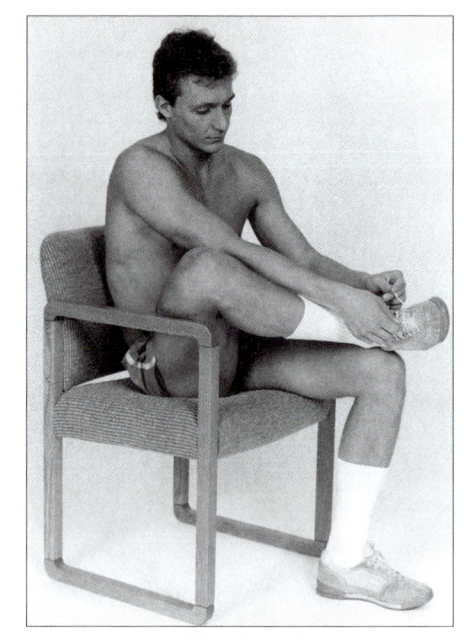

図 7-54　足部を反対側の大腿に載せた坐位では，膝の屈筋群は収縮している

し，膝関節の過伸展を制御している[17]。腓腹筋による膝関節の屈曲作用は，膝関節完全伸展位で最も強く，膝関節の屈曲角度に関わらず足部の肢位により低下する[43]。腓腹筋による膝関節屈曲トルクは，足関節底屈位よりも背屈位でより大きくなる[43]。

腓腹筋を除けば，膝関節の屈筋群は脛骨の回旋に作用する。大腿二頭筋が収縮すれば，大腿骨に対して脛骨が屈曲，外旋が起こる。その他の屈筋群は，大腿骨に対して脛骨の内旋に作用する。

膝窩筋の膝関節屈筋としての作用はわずかであるが，筋機能としては脛骨を内旋[44]させ，膝関節のロックを外すための，最初の屈曲に作用する[45]。荷物を持って下り坂を歩くとき，平地歩行と比較すると，膝窩筋の活動は立脚中期で膝の固定性を高めている[46]。床から物を持ち上げるときのスクワット動作のようなしゃがみこんだ肢位では，膝窩筋の収縮は脛骨に対して大腿骨が前方へ変位するのを防いでいる[45]。

足部を反対側の大腿の上において座る（図 7-54），もしくは椅子の下で足部を交差させて座る動作では，膝関節屈筋群が活動している。また，立位では膝関節屈筋群は足底接地を制御している。例えば，靴下の着脱時（図 7-52）は，膝関節屈曲最終域で屈曲を強いられるときに屈筋群が収縮している。歩行または走行時は，膝関節の屈筋群は下肢を前方へ振り出し，膝関

節が伸展することを遠心性に制御している。階段を上る動作などでは，股関節の屈曲に伴い他動的に膝関節が屈曲するため[17]，膝関節屈筋群の収縮は必要ない。

膝関節の屈筋群は回旋筋としても機能しており，例えばランニングや転換動作で膝関節を制御するために作用している[30]。これらの筋は，スクワット動作や膝立て位において，体幹と上肢が固定された脛骨に対して膝関節の動きを生じさせるために活動している[30]。

膝関節の伸筋群

膝関節の伸筋群は，大腿直筋，内側広筋，外側広筋，中間広筋で構成されている。大腿直筋は，膝関節と股関節に作用し，股関節が伸展され筋が伸長されると，膝関節の伸筋として効果的に作用する[47]。Okamoto は，大腿直筋が完全に膝伸筋として働くには，股関節は固定されていなければならないと報告している（Basmajian and Deluca[48]）。内側広筋は他の広筋群と同時に収縮して，全可動域にわたって膝関節の伸展に作用する[49-52]。内側広筋の下斜走線維は，最終伸展で機能しており，膝蓋骨を内側へ引き込むことで膝蓋骨の外側変位を防いでいる[48]。

ADL における下肢の動きは，2 つのパターンがある。1 つは，股関節屈曲，膝関節屈曲，足関節背屈である[47]。このパターンでは，膝関節の伸筋群は遠心性に働いており，膝関節の屈曲を制御している。これらは，足部が接地し体が地面へ近づく動作でみられる。例えば，床のものを持ち上げるためのしゃがみこみ動

作，椅子に座る動作，段差を降段する動作，椅子に座る動作（図7-47）である。2つめのパターンは，股関節伸展，膝関節伸展，足関節底屈である[47]。このパターンは，膝関節伸筋群が求心性に動いて膝関節を伸展させている。この共同的な動きは，椅子から立ち上がる動作，ジャンプ動作，階段を昇段するとき（図7-51），浴槽から出る動作でみられる。

足部が床に接地していなければ，膝関節伸筋群は下腿の重さを含めて抵抗に対して作用する。例えば，ボールを蹴る，ズボンを引っ張っている動作，平泳ぎのキック動作において膝関節伸筋群の収縮が必要である。

立位姿勢

立位姿勢では，重心が膝関節の前方を通過するため大腿四頭筋の筋活動はみられない。PortonyとMorin[53]は，筋電図を使用した分析によると立位でハムストリングスと腓腹筋が活動していたと報告している。これらの筋は，伸展，もしくは過伸展を防ぐために活動していると考えられる。

歩行

膝関節の屈筋群と伸筋群は，初期接地に備えるために，伸展位で同時収縮することで，膝を安定させている[54]。立脚初期には，初期接地と大腿四頭筋に加わる荷重応答期に，膝が屈曲していく下肢へ荷重が加わる荷重応答期に，膝が屈曲していくのを防ぐために，遠心性に収縮している。荷重応答期は，膝を伸展するために大腿四頭筋は，遊脚初期において大腿四頭筋は過速度な屈曲と伸展を防ぐため収縮は一様ではない。速い速度での歩行では，遊脚初期において大腿四頭筋は過速度な屈曲と伸展を防ぐため収縮している可能性がある[33]。遊脚終期では，前方へ振り出した下肢を制御するためにハムストリングスが遠心性に収縮している[54]。遊脚期を通じて働き，足部のクリアランスを保つために股関節屈曲の補助と同側の骨盤の前方回旋と股関節外旋するために活動している[55]。薄筋は，立脚終期と遊脚期の開始時に収縮し，大腿筋は，遊脚中期まで内旋して脛骨を内旋させ，前遊脚期から遊脚中期まで内旋を維持している[40]。

Montgomeryら[57]，ランニング時の膝の筋活動の詳細を報告している。

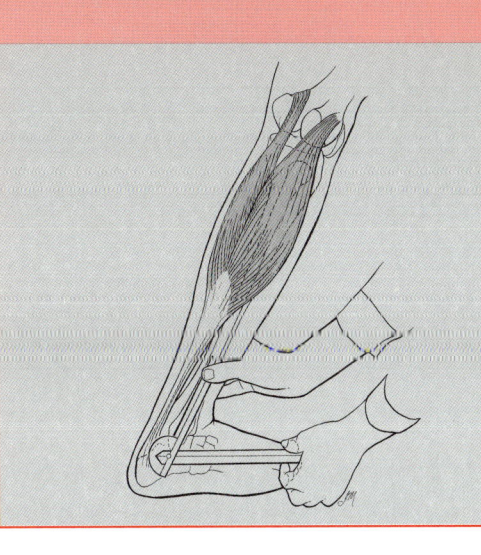

第8章

足関節と足部

関節と運動

図8-1 に足関節と足部の関節を図示する。関節可動域（ROM）は、一般的に重要である距腿（足）関節、距骨下関節、中足趾節（MP：metatarsophalangeal）関節、趾節間（IP：interphalangeal）関節を測定する。これらの関節の動きは表8-1, 2 に示している。

足関節は蝶番関節に分類される。近位の凹形の関節面は、一般的に ankle mortise といわれ、外果の内側、遠位の脛骨、内果の外側により形成されている。この凹形は距骨体の凸形にはまり込む。足関節の主要な運動である背屈、底屈は斜矢状軸で斜前額軸周りで起こる（図8-2）。足関節の底屈位では、距骨体の後方の狭い部分が足関節天蓋に入り込むため、動きが大きく

なる。この運動はわずかな側方への滑り、回旋、外転、および内転の動きが含まれている[2]。

距骨下関節は距骨と踵骨の間の関節であり2つで成り立っており、足根管で区分されている。足根管の後部では、距骨の下面の凹形が踵骨の上面の凸形の小関節面の後方にはまり込む。足根管の前部は、距骨頭の凸面に関節をなし、踵骨上面の前・中小関節面の凹面にはまり込む。

前足根管は、距骨頭の凸面に関節をなし、踵骨上面の前・中小関節面の凹面にはまり込む。距骨下関節の軸は踵の外後方を貫き、距骨下関節を通り、前方、内側と上方に走行する（図8-3）。主に距骨下関節の関節軸の傾斜と2つの関節の面の正反対の形状（距骨面：後方の凹形、前方の凸形；踵骨面：後方の凸形、前方の凹形）により、3つの面で距骨下関節の運動が

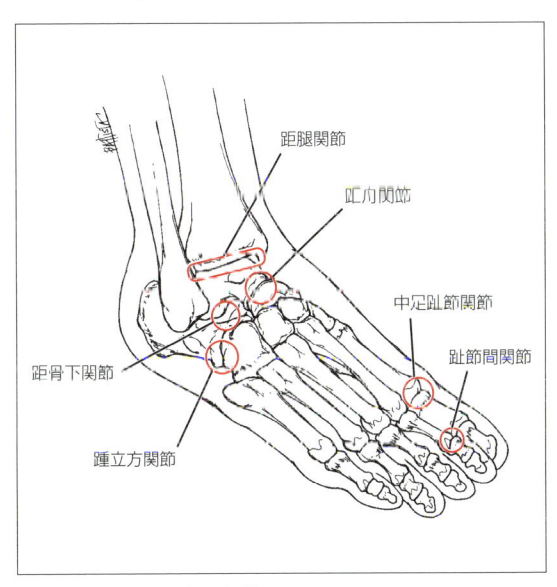

図8-1　足関節と足部の解剖

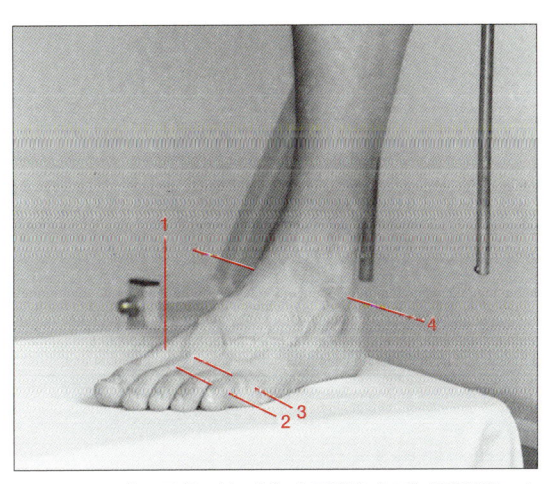

図8-2　足関節と足部の軸。（1）中足趾節（MP）関節外転—内転。（2）趾節間（IP）関節 屈曲—伸展。（3）MP 関節 屈曲—伸展。（4）距腿関節 背屈—底屈

表8-1　関節構造：足関節と足部の動き

	底屈	背屈	内がえし	外がえし
関節[1,2]	距腿	距腿	距骨下	距骨下
面	斜位の矢状面	斜位の矢状面	斜位の前額面	斜位の前額面
軸	斜位の前額軸	斜位の前額軸	斜位の矢状軸	斜位の矢状軸
正常な制限因子[1-6],* （図8-4参照）	前方の関節包，三角靭帯，前脛腓靭帯の前部，背屈筋群の緊張；脛骨と距骨との間の接触	後方の関節包，三角形靭帯，踵腓靭帯，後脛腓靭帯，ヒラメ筋の緊張；脛骨と距骨との間で	外側側副靭帯，外側距踵靭帯，外反筋群，距踵靭帯，cervical ligament，外側関節包の緊張	脛骨と距骨との間で接触；内側関節包，内側側副靭帯，内側距踵靭帯，後脛骨筋，長母趾屈筋，長趾屈筋の緊張
正常な最終域感[3,7]	しっかりしている/固い	しっかりしている/固い	しっかりしている	固い/しっかりしている
正常な自動可動域[8] （自動可動域）[9]	0-50° （0-40°～50°）	0-20° （0-15°～20°）	0-5° 前足部 0-35° （0-30°～35°）	0-5° 前足部 0-15° （0-20°）
関節包パターン[7,10]	距腿関節：底屈，背屈 距骨下関節：内反（つまり，内がえし），外反（つまり，外がえし），			

*関節運動の正常な制限因子（NLF）を同定する明確な研究は不十分である。ここでのNLFと最終域感は，解剖学的知識，臨床経験，利用可能な文献に基づいている。

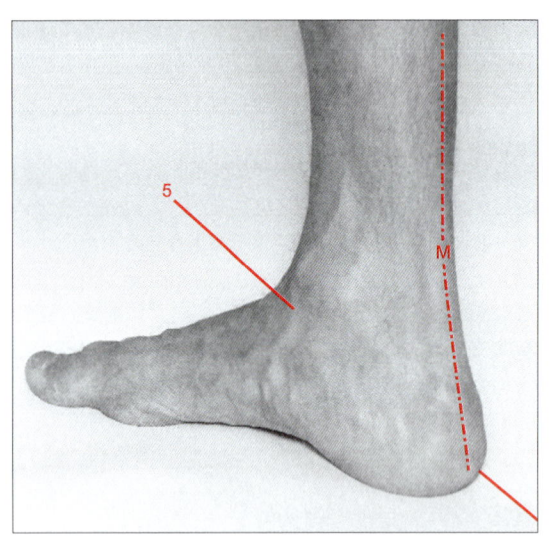

図8-3　距骨下関節軸。(5) 内がえし一外がえし（M，下腿と踵部の中央線）

起こり，これを回内（pronation）と回外（supination）と定義する。非荷重（non-weight-bearing：NWB）の状態での距骨下関節の回外では，前額面での矢状軸周りの内がえし，横断面での垂直軸周りの内転，矢状面での前額軸周りの底屈が起こる[5]。回内は前額面での矢状軸周りの外がえし，横断面での垂直軸周りの外転，矢状面での前額軸周りの背屈が含まれる。臨床上では，3平面上で動く距骨下関節の関節可動域は直接測定することはできない。"通常，単一軸の踵骨の内がえしと外がえしが距骨下関節の3平面での動きを表すと考えられている。"[11 (p.430)] その結果，内がえしと外がえしの動きはより簡単に観察でき[5]，評価，測定され，距骨下関節のROMは臨床上で指標となる。

　横足根関節（距踵舟関節と踵立方関節），足根骨間関節・足根中足関節と中足趾節関節（図8-1）の動きは正常な足関節と足部の機能に不可欠である。これらの関節は，後足部と前足部の間の足部のアーチを上げたり，平らにするために機能し，足を支持面の形に一致させることができる。臨床において，これらの関節の動きを直接測定することはできない。

　足趾の中足趾節（MP）関節と趾節間（IP）関節は足部の遠位関節を構成する（図8-1）。MP関節は楕円関節であり[2]，各中足骨頭の凸面と対応する基節骨近位端の凹面との間で形成される。MP関節の関節運動は屈曲，伸展，外転，内転が含まれる。屈曲と伸展の運動は矢状面で前額軸の周りで起こり，外転と内転の運動は水平面（横断面）で垂直軸の周りで起こる（図8-2）。IP関節は蝶番関節であり，近位の指節骨の凸面と遠位の指節骨の凹面で形成される。IP関節は足趾の屈曲と伸展運動を可能にする。

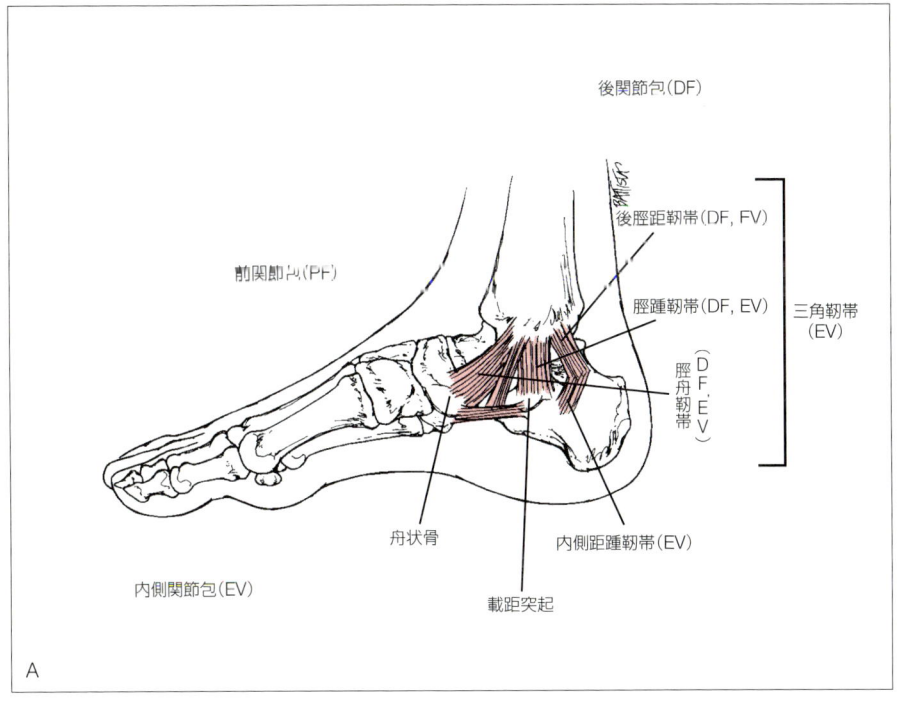

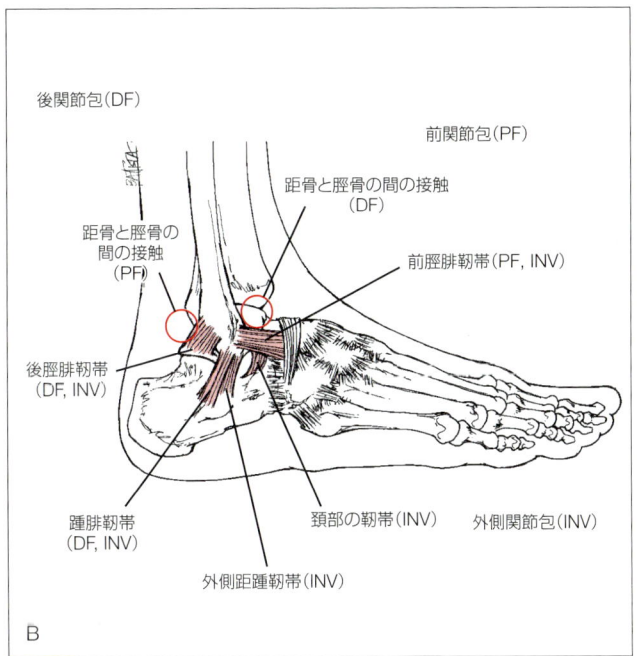

図 8-4　正常な制限因子。A．足関節と距骨下関節の正常な制限因子である非収縮性の構造を内側からみた図。B．足関節と距骨下関節の正常な制限因子である非収縮性の構造を外側からみた図。構造による動きの制限は括弧内に記す。F，屈曲；E，伸展；Abd，外転；Add，内転；PF，底屈；DF，背屈；INV，内がえし；EV，外がえし。筋の動きの正常な制限因子は図示していない

表 8-2　関節構造：足趾の動き

	屈曲	伸展	外転	内転
関節[1,2]	中足趾節関節（MP），近位趾節間関節（PIP），遠位趾節間関節（DIP），（第 2 趾から第 5 趾）	MP PIP DIP	MP	MP
面	矢状面	矢状面	前額（水平）面	前額（水平）面
軸	前額軸	前額軸	垂直軸	垂直軸
正常な制限因子[3,4,6,*]（図 8-5 参照）	MP：背側関節包，伸筋，側副靭帯の緊張 PIP：趾骨の底側面の間の軟部組織；背側の関節包，側副靭帯の緊張 DIP：背側の関節包，側副靭帯と背腱膜の緊張	MP：底側の関節包，底側靭帯，屈筋群の緊張 IP：底側の関節包，底側靭帯の緊張	MP：内側の関節包，側副靭帯，内転筋群，皮膜と皮膚と底側骨間筋の緊張	MP：足趾の間の接触
正常な最終域感[3,7]	MP：しっかりしている PIP：柔らかい/しっかりしている DIP：しっかりしている	MP：しっかりしている PIP：しっかりしている DIP：しっかりしている	しっかりしている	柔らかい
正常な自動可動域[0]	母趾 　MP：0-45° 　IP：0-90° 第 2-5 趾 　MP：0-45° 　PIP：0-35° 　DIP：0-60°	母趾 　MP：0-70° 　IP：0° 第 2-5 趾 　MP：0-40° 　IP：0		
関節包パターン[7,10]	母趾 MP 関節：屈曲，伸展 第 2-5 趾 MP 関節：変化する，IP 関節屈曲と同時に伸展に固定させる傾向がある			

*関節運動の正常な制限因子（NLF）を同定する明確な研究は不十分である。ここでの NLF と最終域感は，解剖学的知識，臨床経験，利用可能な文献に基づいている。

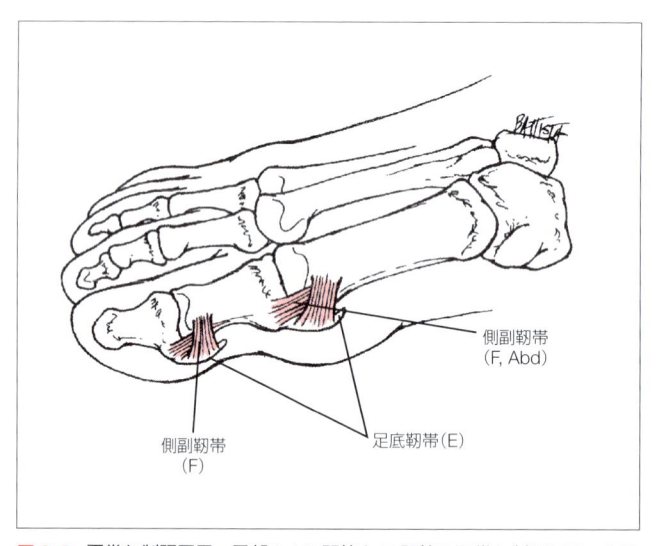

側副靭帯
（F, Abd）

側副靭帯
（F）

足底靭帯（E）

図 8-5　正常な制限因子。足部の MP 関節と IP 関節の正常な制限因子である非収縮性の構造を前内側から見た図（内側側副靭帯は記載していない）。構造による動きの制限は括弧内に記す：F，屈曲；E，伸展；Abd，外転；Add，内転。筋の動きによる正常な制限因子は図示していない

体表解剖（図 8-6〜8-8）

構造	部位
1. 腓骨頭	脛骨粗面の外側の円状の骨突起
2. 脛骨前縁	下腿前面の骨稜（隆線）
3. アキレス腱	踵骨の近位から後面にかけての触知可能な足部隆起
4. 内果	足関節内側で脛骨の遠位末端の突起
5. 外果	足関節外側で腓骨の遠位末端の突起
6. 舟状骨粗面	内果前下方の約 2.5 cm にある
7. 第 5 中足骨底	足部外側縁の中央の小さな骨突起
8. 第 1 中足骨頭	足趾基部の内側の突起
9. 踵骨	踵の後面

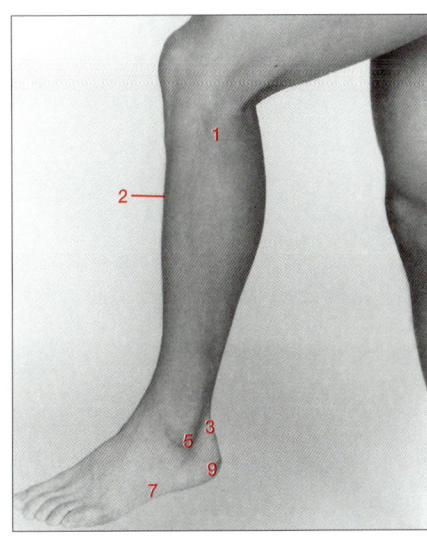

図 8-6　下腿と足部の前外側面

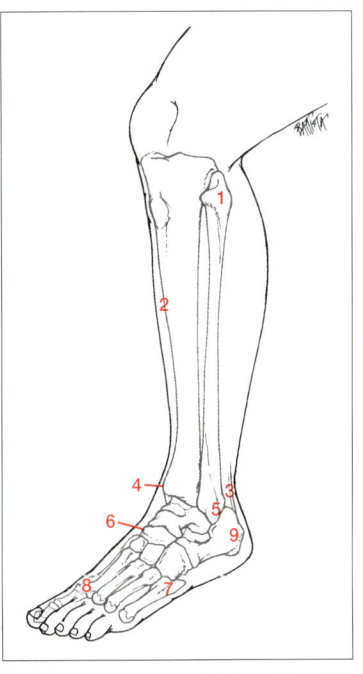

図 8-7　下腿と足部の前外側面の骨の解剖

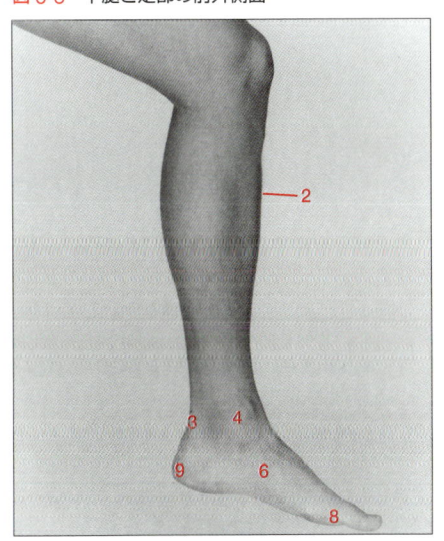

図 8-8　下腿と足部の内側面

関節可動域の評価と測定

足関節の背屈と底屈

自動可動域の評価
代償運動　背屈—膝伸展，足趾伸展。底屈—膝屈曲，足趾屈曲。

他動可動域の評価

足関節背屈
開始肢位　患者は背臥位とする。ロール状にしたタオルを膝関節の下に入れ，膝関節を約 20°から 30°屈曲して腓腹筋を弛緩させる（図 8-9A）。足関節は足部が下腿に対して垂直で，解剖学的肢位，あるいは中間位とする。

固定　セラピストは脛骨と腓骨を固定する。

セラピストの遠位の手の位置　セラピストは踵骨の後面を把握し，前腕を前足部の足底に当てる。

最終肢位　セラピストは踵部を牽引し，前腕を使って足部の背側面を下腿の前面の方へ足関節背屈動作が制限されるまで背屈させる（図 8-10）。

最終域感　背屈—しっかりしている/固い。

関節の滑り　背屈—距骨の凸面が，固定された凹面の足関節窩上を後方に滑る。

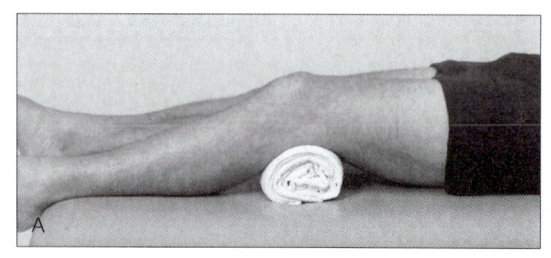

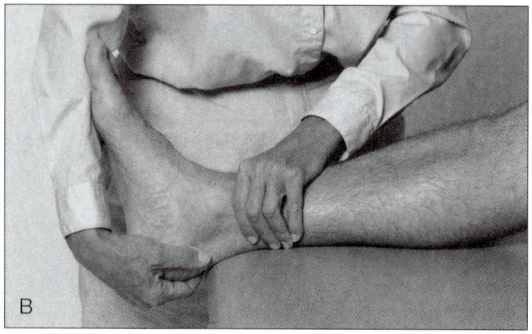

図 8-9　A. 足関節の背屈の検査のための膝関節 20°から 30°屈曲した位置。B. 開始肢位：足関節底屈

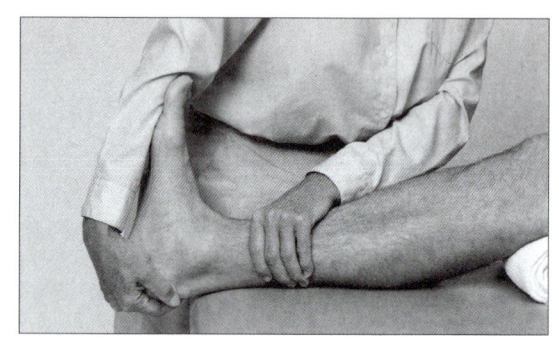

図 8-10　足関節背屈のしっかりして固い最終域感

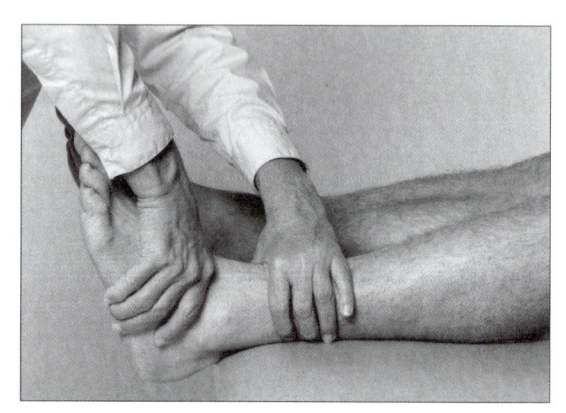

図 8-11　足関節底屈の開始肢位

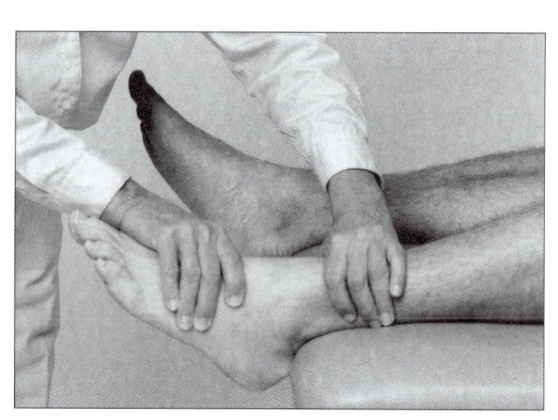

図 8-12　足関節底屈のしっかりして固い最終域感

足関節底屈
開始肢位　患者は背臥位とする。ロール状にしたタオルを膝関節の下に入れ，膝関節を約 20°から 30°屈曲を保ち，足関節は中間位とする（図 8-11）。

固定　セラピストは脛骨と腓骨を固定する。

セラピストの遠位の手の位置　セラピストは足部の前面を把持し示指の橈側縁を距骨と踵骨の前面にあてる。

最終肢位　セラピストは距骨と踵骨を下方に動かし，足関節底屈動作が制限されるまで足関節を底屈させる

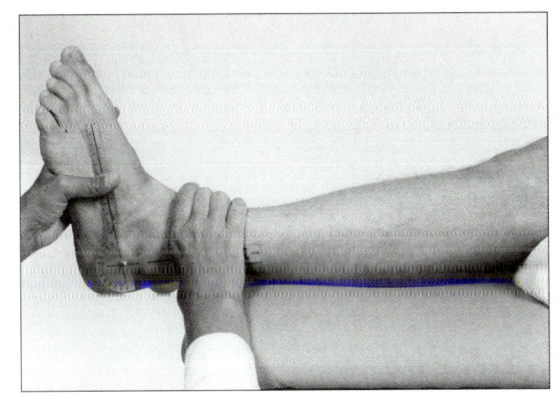

図 8-13　足関節背屈と底屈の開始肢位

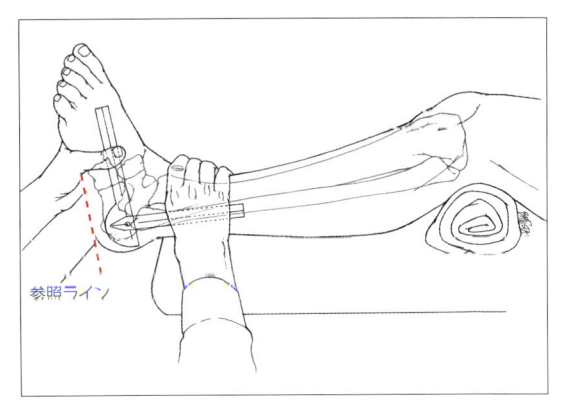

参照ライン

図 8-15　足関節背屈と底屈の角度計の位置

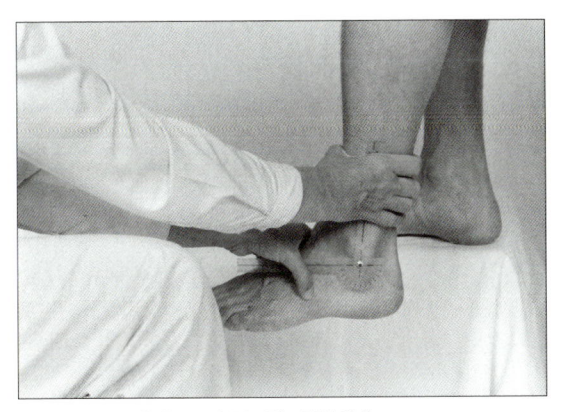

図 8-14　足関節背屈と底屈の別の開始肢位

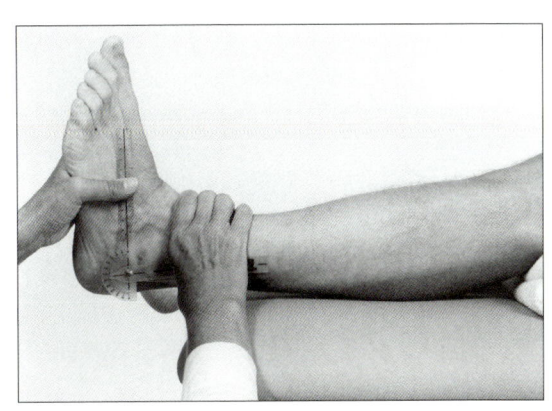

図 8-16　足関節背屈

8

（図 8-12）。

最終域感　底屈—しっかりしている/固い。
関節の滑り　底屈—距骨の凸面が固定された凹面の ankle mortise 上を前方に滑る。

測定：標準角度計

足関節背屈と底屈

開始肢位　患者は背臥位となり，ロール状にしたタオルを膝関節の下に入れ，膝関節を約 20° から 30° 屈曲を維持して腓腹筋を弛緩させる（図 8-9A）。足関節は解剖学的肢位を 0° とする（図 8-13）。別の方法として，患者を座らせて膝関節屈曲 90°，足関節は解剖学的肢位にしてもよい（図 8-14）。
固定　セラピストは脛骨と腓骨を固定する。
角度計の軸　軸は外果の下とする（図 8-15）。この測定は，内果の下位を軸としてもさしつかえない（図示されていない）。
基本軸　腓骨頭の方向を目標にして，腓骨の長軸と平行にする。
移動軸　足底に平行な線とし，測定において前足部の動きを除外する。開始肢位を図で示しており，角度計

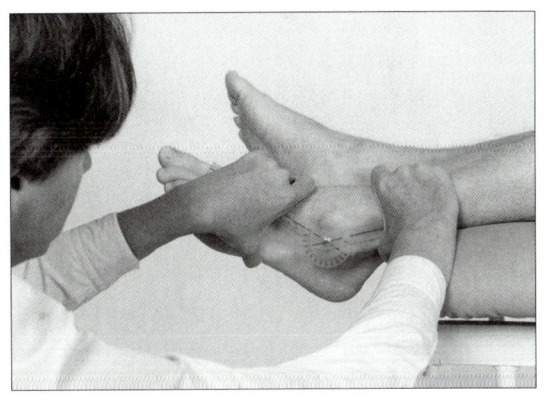

図 8-17　足関節底屈

は 90° を指す。これを 0° と記録する。例えば，開始肢位にて角度計が 90° であれば，足関節を背屈し，終了肢位にて 80° を指した場合，足関節の背屈の PROM は 10° とする。
最終肢位　背屈（20°）（図 8-16）：足部の背側面が下腿の前面に近づくように足関節を曲げる。底屈（50°）（図 8-17）：足関節底屈動作が制限されるまで足関節を底屈させる。

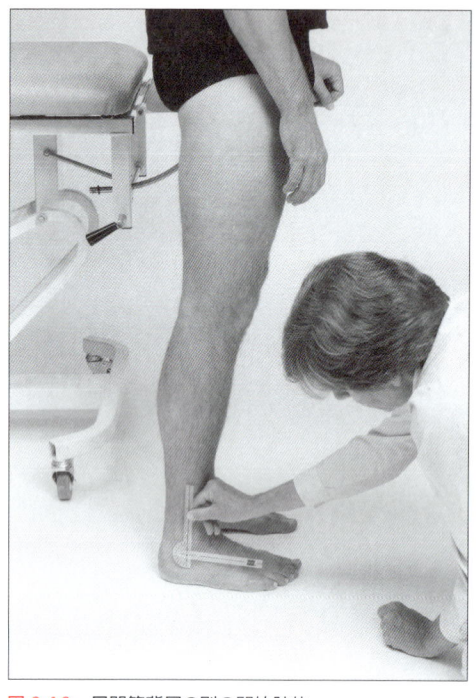

図 8-18 足関節背屈の別の開始肢位

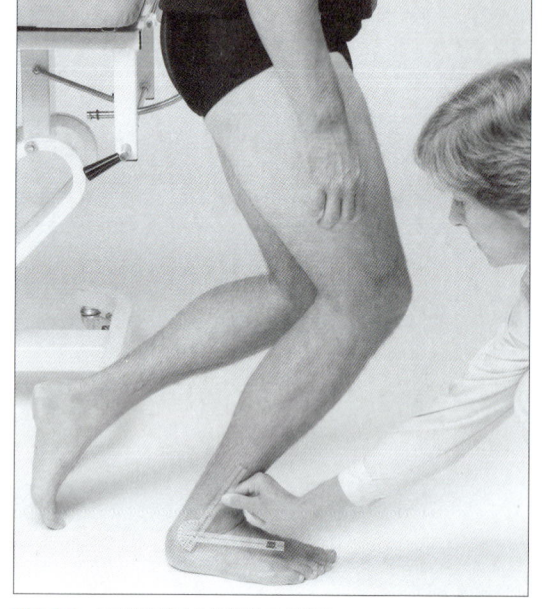

図 8-19 足関節背屈の角度計での測定

別の測定方法

このテストは立位バランスが低下している，全身性や局所性の下肢筋力低下がある患者には禁忌となる場合がある。

開始肢位 患者は直立位とする（図 8-18）。対側の足部は地面から離すか，バランスを保つために少し地面に触れる程度とする（図 8-19）。

固定 患者は平行棒や他の安定したものを用いてバランスを保つ。足部の検査側は患者の体重により固定される。

最終肢位 患者に，検査側の足趾を前方に向かせ，足は床に対して平らに維持するよう指示し，可能な限り膝関節を曲げさせる（図 8-19）。**注**：ヒラメ筋に短縮があれば，後面の下腿三頭筋の伸張感を感じ，筋の長さの減少に比例して足関節背屈で ROM が制限される。

測定：標準角度計

セラピストは足関節の背屈 PROM の有効な測定と記録ができる。角度計は前述した足関節背屈の ROM 測定と同様である（図 8-15）。荷重位（WB）における PROM 測定による足関節背屈可動域は非荷重位（NWB）に比べ大きい。可動域を記録する際にはこの点に注意する。

測定：OB 角度計

角度計の位置 ストラップは足関節の近位の下腿に

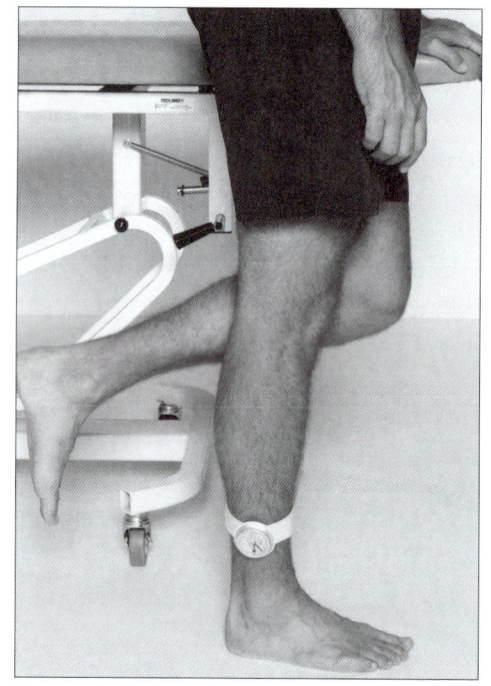

図 8-20 足関節背屈の OB 角度計を用いた測定の開始肢位

巻く。目盛り板は下腿の外側面に位置させる（図 8-20）。患者は開始肢位となり，指針が 0° に矢印が向くように調節する。最終肢位にて，指針面の傾角計の 0° の矢印から動いた角度を測定し，足関節背屈の PROM

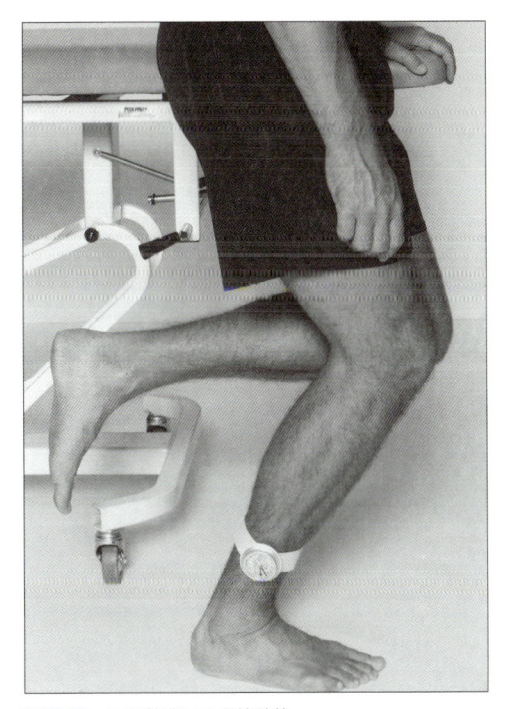

図 8-21　足関節背屈の最終肢位

状にしたタオルを膝関節の下に入れ，膝関節を軽度屈曲に保つ。足関節は中間位をとる。紙を踵部の下の水平な面に敷く。平らな物体（アクリル樹脂板か本）を足部の足底全面に対しておく。線を図 8-22 に示すようにアクリル樹脂板か本に沿って引く。

固定　セラピストは脛骨と腓骨を固定する。

最終肢位　足部は内がえしの最大可動域まで動かす（図 8-23）。この肢位にて，足部の足底全面にアクリル樹脂板を当て，アクリル樹脂板に沿って再度線を引く（図 8-24）。この過程を外がえしの AROM においても繰り返す（図 8-25，26）。

角度計の軸と移動軸　角度計を線の上におき，測定する（図 8-27，28）。

他動可動域の評価

開始肢位　患者は背臥位とする。足関節は中間位とする（図 8-29）。

固定　セラピストは内果と外果の前下部で距骨を直接固定する。

セラピストの遠位の手の位置　セラピストは後面と側方から踵骨を把持する。

最終肢位　セラピストは踵骨を最大可動域まで内が

として記録する（図 8-21）。（別法として，傾斜計を脛骨前縁におくことで立位にて足関節背屈を測定することができる〈図には示していない〉）。

距骨下関節の内がえしと外がえし

自動可動域の評価

代償運動　内がえし—股関節の外旋。外がえし—股関節の内旋。

測定：標準角度計

開始肢位　患者は背臥位とする（図 8-22）。ロール

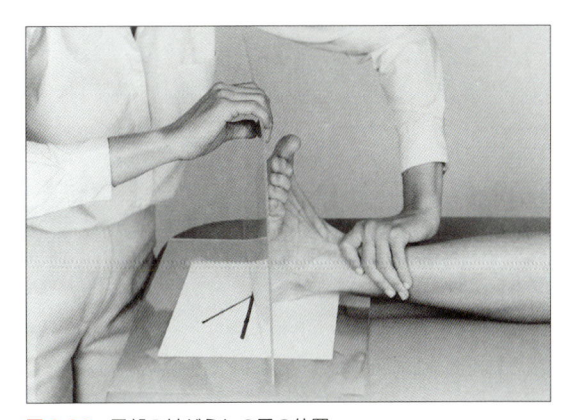

図 8-25　足部の外がえしの足の位置

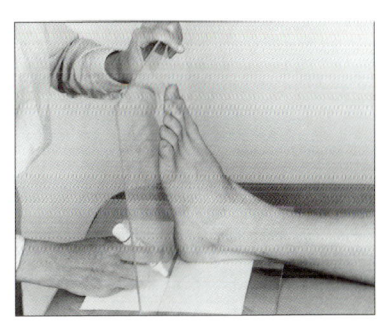

図 8-22　足部の内がえしと外がえしの AROM の開始肢位

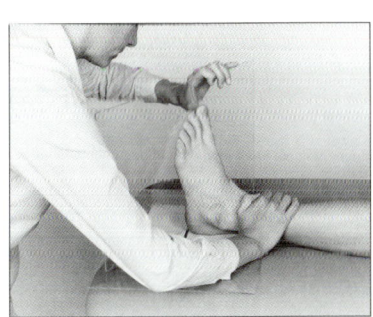

図 8-23　足部の内がえしの足の位置

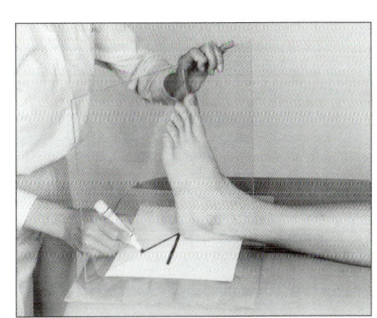

図 8-24　足部の内がえし

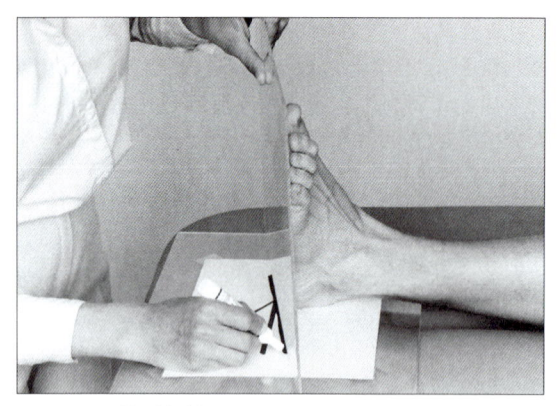

図 8-26　足部の外がえし

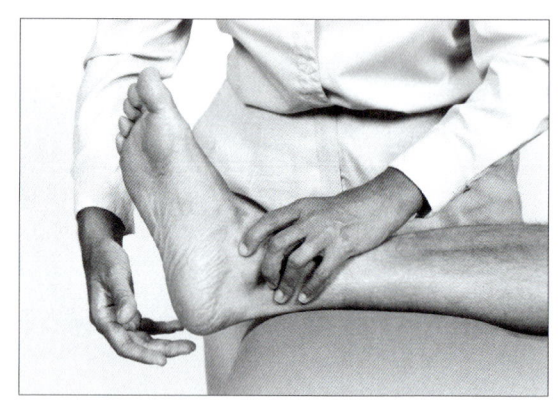

図 8-29　内がえしと外がえしの開始肢位

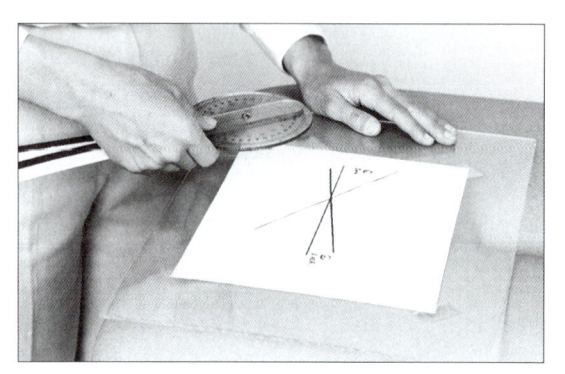

図 8-27　終了した内がえしと外がえしの AROM 測定

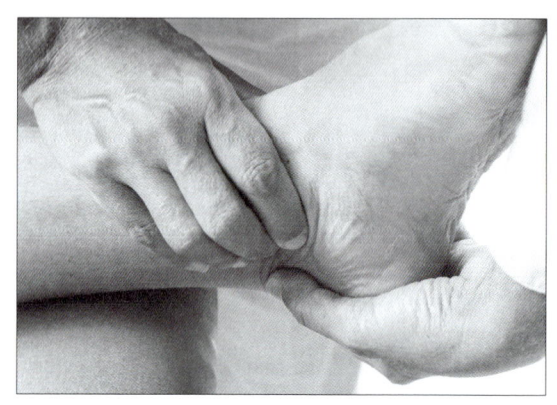

図 8-30　足部内がえしのしっかりしている最終域感

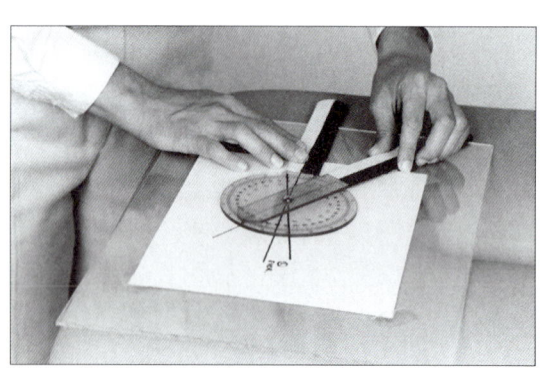

図 8-28　内がえしの AROM 測定の角度計の位置

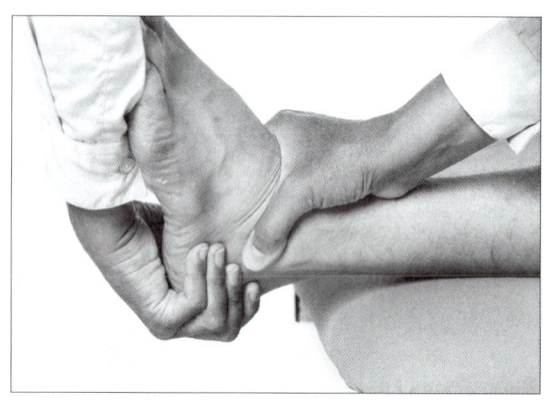

図 8-31　足部外がえしのしっかりして固い最終域感

えし（図 8-30），外がえしさせる（図 8-31）。

最終域感　**内がえし**—しっかりしている，**外がえ
し**—固い/しっかりしている。

関節の滑り　**内がえし**—(1) 後方の距骨下関節面：踵
骨の凸面が固定された距骨の凹面で外側に滑る。(2)
前方の距骨下関節面：踵骨の中央と前部の凹面が固定
された距骨頭の凸面で内側に滑る。**外がえし**—(1) 後
方の距骨下関節面：踵骨の凸面が固定された距骨の凹
面で内側に滑る。(2) 前方の距骨下関節面：踵骨の中
央と前部の凸面が固定された距骨頭の凹面で外側に滑

る。

測定：標準角度計

開始肢位　患者は腹臥位で足部はベッドから出し，
足関節は中間位とする。角度計の調節のために，セラ
ピストは踵骨の後面の上方と下方の正中線の皮膚に印
をつける（図 8-32A）。

固定　セラピストは脛骨と腓骨を固定する。

角度計の軸　軸は印をつけた踵骨の上方の正中線と

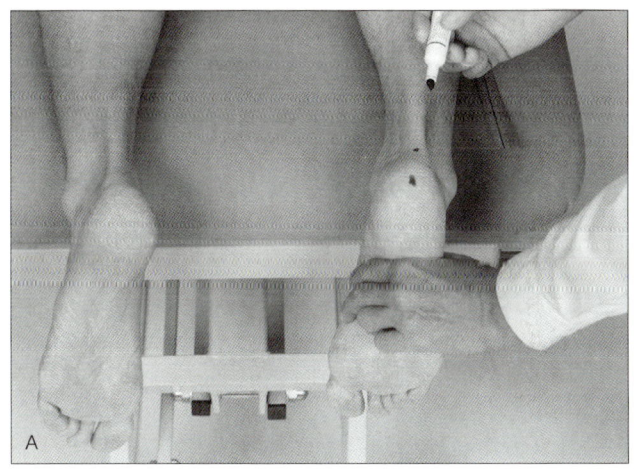
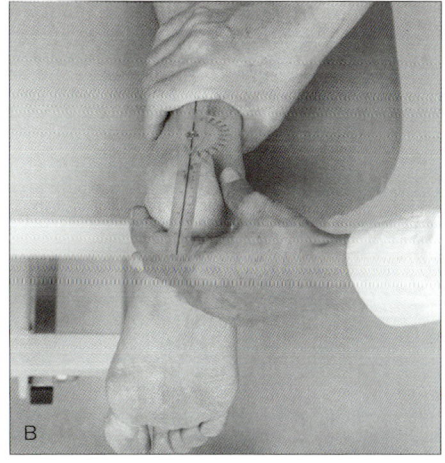

図8-32　A. 距骨下関節の内がえしと外がえし。角度計の位置ためのマーク。B. 距骨下関節の内がえしと外がえしの測定の角度計の位置

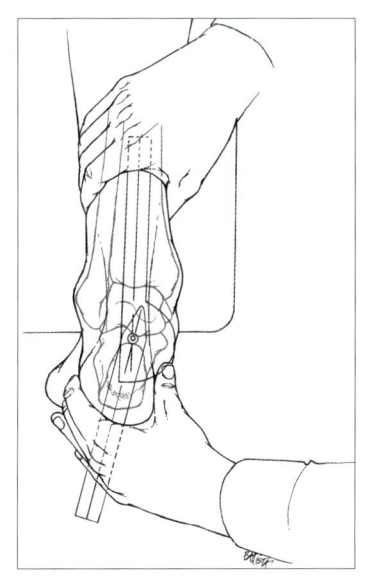

図8-33　距骨下関節の内がえしと外がえしの測定のゴニオメーターの位置。図は左距骨下関節の外がえしを示している

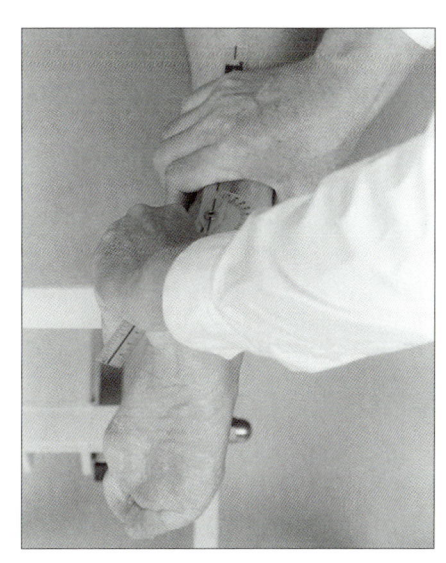

図8-34　右距骨下関節の内がえしの測定の最終肢位

する（図8-32B，33）。

基本軸　下腿の長軸と平行。

移動軸　踵骨の後面の正中線に沿って置く。踵骨の後面の印を利用して，移動軸を保つ。

最終肢位　踵骨を回外（5°）と回内（5°）の可動域まで，それぞれ他動的に内がえし（図8-34）と外がえし（図8-35）を行う。

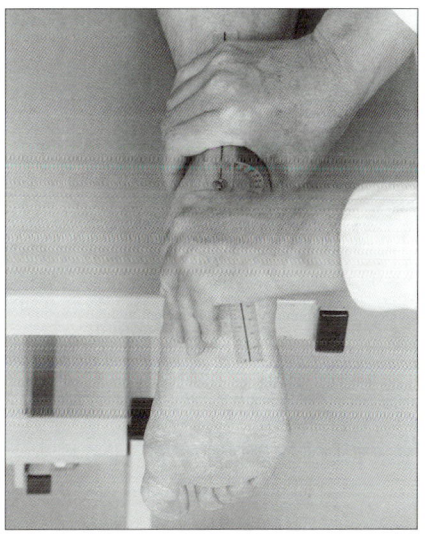

図8-35　右距骨下関節の外がえしの測定の最終肢位

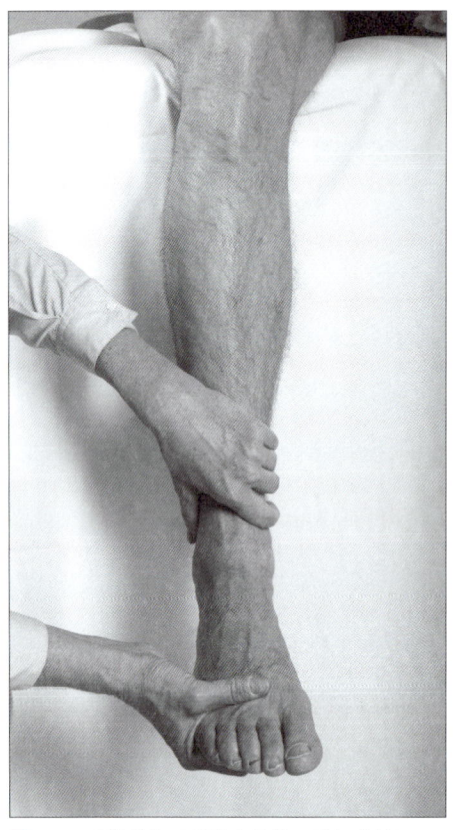

図 8-36　開始肢位：足関節と足部の回外：内がえしの要素

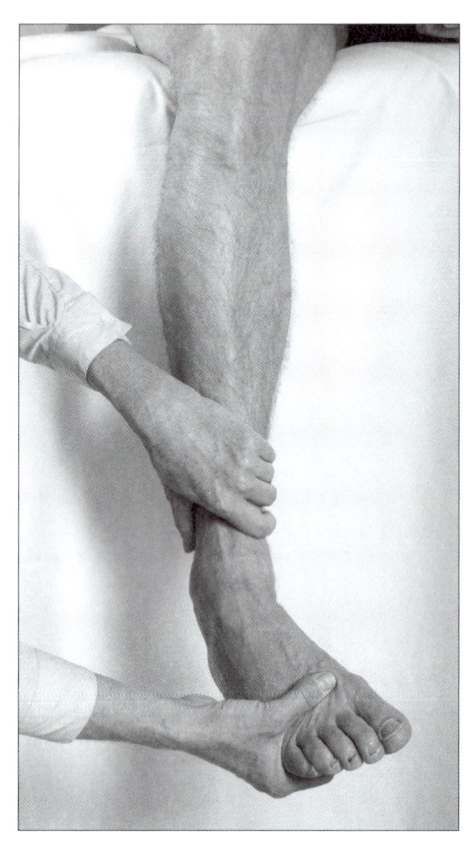

図 8-37　足関節と足部の回外のしっかりした最終域感：内がえしの要素

足関節と足部の回外/回内：内がえし/外がえしの要素

足関節の内がえしと外がえしと足部の回外と回内は，主に距骨下関節と横足根関節（距踵舟関節と踵立方関節）で生じる。

足関節と足部の回外：内がえしの要素

自動可動域の評価

代償運動　脛骨の内旋，膝関節屈曲，股関節外旋，股関節外転。

他動可動域の評価

開始肢位　患者は坐位で，足関節と足部は解剖学的肢位とする（図 8-36）。

固定　セラピストは脛骨と腓骨を固定する。

セラピストの遠位の手の位置　セラピストは前足部の外側を把握する。

最終肢位　足関節と足部を内がえしとする（図8-37）。

最終域感　足関節と足部の内がえし—しっかりしている。

測定：標準角度計

開始肢位　患者は坐位で，足関節と足部は解剖学的肢位とする。

固定　セラピストは脛骨と腓骨を固定する。

角度計の軸　軸は内果と外果の間の前面で，距腿関節の中央とする（図 8-38）。

基本軸　脛骨粗面の方向を向いた，脛骨の中央線と平行。

移動軸　第2中足骨の中央線と平行。

最終肢位　足関節と足部の回外：内がえしの要素（図8-39）。

足関節と足部の回内：外がえしの要素

自動可動域の評価

代償運動　脛骨の外旋，膝関節伸展，股関節内旋，股関節内転。

他動可動域の評価

開始肢位　患者は坐位で，足関節と足部は解剖学的肢位とする（図 8-40）。

固定　セラピストは脛骨と腓骨を固定する。

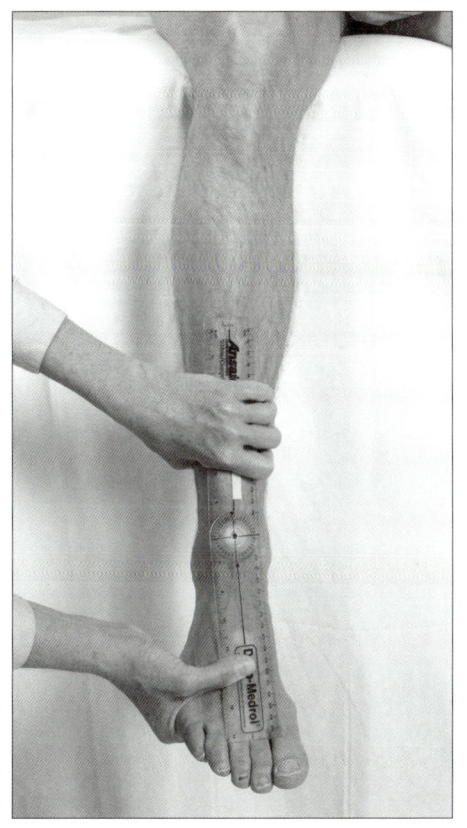

図 8-38　角度計の位置：足関節と足部の回外：内がえしの要素

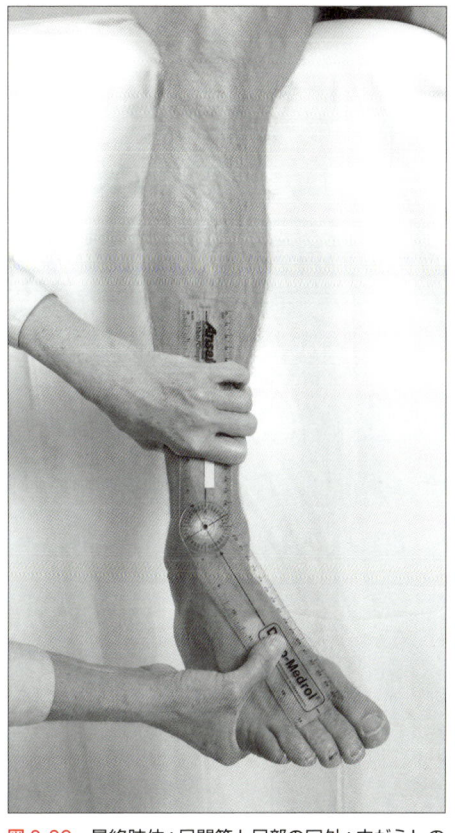

図 8-39　最終肢位：足関節と足部の回外：内がえしの要素

セラピストの遠位の手の位置　セラピストは前足部の内側を把持する。

最終肢位　足関節と足部を外がえしする（図 8-41）。

最終域感　足関節と足部の外がえし―しっかりしている/固い。

測定：標準角度計

開始肢位　患者は坐位で，足関節と足部は解剖学的肢位とする。

固定　セラピストは脛骨と腓骨を固定する。

角度計の軸　軸は内果と外果の間の前面で，距腿関節の中央とする（図 8-42）。

基本軸　脛骨粗面の方向を向いた，脛骨の中央線と平行。

移動軸　第 2 中足骨の中央線と平行。

最終肢位　足関節と足部の回内：外がえしの要素（図 8-43）

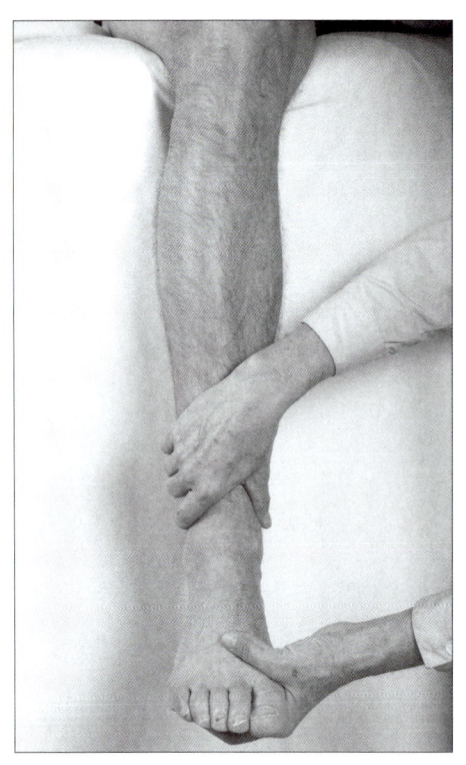

図 8-40　開始肢位：足関節と足部の回内：外がえしの要素

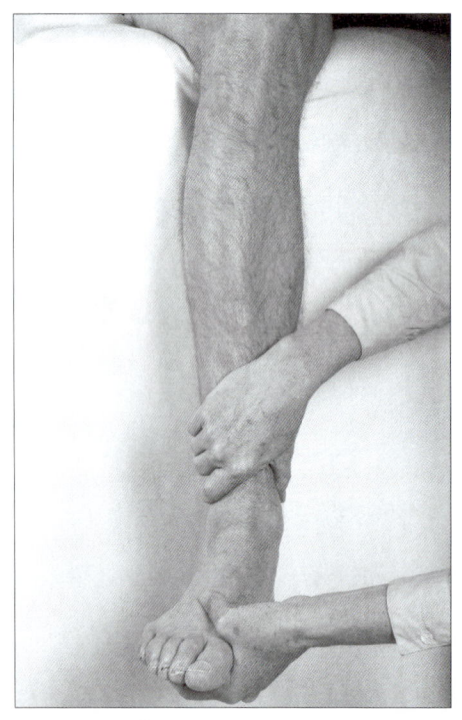

図 8-41　足関節と足部の回内のしっかりした固い最終域感：外がえしの要素

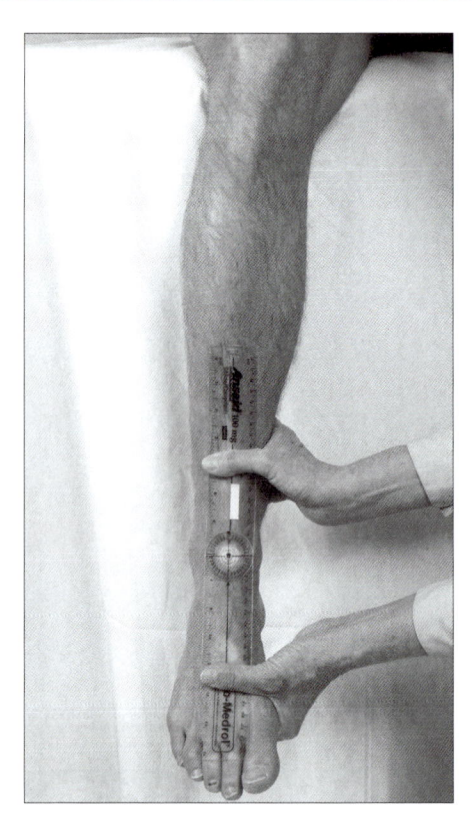

図 8-42　角度計の位置：足関節と足部の回内：外がえしの要素

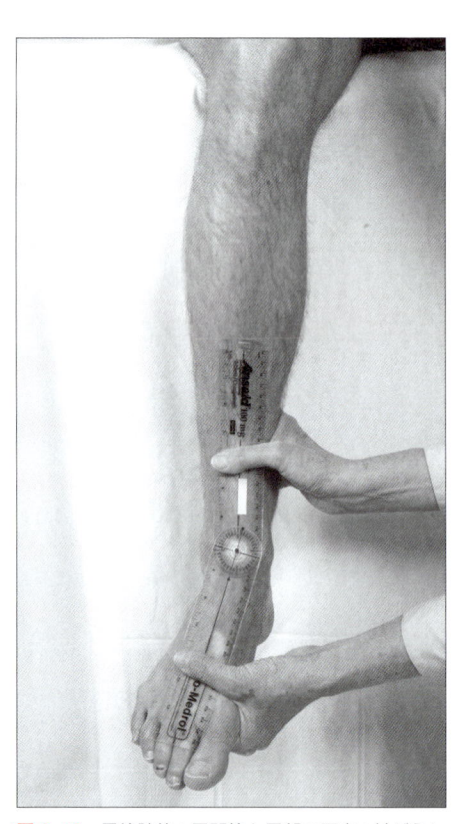

図 8-43　最終肢位：足関節と足部の回内：外がえしの要素

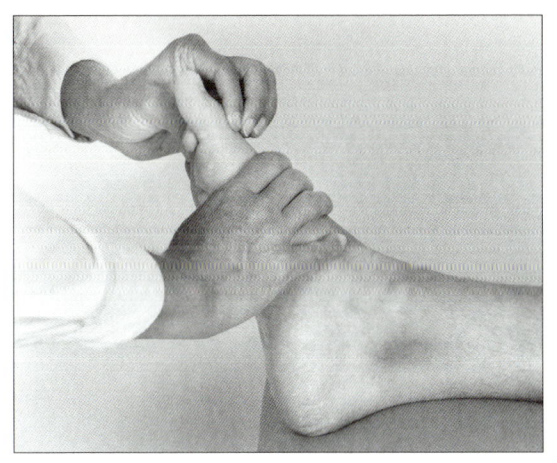

図 8-44　母趾 MP 関節の屈曲と伸展の開始肢位

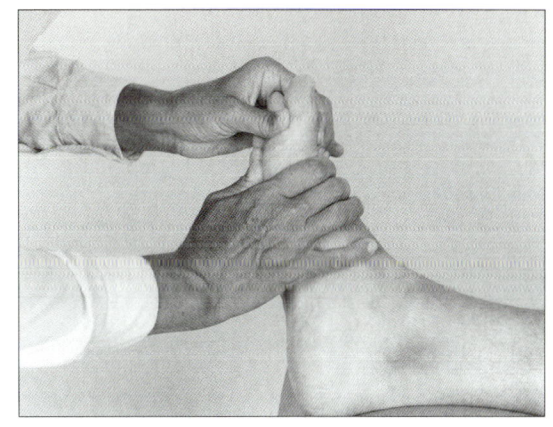

図 8-46　母趾 MP 関節伸展のしっかりした最終域感

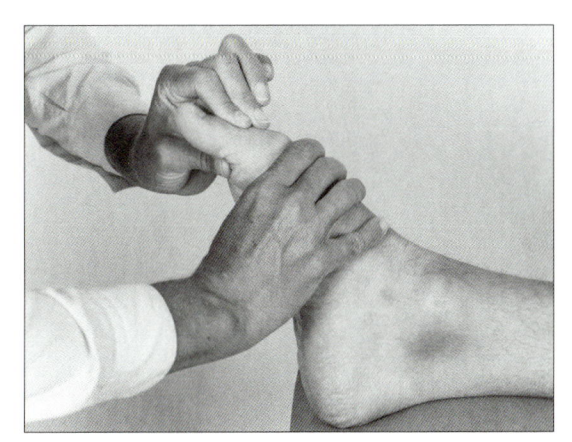

図 8-45　母趾の MP 関節屈曲のしっかりした最終域感

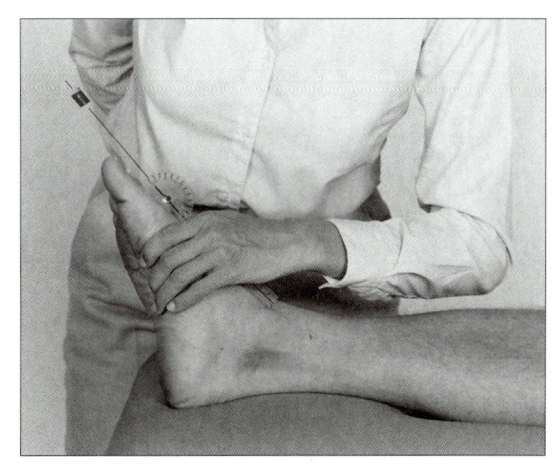

図 8-47　母趾 MP 関節屈曲の開始肢位

母趾中足趾節関節の屈曲と伸展

自動可動域の評価

代償運動　MP 関節屈曲：足関節底屈，MP 関節伸展：足関節背屈。

他動可動域の評価

開始肢位　患者は背臥位とする。足関節と足趾は中間位とする（図 8-44）。
固定　セラピストは第 1 中足骨を固定する。
セラピストの遠位の手の位置　セラピストは母趾基節骨を把持する。
最終肢位　セラピストは母趾基節骨を運動が制限されるまで動かし，MP 関節を屈曲（図 8-45），伸展（図 8-46）する。
最終域感　MP 関節屈曲：しっかりしている，MP 伸展：しっかりしている。
関節の滑り　MP 関節屈曲—母趾基節骨の凹面が固定された中足骨頭の凸面を背側の方向に滑る。MP 関節伸展—母趾基節骨の凹面が固定された中足骨頭の凸面を底側の方向に滑る。

測定：標準角度計

開始肢位　患者は背臥位か坐位とする。足関節と足趾は中間位とする（図 8-47）。
固定　セラピストは第 1 中足骨を固定する。
角度計の軸　MP 関節屈曲は軸を MP 関節の背側におく（図 8-47）。MP 関節伸展は MP 関節の掌側におく（図には示されていない）。別の方法として，母趾の内側面の MP 関節においてもよい（図 8-49，50）。
基本軸　母趾の第 1 中足骨の長軸と平行。
移動軸　母趾の基節骨の長軸と平行。
最終肢位　MP 関節屈曲の運動が制限されるまで MP 関節を屈曲する（母趾で 45°）（図 8-48）。MP 関節伸展の運動が制限されるまで MP 関節を伸展し測定する（母趾で 70°）（図 8-49，50）。

8

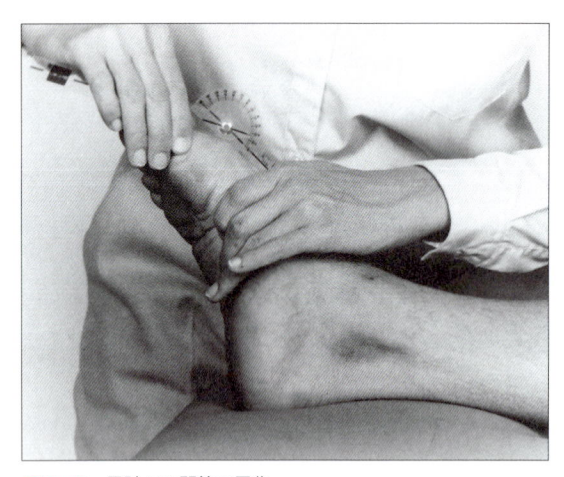

図 8-48　母趾 MP 関節の屈曲

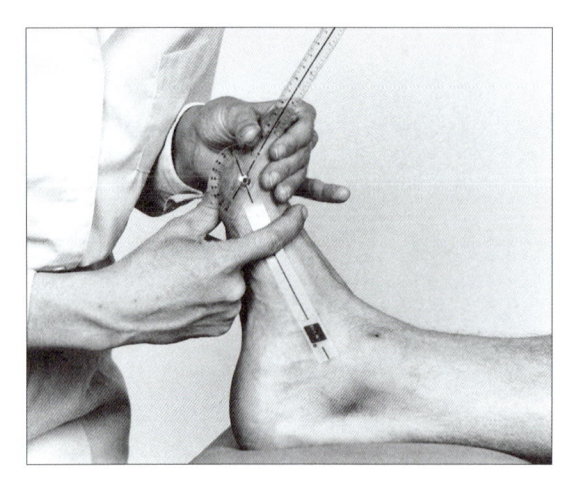

図 8-49　母趾 MP 関節の伸展

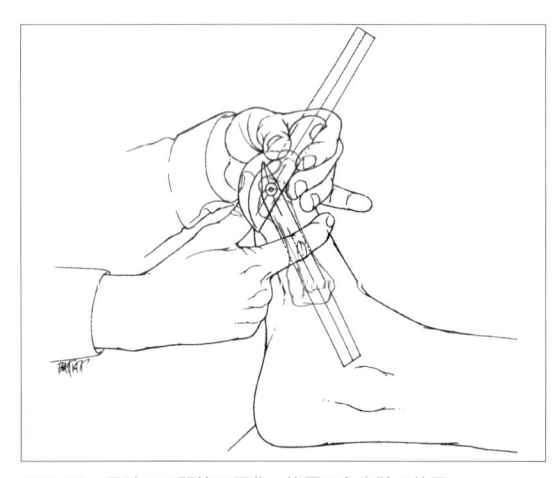

図 8-50　母趾 MP 関節の屈曲・伸展の角度計の位置

4 趾（第 2〜5 趾）中足趾節関節の屈曲と伸展

　4 趾（第 2〜5 趾）の MP 関節屈曲と伸展は通常，角

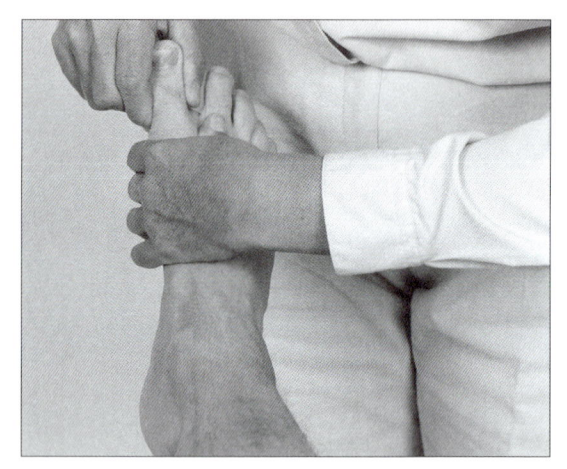

図 8-51　母趾 MP 関節外転のしっかりした最終域感

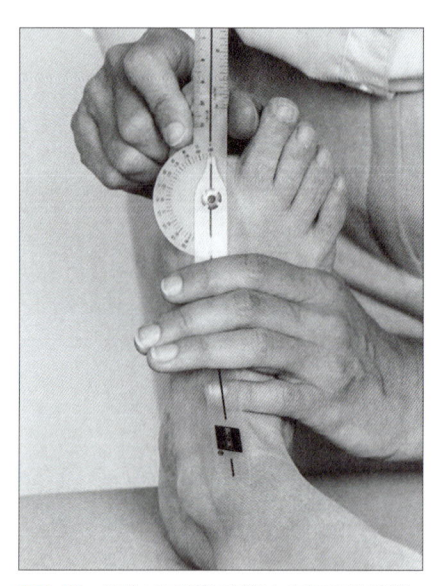

図 8-52　母趾 MP 関節の外転と内転の開始肢位

度計を用いて測定しない。4 趾（第 2〜5 趾）MP 関節を運動が制限されるまで屈曲（40°），伸展し，測定する（40°）。その ROM は全可動域まで，減少のどちらかを観察と記録する。

母趾中足趾節関節の外転と内転

他動可動域の評価（MP 関節の外転）
開始肢位　患者は背臥位とする。足関節と母趾は中間位とする。
固定　セラピストは第 1 中足骨を固定する。
セラピストの遠位の手の位置　セラピストは母趾基節骨を把持する。
最終肢位　セラピストは母趾基節骨を動かし，MP 関

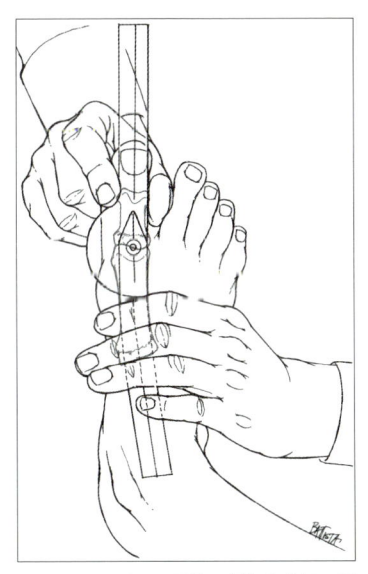

図 8-53　母趾 MP 関節の外転と内転の開始肢位と角度計の位置

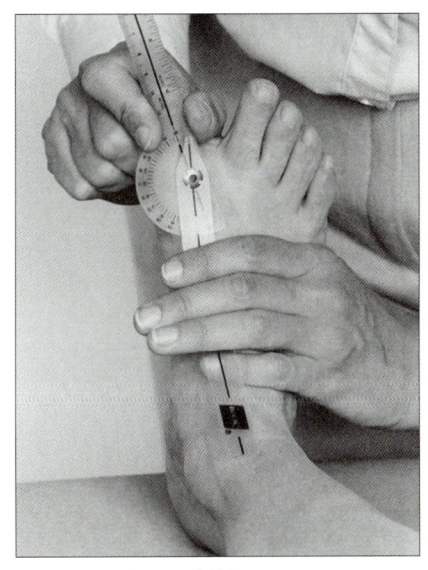

図 8-54　母趾 MP 関節外転

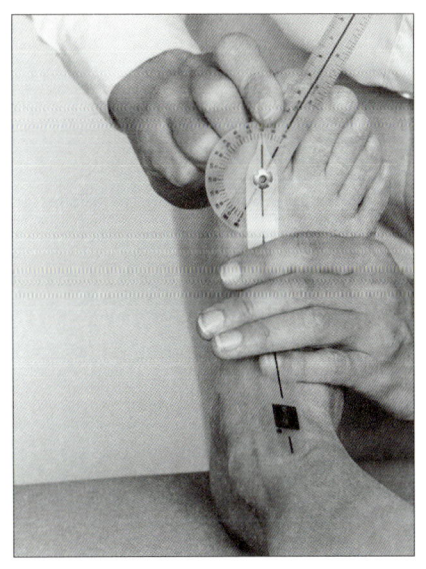

図 8-55　母趾 MP 関節内転

角度計の軸　第 1MP 関節の背側におく（図 8-52，53）。
基本軸　母趾の第 1 中足骨の長軸と平行。
移動軸　母趾の基節骨の長軸と平行。
最終肢位　動きが制限されるまで，MP 関節の外転（図 8-54）と MP 関節の内転を行う（図 8-55）。

母趾趾節間関節の屈曲と伸展

自動可動域の評価
代償運動　IP 関節の屈曲：MP 関節の屈曲，足関節の底屈。IP 関節の伸展：MP 関節の伸展，足関節の背屈。

他動可動域の評価
開始肢位　患者は背臥位とする。足関節と母趾は中間位とする。
固定　セラピストは母趾の基節骨を固定する。
セラピストの遠位の手の位置　セラピストは母趾の末節骨を把持する。
最終肢位　セラピストは母趾末節骨を動かし，IP 関節の屈曲（図 8-56）と IP 関節の伸展（図 8-57）を行う。
最終域感　IP 関節屈曲：柔らかい／しっかりしている，IP 関節伸展：しっかりしている。
関節の滑り　IP 関節屈曲—母趾末節骨の凹面が固定された母趾基節骨頭の凸面で底側の方向に滑る。IP 関節伸展—母趾末節骨の凹面が固定された母趾基節骨頭の凸面で背側の方向に滑る。

節を外転する（図 8-51）。
最終域感　MP 関節外転：しっかりしている。
関節の滑り　MP 関節の外転　母趾基節骨の凹面が固定された中足骨頭の凸面で外側の方向に滑る（第 2 趾を通る足部の中央線と相対的に）。

測定：標準角度計
開始肢位　患者は背臥位か坐位とする。足関節と足趾は中間位とする（図 8-52）。
固定　セラピストは第 1 中足骨と母趾の MP 関節の近位を固定する。

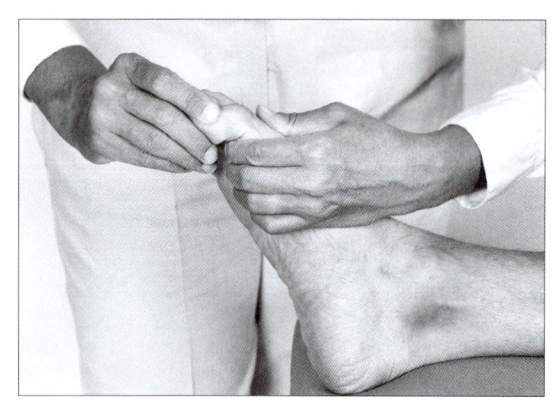

図8-56 母趾IP関節屈曲のしっかりしたあるいは柔らかい最終域感

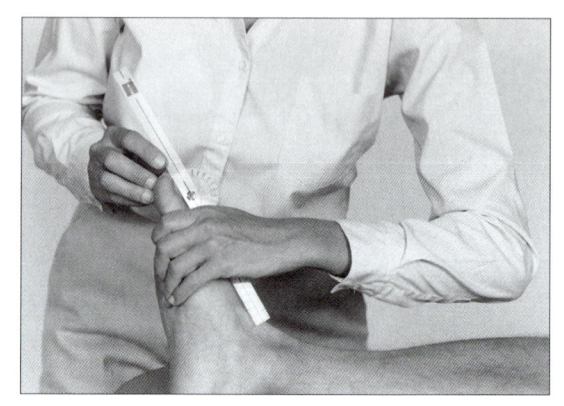

図 8-58 母趾 IP 関節屈曲の開始肢位

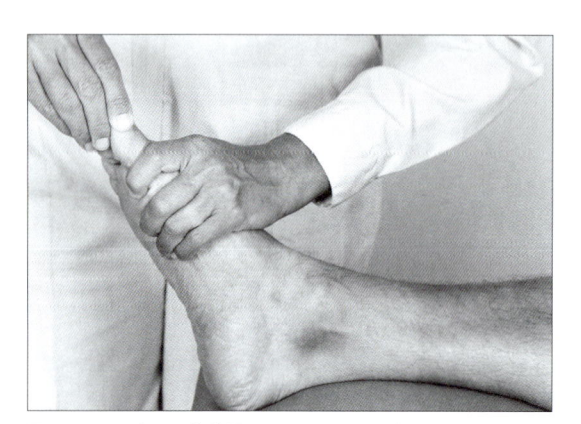

図 8-57 母趾 IP 関節伸展のしっかりした最終域感

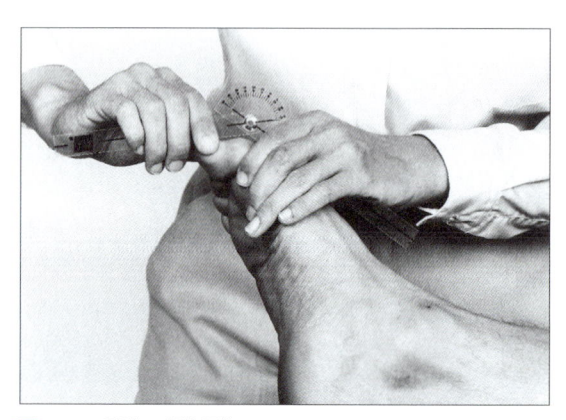

図 8-59 母趾 IP 関節屈曲

測定：標準角度計

開始肢位 患者は背臥位か坐位とする。足関節と足趾は中間位とする（図 8-58）。

固定 セラピストは基節骨を把持する。

角度計の軸 IP 関節の屈曲は軸を背側面，（図 8-58）。IP 関節の伸展は掌側面におく（図示されていない）。

基本軸 基節骨の長軸と平行。

移動軸 末節骨の長軸と平行。

最終肢位 運動が制限されるまで母趾 IP 関節を屈曲（母趾で 90°）（図 8-59），伸展し，測定する（母趾0°；図には示されていない）。

4 趾（第 2～5 趾）中足趾節関節の屈曲と伸展

4 趾はグループで屈曲および伸展するため，ROM が全可動域か減少のどちらかで観察，記録する。

4 趾の MP と IP 関節屈曲および伸展は通常角度計を用いて測定しない。もし使用するのであれば，手指 MP および IP 関節の屈曲と伸展の ROM 測定と一致した角度計の場所および同様の原理を用いる。

筋長の評価と測定

腓腹筋

起始[2]	停止[2]
腓腹筋	
a. 内側頭： 大腿骨内側上顆の近位後面 b. 外側頭： 大腿骨外側上顆の外側後面	アキレス腱を経由して踵骨隆起

開始肢位 患者は下肢を解剖学的肢位の直立位とする。患者は安定したベッドや壁に直面した状態を取る。

最終肢位 患者は検査側の足の前方に対側の足を前方に出し，ベッドか壁に手をつき前方に寄り掛かる（図 8-60）。患者に検査側の足部は床面に着いたままで，足趾は前方を向け，膝は完全伸展を保つよう指示する。患者は，支えの面に向かって体を傾け，足関節の背屈が制限され，腓腹筋が完全に伸展するまで足部

を越えて下肢を前方に移動する。足関節背屈の PROM はアキレス腱の長さの指標となるという報告がある[12]。

測定　腓腹筋に短縮があれば，足関節の背屈 ROM は筋の長さの減少に比例して制限される。

標準角度計の位置　足関節背屈の ROM 測定の角度計の位置を示す（図 8-61，62）。

OB 角度計の位置　ストラップを足関節の近位の下腿に巻く（図 6-63）。目盛り板は下腿の外側面にくるようにする。患者は開始肢位にて針が0°に向くように調節する。最終肢位にて，目盛り板の傾斜計の0°から動いた角度を測定し，足関節背屈の PROM の値として記録する。

8

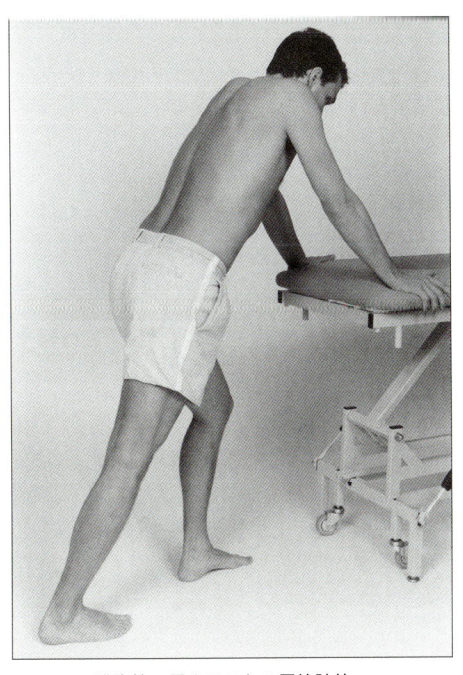

図 8-60　腓腹筋の長さテストの最終肢位

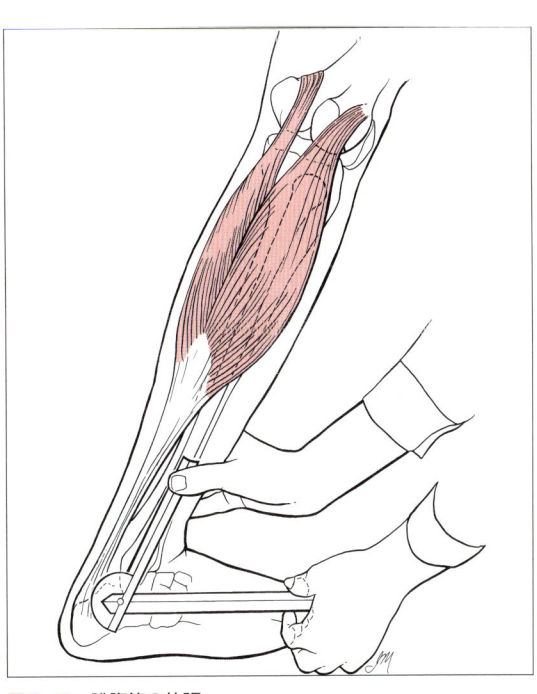

図 8-62　腓腹筋の伸張

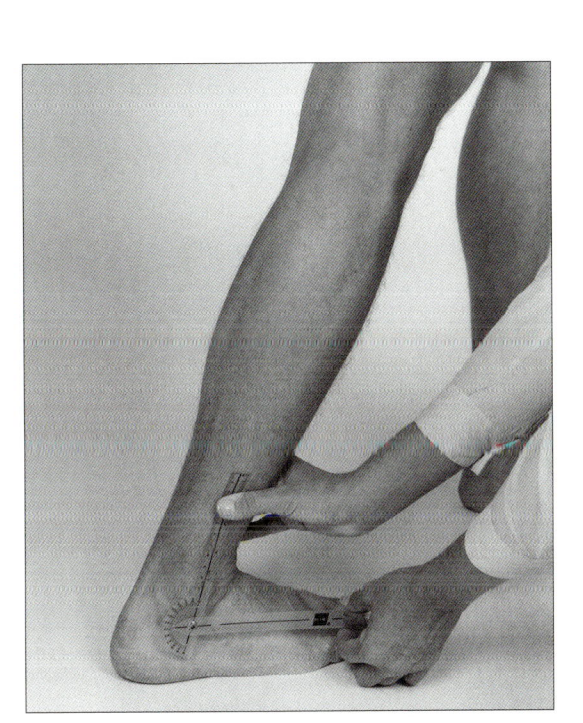

図 8-61　角度計での腓腹筋の長さの測定

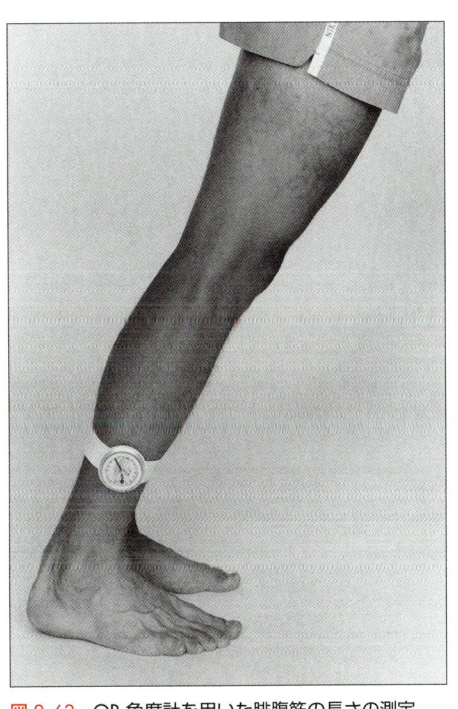

図 8-63　OB 角度計を用いた腓腹筋の長さの測定

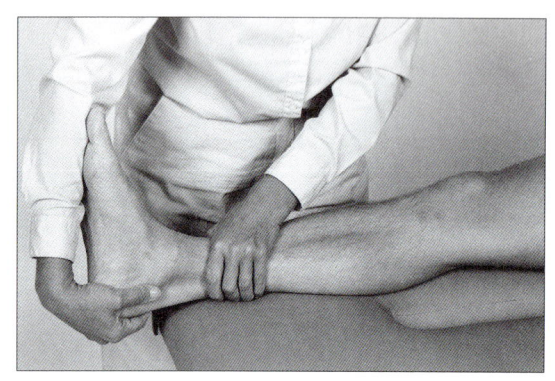

図 8-64　腓腹筋の長さテストの別の開始肢位

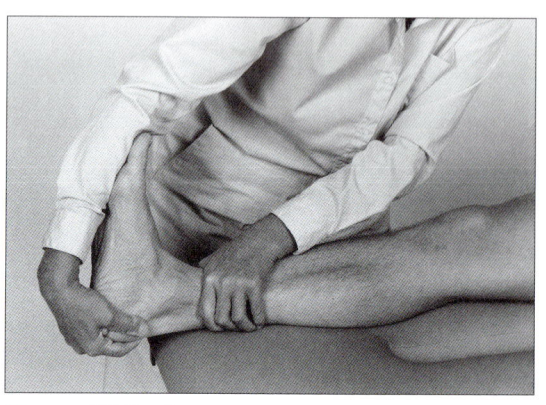

図 8-65　腓腹筋の伸張

　注：もし，対側（非検査側）の下肢が，検査側の前方に位置していなければ，対側下肢の踵部が床からわずかに持ち上がるようにする。もし，対側の腓腹筋の短縮があっても，患者の前方への移動を妨げないためにこの肢位が正確な腓腹筋の固さの検査を保証するものである。

別の検査方法
開始肢位　患者は背臥位とする。下肢は解剖学的肢位とし，膝関節は伸展位（0°）とする（図 8-64）。
固定　セラピストは下腿を固定する。
最終肢位　足関節の背屈の限度まで足部を動かす（図 8-65）。
評価と測定　腓腹筋に短縮があれば，足関節の背屈角度は筋の短縮に比例して制限される。セラピストは，PROM を確認するか角度計を用いて足関節背屈の PROM を測定し，記録する。角度計を用いる場合には，補助者に測定してもらう。
最終域感　腓腹筋の伸張―しっかりしている。

筋力の評価（表 8-3）

足関節背屈と足部内がえし

抗重力位：前脛骨筋
開始肢位　患者は坐位とする。足関節は底屈位で足

表 8-3　足関節と足部：筋活動，付着，神経支配

筋	主な筋活動	起始	停止	支配神経	神経根
前脛骨筋	足関節背屈 足部内がえし	脛骨外側顆；脛骨粗面	内側楔状骨；第 1 中足骨底	深腓骨	L4〜5
腓腹筋	足関節底屈 膝関節屈曲	a. 内側頭： 大腿骨内側上顆 b. 外側頭： 大腿骨外側上顆	踵骨隆起	脛骨	S1〜2
ヒラメ筋	足関節底屈	腓骨頭後面と腓骨骨幹の近位 1/4；脛骨ヒラメ筋線と脛骨内側縁の 1/3	踵骨隆起	脛骨	S1〜2
後脛骨筋	足の内がえし	脛骨の後外側面の上方 2/3；	舟状骨粗面；外側楔状骨，立方骨と第 2-4 中足骨底；	脛骨	L4〜5
長腓骨筋	足の外がえし 足関節底屈	腓骨頭および腓骨外側面の上方 2/3	第 1 中足骨底，内側楔状骨	浅腓骨	L5〜S1
短腓骨筋	足の外がえし	腓骨下部外側面	第 5 中足骨底	浅腓骨	L5〜S1
短母趾屈筋	母趾 MP 関節の屈曲	立方骨の足底面の内側部と外側楔状骨の隣接部	母趾の基節骨底	内側足底	S1〜2
長母趾屈筋	母趾 IP 関節の屈曲	腓骨の遠位 2/3 の後面	母趾末節骨底	脛骨	L5〜S2

（つづく）

表8-3　つづき

筋	主な筋活動	起始	停止	支配神経	神経根
長趾屈筋	外側4趾のDIP関節の屈曲	脛骨後面上部	第2～5趾の末節骨底	脛骨	L5～S2
短趾屈筋	足趾PIP関節屈曲	踵骨隆起；足底筋膜	第2～5趾の中節骨底	内側足底	S1～2
短小趾屈筋	第5趾のMP関節屈曲	第5中足骨底	第5基節骨底	外側足底	S2～3
虫様筋	MP関節の屈曲 足趾のIP関節の伸展	長趾屈筋腱	第2～5趾の基節骨内側面	第1虫様筋：内側足底 第2～4虫様筋：外側足底	S2～3
母趾外転筋	母趾外転	踵骨隆起の内側；足底腱膜	母趾の基節骨底	内側足底	S1～2
小趾外転筋	第5趾外転，屈曲	踵骨隆起の内側，足底筋膜	第5趾の基節骨底	外側足底	S1～3
背側骨間筋	第2～4趾の外転 MP関節屈曲	中足骨の側面	第1背側骨間筋：第2基節骨底の内側部；第2～4背側骨間筋：第2～4趾基節骨底の外側部；背側腱膜	外側足底	S2～3
掌側骨間筋	第3～5趾の内転 MP関節屈曲	第3～5中足骨底と内側部	第3～5基節骨底の内側；背側腱膜	外側足底	S2～3
母趾内転筋	母趾内転	a．斜頭：第2～5中足骨底 b．横頭：第3～5趾の中足骨頭	母趾の基節骨底と外側種子骨	外側足底	S2～3
長母趾伸筋	母趾IP関節伸展	腓骨の中央；骨間膜の前面	母趾の趾背腱膜	深腓骨	L5
長趾伸筋	外側4趾のMP関節とIP関節の伸展	脛骨外側顆；腓骨近位3/4の内側面；骨間膜の前面	第2～5趾の趾背腱膜	深腓骨	L5～S1
短趾伸筋	母趾MP関節伸展 第2～4趾の中節骨の伸展	踵骨の背面	第2～4趾の趾背腱膜	深腓骨	L5～S1

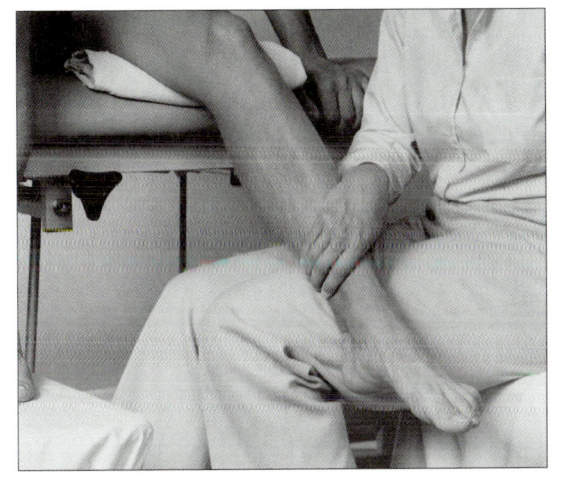

図8-66　開始肢位：前脛骨筋

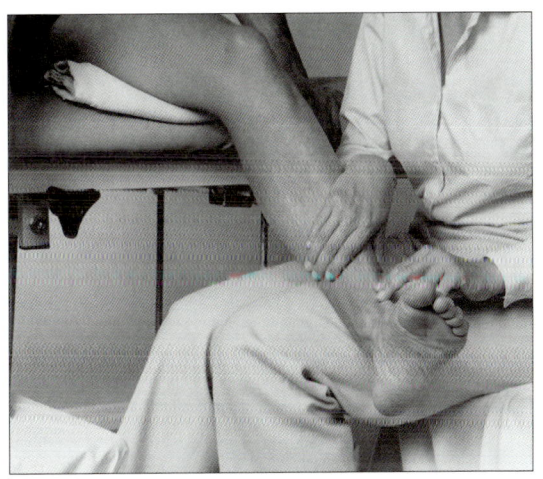

図8-67　検査肢位：前脛骨筋

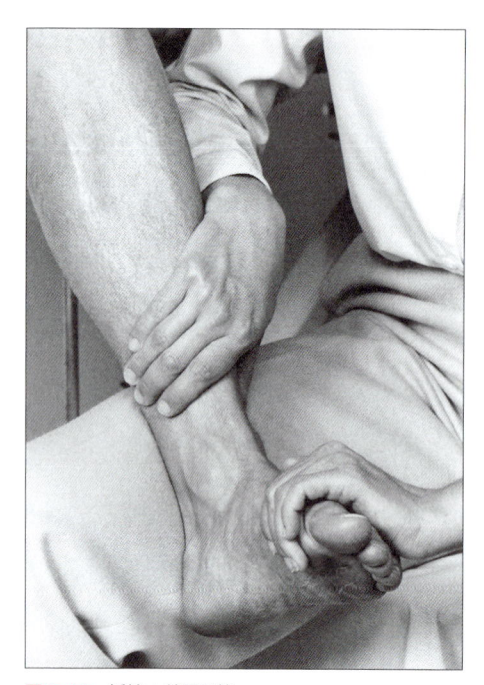

図 8-68　抵抗：前脛骨筋

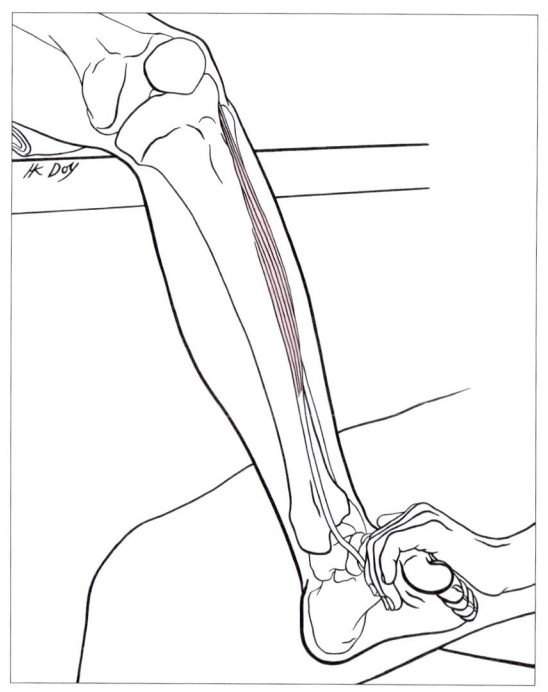

図 8-69　前脛骨筋

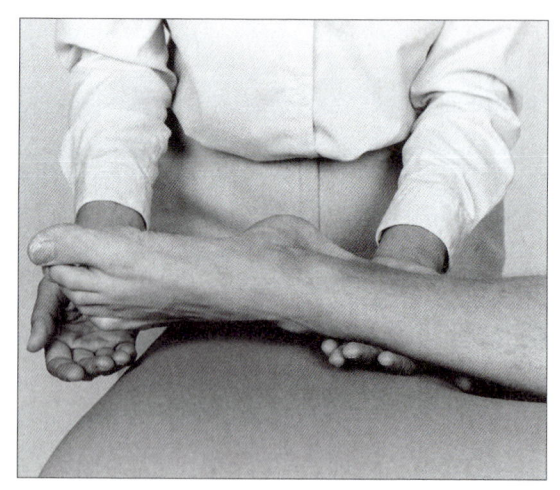

図 8-70　開始肢位：前脛骨筋

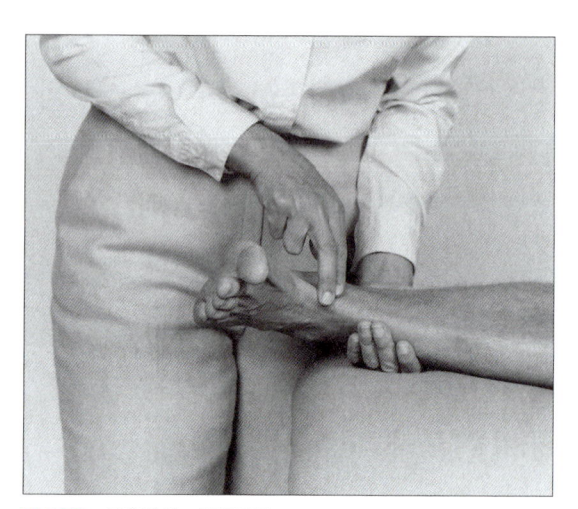

図 8-71　最終肢位：前脛骨筋

部はわずかに外がえしとする（図 8-66）。

固定　下腿をセラピストの大腿部で支え，セラピストは足関節の近位で下腿を固定する。

運動　患者は全可動域，足関節の背屈と足部の内がえしをする（図 8-67）。患者に足趾をリラックスしたま

まにするよう指示する。

触診　前脛骨筋は足関節の前内側面で最も内側の腱であり，脛骨前縁の内側である。

抵抗の位置　前足部の背内側面（図 8-68，69）。

抵抗の方向　足関節の底屈と足部の外がえし。

代償運動　長趾伸筋と長母趾伸筋（足趾の伸展）：これらの筋は足関節背屈に作用する前に伸展する。

重力を除いた肢位：前脛骨筋

開始肢位　患者は検査側を下にした側臥位とする。腓腹筋を緩めるために膝関節を屈曲し，足部をわずかに外がえしにする（図 8-70）。

固定　セラピストは足関節の近位で下腿を固定する。下腿の下に手をおくことで，検査台の摩擦を除去する。

最終肢位　患者は全可動域，足関節の背屈と足部の内がえしをする（図 8-71）。

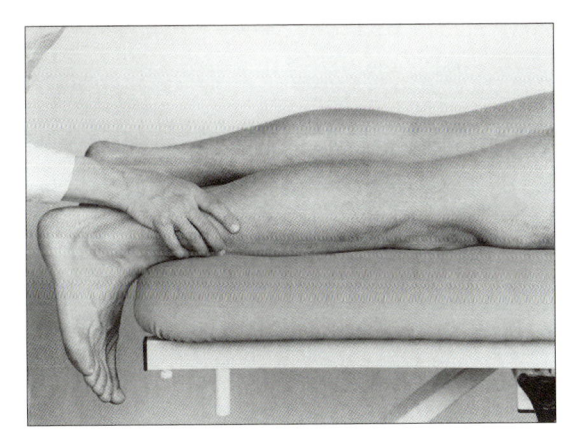

図 8-72　開始肢位：腓腹筋

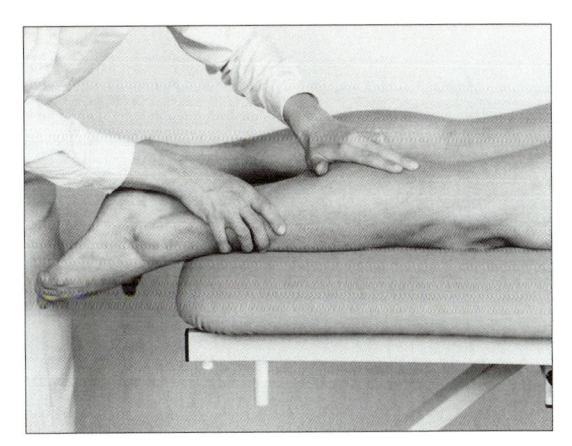

図 8-74　検査肢位：腓腹筋

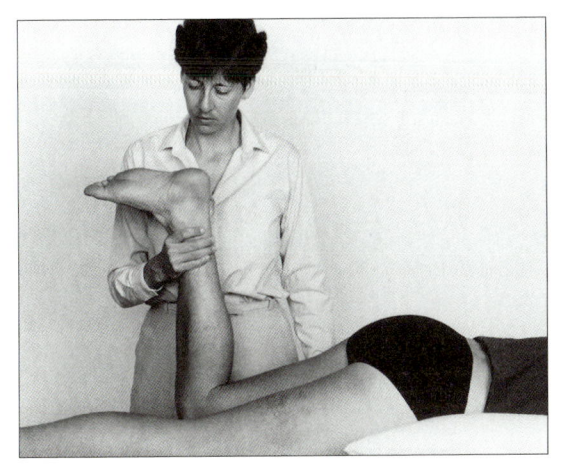

図 8-73　開始肢位：ヒラメ筋

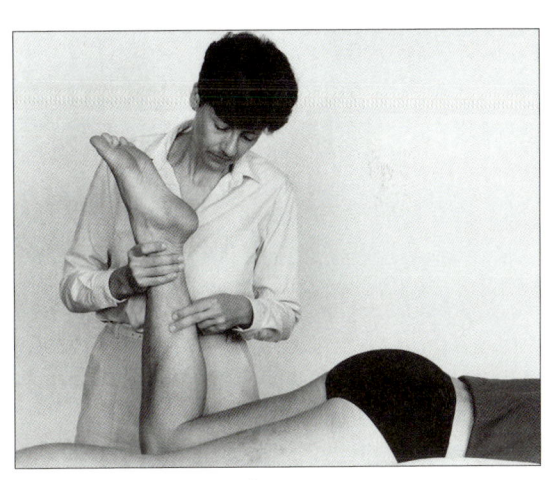

図 8-75　検査肢位：ヒラメ筋

代償運動　長母趾伸筋と長趾伸筋（足趾の伸展）。

足関節底屈

　腓腹筋とヒラメ筋の検査は膝関節伸展位での足関節底屈で検査する。腓腹筋の活動と等尺性の足関節底屈の筋力は膝関節屈曲角度が減少するに伴い低下し，膝関節屈曲の角度が 45°より大きい角度で，最も顕著となる[14]。ヒラメ筋の活動は（膝関節屈曲 90°，45° と 0°で評価する）膝関節屈曲 90°で最も大きく，膝関節完全伸展で最も小さい[15]。したがって，ヒラメ筋の最も適切な検査は，腓腹筋が緩む状態で，少なくとも 45°以上の膝関節屈曲位で行う。

抗重力位：腓腹筋とヒラメ筋

開始肢位　腓腹筋（図 8-72）：患者を腹臥位とし，膝関節を伸展し，足部は検査台の端から出す。足関節は背屈しておく。ヒラメ筋（図 8-73）：患者を腹臥位とし，検査側の膝関節は 90°屈曲する。足関節は背屈し

ておく。

固定　セラピストは足関節の近位で下腿を固定する。
運動　患者は全可動域，足関節を底屈する（図 8-74，75）。患者に足趾はリラックスするように指示する。
触診　腓腹筋：膝関節の遠位で，膝窩の内側縁，外側縁。ヒラメ筋：下腿後面の下方で腓腹筋の両脇。
抵抗の位置　踵骨の後面（図 8-76〜79）。
抵抗の方向　下方，および前方の足関節の背屈方向。
記録　段階を記録し，非荷重位（NWB）であることを表示する。

重力を除いた肢位での別の方法：腓腹筋とヒラメ筋

　この検査は，立位バランスの低下，全体的あるいは特定の筋の弱さがある患者には禁忌となる場合がある。
開始肢位　腓腹筋（図 8-80）：患者は立位とする。患者は対側の足部を床から浮かせる。検査側の膝関節は伸展し，足部は床面と接しておく。ヒラメ筋（図 8-81）：例外以外は同様の肢位をとり，検査側の膝関節

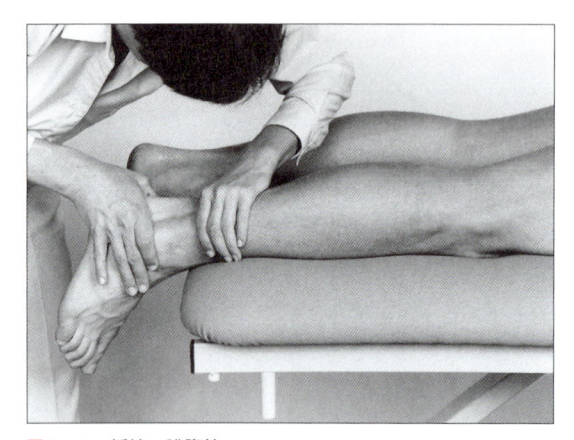

図 8-76　抵抗：腓腹筋

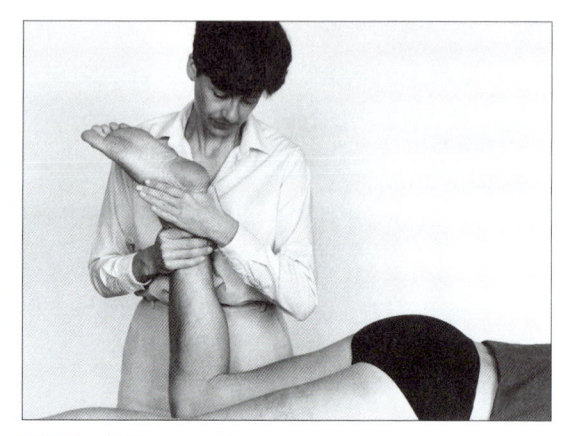

図 8-78　抵抗：ヒラメ筋

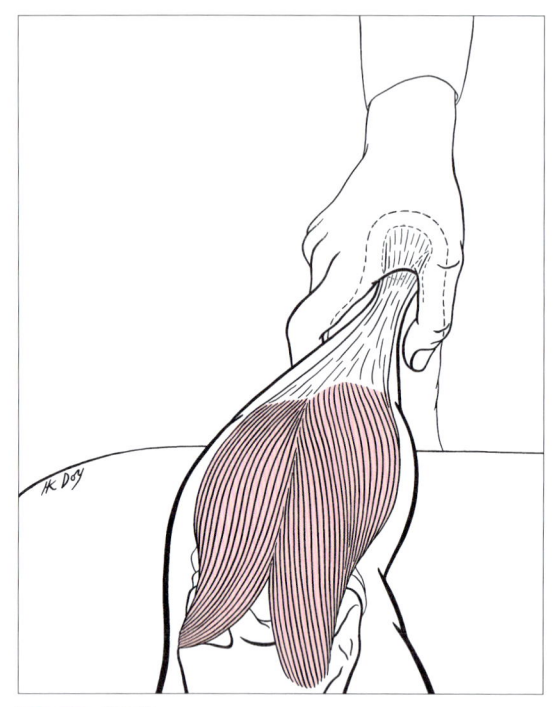

図 8-77　腓腹筋

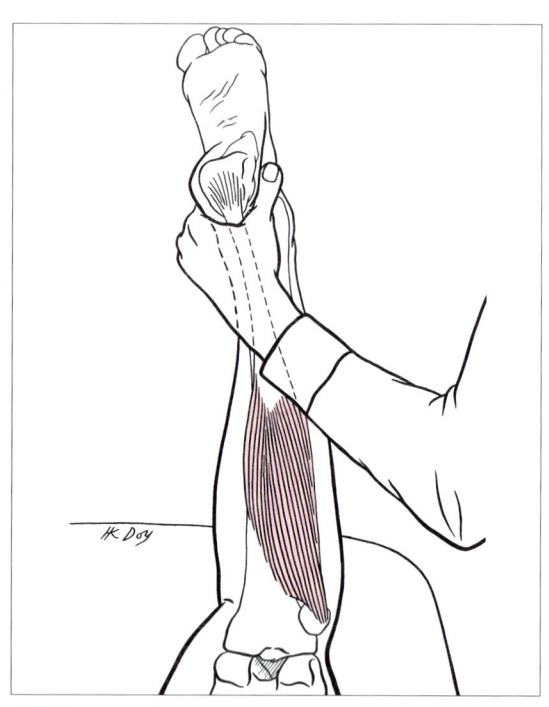

図 8-79　ヒラメ筋

は 45°屈曲位とする。

　しかし，検査時の膝関節の角度は平均であり，若者に対する腓腹筋とヒラメ筋の検査では，十分に維持する必要がある[16]。これは，年齢，説明を理解する能力，その他の要因により変化する。WB での検査の間，膝関節の角度が確実に維持できるかどうか確認しておかなくてはならない。

固定　患者は平行棒か安定した台を支えバランスをとるが，手に体重を乗せてはならないことを指示する。代わりに，セラピストが支えてもよい。

運動　患者は足関節を踵を挙上し（図 8-82，8.3），疲労か指示があるまで運動を繰り返す。

抵抗　体重が運動の抵抗となる。

グレード

5 = 継続して床から完全に踵を持ち上げ，6 回以上可能。

4 = 継続して床から完全に踵を持ち上げ，3 回～5 回可能で，その後試みるが可動域の低下を示す。

3 = 継続して床から完全に踵を持ち上げ，1 回か 2 回可能で，その後，試みるが可動域の低下を示す。

　Lunsford と Perry は[17]20 歳から 59 歳の 203 名の健常被験者を調査し，グレード 5 を与える踵の持ち上げ回数は 25 回を推奨している。他のグレードのパラメーターについての報告はない。しかし，Jan らは[18]21 歳から 80 歳の 180 名の座ったままの仕事（座ることに慣れた）の健常被験者の踵を持ち上げる能力を調査

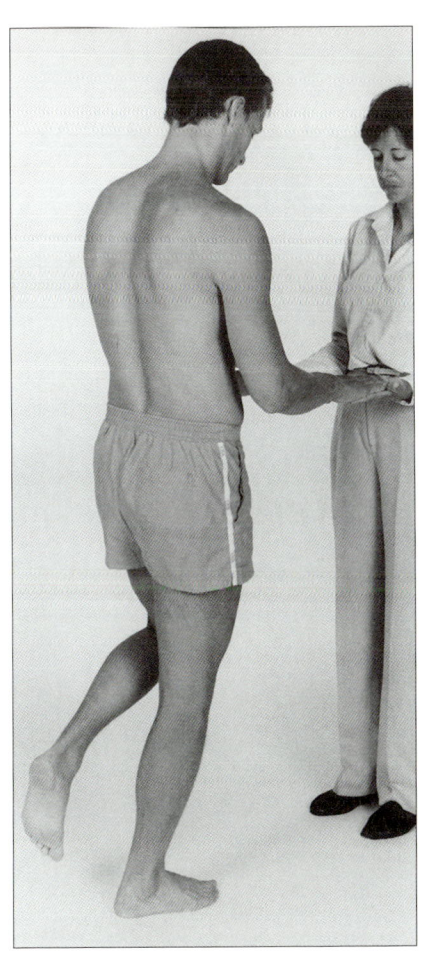

図 8-80　別の開始肢位：腓腹筋

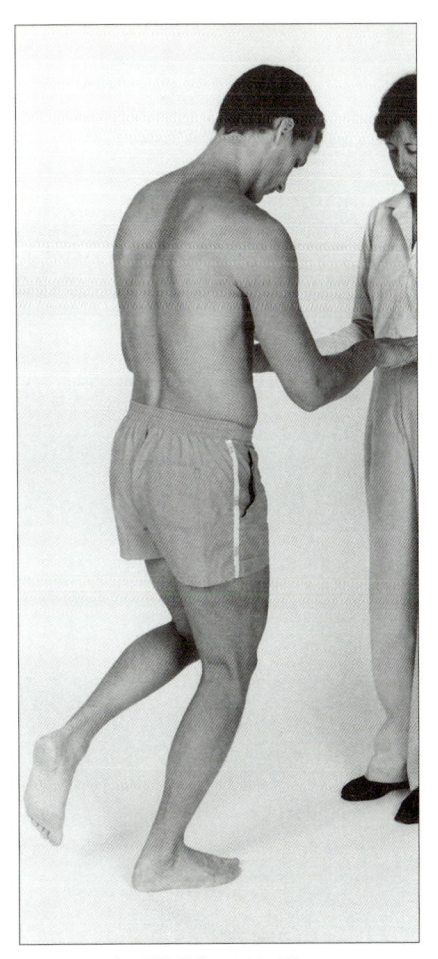

図 8-81　別の開始肢位：ヒラメ筋

8

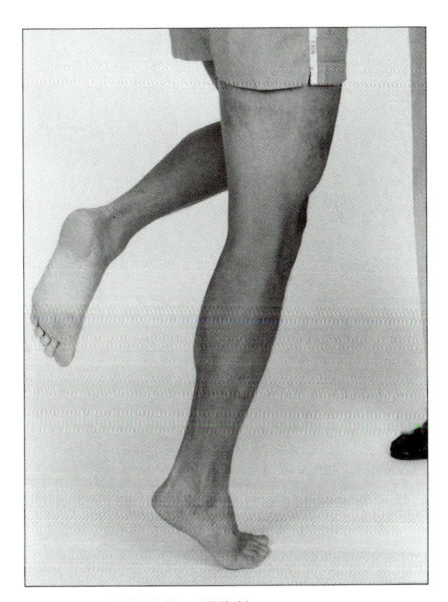

図 8-82　最終肢位：腓腹筋

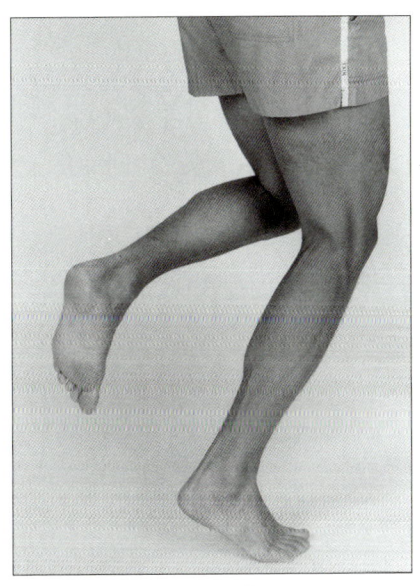

図 8-83　最終肢位：ヒラメ筋

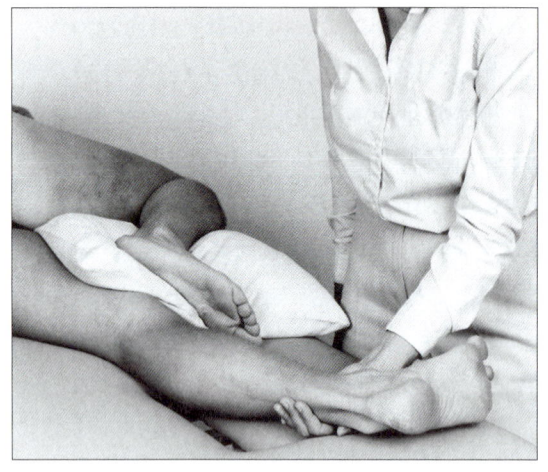

図 8-84　開始肢位：腓腹筋

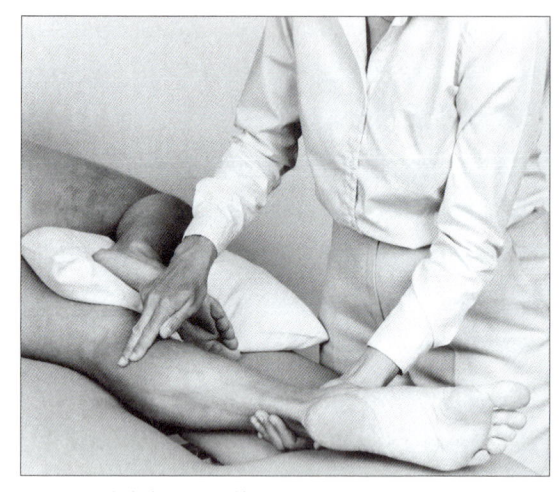

図 8-86　最終肢位：腓腹筋

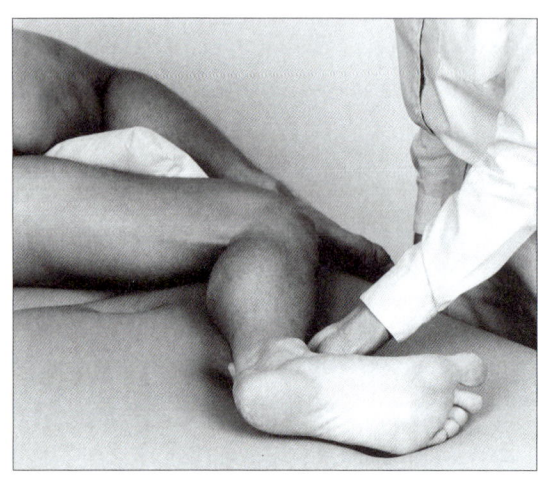

図 8-85　開始肢位：ヒラメ筋

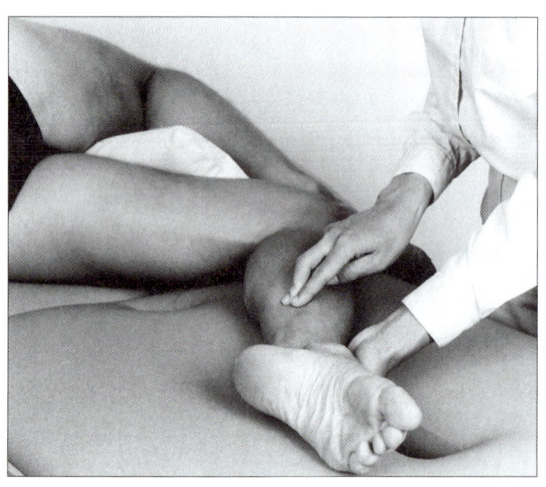

図 8-87　最終肢位：ヒラメ筋

し，底屈筋の強度は 20 回の繰り返しで正常であるということを明らかにした。加齢とともに踵を持ち上げる回数は低下し，女性は男性に比べ繰り返しの回数が減少することが確認され，可能な繰り返しの回数は年齢と性別により有意な差が示された。

　近年の systematic review では[19]，定義された標準的な検査のパラメーターや踵を挙上する回数についての見解の一致や記述はない。したがって，足関節底屈の強さは標準化した段階を用いて評価することが重要である。

記録　荷重位（WB）検査では段階，用いた段階の基準を明確にすることが必要である。

代償運動　(1) ヒラメ筋：腓腹筋の検査時の膝関節屈曲；(2) 腓腹筋：ヒラメ筋の検査時の膝関節伸展；(3) 平行棒や他の支え（代わりのテストのみ）を押すこと；(4) 前方に身体が傾くこと（代わりのテストのみ）；(5) NWB 検査時：前足部や足趾の屈曲による下方への動き（後脛骨筋，長腓骨筋，短腓骨筋，長母趾屈筋，

長趾屈筋の動きを用いて）による足関節底屈を行うこと。踵部が上方に動くことを確認する。

重力を除いた肢位：腓腹筋とヒラメ筋

開始肢位　2 つの筋の検査において，患者は対側の下肢を屈曲した側臥位をとる。腓腹筋（図 8-84）：膝関節を伸展し，足関節は背屈位とする。ヒラメ筋（図 8-85）：膝関節を 90° 屈曲し，足関節は背屈位とする。

固定　足関節の近位で下腿の固定と支持を行う。

最終肢位　患者は全可動域，足関節を底屈する（図 8-86，87）。

代償運動　抗重力検査においての記述と同様に，前足部の動きと足趾の屈曲。

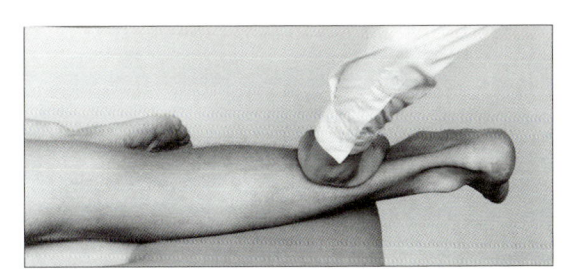

図 8-88　開始肢位：後脛骨筋

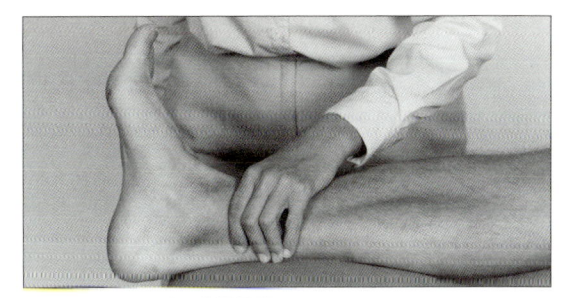

図 8-92　開始肢位：後脛骨筋

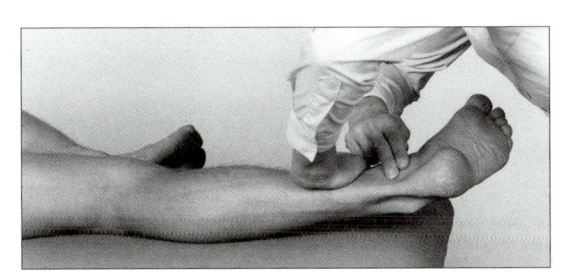

図 8-89　検査肢位：後脛骨筋

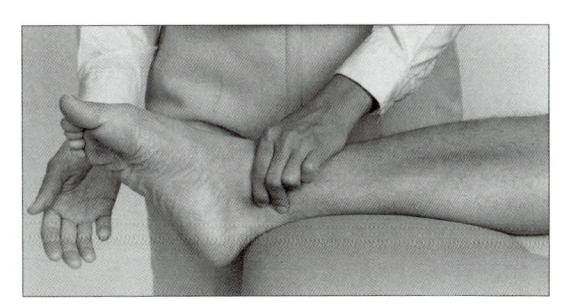

図 8-93　最終肢位：後脛骨筋

検査台の端から出す。前脛骨筋は外がえしからのみ足部を内がえしするため[13]，足部と足関節は中間位とする。

固定　セラピストは足関節の近位で下腿を固定する。

運動　患者はわずかに底屈しながら全可動域，足部を内がえしする（図 8-89）。患者に足趾はリラックス，あるいはわずかに伸展するように指示する。

触診　内果の頂点と舟状骨との間，あるいは，内果の近位後方。

代償運動　足趾屈曲；前脛骨筋（足関節底屈）

抵抗の位置　前足部の内側縁（図 8-90, 91）。

抵抗の方向　足部外がえし。

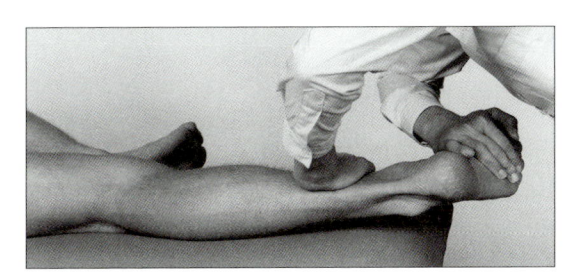

図 8-90　抵抗：後脛骨筋

重力を除いた肢位：後脛骨筋

開始肢位　患者は背臥位とする。足部は検査台の端から出し，足関節と足部は中間位とする（図 8-92）。

固定　セラピストは足関節の近位で下腿を固定する。

最終肢位　患者は足部を軽度底屈位から全可動域，内がえしする（図 8-93）。

代償運動　足趾の屈曲。

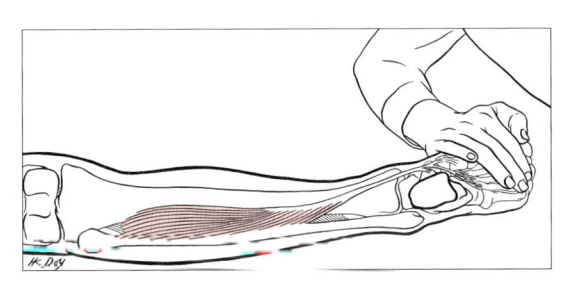

図 8-91　後脛骨筋

足部の内がえし

抗重力位：後脛骨筋

　補助筋：腓腹筋，ヒラメ筋，長趾屈筋，長母趾屈筋，前脛骨筋

開始肢位　患者は検査側を下にした側臥位とし，検査側の膝関節をわずかに屈曲する（図 8-88）。足部は

足趾屈曲

抗重力位：長腓骨筋と短腓骨筋

　補助筋：第三腓骨筋と長趾伸筋。

開始肢位　患者は非検査側を下にした側臥位とし，

8

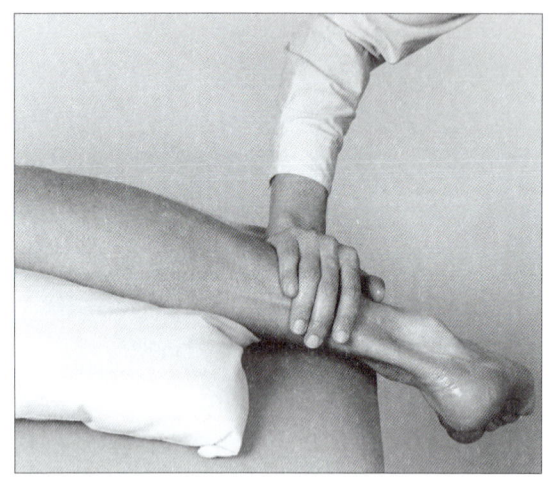

図 8-94　開始肢位：長腓骨筋と短腓骨筋

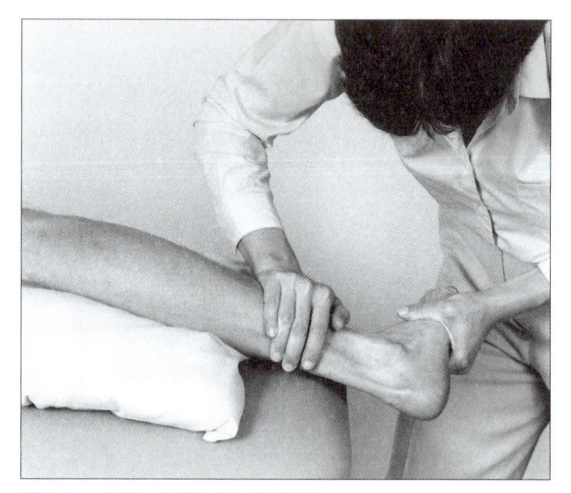

図 8-96　抵抗：長腓骨筋と短腓骨筋

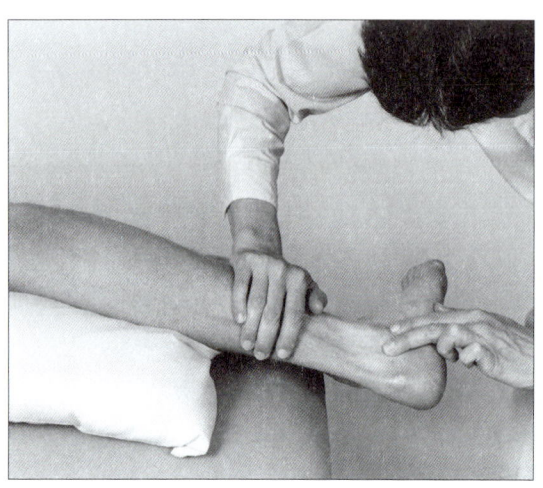

図 8-95　検査肢位：長腓骨筋と短腓骨筋

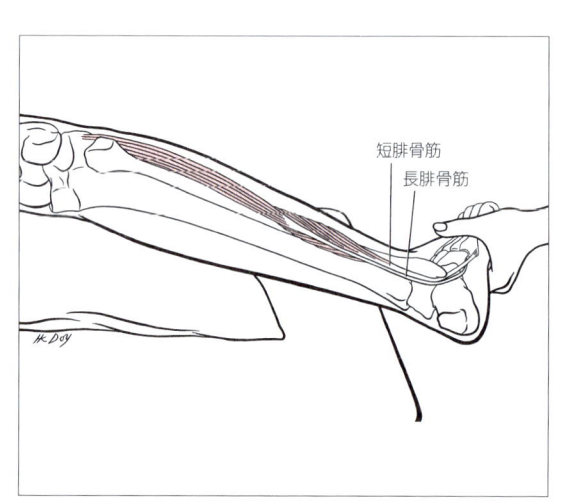

短腓骨筋
長腓骨筋

図 8-97　長腓骨筋と短腓骨筋

足部を検査台の端から出す（図 8-94）。足関節は底屈，足部は内がえしとする。

固定　セラピストは足関節の近位で下腿を固定する。

運動　患者は足趾をリラックスした状態で足部を全可動域，外がえしする（図 8-95）。

触診　**長腓骨筋**：外果の後方，あるいは腓骨頭の遠位。**短腓骨筋**：足部外側縁の第 5 中足骨底の近位。

代償運動　長趾伸筋と第三腓骨筋。

抵抗の位置　足部外側縁と第 1 中足骨の足底面（図 8-96～98）。

抵抗の方向　足部内がえしと第 1 中足骨の挙上。

重力を除いた肢位：長腓骨筋，短腓骨筋

開始肢位　患者は足部は検査台の端から出した背臥位とする（図 8-99）。足関節と足部は内がえしとする。

固定　セラピストは足関節の近位で下腿を固定する。

最終肢位　患者は足部を全可動域，外がえしする（図

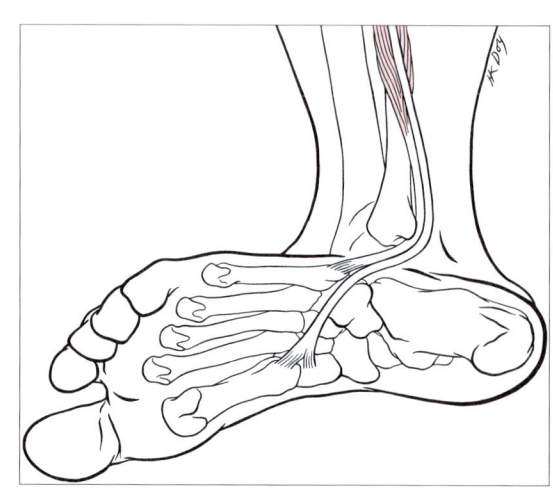

図 8-98　長腓骨筋と短腓骨筋の停止

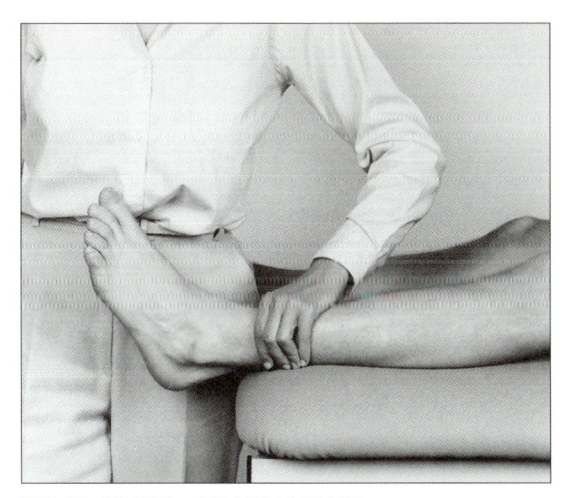

図 8-99　開始肢位：長腓骨筋と短腓骨筋

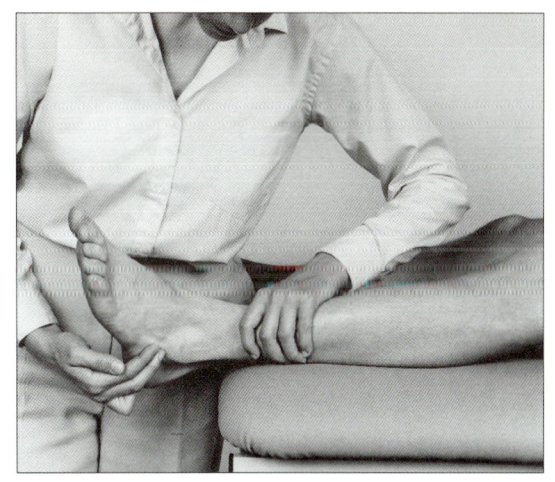

図 8-100　最終肢位：長腓骨筋と短腓骨筋

表 8-4	足趾の運動能のグレード	
グレード	判定	
	患者の自動運動の能力	
5	抗重力位あるいは重力を除いた肢位にて，最大抵抗に対して全運動範囲の運動可能	
4	抗重力位あるいは重力を除いた肢位にて，中等度抵抗に対して全運動範囲の運動可能	
3	抗重力位あるいは重力を除いた肢位にて，全運動範囲の運動可能	
2	抗重力位あるいは重力を除いた肢位にて，一部の運動可能	
1	抗重力位あるいは重力を除いた肢位にて，運動不可能であるが，触診あるいは観察にて軽度の筋収縮が認められる	
0	抗重力位あるいは重力を除いた肢位にて，運動不可能であり，触診あるいは観察にて軽度の筋収縮が認められない	

8-100）。

代償運動　第三腓骨筋と長趾伸筋。

足趾の運動

　足趾の筋の検査時には，重力は大きな要因であると考えられていない。足趾の筋は，すべてのグレードにおいて抗重力位，あるいは重力を除いた肢位のどちらかで検査する。表 8-4 に足趾の運動能のグレードについて示す。

　足趾の分離運動は，日常生活動作（ADL）ではほとんど必要とされず，特殊検査を以下に記載するが，分離運動が不可能か実用的でないかもしれない。

中足趾節関節の屈曲

短母趾屈筋：母趾
虫様筋：その他の足趾

　補助筋：長母趾屈筋，長趾屈筋と短趾屈筋，母趾外

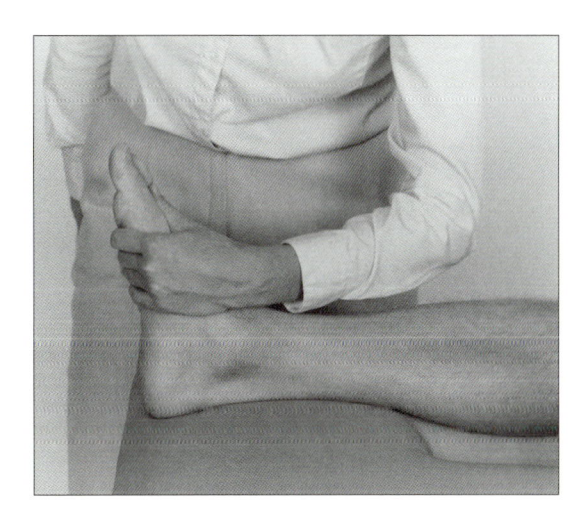

図 8-101　開始肢位：短母趾屈筋

転筋，小趾外転筋，背側骨間筋と底側骨間筋。

開始肢位　患者は背臥位とする。足部と足関節，足趾は解剖学的肢位とする（図 8-101）。

固定　セラピストは中足骨を固定する。

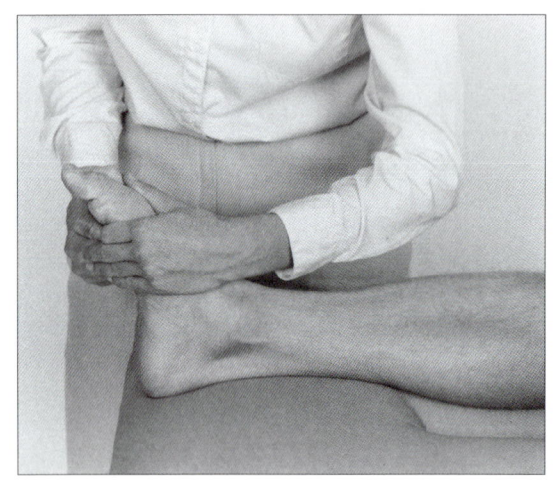

図 8-102 検査肢位：短母趾屈筋

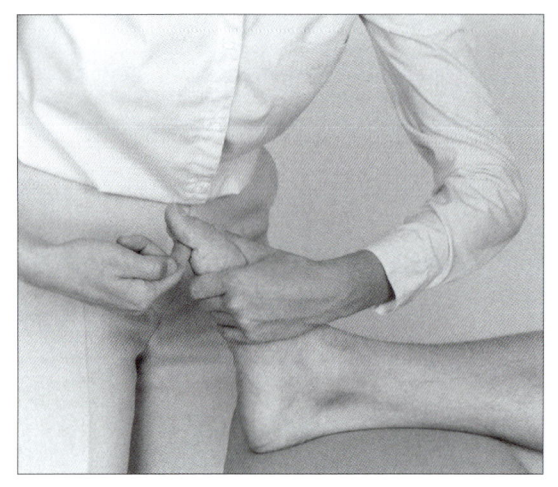

図 8-103 抵抗：短母趾屈筋

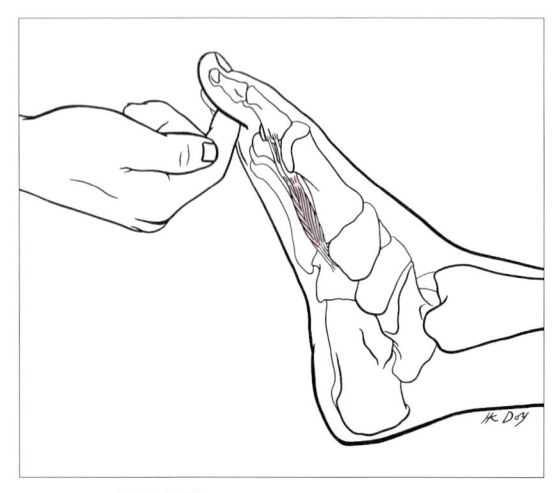

図 8-104 短母趾屈筋

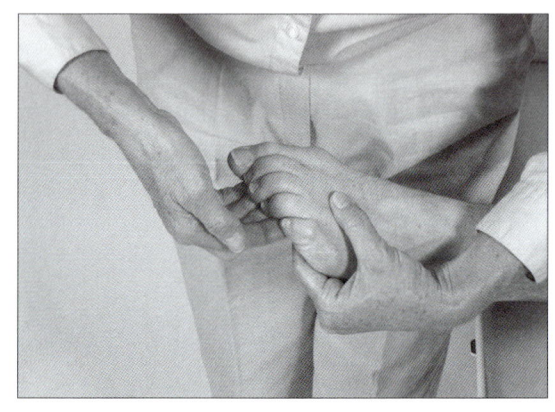

図 8-105 抵抗：虫様筋

運動 患者は IP 関節を伸展した状態で MP 関節を屈曲する。母趾は，他の 4 本の足趾とは別に検査を行う（図 8-102）。

触診 **短母趾屈筋**は足底の内側縁を触れる。**虫様筋**は触れることができない。

代償運動 母趾：長母趾屈筋。他の 4 本の足趾：長趾屈筋と短趾屈筋，短小趾屈筋，背側骨間筋と掌側骨間筋。

抵抗の位置 母趾（図 8-103，104）と 4 本の足趾の基節骨の足底面（図 8-105）。

抵抗の方向 MP 関節の伸展方向。

趾節間関節の屈曲

長母趾屈筋：母趾の IP 関節屈曲
長趾屈筋：足趾 4 本の DIP 関節屈曲
短趾屈筋：足趾 4 本の PIP 関節屈曲

開始肢位 患者は背臥位とする。足部と足関節，足趾は解剖学的肢位とする（図 8-106，8-107）。

固定 セラピストはそれぞれの足趾の MP 関節を固定する。腓腹筋とヒラメ筋を触知できれば，短趾屈筋の起始である踵骨を固定するべきである。

運動 母趾は他の 4 本の足趾とは別に検査する。患者は母趾の IP 関節を全可動域，屈曲する（図 8-108）。患者は外側の 4 本の外側の 4 本の足趾の PIP と DIP 関節を全可動域屈曲する（図 8-109）。

触診 **長母趾屈筋**は母趾の基節骨近位の足底面か内果の下方で触れる。**短趾屈筋**は触れることができない。**長趾屈筋**は基節骨の足底面で，触れることができる人もいる。

抵抗の位置 母趾の末節骨遠位の足底面（図 8-110，111），その他 4 本の足趾の末節骨と中節骨（図 8-112～114）。

抵抗の方向 足趾伸展方向。

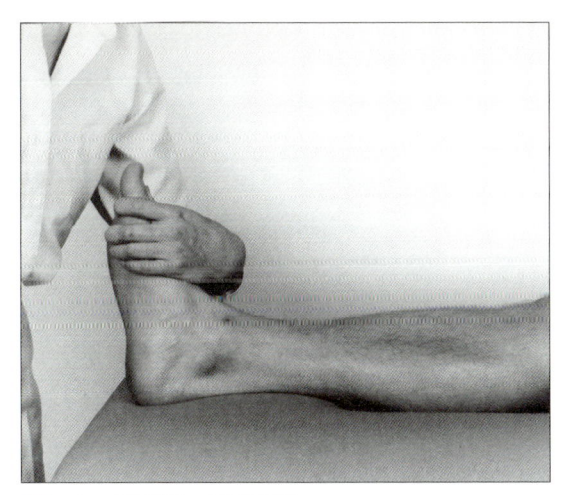

図 8-106　開始肢位：長母趾屈筋

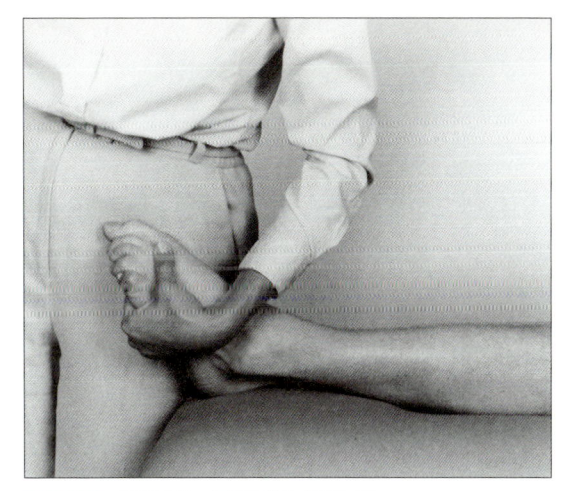

図 8-109　検査肢位：長趾屈筋と短趾屈筋

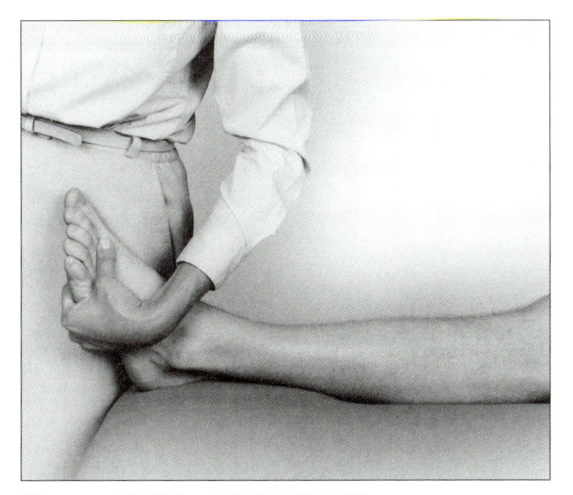

図 8-107　開始肢位：長趾屈筋と短趾屈筋

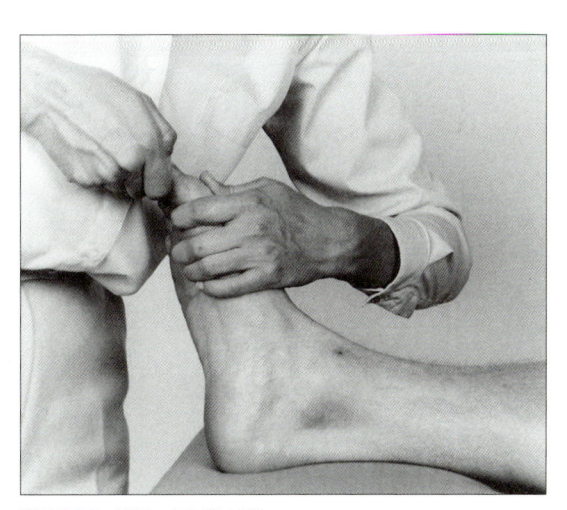

図 8-110　抵抗：長母趾屈筋

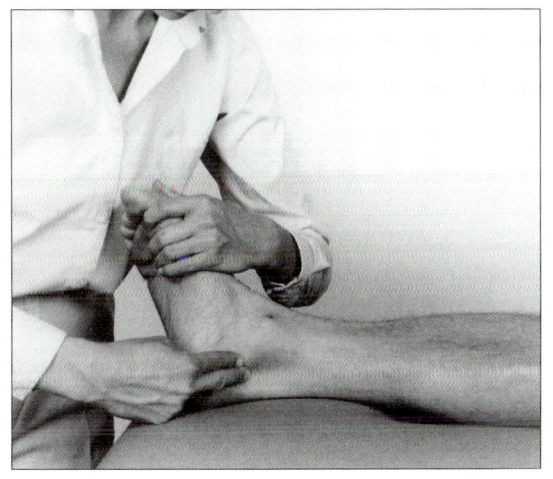

図 8-108　検査肢位：長母趾屈筋

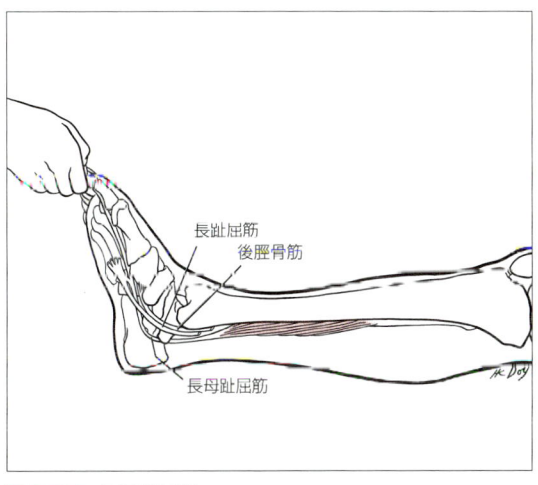

図 8-111　長母趾屈筋

8

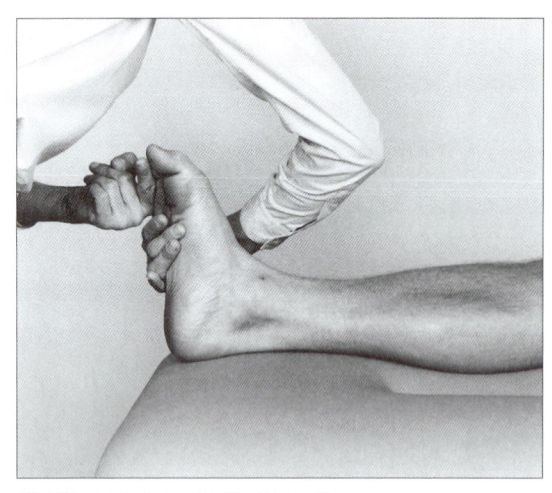

図8-112　抵抗：長趾屈筋と短趾屈筋

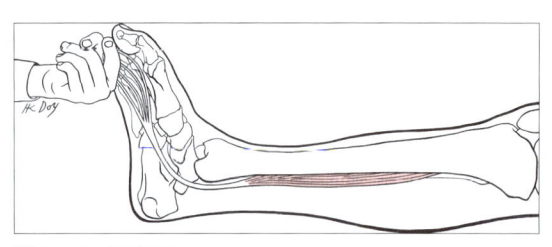

図8-113　長趾屈筋

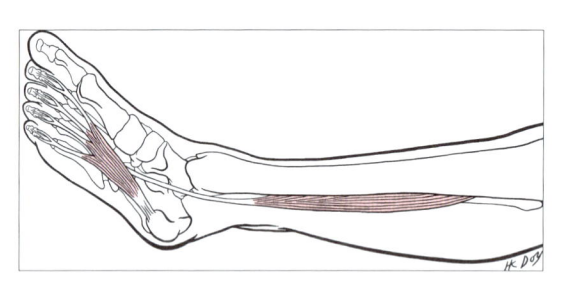

図8-114　長趾屈筋と短趾屈筋

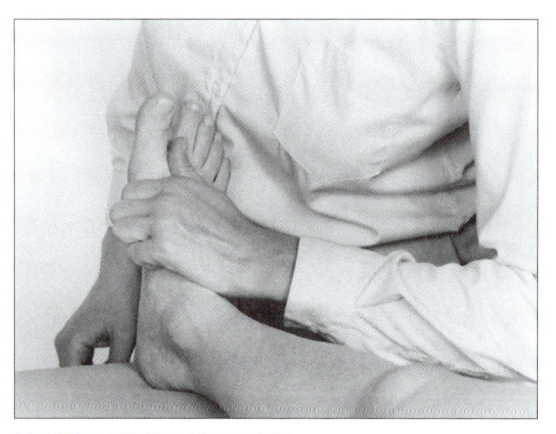

図8-115　開始肢位：母趾外転筋

母趾の中足趾節関節の外転

母趾外転筋

開始肢位　患者は背臥位とする。足部と足関節，足趾は解剖学的肢位とする（図8-115）。

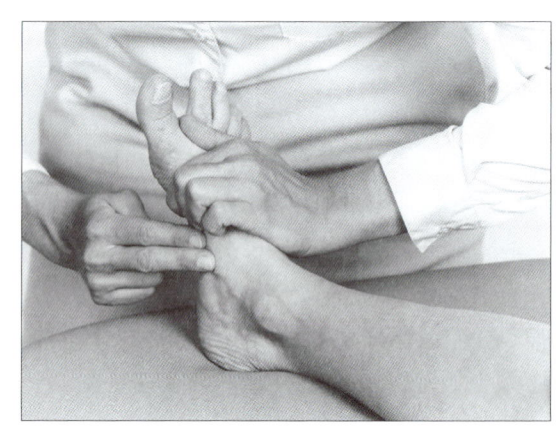

図8-116　検査肢位：母趾外転筋

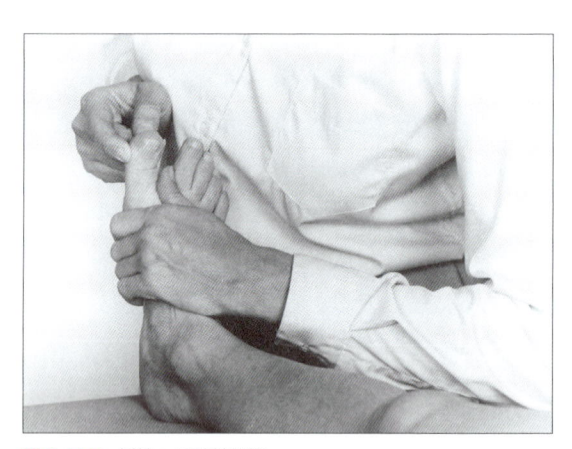

図8-117　抵抗：母趾外転筋

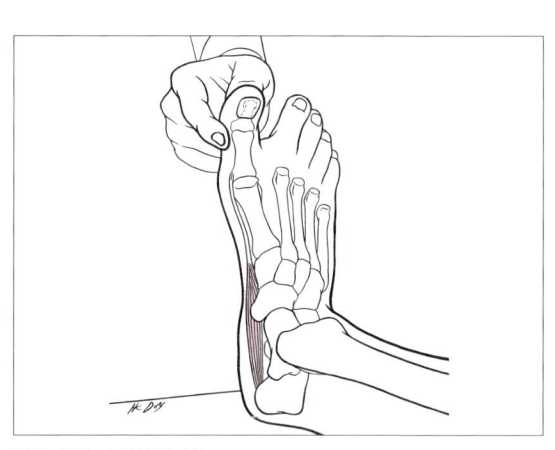

図8-118　母趾外転筋

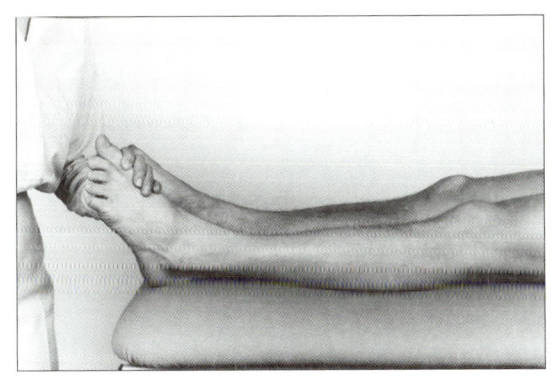

図 8-119　小趾外転筋と背側骨間筋の観察

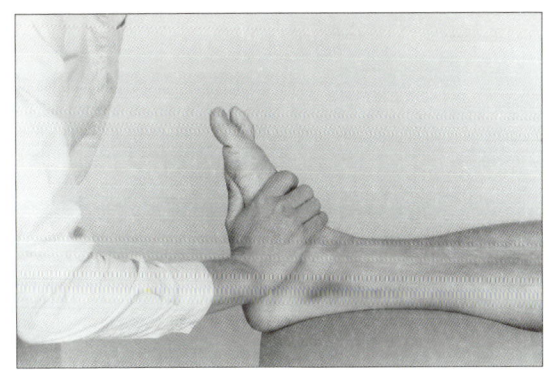

図 8-120　開始肢位：長母趾伸筋と短母趾伸筋

固定　セラピストは第 1 中足骨を固定する。
運動　患者は母趾を全可動域外転する（図 8-116）。
母趾外転筋は母趾 MP 関節の外転と屈曲の作用があるため，外転運動は多少の屈曲を伴う。
触診　第 1 中足骨の表在の外側縁。
抵抗の位置　母趾の基節骨近位の内側面（図 8-117，118）。
抵抗の方向　母趾内転方向。

中足趾節関節の外転

小趾外転筋と背側骨間筋

　これらの 2 つの筋は分離して機能の段階を評価できない。機能は，外側 4 本の足趾の外転の観察を通して評価する（図 8-119）。この動きは MP 関節の屈曲を伴う。セラピストは母趾を固定する。

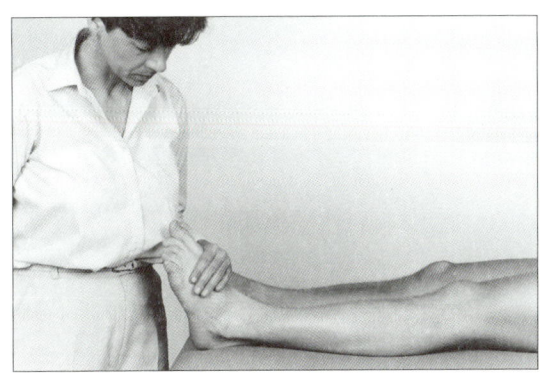

図 8-121　開始肢位：長趾伸筋と短趾伸筋

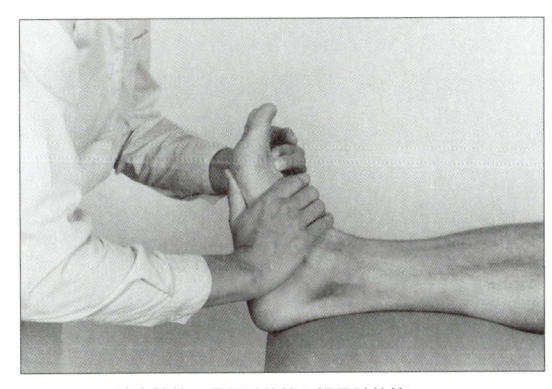

図 8-122　検査肢位：長母趾伸筋と短母趾伸筋

中足趾節関節と趾節間関節の伸展

長母趾伸筋：母趾 IP 関節伸展
短趾伸筋：母趾の MP 関節伸展
　　　　　中央 3 趾の MP，IP 関節伸展
長趾伸筋：外側 4 趾の MP，IP 関節伸展

開始肢位　患者は背臥位とする。足関節は中間位，足趾は屈曲位とする（図 8-120，121）。
固定　セラピストは中足骨を固定する。
運動　患者は母趾を全可動域伸展する（図 8-122）。
患者は外側 4 趾を全可動域伸展する（図 8-123）。患者は母趾と外側 4 本の足趾の伸展を別々に行うことが難しいかもしれない。そのときは，足趾をグループとして検査してもよい。
触診　長母趾伸筋は，第 1MP 関節の背面か足関節の

前面の前脛骨筋腱の外側を触知する。**短趾伸筋**は，外果の前面の背外側面で触知する。**長趾伸筋**は，外側 4 本の足趾の中足骨背面か足関節前面の長母趾伸筋腱の外側で触知する。

　注：短趾伸筋は第 5 趾には付着していない。よって，長趾伸筋が減弱すると，この趾の伸展の強度も低下する[20]。短趾伸筋の一部は母趾の基節骨底に付着し，母趾の MP 関節の伸展を行う。

抵抗の位置　**長母趾伸筋**と**短母趾伸筋**（図 8-124，

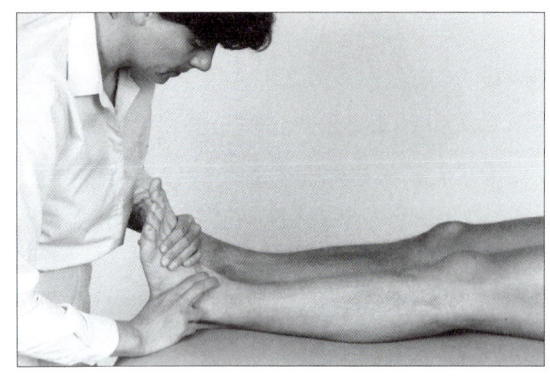

図 8-123 検査肢位：長趾伸筋と短趾伸筋

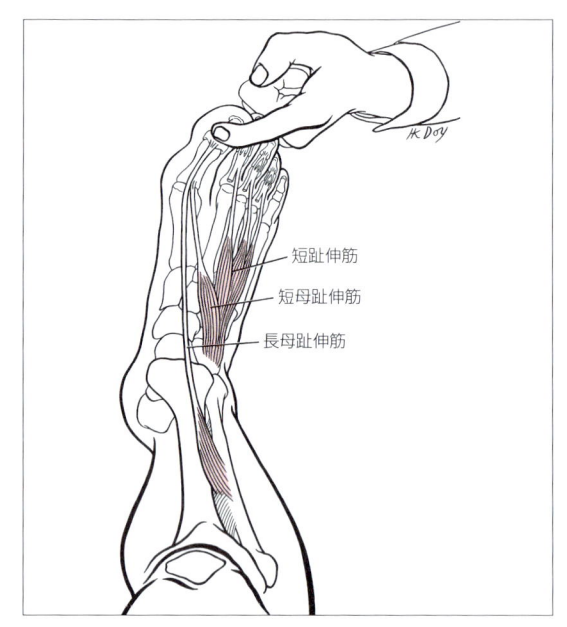

図 8-125 長母趾伸筋，短母趾伸筋と短趾伸筋

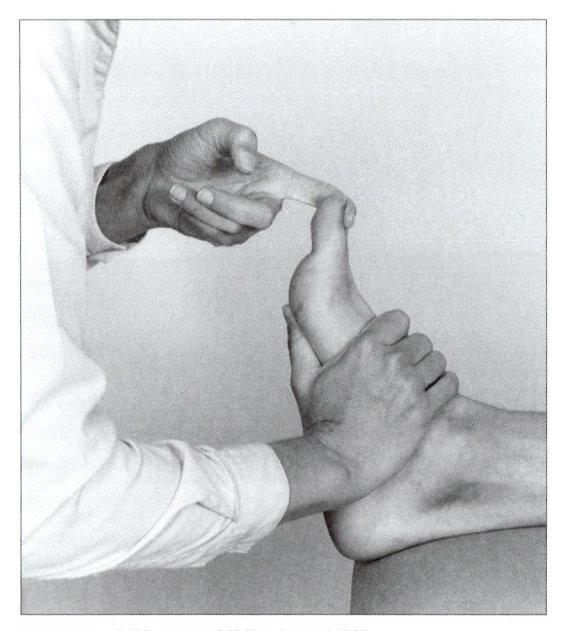

図 8-124 抵抗：長母趾伸筋と短母趾伸筋

125）：母趾の末節骨背面。**長趾伸筋**と**短趾伸筋**（図 8-126, 127）：外側 4 本の足趾背側面。

抵抗の方向 足趾の屈曲方向。

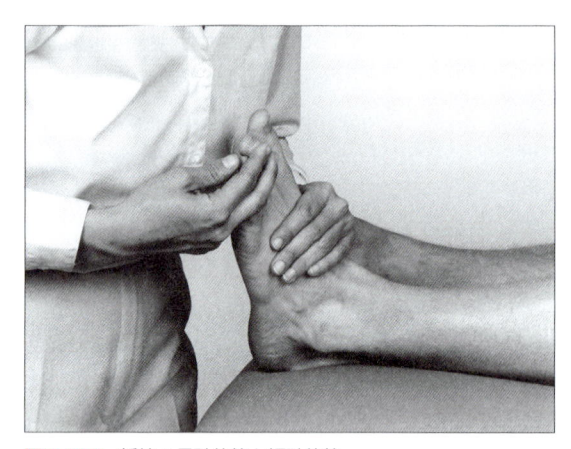

図 8-126 抵抗：長趾伸筋と短趾伸筋

機能的な適用

関節の機能

足部の機能は，でこぼこした地面に適応する柔軟性[13]と歩行周期の立脚終期の固いレバーのような動きである[5]。足部は下肢と地面との間の衝撃を吸収し，力を伝達する[13]。足部が地面に接しているときは足関節や足部は身体を上方に移動させ，地面から離れているときは足部を機械的に操作するように用いる。足部に体重が荷重しているときは，MP 関節は足趾上での固い足

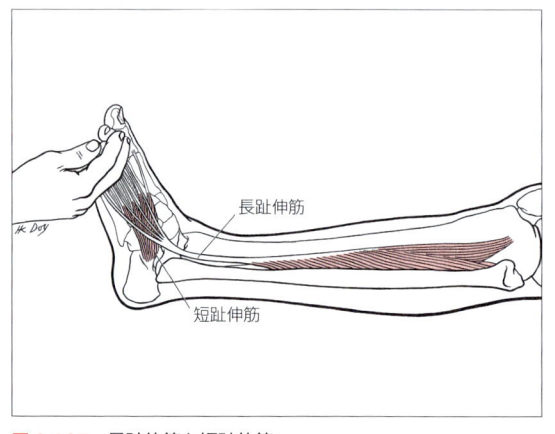

図 8-127 長趾伸筋と短趾伸筋

動作	足関節背屈	足関節底屈	母趾 MP 関節伸展
表 8-5　ADL に必要な足関節と母趾の可動域			
1　坐位からの立ち上がり*	28°		
2　階段の昇り†	14-27°	23-30°	
3　階段の降り†	21-36°	24-31°	
4　歩行	10°	20°‡	90°[23]
5　走行§	17°	32°	
6　正坐		26[25]-29°[26]	
7　足関節背屈での膝立ち	40°[25]		
8　踵を接地してのしゃがみ込み	39°[25]		

*引用文献による若年者と高齢者の平均値[21]。
†15 名の被験者に高さの異なる 3 つの階段を昇降した足関節の背屈と底屈の値。足関節背屈と底屈の最大値は階段の寸法や高さに左右され変化する[22]。
‡Levangie と Norkin らによる Rancho Los Amigos の歩行分析によるデータ[5]。
§速いペース（7.5 分/マイルより速い）と遅いペース（8 分/マイルより遅い）の走行では，足関節の可動域の平均は差を認めない[24]（1 マイル＝1609 m）。

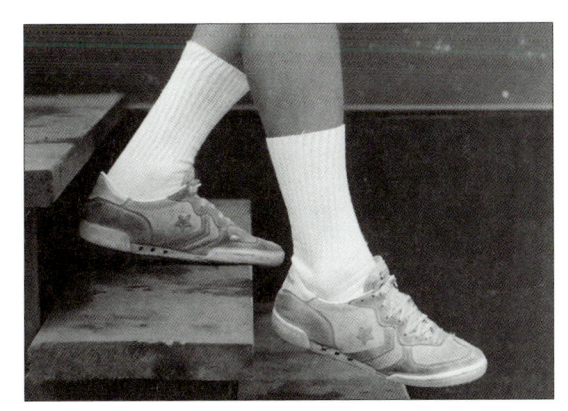

図 8-128　階段を降りるとき足関節背屈の全可動域が必要となる

部の動きを可能にする[5]。

機能的な可動域 （表 8-5）

足関節の背屈と底屈

　足関節の正常の AROM は，背屈 20°，底屈 50° である。しかし，WB 時（階段，坐位からの立ち上がり時，しゃがみ込みや膝立ち）の足関節背屈の可動域は NWB 時よりも大きくなる。階段の降りでは，足関節背屈の全可動域が必要である（図 8-128）。坐位からの立ち上がり（図 8-129）も大きな足関節背屈の可動域が必要である（平均 28°）[21]。足関節背屈の可動域は，膝立ちやしゃがみ込みのような日常生活動作を習慣化している非西洋文化で用いられる[25]。

　足関節底屈の最大可動域は，登り，ジャンプ，高い目標物へのリーチに必要となる（図 8-130）。場合によっては，自動車のアクセルを踏む動作（図 8-131）やピアノのペダルを踏む，ハイヒールの靴をはくなどにおいては足関節底屈の最大可動域以下で行うかもし

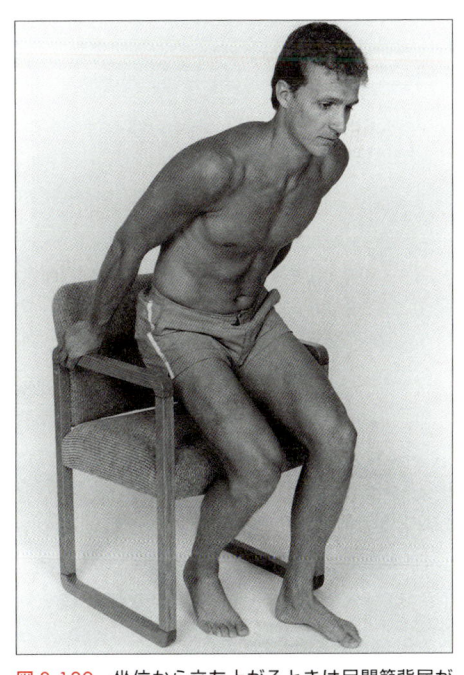

図 8-129　坐位から立ち上がるときは足関節背屈が必要となる

れない。あぐらはアジアや東洋の文化の日常生活において欠かすことのできない姿勢であり，足関節底屈約 26°[25] から 29°[26] の可動域が必要である。

　Livingston, Stevenson, Olney は[22]，階段昇降に必要な足関節背屈の可動域は，昇りは平均 14° から 27°，降りは 21° から 36° であることを報告している。足関節底屈の可動域は，昇りは平均 23° から 30°，降りは 24° から 31° である[22]。

足部の運動

　距骨下関節の AROM は，前足部の動きを伴わず，内がえしと外がえし，それぞれ 5° である。内がえしと

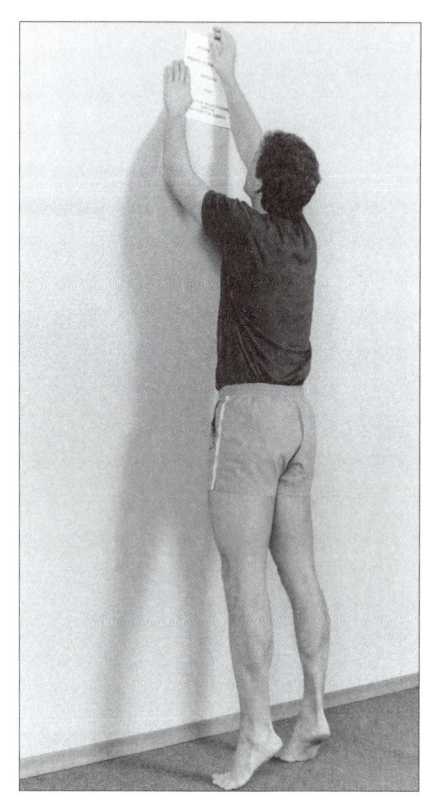

図 8-130　足趾伸展，足関節底屈と足関節底屈筋群の収縮

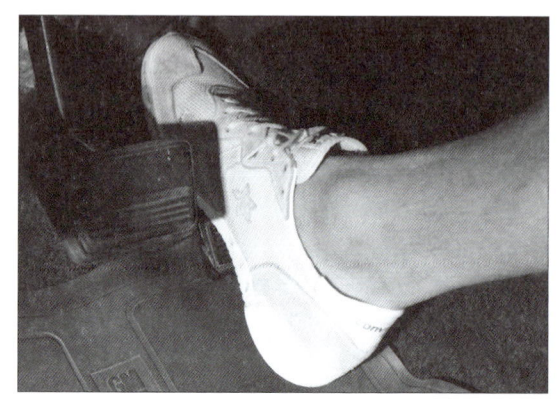

図 8-131　足関節底屈は，自動車のアクセルを押し下げる際に必要である

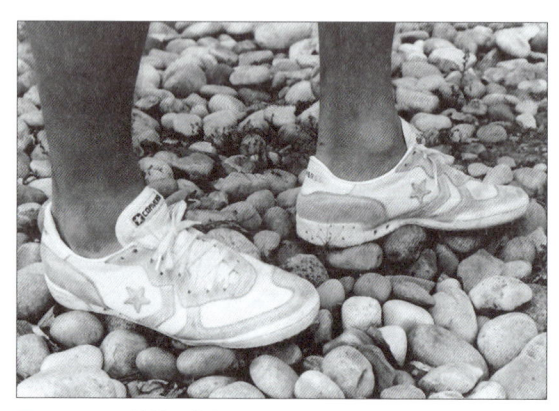

図 8-132　不整地に適応する可動性を持った足関節と足部

外がえしの可動域は前足部の動きによってそれぞれ 35° と 15° に増す。

　距骨下関節，横足根関節と前足部の関節は，でこぼこした地面に適応するときや坐位で足部を反対側の大腿部の上において，足部の皮膚の状態を観察するときなどに十分な柔軟性が必要である（図 8-132）。

　立位では，斜面を降りるとき，MP 関節は少なくとも 25° の伸展角度が必要である[2]。多くの日常生活動作において，母趾 MP 関節伸展角度は 90° 必要である[23]。母趾と 4 本の足趾の伸展は，高い目標物へリーチするためのつま先立ち（図 8-130），しゃがみ込み（図 8-133）動作に欠かすことができない。多くの日常生活において，母趾の少しの屈曲角度が必要である[23]。これらは，MP 関節の外転と内転によるものであり，大きな機能の差は認められない[5]。

歩行

　正常歩行（付録 D を参照）では，立脚中期から立脚終期にかけて，固定された足部の上を脛骨が前進するために，足関節背屈が最大 10° 必要であり，前遊脚期の終わりでは，底屈が最大 20° 必要となる（Levangie and Norkin[5] の Rancho Los Amigos の歩行分析より）。前遊脚期において，母趾 MP 関節は約 90° の伸展が必

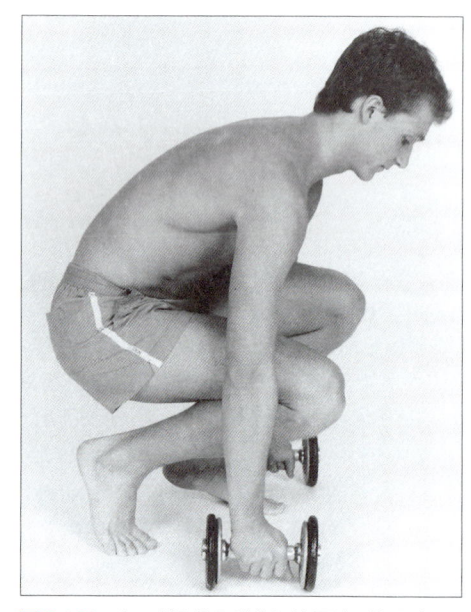

図 8-133　しゃがみ込み動作には足趾の伸展が不可欠である

要である[23]。他の 4 本の足趾も同様に伸展角度が必要である[23]。足趾の伸展は足底腱膜を伸張し，結果的に縦アーチを支持する[27]。

　走行では，立脚中期に平均 17° の背屈可動域，遊脚期の前に平均で最大 32° 底屈可動域が必要である[24]。足関節の可動域は，速いペースと遅いペースでは変化しない[24]。

筋機能

足関節底屈

　下腿三頭筋の腓腹筋とヒラメ筋は，足関節底屈の主動作筋である。腓腹筋は膝関節をまたぐため，膝関節伸展位で底屈筋として最も効果的に作用する[28]。腓腹筋の活動と等尺性の底屈筋力は，屈曲角度の増加に伴い減少し，その低下は膝関節屈曲 45 度以上で最も顕著になる。Herman と Bragin は[29]，足関節底屈位，早い収縮を必要とするとき，強い収縮を必要とするときに腓腹筋が底屈に貢献することを報告している。

　ヒラメ筋は，膝関節屈曲 90° で作用し，膝関節完全伸展でその作用が減少する[15]。ヒラメ筋は，足関節背屈位と収縮が細小のときに[29]，主に足関節底屈筋として作用する。足関節底屈では，後脛骨筋，長母趾屈筋，長趾屈筋，長腓骨筋，短腓骨筋が補助筋として働く。足関節底屈筋の活動は，例えば，つま先立ち（図 8-130），ジャンプ，自動車のペダルを押し下げる動作（図 8-131）などであり，足関節は抵抗に抗して底屈する。靴下を引っ張り上げるような，最大の底屈の力を要するときにも足関節底屈筋が収縮する。また，階段を降りるときのような足部が地面で固定されている場合（図 8-128），足関節底屈筋は足関節を底屈位でコントロールする[30]。

足関節背屈

　足関節背屈筋は，前脛骨筋，長母趾伸筋，長趾伸筋，第三腓骨筋である。前脛骨筋の機能は，足関節背屈を開始することである[31]。前脛骨筋と長母趾伸筋は，長趾伸筋，第三腓骨筋と比較して背屈筋力が強い[32]。足の爪を切る動作や靴ひもを結ぶ動作などでは背屈筋が背屈位を維持する。これらの筋は，地面に足を着くとき，床を足部でゆっくりタッピングするとき，歩行周期の荷重応答期（付録 D を参照）において足関節背屈のコントロールを行う。坐位からの立ち上がりや立位では，背屈筋が脛骨と足根骨を固定するために働く[33]。

内がえしと外がえし

　後脛骨筋，長母趾屈筋，長趾屈筋，ヒラメ筋，腓腹筋と前脛骨筋は内がえしに作用する。後脛骨筋は，足部の内がえしの主動作筋である。腓腹筋とヒラメ筋は，足関節底屈とともに踵骨の内がえしを行う。前脛骨筋による内がえしへの貢献度に関しては様々な報告がある。前脛骨筋の運動方向は，距骨下関節[28]の内がえし・外がえし軸に沿って行われる。その理由として，Soderberg は[28]，前脛骨筋は，距骨下関節軸周りの動きを生じさせないことを指摘している。Smith，Weiss，Lehmkuhl は[13]，前脛骨筋と長い足趾の屈筋は，外がえし位から中間位までの弱い内がえし筋であると報告している。O'Connell[31]は，前脛骨筋は内がえしと同時に足部の内側縁を挙上するときのみに機能すると報告している。坐位で足部を反対側の大腿部の上において，足部の皮膚の状態を観察するときや，足部を内がえし位に固定する必要のあるでこぼこした地面の歩行のときなどで，内がえし筋の活動を説明することができる（図 8-132）。

　長趾伸筋と第三腓骨筋に補助される長腓骨筋と短腓骨筋の外がえしの作用は，でこぼこした地面の歩行で説明することができる（図 8-132）。

足趾の屈曲と伸展

　母趾の屈曲は，長母趾屈筋，短母趾屈筋，短母趾外転筋による。短母趾外転筋は，母趾の MP 関節の屈曲と IP 関節の伸展を行う[34]。長趾屈筋と短趾屈筋は，他の 4 本の足趾を屈曲する。小趾屈筋と小趾外転筋も，第 5 趾の屈曲を補助する。足趾の屈曲の機能として，母趾を地面にしっかりと押しつけること，他の 4 本の足趾は地面を掴み，片脚やつま先立ちの際にバランスを維持することである（図 8-130）[35]。足趾の屈曲は，地面の物を拾い上げるためにしゃがんだり，歩行の際に，足趾の伸展を制御するために遠心性に収縮する。

　足部の伸展機構は，手の伸展機構と似ている。母趾の伸展は，長母趾伸筋，短母趾伸筋，短母趾外転筋で行われる。長趾伸筋と短趾伸筋は，他の 4 本の足趾の MP 関節を伸展する。短趾伸筋は第 5 趾には付着していないが，小趾外転筋と小趾屈筋の線維が第 5 趾の背側に付着し[34]，伸展を補助する。虫様筋と骨間筋の作用により，4 本の足趾の MP 関節の屈曲と IP 関節の伸展が同時に起こる。足趾の伸筋は，歩行や階段を昇るときに収縮する。足趾の伸展は，足趾の爪を切る際に足趾を伸展し，維持するときなどがその例である。

アーチの維持

　手とは異なり，足部の内在筋は固有の機能を持たず，通常は集団で働き，外在筋とともに全体の機能として働く。内在筋は，前進する間，足部を固定する機能がある[36]。Mann と Inman は[36]，これらの内在筋（母

8

趾外転筋，短母趾屈筋，短趾屈筋，小趾外転筋）がアーチを補助する主要な筋であり，横足根関節の固定を補助するために，前足部に強い屈曲力を働かせると説明している。内在筋は，踵を上げる動作（図 8-130），階段や斜面の昇りと降りのような前足部に体重がかかるときに足部を固定するために収縮する。下腿三頭筋，長腓骨筋，短腓骨筋，前脛骨筋，後脛骨筋は，走行や昇るような動作において，足部をさらに固定するために，内在筋とともに収縮する[37]。

立位姿勢

立位において，重心線は足関節軸の前方を通り，背屈トルクを生じさせる[32]。背屈トルクは，脛骨を後ろの方向に引くヒラメ筋の収縮と反対である[32]。立位時には，足部のアーチを補助するための筋活動は必要ではない[36]。

歩行

後述する歩行周期における筋の機能は，Norkin と Levangie[32]，Inman，Ralston，Todd ら[38]の報告による

ものである。足関節背屈筋は遊脚相において，足部を地面の上を通過させるために収縮する。前脛骨筋，長母趾伸筋，長趾伸筋は，前遊脚期から遊脚中期に足部を背屈させ，それを保持するために求心性に収縮する。これらの筋は，立脚相の初期接地から荷重応答期において，足部の床面への下降を遠心性収縮に制御する。

腓腹筋とヒラメ筋は，荷重応答期から立脚終期の間，身体が前進する際に，地面に固定された足関節上を脛骨が前方へ移動する事により起こる足関節の背屈を制御するために遠心性に収縮する。前遊脚期において腓腹筋，ヒラメ筋，長腓骨筋，短腓骨筋，長母趾屈筋は踵を地面から離すために求心性に収縮する。長腓骨筋は，正常歩行，特に最もゆっくりとした歩行においてバランスを制御する[39]。

足部の内在筋は，歩行周期の立脚相において収縮する[36]。内在筋の収縮は，歩行周期において足部に最も安定性が必要な時期と一致している。

Rober は[40]，走行時の足関節の筋活動について報告している。

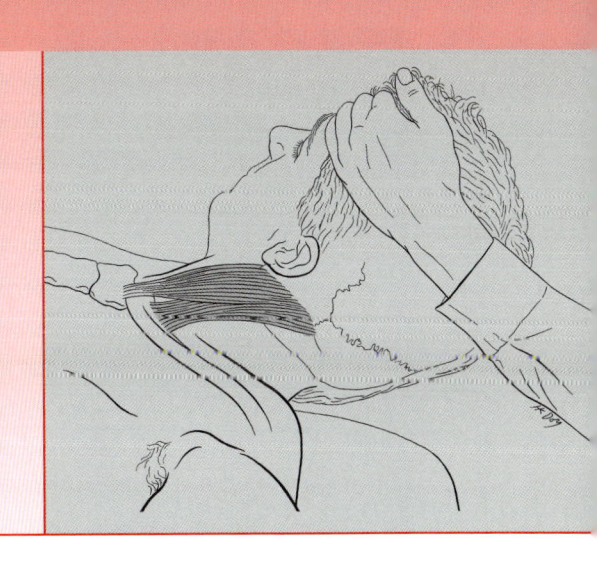

第9章

頭部，頚部
および体幹

関節と運動：頭部および頚部

顎関節 temporomandibular joint（TMJ）と頚椎の関節と関節軸を，図9-1〜3 に図示する。TMJ と頚椎の関節構造と運動を以下に記し，そして，表9-1，2 にまとめる。

顎関節

両耳の直前で頭部の両側に位置する TMJ は楕円関節であり，下顎骨（下顎）を通じて結ばれ，ともに双顎関節をなす[2]。TMJ は，1つの機能単位として評価される。TMJ の関節表面は一致しないが，これらの間に位置する関節円板は，適合性を持たせ，TMJ を上下の区画（図9-4C）に分ける。

各々の TMJ の上部の構成体は，窩の前方にある凹状の下顎窩と凸状の側頭骨関節突起によって形成される。相互の関節面を形成するこれらの骨表面は TMJ の上面と関節円板の上面で相互に形成される関節面で

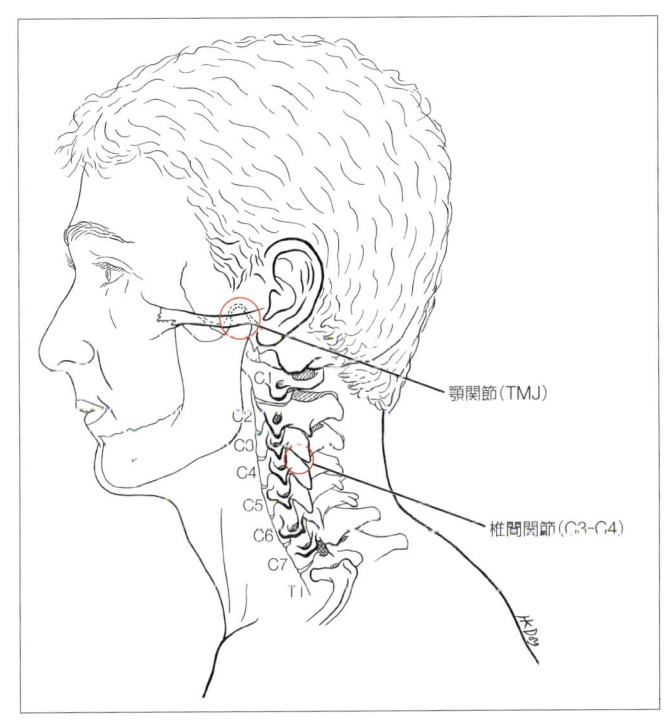

図9-1　TMJ と頚椎の関節

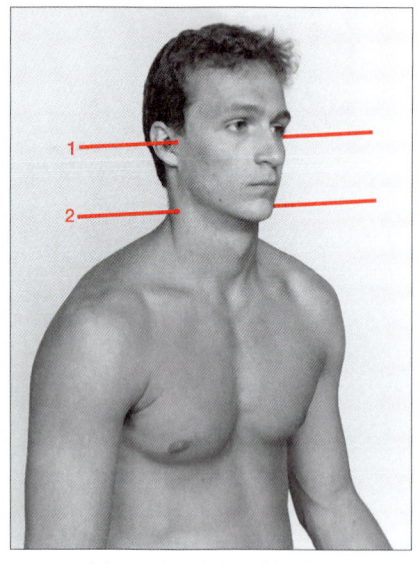

図 9-2　（1）TMJ 軸：挙上-下制。（2）頚椎軸：屈曲-伸展

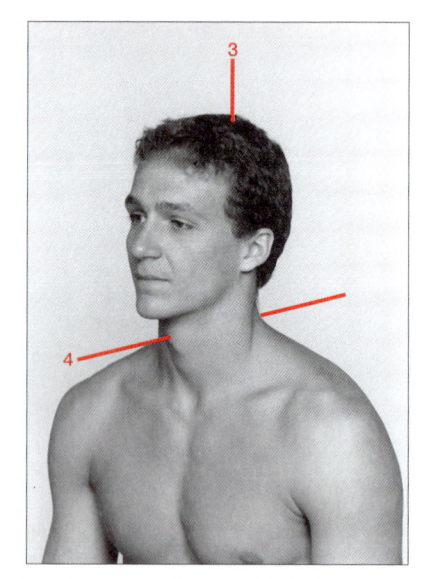

図 9-3　頚椎軸：（3）回旋；（4）側屈

表 9-1　関節構造：顎関節の動き

	開口（下顎骨の下制）	閉口（咬合）	突出	後退	側方偏位
関節[1,2]	顎関節（TMJ）	TMJ	TMJ	TMJ	TMJ
面	矢状面	矢状面	水平面	水平面	水平面
軸	前額軸	前額軸			
正常な制限因子[2,3]*（図 9-4 参照）	外側/側頭下顎靭帯と関節円板後部組織の緊張	咬合または歯の接触	外側/側頭下顎靭帯と蝶下顎靭帯と茎突下顎靭帯の緊張		外側/側頭下顎靭帯の緊張
正常な自動可動域（距離）	35-50 mm[4]	歯の接触	3-7 mm[5]		10-15 mm[4]
関節包パターン[4,6]	開口の限界				

＊関節運動の正常な制限因子（NLF）を同定する明確な研究は不十分である。ここでの NLF と最終域感は解剖学的知識，臨床経験，利用可能な文献に基づいている。

構成される。そしてそれは前後方向に凹凸面状である。関節円板の下面は凹状で，TMJ の下部を構成する下顎骨の突起と結合している。

　TMJ の同時運動は，下顎骨の下制（口を開くために），挙上（口を閉じるために），突出，後退，側方偏位を生じさせる。下顎骨の挙上と下制は，前額軸に沿った動きで矢状面で生じる（図 9-2）。開口時，TMJ の下部構成体に2種類の連続した動きが生じる。まず，下顎骨の突起は回転し，前方そして下方に関節円板の上を滑る。次に，下顎骨の突起が関節円板の後方にあるため，これらは同時に前方に動く[2]。この運動は，上部の構成体である側頭骨の関節面に沿った関節円板の前方滑りに起因する[2]。これらの動きは口を閉じることによって繰り返される。

　下顎が前方または後方移動するとき，両側の TMJ の関節円板はあたかも下顎骨が横断面で前方，後方に

それぞれに動くように関節突起[2]とともに動く。両側の TMJ 上部構成体の動きは関節円板と側頭骨との間で生じる[14]。

　下顎骨の側方偏位は偏位が生じるその方向への下顎骨窩における下顎骨突起の回転と，下顎骨窩と側頭骨の関節突起上での反対側の下顎骨突起の前方滑りを含んでいる[2]。

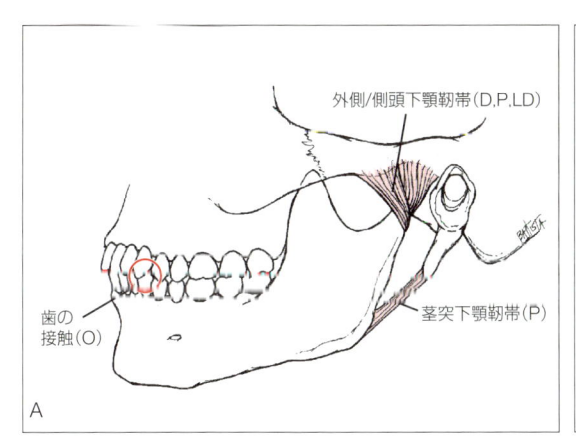
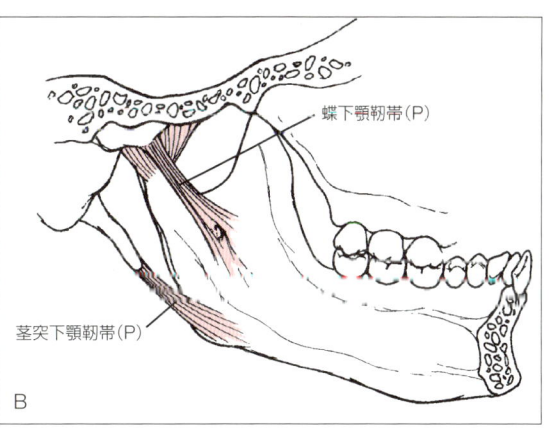
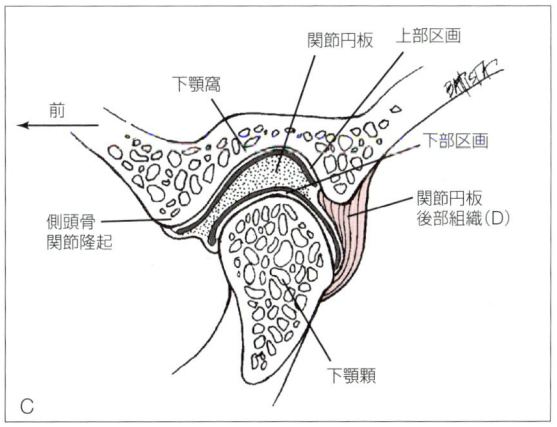

図 9-4 正常な制限因子：TMJ。A．側面，B．内側面（矢状断），C．通常運動の制限となる非収縮性の構造を示している矢状断。構造によって制限される運動は括弧内に次の略語で示してある。*D*, 下顎骨の下制；*O*, 咬合；*P*, 突出；*LD*, 側方偏位

表 9-2　関節構造：頚椎の動き

	屈曲	伸展	側屈	回旋
関節[1,2]	環椎後頭関節 環軸関節 椎間関節	環椎後頭関節 環軸関節 椎間関節	環椎後頭関節 椎間関節（回旋を伴う）	環椎後頭関節 環軸関節 椎間関節（側屈を伴う）
面	矢状面	矢状面	前額面	横断面
軸	前額軸	前額軸	矢状軸	垂直軸
正常な制限因子[7,8]* （図 9-5 参照）	蓋膜，後環軸靭帯，後縦靭帯，項靭帯，黄色靭帯，項部筋，頭蓋骨大後頭孔前縁と歯突起間（後頭環軸関節）に接している後部線維輪の緊張	前縦靭帯，前環軸頚筋，前部線維輪の緊張　棘突起間の骨接触	反対側の側屈を制限する翼状靭帯，線維輪の外側線維の緊張；鉤状突起	同側の回旋を制限する翼状靭帯の緊張；線維輪の緊張
正常な自動可動域				
CROM[9]†	0-45°	0-65°	0-35°	0-60°
巻き尺[10,11]‡	3 cm	20 cm	13 cm	11 cm
傾斜計[12]	0-50°	0-60°	0-45°	0-80°
標準角度計[13]	0-45°	0-45°	0-45°	0-45°

*：関節運動の正常な制限因子（NLF）を同定する明確な研究は不十分である。ここでの NLF と最終域感は解剖学的知識，臨床経験，利用可能な文献に基づいている。

†：11 歳から 97 歳までの 337 名の健常人の自動関節可動域。それぞれの年齢層の実測値から得られる平均値の示す値（5°単位）[9]。

‡：両方の研究から得られる平均値の示す値（1 cm 単位）[10,11]。

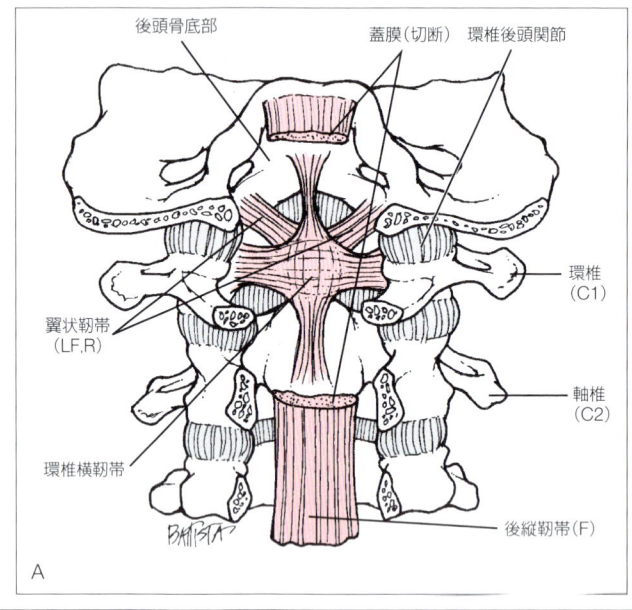

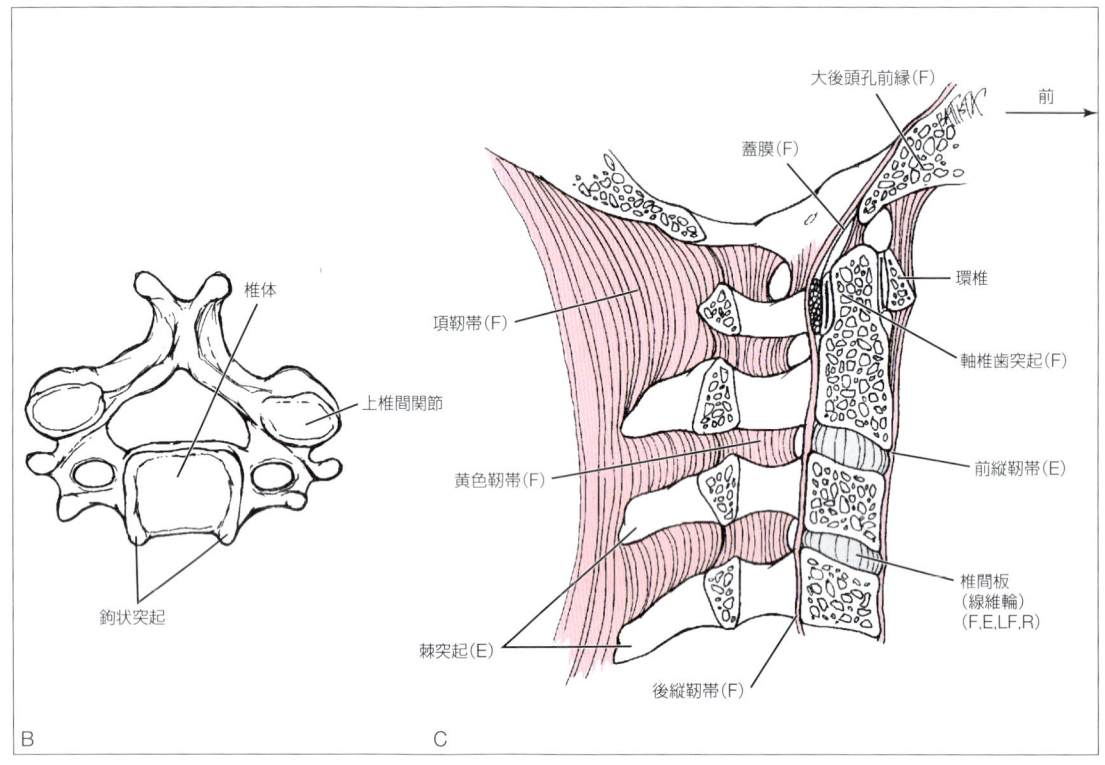

図 9-5　正常な制限因子。A．後頭部と上位頚椎の後面（前額断）。B．頚椎上面，C．後頭部と頚椎（C1-4）の矢状断は正常な制限因子である非収縮性の構造を示す。構造によって制限される運動は括弧内に次の略語で示してある。F，屈曲；E，伸展；LF，側屈；R，回旋。通常運動を制限する筋群は描かれていない。

頚部：頚椎

　頚椎は 7 つの椎体からなる（図 9-1）。第 3 から第 7 頚椎はよく似た構造をしており，第 1 頚椎と第 2 頚椎は異なった構造をしている。

　C1 または環椎と呼ばれる第 1 頚椎は，環椎後頭関節を介して頭蓋骨の後頭部と関節をなす（図 9-1，5A）。これらの関節は C1 の凹状の上部関節面と後頭部を関節する関節突起によって上部に形成される。そしてそれは横断面にあり，上方と内側に向いている。関節面の方向は環椎後頭関節面での運動を決定づける。屈曲と伸展という主たる動きではわずかに側屈し，回

体表解剖：頭部および頚部　（図 9-6～9-9）

構造	位置
1. 頚切痕	胸骨の上縁と両側の鎖骨の中央寄りの丸い凹み。
2. 甲状軟骨	第 4 から第 5 頚椎の高さの最も隆起した喉頭軟骨；皮下の突起（アダムのリンゴ）。
3. 舌骨	第 3 頚椎の高さの甲状軟骨の上部に位置する下顎下の U 型の骨；体（舌骨）は口底と頚部の前方で形成する三角形の顎の下の中央線で触れる。
4. 下顎角	耳垂から内側遠位に位置する下顎の角度。
5. 口角	上唇と下唇で形成される角度。
6. 鼻唇溝	鼻から口角へ広がる皮膚の溝。
7. 顎関節	口の開閉で外耳の耳珠の前方に触診できる関節。
8. 乳様突起	耳の後方にある頭蓋骨の骨突起。
9. 肩峰	肩の先端または点で肩甲棘の外側面。
10. 肩甲棘	肩甲骨の上 5 分の 4 に斜めに走る骨稜。
11. C7 棘突起	しばしば頚部の最下部で最も突出した棘突起。
12. T1 棘突起	C7 棘突起の次の棘突起。
13. 耳垂	耳介の最下部の柔らかい部分。

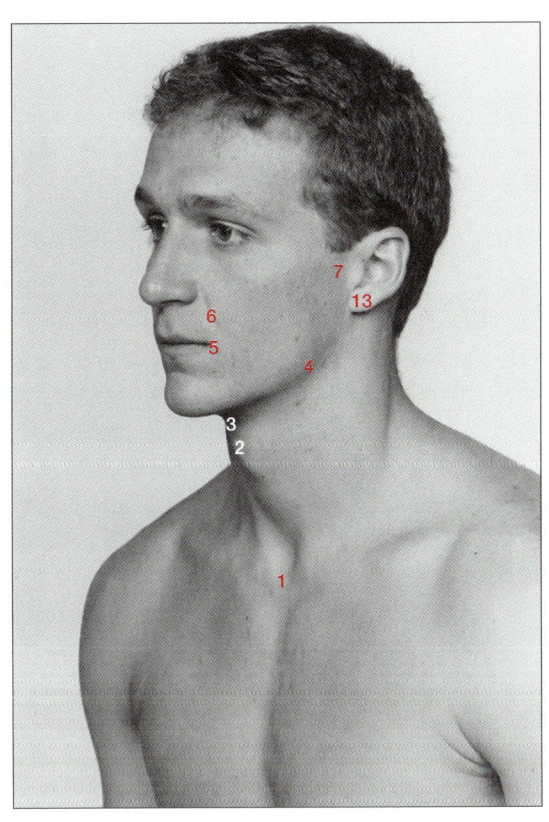

図 9-6　頭部と頚部の前外側面

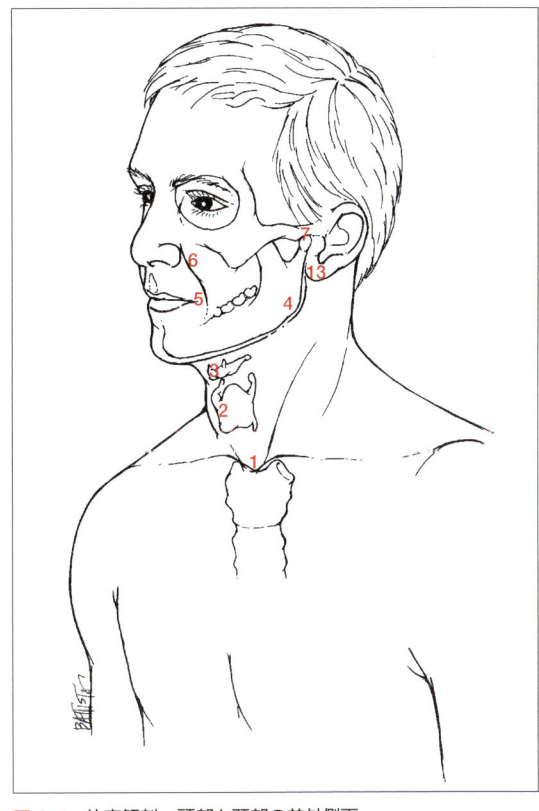

図 9-7　体表解剖，頭部と頚部の前外側面

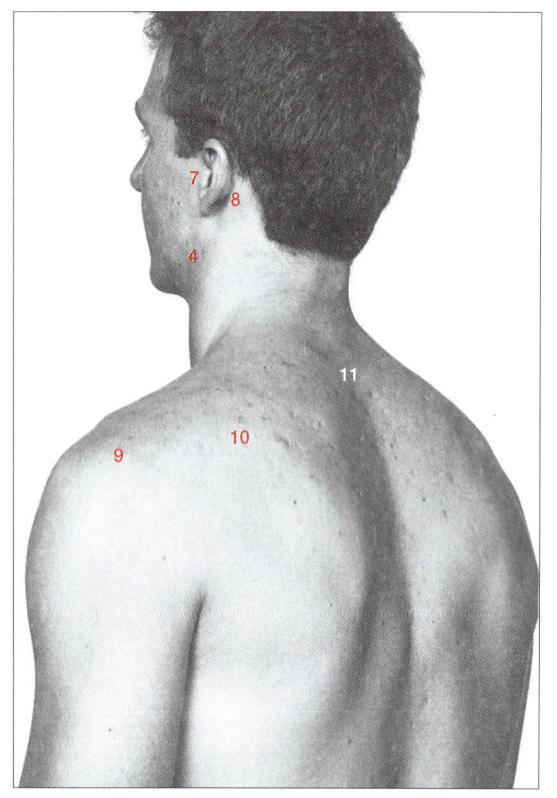

図 9-8　頭部と頚部の後外側面

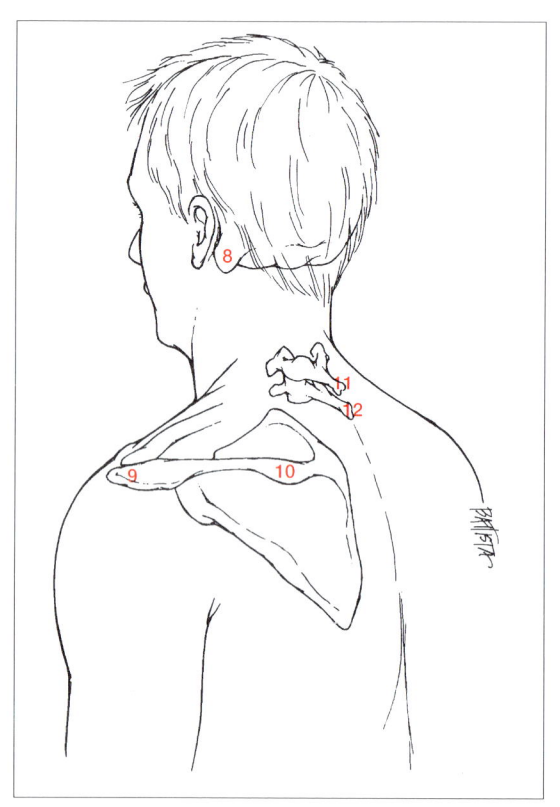

図 9-9　骨解剖，頭部と頚部の後外側面

旋はしない[15]。

環椎（C1）と軸椎（C2）の間では 3 つの環軸関節がある（図 9-1，5）。回旋軸は C1 前弓の凹状の後面と前方で関節する C2 の歯状突起（歯突起）と，横靱帯の軟骨質の後面の後方の間にある。横靱帯は歯状突起の位置を保持する。C1 と C2 の両側に 1 つずつ 2 つの関節面があり，それは横断面上に横靱帯の後方にある。C1 の下関節面はそれぞれ C2 の上関節面と関節を形成する。関節面の方向は軸椎関節の初動作である回旋によって決められる。頚椎のほとんどの回旋は環軸関節で生じる[15]。

C2 から C7 では椎体の分節は 2 つの椎体とこれらの椎体間の 3 つの関節からなる。前方では椎間板が隣接する椎体間に存在する（図 9-5B，C）。椎体の分節の

両側後方に 2 つの関節面がある。それぞれの関節面（図 9-1）は上位椎体の下関節面（下前方を向いている），下位椎体の上関節面（上後方を向いている）からなる。椎間関節の関節面の角度は横断面に対して約 45°である。C2 から C7 の関節面の方向は頚椎の屈曲，伸展，側屈，そして回旋を許している。

頚椎の関節可動域 range of motion（ROM）を評価するとき，後頭から C7 椎体間の複合運動が評価，測定される。なぜなら分節の運動は臨床的に測定できないからである。頚椎の運動は前額軸（図 9-2）に沿って矢状面で生じる頚部屈曲と伸展，矢状軸に沿って前額面で生じる側屈，水平軸に沿って横断面で生じる回旋からなる。頚部屈曲の約 40％と頚部回旋の 60％は頚椎の後頭/C1/C2 複合体で生じる[16]。

器具と測定手順：顎関節と脊柱

TMJ の自動関節可動域（AROM）測定には定規やキャリパーを使う。脊椎の AROM を測定する器具は巻き尺や標準型の傾斜計，頚椎の関節可動測定器具（CROM[17]，Performance Attainment Associates，Roseville，MN），体幹の関節可動域測定器具（BROMII）や，標準的な関節角度計がある。これらの器具とその使用上の原則は，第 1 章にある標準角度計や OB "Myrin" 型角度計を除いて記載されている。

巻き尺/定規/キャリパー

定規またはキャリパー（ノギス）は顎関節の AROM を測定するために使用され，巻き尺は通常脊柱の AROM を測定するために使われる。

測定手順：巻き尺/定規

AROM の直線測定値は巻き尺を使って測定され，以下の 3 つの方法のうちの 1 つである：

方法 1（図 9-10）：患者は測定する動作の最終まで動く。巻き尺を使って，セラピストは 2 つの特定の解剖学的指標間または 1 つの特定の解剖学的指標を，例えば台や床のような不動の外部表面上の距離のように cm で測定する。

方法 2（図 9-11）：体表上の 2 つの椎体間の距離を開始肢位と最終肢位で測定し可動域角度として表す。2 つの測定値の差が cm で表示される可動域角度である。

方法 3（図 9-12）：検査する動作で移動する解剖学的指標の位置が可動域の始めと終わりの固定部分として記される。その印の差がその動作の可動域である。

標準傾斜計

標準傾斜計は重力に依存する針がある，360° 分度器である（図 9-13）。傾斜計の中には，分度器は重力で傾斜する針が測定する動作の開始肢位でゼロになるように回転することができるものもある。この場合，傾斜する針の最終位置が関節可動域または関節の位置は角度で表示される。もし針がゼロにならなければ，可動域は評価する開始肢位と最終肢位での傾斜計の値の差として記録される。

セラピストは通常，標準傾斜計を解剖学的指標の上において持つ。患者に接しておく傾斜計の表面は固定できる平坦な面や固定できる脚部，動かせる脚部からなる。動かせる脚部は傾斜計を曲がった体表面に傾斜計をおくことを容易にする（図 1-30 参照）。American Medical Association（AMA）[12]は脊柱の永続的な機能障害を測定するとき，脊柱の ROM を測るために傾斜計を使用することを推奨している。ROM を評価するためには 1 つまたは 2 つの標準傾斜計を使用する。

9

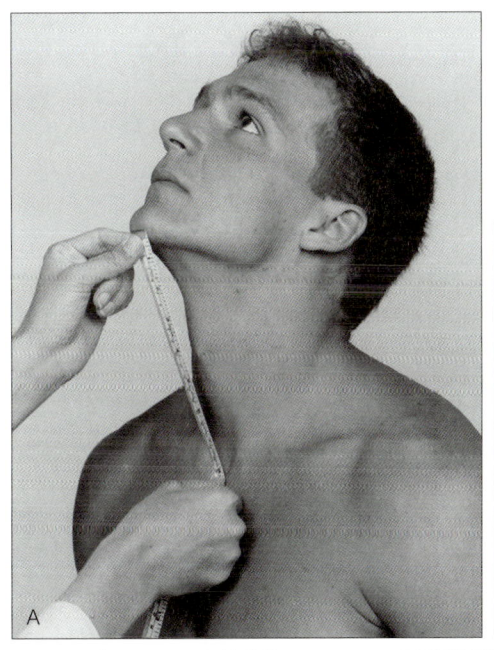
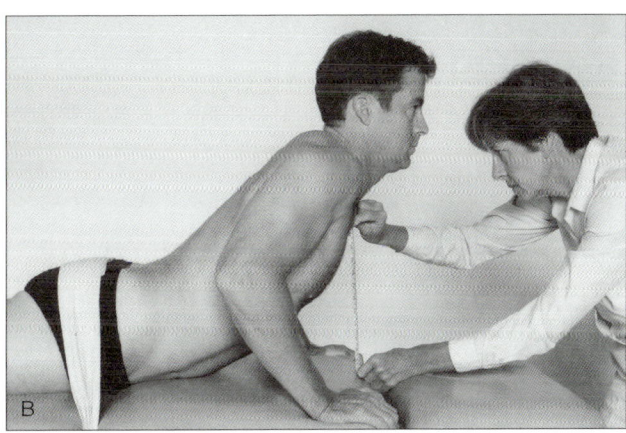

図 9-10　巻き尺による測定方法 1。A．2 つの解剖学的指標間の距離，例えば頚椎伸展 AROM，または B のように解剖学的指標と外部表面，例えば胸腰椎伸展の AROM

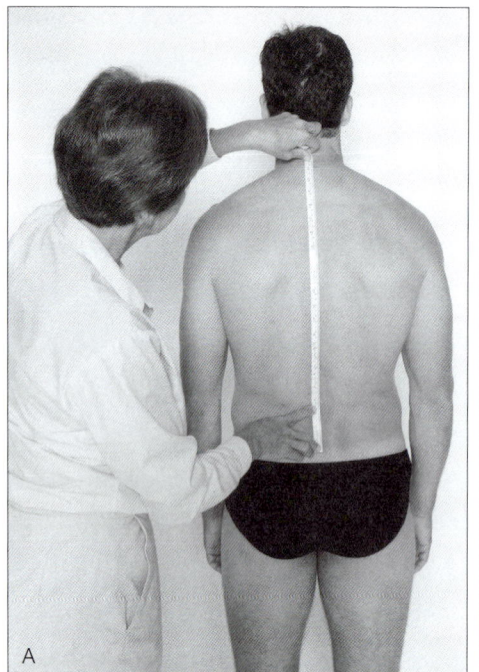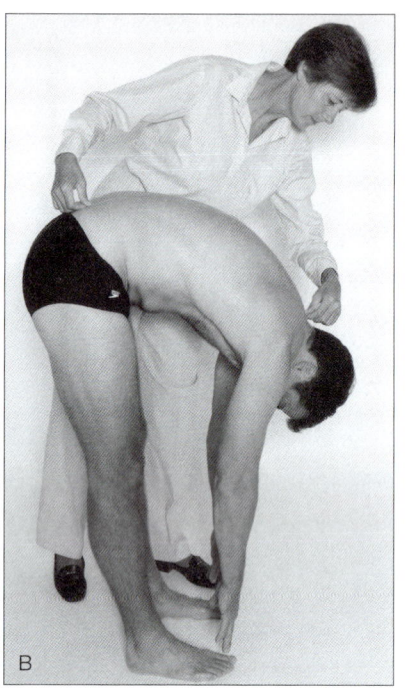

図 9-11　巻き尺による測定法 2。例えば，胸腰椎屈曲 AROM は，A．開始肢位と B．最終肢位で S2 と C7 の椎体間の距離の違いが胸腰椎屈曲 AROM である

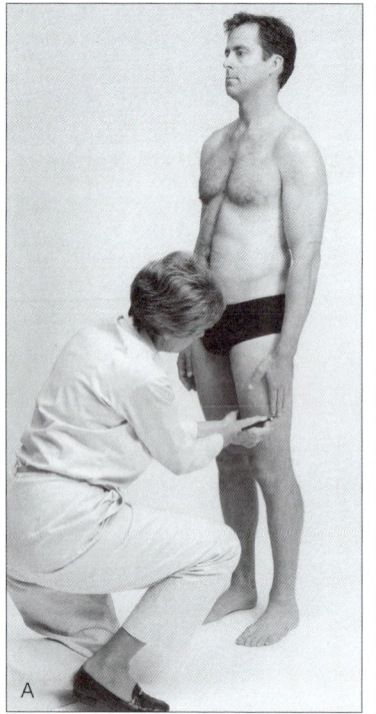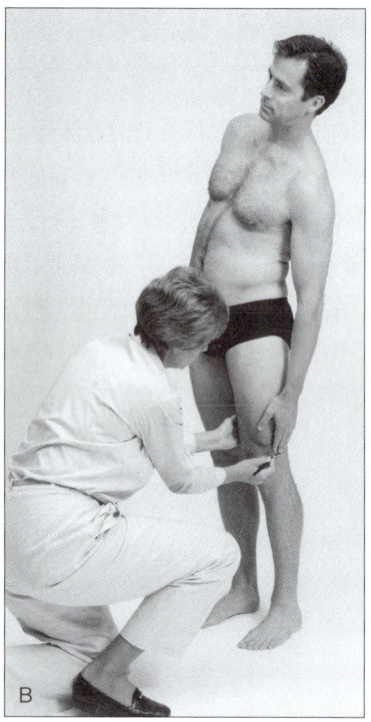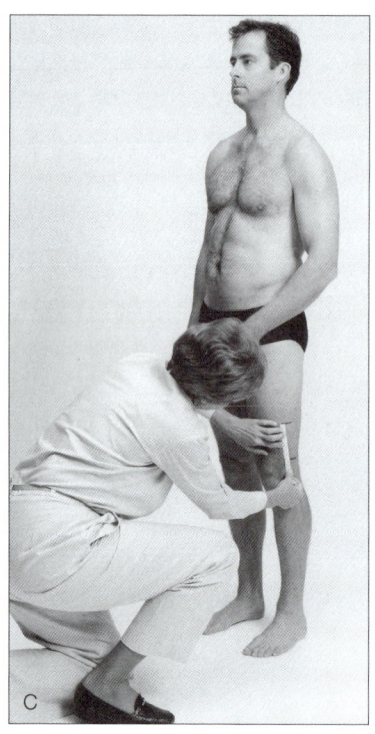

図 9-12　巻き尺による測定法 3。例えば，体幹側屈 AROM は，A．開始肢位，B．最終肢位における第 3 指先端の位置を大腿部上に記し，C．その印の間の距離を体幹側屈の AROM として表す

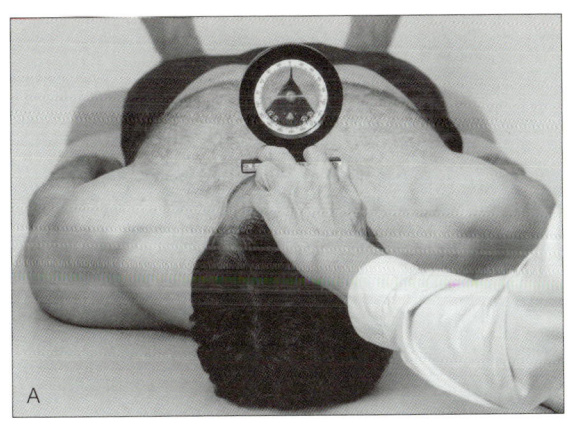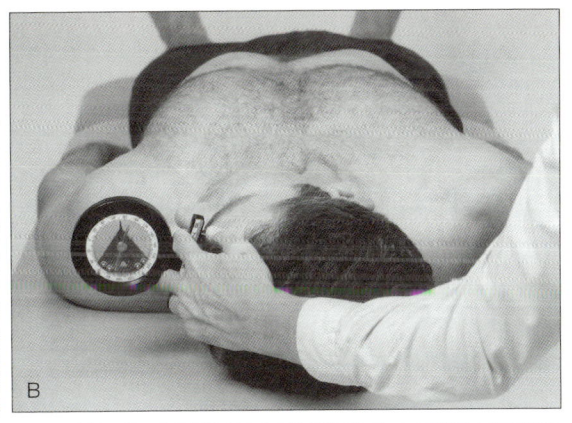

図 9-13 単一傾斜計。A. 頚椎回旋 AROM の開始肢位：体幹の安定した仰臥位，単一傾斜計は目盛の数値をゼロにして前額上に置かれる。B. 最終肢位：傾斜計の測定値は頚椎 AROM を示す

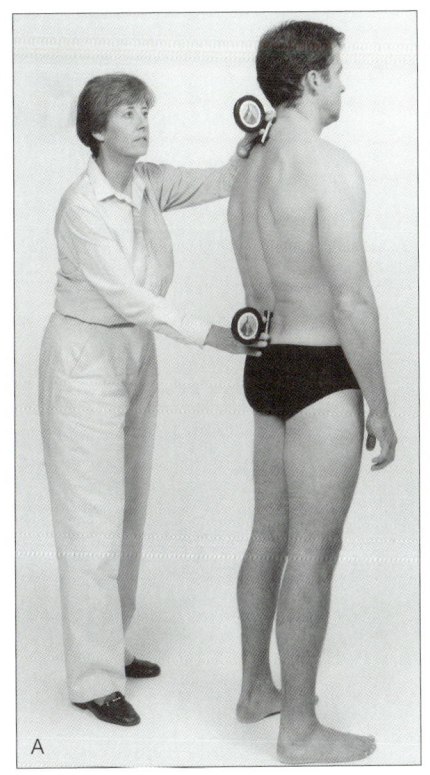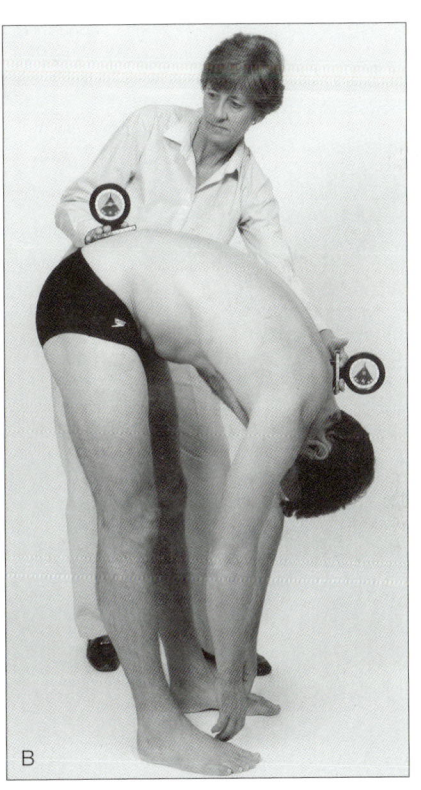

図 9-14 二重傾斜計。A. S2 と C7 上におかれ，目盛の数値をゼロにした傾斜計と，胸腰椎部の屈曲 AROM の開始肢位。B. 最終肢位。2 つの測定値の差が胸腰椎部の屈曲 AROM である

測定手順：標準傾斜計

　単一傾斜計（図 9-13）：近位と遠位の両方の肢節間が固定されているとき，AROM を測定するために通常 1 つの傾斜計を使用する。患者を開始肢位にして，傾斜計を特定の解剖学的指標に対しておく。通常は可動関節の遠位端である。可能であれば，傾斜計の分度器は開始肢位でゼロにあわせるか，傾斜計の測定値を読み取る。患者に自動運動を指示する。動作の終わりに治療者は傾斜計を読む。傾斜計の測定値が開始肢位

でゼロであったならば，その測定値は度数で示された可動域である。もし傾斜計の開始肢位でゼロに合わせてなかったならば，開始と終了時の傾斜計の測定値の差を可動域として記録する。

　二重傾斜計（図 9-14）：2 つの標準傾斜計を AROM の測定に使用する場合，患者は測定される脊柱下端の特定の解剖学的指標に一方の傾斜計をおいて開始肢位をとる。他方の傾斜計は測定する脊柱上端の特定の解剖学的指標におかれる。それぞれの傾斜計の分度器

は，ⅰ．補助者が開始肢位を 0°にあわせる，または，ⅱ．開始肢位での傾斜計の数値を記録する。患者に全 AROM にわたって動くように指示する。動作終了時にセラピストが数値を読み取る。

もし傾斜計が開始肢位でゼロを指していれば，最終肢位での傾斜計の 2 つの数値の差が測定する脊柱の AROM である。

もし開始肢位で傾斜計がゼロを指していなければ，それぞれの傾斜計の開始と最終肢位での数値の差がそれぞれの部位での ROM 値である。それぞれの部位における ROM の差を測定する運動の ROM 値として記録する。

ROM を測るとき，セラピストは ROM 測定に信頼性を持たせるため，または患者の改善を有意に測定するために，器具に誤差（第 1 章に記載されている）がないかあるいは最小限であることを確認する。Mayer ら[18]は脊柱 ROM の傾斜計測定における誤りの原因について研究し，すべての試験精度を改善するためには「（最も大きな誤りをなくすために）練習と実践が最も重要な要因だった」とした[18] (p.1981)。

頚椎可動域の器具（CROM）

CROM[17]：Cirvical Range-of-Motion Instrument（図 9-15）は頚椎の運動を測定することが目的である。それは頭部の部分（例えば 3 つの傾斜計を保持する枠）と磁気支柱からなる。傾斜計は CROM の前方と側方に設置され，それぞれには重力に影響される傾斜針がある。頚椎の回旋を測定するために横断面に設置してある 3 番目の傾斜計は，地球磁場に反応するコンパス針を持つ。

測定手順：CROM

CROM は鼻と後頭部に合わせたストラップで取り付けられる（図 9-15）。磁気支柱は頚椎の回旋可動域を測定するために使用し，頚椎の回旋から体幹の代償運動を除外するのに役立つ。磁気支柱は（赤い針の位置がコンパス傾斜計の支柱より 120 cm 以上はなれたところから観察するために示される）支柱の上の矢印が北の方向にむけて両肩の上におかれる。

患者を矢状面での運動（例えば屈曲/伸展）かまたは前額面での運動（例えば側屈）の開始肢位にして，測定される動作の数値を 0°とした同じ面に重力傾斜計をおく。患者を横断面での運動（例えば回旋）の開始肢位にして，両方の重力傾斜計を患者の頭部位置を調整して 0°にする。そのとき，コンパス傾斜計は 0°になる。

患者は全 AROM を測定するために動く。測定動作

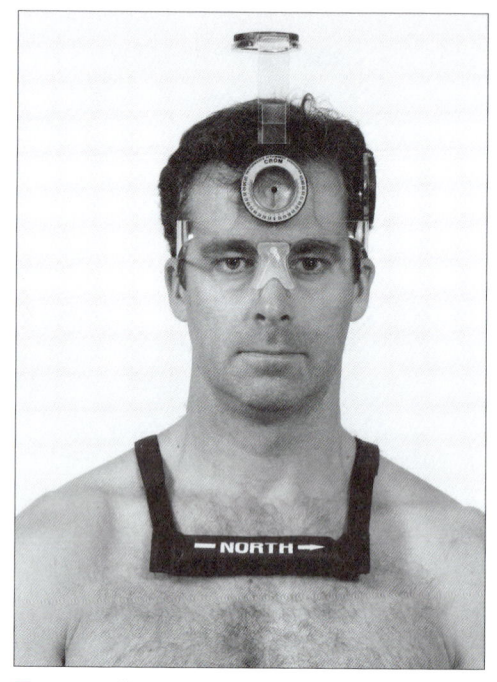

図 9-15　頚椎可動域の器具（CROM）

が終わればセラピストは重力またはコンパス傾斜計の数値を読み評価する頚椎 AROM の角度を記録する。

背部可動域の器具（BROMII）

背部可動域の器具（Back Range-of-Motion Instrument：BROMII[19]，Performance Attainment Associates，Roseville，MN）は腰椎 AROM を測定するための信頼度の高い新しい器具である。それは背部 ROM を測定するための 2 つのユニットからなる。まず，分度器が取り付けられた枠が第 1 仙椎上にあり，動かないようにベルクロストラップで固定されている。L 型のエクステンションアームが枠に差し込まれ，この装置を腰椎の屈曲伸展 ROM を測定するために使う。次に，2 つの傾斜計が取り付けられた枠が第 12 腰椎棘突起上に水平におかれ，治療者が側屈や回旋を測る間に動かないようにしてある。1 つ目の傾斜計が前額面上に側屈の計測のために重力依存の針とともに設置され，2 つ目は横断面上に正しくおかれ，回旋の測定のために地磁気の影響を受けるコンパス針が内蔵されている。磁気支柱は回旋の測定から骨盤の動きを除くために骨盤周囲に設置される。

BROMII は比較的高価で，今までの研究から，腰椎の AROM を測定する他の方法より優れているとは言えない。この理由から，BROMII はこの本では ROM 測定を実証するために使用されていない。

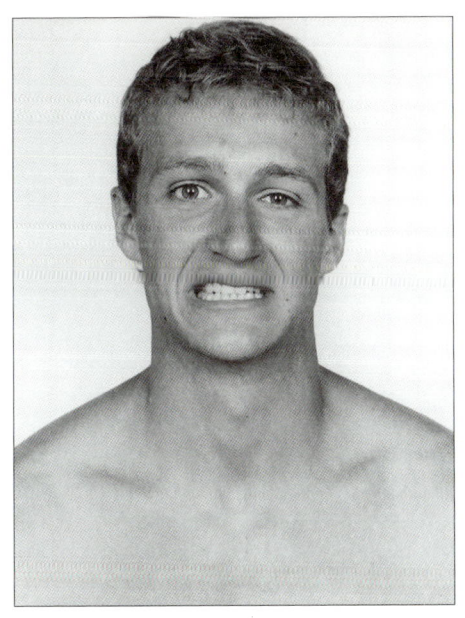

図 9-16　歯の咬合

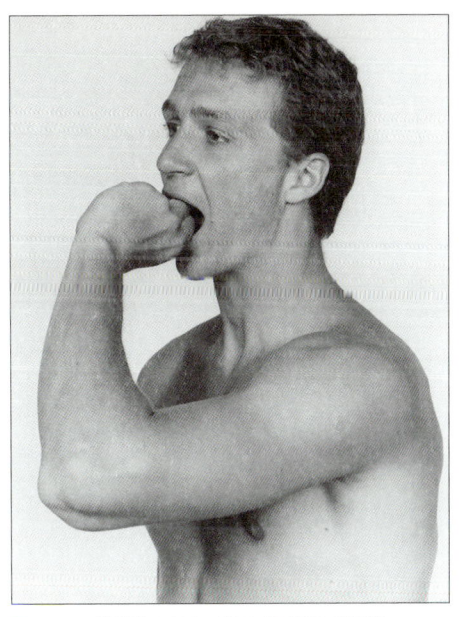

図 9-17　機能的 ROM：開口（下顎骨の下制）

自動可動域の評価と測定：頭部と頚部

　TMJ の AROM を測定するための定規とキャリパー（ノギス）の使用法が記載され図説してある。

顎関節の動き

開始肢位：患者は頭部と頚部，体幹を解剖学的肢位にして座り，テスト中を通してこの位置のままでいる。下顎の開口は頭部と頚部の位置に影響されるので，頭部と頚部を標準的な位置に維持することが重要である[20,21]。安静位（例えば歯が触れていない）から患者は下顎の挙上，下制，前方突出，側方偏位をする。

下顎の挙上

　患者は完全挙上で歯が接する位置まで下顎を挙上する（図 9-16）。上顎の歯と下顎の歯の相対的位置が観察される。

下顎の下制

　患者に口を開けてもらい，ゆっくりした自動開口で，セラピストは下顎の正中からの偏位を見る。通常の早さの開口では下顎は直線上を動く。C 型のカーブで左方へ下顎が偏位することは，C カーブの凸側に位置する TMJ の運動の低下，または，カーブの凸側の

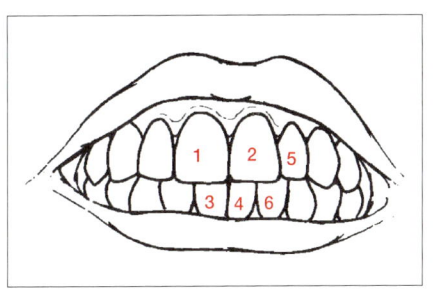

図 9-18　歯の咬合。（1，2）上顎中切歯。（3，4）下顎中切歯。（5，6）側切歯

関節の過剰な運動を示す[4]。S 型のカーブでの偏位は筋の不均衡または関節顆の逸脱を示す[4]。

　日常生活に必要とされる**機能的 ROM** には通常，上下の中切歯間で 2 または 3 本の PIP 関節が入る（図 9-17）。その手指は約 25〜30 mm の距離を意味する[4]。

　参考のために，定規の使用と上下の中切歯の先端（図 9-18）の計測をあげているが，これにより，開口の測定の変化の記録が得られる[22]（図 9-19）。キャリパーは下顎の下制の範囲を規定するために上下の中切歯間の距離を測定する際に使われる（図 9-20）。正常な下顎の下制（開口）の値は 35〜50 mm である[4]。

下顎の前方突出

　患者は上歯を越えて下歯を出すように下顎を突き出す（図 9-21）。定規の測定値は上下の中切歯間の距離を測定することによって得られる[22]（図 9-21）。静止位で正常な突出は 3〜7 mm である[5]。

9

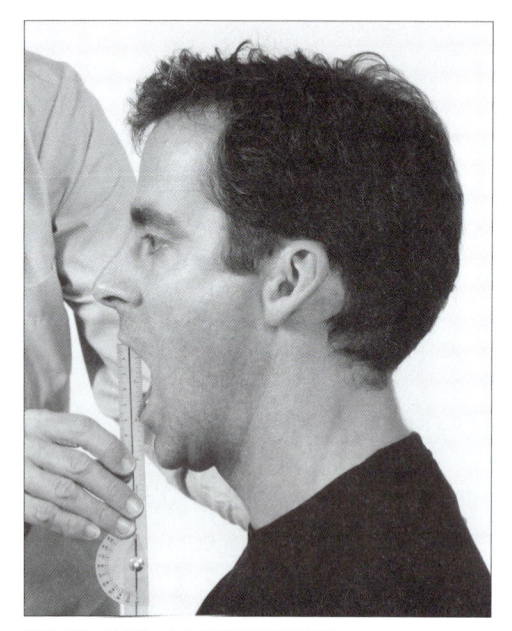

図 9-19 定規による下顎の下制の測定

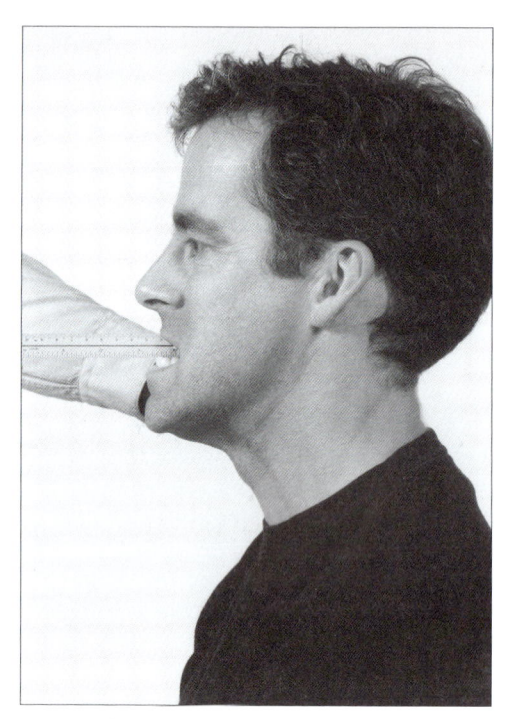

図 9-21 上下の中切歯間距離の定規による測定，下顎突出の測定

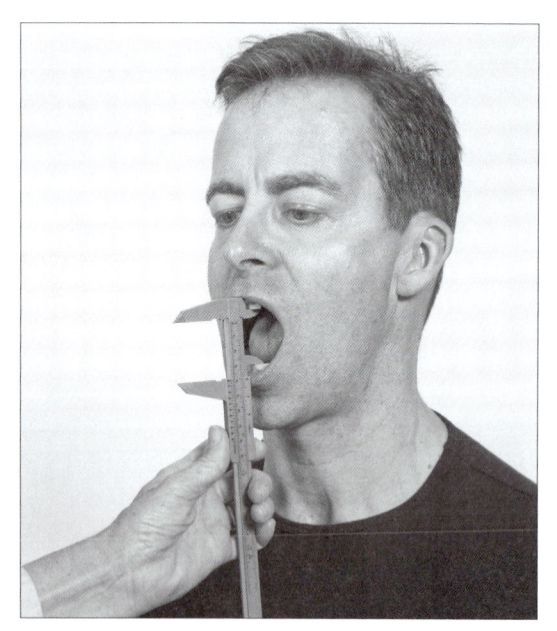

図 9-20 キャリパー（ノギス）によって下顎下制を測定している

下顎の側方偏位

患者は下顎を一方へそれから他方へ偏位する（図 9-22）。下顎の側方偏位は対称的であるべきである。測定は，例えば中切歯間の間隔のように，基準となる 2 点間の距離，すなわち 1 つの上歯と 1 つの下歯[4]の距離を測定することで得られる。側方偏位の正常値は 10～15 mm である[4]。

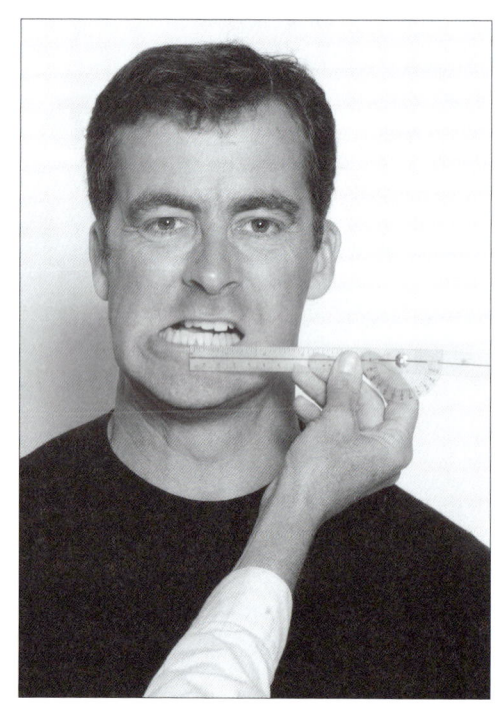

図 9-22 下顎の側方偏位

頚部の運動

　頭部と頚部運動のテスト。禁忌は頚椎の不安定性や椎骨動脈の病変に起因する病状を含む場合に禁忌である。禁忌がなければ頚椎 AROM は評価できる。

　頚椎 AROM は巻き尺，傾斜計，CROM，そして標準角度計で計測して記載され描写される。頚椎 AROM を測定するときの開始肢位（坐位）と固定は，傾斜計で測定する場合の自動頚椎回旋の開始肢位が背臥位であることを例外として，AROM を測定する器具にかかわらず頚椎のすべての運動で同じである。

開始肢位　患者は背もたれのある椅子に座る。床に全足底をつけて，上肢は体側で力を抜く。頭部と頚部は解剖学的肢位（ゼロ肢位）にする（図 9-23）。

固定　椅子の背もたれは胸腰推の支持になる。患者は代償運動をしないように指示され，セラピストは体幹を固定することができる。

頚部の屈曲-伸展

最終肢位　屈曲：患者は頚部を限界まで屈曲する。伸展：患者は頚部を限界まで伸ばす。

代償運動　開口（巻き尺に関して），体幹の屈曲-伸展。

巻き尺による測定

屈曲　顎の先端と頚切痕との距離を測定する。屈曲位で測定する（図 9-24）。直線値が頚部 AROM を示す（3 cm）。

伸展　同じ基準点を利用する。伸展位で測定する（図 9-25）。直線値は頚部伸展 AROM の範囲を示す（20 cm）。

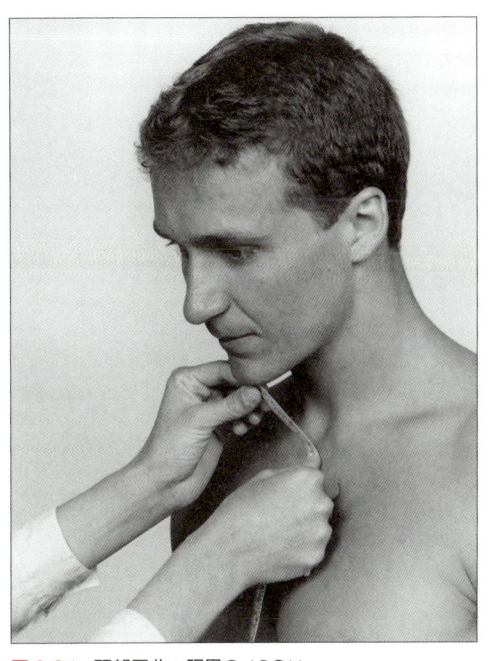

図 9-24　頚部屈曲：限界の AROM

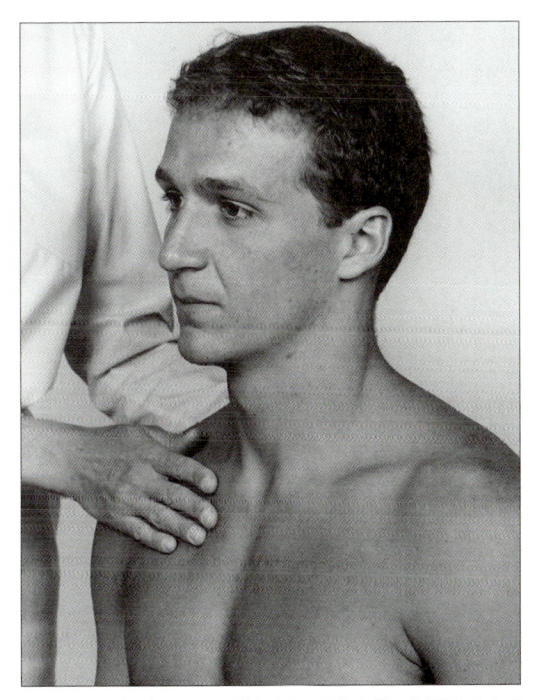

図 9-23　傾斜計を用いて測定する，回旋を除いた頚椎のすべての運動の開始肢位

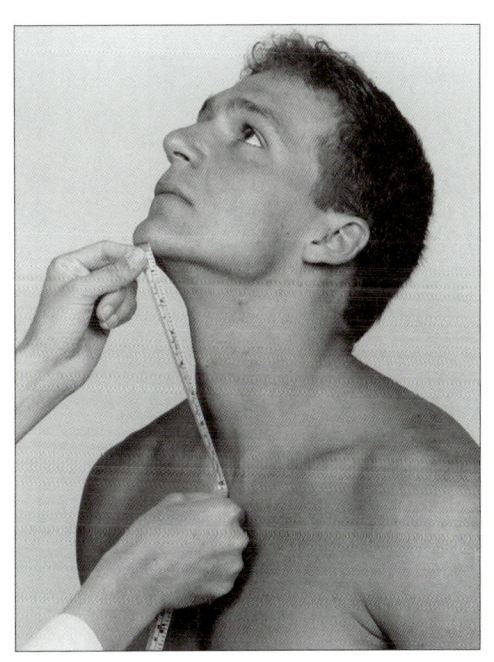

図 9-25　頚部伸展：全 AROM

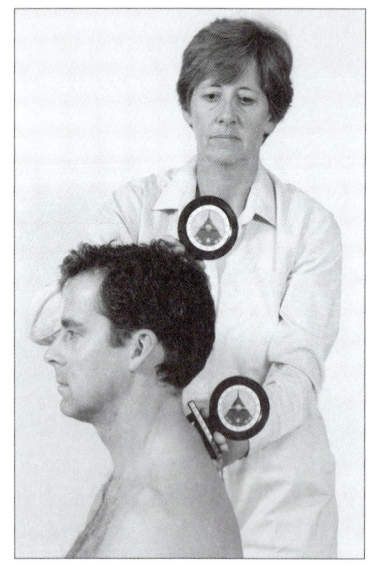 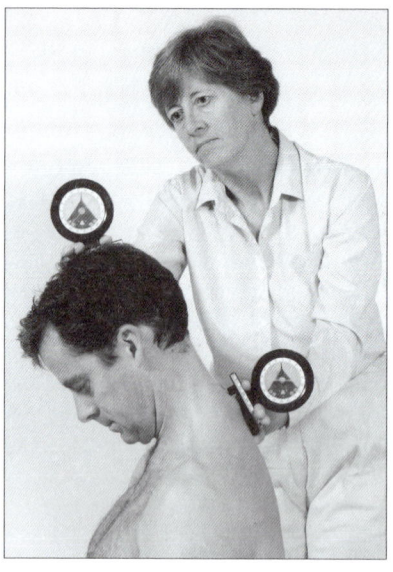 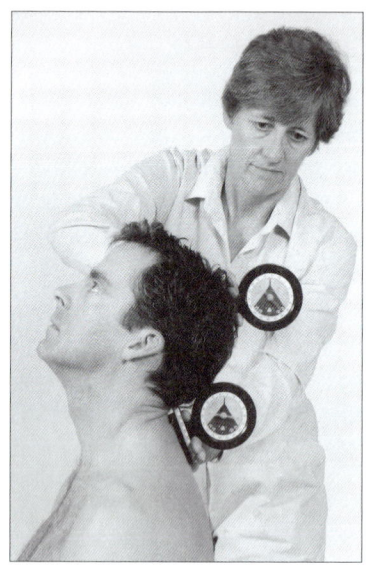

図 9-26　開始肢位：頭頂部と第 1 胸椎に設置した傾斜計での頚部屈曲と伸展

図 9-27　最終肢位：頚部屈曲

図 9-28　最終肢位：頚部伸展

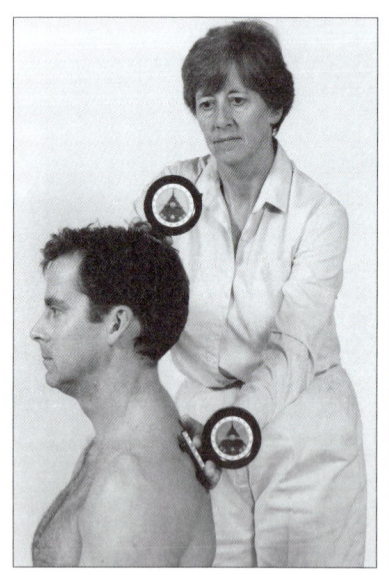 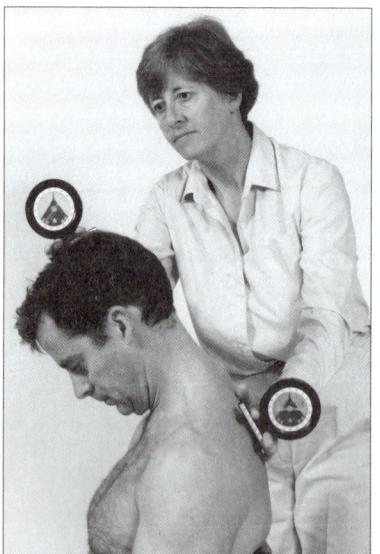 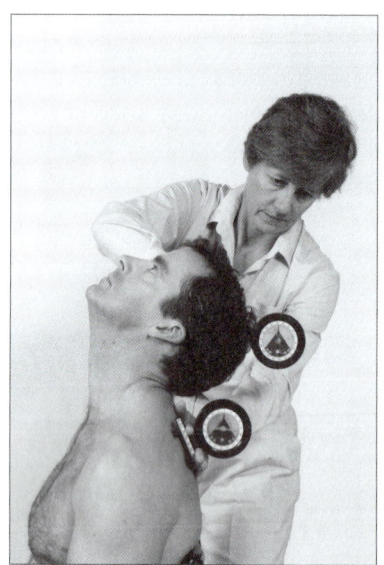

図 9-29　傾斜計設置の別法，開始肢位：頭頂部と肩甲棘の上部に置いた傾斜計での屈曲と伸展

図 9-30　最終肢位：頚部屈曲

図 9-31　最終肢位：頚部伸展

傾斜計による測定

傾斜計の配置　**上方**：頭部の最高点（例えば頭頂部[23]）。**下方**：第 1 胸椎。開始肢位（図 9-26），傾斜計はゼロを指す。

傾斜計設置の別法

　もし，第 1 胸椎上の傾斜計の位置が伸展 ROM の邪魔になるかまたは過大な頚椎伸展 ROM で傾斜計が動くならば，下方の傾斜計は図 9-29 に示されるように，肩甲棘の上部に設置する[24]。

屈曲　頚部屈曲の限界（図 9-27 または 9-30）で，

セラピストは両方の傾斜計から測定した角度を記録する。頚部屈曲 AROM（50°）は 2 つの傾斜計の値の差である。

伸展　頚部伸展の限界（図 9-28 または 9-31）で，セラピストは両方の傾斜計から測定した角度を記録する。頚部伸展 AROM（60°）は 2 つの傾斜計の値の差である。

CROM での測定

　患者の頭部の位置に従って，開始肢位で CROM の

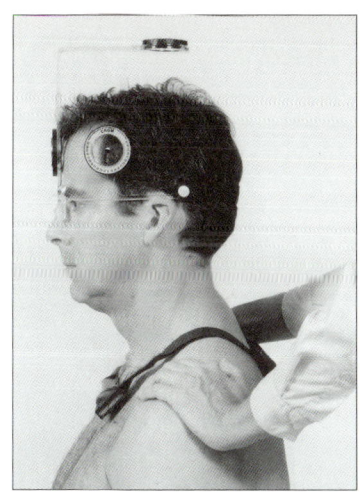
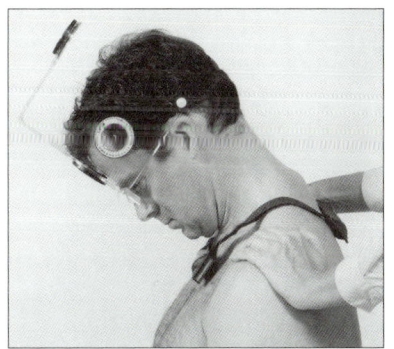
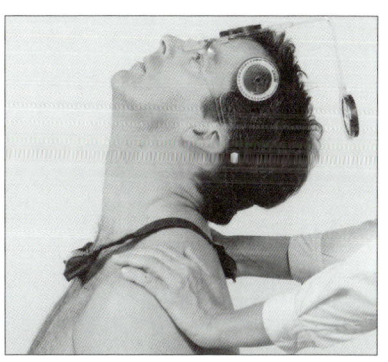

図 9-32　開始肢位：頚部屈曲と伸展　　図 9-33　最終肢位：頚部屈曲　　図 9-34　最終肢位：頚部伸展

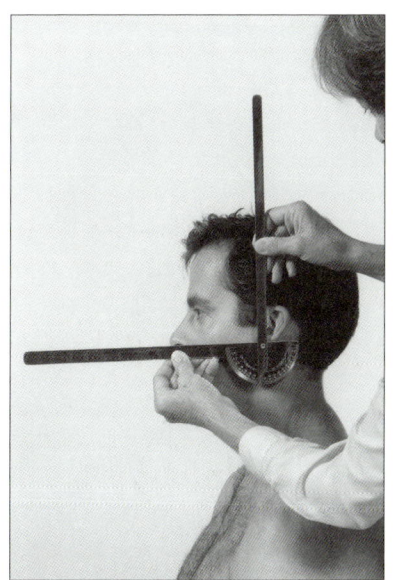
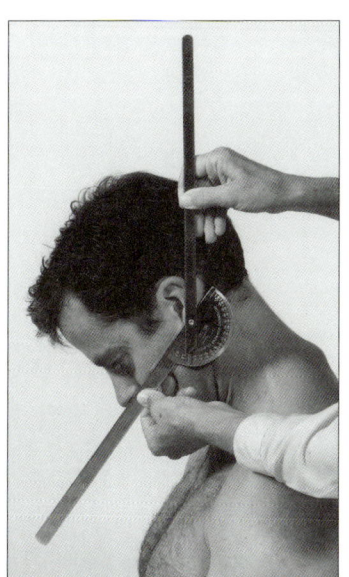
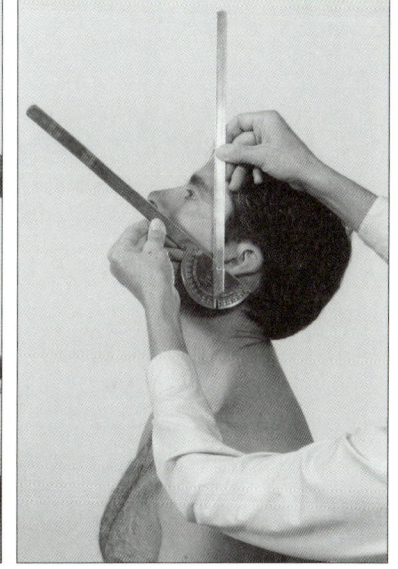

図 9-35　開始肢位：頚部屈曲と伸展のための　　図 9-36　最終肢位：頚部屈曲　　図 9-37　最終肢位：頚部伸展
標準角度計の設置

側面の傾斜計はゼロを示す（図 9-32）。

屈曲　頚部を限界まで屈曲させ，頚部屈曲 AROM を側方の傾斜計で読む（45°）（図 9-33）。

伸展　頚部を限界まで伸展させ，頚部伸展 AROM を側方の傾斜計で読む（65°）（図 9-34）。

標準角度計での測定

角度計の軸　耳垂の上（図 9-35）

固定軸　床からの垂線

移動軸　鼻孔基部に水平におく。開始肢位（図 9-35）で，角度計は 90° を示す。これを 0° と見なす。

屈曲　角度計を頚部屈曲の限界で再度合わせる（図 9-36）。90° の位置から移動する移動軸が示す角度の数

値を頚部屈曲 AROM として記録する（45°）。

伸展　角度計を頚部伸展の限界で再度合わせる（図 9-37）。90° の位置から移動する移動軸が示す角度の数値を頚部伸展 AROM として記録する（45°）。

頚部側屈

最終肢位：患者は頚部を（回旋なしで）左方へ運動の限界まで側屈する（図 9-38）。患者は頚部を（回旋なしで）右方へ運動の限界まで側屈する。

代償運動　肩甲帯を耳に近づけるような挙上；同側への体幹側屈。

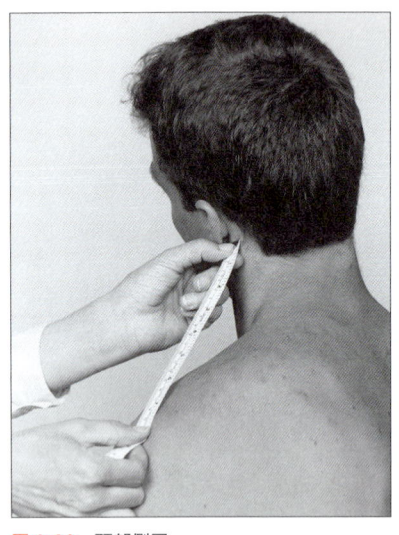

図 9-38　頚部側屈

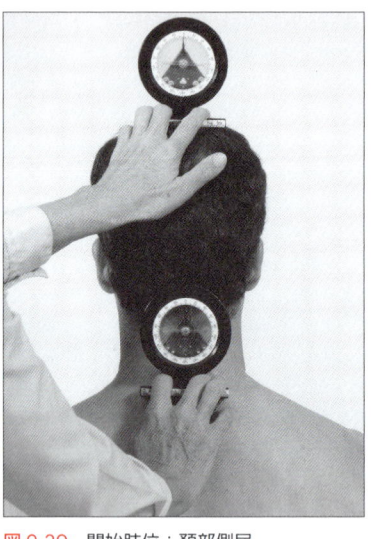

図 9-39　開始肢位：頚部側屈

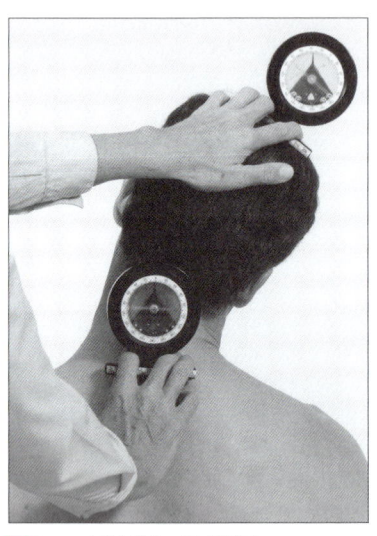

図 9-40　最終肢位：頚部側屈

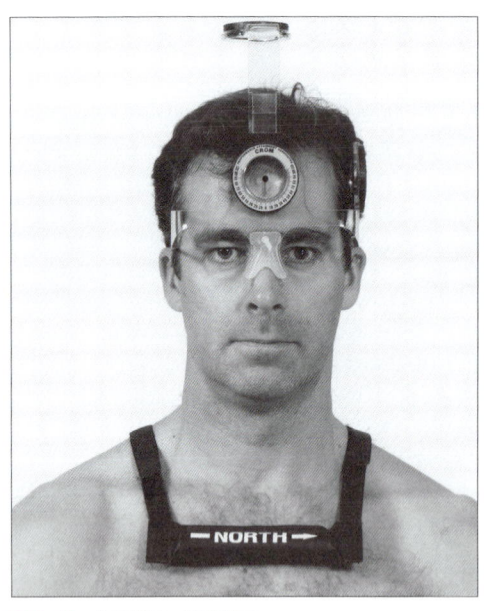

図 9-41　開始肢位：頚部側屈

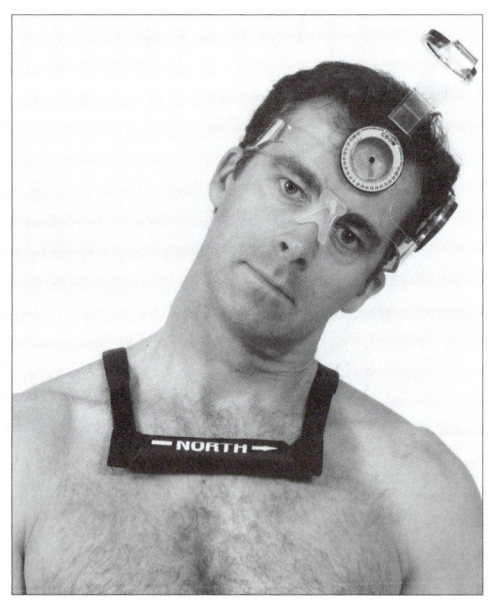

図 9-42　頚部側屈

巻き尺による測定

側屈　頭蓋骨乳様突起から肩峰外側面までの距離を測定する（図 9-38 参照）。その直線値が測定する側への頚部側屈 AROM の範囲を示す（13 cm）。

傾斜計による測定

傾斜計の配置　上方：頭部の最高点（例えば頭頂）。下方：第 1 胸椎上。開始肢位（図 9-39）で傾斜計はゼロを示す。

側屈　頚部側屈の限界（図 9-40）で，セラピストは両方の傾斜計の計測角度を記録する。頚部側屈 AROM（45°）は 2 つの傾斜計の数値の差である。

CROM での測定

　患者の頭部の位置に従って，開始肢位で CROM の前面の傾斜計はゼロを示す（図 9-41）。

側屈　頚部を側方に限界まで屈曲させ，頚部側屈 AROM を前方の傾斜計で読む（35°）（図 9-42）。

標準角度計での測定

角度計の軸　C7 棘突起の直上（図 9-43）

基本軸　脊柱に沿った床への垂直線

移動軸　頭部の中点に向かう点。開始肢位（図 9-43）で，角度計は 0°を示す。

側屈　角度計を頚部側屈の限界で再度合わせる（図 9-

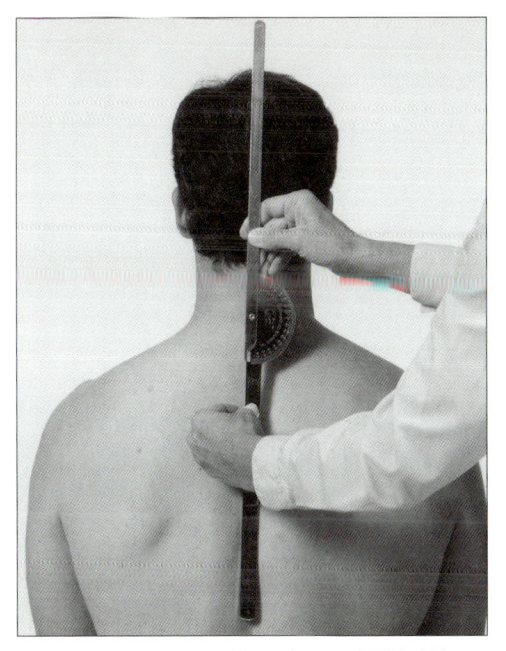

図 9-43 開始肢位：頚部側屈に合わせた標準角度計

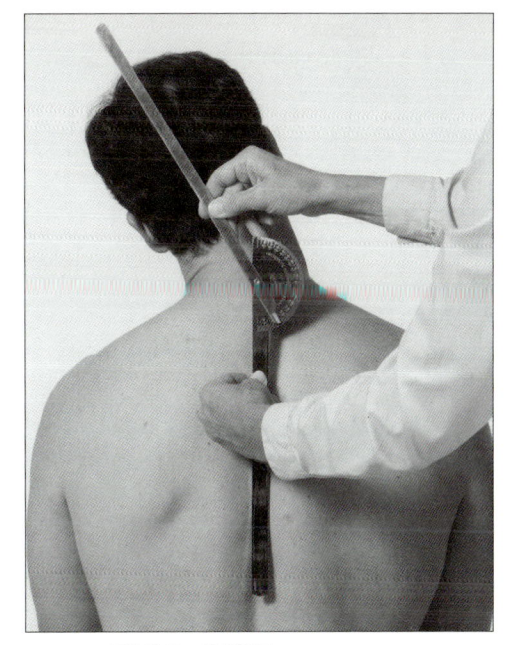

図 9-44 最終肢位：頚部側屈

44）。0°の位置から移動する移動軸が示す角度を頚部側屈 AROM として記録する（45°）。

頚部回旋

最終肢位 患者は左方へ運動の限界まで頭部を回旋させる（図 9-45）。患者は右方へ運動の限界まで頭部を回旋させる。

代償運動 顎尖へ近づくような肩甲帯の挙上または突出（巻き尺計測）；体幹の回旋。

巻き尺での計測

回旋 顎尖と肩峰の外側面までの距離を測定する（図 9-45 参照）。その直線値が測定する側への頚部回旋 AROM の範囲を示す（11 cm）。

傾斜計での測定

開始肢位 患者は頭部と頚部を解剖学的肢位にした背臥位である（図 9-46）。

傾斜計の設置 前額の基底部の中点。開始肢位では傾斜計はゼロを示す。

回旋 頚部回旋の限界（図 9-47）で，セラピストは測定する側の頚部回旋 AROM（80°）時の傾斜計の数値を記録する。

CROM での測定

磁気支柱を支柱の矢印を北に向けて両肩の上におく。患者の開始肢位では 2 つの重力傾斜計は（患者の

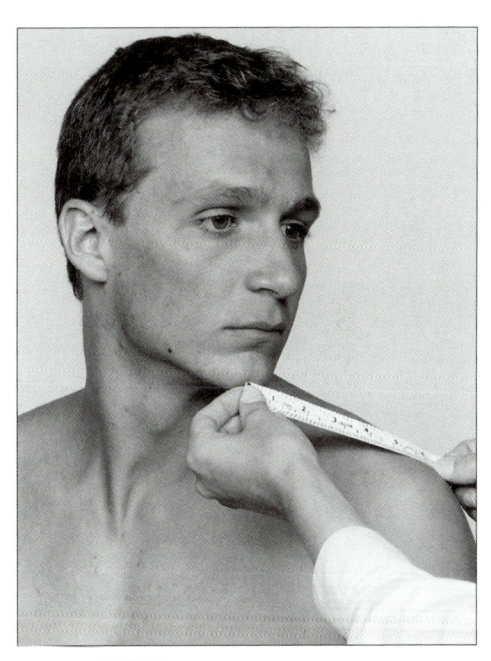

図 9-45 頚部回旋

頭部の位置を調整して得られる）ゼロを指すようにする。コンパス傾斜計はそのときゼロへ回転する（図 9-48）。

回旋 頚部を限界まで回旋させ，コンパス傾斜計の数値が測定する側の頚部回旋の AROM（60°）である（図 9-49）。

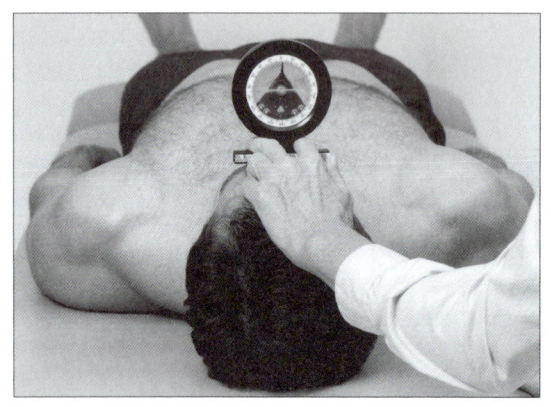

図 9-46　前額基底部の中点に傾斜計を置いた頚部回旋の開始肢位

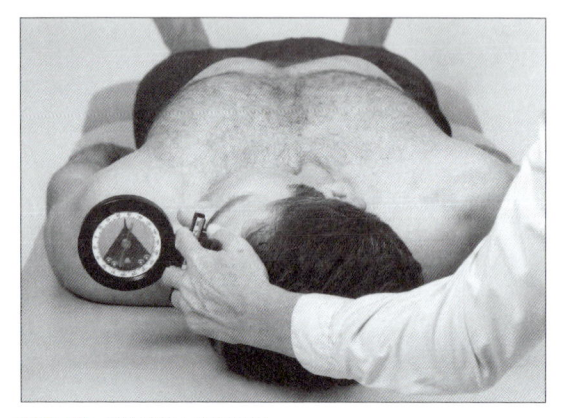

図 9-47　最終肢位：頚部回旋

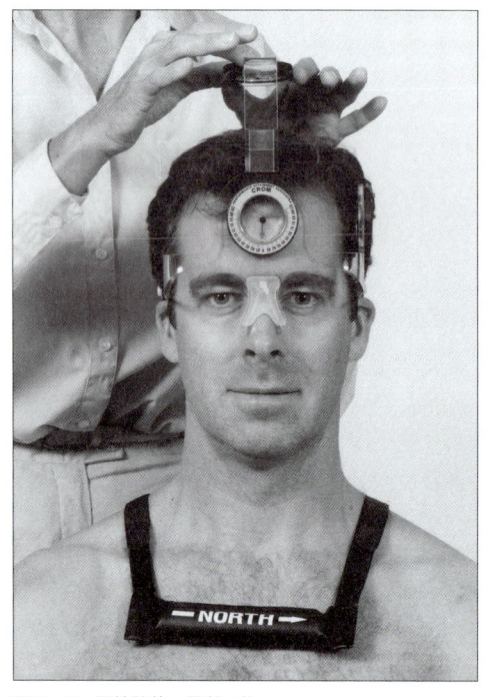

図 9-48　開始肢位：頚部回旋

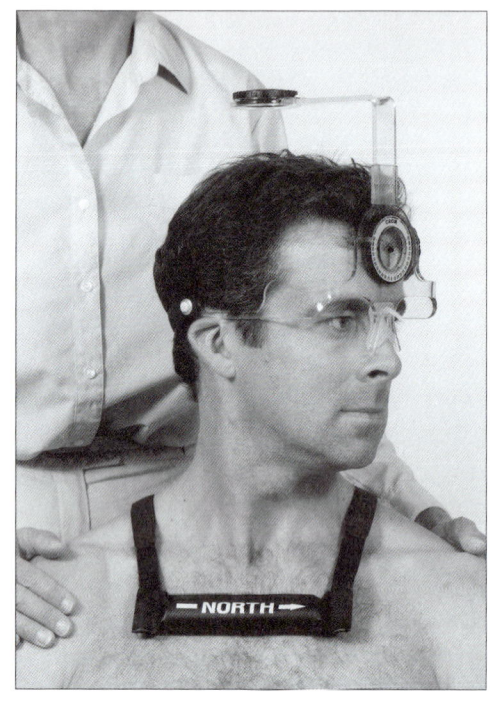

図 9-49　頚部回旋

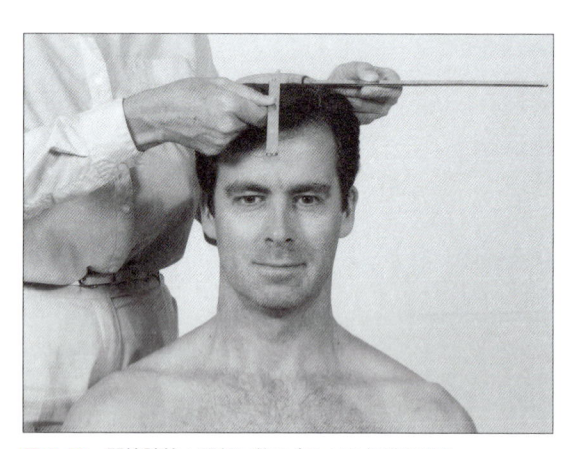

図 9-50　開始肢位：頚部回旋に合わせた標準角度計

標準角度計での測定

角度計の軸　頭部の最高点の中点上（図 9-50）。

基本軸　両肩峰を結ぶ線の平行線。

移動軸　鼻の向く方向。開始肢位（図 9-50）では，角度計は 90° を指す。これを 0° と見なす。

回旋　角度計を頚部回旋の限界で再度合わせる（図 9-51）。90° の位置から移動する移動軸が示す角度の数値を頚部回旋 AROM として記録する。

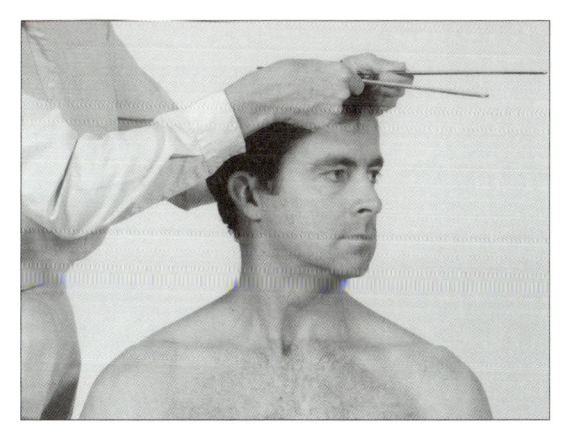

図 9-51　最終肢位：頚部回旋

妥当性と信頼性：顎関節と頚椎の自動可動域の測定

顎関節

　このテキストでは定規とノギスが顎関節の AROM を測定するために使用されている。

　Walker，Bohannon と Cameron[25]はその**妥当性**の構築に，下顎の下制，側方偏位，前方突出における顎関節の AROM を測定するための定規の使用を評価した。開口の計測は顎関節の病態を説明する妥当な計測法であった。そのために著者らは定規で開口を計測することは患者の顎関節異常を記録し注意深く調べる可能な方法であると結論している。

　開口 AROM を測定するための定規に関する被験者内と被験者間研究の**信頼性**を評価することで，研究者[21,25-28]は定規が信頼のおけるものであることがわかった。Dijkstra ら[26]は，下顎の長さが口をどの程度開けられるかに影響すると指摘した。従って，直線値の異なる対象者を比較するとき，同様な顎関節の可動性であるとは決めることはできない。しかし，定規を使用して最大開口での中切歯間の距離を測定することは，同じ対象者の顎関節の可動性の改善を長期間評価する場合には，信頼性のある正確な測定であるといえる。

　Al-Ani と Gray[28]は開口を測定するための定規と Alma 咬合測定器の器具としての信頼性を被験者内で評価した。Alma 咬合測定器は中切歯端に対し容易に設置できるようにアームの奥に 2 つのノギスがある。この研究者たちは Alma 咬合測定器は定規と比較して，より信頼性があり，使いやすいことを見出した。

　顎関節の側方偏位や前方突出の定規を使用した測定には，Walker，Bohannon と Cameron[25]は被験者内で

の研究の信頼性には異存がなく，被験者間での研究は良好ないし優秀であることを見出したが，Dworkin ら[27]は被験者間での研究は望ましくないとした。Dworkin ら[27]はまた，顎関節の自動可動域の臨床的測定の標準化された手順を使うことを指示された験者は練習していない験者より被験者間の信頼性がより明らかであり，顎関節の自動可動域を測定する標準化された手順を練習することの重要性を見出した。

頚椎

　頚椎の可動域測定をするために使用される器具やテストの**妥当性や信頼性**に関する研究のレヴュー[29-31]は，この話題に関する研究の現状を伝えてくれる。可動域を評価するために適切な測定器具を選択したと保証するこの種のレヴューは，研究デザインに最適さが欠け，研究論文が少ない，測定方法の欠けているものがある，患者数の限られた実施での研究であるなどのために厳しい[31]。

　Williams ら[31]や de Koning ら[30]のレヴューは，より多くの研究が必要であるけれども，頚椎 ROM を評価するときに使用する CROM と単一傾斜計はもっとも有効な信頼できる器具であると結論づけた。Jordan[29]は頚椎 ROM を測定するために臨床の場で使用する器具の信頼性に関する論文の初期のレヴューで，「いかなる器具も強く推奨しない」としたが，CROM は最も信頼できる器具であるとした。彼はまた，CROM は有望であるが，臨床的には費用，携帯性，頚椎の ROM のみを測定する特異性から，最も実用性の高い器具ではないかもしれないとも指摘した。Jordan[29]は巻き尺が安価で携帯性に優れ，臨床的に好ましいので，望ましい選択肢であることを示唆したが，巻き尺についてのより多くの論文の支持が必要であるとした。Williams ら[31]は目測は最も信頼性の低い確実性のない方法で，de Koning ら[30]は，頚椎の可動域を測定するときに目測は使用しないように提言した。

筋力の評価：顔面の筋 (表 9-3)

　顔面筋と眼筋（図 9-52〜55）は脳神経（CN）によって支配されている。CN Ⅲ，Ⅳ，Ⅴ，Ⅵ，Ⅶと Ⅻ の運動機能は構成する部分の神経学的検査でテストされる。検査の方針は機能障害の有無や患者の筋力低下や麻痺などの機能的な意味合いによって判断される。筋は脳神経の支配と共通する機能ごとに検査される。

　筋の触診や抵抗のかけ方，または患者の肢位がいつも実際的で最善であるとは限らないので，標準的な段

表 9-3 顔面と眼：筋活動，付着，神経支配

筋	主な筋活動	起始	停止	脳神経
上眼瞼挙筋	上眼瞼の挙上	蝶形骨小翼の下面 視神経管の前上方	上眼瞼の皮膚；上瞼板の前面；結膜円蓋の上方；頬骨の小結節；眼窩隔膜の上面	Ⅲ
上直筋	外転位の眼球挙上	総腱輪（視神経管の上方，内側，下方の周辺を囲む線維輪）	強膜の上部，角膜の周囲後方	Ⅲ
下直筋	外転位の眼球下制	総腱輪	強膜の上部，角膜の周囲後方	Ⅲ
上斜筋	内転位の眼球下制	蝶形骨体 視神経管の上内側，上直筋の付着腱	滑車を通る腱（前頭骨窩につく線維軟骨輪） 眼球の上外側面の赤道の後ろの強膜へつく後方，外側，下方を通る腱	Ⅳ
下斜筋	内転位の眼球挙上	鼻涙溝外側の上顎骨眼窩面	強膜外側部，眼球赤道の後方	Ⅲ
外側直筋	眼球の外転	総腱輪；蝶形骨大翼の眼窩面	強膜の外側，角膜の周囲後方	Ⅳ
内側直筋	眼球の内転	総腱輪	強膜の内側，角膜の周囲後方	Ⅲ
側頭筋	下顎の挙上；下顎の左右への滑走運動	側頭窩	下顎骨の筋突起	Ⅴ
咬筋	下顎の挙上；下顎の左右の動き，前方突出，後退へのわずかな作用	a. 表層；頬骨上顎突起；頬骨弓の前2/3 b. 中間層；頬骨弓の前2/3の内側面 c. 深層；頬骨弓の深部	a. 表層；下顎枝外側面 b. 中間層；下顎枝の中央部分 c. 深層；下顎枝の上部	Ⅴ
内側翼突筋	下顎の挙上；下顎の前方突出(外側翼状突起)；顎の左右運動	外側翼突板の内側面；口蓋骨の錐体突起；上顎結節	下顎の枝と角の内側面の後下方部分	Ⅴ
外側翼突筋	下顎の前方突出（内側翼状突起）；開口；閉口時に側頭下顎関節の関節円板と下顎関節頭の後方への運動を調整；下顎の左右運動	a. 上頭；蝶形骨大翼の下部と側面 b. 下頭；外側翼状板の外側面	下顎骨頚部の前面のくぼみ；側頭上顎関節の関節包と円板	Ⅴ
舌骨上筋（顎二腹筋，茎突舌骨筋，顎舌骨筋，オトガイ舌骨筋）				
顎二腹筋	下顎の下制；舌骨の挙上（嚥下時，咀嚼時）	後腹；側頭骨乳様突起 前腹；下顎骨底部二腹筋窩	舌骨	Ⅴ，Ⅶ
茎状舌骨筋	舌骨の挙上と後退（嚥下時）	側頭骨の茎状突起	舌骨体	Ⅶ
顎舌骨筋	口腔底部の挙上（嚥下時）；舌骨の挙上；下顎の下制	下顎の顎舌骨筋線	舌骨体；下顎のオトガイ結合から舌骨への中央縫線	Ⅴ
オトガイ舌骨筋	舌骨の挙上と前方突出；下顎の下制	下顎骨のオトガイ棘	舌骨体	Ⅻ
後頭前頭の頭蓋表筋	眉と前額の横断皺に終わる鼻根上の皮膚の挙上	前額部；冠状縫合の前方の帽状腱膜	鼻根筋，皺鼻筋，眼輪筋に続く線維；眼瞼と鼻根の皮膚	Ⅶ
皺鼻筋	眉を寄せる，結果として前額部の鼻上の縦皺	眉弓の内側端	眼窩上縁上の皮膚	Ⅶ
鼻根筋	鼻梁を横断する皮膚に皺を寄せることにより眉の内側角を下方に引き寄せる	鼻骨の下方部分を覆う筋膜；外側鼻翼軟骨の上方部分	眉間の額下方部分の皮膚	Ⅶ
眼輪筋	a. 眼窩部：こめかみと頬部と前額の皮膚を鼻方向へ引きよせ眼瞼をきつく閉じる b. 眼瞼部：眼瞼を静かに閉じる	a. 眼窩部：前頭骨の鼻部；上顎骨前頭突起；内側眼瞼靭帯 b. 眼瞼部：内側眼瞼靭帯とその直上直下の骨 c. 涙骨部：涙骨筋膜；涙骨稜と隣接部分の上部	眼窩の外周に沿って円を描く線維；眼瞼の皮膚と皮下組織；眼瞼の眼板；外側眼瞼縫線	Ⅶ

（つづく）

表9-3　つづき

筋	主な筋活動	起始	停止	脳神経
鼻筋				
1．鼻翼部	鼻孔を広げる	外側切歯上方の上顎骨	鼻翼軟骨	VII
2．横断部	鼻孔を狭くする	鼻切痕外側の上顎骨	反対側の鼻梁に合流する腱膜によって；鼻根筋の腱膜	
鼻中隔下制筋	鼻孔を広げる	中央切歯の上方の上顎骨	鼻中隔	VII
口輪筋	唇を閉じる；唇を突き出す	口角外側の口角結節；唇に入る他の顔面筋，主に頬筋の数本の筋線維層	皮膚の表層と粘膜の入る唇縁柱の大部分	VII
頬筋	歯の方に頬を圧縮する	3本の臼歯に対向する下顎と上顎の歯槽突起；翼突下顎縫線の前縁	口輪筋に混入する唇の皮膚と粘膜；口角結節	VII
口角挙筋	口角の挙上；鼻唇溝を作る	眼窩下孔直下の上顎骨の犬歯窩	口輪筋に合流する口角外側の口角結節；口角下制筋；鼻唇溝下部の皮膚底	VII
笑筋	口角の後退	咬筋上部の耳下腺筋膜；耳下腺筋膜；頬骨弓；広頚筋の口角結節を取り囲む筋膜；乳様突起上の筋膜	口角外側の口角結節	VII
大頬骨筋	口角を上方と側方に引く	側頭頬骨縫合の前方の頬骨	口角挙筋と口輪筋に合流する口角外側の口角結節	VII
広頚筋	口角と下唇の下制；顎の下制；頚部の皮膚の緊張	大胸筋と三角筋の上部を覆う筋膜	下顎の下縁；顔面下部と口角結節に入る口角の皮膚と皮下組織；中央に向かう反対側の広頚筋の合流点；下唇の外側半分	VII
口角下制筋	口角の下制	下顎骨の斜線	口角の口角結節	VII
下唇下制筋	下唇の下制と側方移動	オトガイ孔とオトガイ結合間の下顎骨の斜線	反対側の下唇下制筋と口輪筋に合流する下唇の皮膚	VII
上唇挙筋	上唇の挙上と反転	上顎骨と頬骨から眼窩下孔直上の眼窩口の下辺	上唇の外側半分の筋	VII
小頬骨筋	上唇の挙上	側頭頬骨縫合のすぐ後ろの頬骨の外側面	上唇の外側面の筋	VII
上唇鼻翼挙筋	上唇の挙上；鼻腔の拡張	上顎骨前頭突起の上面	鼻翼；上唇の外側の筋	VII
オトガイ筋	下唇の挙上と前方突出	下顎骨の切歯窩	顎の皮膚	VII
オトガイ舌筋	舌の突出；舌の中央部の下制	下顎結合の内側面のオトガイ結節上部	舌の基部から先端の舌の下面；舌骨前面の上面への腱膜を介して	XII

階付けは検査結果に適用できない。次のような明確なパラメーターによれば，検査結果を記述または記録することができる[8]：

- 5　N（normal）　容易に制御された検査動作の完了に対して
- 3　F（fair）　苦労した検査動作の遂行に対して
- 1　T（trace）　運動は生じない，最小の筋収縮
- 0　0（zero）　誘発できる収縮がない場合
- 非対称の運動の所見がある

舌骨筋の検査の記載は，咀嚼と嚥下におけるこれらの筋の機能的意義づけによれば顔面筋に含まれる。嚥下は，顎，舌，口唇，軟口蓋，咽頭，喉頭，そして舌骨上や舌骨下筋群の参加を含む複雑な過程である。

これらの筋群の弱化や麻痺はどれでも，咽頭や食道に舌から食物を運ぶ患者の能力に影響する。頭部の制御もまた嚥下に必要である。顔面筋，顎下筋，頚部筋を検査するとき，セラピストは常に嚥下時にどんな困難さを経験したかを聴取するか，または，液休か食塊を飲み込む時の患者を観察すべきである。

動眼，滑車，外転神経（CN Ⅲ，Ⅳそして Ⅴ）

運動機能　運動機能は，眼瞼を開くこと（上眼瞼挙筋）（図 9-53）と眼球運動の制御（6つの外眼筋）（図

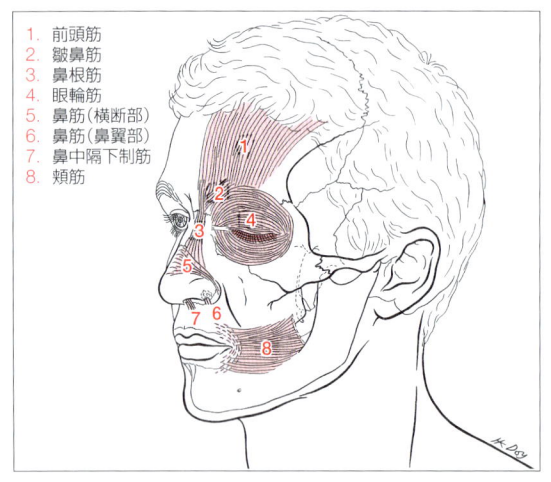

1. 前頭筋
2. 皺鼻筋
3. 鼻根筋
4. 眼輪筋
5. 鼻筋（横断部）
6. 鼻筋（鼻翼部）
7. 鼻中隔下制筋
8. 頬筋

図 9-52　目と鼻と頬部の深部筋

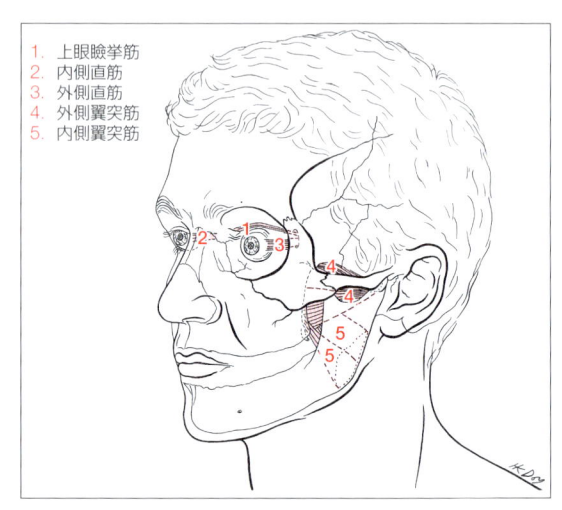

1. 上眼瞼挙筋
2. 内側直筋
3. 外側直筋
4. 外側翼突筋
5. 内側翼突筋

図 9-53　眼領域と側頭下顎骨領域の筋

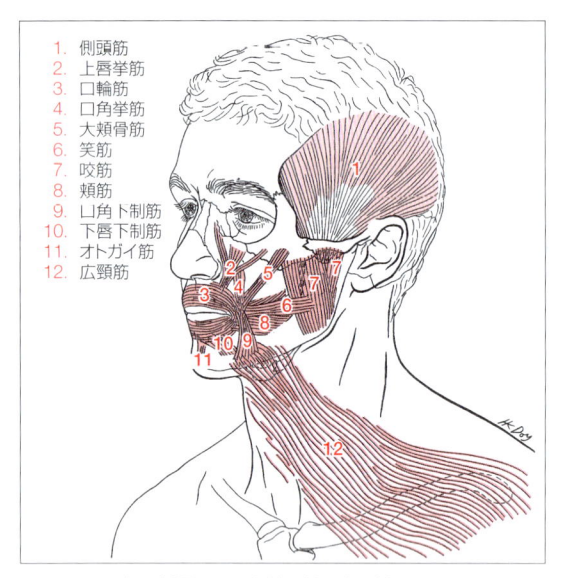

1. 側頭筋
2. 上唇挙筋
3. 口輪筋
4. 口角挙筋
5. 大頬骨筋
6. 笑筋
7. 咬筋
8. 頬筋
9. 口角下制筋
10. 下唇下制筋
11. オトガイ筋
12. 広頸筋

図 9-54　口部，側頭下顎骨領域の筋と広頸筋

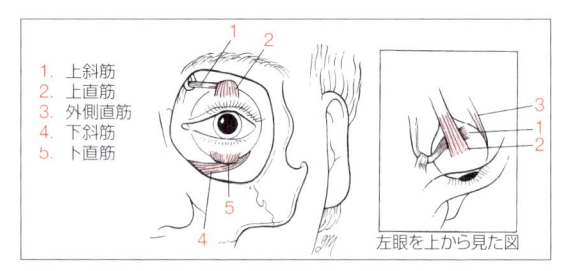

1. 上斜筋
2. 上直筋
3. 外側直筋
4. 下斜筋
5. 下直筋

左眼を上から見た図

図 9-55　眼運動支配筋

9-53，55）である。

検査される運動要素　運動要素は上眼瞼の挙上と眼球の挙上，外転，下制，内転である。

1）上眼瞼の挙上

上眼瞼挙筋

検査　患者は上眼瞼を持ち上げるまたは上に挙げる（図 9-56）。この動作が実行できない場合に使われる臨床的用語は眼瞼下垂である。

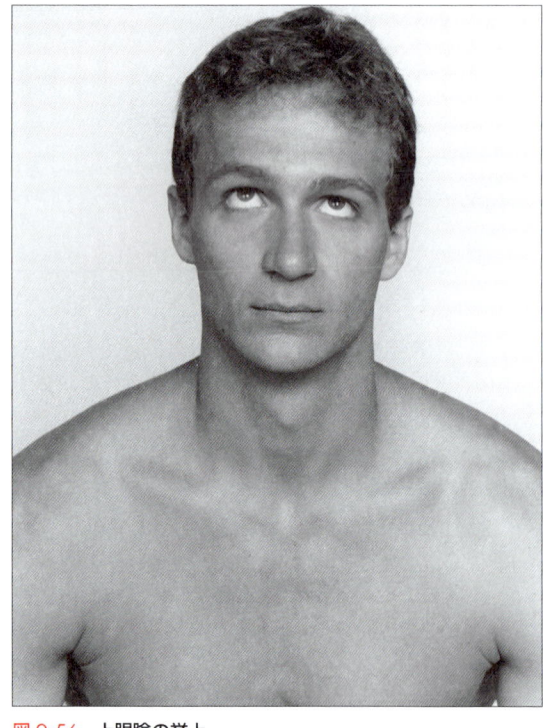

図 9-56　上眼瞼の挙上

2）眼球の運動

上直筋，下直筋，上斜筋，下斜筋，外側直筋，内側直筋

それぞれの外眼筋は，その最大能力をあらわす位置で筋が検査される。この位置は，筋が眼球を動かしている軸に動きが直角である[32]。開始肢位は患者の前方注視である。患者は様々な方向を見るように指示される。複視の存在は個別の筋と連動して決定されるべきである[32-34]。**すべての運動は患者の右眼のパターンとして記載される**（図9-57〜62）。両眼の固有の運動を同時に観察することは筋力検査を組み合わせるので好まれている。筋の組合せは：

1. 右上直筋と左下斜筋（図9-57参照）
2. 右下直筋と左上斜筋（図9-58参照）
3. 右上斜筋と左下直筋（図9-59参照）
4. 右下斜筋と左上直筋（図9-60参照）
5. 右外側直筋と左内側直筋（図9-61参照）
6. 右内側直筋と左外側直筋（図9-62参照）

運動が正常（例えば全可動域を通してなめらか）か異常かどうかを観察する。

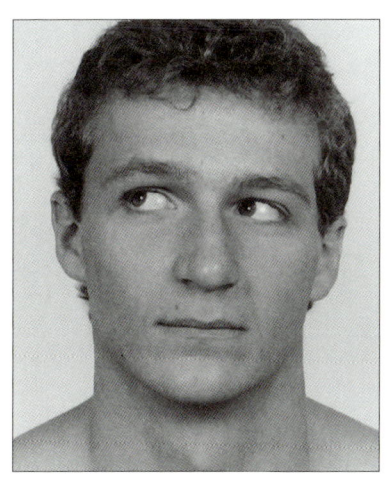

図9-57 上直筋は患者に上方と外方を見るように指示することによって検査される。挙上の限界を観察する

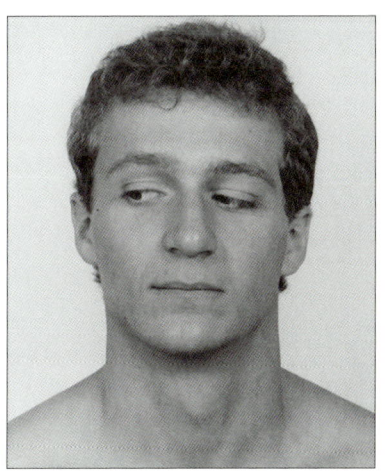

図9-58 下直筋は患者に下方と外方を見るように指示することによって検査される。下制の限界を観察する

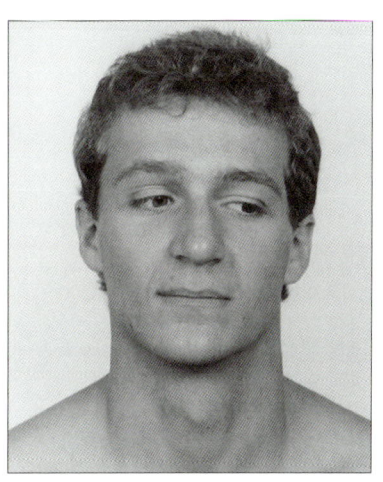

図9-59 上斜筋は患者に下方と内方を見るように指示することによって検査される。下制の限界を観察する

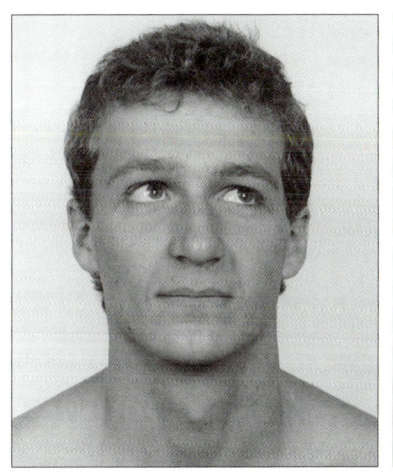

図9-60 下斜筋は患者に上方と内方を見るように指示することによって検査される。挙上の限界を観察する

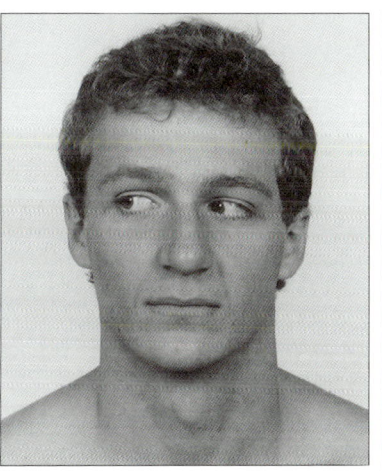

図9-61 外側直筋は患者に外方（外転）を見るように指示することによって検査される。外転の限界を観察する

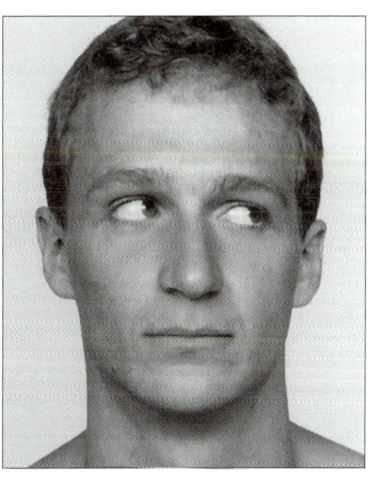

図9-62 内側直筋は患者に内方（内転）を見るように指示することによって検査される。内転の限界を観察する

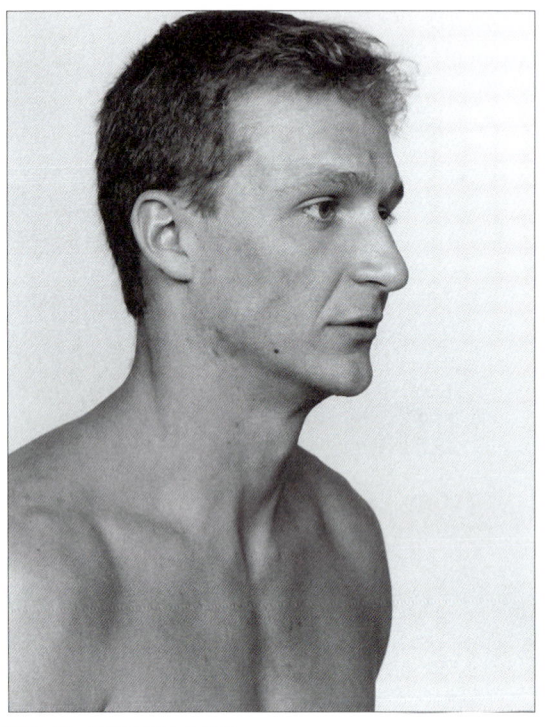

図 9-63　下顎の挙上と後退

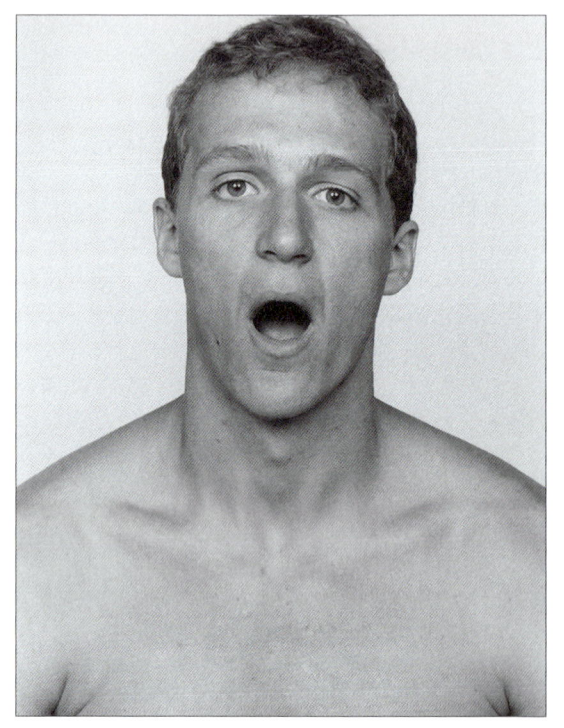

図 9-64　下顎の下制

三叉神経（CN V）

運動機能　運動機能は咀嚼である。
検査される運動要素　運動要素は，下顎骨の挙上，下制，前方突出，および後退である。

1）下顎の挙上と後退

側頭筋，咬筋，内側翼突筋，外側翼突筋（上頭）

検査　患者は顎を閉じ，歯を堅く食いしばる（図 9-63）。側頭筋と咬筋の収縮力と筋量は触診によって決められる。側頭筋は側頭骨上に触診できるかもしれない。咬筋は下顎角上に触診できるかもしれない。

2）下顎の下制

外側翼突筋，舌骨上筋（顎舌骨筋，顎二腹筋，茎突舌骨筋，オトガイ舌骨筋）

検査　患者は下顎を下げることによって口を開ける（図 9-64）。外側翼突筋は全可動域で活動し，顎二腹筋は下制完了時か力強い下制で活動する[35]。顎二腹筋の前腹は下顎骨の下方で触診できる。舌骨は舌骨上筋

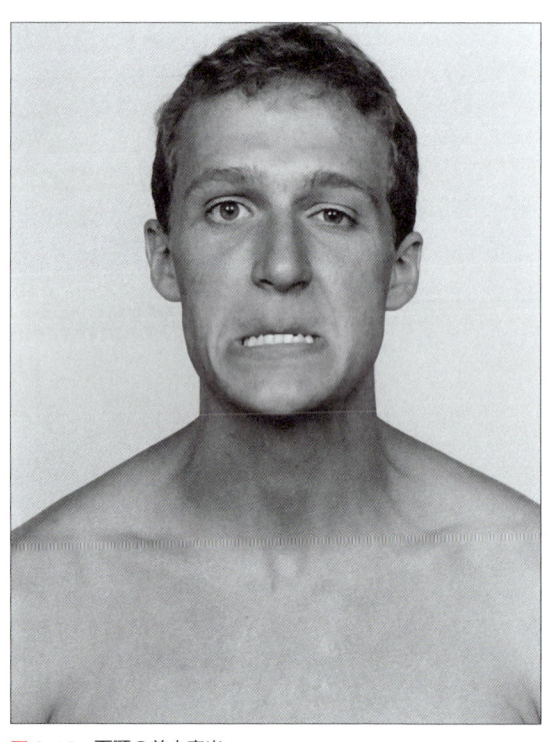

図 9-65　下顎の前方突出

の収縮時に舌骨下筋によって固定される[36]。

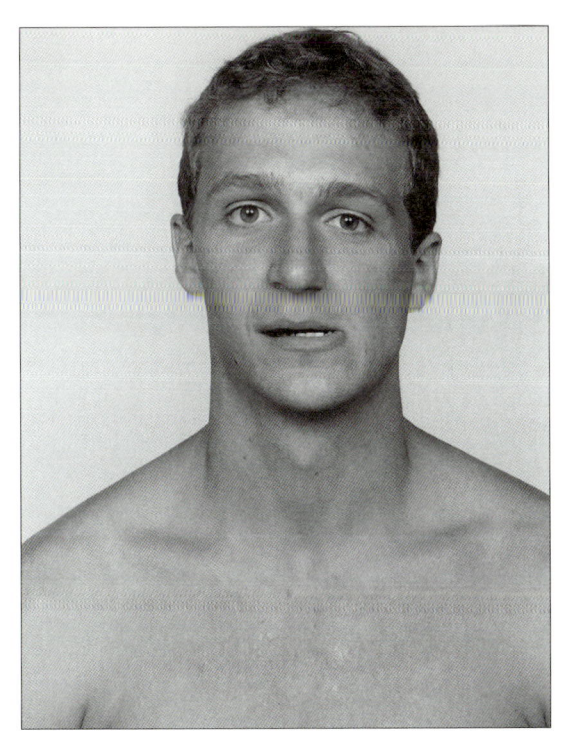

図 9-66 左側頭筋と右内側および左外側翼突筋の収縮は下顎の左方向への偏位を起こす

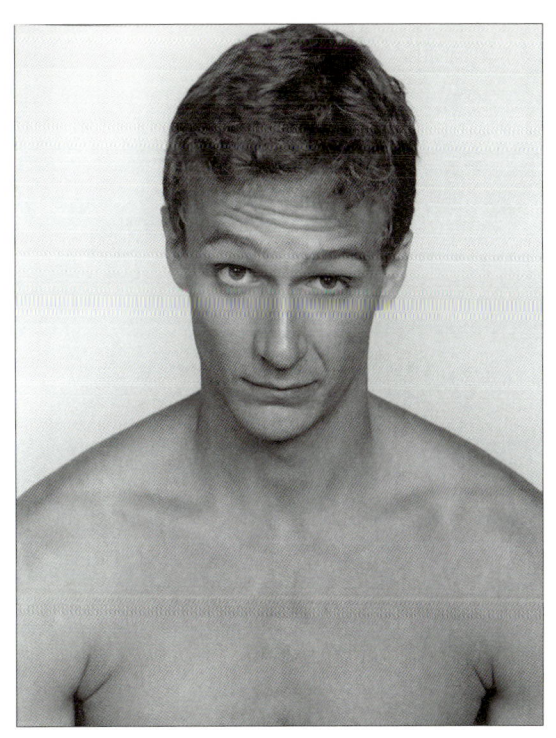

図 9-67 眉の挙上

3）下顎の前方突出

内側および外側翼突筋

検査 口をある程度開き，患者は下顎を突出する（図 9-65）。

4）下顎の側方偏位

側頭筋，内側および外側翼突筋，咬筋

検査 口を少し開き，患者は下顎を一方へそして他方へ偏位する（図 9-66）。

顔面神経（CN Ⅶ）

運動機能 運動機能は顔面の表情と，眉，眼瞼，鼻，および口の筋組織の制御である。

検査される運動要素 運動要素は，（1）眉：挙上，内転，そして下制；（2）眼瞼：閉眼；（3）鼻：鼻孔の拡張と収縮；そして（4）口：閉口と口唇の前方突出；頬部の圧縮：口角の挙上，後退，下制；そして下唇の挙上と前方突出である。

1）眉の挙上

頭蓋表筋（後頭前頭筋）

検査 患者は眉を挙上する（図 9-67）。その動作で前額の皮膚の横断皺と驚きの表情を生じる。

2）眉の内転

皺鼻筋

検査 患者は眉の内側面を引き寄せる（図 9-68）。この動作で眉間の縦皺と不機嫌そうな表情を生じる。

3）眉の内側角の下制

皺鼻筋

検査 患者は眉の内側角を引き下げ鼻の皮膚を挙上する（図 9-69）。この動作で鼻梁の上に横断皺が生じる。患者は嫌悪の表情のように鼻梁の皮膚に皺を寄せるように指示されるかもしれない。

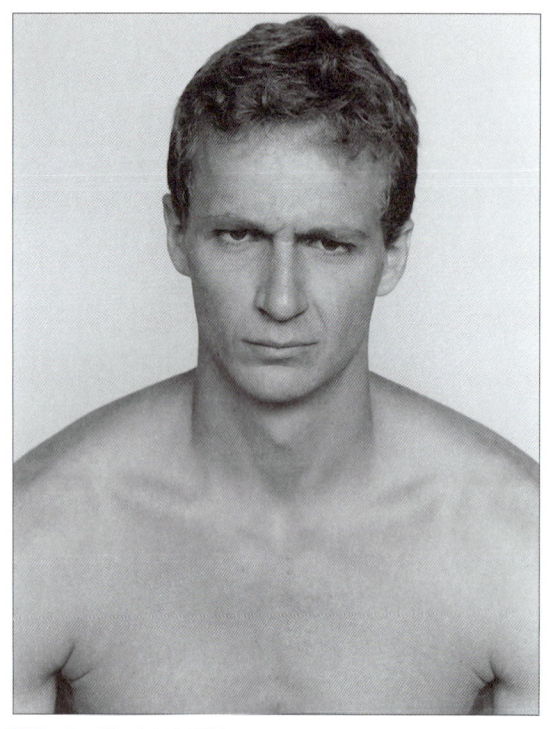

図 9-68　眉の内転と下制

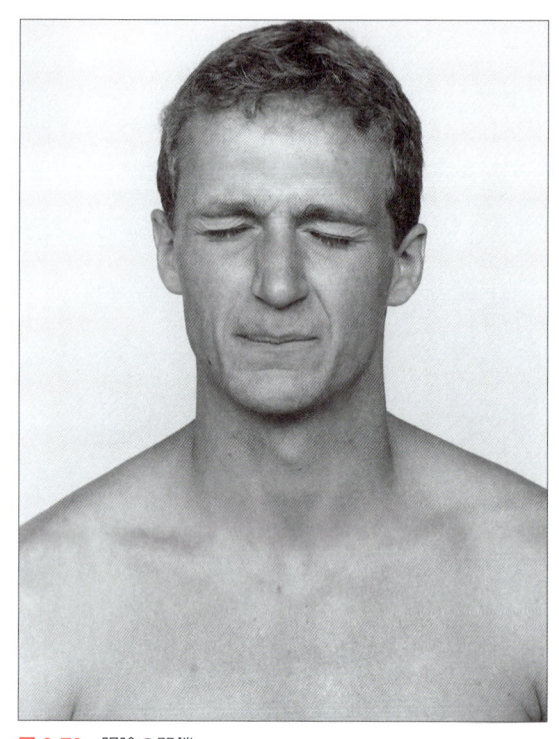

図 9-70　眼瞼の閉鎖

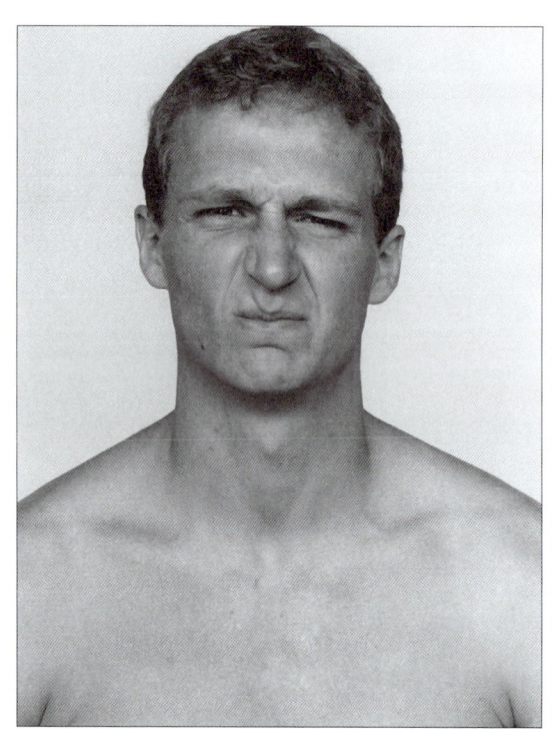

図 9-69　眉の内側角の下制

4）眼瞼の閉鎖

眼輪筋

検査　患者は堅くまぶたを閉じる（図 9-70）。この動作は前額，頭頂や頬の皮膚を鼻の方へ引き寄せる。

5）鼻孔の拡大

鼻筋（鼻翼部）鼻中隔下制筋

検査　患者は鼻孔を拡大または広げる（図 9-71）。動作を遂行するために患者は深呼吸を指示されるかもしれない。

6）鼻孔の縮小

鼻筋（横断部）

検査　患者は鼻孔を圧縮する（図 9-72）。

7）口唇の閉鎖と突出

口輪筋

検査　患者は口唇を閉じるか突き出す（図 9-73）。患

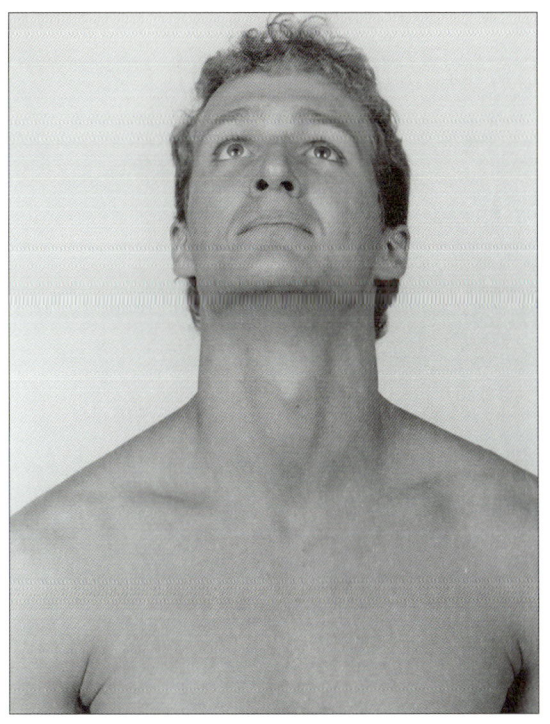

図 9-71　鼻孔の拡大

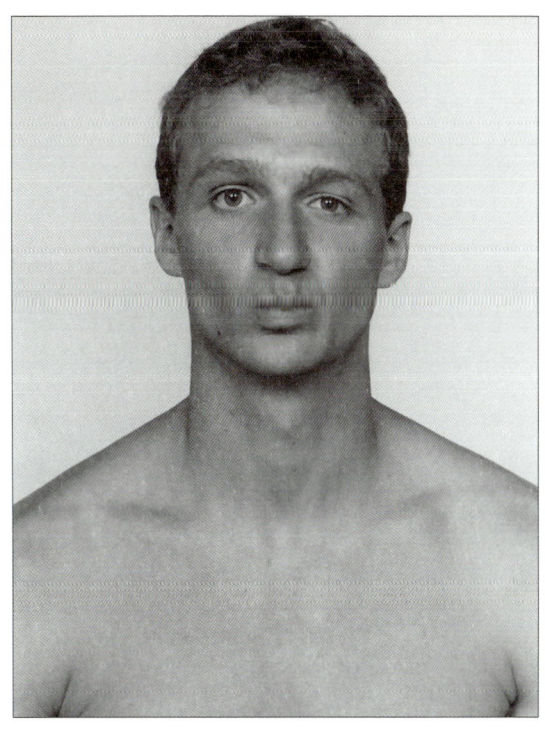

図 9-73　口唇の閉鎖と突き出し

8）頰部の圧縮

頰筋

検査　患者は歯に向かって頰を圧縮する（図 9-74）。患者は管楽器を吹く動作のまねをするように指示されるかもしれない。頰筋は動作中に頰部で触診できる。

9）口角の挙上

口角挙筋

検査　患者は口角を上げる（図 9-75）。この動作で鼻唇溝は深くなる。

10）口角の挙上と後退

大頰骨筋

検査　患者は口角を上方外側に引く（図 9-76）。この動作でほほえみの表情が生じる。筋は口角の上外側で触診できる。

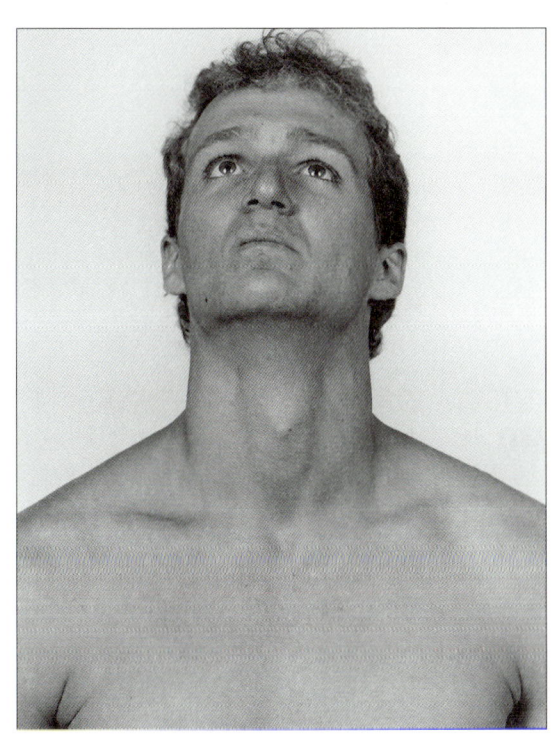

図 9-72　鼻孔の縮小

者は唇をすぼめることによって口笛を吹くまねをするように指示されるかもしれない。

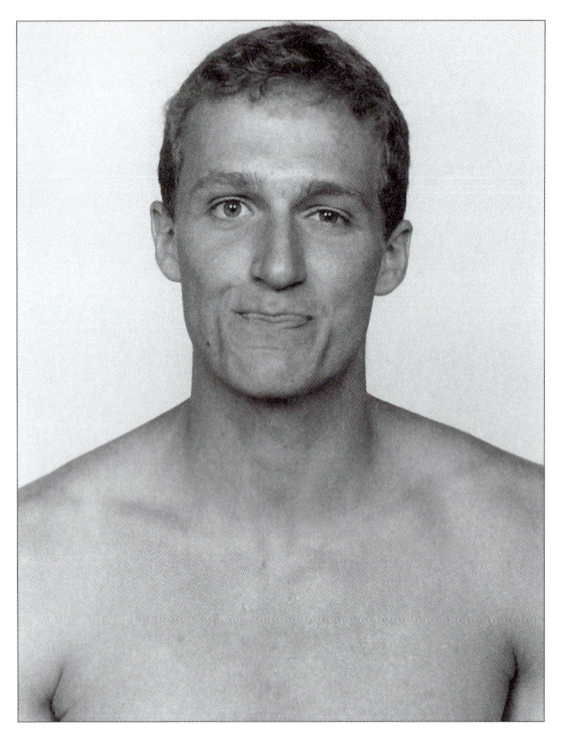

図 9-74 歯の方向への頬部の圧縮

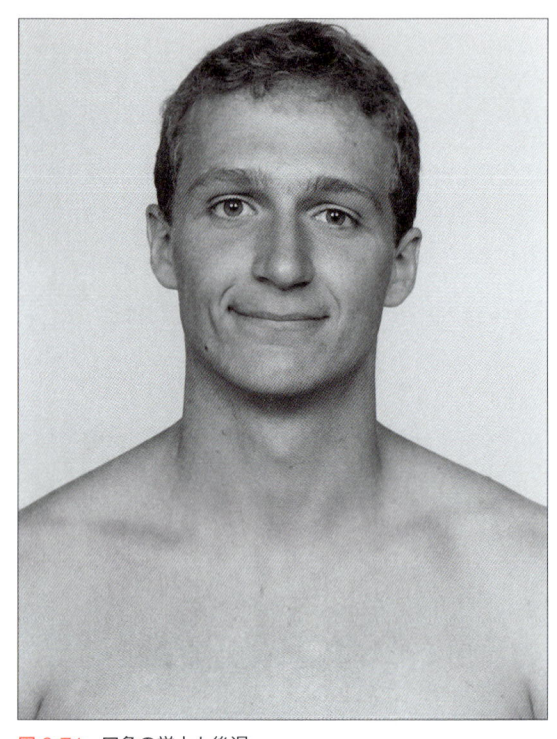

図 9-76 口角の挙上と後退

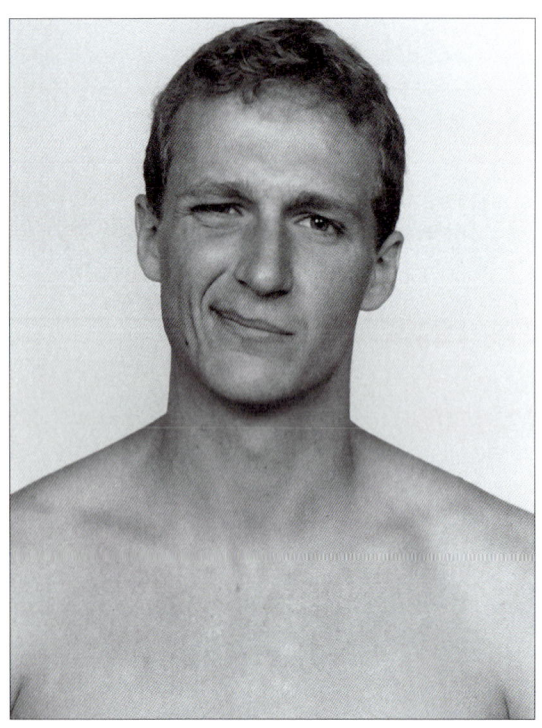

図 9-75 口角の挙上

11） 口角の後退

笑筋

検査 患者は口角を後方へ後退するか引く（図 9-77）。この動作でしかめっ面の表情が生じる。

12） 口角と上唇の下制

広頚筋，口角下制筋，下唇下制筋

検査 患者は口角を下げることと顎と鎖骨間の皮膚を緊張させることによって下唇と口角を引き下げる（図 9-78）。ぴったりした短い襟を緩ませる動作をまねするように指示されるかもしれない。

13） 上唇の挙上

上唇挙筋，小頬骨筋

検査 患者は切歯または上歯肉を見せるように上唇を挙上し突き出す（裏返す）（図 9-79）。

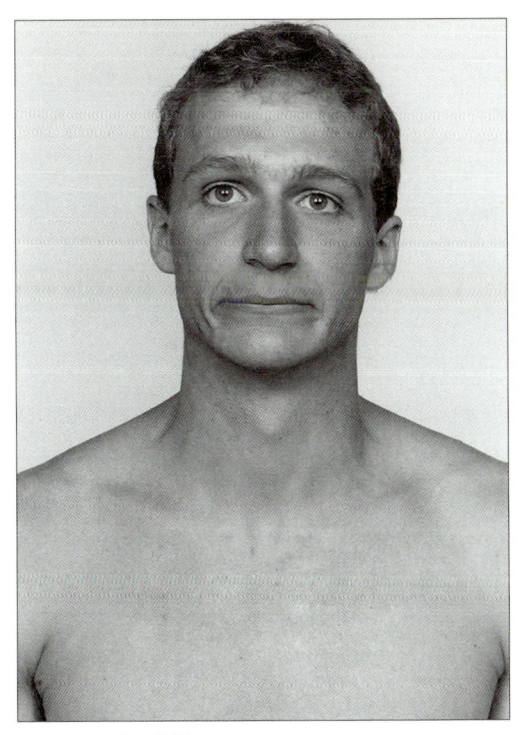

図 9-77　口角の後退

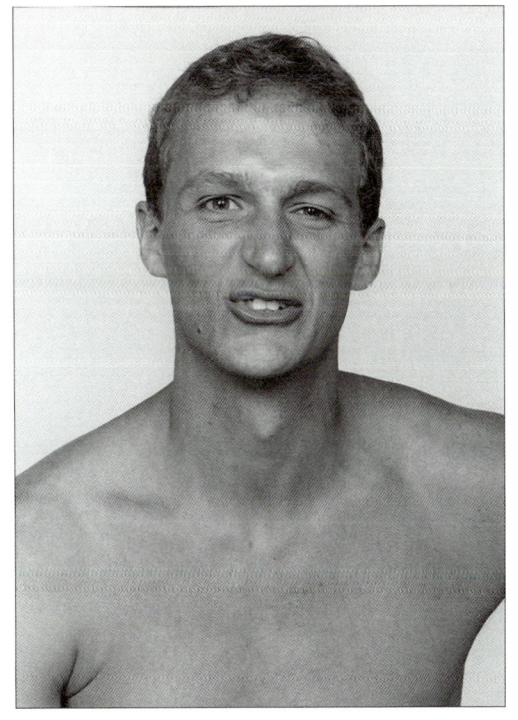

図 9-79　上唇の挙上

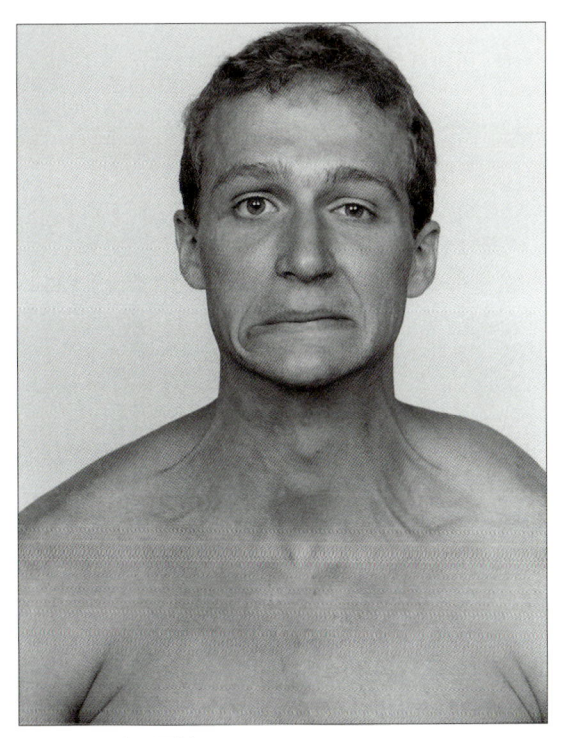

図 9-78　口角の下制

14）下唇の挙上と前方突出

オトガイ筋

検査　患者は顎の皮膚を挙上し，下唇を突き出す（図 9-80）。この動作で不機嫌な表情が生じる。

舌下神経（CN XII）

運動機能　舌下神経に支配される筋群は咀嚼，味覚，嚥下，発語や口腔衛生機能のための舌の運動をもたらす。

検査される運動要素　舌の突出が唯一の検査である。

1）舌の突出

オトガイ舌筋

検査　口を開け舌は口腔底で力を抜く。舌中央の基準線を調べるために木製の舌圧子を顎の中線におく[33]。患者は舌先端が舌圧子に触れるように舌を突き出すように指示される（図 9-81）。舌中隔線や舌圧子の縁による直線を観察することによって病変側へのいかなる偏位も記載する。舌の運動中，オトガイ舌骨筋は舌骨を前上方に引く。舌骨の動きは触診できるかもしれな

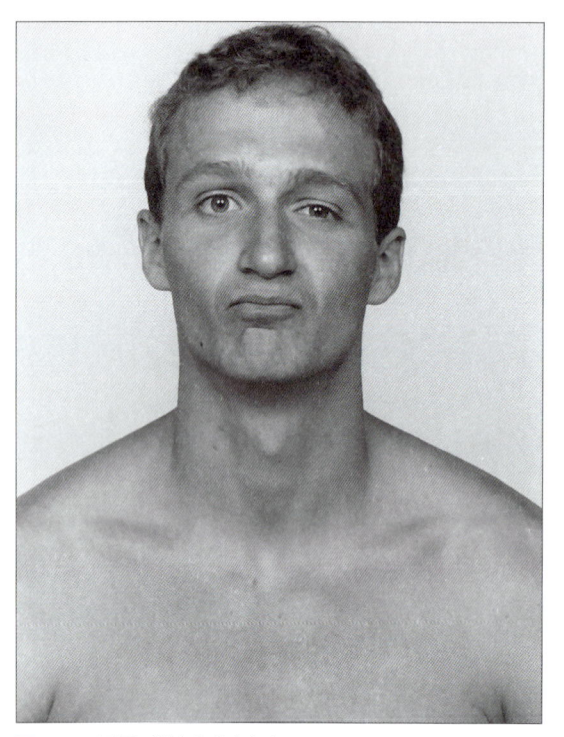

図 9-80　下唇の挙上と前方突出

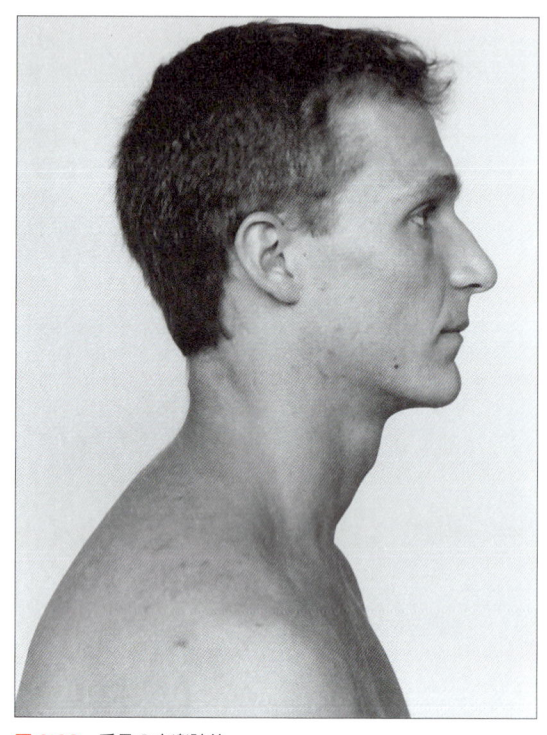

図 9-82　舌骨の安楽肢位

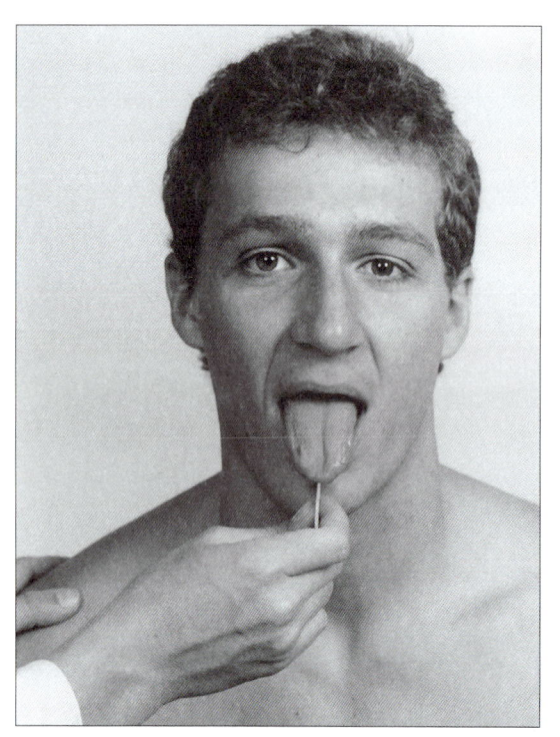

図 9-81　舌の前方突出

い。舌の病変側の萎縮を検査する。

　注：感染または体液との接触の危険性があるので，セラピストは必要に応じて標準予防策を講じ，手袋，マスク，ガウンを着用すべきである。

2）舌骨の下制

舌骨下筋：胸骨舌骨筋，甲状舌骨筋，肩甲舌骨筋

　舌骨筋の主な機能は嚥下や発語中に舌骨を引き下げることである。

検査される運動要素　舌の引き下げ（舌骨下筋）に伴う舌骨の引き下げ（舌骨舌筋）。

検査　患者は嚥下するように舌根部を引き下げるよう指示される（図 9-82，83）。セラピストは舌骨の下部で舌骨筋の収縮が触診できる。

筋力の評価：頭部と頚部（表 9-4）

　注：頭部と頚部の筋力検査ではいくつかの禁忌がある。それは頚椎の不安定性や椎骨動脈の病変に起因する病状を含む。頭部と頚部の抵抗運動に禁忌がなければ，検査される筋へ過度に抵抗をかけないようにする。

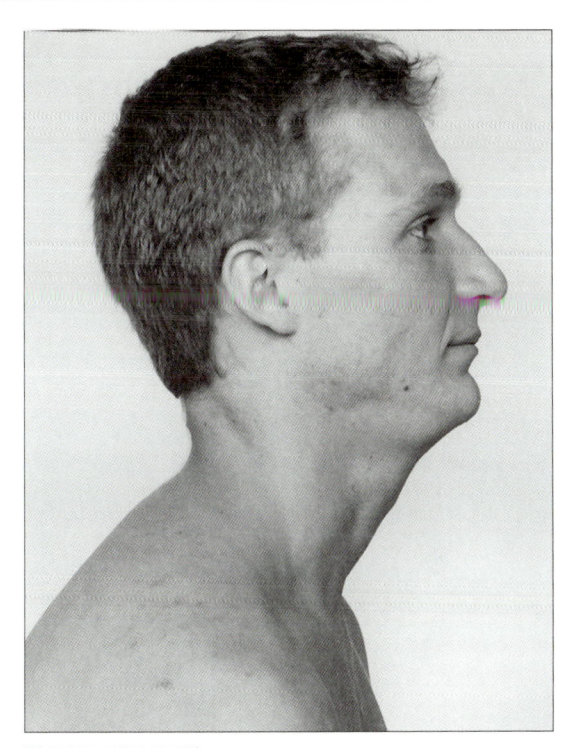

図 9-83　舌骨の下制

頭部と頚部の屈曲

前頭直筋，頭長筋，頚長筋，前斜角筋，胸鎖乳突筋

　補助筋：中斜角筋，後斜角筋，舌骨上筋，舌骨下筋，および外側頭直筋。

　頭部と頚部の屈曲（図 9-84）は，重力に逆らった肢位で検査される。頭部と頚部前面の屈筋は；胸鎖乳突筋の分離に続いてまとめて検査される。

開始肢位　患者は背臥位となる（図 9-85）。上肢は台の上で頭部の上方におく。肘は屈曲する。

固定　体幹を台で固定する。前部の腹筋は骨盤から胸部の前方屈曲を十分行える強さが必要である[36]。腹筋の弱化した患者の場合，固定は胸部上のセラピストの手によって下方に圧をかける（図 9-86）。

運動　患者は頭部と頚部を部分的に（グレード 2）または全可動域（グレード 3）にいたるまで屈曲する（図 9-87）。患者は頚部を屈曲するときに顎を沈める（例えば，胸骨柄に押しつける）ように指示される。

触診　頭長筋，頚長筋，および前頭直筋は触診するには深部すぎる。胸鎖乳突筋は鎖骨または胸骨の近位部で触診できる。回旋を伴う分離の検査で筋はより簡単に触診できる。前斜角筋は鎖骨の上部で胸鎖乳突筋の後方で触診できる。

抵抗の位置　前額部に与える（図 9-88）。

抵抗の方向　頭部と頚部の伸展。

頭部と頚部の屈曲，回旋および側屈

胸鎖乳突筋

開始肢位　患者は背臥位となる（図 9-89）。上肢は台の上で頭部の上方におく。肘は屈曲する。

固定　体幹を台で固定する。腹筋の弱化があれば，胸郭の固定が必要である[37]。

運動　患者は検査側に側方に屈曲する（図 9-90）。両側を検査する。患者は部分的に（グレード 2）または全可動域（グレード 3）にいたるまで側方に屈曲する（図 9-91）。

触診　それぞれの胸鎖乳突筋は乳様突起から胸骨または鎖骨で斜走隆線に沿ってどの位置でも触診できる。

抵抗の位置　治療者の指で頭部の側頭部分に抵抗を与える（図 9-91，92）。

抵抗の方向　斜め後方で同側の回旋。

頭部と頚部の伸展

　頭部と頚部の伸展は，重力に逆らった肢位でまとめ

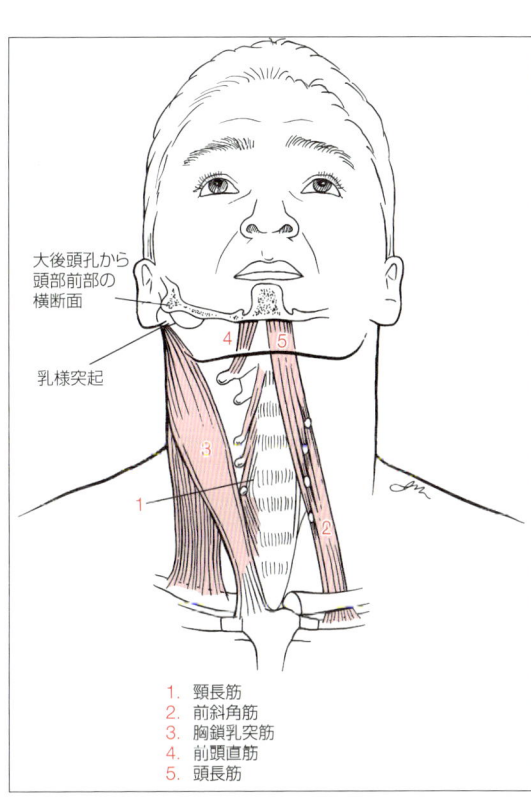

大後頭孔から頭部前部の横断面

乳様突起

1. 頚長筋
2. 前斜角筋
3. 胸鎖乳突筋
4. 前頭直筋
5. 頭長筋

図 9-84　頭部と頚部の屈筋

表 9-4　頭部と頚部[2]：筋活動，付着，支配神経

筋	主な筋活動	起始	停止	末梢（脳）神経	神経根
舌骨下筋：胸骨舌骨筋，胸骨甲状筋，そして甲状舌骨筋					
胸骨舌骨筋	舌骨の下制（嚥下）	胸骨柄の上端	舌骨の下縁	頚神経ワナ	C1〜3
胸骨甲状筋	喉頭の下制（嚥下）	胸骨柄の上面	甲状軟骨	頚神経ワナ	C1〜3
甲状舌骨筋	舌骨の下制；喉頭の挙上	甲状軟骨	舌骨体	（舌骨 CN XII）	C1
肩甲舌骨筋	舌骨の下制	肩甲骨上縁	舌骨体下縁	頚神経ワナ	C1〜3
胸鎖乳突筋	頚部の伸展；頚部の屈曲；反対側への頚部回旋；同側への頚部側屈	a. 胸骨頭：胸骨柄の上面 b. 鎖骨頭：鎖骨の内側端	乳様突起の外側面	（CN XI）	C2〜4
頚長筋	頚部屈曲；反対側への頚部回旋（下斜走線維）；頚部側屈（斜走線維）	a. 下斜走部：T1 から T3 椎体の前面 b. 上斜走部：C3〜C5 の横突起の前結節 c. 垂直部：T1 から T3 椎体と C5 から C7 椎体の前面	a. 下斜走部：C5 と C6 の横突起の前結節 b. 上斜走部：環椎前弓結節の前外側面 c. 垂直部：C2 から C4 椎体の前面		C2〜6
頭長筋	頭部屈曲	C3〜C6 の横突起の前結節	後頭骨底面大後頭孔の前方		C1〜3
前頭直筋	頭部屈曲	環椎横突起	後頭骨底面の大後頭孔の前縁		C1，2
外側頭直筋	頚部同側側屈	環椎横突起の上面	後頭骨の外側		C1，2
前斜角筋	頚部屈曲と同側の頚部側屈　反対側の頚部回旋	C3〜C6 の横突起前結節	第 1 肋骨内縁		C4〜6
中斜角筋	同側の頚部側屈	軸椎の横突起；C3〜C7 の横突起	第 1 肋骨上面		C3〜8
後斜角筋	同側の頚部側屈	C4〜C6 の横突起	第 2 肋骨の外側面		C6〜8
僧帽筋上部線維	頭部と頚部の伸展	後頭骨上項線の中 1/3；外頭骨隆起；項靭帯	鎖骨外側 1/3 の後縁	（CN XI）	
頭板状筋	頚部伸展；同側の頚部回旋	項靭帯の下半分；C7 と T1〜T4 の棘突起	側頭骨乳様突起；後頭骨	中位頚髄神経	
頚板状筋	頚部伸展；同側の頚部回旋	T3〜T6 の棘突起	上位 3 頚椎の横突起の後結節	下位頚髄神経	
大後頭直筋	頭部伸展と同側の頭部回旋	軸椎棘突起	後頭骨下項線中 1/3	第 1 頚髄神経	
小後頭直筋	頭部伸展	環椎後弓結節	後頭骨下項線の内側 1/3	第 1 頚髄神経	
下頭斜筋	同側頭部回旋	軸椎棘突起	環椎横突起の後下面	第 1 頚髄神経	
上頭斜筋	頭部伸展と同側の頭部側屈	環椎横突起	頭半棘筋後頭骨下項線	第 1 頚髄神経	

注：他の頚部伸筋については表 9-6 を見よ。

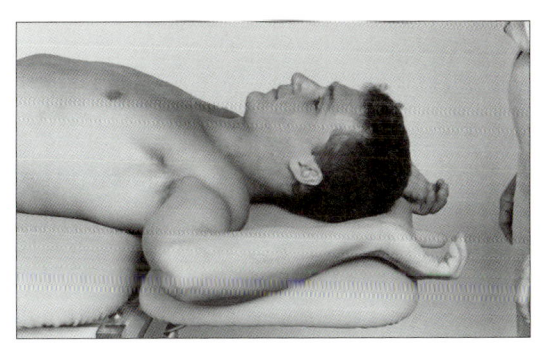

図9-85　頭部と頚部の屈曲の開始肢位

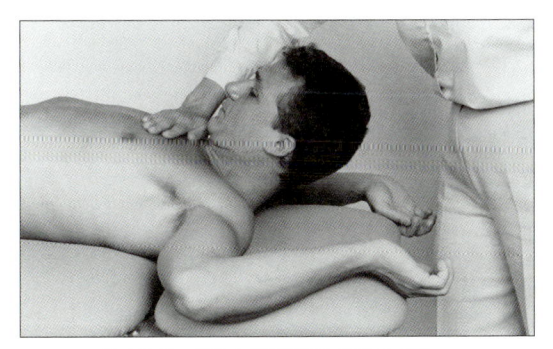

図9-86　検査肢位：固定を伴う頭部と頚部の屈曲

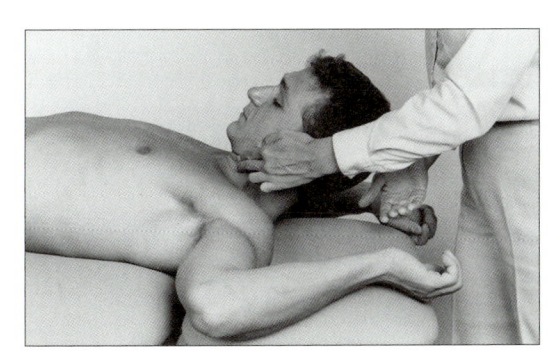

図9-87　検査肢位：頭部と頚部の屈曲

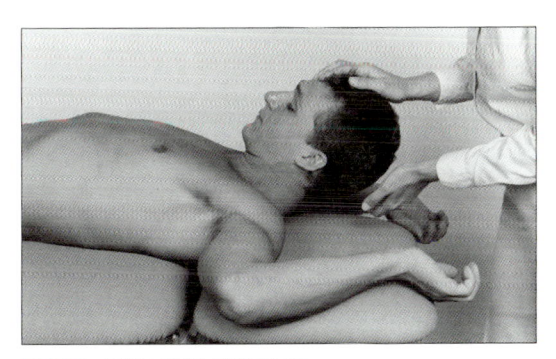

図9-88　抵抗：頭部と頚部の屈曲

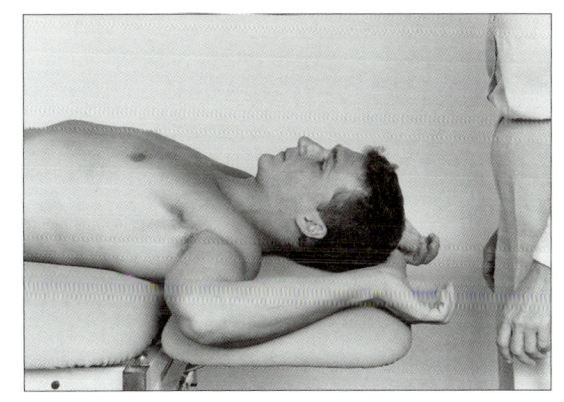

図9-89　開始肢位：胸鎖乳突筋

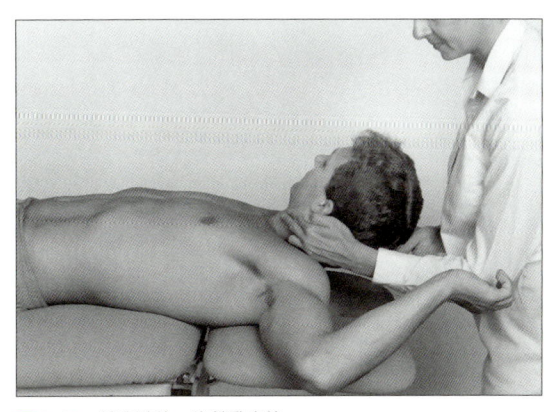

図9-90　検査肢位：胸鎖乳突筋

9

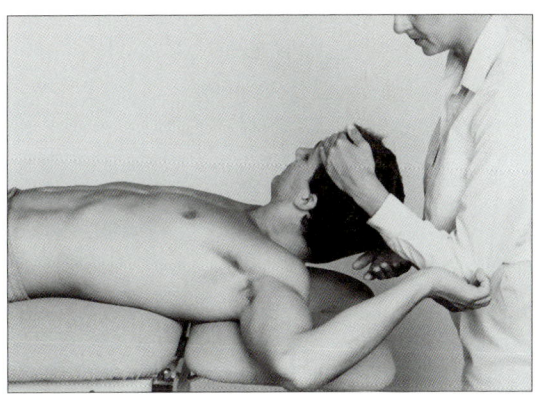

図9-91　抵抗：胸鎖乳突筋

て検査される。筋は頭半棘筋，（大，小）後頭直筋，（下，上）頭斜筋，頭板状筋，頚半棘筋，頭および頚最長筋，頚板状筋，頭および頚棘筋，頚腸肋筋である。

　上部僧帽筋の力は肩甲骨の挙上として検査される。

開始肢位　患者は腹臥位である（図9-93）。上肢は台の端で頭部の上方におく。肘は屈曲する。

固定　患者は固定のために台の端をつかむ。セラピストは体幹の伸展を防ぐために上胸郭を固定することもある。

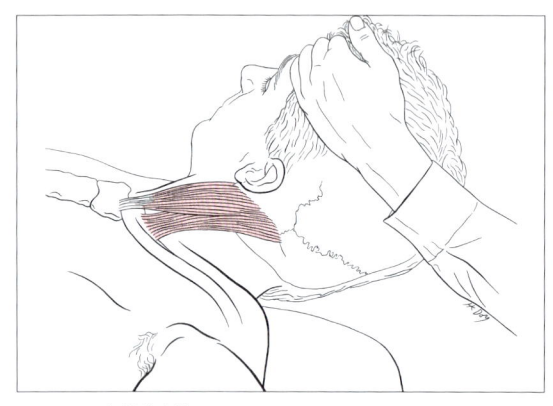

図 9-92　胸鎖乳突筋

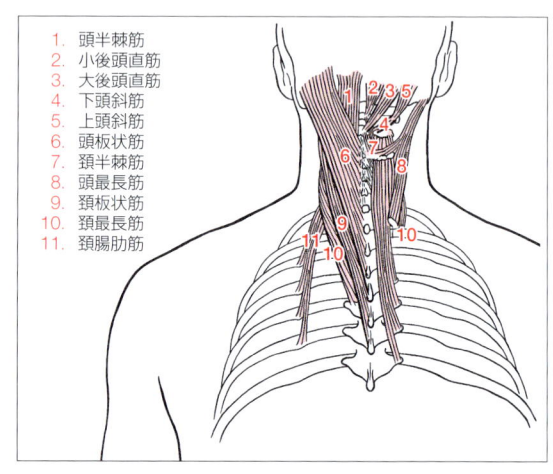

1. 頭半棘筋
2. 小後頭直筋
3. 大後頭直筋
4. 下頭斜筋
5. 上頭斜筋
6. 頭板状筋
7. 頚半棘筋
8. 頭最長筋
9. 頚板状筋
10. 頚最長筋
11. 頚腸肋筋

図 9-96　頭部および頚部の伸筋

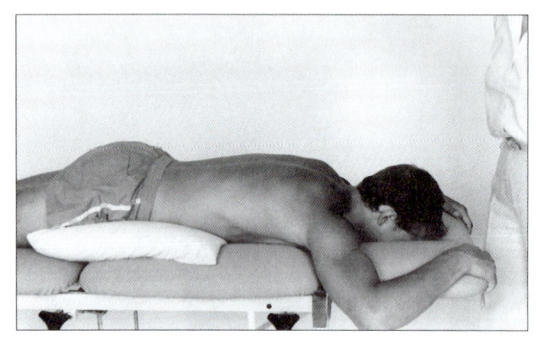

図 9-93　開始肢位：頭部と頚部の伸筋

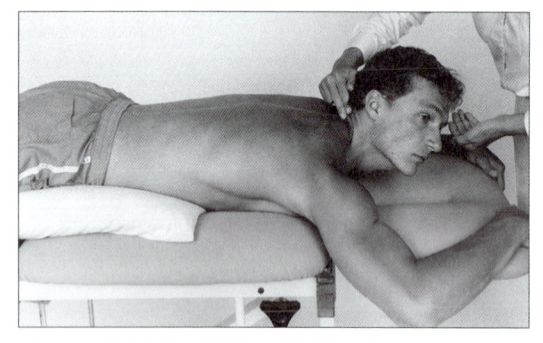

図 9-94　検査肢位：右頭部および頚部伸筋群

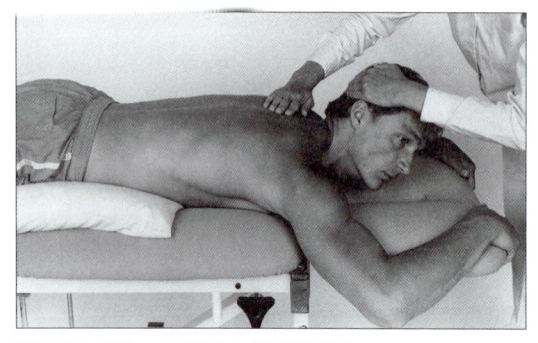

図 9-95　抵抗：右頭部および頚部伸筋群

運動　患者は頭部と頚部を伸展および回旋する（図9-94）。

触診　伸筋群（図9-96）は傍脊椎でまとめて触診する。

抵抗の位置　後頭部で頭部の基部に与える（図9-95）。

抵抗の方向　頭部と頚部の屈曲と回旋。

関節と運動：体幹

体幹：胸椎と腰椎

　体幹の関節および関節軸を図9-97〜99に示す。体幹の関節構造と運動を以下に述べ表9-5にまとめた。

　胸椎は12個，腰椎は5個の椎骨から成る（図9-97）。脊柱の関節を述べる際には椎骨の分節を参照にする。椎骨の分節は2つの椎骨と3つの関節から成る（図9-100）。

　前方から見ると椎間円板は隣接する椎体との間にあるが，脊椎分節間に起こる主な動きを決定づける関節面は後方に位置している。それぞれの関節面は上位椎骨の下関節面と下位椎骨の上関節面によって形成される。

　すべての胸腰椎は体幹の屈曲，伸展，側屈，回旋に関与しているが，局所的に見ればそれぞれが個別の動きをしている。胸椎の関節面は前額面に平行であり，側屈と回旋に働く。腰椎の関節面は矢状面に対応しており屈伸方向に動きやすい。

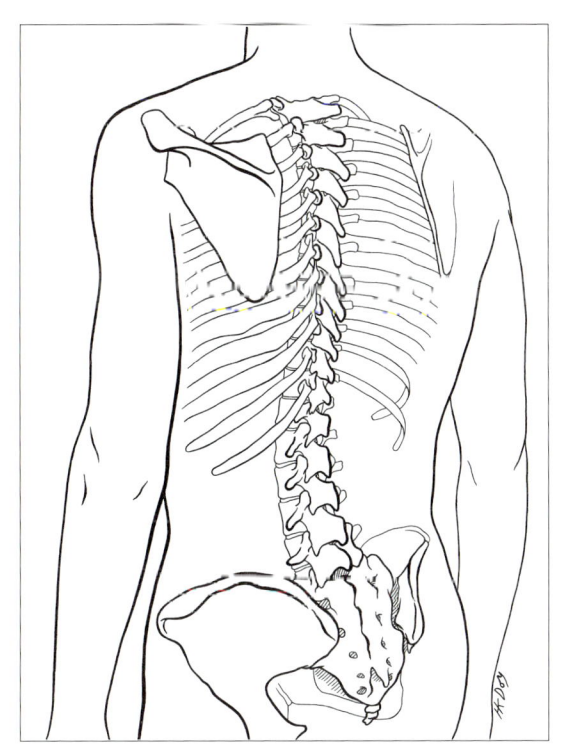

図 9-97 体幹の関節

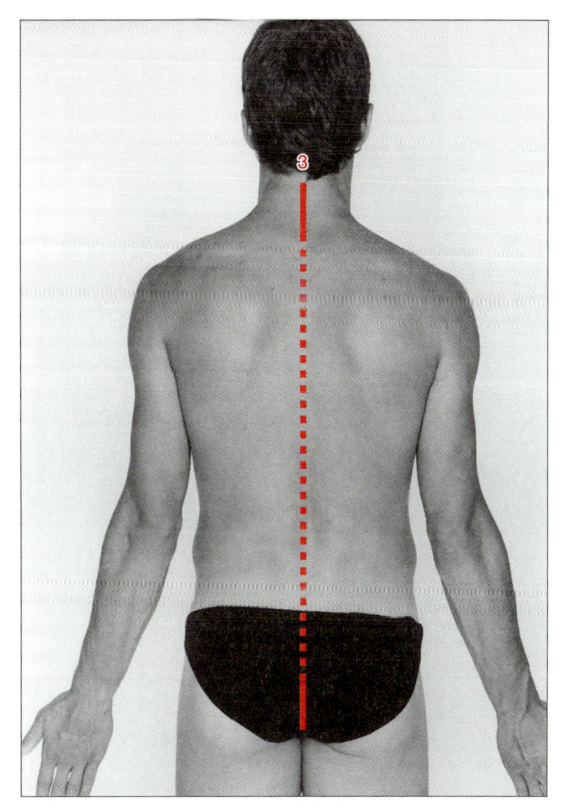

図 9-99 体軸：(3) 回旋

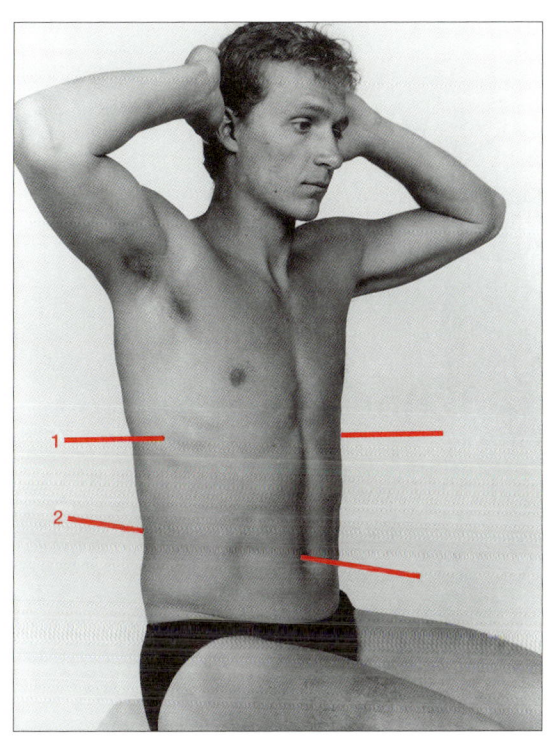

図 9-98 体軸：(1) 屈曲—伸展；(2) 側屈

9

　胸腰椎の ROM を測定する場合，分節の複合的な動きはメジャーを用いて評価，測定されるが，個々の動きについては臨床場面では測定できない。胸腰椎の動きは矢状面と前額軸によって起こる屈曲，伸展運動（図 9-98），前額面と矢状軸によって起こる側屈（図 9-98），水平面と垂直軸によって起こる回旋運動（図 9-99）を含む。

表 9-5　関節構造：体幹の動き

	屈曲	伸展	側屈	回旋
関節[38]	腰椎，胸椎（主に T6-12）	腰椎，胸椎（主に T6-12）	腰椎，胸椎	胸椎，腰仙関節
面	矢状面	矢状面	前額面	水平面
軸	前額軸	前額軸	矢状軸	垂直軸
正常な制限因子[8,9,39]* （図 9-100 参照）	後縦靭帯，棘上靭帯，棘間靭帯，横突間靭帯，黄色靭帯，椎間関節包，脊柱伸筋の緊張；椎間円板前部の圧迫と線維輪後方の緊張；胸椎関節面の配置；胸郭	前縦靭帯，腹筋群，椎間関節包，線維輪前部の緊張；隣接する棘突起の接触；胸椎関節面の配置	腸骨稜と胸部の接触；対側体幹の屈曲，横突間靭帯，腸腰靭帯，椎間関節包の緊張；対側線維輪の緊張；腰椎関節面の配置	肋椎靭帯，棘上靭帯，棘間靭帯，横突間靭帯，腸腰靭帯，腰椎の椎間関節包，関節円板の線維輪の緊張；同側の外腹斜筋，対側の内腹斜筋の緊張；腰椎関節面の配置
通常の自動可動域　巻き尺	10 cm[5]† 6 cm[40]§		22 cm[41]‡	
傾斜計[12]	0-60°＋腰椎	0-25° 腰椎	0-25° 腰椎	0-30° 胸椎
標準角度計[3]			0-35°	
関節包パターン	そのサイズと重量のために受動的な動きを行うことは困難である。体幹の関節包パターンを決定するのは困難である[6]。			

*関節運動の正常な制限因子（**NFL**）を同定する明確な研究は不十分である。ここでの **NFL** と最終域感は，解剖学的知識，臨床経験，利用可能な文献に基づいている。
†**C7** と **S1** 間での測定。
‡大腿部に添えた中指の高さを解剖学的肢位と側屈最終域で測定。39 人の健常者で左右の側屈を測定し平均値の平均を示した。
§**PSIS**（上後腸骨棘）および近位 15 cm のレベルの間を測定。13 歳から 18 歳の小児 104 名の腰椎屈曲を測定し，その平均値の大体の平均を算出した。

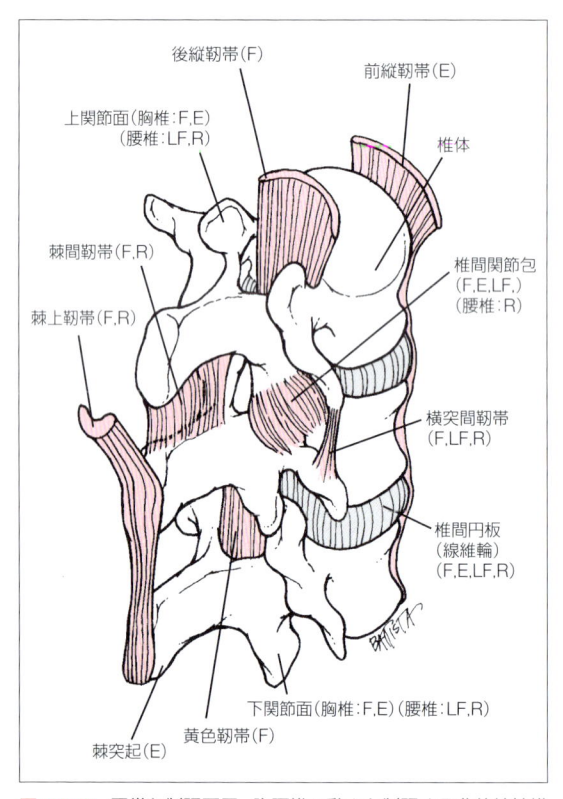

図 9-100　正常な制限因子。胸腰椎の動きを制限する非伸縮性構成体について前側方方向から図示した。動きを制限する構造の名称を示し，役割は以下の略語で表した。*F*，屈曲；*E*，伸展；*LF*，側屈；*R*，回旋。筋による制限は図示していない

体表解剖：体幹　（図 9-101～9-104）

構造	位置
1.　胸骨上切痕	胸骨上縁の丸い凹みで，両鎖骨の内側に挟まれている。
2.　剣状突起	胸骨体の下縁。
3.　上前腸骨棘（ASIS）	腸骨稜の前縁にある弯曲した骨突起。
4.　腸骨稜	腸骨の上縁；硬い凸型の隆起部で，頂点は L4，L5 間の高さ。
5.　上後腸骨棘（PSIS）	腸骨稜の後縁にある弯曲した骨突起で，殿部近位の凹みにあり皮下に触れる。
6.　S2 棘突起	両側の上後腸骨棘を結んだ中点。
7.　肩甲骨下角	肩甲骨内側縁の下端。
8.　肩甲棘	肩甲骨の上 4/5 を斜めに走る突起。
9.　T7 棘突起	解剖学的肢位で体幹の中線における肩甲骨下角の高さ。
10.　T3 棘突起	解剖学的肢位で肩甲棘の内端を結んだ中点。
11.　C7 棘突起	頚部の下部で最も隆起した棘突起。
12.　T1 棘突起	C7 の下の棘突起。
13.　肩峰	肩甲棘の外端で肩の先端，頂点。
14.　大転子	腸骨稜の外側縁に母指を当てたときの大腿外側面にある中指の先端が大転子の上縁にあたる。

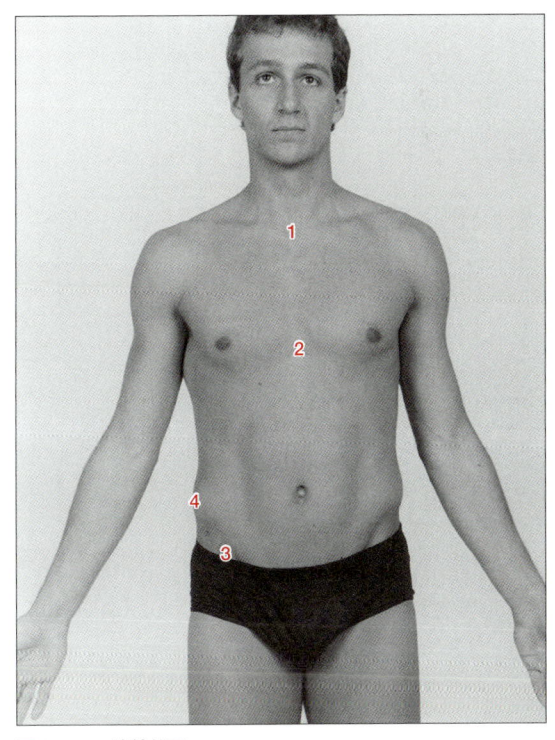

図 9-101　体幹前面

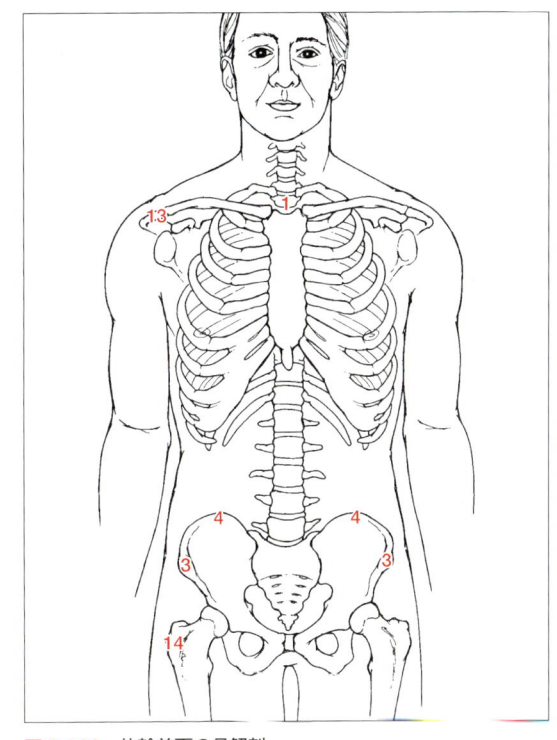

図 9-102　体幹前面の骨解剖

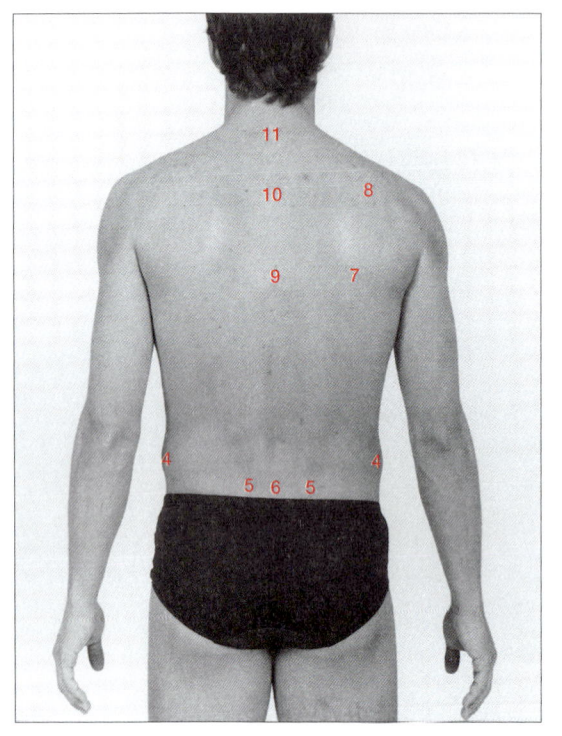

図 9-103　体幹後面

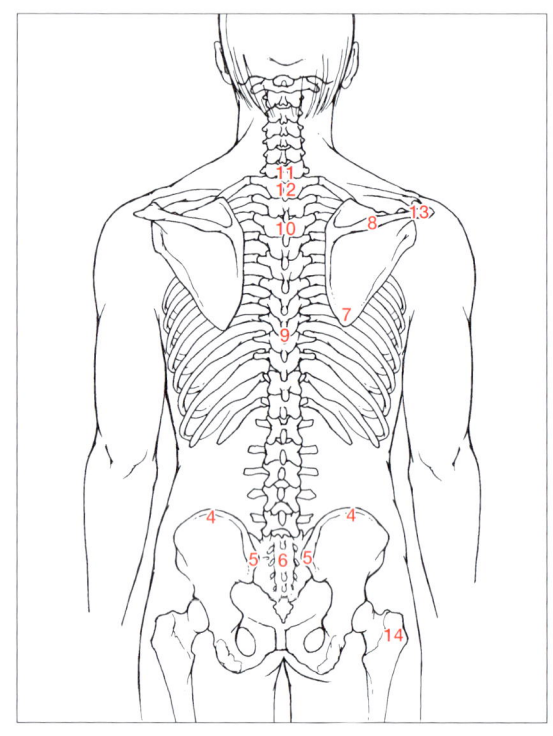

図 9-104　体幹後面の骨解剖

自動可動域の評価と測定：体幹

　巻き尺，角度計，傾斜計はこのテキストに示されるように，脊柱の AROM を客観的に測定する道具である。巻き尺，傾斜計，BROM II の一般的な利用方法はこの章の始めの“計測と測定の手順：顎関節と脊柱”の項で説明する。脊柱の AROM 測定を説明し図示した。

体幹屈曲と伸展：胸腰椎

巻き尺による測定

開始肢位　屈曲：肩幅に足を広げて立位を取り（図 9-105），C7 と S2 の棘突起間を測定する。**伸展**：胸腰椎を伸展させるために，手を腸骨稜の上（腰のくびれ）に当て（図 9-106），C7 と S2 の棘突起間を測定する。その間患者は膝を伸展させたままにしておく。
代償運動　なし。
最終肢位　屈曲：胸腰椎の屈曲最終域まで体幹を前屈させ（図 9-107），再度 C7 と S2 の棘突起間を測定する。開始肢位と最終肢位の差が胸腰椎の屈曲可動域である。**伸展**：体幹を伸展最終域まで後屈させ（図 9-

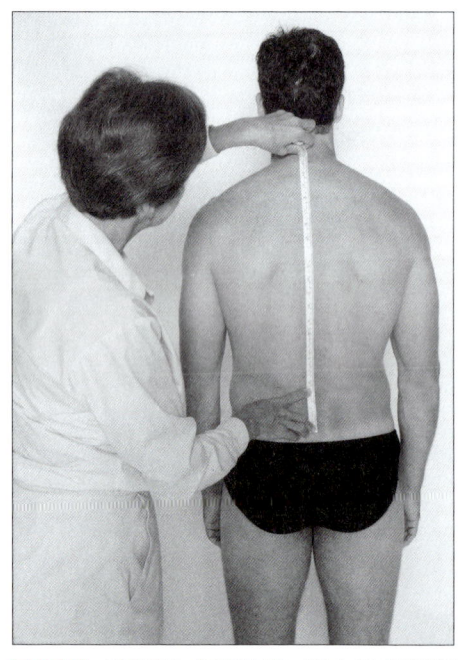

図 9-105　**開始肢位**：胸腰椎屈曲。C7 と S2 の棘突起間を測定する

108），再度 C7 と S2 の棘突起間を測定する。開始肢位と最終肢位の差が胸腰椎の伸展可動域である。

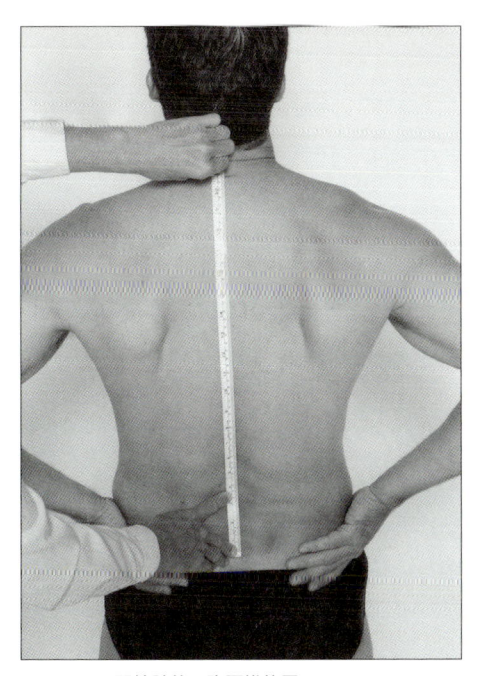

図9-106 開始肢位：胸腰椎伸展

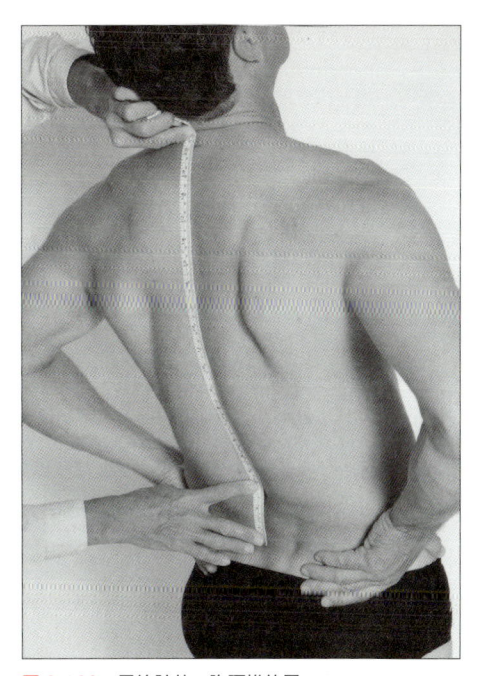

図9-108 最終肢位：胸腰椎伸展

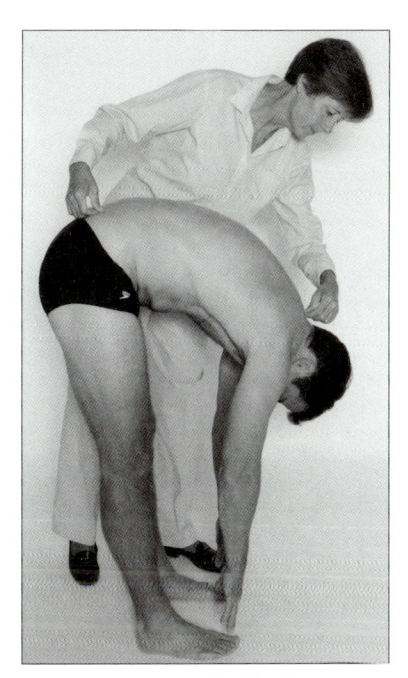

図9-107 最終肢位：胸腰椎屈曲

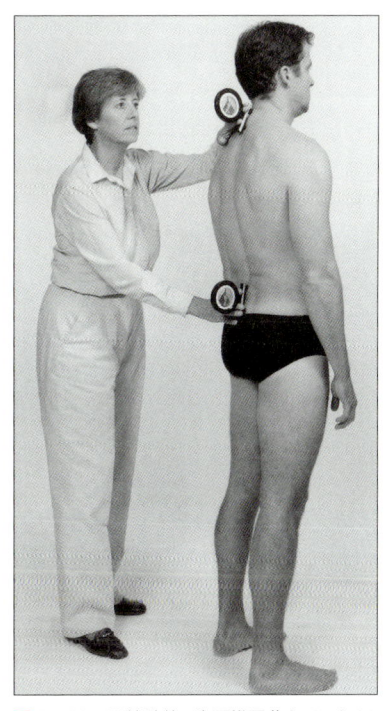

図9-109 開始肢位：胸腰椎屈曲をC7とS2に傾斜計を当てる

体幹屈曲と伸展：胸腰椎

傾斜計による測定

開始肢位 肩幅に足を広げて立位を取り（図9-109），手を腸骨稜の上（腰のくびれ）に当てる（図9-110）。傾斜計をそれぞれの位置に当ててゼロ補正す

る。測定中，患者は膝を伸展させたままにしておく。

代償運動 なし。

傾斜計の位置 上：C7。下：S2。

最終肢位 胸腰椎屈曲最終域まで体幹を前屈させる（図9-111）。

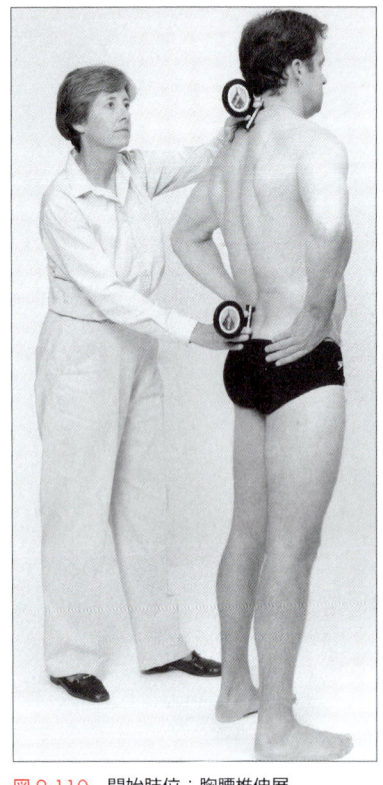

図 9-110　開始肢位：胸腰椎伸展

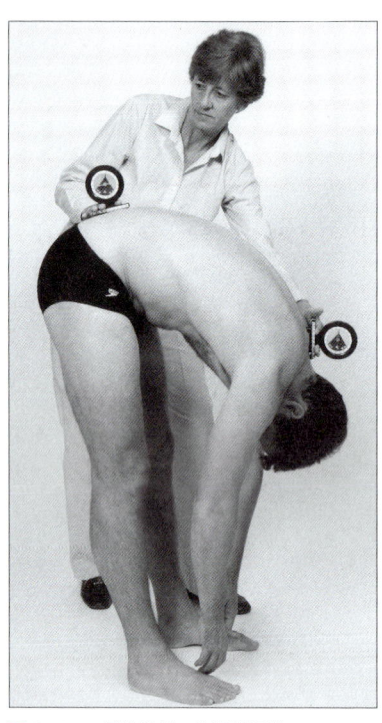

図 9-111　最終肢位：胸腰椎屈曲

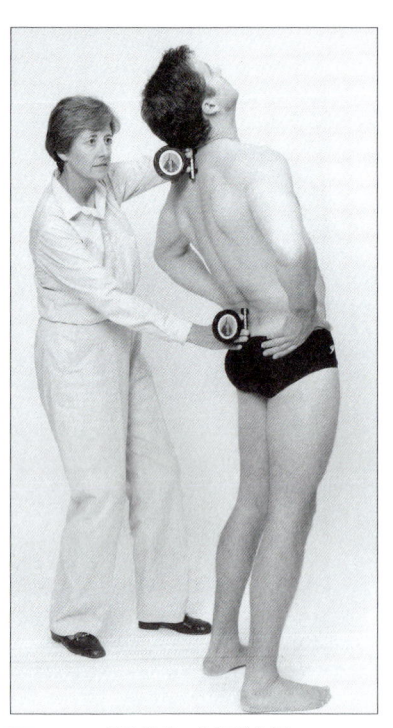

図 9-112　最終肢位：胸腰椎伸展

　胸腰椎伸展最終域まで体幹を後屈させる（図 9-112）。どちらの最終肢位においても両方の傾斜計の値を記録する。

　AROM は 2 つの傾斜計によって測定された角度の差を測定値とする。

体幹伸展：胸腰椎

巻き尺による測定
(Prone Press-Up)

開始肢位　腹臥位で肩の位置に手を付く（図9-113）。
固定　骨盤をストラップで固定。
代償運動　台から骨盤を浮かせる。
最終肢位　体幹を持ち上げ胸腰椎を伸展するために肘を伸展させる（図 9-114）。動作の終わりに胸骨上切痕と台の垂直距離を測定する。この方法は上肢筋力が低下していたり，腹臥位に不快感を感じる患者には適していない。このようなケースには立位による巻き尺での測定を用いる。

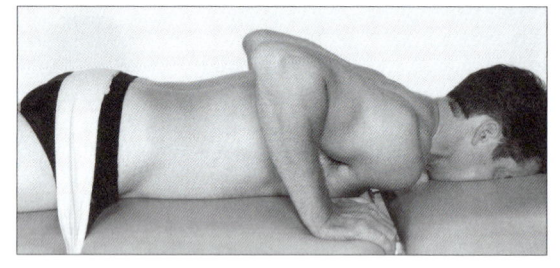

図 9-113　開始肢位：胸腰椎伸展

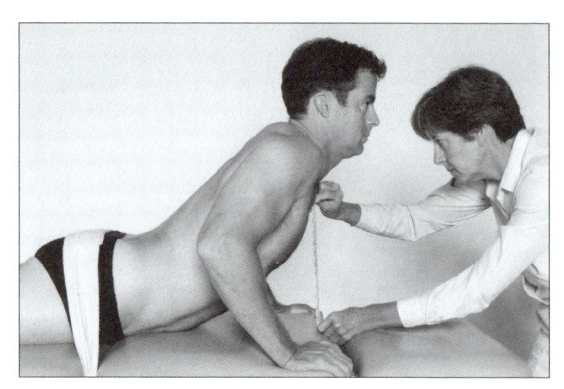

図 9-114　最終肢位：胸腰椎伸展

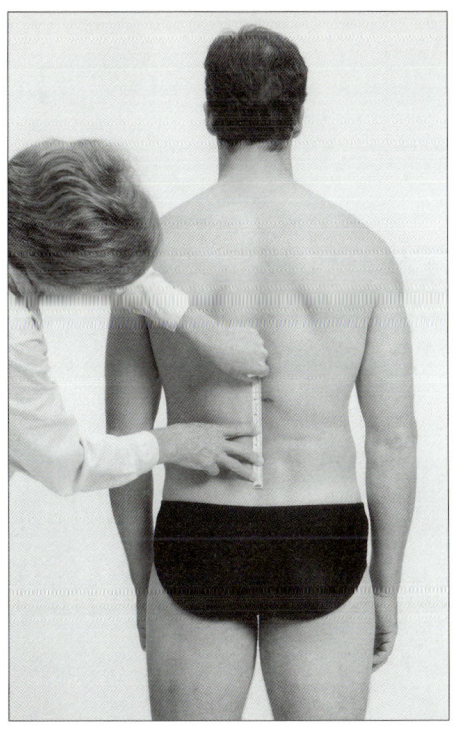

図 9-115　開始肢位：腰椎屈曲，改訂-改訂 Schöber
法。測定しているのは S2 棘突起とその 15 cm 上の点

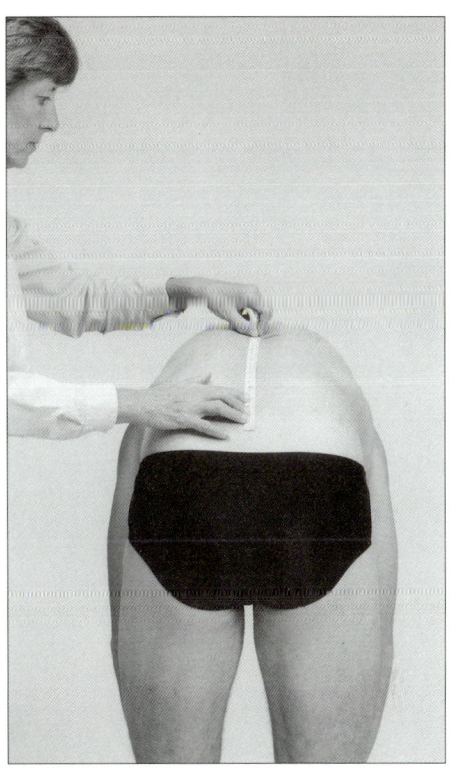

図 9-117　最終肢位：腰椎屈曲，改訂-改訂 Schöber 法

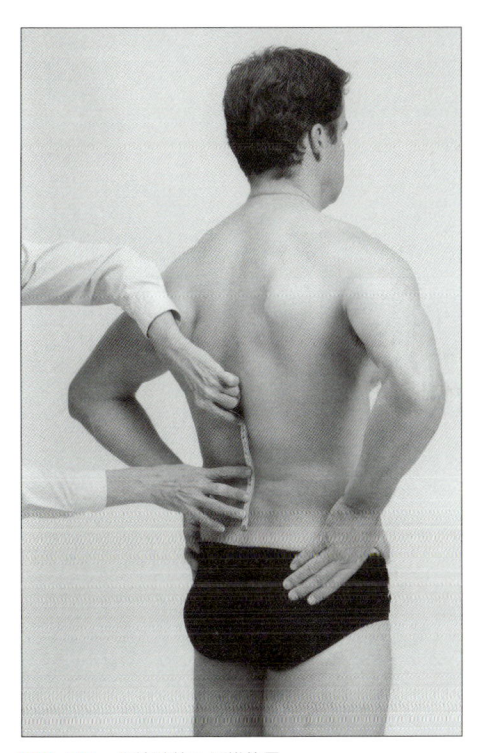

図 9-116　開始肢位：腰椎伸展

体幹屈曲と伸展：腰椎

巻き尺による測定

開始肢位　屈曲：肩幅に足を広げて立位を取る。両
PSIS（後上腸骨棘）を結ぶ線の中点（すなわち S2 棘
突起）とその 15 cm 上をマーキングする（図 9-115）。
伸展：手を腸骨稜の上（腰のくびれ）に当てる（図 9-
116）。測定中，患者は膝を伸展させたままにしてお
く。

最終肢位　屈曲：腰椎屈曲最終域まで体幹を前屈さ
せ（図 9-117），マーキングした 2 点間の距離を測る。
開始肢位と最終肢位の測定値の差を腰椎屈曲可動域の
値とする。この方法は改訂-改訂 schober 法（modified-
modified Schöber method）として述べられている。**伸
展**：体幹を伸展最終域まで後屈させ（図 9-118），マー
キングした 2 点間の距離を測る。開始肢位と最終肢位
の測定値の差を腰椎伸展可動域の値とする。

体幹の屈曲と伸展：腰椎

傾斜計による測定

開始肢位　屈曲：肩幅に足を広げて立位を取る（図 9-

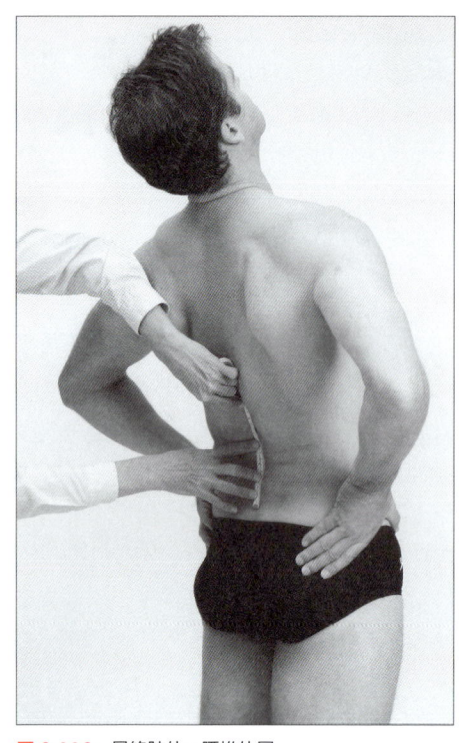

図 9-118　最終肢位：腰椎伸展

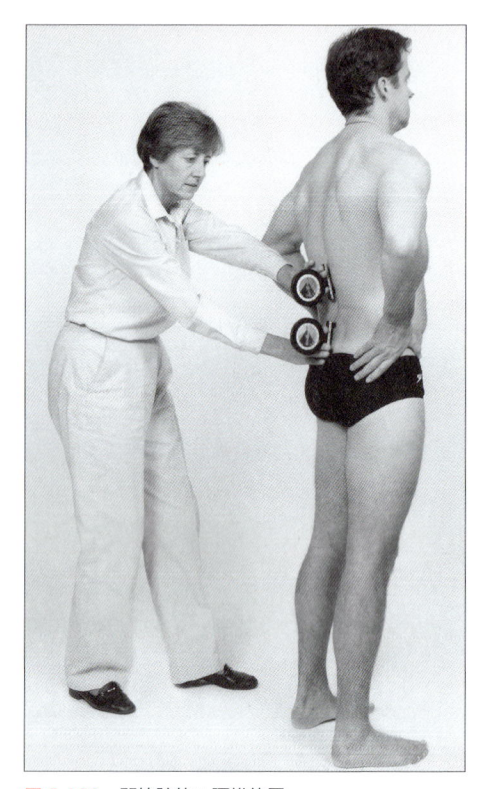

図 9-120　開始肢位：腰椎伸展

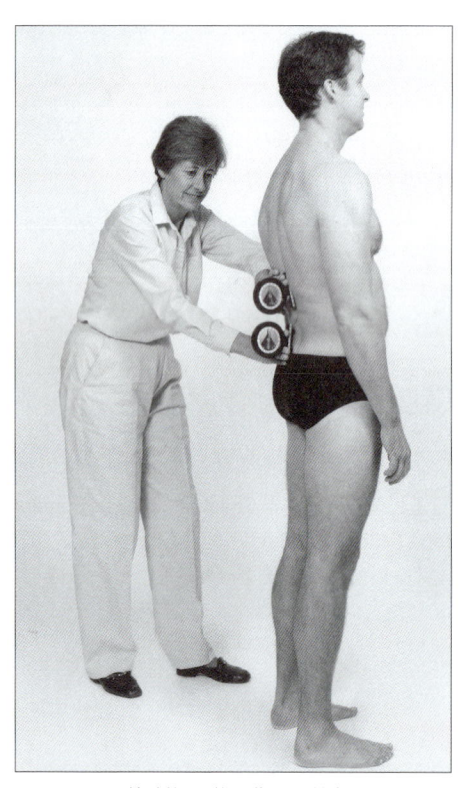

図 9-119　開始肢位：腰椎屈曲，S2 棘突起上と S2 の
上 15 cm のマーキング上に傾斜計を置く

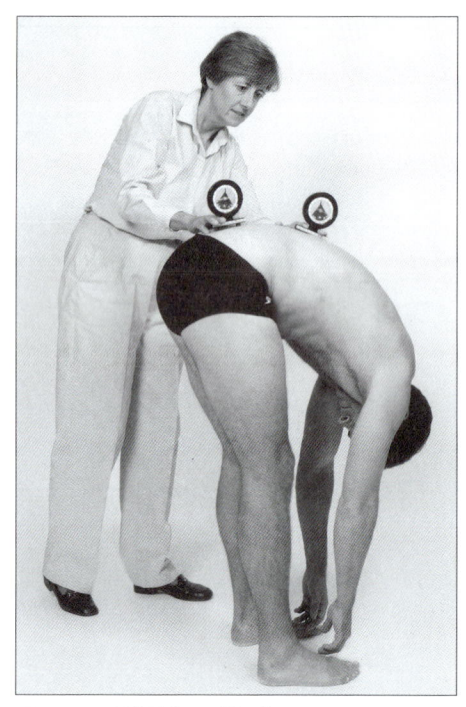

図 9-121　最終肢位：腰椎屈曲

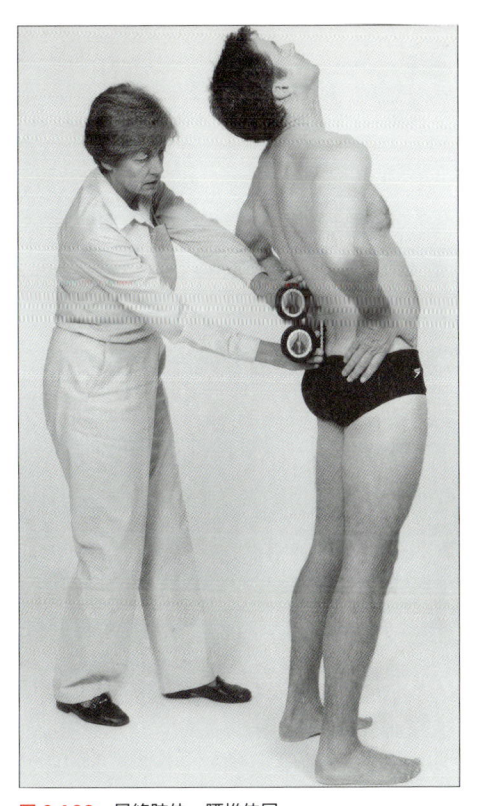

図 9-122　最終肢位：腰椎伸展

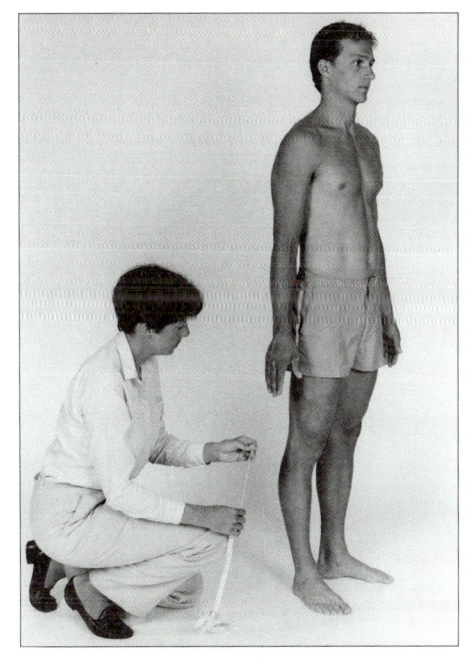

図 9-123　開始肢位：体幹側屈

119）。**伸展**：手を腸骨稜の上（腰のくびれ）に当てる（図 9-120）。

　傾斜計をそれぞれの位置に当て目盛をゼロにする。測定中，患者は膝を伸展させたままにしておく。

傾斜計の位置　上：S2 棘突起の 15 cm 上。下：S2 棘突起上。

最終肢位　**屈曲**：腰椎屈曲最終域まで体幹を前屈させる（図 9-121）。**伸展**：体幹を伸展最終域まで後屈させる（図 9-122）。それぞれの動きの最終肢位で，セラピストは 2 つの傾斜計の値を記録する。

　腰椎屈曲および伸展の AROM は 2 つの傾斜計によって測定された角度の差を測定値とする。

体幹側屈

巻き尺による測定

開始肢位　肩幅に足を広げて立位を取る（図 9-123）。測定中，患者は両足を床に接地したままにしておく。

固定　なし。

代償運動　体幹屈曲，体幹伸展，同側の股膝関節屈曲，対側または同側下肢を床から持ち上げる。

最終肢位　最終域まで体幹を側屈させ（図 9-124），

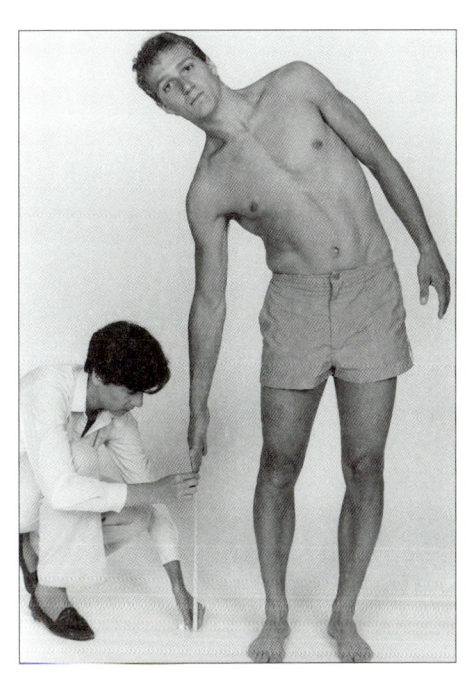

図 9-124　最終肢位：体幹側屈

中指と床の距離を測定する。

巻き尺による測定（別法）[41]

開始肢位　肩幅に足を広げて立位を取る。手を大腿部に当て中指の先端をマーキングする（図 9-125）。測定中，患者は両足を床に接地したままにしておく。

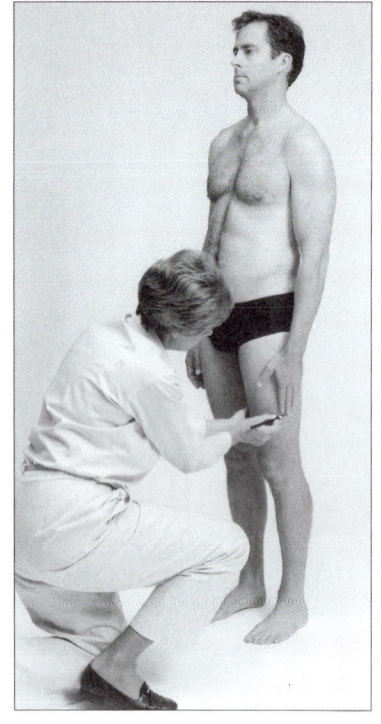
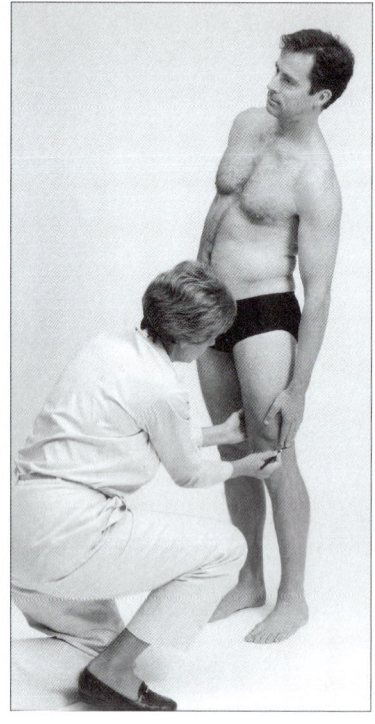
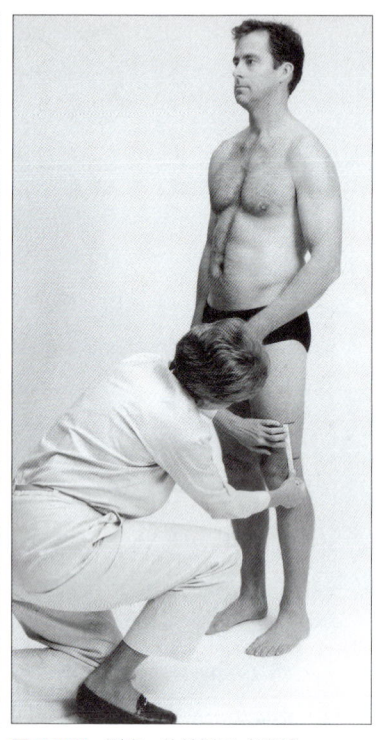

図 9-125　開始肢位：体幹側屈（別法）　　図 9-126　最終肢位：体幹側屈（別法）　　図 9-127　測定：体幹側屈（別法）

固定　なし。
最終肢位　最終域まで側屈し，再度，中指の先端を
マーキングする（図 9-126）。
測定　開始肢位と最終肢位でマーキングした 2 点間の
距離を巻き尺にて測定する（図 9-127）。その測定値
を側屈の ROM とする。

傾斜計による測定
開始肢位　肩幅に足を広げて立位を取る。傾斜計を
それぞれの位置に当て目盛をゼロにする（図 9-128）。
測定中，患者は両足を床に接地したままにしておく。
傾斜計の位置　上：T1 棘突起上。下：S2 棘突起上。
最終肢位　最終域まで側屈し（図 9-129），両方の傾
斜計の値を記録する。その値の差を側屈の AROM 測
定値とする。

標準角度計による測定
開始肢位　立位（図 9-130）。
角度計の軸　正中線上での PSIS（上後腸骨棘）の高
さ（すなわち S2 棘突起上）。
基本軸　床への垂線。
移動軸　C7 棘突起の方向。
側屈　体幹側屈の最終域で角度計を当てる（図 9-
131）。0°から傾いた移動軸の値を読み，それを胸腰
椎側屈の ROM とする。

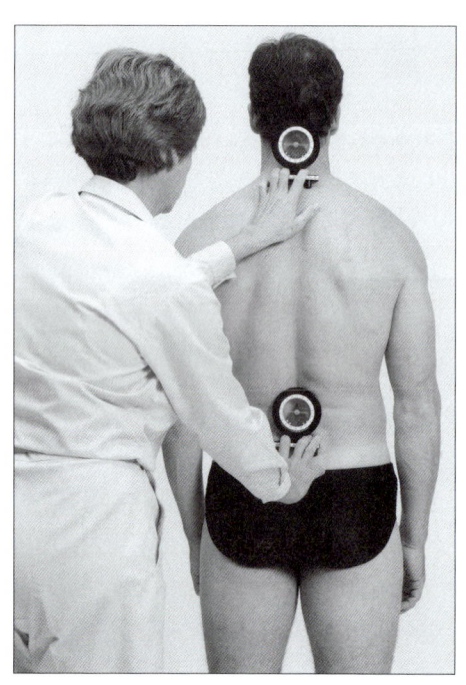

図 9-128　体幹側屈における傾斜計の位置（T1 と S2
の棘突起上）

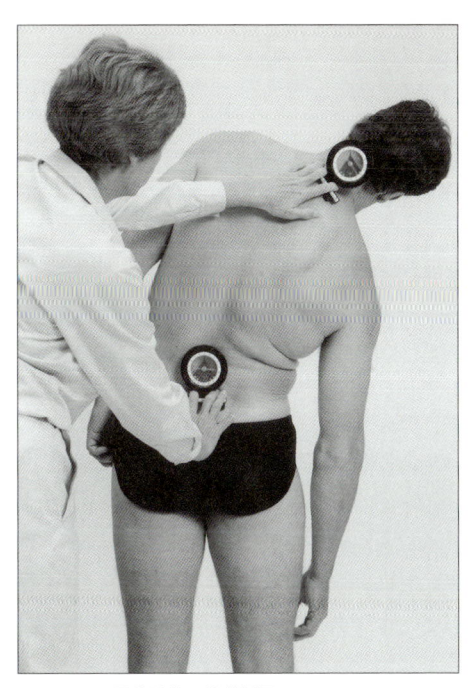

図 9-129　最終肢位：体幹側屈

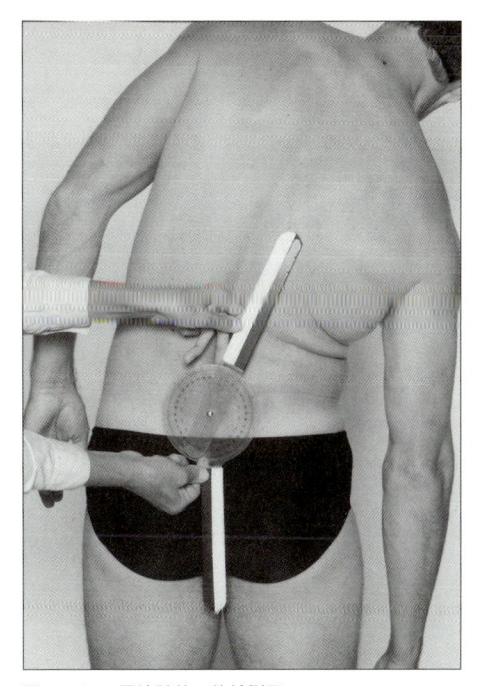

図 9-131　最終肢位：体幹側屈

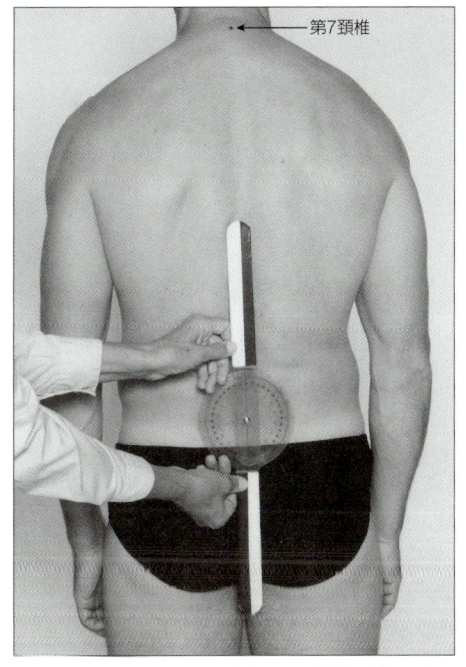

第7頚椎

図 9-130　開始肢位：体幹側屈での標準角度計の位置

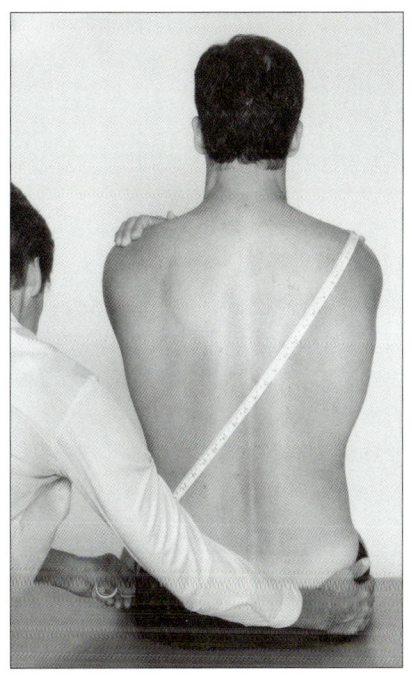

図 9-132　開始肢位：体幹回旋

体幹回旋：胸腰椎

巻き尺による測定

開始肢位　患者は足を床に付けて座り両手を胸の前で組む。患者自身が巻き尺の端を肩峰の位置で押さ

え，セラピストがもう片方の端を中腋窩線上にある腸骨稜の最上端（図では見えない），もしくは大転子の上縁で固定し（図 9-132），その間の距離を測定する。

固定　体重による骨盤固定。セラピストによる固定も可能。

代償運動　体幹屈曲・伸展。（患者が巻き尺を固定し

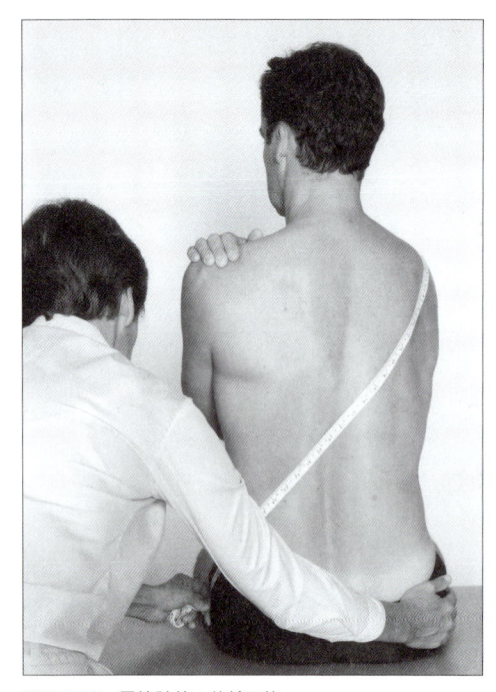

図 9-133　最終肢位：体幹回旋

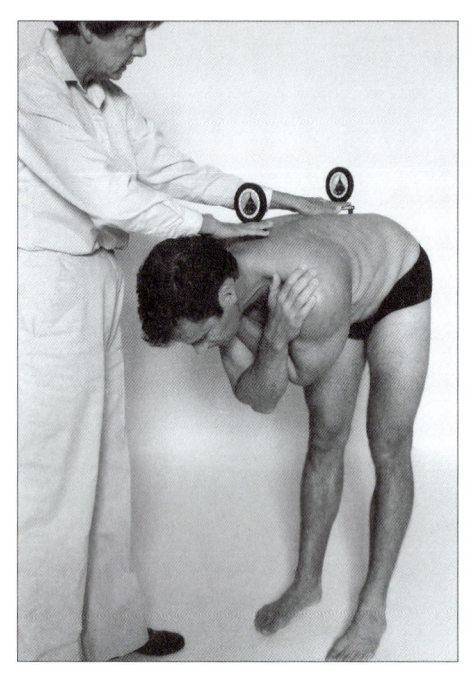

図 9-134　開始肢位：傾斜計を T1 と T12 棘突起上に当てる

ている側の）肩甲帯の前方突出（protraction）。

最終肢位　最終域まで体幹を回旋させ（図 9-133），肩峰とその反対側の中腋窩線上にある腸骨稜の最上端，もしくは大転子上縁の間の距離を測定する。開始肢位と最終肢位の測定値の差を胸腰椎回旋の ROM とする。測定に用いられたランドマークは記録しておくこと。

　Frost ら[42]は体幹回旋の測定に巻き尺を用いること（肩峰と大転子をランドマークとして）について述べ，評価に使われるランドマークの正確な定義と触診は信頼性のある評価のためには重要であると記している。

　Clarkson は触診しやすくランドマークとして好ましい肩甲棘外側面と腸骨稜の最上端を用いることを推奨している。

体幹回旋：胸椎

傾斜計による測定

開始肢位　患者は胸の前で腕を組み，頭部と体幹を床に水平またはそれに近いポジションまで前屈させる。傾斜計をそれぞれの位置に当て目盛をゼロにする（図 9-134）。

傾斜計の位置　上部：T1 棘突起上。下部：T12 棘突起上。

最終肢位　患者は最終域まで体幹を回旋する（図 9-135）。最終肢位にてセラピストは両方の角度を測定

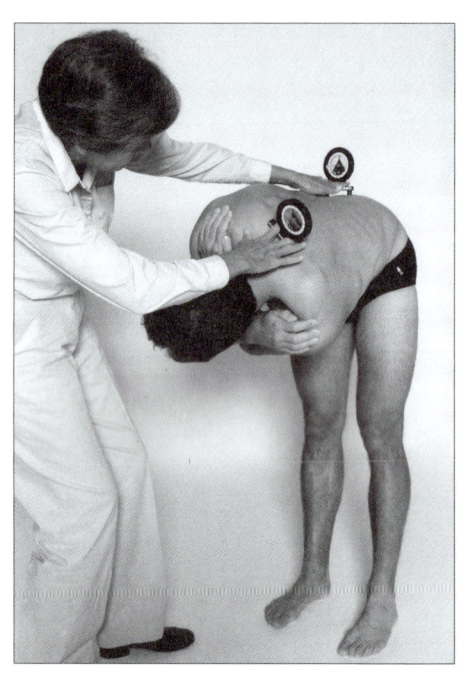

図 9-135　最終肢位：胸椎回旋

する。その 2 つの角度の差を胸椎回旋の AROM とする。

代償運動　体幹の屈曲および伸展。体幹前傾での回旋角度は坐位での回旋角度よりも小さくなる。これは脊柱を固定して前傾姿勢を保つために背筋群が収縮し，体幹の回旋が制限されるためと考えられる[43]。

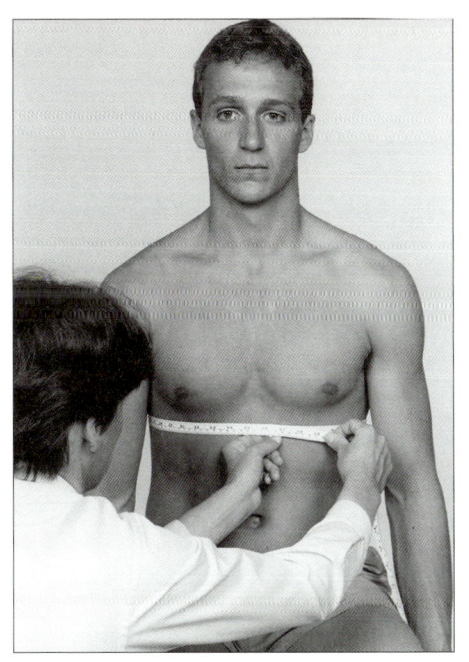

図 9-136　開始肢位：最大呼気位で剣状胸骨関節のレベルを測定する

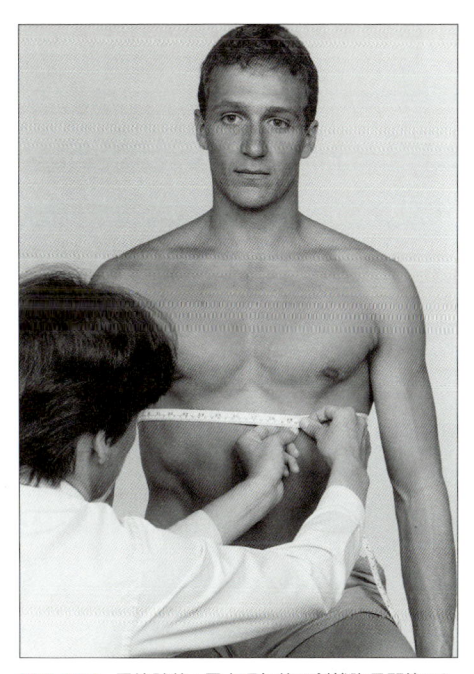

図 9-137　最終肢位：最大吸気位で剣状胸骨関節のレベルを測定する

胸郭拡張

巻き尺による測定

開始肢位　患者は坐位をとり最大呼気を行う（図 9-136）。

最終肢位　最大吸気を行う（図 9-137）。

測定　剣状胸骨関節の高さで胸郭の周囲径を測定する。測定は最大呼気位と最大吸気位にて行い，その周径差を胸郭拡張の値とする。胸郭の拡張は乳頭のレベルや前腋窩ヒダのレベルで測定されることもある。後者での測定はほんのわずかだけ剣状胸骨関節レベルより小さくなる。徹底した肺機能の評価を行うためには，同一肢位にて剣状突起と腋窩の 2 カ所を計測することを推奨する[44]。正常な胸郭は可動域が広く，30 代後半からは年齢が上がるにつれて徐々に胸郭拡張が減少する[45]。胸郭拡張の減少は肋椎関節の病的変化や[46]，COPD（慢性閉塞性肺疾患，例えば肺気腫）が関与していることを示すことがある。

妥当性と信頼性：胸椎と腰椎の脊柱自動可動域測定

Littlewood と May[47]は低技術の臨床手順，つまり，臨床的に共通で使いやすい非侵襲性の方法を非特異性腰痛患者の腰椎 ROM の X 線計測（ゴールドスタンダード）と比較しての**妥当性**に関する研究について述べているが，4 つの研究だけが質的なレビューに含めるための基準と一致していることを見出した。Littlewood と May[47]は，腰椎屈曲 ROM に対する改訂-改訂 Schäber 法，腰椎屈曲/伸展の二重傾斜測定法，腰椎伸展 ROM に限って有効なエビデンスを見出した。しかし，腰椎伸展 ROM に対する二重傾斜測定法の妥当性について相反する根拠もあった。

したがって Littlewood と May[47]は，"結論を確信させる"ことができなかった。

これらの研究はハイクオリティで意味のある研究と，患者に対して腰椎 ROM を測定（X 線比較を用いた）した低技術臨床方法の妥当性に関する報告の必要性を示している

Essendrop, Maul, Läubli ら[48]は腰部の ROM，筋力，持久力評価のテストに関する**信頼性**について述べている。この研究チームは 1980 年から 1999 年までにデンマークやドイツ，イギリスで行われた研究のデータベースを調査した。6 つの研究だけが腰部 ROM 測定のテストの信頼性について予め定められた基準を満たした。個人でなくグループで比較された場合，腰椎可動性の測定で最も信頼性が高いのは巻き尺による体幹屈曲，巻き尺と Cybex EDI 320 角度計による体幹側屈の計測であり，信頼性がないとされたのは体幹伸展と回旋であった。Essendrop, Maul, Läubli ら[48]は推奨されるべきコンセンサスを得ることができなかったため，腰部の機能に関するより質の高い調査と信頼性

9

の高い研究の必要性を示した。

筋長の評価と測定：体幹

体幹伸筋とハムストリングス (Toe-Touch Test)

体幹の伸筋は脊柱起立筋（胸および腰腸肋筋，胸最長筋，胸棘筋，胸半棘筋，多裂筋）；股関節伸筋および膝関節屈筋はハムストリングス（半腱様筋，半膜様筋，

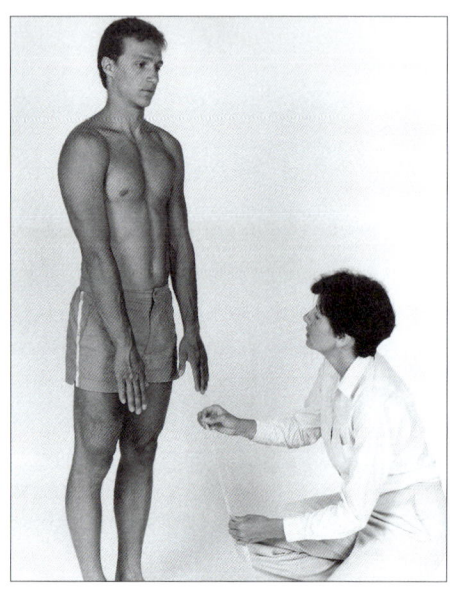

図 9-138　開始肢位：Toe-Touch Test

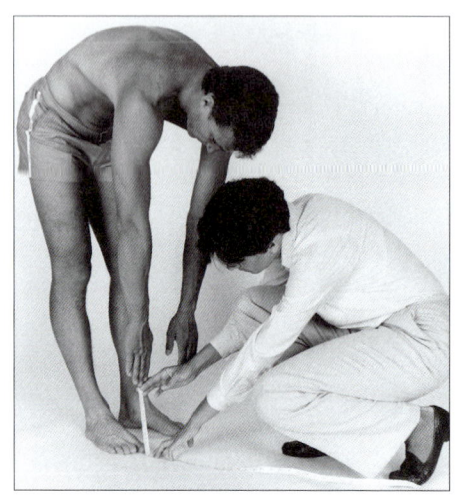

図 9-139　最終肢位：体幹伸筋およびハムストリングスの筋長

大腿二頭筋）である。Toe-Touch Test は股関節と脊柱，肩甲帯可動域の複合的な指標である。

開始肢位　立位（図 9-138）。

代償運動　膝屈曲。

固定　なし。

最終肢位　体幹と股関節を屈曲させ，つま先に向けて最大限手を伸ばす（図 9-139）。

測定　床から両手の最も近い点の距離を測る。患者が足の指に触れることができた場合，正常可動域とする。もし床を越えるような場合，踏み台もしくはプラットホームに乗り支持面からの距離を測定する。

筋力の評価：体幹 （表 9-6）

体幹屈曲

腹筋群の筋力測定の前に頚部および股関節屈筋の筋力テストをしなければならない[36]。もし頚部の屈筋が筋力低下を起こしている場合，テスト中に頭部を支持しなければならないからである。

half curl-up は腹筋群の筋力を評価するために行われる。足部を支持せずに背臥位から始める。まず患者は腰椎屈曲させるために骨盤を後傾させ頚椎を屈曲し，それと同時に頭部と肩甲骨を床面から持ち上げながら胸椎を屈曲させる。

足部を支持しない curl-up は足部を支持した背臥位からの full sit-up よりも効果的に腹直筋を働かせられる[49]。curl-up の第 1 段階，すなわち開始肢位から 45°までは腹直筋が活動する。一方，第 2 段階の 45°から坐位までの間は腸骨筋が働く[50]。そのため half curl-up は腹筋群の筋力テストに用いられる。

腹直筋

補助筋：腸腰筋，大腿直筋，内腹斜筋，外腹斜筋。

腹直筋（図 9-145）はすべての段階において抗重力位で検査する。

開始肢位　背臥位。

固定　頚椎の屈曲は胸部を固定するためのものであり，骨盤後傾と組み合わせた場合，腰椎前弯による腰痛のストレスを軽減するため，curl-up において腹筋群を活性化するため[51]の最適な姿勢となる。もしこのとき，患者が骨盤後傾と腰椎屈曲を維持することができない場合，テストの継続は不可となる。

腸腰筋の活動と腰椎の過伸展を押さえるために，セラピストは足部を固定せずに行う[52]。

運動　腰椎を屈曲させるために骨盤を後継させ，頚椎屈曲により頭部を床から挙上しながら胸椎を屈曲させ

表 9-6　体幹, 頭頚部：筋活動, 付着, 支配神経

筋	主な筋活動	起始	停止	末梢神経	神経根
腹直筋	体幹屈曲	恥骨稜結合；恥骨結節	第 5, 6, 7 肋軟骨	第 6 または 7 以下の胸神経	T5〜12
外腹斜筋	体幹回旋；体幹屈曲	第 5〜12 肋骨外側面	腸骨稜の前半分；腹直筋外縁；鼠径靭帯	第 6 以下の胸神経	T6〜12
内腹斜筋	体幹回旋；体幹屈曲	鼠径靭帯の外側 2/3；腸骨稜の外側 2/3；胸腰筋膜	下位 3 または 4 肋骨の下縁；腹直筋鞘	第 6 以下の胸神経および第 1 腰神経	T6〜L1
腹横筋	腹部の圧迫	鼠径靭帯の外側 1/3；腸骨稜と第 12 肋骨間の胸腰筋膜；下位 6 本の肋軟骨の内面	腹直筋鞘外縁	第 6 以下の胸神経および第 1 腰神経	T6〜L1
腰方形筋	骨盤帯挙上；体幹側屈	腸骨稜の後面	第 12 肋骨下縁の内側 1/2；上位 4 腰椎の肋骨突起	第 12 胸神経および第 3 または第 4 より上の腰神経	T12〜L4
脊柱起立筋	脊柱起立筋は脊柱と並列に走行する。この筋は同じ起始を持つ 3 つの大きな筋群で構成される（外側から内側にかけて：腸肋筋, 最長筋, 棘筋）。 仙骨と腸骨稜の後面；仙結節と背側仙腸靭帯；L1-L5, T11-T12 の棘突起とそれに対応する棘上靭帯 3 つの筋群は共通の起始に加えそれぞれの起始を持つ。3 つの筋群は腰部の異なるレベルで識別できるようになる。それぞれの筋群は脊柱の 6 から 10 分節間におよぶ 3 つの類似した部分で構成される。				C1〜8 T1〜12 L1〜5
a. 腸肋筋					
1.　腰腸肋筋	体幹伸展；体幹側屈	腸骨稜, 仙骨後面	第 5-12 肋骨の肋骨角	下位頚神経, 胸神経, 上位腰神経	
2.　胸腸肋筋	体幹伸展；体幹側屈	第 6 から 12 肋骨の肋骨角	第 1-6 肋骨の肋骨角		
3.　頚腸肋筋	頚部伸展；頚部側屈	第 3 から 6 肋骨の肋骨角	C4-C6 横突起後結節		
b. 最長筋					
1.　胸最長筋	体幹伸展	横突起の後面と L1-L5 副突起；胸腰筋膜の中間層	T1-T12 横突起の先端；下位 9 から 10 肋骨の肋骨結節と肋骨角間	下位頚神経, 胸神経, 腰神経	
2.　頚最長筋	頚部伸展	T1-T5 の横突起	C2-C6 の横突起後結節		
3.　頭最長筋	頭頚部伸展 頭頚部回旋（同側）	T1-T5 の横突起；C3-C7 の関節突起	乳様突起		
c. 棘筋					
1.　胸棘筋	体幹伸展	下部胸椎の棘突起	上部胸椎の棘突起	下位頚神経, 胸神経	
2.　頚棘筋	頚部伸展	項靭帯の下面, C7, T1, T2 の棘突起	C1 C3 の棘突起		
3.　頭棘筋	頭部伸展	C7, T1-T7 の横突起の先端；C5-C7 の関節突起	後頭部の上項線と下項線の間		

9

（つづく）

表 9-6　つづき

筋	主な筋活動	起始	停止	末梢神経	神経根
横突棘筋 a. 半棘筋	体幹伸展；対側への体幹回旋	T6-T10 の横突起	C6, C7 と T1-T4 棘突起	頚神経，胸神経	
1. 胸半棘筋					
2. 頚半棘筋	頚部伸展；頚部回旋	T1-T6 の横突起	C2-C5 棘突起		
3. 頭半棘筋	頭部伸展；対側への頭部回旋	C7, T1-T7 の横突起の先端；C4-C6 の関節突起	後頭骨の上項線と下項線間の内側面		
b. 多裂筋	体幹伸展；体幹側屈；体幹回旋（姿勢コントロール）	仙骨後面；脊柱起立筋の腱膜；上後腸骨棘；後仙腸靭帯；C4 から L5 の横突起	1-4 椎骨上の棘突起	脊髄神経後枝	
回旋筋	体幹回旋（姿勢コントロール）	頚椎，胸椎，腰椎横突起の上後面	頚椎，胸椎，腰椎の椎弓板の下外側面	脊髄神経後枝	
棘間筋	体幹伸展（姿勢コントロール）	頚椎，胸椎，腰椎の隣接した椎骨間にある小さな筋束。棘間靭帯の両側にある。		脊髄神経後枝	
横突間筋	体幹側屈（姿勢コントロール）	頚椎，胸椎，腰椎の隣接した椎骨の横突起間にある小さな筋		脊髄神経前枝および後枝	

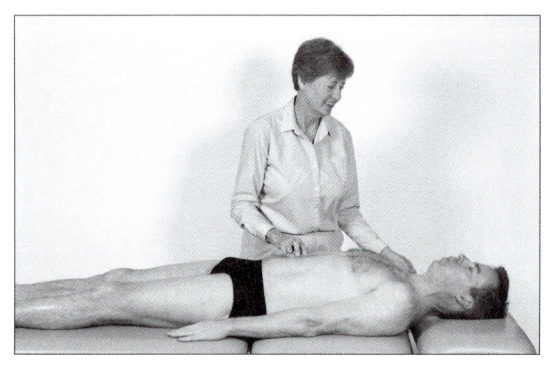

図 9-140　テスト肢位：腹直筋，グレード 0 と 1。セラピストは患者に咳を指示し筋収縮を触診する

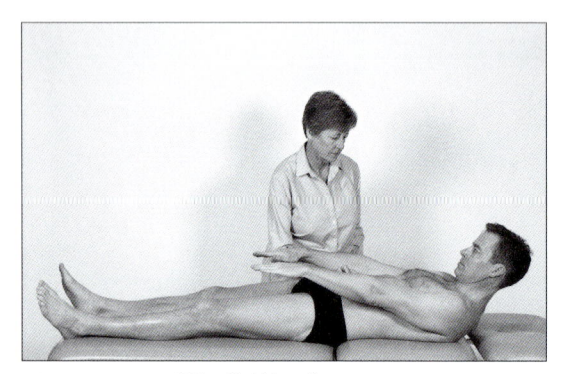

図 9-141　テスト肢位：腹直筋，グレード 2

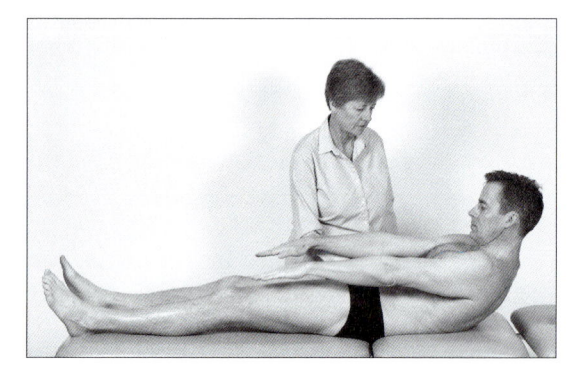

図 9-142　テスト肢位：腹直筋，グレード 3

けて触知。

グレード

- グレード 0：運動が見られない。また，明らかな収縮が触知できない。
- グレード 1：運動は見られないがわずかな筋収縮が触知できる。グレード 1 のテストでは，咳をさせることによって筋収縮の観察や触知ができる（図 9-140）。
- グレード 2（図 9-141）：腕を体の前で伸ばし，頭頚部を挙上する。肩甲骨を床面から離すことはできない。
- グレード 3（図 9-142）：腕を体の前で伸ばし，頭頚部を挙上する。肩甲骨下角を床からきちんと離すことができる。

抵抗　セラピストによる徒手抵抗はかけないが，腕の位置によって抵抗をかけることができる。頭部，体幹，上肢による抵抗は上肢を頭部に近づけるごとに増加す

る。動作はゆっくりと行う。

代償運動　股関節屈曲（腰椎前弯）[36]。

触診　胸骨と恥骨間の前腹壁を外側から正中線にか

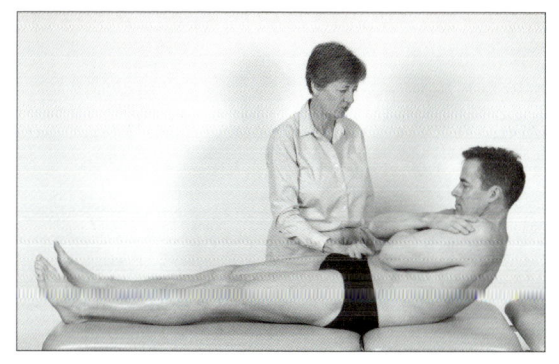

図 9-143　テスト肢位：腹直筋，グレード 4

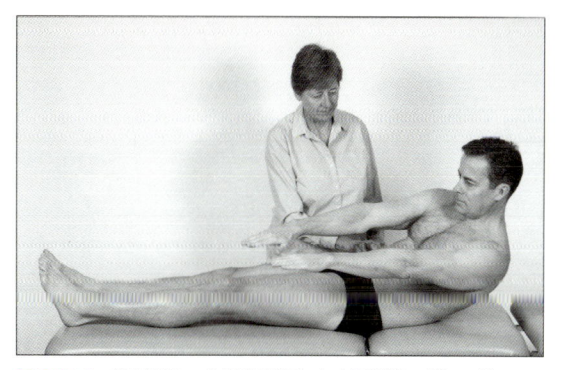

図 9-146　検査肢位：右外腹斜筋と左内腹斜筋，グレード 3

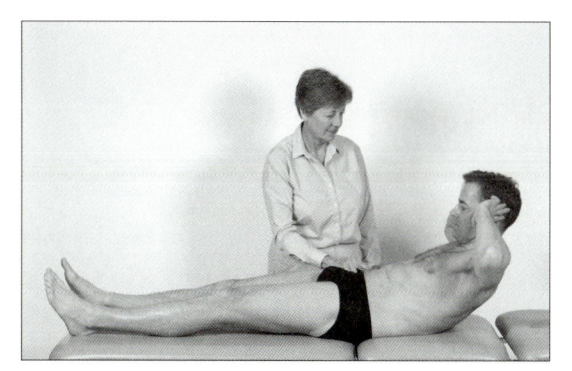

図 9-144　テスト肢位：腹直筋，グレード 5

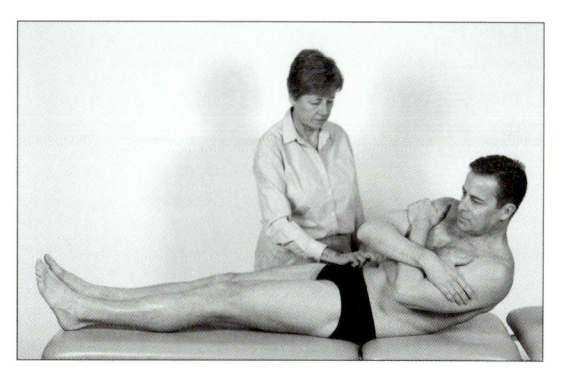

図 9-147　テスト肢位：右外腹斜筋と左内腹斜筋，グレード 4

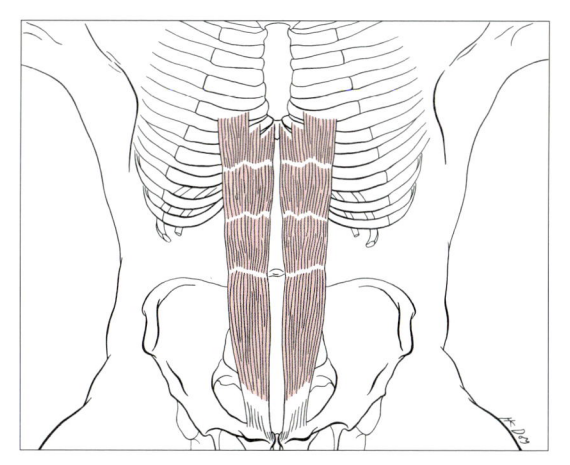

図 9-145　テスト肢位：腹直筋

骨下角を床から離す。

体幹屈曲と回旋

抗重力位：外腹斜筋，内腹斜筋

補助筋：腹直筋，半胸棘筋，多裂筋，回旋筋，広背筋。

開始肢位　背臥位。

固定　なし。

運動　患者は体幹を屈曲，回旋させ，回旋を加えた half curl-up を行う（図 9-146）。動作はゆっくり行う。

触診　**外腹斜筋**：胸郭の下端。**内腹斜筋**：上前腸骨棘の上部内側。

体幹の右回旋では，左の外腹斜筋と右の内腹斜筋を触診する。左回旋では右の外腹斜筋と左の内腹斜筋を触診する。

代償運動　なし。

抵抗　上肢の位置によって抵抗量は変わり[37]，上肢を頭側に動かすと抵抗は増加する。グレード 4 では上肢を胸の前に交差させ（図 9-147），グレード 5 では手

る。グレード 4 から 5 にかけて上肢を胸部の前（図 9-143）から，手が耳の横に来るように肩の上まで届くようにさせる。注：グレード 5 のテストでは手を耳の横におく方が，頭部の後ろにおくよりもテスト中の頚部に対するストレスを防ぐことができる。

グレード

- グレード 4（図 9-143）：手を胸の前で交差させ，肩甲骨下角を床から離す。
- グレード 5（図 9-144）：手を耳の横に添え，肩甲

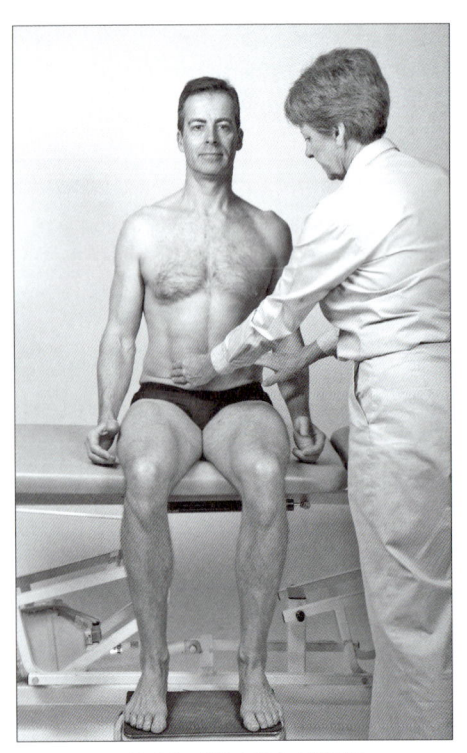

図 9-148　テスト肢位：右外腹斜筋と左内腹斜筋，グレード 5

を耳の横に持ってくる（図 9-148）。

グレード

- グレード 3（図 9-146）：腕を体の前に伸ばし，肩甲骨下角を床からきちんと離すように体幹を屈曲，回旋させる。
- グレード 4（図 9-147）：腕を胸の前で交差させ，肩甲骨下角を床からきちんと離すように体幹を屈曲，回旋させる。
- グレード 5（図 9-148）：手を耳の横に添え，肩甲骨下角を床からきちんと離すように体幹を屈曲，回旋させる。

重力を除いた肢位：外腹斜筋，内腹斜筋

開始肢位　患者は手を台から離し，足を安定させた坐位をとる（図 9-149）。

固定　骨盤は患者の体重によって固定される。

最終肢位　患者は胸部をわずかに屈曲させながら回旋させる（図 9-150，9-151）。

代償運動　なし。

　臍部の偏位[36]；腹筋群の弱化で臍部の偏位が見られることがある。臍部は筋力の強い方に引き寄せられ弱い方から離れる。臍部は筋が短縮した方向に引き寄せられる事もある。

　筋力のアンバランスによって起こる臍部の偏位は触診によって確認することができる。

両下肢伸展挙上[53]

外腹斜筋，内腹斜筋，腹直筋

開始肢位　患者は背臥位になり，セラピストが股関節屈曲 90°まで両下肢を持ち上げる（図 9-152）。患者は腰椎を屈曲させ腰を床面に押しつけるために骨盤を後傾させる。

固定　なし。

動作　患者が両下肢を床へ下ろす間，セラピストは腸

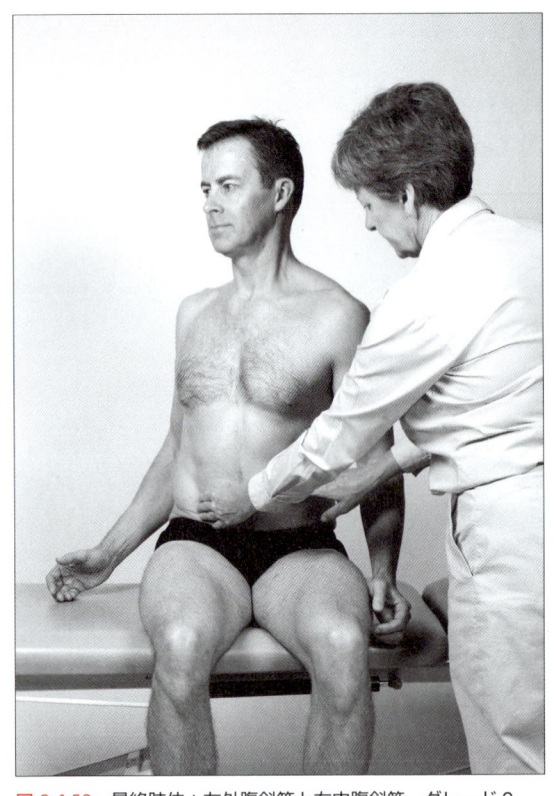

図 9-149　開始肢位：外腹斜筋と内腹斜筋

図 9-150　最終肢位：左外腹斜筋と右内腹斜筋，グレード 2

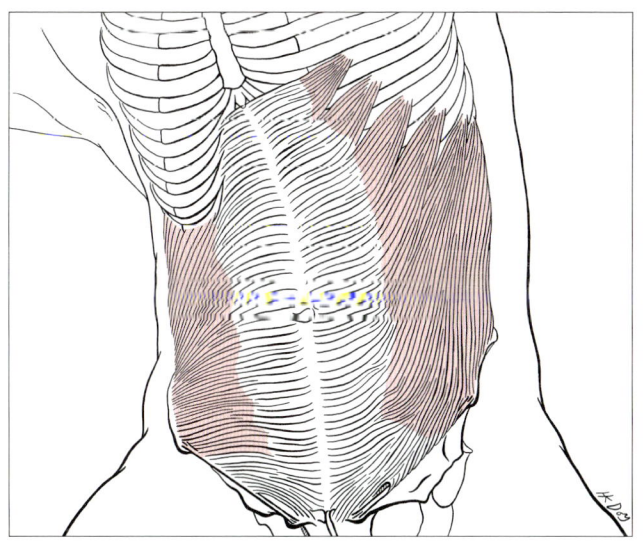

図 9-151　左外腹斜筋と右内腹斜筋

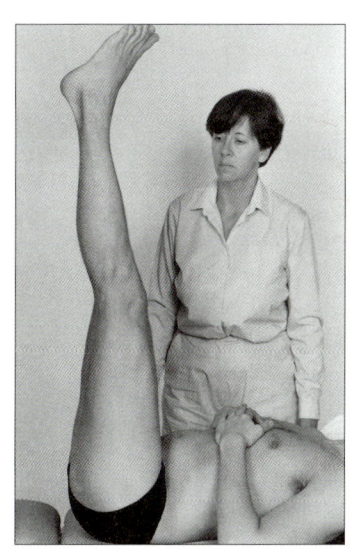

図 9-152　開始肢位：両下肢伸展挙上

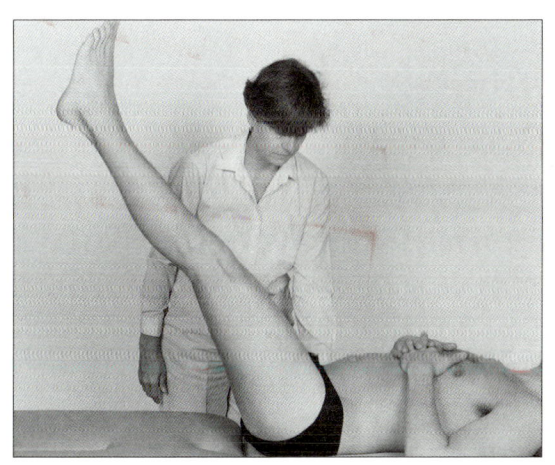

図 9-153　検査肢位：股関節屈曲 60° グレード 3＋

骨の後外側面に手を当て骨盤の後傾を保持する。

　患者が骨盤後傾を維持できなくなったらそこで動作は終了する。骨盤が前傾し始めたときはセラピストが下肢を支持し，その時点での床面と下肢の角度を記録する。

測定　OB "Myrin" 角度計は動作の最終域で股関節屈曲の角度を測るために用いられる。この計測方法を用いれば助手がいなくてもセラピストが単独で股関節屈曲角度を計測することができる。ストラップを大腿遠位部に固定しダイヤルを外側面に配置する（図 9-154）。

グレード[36]　股関節の屈曲角度は以下のグレードに対応する：

- グレード 3：90° から 75°
- グレード 3＋：74° から 60°（図 9-153）
- グレード 4－：59° から 45°
- グレード 4：44° から 30°
- グレード 4＋：29° から 15°（図 9-154）
- グレード 5：14° から 0°

触診　**外腹斜筋**：胸郭の下端。**内腹斜筋**：上前腸骨棘の上部内側。腹直筋・胸骨と骨盤間で前腹壁の中央線より外側。

代償運動　骨盤前傾による腰椎前弯の増強。

抵抗　徒手抵抗は必要ないが，下肢が股関節屈曲 90°から床面に近づくにつれ抵抗が増加する。

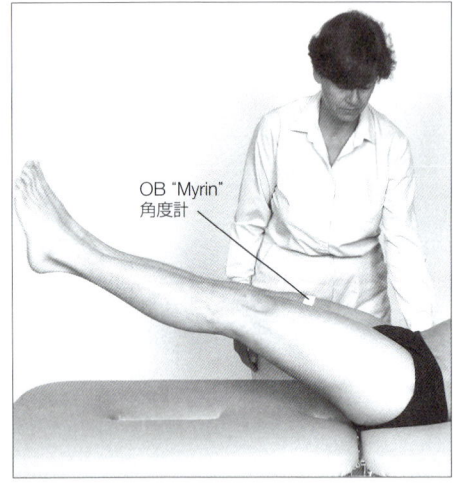

OB "Myrin"
角度計

図 9-154　検査肢位：股関節屈曲 20°，グレード 4＋

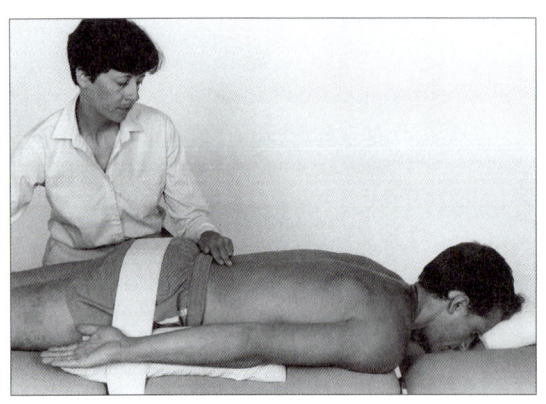

図 9-155　検査肢位：体幹伸展，グレード 0 または 1

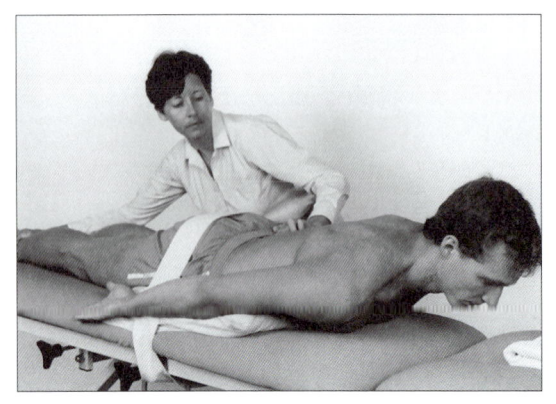

図 9-156　検査肢位：体幹伸展，グレード 2

体幹伸展

脊柱起立筋：胸腸肋筋，腰腸肋筋，胸最長筋，胸棘筋，半胸棘筋，多裂筋

補助筋：棘間筋，腰方形筋，広背筋。

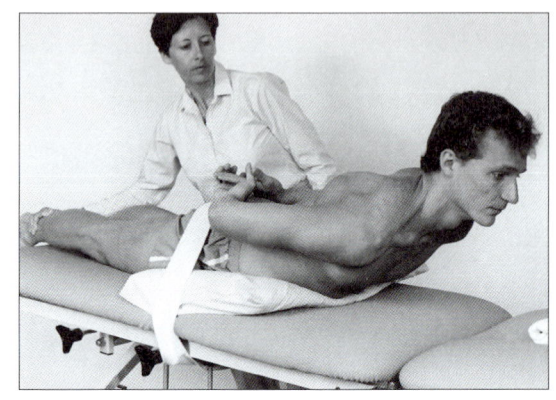

図 9-157　検査肢位：体幹伸展，グレード 3

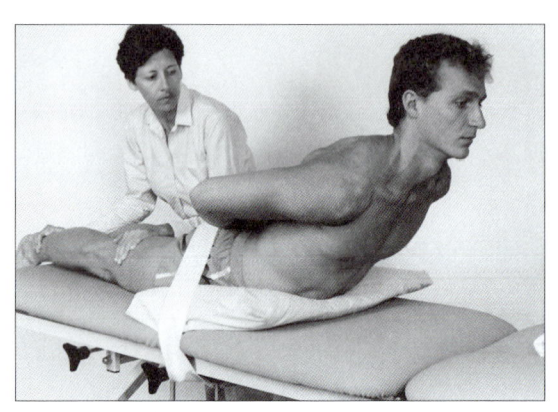

図 9-158　検査肢位：体幹伸展，グレード 4

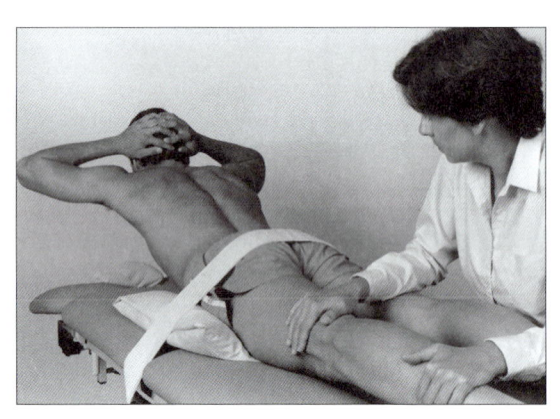

図 9-159　検査肢位：体幹伸展，グレード 5

　体幹伸筋の筋力テストを行う前に，頚部と股関節の伸筋の筋力をテストしなければならない[37]。頚部伸筋の弱化がある場合はテスト中に頚部を支持する必要がある。股関節伸筋の弱化もしくは麻痺がある場合は，体幹伸展に抗して大腿部を押さえて股関節伸展位で骨盤を固定することができないため，患者は体幹を伸展させることができないであろう[36]。

　体幹伸筋は抗重力位にて測定される。

開始肢位　腹臥位にて足部を台の端から出し，腹部

の下に枕を入れる（図 9-155）。

固定　腰部伸筋を分離するために骨盤をストラップで固定し[54]，セラピストは足関節の近位部を固定する。

代償運動　なし。

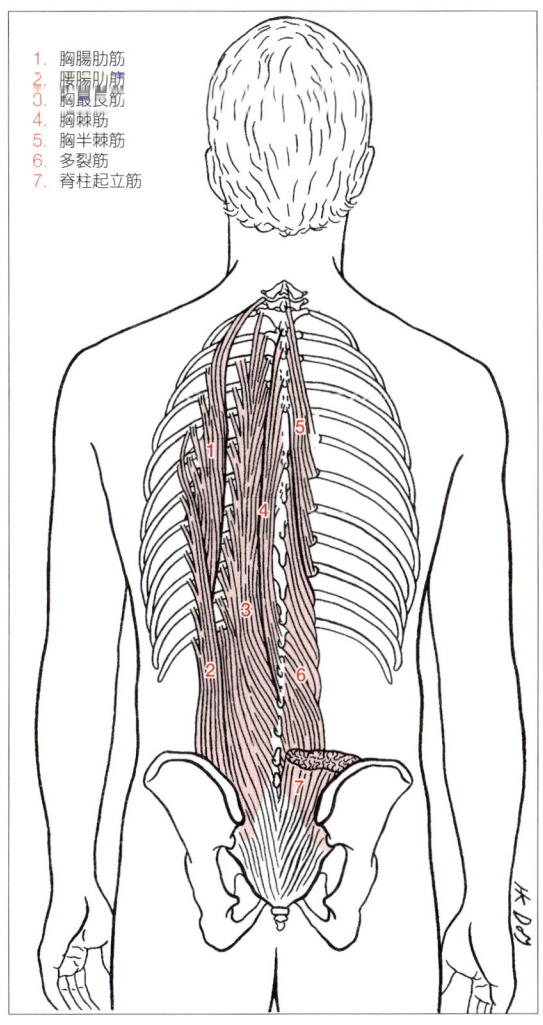

1. 胸腸肋筋
2. 腰腸肋筋
3. 胸最長筋
4. 胸棘筋
5. 胸半棘筋
6. 多裂筋
7. 脊柱起立筋

図 9-160　体幹伸筋

触診　体幹伸筋（図 9-160）は胸腰椎に並行した筋群として触知される。

グレード

- グレード 0：運動が見られず，明らかな筋収縮は見られない。
- グレード 1：運動は見られないが，頭部挙上によりわずかな筋収縮が触知，または観察される。
- グレード 2：上肢を体幹の横に添え，胸骨上部を床から持ち上げることができる（図 9-156）。
- グレード 3：上肢を腰の後ろに回し，可動域の一部分のみ体幹伸展させることができる（図 9-157）。

抵抗　セラピストによる徒手抵抗は必要ない。抵抗は患者の腕の位置が頭部に近づくにつれ増加する。グレード 4 では手を腰部に（図 9-158），5 では頭部の後ろに（図 9-159）おく[37]。

グレード

- グレード 4：手を腰部の後ろにおき，全可動域を通して体幹を伸展させる。頭部および胸骨を挙上させると胸骨剣状突起を床から離すことができる（図 9-158）。
- グレード 5：手を頭部の後ろにおき，全可動域を通して体幹を伸展させる。頭部および胸骨を挙上させると胸骨剣状突起を床から離すことができる（図 9-159）。

骨盤挙上

重力を除いた肢位：腰方形筋

　補助筋：広背筋，対側の股関節外転筋，内腹斜筋，外腹斜筋，脊柱起立筋。

　腰方形筋は重力を除いた肢位で検査する。

開始肢位　患者は台の端から足部を出して背臥位もしくは腹臥位（図 9-161）をとる。股関節は外転し，わずかに伸展させておく。

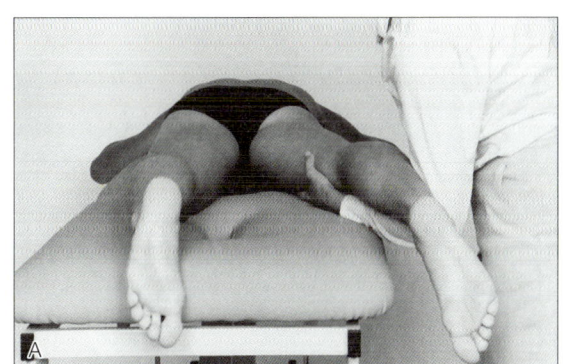

図 9-161　開始肢位：腰方形筋

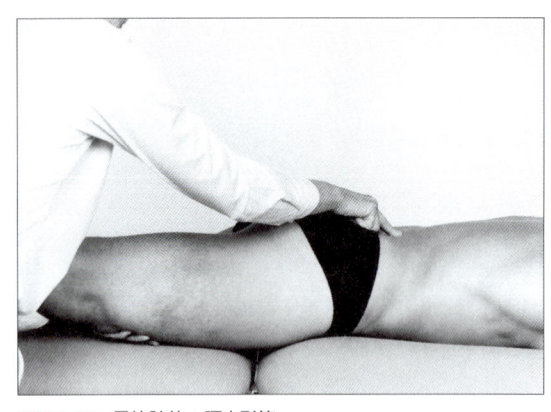

図 9-162　最終肢位：腰方形筋

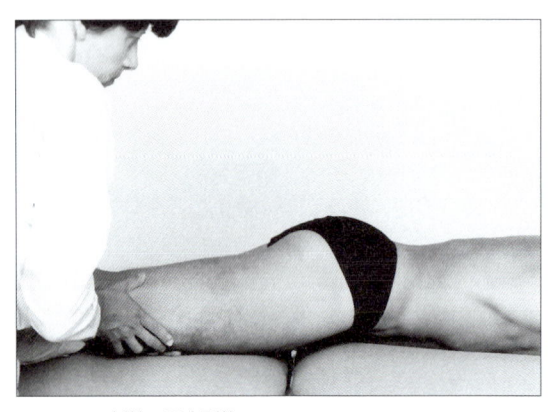

図 9-163　抵抗：腰方形筋

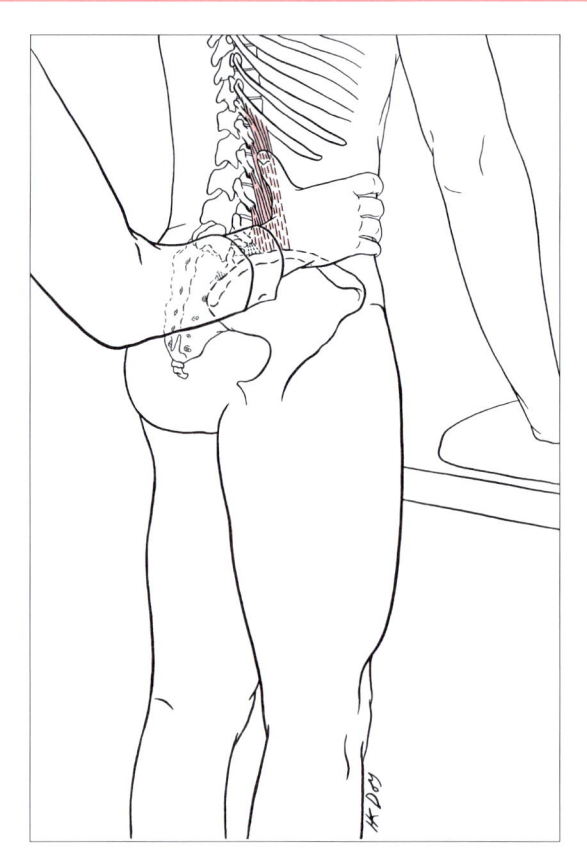

図 9-164　腰方形筋

固定　体幹の重さ：患者は台の端をつかむ。

触診　腸骨稜の上で脊柱に併走する伸筋の外側。しかし，触診は難しい。

代償運動　外腹斜筋と内腹斜筋の外側線維，広背筋，脊柱起立筋。

グレード

- グレード 0：運動および明らかな筋収縮は見られない。
- グレード 1：運動は見られないが腸骨稜を肋骨に近づけようとすると，わずかな筋収縮の触知が可能（上記触診の注釈参照）。
- グレード 2：全可動域を通して腸骨稜を肋骨に近づける（図 9-162）。

重力を除いた肢位での抵抗：腰方形筋

開始肢位　患者は台の端から足部を出して背臥位もしくは腹臥位（図 9-161）を取る。股関節は外転し，わずかに伸展させておく。

固定　体幹の重さ：患者は台の端をつかむ。

運動　全可動域を通して腸骨稜を肋骨に近づける。

抵抗の位置　大腿遠位端の前面（図 9-163）。股関節に障害のある場合は腸骨稜の後外側面でも可（図 9-164）。

抵抗の方向　スクリーニングテストおよび付加テストをグレード 4 と 5 に行う場合，下肢の重量と同じ程度の牽引力を大腿部にかける。

グレード

- グレード 3：下肢の重さと同じ程度の抵抗に対して，全可動域を通して腸骨稜を肋骨に近づける（図 9-163）。
- グレード 4：下肢の重さに中程度の抵抗を加え，全可動域を通して腸骨稜を肋骨に近づける。
- グレード 5：下肢の重さに最大の抵抗を加え，全可動域を通して腸骨稜を肋骨に近づける。

腰方形筋は立位にて抗重力位でテストすることもできる。セラピストは検査側の骨盤が挙上しないように対側の股関節外転筋を抑制し，検査側の腸骨を挙上させる。

機能的な適用：頚部と体幹

関節の機能：頚部と体幹

　体幹の複合関節は脊柱，仙椎，尾椎，肋骨，肋軟骨および胸骨を含む。脊柱とその連結機構はROMや筋力の機能の応用に特定の意味がある。椎骨の固定機能は圧迫力に対する抵抗，体重の大部分を支持，重力に抗した頭部・腕・体幹の支持，衝撃の緩衝，脊髄の保護，四肢を動かす際の安定機構などを含んでいる[7,55]。

　椎体や脊椎の椎間関節には頚部や腰部の屈曲，伸展，側屈，回旋が見られる。下位脊椎の機能的な角度は骨盤の傾斜によって増加する。脊椎の全体的な動きは個々の機能的な可動性を伴った脊柱の[7,14,56]，様々な部位の連結による共同運動の結果である[56]。あるレベルでの制限は他のレベルでの動きが増加した結果である[56]。すべての面に対する可動性は頚椎で最も大きい。胸椎は胸郭による制限のため，すべての面において可

動性が制限される[1,7,14]。胸郭の動きにおいて，胸腔内の容積は呼吸によって増減する。腰椎は矢状面での可動性が最も大きい。機能的ROMは頚椎，胸椎および腰椎によって表される。

機能的な可動域

頚椎

　頚椎の運動は頭部にある感覚器の機能に対する動きや，肯定などのうなずきや否定的な反応を含む非言語的コミュニケーションの表現を可能にする。屈曲，伸展，側屈および回旋のROMの維持は各個人にとって，視覚を通した環境との相互作用において特に重要である。視覚と頚部の運動における相互依存の重要性は多くのセルフケア，レジャー，職業上の作業で実証されている。

　ADL（日常生活動作）において，頚部の屈曲と伸展は側屈と回旋に比べて2倍の頻度で見られ，最も頻繁に行われる動きである[58]。殆どのセルフケアの場面で

表 9-7　ADLに必要な頚椎の可動域[59,60*,61*]

活動	最大屈曲角度	最大伸展角度	最大回旋角度	最大側屈角度
頚椎 ROM				
シャンプー[59]	46°	—	—	—
洗顔[59]	16°	—	—	—
食事[59]	—	8°	—	—
運転[60]*（左ハンドル車）	—	—	左36° 右43°	—
腰椎 ROM				
坐位での靴下着衣[61]*	48°	—	3°	4°

*原資料を平均し最近接角度に処理した。

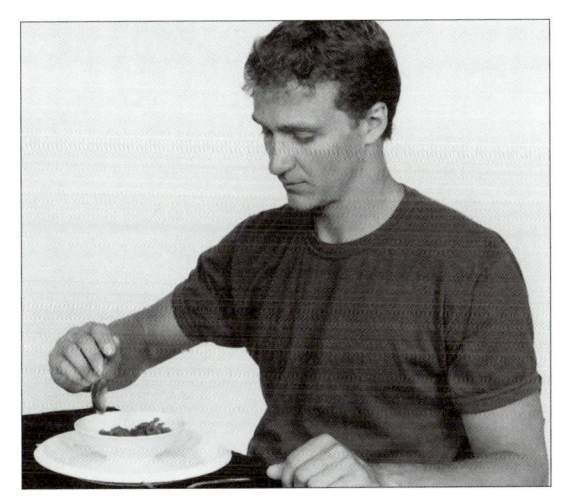

図 9-165　食事：頚部の完全屈曲以下の可動域が必要な動作

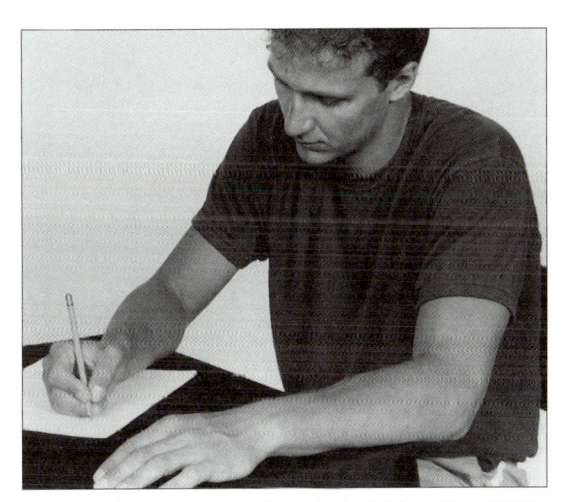

図 9-166　机上での書字：頚部の完全屈曲以下の可動域が必要な動作

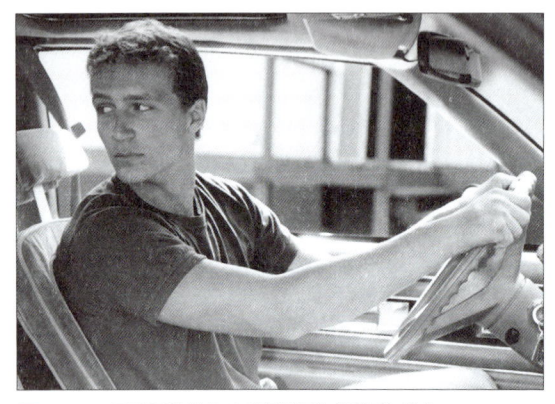

図 9-167　最終可動域までの頚部回旋が必要な動作

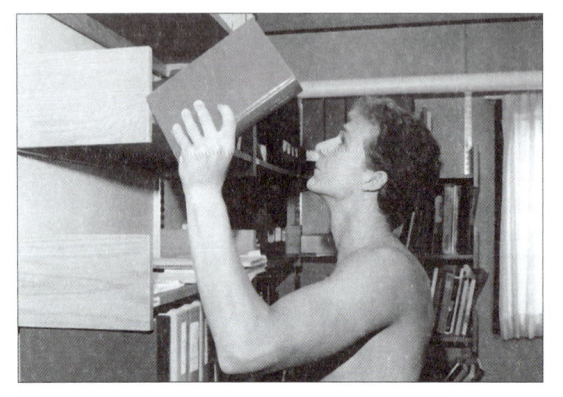

図 9-168　最終可動域までの頚部伸展が必要な動作

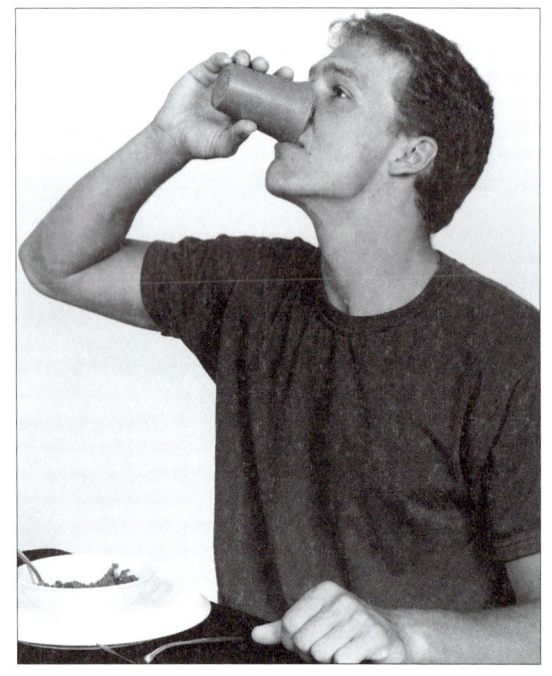

図 9-169　飲む動作：頚部伸展が必要な動作

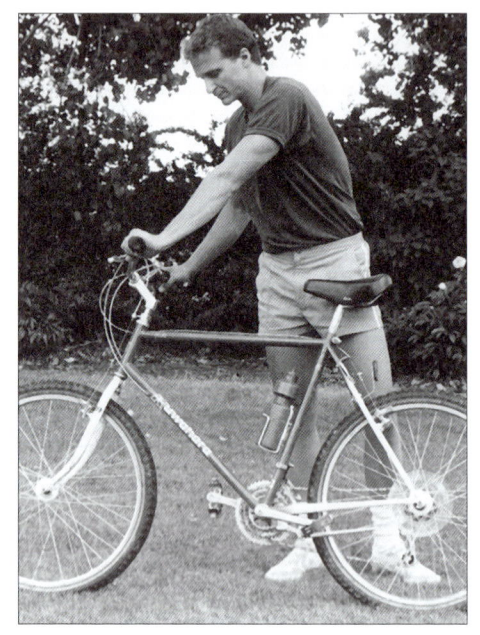

図 9-170　体幹回旋

は，すべての面において全可動域を必要としない（表9-7，図 9-165，166）。殆どの日常生活場面において頚部の可動範囲は 15°以下（屈曲，伸展，回旋可動域の中央値は 13°，側屈は 10°）である[58]。

左ハンドル車の運転では時折，左回旋 36°，右回旋43°[60]（図 9-167）を必要とする事があったり，天井の塗装，高い棚に物をおく（図 9-168），星を眺める（伸展）など，多くの特定のレジャーや作業場面において全可動域を必要とする場合がある。眼球運動が制限されると，頚椎のより広い可動範囲が必要となったり[62]，視線が制限される範囲に対応する[63]ために頭部姿勢が影響を受ける可能性がある。

頚部伸展は飲む動作に必要である（図 9-169）。コップの形状や飲み口の径は頚部伸展の程度を決定づける因子である[64]。"太鼓腹の"コップや飲み口の狭いコップではより伸展が必要である[64]。例えば椀型のシャンパングラスが伸展 0°なのに対して，狭口のシャンパングラスでは伸展最終域（平均 40°）まで必要になる[64]。

胸腰椎

体幹を回旋させることで体の反対側まで届く範囲を広げられたり，足を踏みかえなくても違う方向を向くことができたり（図 9-170），側臥位になる際の助けになる。体幹回旋は胸腰椎の動きとわずかな側屈から成る[33,55,56]。回旋は上部脊椎分節において最も自由度が大きく下位分節になるほど小さくなる[35]。

日常生活における腰椎の最も大きな機能は屈曲と伸

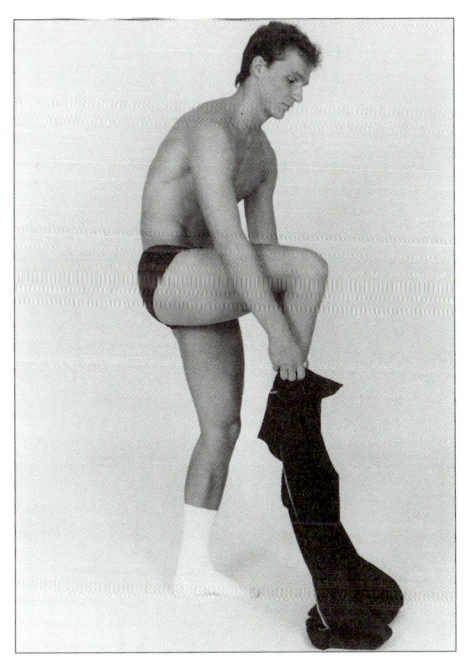

図 9-171　下衣の着用では胸腰椎の屈曲が必要

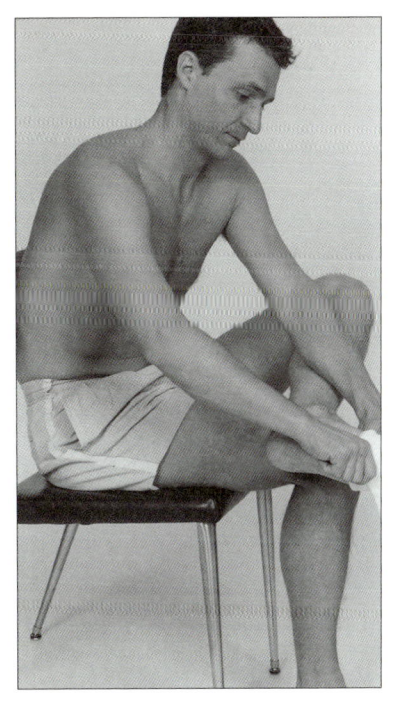

図 9-173　腰椎屈曲

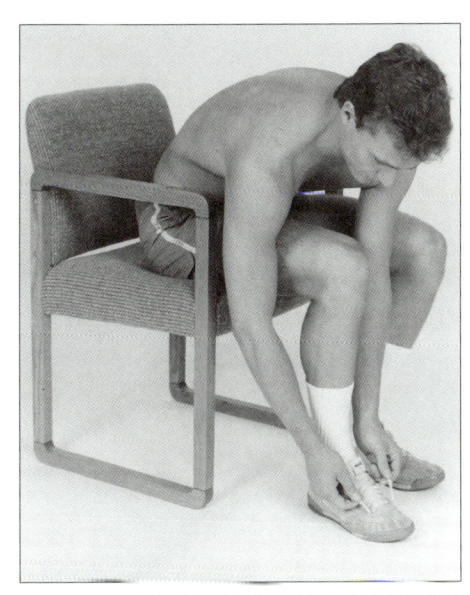

図 9-172　床に足を付けた状態で靴ひもを結ぶ際は頚椎および胸腰椎の屈曲が必要

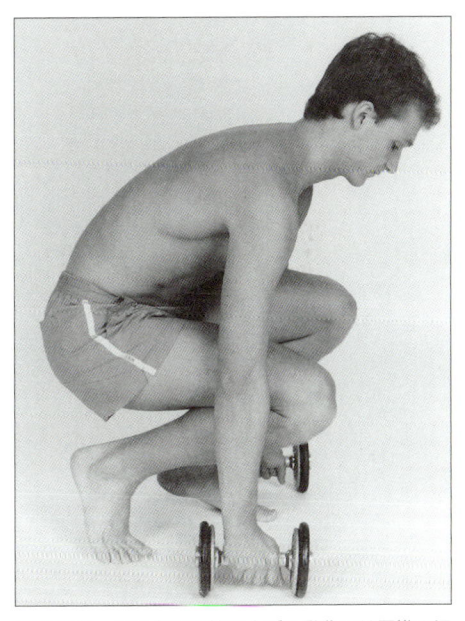

図 9-174　床から物を持ち上げる動作では腰椎のほぼ完全屈曲が必要（完全屈曲の約 95％）

展である。胸椎，頚椎分節の動きを合わせると下肢のより遠い部分や周囲の対象物にまで手が届く（図9-168，171〜173）。機能的な最終角度は骨盤や股関節との相互作用によって達成される[7,14]。

　足尖に触れるため体幹を前屈する場合（図9-138，139）のような，腰椎と骨盤が協調して動くパターンを"腰部骨盤リズム"[65]と呼び，下肢・体幹がスムーズでより大きく動くのを可能とする。腰椎と股関節

（すなわち大腿骨上の骨盤運動としての）が腰椎で約40°屈曲，股関節で約70°屈曲することによって，体幹を完全に前屈させることができる[66]。腰部と骨盤の運動は全範囲を通してほぼ同時に起こる[66,67]。運動速度の変化，様々な負荷の中での挙上，過去の腰痛歴などによって腰部骨盤リズムは影響を受けるであろう[66,67]。

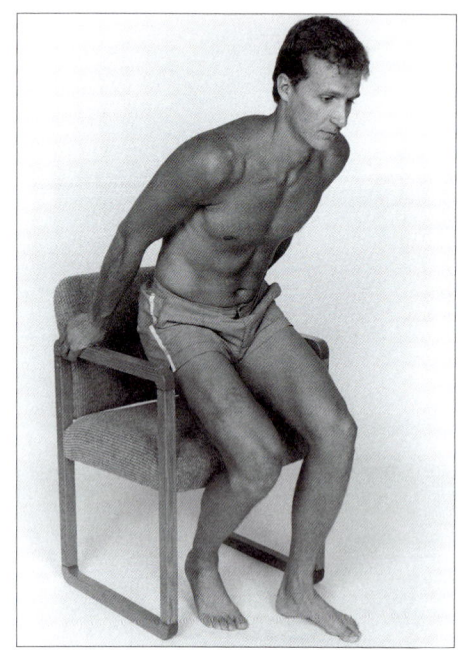

図 9-175　立位から着座し再び立位になる動作では腰椎完全屈曲の 56% から 66% の角度が必要

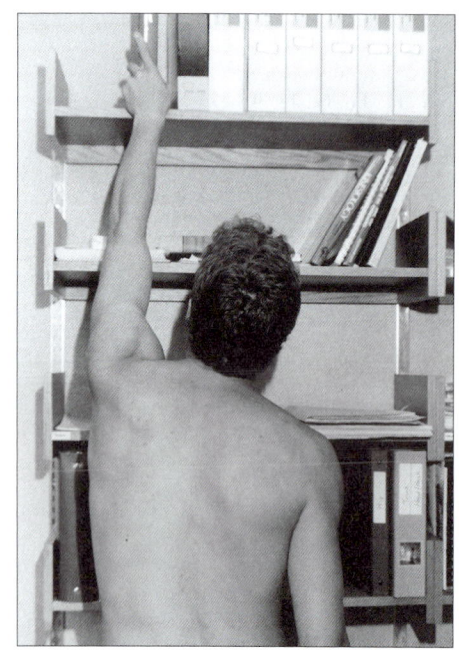

図 9-176　頭上の物に手を伸ばす動作では体幹側屈が必要

腰椎屈曲の可動域は通常約 60° であるが，坐位で靴下をはいたり（図 9-173）床から物を拾い上げる動作（図 9-174）は腰椎のほぼ最大屈曲が必要な動作の例である（それぞれ最大屈曲の約 90% と 95%）[68]。立位から坐位へ，そして再び立位になる動作は腰椎最大屈曲角度の約 56% から 66% である[68]（図 9-175）。腰椎

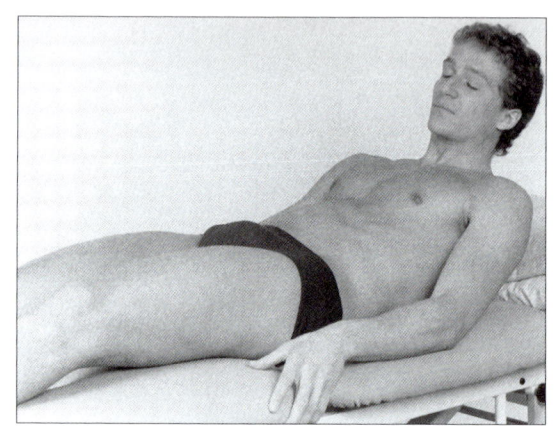

図 9-177　頚部屈曲と腹筋の機能

間と L5/S1 間の関節は前傾坐位でほぼ完全屈曲となる[69]。

　側方にある物を拾い上げたり，ベッドの端で側臥位から起き上がったり，頭上の物に手を伸ばす際（図 9-176）には脊椎の側屈がみられる。また，自転車に乗るためには片側の下肢をシートの上に持ち上げ，体幹は同側に側屈する。

筋の機能

頭頚部

　頭頚部の筋は視野や食事に対応したり，呼吸や咳嗽の補助のために頭部の姿勢を維持する。頭頚部の筋群および個別の筋は相対的に機能している。

頭頚部の屈筋　両側の最長筋，頭長筋，胸鎖乳突筋，前・中・後斜角筋が収縮することで頭頚部が屈曲する。椎前筋が頚椎を平坦化させ固定する際に両側の胸鎖乳突筋が収縮することで，胸椎に対して頚椎および頭部が屈曲する[1]。また，椎前筋が頚椎を十分に固定する事で，両側の斜角筋群の収縮によっても頚椎が屈曲する[1]。舌骨上下筋群の主な機能は咀嚼，嚥下，会話であり，これは舌骨，下顎，甲状軟骨が働くことによる[55]。これらの筋群も咬筋や側頭筋が下顎を閉じておくことで頚椎屈曲に働く[1]。両側の前・外側頭直筋が収縮すると頚椎上で頭部を屈曲させる[1]。

　頭部の重量などの抵抗に対して屈曲する際に頭頚部屈筋が収縮する。ベッドから出るときのように背臥位で台から頭部を挙上して屈曲位に保持する際に，屈筋が収縮する（図 9-177）。また，背臥位になる際に頭部を台に下ろす場面では頚椎の伸展をコントロールする。直立位では，シャツの第 1 ボタンを見るときや頚の後ろでネックレスの留め具をかける際に頭頚部の屈筋が収縮する。

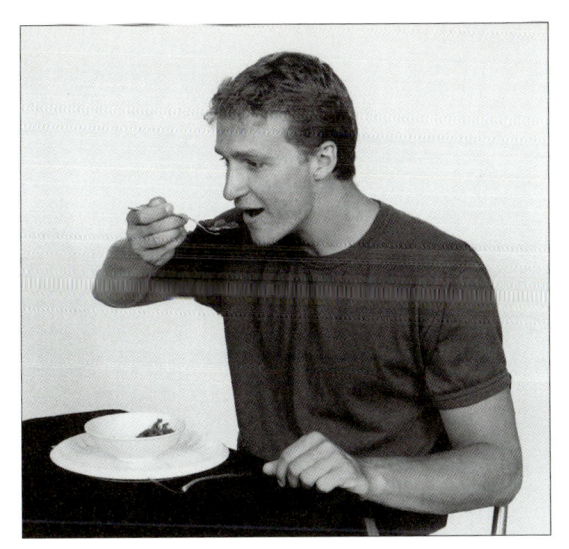

図 9-178　頭部を前方突出させる胸鎖乳突筋と頚長筋の機能

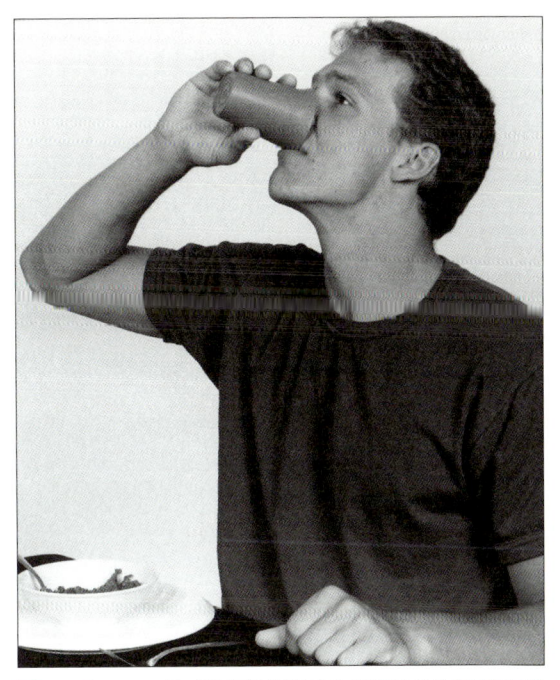

図 9-180　コップから物を飲む動作では頚部の完全伸展位で頚部伸筋が収縮する

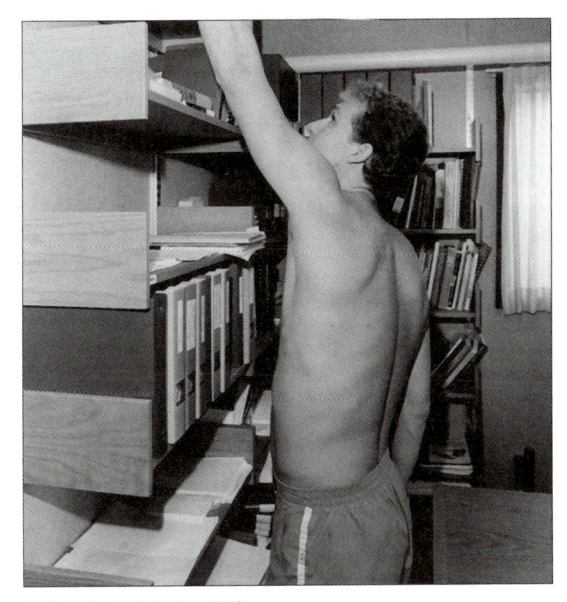

図 9-179　頚部伸筋の機能

働く。頚椎が柔軟で前椎筋が頚椎を固定，平坦化していなければ胸鎖乳突筋は頭部伸展および頚部屈曲に働く[1]。片側の胸鎖乳突筋の収縮によって，頚部伸展と同側への側屈，対側への回旋が起こる[1]。両側の上・下頭斜筋，大・小後頭直筋が収縮すると頭部と上部頚椎が伸展する[1]。両側の頭頚部伸筋が収縮すると頚部が伸展するが，片側のみが収縮した際に起こるような側屈や回旋は伴わない。

　頭頚部の伸筋は伸展最終域で力を入れる場合や抵抗に抗する場合に収縮する。高い棚の本を取るときのような頭上での動作では，最終伸展位で伸筋の収縮が必要となる（図 9-179）。他にもコップから水を飲んだり（図 9-180），ボウリングでボールを投げたときにレーンを確認する際などには最終伸展位で伸筋が収縮する。腹臥位で台から頭部を挙上する場合や，持ち上げた頭部を再び台に下ろす動作で頚部伸筋は活動する。書字動作（図 9-166）や読書のように頭部を前傾させる際にも伸筋の収縮がみられる[55]。頚部の完全屈曲位や項靭帯の緊張によって頭部の位置を保持する場合は伸筋の活動が抑制される[55]。

頭頚部の側屈　頭頚部伸筋と多くの頭頚部屈筋は片側のみの収縮によって同側の側屈が起こる。機能的には，これらの筋群は頚椎を側屈したり，目標物を正確に見るために頭部の傾斜コントロールや保持に働く。側屈筋は頭部を位置づけ，側臥位や逆の姿勢から直立位に体を戻す際に働く。ベッドから出るときのように側臥位から坐位になるときに頭部を保持する。

　食事動作では，両側の胸鎖乳突筋は頭部を前方に引き頚椎を屈曲させる頭長筋を補助する[2]。頭部を前方突出させそれを保持する際，頭長筋と胸鎖乳突筋に十分な筋活動が起こることが筋電図による研究で実証された[70]（図 9-178）。

頭頚部の伸筋　頭頚部の伸筋は頭半棘筋，頚半棘筋，頭板状筋，頚板状筋，大後頭直筋，小後頭直筋，上頭斜筋，下頭斜筋，脊柱起立筋（すなわち頚腸肋筋，頭最長筋，頚最長筋，頭棘筋，頚棘筋）から成る。肩甲挙筋，胸鎖乳突筋，三角筋上部線維も頭頚部の伸展に

9

頭頚部回旋筋 大・小頭直筋，上・下頭斜筋，胸鎖乳突筋，前・中・後斜角筋，三角筋上部線維，頚半棘筋，頚板状筋，多裂筋，回旋筋，脊柱起立筋（頚腸肋筋，頭長筋，頚長筋）。これらの筋が片側のみ収縮すると，頭頚部の回旋が起こる。回旋筋群の主な機能は，自動車の運転で肩越しに後方確認したり（図 9-167），テニスでボールを追跡するときのように端から端までを目で追うために頭頚部を回旋することである。背臥位から側臥位や腹臥位になるときにまず頭頚部をその方向に向ける。質問に対して否定的な反応を示すときにも回旋筋群が収縮する。髪をとかすために手を後頭部に持って行く動作などで頭頚部の回旋が起こる。

呼吸[55]　いくつかの頚部筋は呼吸運動を補助する。前・中・後斜角筋は頚椎が固定されている場合に第1，2肋骨を挙上し吸気の主動作筋となる。胸鎖乳突筋，舌骨上下筋群は運動時などに努力吸気の補助筋として働く。咳をするには主動作筋，補助筋の収縮や呼吸筋による固定が必要である。

姿勢　重心線が環椎後頭関節の前方に位置することで，頭部には屈曲方向にモーメントが働くが，坐位や立位では頭頚部の伸筋が働くことによって頭部の伸展が維持される。頭部の重量や頚部伸筋の収縮力によって頚椎の前弯が増強する[71]。頚長筋は頚部を安定させ，頚椎前弯に働く力を相殺することで前弯を維持している。

体幹

　体幹筋群は頭部や四肢を動かす際の胸部，骨盤，脊椎の固定や姿勢維持，呼吸，咳嗽，いきみの補助などに働く。腹筋群は腹部内臓の支持，保護，正常歩行パターンの維持，物を持ち上げる際の脊柱保護にも作用する。

体幹屈曲　大腰筋，腹筋群，脊柱起立筋は体幹の屈曲に反応する。腹筋群は背臥位で両下肢を床から挙上する場合（図 9-177）など，体重に抗して体幹を屈曲させる際に働く。腹直筋は背臥位において胸部を固定して頭部挙上する[72]際に最も活動する筋であり，押す，引く，持ち上げるなどの動作時に等尺性収縮が生じることによって胸郭と骨盤を固定する機能もある[59]。

　立位時の体幹前屈は床から物を拾い上げたり靴紐を結ぶ際に見られる。体幹の屈曲動作は腹筋群や大腰筋の椎骨部から始まる[56]。体幹の前傾が始まると重力によって更に前傾しようとする。脊柱起立筋が弛緩して股関節が屈曲する"critical position"（臨界点）に至るまでは脊柱起立筋によって体幹屈曲が制御される[73]。脊柱起立筋が弛緩しているときは，胸腰筋膜の後面[74]，筋の他動的なストレッチによって発生した伸筋組織の伸張性[75]，後部椎間靭帯などが完全屈曲位を支持して

いる。Wolf と共同研究者[76]は critical position が体幹屈曲 70°以上，多くの場合 80°から 90°の範囲で起こることを確認した。もし最終域を超えて更に体幹を屈曲させようとすると腹筋群の収縮が起こる[77]。

体幹伸展　脊柱起立筋は立位から体幹が伸展を始める際に働き，その後重力がさらに体幹を伸展させる力に対してその動きを制御するために腹筋群が働く[56]。最終可動域で伸展を強制した場合脊柱起立筋の収縮が起こる[56]。抵抗に抗して体幹を伸展させる場合，脊柱起立筋は動作の全体を通して活動する。例えば前傾した坐位から体幹を伸展させる場合や，腹臥位で頭上にあるライトのスイッチに手を伸ばす場合などである。

　床から物を持ち上げる際の筋活動のパターンは立位から体幹を屈曲させるときと逆である。挙上開始時は胸腰筋膜や伸筋組織の伸張性，後方の椎間靭帯などが負荷を軽減し，また，最初に股関節の伸展によって骨盤の後傾が起こるため，脊柱起立筋の収縮は起こらない。その後，critical position 付近から直立位にかけて脊柱起立筋が活動する[73]。前傾姿勢から物を持ち上げる際には，体幹に大きな負荷がかかるためこの姿勢は避けるべきである。この場合，背中を伸ばして膝を屈曲させた状態[78]から，なるべく体幹近くに抱えて持ち上げる。重量物を持ち上げて脊椎に大きな負担がかかった場合，腹腔内圧や胸腔内圧を高めて胸郭や腹部を半硬質のシリンダー様にするために腹筋（主として腹横筋[79]），横隔膜，肋間筋が収縮する[80]。腕を通して胸郭，腹部，骨盤に伝わった重量は脊椎の負担を軽減させる。この結果，腹横筋の活動とそれに続く胸腰筋膜の緊張によって体幹の安定性や腰椎[79]の伸展モーメントがもたらされる。

体幹側屈　脊柱起立筋，横突間筋，外腹斜筋後外側線維，腰方形筋，腸腰筋は体幹側屈に働く。側屈は，横にある低い台から物を拾い上げる動作や，ベッドの端で側臥位から坐位になる動作，あるいは坐位から側臥位になる動作以外にはあまり見られない。直立位では両側の側屈筋が収縮して姿勢を調節する[56]。

体幹回旋　脊柱起立筋，多裂筋，回旋筋，内・外腹斜筋が体幹の回旋筋である。中でも内・外腹斜筋は主要な体幹回旋筋である[81]。腹斜筋は体幹の回旋時に屈曲トルクに対する伸筋の機能として働く[81]。体幹回旋筋は側臥位で姿勢を変える場合や後方確認時，側方や後方に手を伸ばす場合などに収縮する。

姿勢　筋電図を用いた研究では，立位時に脊柱起立筋[73]と内腹斜筋[72]のわずかな筋収縮が見られることが報告されている。支持のない直立の坐位では脊柱起立筋が収縮するが，脊柱が最大屈曲した"落ち込んだ"姿勢では収縮しない[73]。

呼吸　脊柱起立筋は呼吸が激しくなったときに活動

する[82]。吸気努力が大きくなると，力は脊柱を屈曲させるよう肋椎関節と肋横突関節を通して脊椎に伝わる。脊椎屈曲は胸郭の引き下げ効果を引き起こす。脊柱起立筋による脊椎の補強と伸展は，この引き下げ効果を相殺する。

　安静呼気時に腹筋群の活動は見られない。呼吸活動が増加すると腹筋群（腹直筋，外腹斜筋，内腹斜筋，腹横筋）が胸郭を引き下げ腹腔内圧を上昇させるために収縮する。このように腹腔内臓器を圧迫し横隔膜を胸郭側に押し上げる事で肺容量を減少させ呼気が生じる[83]。

歩行[7]　歩行周期において常に体幹を前方に向けるために，下肢振り出し側の骨盤が前方に回旋し，体幹は逆方向に回旋する。支持脚側の股関節屈曲モーメントによって体幹が前方に倒れないように脊柱起立筋が活動する。着床初期と遊脚前期で脊柱起立筋の収縮が見られるが，腹筋群の収縮は通常見られない[84]。

第 3 部
付録

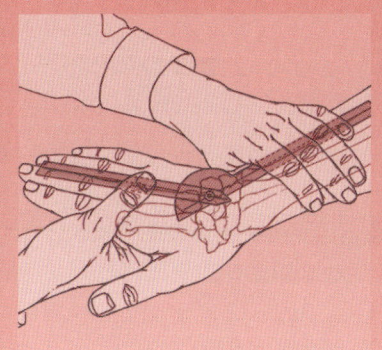
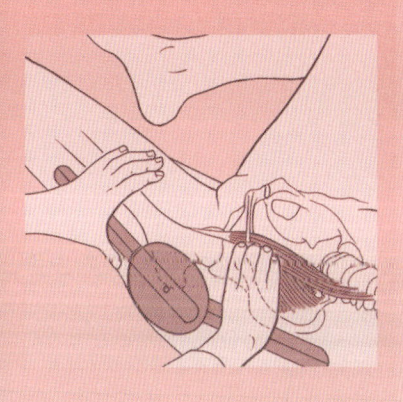
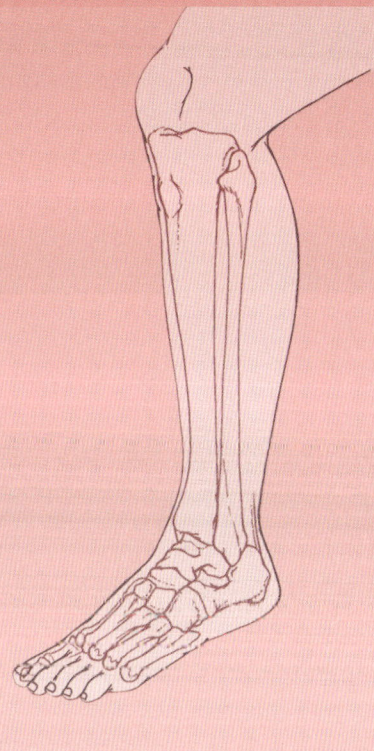
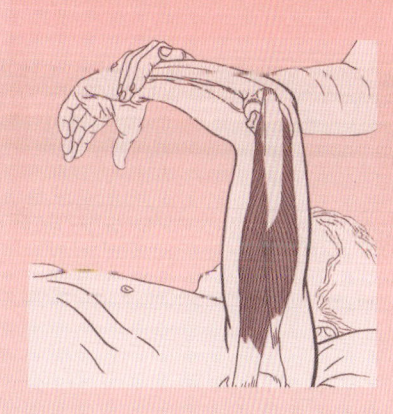

付録 A

記録書式例：関節可動域検査法

患者氏名 _____ 生年月日/年齢 _____
診断名 _____ 開始日 _____
セラピスト氏名 _____ AROM（自動 ROM） PROM（他動 ROM）
署名 _____

記録

1．アメリカ整形外科学会[1]の教育機関によって定義されたニュートラルゼロ方法を測定と記録の為に使用する。
2．アメリカ整形外科学会[1]の教育機関によって定義された平均的可動域を提供している。
3．＊印（アスタリスク）を明示したものは，関節可動域制限や要約の参照を表示するために使用する。
4．それぞれのセクションの最後にあるスペースは過運動を記録したり患者のポジショニングや身体部位，測定機器，浮腫，痛み，そしてエンドフィール（最終域感）をコメントする。

	左側			セラピスト氏名		右側		
	＊		＊	セラピスト氏名	＊		＊	
				測定日				
				頭部，頚部，体幹				
				下顎：押し下げ				
				突出				
				側方偏位				
				頚部：屈曲（0-45°）				
				伸展（0-45°）				
				側屈（0-45°）				
				回旋（0-60°）				
				体幹：屈曲（0-80°，10 cm）				
				伸展（0-20-30°）				
				側屈（0-35°）				
				回旋（0-45°）				
				過運動性： コメント：				

患者氏名＿＿＿＿＿＿＿＿＿＿＿＿＿＿＿

					左側 / 右側				
	*		*		セラピスト氏名	*		*	
					測定日				
					肩甲骨				
					挙上				
					下制				
					外転				
					内転				
					肩複合体				
					屈曲による挙上（0-180°）				
					外転による挙上（0-180°）				
					肩関節				
					屈曲　　　　（0-120°）[2]				
					外転　　　　（0-90° ないし 120°）[2]				
					伸展　　　　（0-60°）				
					水平外転（0-45°）				
					水平内転（0-135°）				
					内旋　　　　（0-70°）				
					外旋　　　　（0-90°）				
					過運動性： コメント：				
					肘関節と前腕				
					屈曲　　　　（0-150°）				
					回外　　　　（0-80°）				
					回内　　　　（0-80°）				
					過運動性： コメント：				
					手関節				
					屈曲　　　　（0-80°）				
					伸展　　　　（0-70°）				
					尺屈　　　　（0-30°）				
					橈屈　　　　（0-20°）				
					過運動性： コメント：				

患者氏名＿＿＿＿＿＿＿＿＿＿＿＿＿＿＿＿＿＿＿

	左側			セラピスト氏名	右側			
	*		*		*		*	
				測定日				
				母指				
				CM 関節屈曲（0-15°）				
				CM 関節伸展（0-20°）				
				CM 関節外転（0-70°）				
				MP 関節屈曲（0-50°）				
				IP 関節屈曲　（0-80°）				
				対立				
				過運動性： コメント：				
				手指				
				第 2 指 MP 関節屈曲（0-90°）				
				伸展（0-45°）				
				外転				
				内転				
				第 3 指 MP 関節屈曲（0-90°）				
				伸展（0-45°）				
				外転（橈側）				
				内転（尺側）				
				第 4 指 MP 関節屈曲（0-90°）				
				伸展（0-45°）				
				外転				
				内転				
				第 5 指 MP 関節屈曲（0-90°）				
				伸展（0-45°）				
				外転				
				内転				
				第 2 指 PIP 関節屈曲（0-100°）				
				第 3 指 PIP 関節屈曲（0-100°）				
				第 4 指 PIP 関節屈曲（0-100°）				
				第 5 指 PIP 関節屈曲（0-100°）				
				第 2 指 DIP 関節屈曲（0-90°）				
				第 3 指 DIP 関節屈曲（0-90°）				
				第 4 指 DIP 関節屈曲（0-90°）				
				第 5 指 DIP 関節屈曲（0-90°）				

付録 A

患者氏名＿＿＿＿＿＿＿＿＿＿＿＿＿＿＿

		左側			セラピスト氏名		右側		
		*		*	セラピスト氏名		*		*
					測定日				
					複数手指の外転/母指伸展間距離				
					母指—第 2 指				
					第 2 指—第 3 指				
					第 3 指—第 4 指				
					第 4 指—第 5 指				
					複数屈曲—2 点間距離				
					指腹—遠位手掌皮線				
					指腹—近位手掌皮線				
					過運動性： コメント：				
					股関節				
					屈曲（0-120°）				
					伸展（0-30°）				
					外転（0-45°）				
					内転（0-30°）				
					内旋（0-45°）				
					外旋（0-45°）				
					過運動性： コメント：				
					膝関節				
					屈曲（0-135°）				
					脛骨回旋				
					膝蓋骨の運動性—遠位へのすべり				
					膝蓋骨の運動性—内側-外側へのすべり				
					過運動性： コメント：				
					足関節				
					背屈（0-20°）				
					底屈（0-50°）				
					内反（0-35°）				
					外反（0-15°）				
					過運動性： コメント：				

患者氏名＿＿＿＿＿＿＿＿＿＿＿＿＿＿

	左側					右側		
	*		*	セラピスト氏名	*		*	
				測定日				
				足趾				
				母趾　　　MP 関節　屈曲（0-45°）				
				伸展（0-70°）				
				外転				
				第 2 趾　　MP 関節　屈曲（0-40°）				
				伸展（0-40°）				
				第 3 趾　　MP 関節　屈曲（0-40°）				
				伸展（0-40°）				
				第 4 趾　　MP 関節　屈曲（0-40°）				
				伸展（0-40°）				
				第 5 趾　　MP 関節　屈曲（0-40°）				
				伸展（0-40°）				
				母趾　　　 IP 関節　屈曲（0-90°）				
				第 2 趾　　P IP 関節　屈曲（0-35°）				
				第 3 趾　　P IP 関節　屈曲（0-35°）				
				第 4 趾　　P IP 関節　屈曲（0-35°）				
				第 5 趾　　P IP 関節　屈曲（0-35°）				
				過運動性：				
				コメント：				

制限の要約：

付加事項：

[1]American Academy of Orthopaedic Surgeons：*Joint Motion*：*Method of Measuring and Recording. Chicago*：AAOS；1965.
[2]Levangie PK, Norkin CC. *Joint Structure and Function*：*A Comprehensive Analysis*. 3rd ed Philadelphia：FA Davis；2001.

付録
A

付録 B

記録書式例：徒手筋力検査法

患者氏名 _____ 生年月日/年齢 _____ ID _____

診断名 _____ 開始日 _____

セラピスト氏名 _____

署名 _____

徒手筋力テスト（MMT）法使用

評価日 _____ 使用した MMT 法：_____

評価日 _____ 使用した MMT 法：_____

評価日 _____ 使用した MMT 法：_____

評価日 _____ 使用した MMT 法：_____

手がかり：使用した MMT 法

C 従来の可動域を通した段階づけ

I 等尺性の段階づけ：b 制動テストまたは m メイクテスト（全可動域自動抵抗運動テスト）
　　（例：Ib 等尺性の制動テスト）

左側						右側		
			セラピスト氏名					
			測定日					
			動き	筋	支配神経			
			目					
			まぶたの挙上	上眼瞼挙筋	第Ⅲ脳神経			
			まぶたを閉じる	眼輪筋	第Ⅶ脳神経			
			眼球挙上	上直筋	第Ⅲ脳神経			
				下斜筋	第Ⅲ脳神経			
			眼球下制	下直筋	第Ⅲ脳神経			
				上斜筋	第Ⅳ脳神経			
			眼球外転	外側直筋	第Ⅵ脳神経			
			眼球内転	内側直筋	第Ⅲ脳神経			

患者氏名／ID＿＿＿＿＿＿＿＿＿＿＿＿

左側						右側	
			セラピスト氏名				
			測定日				
			動き	筋	支配神経		
			眉毛				
			挙上	頭蓋外被	第VII脳神経		
			内転	皺鼻筋	第VII脳神経		
			下制	鼻根筋	第VII脳神経		
			下顎				
			挙上	側頭筋/咬筋/内側翼突筋	第V脳神経		
			下制	外側翼突筋/舌骨上筋	第V脳神経		
			突出	翼突筋	第V脳神経		
			鼻孔				
			拡大	鼻筋/鼻中隔下制筋	第VII脳神経		
			縮小	鼻筋	第VII脳神経		
			口唇/口				
			口唇閉じ	口輪筋	第VII脳神経		
			頬をくぼませる	頬筋	第VII脳神経		
			口角引き上げ	口角挙筋	第VII脳神経		
			口角引っ込め	大頬骨筋/笑筋	第VII脳神経		
			口角引き下げ	広頚筋/口角下制筋/下唇下制	第VII脳神経		
			上唇引き上げ	上唇挙筋/小頬骨筋	第VII脳神経		
			下唇引き上げ	オトガイ筋	第VII脳神経		
			舌				
			突出	オトガイ舌筋	第XII脳神経		
			頚				
			舌骨下制	舌骨下筋群	頚神経		
			屈曲	屈筋群	頚神経		
				胸鎖乳突筋	頚神経		
			伸展	伸筋群	頚神経		

所見：

患者氏名／ID＿＿＿＿＿＿＿＿＿＿＿＿＿＿

左側						右側	
			セラピスト氏名				
			測定日				
			動き	筋	支配神経		
			肩甲骨				
			外転 側方回旋	前鋸筋	長胸神経		
			挙上	僧帽筋上部 肩甲挙筋	第XI脳神経 肩甲背神経		
			内転	僧帽筋中部	第XI脳神経		
			内転 内側回旋	菱形筋	肩甲背神経		
			下制	僧帽筋下部	第XI脳神経		
			肩関節				
			屈曲	三角筋前部	腋窩神経		
			屈曲―内転	鳥口腕筋	筋皮神経		
			伸展	広背筋 大円筋	胸背神経 肩甲下神経		
			外転	三角筋中部 棘上筋	腋窩神経 肩甲上神経		
			内転	大胸筋 大円筋 広背筋	胸筋神経 肩甲下神経 胸背神経		
			水平内転	大胸筋	胸筋神経		
			水平外転	三角筋後部	腋窩神経		
			内旋	肩甲下筋	肩甲下神経		
			外旋	棘下筋 小円筋	肩甲上神経 腋窩神経		
			肘関節/前腕				
			屈曲	上腕二頭筋	筋皮神経		
				腕橈骨筋 上腕筋	橈骨神経 筋皮神経/橈骨神経		
			伸展	上腕三頭筋	橈骨神経		
			回外	回外筋	橈骨神経		
			回内	円回内筋 方形回内筋	正中神経		

所見：

患者氏名／ID_____

左側			動き	筋	支配神経	右側		
			セラピスト氏名					
			測定日					
			動き	筋	支配神経			
			手関節					
			屈曲	橈骨手根屈筋	正中神経			
				尺骨手根屈曲	尺骨神経			
			伸展	長橈側手根伸筋 短橈側手根伸筋	橈骨神経 橈骨神経			
				尺側手根伸筋	橈骨神経			
			手指					
			MP 関節伸展	指伸筋 示指伸筋 小指伸筋	橈骨神経 橈骨神経 橈骨神経			
			MP 関節外転	背側骨間筋	尺骨神経			
				小指外転筋	尺骨神経			
			MP 関節内転	掌側骨間筋	尺骨神経			
			MP 関節屈曲-IP 関節伸展	第 1・第 2 虫様筋 第 3・第 4 虫様筋	正中神経 尺骨神経			
			第 5MP 関節屈曲	小指屈筋	尺骨神経			
			PIP 関節屈曲 2 指	浅指屈筋	正中神経			
			3 指					
			4 指					
			PIP 関節屈曲 2 指	深指屈筋	正中神経			
			3 指		正中神経			
			4 指		尺骨神経			
			5 指		尺骨神経			
			母指					
			IP 関節屈曲	長母指屈筋	正中神経			
			MP 関節屈曲	短母指屈筋	尺骨神経			
			IP 関節伸展	長母指伸筋	橈骨神経			
			MP 関節伸展	短母指伸筋	橈骨神経			
			橈側外転	長母指外転筋	橈骨神経			
			掌側外転	短母指外転筋	正中神経			
			内転	母指内転筋	尺骨神経			
			対立	母指対立筋	正中神経			
				小指対立筋	尺骨神経			

所見：

付録B

患者氏名／ID＿＿＿＿＿＿＿＿＿＿＿

左側						右側		
			セラピスト氏名					
			測定日					
			動き	筋	支配神経			
			体幹					
			屈曲	腹直筋	胸神経			
			回旋	外腹斜筋 内腹斜筋	胸神経 胸神経			
			伸展	伸展筋群	胸神経			
			骨盤引き上げ	腰方形筋	腰神経			
			股関節					
			屈曲	大腰筋 腸骨筋	腰神経叢 大腿神経			
				縫工筋	大腿神経			
			伸展	大殿筋 大腿二頭筋 半腱様筋 半膜様筋	下殿神経 坐骨神経 坐骨神経 坐骨神経			
			外転	中殿筋 小殿筋	下殿神経 下殿神経			
				大腿筋膜張筋	下殿神経			
			内転	内転筋群	閉鎖神経			
			内旋	中殿筋 小殿筋 大腿筋膜張筋	下殿神経 下殿神経 下殿神経			
			外旋	外旋筋群	坐骨神経/腰神経叢			
			膝関節					
			屈曲	大腿二頭筋	坐骨神経			
				半腱様筋 半膜様筋	坐骨神経 坐骨神経			
			伸展	大腿四頭筋	大腿神経			
			足関節					
			背屈	前脛骨筋	腓骨神経			
			底屈	腓腹筋	脛骨神経			
				ヒラメ筋	脛骨神経			
			内がえし	後脛骨筋	脛骨神経			
			外がえし	長腓骨筋 短腓骨筋	腓骨神経 腓骨神経			

所見：

患者氏名／ID_____

左側							右側		
			セラピスト氏名						
			測定日						
			動き	筋	支配神経				
			足趾						
			MP 関節屈曲	短母趾屈筋	脛骨神経				
				虫様筋	脛骨神経				
			IP 関節屈曲	長母趾屈筋	脛骨神経				
				長趾屈筋 短趾屈筋	脛骨神経 脛骨神経				
			MP 関節外転	母趾外転筋	脛骨神経				
				小趾外転筋	脛骨神経				
				背側骨間筋	脛骨神経				
			伸展	長母趾伸筋	腓骨神経				
				短趾伸筋 長趾伸筋					
所見：									

付録 C

関節の動き，筋長，筋力を計測し評価する際の患者の肢位のまとめ

　この要約表は，不必要な肢位変換で患者を疲労させることなく関節可動域や筋の伸張性，筋力の効果判定に使えるよううまく計画された治療方策である。

　まず関節の運動の評価と測定，関節可動域と筋の伸張，徒手筋力検査の評価技術のために安定した肢位におく主な開始肢位を示す。次に，関節の運動と徒手筋力検査を評価したり測定するとき，治療者に好んで使われた開始肢位（P）と代替開始肢位（A）を示した。グレード2より大きい筋力の評価は，患者は抗重力位（AG）である。そしてグレード2と同等または小さい強度のときにはとくに明記しない限り重力を除いた肢位（GE）である。

関節の動き	坐位	背臥位	腹臥位	側臥位	立位	筋力	坐位	背臥位	腹臥位	側臥位	立位
肩の複合体						肩の複合体					
肩甲骨の運動	P			P		前鋸筋	P（GE）/A（AG）	P（AG）			
屈曲からの挙上	A	P				僧帽筋上部，肩甲挙筋	P（AG）		P（GE）		
肩関節屈曲		P				僧帽筋中部	P（GE）		P（AG）		
伸展	A		P			菱形筋	P（GE）		P/A（AG）		
外転からの挙上	A	P				僧帽筋下部			P（GE）/P（AG）		
肩関節外転		P				三角筋前部	P（AG）			P（GE）	
内転	A	P				烏口腕筋		P（AG）		P（GE）	
水平内転/外転	P					広背筋，大円筋			P（AG）	P（GE）	
内旋	A		P			三角筋中部，棘上筋	P（AG）	P（GE）			
外旋	A	P				大胸筋	P（GE）	P（AG）			
大胸筋の長さ		P				三角筋後部	P（GE）		P（AG）		
小胸筋の長さ		P				肩甲下筋	P（GE）/A（GE）		P（AG）		
						棘下筋，小円筋	P（GE）		P（AG）		

関節の動き	坐位	背臥位	腹臥位	側臥位	立位
肘関節と前腕					
屈曲/伸展	A	P			
回外/回内	P				
上腕二頭筋の長さ		P			
（上腕）三頭筋	P	A			
手関節と手					
全手関節運動	P				
全指と母指の運動	P				
長指屈筋の長さ	A	P			
長指伸筋の長さ	P				
虫様筋の長さ	P				
股関節					
屈曲		P			
伸展			P		
外転/内転		P			
内旋/外旋	P	A	A		
股関節屈筋の長さ		P			
ハムストリングスの長さ（SLR）		P			
大腿筋膜張筋の長さ			A	P	
内転筋の長さ		P			
膝関節					
屈曲/伸展		P			
膝蓋骨のすべり		P			
脛骨の回旋	P				
大腿直筋の長さ		A	P		
ハムストリングスの長さ	A	P			
足関節と足					
背屈	A	P			A
底屈	A	P			
回外筋/回内筋：内反/外反を構成	P				
距骨下関節内反/外反		P	A		
全趾運動		P			
腓腹筋の長さ		Λ			P
ヒラメ筋の長さ					P

筋力	坐位	背臥位	腹臥位	側臥位	立位
肘関節と前腕					
上腕二頭筋	P（GE）	P（AG）			
腕橈骨筋/上腕筋	P（GE）	P（AG）			
上腕三頭筋	P（GE）	P（AG）	A（AG）	A（GE）	
回外筋	P（AG）	P（GE）			
円回内筋，方形回内筋	P（AG）	P（GE）			
手関節と手					
全筋	P				
股関節					
腸骨筋	P（AG）	A（AG）		P（GE）	
縫工筋	P/A（AG）P（介助 AG）*				
大殿筋，ハムストリングス		A（AG）	A（AG）	P（GE）	P（AG）
中殿筋，小殿筋		P（GE）		P（AG）	
大腿筋膜張筋		P（GE）		P（AG）	
内転筋		P（GE）		P（AG）	
内旋筋	P（AG）	P（GE）			
外旋筋	P（AG）	P（GE）			
膝関節					
ハムストリングス			P（AG）	P（GE）	
（大腿）四頭筋	P（AG）			P（GE）	
足関節と足					
前脛骨筋	P（AG）			P（GE）	
腓腹筋			P（AG）NWB	P（GE）	P（AG）WB
ヒラメ筋			P（AG）NWB	P（GE）	P（AG）WB
後脛骨筋		P（GE）		P（AG）	
長腓骨筋，短腓骨筋		P（GE）		P（AG）	
全趾筋	P				

付録C

関節の動き	坐位	背臥位	腹臥位	側臥位	立位	筋力	坐位	背臥位	腹臥位	側臥位	立位
脊柱						**体幹**					
屈曲					P	腹直筋		P			
伸展			P		A	外腹斜筋，内腹斜筋	P（GE）	P（AG）			
回旋	P					伸筋群			P		
側屈					P	腰方形筋			P（抵抗GE）† P（GE）		
体幹伸筋，ハムストリングス（足部タッチテスト）					P						
頚部						**頚部**					
全頚部運動	P					舌骨下筋群	P				
						屈筋群		P			
						胸鎖乳突筋		P			
						伸筋群			P		
顎関節						**下顎と顔面**					
全顎関節運動	P					下顎と顔面の全筋	P				

*P（GE）は，P（介助 AG）に対応する。：患者がグレード2の段階に耐えられるよりも小さい強さ AG の状態にある，セラピストが重力を取り除く状態と同じように肢の重さに耐えるように支えを提供する。

†P（AG）は，P（抵抗 GE）に対応する。：患者がグレード2の段階より大きい強さ GE の状態にある，セラピストが重力に抗した状態と同様に肢の重さに抵抗する状態を提供する。

付録 D

歩行

歩行周期は運動の連続で成り立つ，それは連続した脚の着床接地で行われる[1]。

歩行周期は2相に分かれる。：立脚相，足部が地面に接触し荷重肢を超えて体が前に進む，そして遊脚相，脚に体重がかからず次の立脚相のための準備を進めているとき。それぞれの相はさらに全部で8つに再分割される[1]。歩行周期は立脚相5相と遊脚相3相である。正常歩行様式（パターン）の記述は，関節可動域検査と徒手筋力検査の所見の結果と歩行の関係を説明できる。この付録に報告されている歩行周期の間の関節の標準的位置と動きは，Levangie と Nokin[2]が引用した Rancho Los amigos 方式の歩行分析フォームを参考にした。歩行周期の初めから終わりまで下肢の関節位置と動きを右脚で説明する。

立脚相

　速度を下げた脚は遊脚相から体の前に進み，そして立脚相は足と地面の間に踵が初めて接するとき初期接地が始まる（図 D-1）。初期接地時の骨盤は前方に回転し，体幹は足の位置側の後方に回転する。骨盤の回旋は，過度の体幹の動きを防ぎ体幹の回旋を和らげる。反対側の上肢は肩が屈曲する。立脚相の間支持肢に対して体は前進する，遊脚側で骨盤は後方に回転し体幹は前方に回転する。荷重肢は腰を伸ばし，反体側の上肢を伸ばす。

　以下に矢状面上の右下肢の標準的関節位置と動きを記述し説明する。

A から B の動き（図 D-1 と D-2），股関節：伸展（30°屈曲から 25°）；膝関節：屈曲（0°から 15°屈曲）；足関節；底屈（0°から 15°底屈）；足趾の MP 関節；0°

B から C の動き（図 D-2 と D-3），股関節：伸展（25°屈曲から 0°）；膝関節：伸展（15°屈曲から 5°）；足関節；背屈（15°底屈から 5°ないし 10°背屈），足趾の MP 関節；変わらず 0°

C から D の動き（図 D-3 と D-4），股関節：伸展（0°屈曲から 10°ないし 20°伸展）；膝関節：伸展（5°屈曲から 0°）；足関節；背屈（5°ないし 10°背屈から 0°背屈）；足趾の MP 関節；伸展（0°から 20°伸展）

D から E の動き（図 D-4 と D-5），股関節：屈曲（10°から 20°伸展，0°）；膝関節：伸展（0°から 30°屈曲）；足関節；底屈（0°から 20°底屈）；足趾の MP 関節；伸展（30°伸展から 50°ないし 60°伸展）

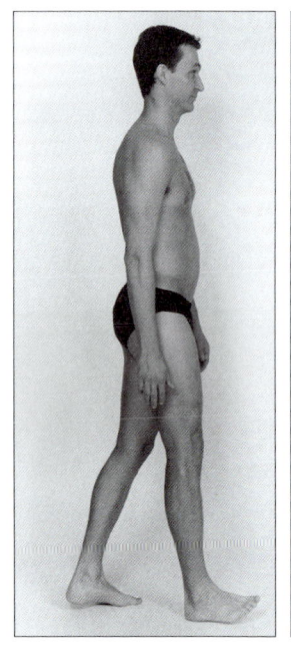
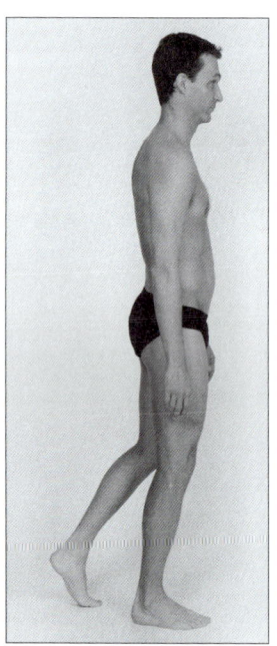
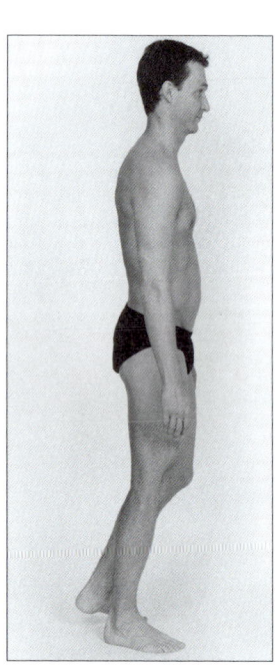
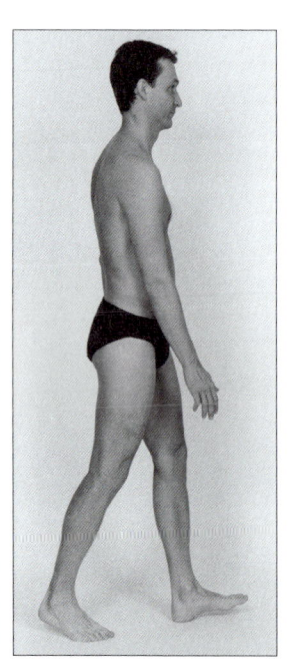

図 D-1　初期接地（A）　　図 D-2　荷重応答期（B）　　図 D-3　立脚中期（C）　　図 D-4　立脚終期（D）

遊脚相

　遊脚相は足が地面から離れることが前提条件で始まる，そして初期接地ための準備として前方への推進である。右下肢の位置と動きを記述し説明する。

E から F の動き（図 D-5 と D-6），股関節：屈曲（0°から 20°屈曲）；膝関節：屈曲（30°屈曲から 60°屈曲）；足関節；底屈（20°底屈から 10°底屈）

F から G の動き（図 D-6 と D-7），股関節：屈曲（20°屈曲から 30°屈曲）；膝関節：伸展（60°屈曲から 30°屈曲）；足関節；底屈（10°底屈から 0°）

G から H の動き（図 D-7 と D-8），股関節：30°屈曲のまま；膝関節：伸展（30°屈曲から 0°）；足関節：0°のまま

H から A の動き（図 D-8 と D-1），股関節：30°屈曲のまま；膝関節：0°伸展のまま；足関節：0°のまま

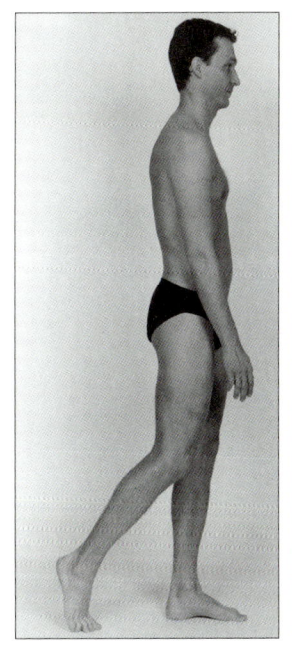

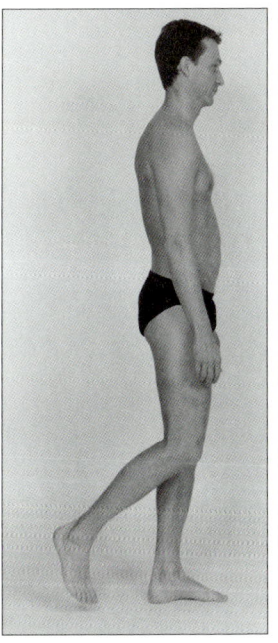

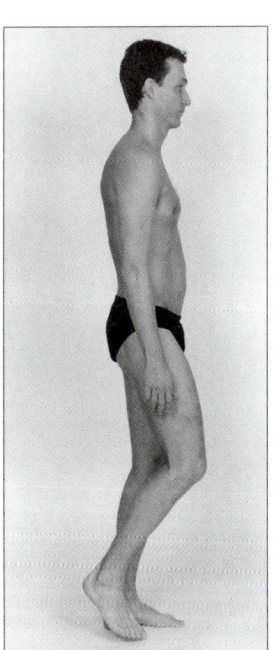

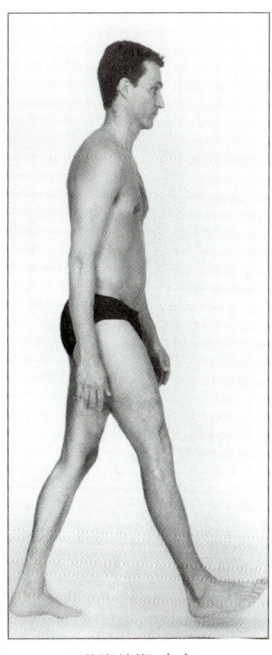

図 D-5　遊脚前期（E）。立脚相の最後でかつ遊脚相に移る時期　　図 D-6　遊脚初期（F）　　図 D-7　遊脚中期（G）　　図 D-8　遊脚終期（H）

付録 D

参考文献

第 1 章

1. Basmajian JV. *Surface Anatomy: An Instructional Manual*. Baltimore: Williams & Wilkins; 1983.
2. Neumann DA. *Kinesiology of the Musculoskeletal System: Foundations for Rehabilitation*. St. Louis: Mosby Elsevier; 2010.
3. Hollis M. *Safer Lifting for Patient Care*. 2nd ed. Oxford, England: Blackwell Scientific Publications; 1985.
4. MacConaill MA, Basmajian JV. *Muscles and Movements: A Basis for Human Kinesiology*. 2nd ed. New York: Robert E. Krieger; 1977.
5. Kapandji AI. *The Physiology of the Joints. Vol. 1. The Upper Limb*. 6th ed. New York: Churchill Livingstone; 2007.
6. Standring S, ed. *Gray's Anatomy: The Anatomical Basis of Clinical Practice*. 39th ed. London: Elsevier Churchill Livingstone; 2005.
7. Stedman TL. *Stedman's Medical Dictionary for the Health Professions and Nursing*. 6th ed. Philadelphia: Lippincott Williams & Wilkins; 2008.
8. Duesterhaus Minor MA, Duesterhaus Minor S. *Patient Evaluation Methods for the Health Professional*. Reston, VA: Reston Publishing; 1985.
9. Soderberg GL. *Kinesiology: Application to Pathological Motion*. 2nd ed. Baltimore: Williams & Wilkins; 1997.
10. Perry J. Shoulder function for the activities of daily living. In: Matsen FA, Fu FH, Hawkins RJ, eds. T*he Shoulder: A Balance of Mobility and Stability*. Rosemont, IL: American Academy of Orthopaedic Surgeons; 1993.
11. Kendall FP, McCreary EK, Provance PG, et al. *Muscles Testing and Function with Posture and Pain*. 5th ed. Baltimore: Lippincott Williams & Wilkins; 2005.
12. Gowitzke BA, Milner M. *Understanding the Scientific Bases of Human Movement*. 2nd ed. Baltimore: Williams & Wilkins; 1980.
13. Kaltenborn FM. *Mobilization of the Extremity Joints. Examination and Basic Treatment Techniques*. 3rd ed. Oslo: Olaf Norlis Bokhandel; 1985.
14. Lundon K, Hampson D. *Acquired ectopic ossification of soft tissues: implications for physical therapy. Can J Rehabil*. 1997;10:231–246.
15. Kisner C, Colby LA. *Therapeutic Exercise: Foundations and Techniques*. 5th ed. Philadelphia: FA Davis; 2007.
16. Hall CM, Brody LT. *Therapeutic Exercise: Moving Toward Function*. 2nd ed. Philadelphia: Lippincott Williams & Wilkins; 2005.
17. O'Connor P, Sforzo GA, Frye P. Effect of breathing instruction on blood pressure responses during isometric exercise. *Phys Ther*. 1989;69:55–59.
18. Cyriax J. *Textbook of Orthopaedic Medicine: Vol 1. Diagnosis of Soft Tissue Lesions*. 8th ed. London: Bailliere Tindall; 1982.
19. Norkin CC, White DJ. *Measurement of Joint Motion: A Guide to Goniometry*. 4th ed. Philadelphia: FA Davis; 2009.
20. Magee DJ. *Orthopedic Physical Assessment*. 5th ed. St. Louis: Saunders Elsevier; 2008.
21. Hayes KW, Petersen C, Falconer J. An examination of Cyriax's passive motion tests with patients having osteoarthritis of the knee. *Phys Ther*. 1994;71:697–707.
22. Klassbo M, Harms-Ringdahl K. Examination of passive ROM and capsular patterns in the hip. *Physiother Res Int*. 2003;8:1–12.
23. Mitsch J, Casey J, McKinnis R, Kegerreis S, Stikeleather J. Investigation of a consistent pattern of motion restriction in patients with adhesive capsulitis. *J Manual Manipulative Ther*. 2004;12:153–159.
24. Instruction Manual: OB Goniometer " Myrin." Available from OB Rehab, Solna, Sweden.
25. Performance Attainment Associates. *CROM Procedure Manual: Procedure for Measuring Neck Motion with the CROM*. St. Paul, MN: University of Minnesota; 1988.
26. Currier DP. *Elements of Research in Physical Therapy*. 3rd ed. Baltimore: Williams & Wilkins; 1990.
27. Sim J, Arnell P. *Measurement validity in physical therapy research. Phys Ther*. 1993;73:48–56.
28. Miller PJ. Assessment of joint motion. In: Rothstein JM, ed. *Measurement in Physical Therapy*. New York: Churchill Livingstone; 1985.
29. Gogia PP, Braatz JH, Rose SJ, Norton BJ. Reliability and validity of goniometric measurements at the knee. *Phys Ther*. 1987;67:192–195.
30. Enwemeka CS. Radiographic verification of knee goniometry. *Scand J Rehabil Med*. 1986;18:47–49.
31. Fish DR, Wingate L. Sources of goniometric error at the elbow. *Phys Ther*. 1985;65:1666–1670.
32. Youdas JW, Carey JR, Garrett TR. Reliability of measurements of cervical spine range of motion—comparison of three methods. *Phys Ther*. 1991;71:23–29.
33. Low J. The reliability of joint measurement. *Physiotherapy*. 1976;62:227–229.
34. Baldwin J, Cunningham K. Goniometry under attack: a clinical study involving physiotherapists. *Physiother Can*. 1974;26:74–76.
35. Watkins MA, Riddle DL, Lamb RL, Personius WJ. Reliability of goniometric measurements and visual estimates of knee range of motion obtained in a clinical setting. *Phys Ther*. 1991;71:15–22.
36. Banskota B, Lewis J, Hossain M, Irvine A, Jones MW. Estimation of the accuracy of joint mobility assessment in a group of health professionals. *Eur J Orthop Surg Traumatol*. 2008;18:287–289.
37. Lavernia C, D'Apuzzo M, Rossi MD, Lee D. Accuracy of knee range of motion assessment after total knee arthroplasty. *J Arthroplasty*. 2008;23(6):Suppl 1,85–91.
38. Rachkidi R, Ghanem I, Kalouche I, et al. Is visual estimation of passive range of motion in the pediatric lower limb valid and reliable. *BMC Musculoskelet Disord*. 2009;10:126–135.
39. Bovens AMPM, van Baak MA, Vrencken JGPM, et al. Variability and reliability of joint measurements. *Am J Sports Med*. 1990;18:58–63.
40. Pandya S, Florence JM, King WM, et al. Reliability of goniometric measurements in patients with Duchenne muscular dystrophy. *Phys Ther*. 1985;65:1339–1342.
41. Elveru RA, Rothstein JM, Lamb RL. Goniometric reliability in a clinical setting: subtalar and ankle joint measurements. *Phys Ther*. 1988;68:672–677.

42. Boone DC, Azen SP, Lin C-M, et al. Reliability of goniometric measurements. *Phys Ther*. 1978;58:1355–1360.

43. Dijkstra PU, deBont LGM, van der Weele LTh, Boering G. Joint mobility measurements: reliability of a standardized method. *J Craniomandibular Practice*. 1994;12:52–57.

44. Youdas JW, Bogard CL, Suman VJ. Reliability of goniometric measurements and visual estimates of ankle joint active range of motion obtained in a clinical setting. *Arch Phys Med Rehabil*. 1993;74:1113–1118.

45. Horger MM. The reliability of goniometric measurements of active and passive wrist motions. *Am J Occup Ther*. 1990;44:342–348.

46. Hellebrant FA, Duvall EN, Moore ML. The measurement of joint motion: Part III, reliability of goniometry. *Phys Ther Rev*. 1949;29:302–307.

47. Rothstein JM, Miller PJ, Roettger RF. Goniometric reliability in a clinical setting: elbow and knee measurements. *Phys Ther*. 1983;63:1611–1615.

48. Riddle DL, Rothstein JM, Lamb RL. Goniometric reliability in a clinical setting: shoulder measurements. *Phys Ther*. 1987;67:668–673.

49. Watkins B, Darrah J, Pain K. Reliability of passive ankle dorsiflexion measurements in children: comparison of universal and biplane goniometers. *Pediatr Phys Ther*. 1995;7:3–8.

50. Kilgour G, McNair P, Stott NS. Intrarater reliability of lower limb sagittal range-of-motion measures in children with spastic diplegia. *Develop Med Child Neurol*. 2003;45:385–390.

51. Stuberg WA, Fuchs RH, Miedaner JA. Reliability of goniometric measurements of children with cerebral palsy. *Develop Med Child Neurol*. 1988;30:657–666.

52. Ashton B, Pickles B, Roll JW. Reliability of goniometric measurements of hip motion in spastic cerebral palsy. *Develop Med Child Neurol*. 1978;20:87–94.

53. Harris SR, Smith LH, Krukowski L. Goniometric reliability for a child with spastic quadriplegia. *J Pediatr Orthop*. 1985;5:348–351.

54. Mutlu A, Livanelioglu A, Gunel MK. Reliability of goniometric measurements in children with spastic cerebral palsy. *Med Sci Monit*. 2007;13(7):CR323–329.

55. McWhirk LB, Glanzman AM. Within-session inter-rater reliability of goniometric measures in patients with spastic cerebral palsy. *Pediatr Phys Ther*. 2006;18(4):262–265.

56. ten Berge SR, Habertsma JPK, Maathius PGM, Verheij NP, Dijkstra PU, Maathuis KGB. Reliability of popliteal angle measurement: A study in cerebral palsy patients and healthy controls. *J Paediatr Orthop*. 2007;27(6):648–652.

57. American Academy of Orthopaedic Surgeons. *Joint Motion: Method of Measuring and Recording*. Chicago: AAOS; 1965.

58. Berryman Reese N, Bandy WD. *Joint Range of Motion and Muscle Length Testing*. 2nd ed. St. Louis: Saunders Elsevier; 2010.

59. Moore ML. Clinical assessment of joint motion. In: Basmajian JV, ed. *Therapeutic Exercise*. 4th ed. Baltimore: Williams & Wilkins; 1984.

60. Ekstrand J, Wiktorsson M, Oberg B, Gillquist J. Lower extremity goniometric measurements: a study to determine their reliability. *Arch Phys Med Rehabil*. 1982;63:171–175.

61. Stratford P, Agostino V, Brazeau C, Gowitzke BA. Reliability of joint angle measurement: a discussion of methodology issues. *Physiother Can*. 1984;36:5–9.

62. Gerhardt JJ, Cocchiarella L, Randall LD. *The Practical Guide to Range of Motion Assessment*. Chicago: American Medical Association; 2002.

63. Wintz MM. Variations in current manual muscle testing. *Phys Ther Rev*. 1959;39:466–475.

64. Williams M. Manual muscle testing, development and current use. *Phys Ther Rev*. 1956;36:797–805.

65. Rothstein JM. Commentary. *Phys Ther*. 1989;69:61–66. In response to Bohannon RW. Is the measurement of muscle strength appropriate in patients with brain lesions? A special communication. *Phys Ther*. 1989;69:56–61 (Author's response: 66–67).

66. Fox EL, Mathews DK. *The Physiological Basis of Physical Education and Athletics*. 3rd ed. Philadelphia: Saunders College Publishing; 1981.

67. Knuttgen HG, ed. *Neuromuscular Mechanisms for Therapeutic and Conditioning Exercise*. Baltimore: University Park Press; 1976.

68. Lieber RL, Bodine-Fowler SC. Skeletal muscle mechanics: implications for rehabilitation. *Phys Ther*. 1993;73:25–37.

69. Kroemer KHE. Human strength: terminology, measurement, and interpretation of data. *Hum Factors*. 1970;12:297–313.

70. Smith LK, Weiss EL, Lehmkuhl LD. *Brunnstrom's Clinical Kinesiology*. 5th ed. Philadelphia: FA Davis; 1996.

71. Hollis M. *Practical Exercise Therapy*. 3rd ed. Oxford, England: Blackwell Scientific Publications; 1989.

72. Kendall FP, McCreary EK, Provance PG. *Muscles Testing and Function*. 4th ed. Baltimore: Williams & Wilkins; 1993.

73. Hamill J, Knutzen KM. *Biomechanical Basis of Human Movement*. 3rd ed. Philadelphia: Lippincott, Williams & Wilkins; 2009.

74. Brooks GA, Fahey TD. *Exercise Physiology: Human Bioenergetics and Its Application*. New York: John Wiley & Sons; 1984.

75. Oatis CA. *Kinesiology: The Mechanics and Pathomechanics of Human Movement*. 2nd ed. Philadelphia: Lippincott, Williams & Wilkins; 2009.

76. Laubach LL. Comparative muscular strength of men and women: a review of the literature. *Aviat Space Environ Med*. 1976;47:534–542.

77. Williams M, Stutzman L. Strength variation through the range of joint motion. *Phys Ther Rev*. 1959;39:145–152.

78. Kulig K, Andrews JG, Hay JG. Human strength curves. *Exerc Sport Sci Rev*. 1984;12:417–466.

79. Williams M, Tomberlin JA, Robertson KJ. Muscle force curves of school children. *J Am Phys Ther Assoc*. 1965;45:539–549.

80. Wyse JP, Mercer TH, Gleeson NP. Time-of-day dependence of isokinetic leg strength and associated interday variability. *Br J Sports Med*. 1994;28:167–170.

81. Gauthier A, Davenne D, Martin A, Cometti G, Van Hoecke J. Diurnal rhythm of the muscular performance of elbow flexors during isometric contractions. *Chronobiol Int*. 1996;13:135–146.

82. Holewijn M, Heus R. Effects of temperature on electromyogram and muscle function. *Eur J Appl Physiol*. 1992;65:541–545.

83. Hertling D, Kessler RM. *Management of Common Musculoskeletal Disorders: Physical Therapy Principles and Methods*. 4th ed. Philadelphia: Lippincott, Williams & Wilkins; 2006.

84. Sorenson EJ, Great Lakes ALS Study Group. A comparison of muscle strength testing techniques in amyotrophic lateral sclerosis. *Neurology*. 2003;61(11):1503–1507.

85. Hislop HJ, Montgomery J. *Daniels and Worthingham's Muscle Testing: Techniques of Manual Examination*. 8th ed. St. Louis: Saunders Elsevier; 2007.

86. Daniels L, Worthingham C. *Muscle Testing: Techniques of Manual Examination*. 5th ed. Philadelphia: WB Saunders; 1986.

87. Wright WG. Muscle training in the treatment of infantile paralysis. *Boston Med Surg J*. 1912;167:567–574.

88. Brunnstrom S. Muscle group testing. *Physiother Rev*. 1941;21:3–22.

89. Smith LK, Iddings DM, Spencer WA, Harrington PR. Muscle testing: Part 1. Description of a numerical index for clinical research. *Phys Ther Rev*. 1961;41:99–105.

90. Hines TF. Manual muscle examination. In: Licht S, ed. *Therapeutic Exercise*. 2nd ed. Baltimore: Waverly Press; 1965.

91. Kendall HO, Kendall FP. *Muscles Testing and Function*. Baltimore: Williams & Wilkins; 1949.

92. Beasley WC. Quantitative muscle testing: principles and

applications to research and clinical services. *Arch Phys Med Rehabil*. 1961;42:398–425.

93. Bohannon RW. Manual muscle test scores and dynamometer test scores of knee extension strength. *Arch Phys Med Rehabil*. 1986;67:390–392.

94. Schwartz S, Cohen ME, Herbison GJ, Shah A. Relationship between two measures of upper extremity strength: manual muscle test compared to hand-held myometry. *Arch Phys Med Rehabil*. 1992;73:1063–1068.

95. Aitkens S, Lord J, Bernauer E, Fowler WM, Lieberman JS, Berck P. Relationship of manual muscle testing to objective strength measurements. *Muscle Nerve*. 1989;12:173–177.

96. Bohannon RW. Measuring knee extensor muscle strength. *Am J Phys Med Rehab*. 2001;80(1):13–18.

97. Lamb RL. Manual muscle testing. In: Rothstein JM, ed. *Measurement in Physical Therapy*. New York: Churchill Livingstone; 1985.

98. Silver M, McElroy A, Morrow L, Heafner BK. Further standardization of manual muscle test for clinical study: applied in chronic renal disease. *Phys Ther*. 1970;50:1456–1464.

99. Lilienfeld AM, Jacobs M, Willis M. A study of the reproducibility of muscle testing and certain other aspects of muscle scoring. *Phys Ther Rev*. 1954;34:279–289.

100. Iddings DM, Smith LK, Spencer WA. Muscle testing: Part 2. Reliability in clinical use. *Phys Ther Rev*. 1961;41:249–256.

101. Frese E, Brown M, Norton BJ. Clinical reliability of manual muscle testing. Middle trapezius and gluteus medius muscles. *Phys Ther*. 1987;67:1072–1076.

102. Florence JM, Pandya S, King WM, et al. Clinical trials in duchenne dystrophy: standardization and reliability of evaluation procedures. *Phys Ther*. 1984;64:41–45.

103. Paternostro- Sluga T, Grim- Stieger M, Posch M, et al. Reliability and validity of the Medical Research Council (MRC) scale and a modified scale for testing muscle strength in patients with radial palsy. *J Rehabil Med*. 2008;40:665–671.

104. Beasley WC. Influence of method on estimates of normal knee extensor force among normal and post-polio children. *Phys Ther Rev*. 1956;36:21–41.

105. Mahony K, Hunt A, Daley D, et al. Inter-tester reliability and precision of manual muscle testing and hand-held dynamometry in lower limb muscles of children with spina bifida. *Phys Occup Ther Pediatr*. 2009;29(1):44–59.

106. Bohannon RW, Corrigan D. A broad range of forces is encompassed by the maximum manual muscle test grade of five. *Percept Motor Skills*. 2000;90:747–750.

107. Hayes KW, Falconer J. Reliability of hand-held dynamometry and its relationship with manual muscle testing in patients with osteoarthritis in the knee. *J Orthop Sports Phys Ther*. 1992;16:145–149.

108. Bohannon RW. Nature, implications, and measurement of limb muscle strength in patients with orthopedic or neurological disorders. *Phys Ther Prac*. 1992;2:22–31.

109. Dvir Z. Grade 4 in manual muscle testing: the problem with submaximal strength assessment. *Clin Rehabil*. 1997;11:36–41.

110. MacAvoy MC, Green DP. Critical appraisal of medical research council muscle testing for elbow flexion. *J Hand Surg Am*. 2007;32(2):149–153.

111. Escolar DM, Henricson EK, Mayhew J, et al. Clinical evaluator reliability for quantitative and manual muscle testing measures of strength in children. *Muscle Nerve*. 2001;24:787–793.

112. Griffin JW, McClure MH, Bertorini TE. Sequential isokinetic and manual muscle testing in patients with neuro-muscular disease. *Phys Ther*. 1986;66:32–35.

113. Rabin SI, Post M. A comparative study of clinical muscle testing and Cybex evaluation after shoulder operations. *Clin Orthop Rel Res*. 1990;258:147–156.

114. Wadsworth CT, Krishnan R, Sear M, Harrold J, Nielsen DH. Intrarater reliability of manual muscle testing and hand-held dynametric muscle testing. *Phys Ther*. 1987;67:1342–1347.

115. Donaldson R. The importance of position in the examination of muscles and in exercise. *Physiother Rev*. 1927;7:22–24.

116. Chaffin DB. Ergonomics guide for the assessment of human static strength. *Am Ind Hyg Assoc J*. 1975;36:505–511.

117. Brown T, Galea V, McComas A. Loss of twitch torque following muscle compression. *Muscle Nerve*. 1997;20:167–171.

118. Wynn Parry CB. Vicarious motions (trick movements). In: Basmajian JV, ed. *Therapeutic Exercise*. 4th ed. Baltimore: Williams & Wilkins; 1984.

119. Kendall FP, McCreary EK. *Muscles Testing and Function*. 3rd ed. Baltimore: Williams & Wilkins; 1983.

120. Christ CB, Boileau RA, Slaughter MH, Stillman RJ, Cameron J. The effect of test protocol instructions on measurement of muscle function in adult men. *J Orthop Sports Phys Ther*. 1993;18:502–510.

121. Johansson CA, Kent BE, Shepard KF. Relationship between verbal command volume and magnitude of muscle contraction. *Phys Ther*. 1983;63:1260–1265.

122. McNair PJ, Depledge J, Brettkelly M, Stanley SN. Verbal encouragement: effects on maximum effort voluntary muscle action. *Br J Sports Med*. 1996;30:243–245.

123. Nicholas JA, Sapega A, Kraus H, Webb JN. Factors influencing manual muscle tests in physical therapy: the magnitude and duration of the force applied. *J Bone Joint Surg [Am]*. 1978;60:186–190.

124. Wilson GJ, Murphy AJ. The use of isometric tests of muscular function in athletic assessment. *Sports Med*. 1996;22:19–37.

125. Koo TK, Mak AF, Hung LK, et al. Joint position dependence of weakness during maximum isometric voluntary contractions in subjects with hemiparesis. *Arch Phys Med Rehabil*. 2003;84:1380–1386.

126. McGarvey SR, Morrey BF, Askew LJ, Kai-Nan A. Reliability of isometric strength testing: temporal factors and strength variation. *Clin Orthop*. 1984;185:301–305.

127. Bohannon RW. Make tests and break tests of elbow flexor muscle strength. *Phys Ther*. 1988;68:193–194.

128. Velsher E. Factors affecting higher force readings: a survey of the literature on isometric exercise. *Physiother Can*. 1977;29:141–147.

129. Burns SP, Breuninger A, Kaplan C, et al. Hand-held dynamometry in persons with tetraplegia: Comparison of make-versus break- testing techniques. *Am J Phys Med Rehab*. 2005;84(1):22–29.

130. Lamb DW. A review of manual therapy for spinal pain. In: Boyling JD, Palastanga N, eds. *Grieve's Modern Manual Therapy: The Vertebral Column*. 2nd ed. London: Churchill Livingstone; 1994.

131. Smith LK. Functional tests. *Phys Ther Rev*. 1954;34:19–21.

第3章

1. Standring S, ed. *Gray's Anatomy: The Anatomical Basis of Clinical Practice*. 39th ed. London: Elsevier Churchill Livingstone; 2005.

2. Neumann DA. *Kinesiology of the Musculoskeletal System: Foundations for Rehabilitation*. 2nd ed. St Louis: Mosby Elsevier; 2010.

3. Soderberg GL. *Kinesiology: Application to Pathological Motion*. 2nd ed. Baltimore: Williams & Wilkins; 1997.

4. Perry J. Shoulder function for the activities of daily living. In: Matsen FA, Fu FH, Hawkins RJ, eds. *The Shoulder: A Balance of Mobility and Stability*. Rosemont, IL: American Academy of Orthopaedic Surgeons; 1993.

5. Kapandji IA. *The Physiology of the Joints. Vol. 1. The Upper Limb*. 6th ed. New York: Churchill Livingstone Elsevier; 2007.

6. Norkin CC, White DJ. *Measurement of Joint Motion: A Guide to Goniometry*. 4th ed. Philadelphia: FA Davis; 2009.

7. Daniels L, Worthingham C. *Muscle Testing: Techniques of Manual Examination.* 5th ed. Philadelphia: WB Saunders; 1986.

8. Levangie PK, Norkin CC. *Joint Structure & Function: A Comprehensive Analysis.* 3rd ed. Philadelphia: FA Davis; 2001.

9. Woodburne RT. *Essentials of Human Anatomy.* 5th ed. London: Oxford University Press; 1973.

10. Magee DJ. *Orthopedic Physical Assessment.* 5th ed. St Louis: Saunders Elsevier; 2008.

11. American Academy of Orthopaedic Surgeons. *Joint Motion: Method of Measuring and Recording.* Chicago: AAOS; 1965.

12. Berryman Reese N, Bandy WD. *Joint Range of Motion and Muscle Length Testing.* Philadelphia: WB Saunders; 2002.

13. Cyriax J. *Textbook of Orthopaedic Medicine, Vol. 1. Diagnosis of Soft Tissue Lesions.* 8th ed. London: Bailliere Tindall; 1982.

14. Gajdosik RL, Hallett JP, Slaughter LL. Passive insufficiency of two-joint shoulder muscles. *Clin Biomech.* 1994;9:377–378.

15. Kebaetse M, McClure P, Pratt NA. Thoracic position effect on shoulder range of motion, strength, and three-dimensional scapular kinematics. *Arch Phys Med Rehabil.* 1999;80:945–950.

16. Boon AJ, Smith J. Manual scapular stabilization: its effect on shoulder rotational range of motion. *Arch Phys Med Rehabil.* 2000;81:978–983.

17. Evjenth O, Hamberg J. *Muscle Stretching in Manual Therapy A Clinical Manual: The Extremities.* Vol. 1. Alfta, Sweden: Alfta Rehab Forlag; 1984.

18. Soames RW, ed. Skeletal system. In: Salmons S, ed. *Muscle. Gray's Anatomy.* 38th ed. New York: Churchill Livingstone; 1995.

19. Wang SS, Normile SO, Lawshe BT. Reliability and smallest detectable change determination for serratus anterior muscle strength and endurance tests. *Physiother Theor Pract.* 2006;22(1):33–42.

20. Ekstrom RA, Donatelli RA, Soderberg GL. *Surface electromyographic analysis of exercises for the trapezius and serratus anterior muscles.* J Orthop Sports Phys Ther. 2003; 33(5):247–258.

21. Brunnstrom MA. Muscle testing around the shoulder girdle. *J Bone Joint Surg [Am].* 1941;23:263–272.

22. Kendall FP, McCreary EK, Provance PG, Rodgers MM, Romani WA. *Muscles Testing and Function with Posture and Pain.* 5th ed. Philadelphia: Lippincott Williams & Wilkins; 2005.

23. Robel SJ, Mills MM, Terpstra L, Vardaxis V. Middle and lower trapezius manual muscle testing. *J Orthop Sports Phys Ther.* 2009;39:A79–A79.

24. Nishijima N, Yamamuro T, Fujio K, Ohba M. The swallowtail sign: a test of deltoid function. *J Bone Joint Surg [Br].* 1994; 77:152–153.

25. Whitcomb LJ, Kelley MJ, Leiper CI. A comparison of torque production during dynamic strength testing of shoulder abduction in the coronal plane and the plane of the scapula. *J Orthop Sports Phys Ther* 1995;21:227–232.

26. Greis PE, Kuhn JE, Schultheis J, Hintermeister R, Hawkins R. Validation of the lift-off test and analysis of subscapularis activity during maximal internal rotation. *Am J Sports Med.* 1996;24:589–593.

27. Kelly BT, Kadrmas WR, Speer KP. The manual muscle examination for rotator cuff strength. *Am J Sports Med.* 1996;24: 581–588.

28. Smith LK, Lawrence Weiss E, Lehmkuhl LD. *Brunnstrom's Clinical Kinesiology.* 5th ed. Philadelphia: FA Davis; 1996.

29. MacConaill MA, Basmajian JV. *Muscles and Movements.* 2nd ed. New York: RE Kreiger; 1977.

30. Cailliet R. *Shoulder Pain.* 3rd ed. Philadelphia: FA Davis; 1991.

31. Rosse C. The shoulder region and the brachial plexus. In: Rosse C, Clawson DK, eds. *The Musculoskeletal System in Health and Disease.* New York: Harper & Row; 1980.

32. Zuckerman JD, Matsen FA. Biomechanics of the shoulder. In: Nordin M, Frankel VM, eds. *Basic Biomechanics of the Musculoskeletal System.* 2nd ed. Philadelphia: Lea & Febiger; 1989.

33. Matsen FA, Lippitt SB, Sidles JA, Harryman DT. *Practical Evaluation and Management of the Shoulder.* Philadelphia: WB Saunders; 1994.

34. Inman VT, Saunders M, Abbot LC. Observations on the function of the shoulder joint. *J Bone Joint Surg.* 1944;26:1–30.

35. Dvir Z, Berme N. The shoulder complex in elevation of the arm: a mechanism approach. *J Biomech.* 1978;11:219–225.

36. Kent BE. Functional anatomy of the shoulder complex: a review. *Phys Ther.* 1971;51:867–888.

37. Safaee- Rad R, Shwedyk E, Quanbury AO, Cooper JE. Normal functional range of motion of upper limb joints during performance of three feeding activities. *Arch Phys Med Rehabil.* 1990;71:505–509.

38. Ludewig PM, Cook TM, Nawoczenski DA. Three-dimensional scapular orientation and muscle activity at selected positions of humeral elevation. *J Orthop Sports Phys Ther.* 1996;24:57–65.

39. Peat M. The shoulder complex: a review of some aspects of functional anatomy. *Physiother Can.* 1977;29:241–246.

40. Blakey RL, Palmer ML. Analysis of rotation accompanying shoulder flexion. *Phys Ther.* 1984;64:1214–1216.

41. Mallon WJ, Herring CL, Sallay PI, et al. Use of vertebral levels to measure presumed internal rotation at the shoulder: a radiologic analysis. *J Shoulder Elbow Surg.* 1996;5:299–306.

42. Norkin CC, Levangie PK. *Joint Structure & Function: A Comprehensive Analysis.* 2nd ed. Philadelphia: FA Davis; 1992.

43. Duvall EN. Critical analysis of divergent views of movement of the shoulder joint. *Arch Phys Med Rehabil.* 1955;36:149–153.

44. Johnson G, Bogduk N, Nowitzke A, House D. Anatomy and actions of the trapezius muscle. *Clin Biomechanics.* 1994;9:44–50.

45. Saha AK. Dynamic stability of the glenohumeral joint. *Acta Orthop Scand.* 1971;42:491–505.

46. Basmajian JV, DeLuca CJ. *Muscles Alive: Their Functions Revealed by Electromyography.* 5th ed. Baltimore: Williams & Wilkins; 1985.

47. Pagnani MJ, Deng X-H, Warren RF, Torzilli PA, O'Brien SJ. Role of the long head of the biceps brachii in glenohumeral stability: A biomechanical study in cadavers. *J Shoulder Elbow Surg.* 1996;5:255–262.

48. Moore KL. *Clinically Oriented Anatomy.* Baltimore: Williams & Wilkins; 1980.

49. Sporrong H, Palmerud G, Herberts P. Hand grip increases shoulder muscle activity: an EMG analysis with static hand contractions in 9 subjects. *Acta Orthop Scand.* 1996;67:485–490.

50. Reyes ML, Gronley JK, Newsam CJ, Mulroy SJ, Perry J. Electromyographic analysis of shoulder muscles of men with low-level paraplegia during a weight relief raise. *Arch Phys Med Rehabil.* 1995;76:433–439.

51. Perry J, Gronley JK, Newsam CJ, Reyes ML, Mulroy SJ. Electromyographic analysis of shoulder muscles during depression transfers in subjects with low-level paraplegia. *Arch Phys Med Rehabil.* 1996;77:350–355.

52. Lehmkuhl LD, Smith LK. *Brunnstrom's Clinical Kinesiology.* 4th ed. Philadelphia: FA Davis; 1983.

第4章

1. Standring S, ed. *Gray's Anatomy: The Anatomical Basis of Clinical Practice.* 39th ed. London: Elsevier Churchill

Livingstone; 2005.

2. London JT. Kinematics of the elbow. *J Bone Joint Surg [Am]*. 1981;63(4):529–535.

3. Levangie PK, Norkin CC. *Joint Structure and Function: A Comprehensive Analysis*. 4th ed. Philadelphia: FA Davis; 2005.

4. Steindler A. *Kinesiology of the Human Body Under Normal and Pathological Conditions*. Springfield: Charles C Thomas; 1955.

5. Nakamura T, Yabe Y, Horiuchi Y, Yamazaki N. In vivo motion analysis of forearm rotation utilizing magnetic resonance imaging. *Clin Biomech* 1999;14:315–320.

6. Kapandji IA. *The Physiology of the Joints. Vol. 1. The Upper Limb*. 6th ed. New York: Churchill Livingstone Elsevier; 2007.

7. Norkin CC, White DJ. *Measurement of Joint Motion: A Guide to Goniometry*. 4th ed. Philadelphia: FA Davis; 2009.

8. Nordin M, Frankel VH. *Basic Biomechanics of the Musculoskeletal System*. 3rd ed. Philadelphia: Lippincott Williams & Wilkins; 2001.

9. Gabl M, Zimmermann R, Angermann P, et al. The interosseous membrane and its influence on the distal radioulnar joint. An anatomical investigation of the distal tract. *J Hand Surg [Br]*. 1998;23(2):179–182.

10. Cyriax J. *Textbook of Orthopaedic Medicine. Vol 1. Diagnosis of Soft Tissue Lesions*. 8th ed. London: Bailliere Tindall; 1982.

11. Magee DJ. *Orthopaedic Physical Assessment*. 5th ed. Philadelphia: Saunders Elsevier; 2008.

12. American Academy of Orthopaedic Surgeons. *Joint Motion: Method of Measuring and Recording*. Chicago: AAOS; 1965.

13. Berryman Reese N, Bandy WD. *Joint Range of Motion and Muscle Length Testing*. 2nd ed. Philadelphia: Saunders Elsevier; 2010.

14. Hoppenfeld S. *Physical Examination of the Spine and Extremities*. New York: Appleton-Century-Crofts; 1976.

15. Kaltenborn FM. *Mobilization of the Extremity Joints*. 3rd ed. Oslo: Olaf Norlis Bokhandel; 1985.

16. Neumann DA. *Kinesiology of the Musculoskeletal System: Foundations for Physical Rehabilitation*. 2nd ed. Philadelphia: Mosby Elsevier; 2010.

17. Baeyens J-P, Van Glabbeek F, Goossens M, Gielen J, Van Roy P, Clarys J-P. In vivo 3D arthrokinematics of the proximal and distal radioulnar joints during active pronation and supination. *Clin Biomech*. 2006;21:S9–S12.

18. Karagiannopoulos C, Sitler M, Michlovitz S. Reliability of 2 functional goniometric methods for measuring forearm pronation and supination active range of motion. *J Orthop Sports Phys Ther*. 2003;33(9):523–531.

19. Shaaban H, Pereira C, Williams R, Lees VC. The effect of elbow position on the range of supination and pronation of the forearm. *J Hand Surg Eur Vol*. 2008;33(1):3–8.

20. Gajdosik RL. Comparison and reliability of three goniometric methods for measuring forearm supination and pronation. *Percept Mot Skills*. 2001;93:353–355.

21. Soames RW, ed. Skeletal system. Salmons S, ed. Muscle. *Gray's Anatomy*. 38th ed. New York: Churchill Livingstone; 1995.

22. Soderberg GL. *Kinesiology: Application to Pathological Motion*. 2nd ed. Baltimore: Williams & Wilkins; 1997.

23. Basmajian JV, DeLuca CJ. *Muscles Alive: Their Function Revealed by Electromyography*. 5th ed. Baltimore: Williams & Wilkins; 1985.

24. Kendall FP, McCreary EK, Provance PG. *Muscles Testing and Function*. 4th ed. Baltimore: Williams & Wilkins; 1993.

25. Smith LK, Lawrence Weiss EL, Lehmkuhl LD, *Brunnstrom's Clinical Kinesiology*. 5th ed. Philadelphia: FA Davis; 1996.

26. Morrey BF, Askew LJ, An KN, Chao EY. A biomechanical study of normal functional elbow motion. *J Bone Joint Surg [Am]*. 1981;63:872–876.

27. Safaee-Rad R, Shwedyk E, Quanbury AO, Cooper JE. Normal functional range of motion of upper limb joints

during performance of three feeding activities. *Arch Phys Med Rehabil*. 1990;71:505–509.

28. Packer TL, Peat M, Wyss U, Sorbie C. Examining the elbow during functional activities. *OTJR*. 1990;10:323–333.

29. Magermans DJ, Chadwick EKJ, Veeger HEJ, van der Helm FCT. Requirements for upper extremity motions during activities of daily living. *Clin Biomech*. 2005;20:591–599.

30. Raiss P, Rettig O, Wolf S, Loew M, Kasten P. Range of motion of shoulder and elbow in activities of daily living in 3D motion analysis. *Z Orthop Unfall*. 2007;145:493–498.

31. Sardelli M, Tashjian RZ, MacWilliams BA. Functional elbow range of motion for contemporary tasks. *J Bone Joint Surg [Am]*. 2011;93:471–477.

32. Cooper JE, Shwedyk E, Quanbury AO, Miller J, Hildebrand D. Elbow joint restriction: effect on functional upper limb motion during performance of three feeding activities. *Arch Phys Med Rehabil*. 1993;74:805–809.

33. Vasen AP, Lacey SH, Keith MW, Shaffer JW. Functional range of motion of the elbow. *J Hand Surg [Am]*. 1995;20:288–292.

34. O'Neill OR, Morrey BF, Tanaka S, An KN. Compensatory motion in the upper extremity after elbow arthrodesis. *Clin Orthop Relat Res*. 1992;281:89–96.

35. Nagy SM, Szabo RM, Sharkey NA. Unilateral elbow arthrodesis: the preferred position. *J Southern Orthop Assoc*. 1999;8(2):80–85.

36. van Andel CJ, Wolterbeek N, Doorenbosch CAM, Veeger D, Harlaar J. Complete 3D kinematics of upper extremity functional tasks. *Gait Posture*. 2008;27:120–127.

37. Morrey BF, An KN. Functional evaluation of the elbow. In: Morrey BF, ed. *The Elbow and Its Disorders*. 3rd ed. Philadelphia: WB Saunders; 2000.

38. Kasten P, Rettig O, Loew M, Wolf S, Raiss P. Three dimensional motion analysis of compensatory movements in patients with radioulnar synostosis performing activities of daily living. *J Orthop Sci*. 2009;14:307–312.

39. Ogino T, Hikino K. Congenital radio-ulnar synostosis: compensatory rotation around the wrist and rotation osteotomy. *J Hand Surg [Br]*. 1987;12(2):173–178.

40. Morrey BF, An KN, Chao EYS. Functional evaluation of the elbow. In: Morrey BF, ed. *The Elbow and Its Disorders*. 2nd ed. Toronto: WB Saunders; 1993.

41. Rosse C. The arm, forearm, and wrist. In: Rosse C, Clawson DK, eds. *The Musculoskeletal System in Health and Disease*. New York: Harper & Row; 1980.

42. Bremer AK, Sennwald GR, Favre P, Jacob HAC. Moment arms of forearm rotators. *Clin Biomech*. 2006;21:683–691.

43. Savva N, McAllen CJP, Giddins GEB. The relationship between the strength of supination of the forearm and rotation of the shoulder. *J Bone Joint Surg [Br]*. 2003;85:406–407.

第5章

1. Kapandji AI. *The Physiology of the Joints. Vol 1. The Upper Limb*, 6th ed. New York, NY: Churchill Livingstone Elsevier; 2007.

2. Standring S, ed. *Gray's Anatomy: The Anatomical Basis of Clinical Practice*. 39th ed. London: Elsevier Churchill Livingstone; 2005.

3. Norkin CC, White DJ. *Measurement of Joint Motion: A Guide to Goniometry*. 4th ed. Philadelphia, PA: FA Davis; 2009.

4. Daniels L, Worthingham C. *Muscle Testing: Techniques of Manual Examination*. 5th ed. Philadelphia, PA: WB Saunders; 1986.

5. Magee DJ. *Orthopedic Physical Assessment*. 5th ed. Philadelphia, PA: Saunders Elsevier; 2008.

6. American Academy of Orthopaedic Surgeons. *Joint Motion: Method of Measuring and Recording*. Chicago, IL: AAOS;

1965.

7. Berryman Reese N, Bandy WD. *Joint Range of Motion and Muscle Length Testing*. 2nd ed. Philadelphia, PA: Saunders Elsevier; 2010.

8. Cyriax J. *Textbook of Orthopaedic Medicine, Vol 1. Diagnosis of Soft Tissue Lesions*. 8th ed. London: Bailliere Tindall; 1982.

9. Knutson JS, Kilgore KL, Mansour JM, Crago PE. Intrinsic and extrinsic contributions to the passive movement at the metacarpophalangeal joint. *J Biomech*. 2000; 33:1675–1681.

10. Li Z-M, Kuxhaus L, Fisk JA, Christophel TH. Coupling between wrist flexion–extension and radial-ulnar deviation. *Clin Biomech*. 2005;20:177–183.

11. Levangie PK, Norkin CC. *Joint Structure and Function: A Comprehensive Analysis*. 4th ed. Philadelphia, PA: FA Davis; 2005.

12. Gehrmann SV, Kaufmann RA, Li Z-M. Wrist circumduction reduced by finger constraints. *J Hand Surg*. 2008;33A:1287–1292.

13. Neumann DA. *Kinesiology of the Musculoskeletal System: Foundations for Physical Rehabilitation*. 2nd ed. St Louis, MO: Mosby Elsevier; 2010.

14. Scott AD, Trombly CA. Evaluation. In: Trombly CA. *Occupational Therapy for Physical Dysfunction*. 2nd ed. Baltimore, MD: Williams & Wilkins; 1983.

15. Kato M, Echigo A, Ohta H, Ishiai S, Aoki M, Tsubota S, Uchiyama E. The accuracy of goniometric measurements of proximal interphalangeal joints in fresh cadavers: Comparison between methods of measurement, types of goniometers, and fingers. *J Hand Ther*. 2007;20(1):12–18.

16. Swanson AB, Goran-Hagert C, DeGroot Swanson G. Evaluation of impairment of hand function. In: Hunter JM, Schneider LH, Mackin EJ, Bell JA. *Rehabilitation of the Hand*. St. Louis, MO: CV Mosby; 1978.

17. Stegink Jansen CW, Patterson R, Viegas SF. Effects of finger-nail length on finger and hand performance. *J Hand Ther*. 2000;13:211–217.

18. deKraker M, Selles RW, Schreuders TAR, Stam HJ, Hovius SER. Palmar abduction: reliability of 6 measurment methods in healthy adults. *J Hand Surg*. 2009;34A:523–530.

19. Tubiana R, Thomine JM, Mackin E. *Examination of the Hand and Wrist*. 2nd ed. St. Louis, MO: Mosby; 1996.

20. Soames RW, ed. Skeletal system. Salmons S, ed. Muscle. *Gray's Anatomy*. 38th ed. New York, NY: Churchill Livingstone; 1995.

21. Kendall FP, McCreary EK, Provance PG, Rodgers MM, Romani WA. *Muscles Testing and Function*. 5th ed. Baltimore, MD: Williams & Wilkins; 2005.

22. Woodburne RT. *Essentials of Human Anatomy*. 5th ed. London: Oxford University Press; 1973.

23. Sebastin SJ, Lim AYT, Bee WH, Wong TCM, Methil BV. Does the absence of the palmaris longus affect grip and pinch strength?. *J Hand Surg*. 2005;30B(4):406–408.

24. Wynn Parry CB. *Rehabilitation of the Hand*. 4th ed. London: Butterworths; 1981.

25. Baker DS, Gaul JS, Williams VK, Graves M. The little finger superficialis— clinical investigation of its anatomic and functional shortcomings. *J Hand Surg*. 1981;6:374–378.

26. Aulincino PL. Clinical examination of the hand. In: Hunter JM, Macklin EJ, Callahan AD. *Rehabilitation of the Hand: Surgery and Therapy*. 4th ed. St. Louis, MO: Mosby; 1995.

27. Pedretti LW. Evaluation of muscle strength. In: Pedretti LW. *Occupational Therapy Practice Skills for Physical Dysfunction*. 2nd ed. St. Louis, MO: CV Mosby; 1985.

28. Nordin M, Frankel VH. *Basic Biomechanics of the Musculoskeletal System*. 3rd ed. Philadelphia, PA: Lippincott Williams & Wilkins; 2001.

29. Su F-C, Chou YL, Yang CS, Lin GT, An KN. Movement of finger joints induced by synergistic wrist motion. *Clin Biomech*. 2005;20:491–497.

30. Ryu J, Cooney WP, Askew LJ, et al. Functional ranges of motion of the wrist joint. *J Hand Surg [Am]*. 1991;16:409–419.

31. Brumfield RH, Champoux JA. A biomechanical study of normal functional wrist motion. *Clin Orthop Relat Res*. 1984; 187:23–25.

32. Palmer AK, Werner FW, Murphy DM, Glisson R. Functional wrist motion: a biomechanical study. *J Hand Surg [Am]*. 1985;10:39–46.

33. Safaee-Rad R, Shwedyk E, Quanbury AO, Cooper JE. Normal functional range of motion of upper limb joints during performance of three feeding activities. *Arch Phys Med Rehabil*. 1990;71:505–509.

34. Nelson DL. Functional wrist motion. *Hand Clin*. 1997;13: 83–92.

35. Franko OI, Zurakowski D, Day CS. Functional disability of the wrist: Direct correlation with decreased wrist motion. *J Hand Surg*. 2008;33A:485.e1–485.e9.

36. Wigderowitz CA, Scott I, Jariwala A, Arnold GP, Abboud RJ. Adapting the Fastrak® System for three-dimensional measurement of the motion of the wrist. *J Hand Surg Eur Vol*. 2007;32E(6):700–704.

37. Lee JW, Rim K. Measurement of finger joint angles and maximum finger forces during cylinder grip activity. *J Biomed Eng*. 1991;13:152–162.

38. Pieniazek M, Chwala W, Szczechowicz J, Pelczar-Pieniazek M. Upper limb joint mobility ranges during activities of daily living determined by three-dimensional motion analysis— preliminary report. *Ortop Traumatol Rehabil*. 2007;9(4): 413–422.

39. Hume MC, Gellman H, McKellop H, Brumfield RH. Functional range of motion of the joints of the hand. *J Hand Surg [Am]*. 1990;15:240–243.

40. Napier JR. The prehensile movements of the human hand. *J Bone Joint Surg [Br]*. 1956;38:902–913.

41. Landsmeer JMF. Power grip and precision handling. *Ann Rheum Dis*. 1962;21:164–169.

42. Benz P. The motor balance of the fingers of the open hand. *Scand J Rehabil Med*. 1980;12:115–121.

43. Smith LK, Weiss EL, Lehmkuhl LD. *Brunnstrom's Clinical Kinesiology*. 5th ed. Philadelphia, PA: FA Davis; 1996.

44. Tubiana R. Architecture and functions of the hand. In: Tubiana R, Thomine JM, Mackin E, eds. *Examination of the Hand & Upper Limb*. Philadelphia, PA: WB Saunders; 1984.

45. Norkin CC, Levangie PK. *Joint Structure & Function: A Comprehensive Analysis*. 2nd ed. Philadelphia, PA: FA Davis; 1992.

46. Long C, Conrad PW, Hall EA, Furler SL. Intrinsic-extrinsic muscle control of the hand in power grip and precision handling. *J Bone Joint Surg [Am]*. 1970;52:853–867.

47. Radhakrishnan S, Nagaravindra M. Analysis of hand forces in health and disease during maximum isometric grasping of cylinders. *Med Biol Eng Comput*. 1993;31:372–376.

48. Bendz P. The functional significance of the fifth metacarpus and hypothenar in two useful grips of the hand. *Am J Phys Med Rehabil*. 1993;72:210–213.

49. Hazelton FT, Smidt GL, Flatt AE, Stephens RI. The influence of wrist position on the force produced by the finger flexors. *J Biomech*. 1975;8:301–306.

50. MacDermid JC, Lee A, Richards RS, Roth JH. Individual finger strength: Are the ulnar digits "powerful"?. *J Hand Ther*. 2004;17:364–367.

51. Kamakura N, Matsuo M, Ishii H, Mitsuboshi F, Miura Y. Patterns of static prehension in normal hands. *Am J Occup Ther*. 1980;34:437–445.

52. Sollerman C, Sperling L. Evaluation of ADL function-especially hand function. *Scand J Rehabil Med*. 1978;10:139–143.

53. Basmajian JV, DeLuca CJ. *Muscles Alive: Their Function Revealed by Electromyography*. 5th ed. Baltimore, MD: Williams & Wilkins; 1985.

54. Benz P. Systemization of the grip of the hand in relation to finger motor systems. *Scand J Rehabil Med*. 1974;6:158–165.

55. Benz P. Motor balance in formation and release of the extension grip. *Scand J Rehabil Med*. 1980;12:155–160.

56. Sollerman C, Sperling L. Classification of the hand grip: a preliminary study. *Am J Occup Med.* 1976;18:395–398.

57. Sperling L, Jacobson-Sollerman C. The grip pattern of the healthy hand during eating. *Scand J Rehabil Med.* 1977;9:115–121.

58. Maier MA, Hepp-Reymond M-C. EMG activation patterns during force production in precision grip. *Exp Brain Res.* 1995;103:108–122.

第 6 章

1. Kapandji AI. *The Physiology of the Joints. Vol 2. The Lower Limb.* 6th ed. New York, NY: Churchill Livingstone Elsevier; 2011.

2. Standring S, ed. *Gray's Anatomy: The Anatomical Basis of Clinical Practice.* 39th ed. London: Elsevier Churchill Livingstone; 2005.

3. Norkin CC, White DJ. *Measurement of Joint Motion: A Guide to Goniometry.* 4th ed. Philadelphia, PA: FA Davis; 2009.

4. Daniels L, Worthingham C. *Muscle Testing: Techniques of Manual Examination.* 5th ed. Philadelphia, PA: WB Saunders; 1986.

5. Norkin CC, Levangie PK. *Joint Structure and Function: A Comprehensive Analysis.* Philadelphia, PA: FA Davis; 1983.

6. Neumann DA. *Kinesiology of the Musculoskeletal System: Foundations for Rehabilitation.* 2nd ed. St. Louis, MO: Mosby Elsevier; 2010.

7. Magee DJ. *Orthopedic Physical Assessment.* 5th ed. St. Louis, MO: Saunders Elsevier; 2008.

8. American Academy of Orthopaedic Surgeons. *Joint Motion: Method of Measuring and Recording.* Chicago, IL: AAOS; 1965.

9. Berryman Reese N, Bandy WD. *Joint Range of Motion and Muscle Length Testing.* 2nd ed. St. Louis, MO: Saunders Elsevier; 2010.

10. Cyriax J. *Textbook of Orthopaedic Medicine. Vol 1. Diagnosis of Soft Tissue Lesions.* 8th ed. London: Bailliere Tindall; 1982.

11. Kendall FP, McCreary EK, Provance PG, Rogers MM, Romani WA. *Muscles Testing and Function with Posture and Pain.* 5th ed. Baltimore, MD: Lippincott Williams & Wilkins; 2005.

12. Cailliet R. *Soft Tissue Pain and Disability.* Philadelphia, PA: FA Davis; 1977.

13. Boone DC, Azen SP. Normal range of motion of joints in male subjects. *J Bone Joint Surg.* 1979;61:756–759.

14. Steindler A. *Kinesiology of the Human Body Under Normal and Pathological Conditions.* Springfield, IL: Charles C Thomas; 1955.

15. Hollman JH, Burgess B, Bokermann JC. Passive hip rotation range of motion: effects of testing position and age in runners and non-runners. *Physiother Theor Pract.* 2003;19:77–86.

16. Harris-Hayes M, Wendl PM, Sahrmann SA, Van Dillen LR. Does stabilization of the tibiofemoral joint affect passive prone hip rotation range of motion measures in unimpaired individuals? A preliminary report. *Physiother Theor Pract.* 2007;23:315–323.

17. Gajdosik RL, LeVeau BF, Bohannon RW. Effects of ankle dorsiflexion on active and passive unilateral straight leg raising. *Phys Ther.* 1985;65:1478–1482.

18. Bohannon RW. Cinematographic analysis of the passive straight-leg-raising test for hamstring muscle length. *Phys Ther.* 1982;62:1269–1274.

19. Youdas JW, Krause DA, Hollman JH, Harmsen WS, Laskowski E. The influence of gender and age on hamstring muscle length in healthy adults. *J Orthop Sports Phys Ther.* 2005;35:246–252.

20. Bohannon R, Gajdosik R, LeVeau BF. Contribution of pelvic and lower limb motion to increases in the angle of passive straight leg raising. *Phys Ther.* 1985;65:474–476.

21. Salter RB. *Textbook of Disorders and Injuries of the Musculoskeletal System.* 2nd ed. Baltimore, MD: Williams & Wilkins; 1983.

22. Van Dillen LR, McDonnell MK, Fleming DA, Sahrmann SA. Effect of knee and hip position on hip extension range of motion in individuals with and without low back pain. *J Orthop Sports Phys Ther.* 2000;30:307–316.

23. Ober FR. Back strain and sciatica. *JAMA.* 1935;104:1580–1583.

24. Gose JC, Schweizer P. Iliotibial band tightness. *J Orthop Sports Phys Ther.* 1989;10:399–407.

25. Gajdosik RL, Sandler MM, Marr HL. Influence of knee positions and gender on the Ober test for length of the iliotibial band. *Clin Biomech.* 2003;18:77–79.

26. Berryman Reese N, Bandy WD. Use of an inclinometer to measure flexibility of the iliotibial band using the Ober test and the modified Ober test: differences in magnitude and reliability of measurements. *J Orthop Sports Phys Ther.* 2003;33:326–330.

27. Soames RW, ed. Skeletal system. Salmons S, ed. Muscle. *Gray's Anatomy.* 38th ed. New York, NY: Churchill Livingstone; 1995.

28. Trombly CA. Evaluation of biomechanical and physiological aspects of motor performance. In: Trombly CA, ed. *Occupational Therapy for Physical Dysfunction.* 4th ed. Baltimore, MD: Williams & Wilkins; 1995.

29. Carlsoo S, Fohlin L. The mechanics of the two-joint muscles rectus femoris, sartorius and tensor fascia latae in relation to their activity. *Scand J Rehabil Med.* 1969;1:107–111.

30. Smith LK, Weiss EL, Lehmkuhl LD. *Brunnstrom's Clinical Kinesiology.* 5th ed. Philadelphia, PA: FA Davis; 1996.

31. Kendall FP, McCreary EK, Provance PG. *Muscles Testing and Function.* 4th ed. Baltimore, MD: Williams & Wilkins; 1993.

32. Perry J, Weiss WB, Burnfield JM, Gronley JK. The supine hip extensor manual muscle test: A reliability and validity study. *Arch Phys Med Rehabil.* 2004;85:1345–1350.

33. Widler KS, Glatthorn JF, Bizzini M, Impellizzeri FM, Munzinger U, Leunig M, Maffiuletti NA. Assessment of hip abductor muscle strength. A validity and reliability study. *J Bone Joint Surg [Am].* 2009;91:2666–2672.

34. Hoppenfeld S. *Physical Examination of the Spine and Extremities.* New York, NY: Appleton-Century-Crofts; 1976.

35. Jarvis DK. Relative strength of the hip rotator muscle groups. *Phys Ther Rev.* 1952;32:500–503.

36. Johnston RC, Smidt GL. Hip motion measurements for selected activities of daily living. *Clin Orthop Relat Res.* 1970; 72:205–215.

37. Cailliet R. *Low Back Pain Syndrome.* 2nd ed. Philadelphia, PA: FA Davis; 1968.

38. Levangie PK, Norkin CC. *Joint Structure and Function. A Comprehensive Analysis.* 3rd ed. Philadelphia, PA: FA Davis; 2001.

39. Hemmerich A, Brown H, Smith S, Marthandam SSK, Wyss UP. Hip, knee, and ankle kinematics of high range of motion activities of daily living. *J Orthop Res.* 2006;24:770–781.

40. Livingston LA, Stevenson JM, Olney SJ. Stairclimbing kinematics on stairs of differing dimensions. *Arch Phys Med Rehabil.* 1991;72:398–402.

41. Ikeda ER, Schenkman ML, Riley PO, Hodge WA. Influence of age on dynamics of rising from a chair. *Phys Ther.* 1991;71: 473–481.

42. Kapoor A, Mishra SK, Kewangan SK, Mody BS. Range of movements of lower limb joints in cross-legged sitting posture. *J Arthroplasty.* 2008;23:451–453.

43. Johnston RC, Smidt GL. Measurement of hip-joint motion during walking. Evaluation of an electrogoniometric method. *J Bone Joint Surg [Am].* 1969;51:1083–1094.

44. Paré EB, Stern JT, Schwartz JM. Functional differentiation within the tensor fasciae latae. *J Bone Joint Surg [Am].* 1981; 63:1457–1471.

45. Jonsson B, Steen B. Function of the gracilis muscle. An

electromyographic study. *Acta Morphol Neerl Scand.* 1964;6:325–341.

46. Wheatley MD, Jahnke WD. Electromyographic study of the superficial thigh and hip muscles in normal individuals. *Arch Phys Med.* 1951;32:508–515.

47. Johnson CE, Basmajian JV, Dasher W. Electromyography of sartorius muscle. *Anat Rec.* 1972;173:127–130.

48. Németh G, Ohlsén H. In vivo moment arm lengths for hip extensor muscles at different angles of hip flexion. *J Biomech.* 1985;18:129–140.

49. Fischer FJ, Houtz SJ. Evaluation of the function of the gluteus maximus muscle. *Am J Phys Med.* 1968;47:182–191.

50. Németh G, Ekholm J, Arborelius UP, Harms-Ringdahl K, Schüldt K. Influence of knee flexion on isometric hip extensor strength. *Scand J Rehabil Med.* 1983;15:97–101.

51. Németh G, Ekholm J, Arborelius UP. Hip joint load and muscular activation during rising exercises. *Scand J Rehabil Med.* 1984;16:93–102.

52. Karlsson E, Jonsson B. Function of the gluteus maximus muscle. *Acta Morphol Neerl Scand.* 1965;6:161–169.

53. Wretenberg P, Arborelius UP. Power and work produced in different leg muscle groups when rising from a chair. *Eur J Appl Physiol.* 1994;68:413–417.

54. Németh G, Ekholm J, Arborelius UP. Hip load moments and muscular activity during lifting. *Scand J Rehabil Med.* 1984;16:103–111.

55. Vakos JP, Nitz AJ, Threlkeld AJ, Shapiro R, Horn T. Electromyographic activity of selected trunk and hip muscles during a squat lift. *Spine.* 1994;19:687–695.

56. Joseph J, Williams PL. Electromyography of certain hip muscles. *J Anat.* 1957;91:286–294.

57. Basmajian JV, DeLuca CJ. *Muscles Alive: Their Functions Revealed by Electromyography.* 5th ed. Baltimore, MD: Williams & Wilkins; 1985.

58. Inman VT. Functional aspects of the abductor muscles of the hip. *J Bone Joint Surg [Am].* 1947;29:607–619.

59. Williams M, Wesley W. Hip rotator action of the adductor longus muscle. *Phys Ther Rev.* 1951;31:90–92.

60. Basmajian JV. *Muscles Alive: Their Functions Revealed by Electromyography.* 4th ed. Baltimore, MD: Williams & Wilkins; 1978.

61. Soderberg GL. *Kinesiology: Application to Pathological Motion.* 2nd ed. Baltimore, MD: Williams & Wilkins; 1997.

62. Basmajian JV. Electromyography of iliopsoas. *Anat Rec.* 1958;132:127–132.

63. Inman VT, Ralston HJ, Todd F. *Human Walking.* Baltimore, MD: Williams & Wilkins; 1981.

64. Rab GT. Muscle. In: Rose J, Gamble JG, eds. *Human Walking.* 2nd ed. Baltimore, MD: Williams & Wilkins; 1994.

65. Norkin CC, Levangie PK. *Joint Structure and Function: A Comprehensive Analysis.* 2nd ed. Philadelphia, PA: FA Davis; 1992.

66. Montgomery WH, Pink M, Perry J. Electromyographic analysis of hip and knee musculature during running. *Am J Sports Med.* 1994;22:272–278.

第 7 章

1. Standring S, ed. *Gray's Anatomy: The Anatomical Basis of Clinical Practice.* 39th ed. London: Elsevier Churchill Livingstone; 2001.

2. Levangie PK, Norkin CC. *Joint Structure and Function. A Comprehensive Analysis.* 3rd ed. Philadelphia: FA Davis; 2001.

3. Kapandji IA. *The Physiology of the Joints. Vol. 2. The Lower Limb.* 6th ed. New York: Churchill Livingstone Elsevier; 2011.

4. Norkin CC, White DJ. *Measurement of Joint Motion: A Guide to Goniometry.* 4th ed. Philadelphia: FA Davis Company; 2009.

5. Daniels L, Worthingham C. *Muscle Testing: Techniques of Manual Examination.* 5th ed. Philadelphia: WB Saunders; 1986.

6. Woodburne RT. *Essentials of Human Anatomy.* 5th ed. London: Oxford University Press; 1973.

7. Magee DJ. *Orthopedic Physical Assessment.* 5th ed. St. Louis: Saunders Elsevier; 2008.

8. American Academy of Orthopaedic Surgeons. *Joint Motion: Method of Measuring and Recording.* Chicago: AAOS; 1965.

9. Berryman Reese N, Bandy WD. *Joint Range of Motion and Muscle Length Testing.* 2nd ed. St. Louis: Saunders Elsevier; 2010.

10. Cyriax J. *Textbook of Orthopaedic Medicine. Vol. 1. Diagnosis of Soft Tissue Lesions.* 8th ed. London: Bailliere Tindall; 1982.

11. Mossberg KA, Smith LK. Axial rotation of the knee in women. *J Orthop Sports Phys Ther.* 1983;4(4):236–240.

12. Osternig LR, Bates BT, James SL. Patterns of tibial rotary torque in knees of healthy subjects. *Med Sci Sports Exerc.* 1980;12:195–199.

13. Levangie PK, Norkin CC. *Joint Structure and Function. A Comprehensive Analysis.* 4th ed. Philadelphia: FA Davis, 2005.

14. Katchburian MV, Bull AMJ, Shih Y-F, Heatley FW, Amis AA. Measurement of patellar tracking: assessment and analysis of the literature. *Clin Orthop Relat Res.* 2003;412:241–259.

15. Heegaard J, Leyvraz P-F, Van Kampen A, Rakotomanana L, Rubin PJ, Blankevoort L. Influence of soft structures on patellar three-dimensional tracking. *Clin Orthop Relat Res.* 1994;299:235–243.

16. Kaltenborn FM. *Mobilization of the Extremity Joints: Examination and Basic Treatment Techniques.* 3rd ed. Oslo: Olaf Norlis Bokhandel; 1985.

17. Soderberg GL. *Kinesiology: Application to Pathological Motion.* 2nd ed. Baltimore: Williams & Wilkins; 1997.

18. Skalley TC, Terry GC, Teitge RA. The quantitative measurement of normal passive medial and lateral patellar motion limits. *Am J Sports Med.* 1993;21:728–732.

19. Zarins B, Rowe CR, Harris BA, Watkins MP. Rotational motion of the knee. *Am J Sports Med.* 1983;11:152–156.

20. Holt KS. *Assessment of Cerebral Palsy. I. Muscle Function, Locomotion and Hand Function.* London: Lloyd-Luke Medical Books; 1965.

21. Palmer ML, Epler ME. *Clinical Assessment Procedures in Physical Therapy.* Philadelphia: JB Lippincott; 1990.

22. Davis DS, Quinn RO, Whiteman CT, Williams JD, Young CR. Concurrent validity of four clinical tests used to measure hamstring flexibility. *J Strength Cond Res.* 2008;22(2):583–588.

23. Youdas JW, Krause DA, Hollman JH, Harmsen WS, Laskowski E. The influence of gender and age on hamstring muscle length in healthy adults. *J Orthop Sports Phys Ther.* 2005;35:246–252.

24. Hamberg J, Bjorklund M, Nordgren B, Sahistedt B. Stretchability of the rectus femoris muscle: investigation of validity and intratester reliability of two methods including x-ray analysis of pelvic tilt. *Arch Phys Med Rehab* 1993;74:263–270.

25. Van Dillen LR, McDonnell MK, Fleming DA, Sahrmann SA. Effect of knee and hip position on hip extension range of motion in individuals with and without low back pain. *Orthop Sports Phys Ther.* 2000;30:307–316.

26. Kendall FP, McCreary EK, Provance PG, Rodgers MM, Romani WA. *Muscles Testing and Function.* 5th ed. Baltimore: Williams & Wilkins; 2005.

27. Soames RW, ed. Skeletal system. Salmons S, ed. Muscle. In: *Gray's Anatomy.* 38th ed. New York: Churchill Livingstone; 1995.

28. Fiebert IM, Haas JM, Dworkin KJ, LeBlanc WG. A comparison of medial versus lateral hamstring electromyographic activity and force output during isometric contractions. *Isokinetics and Exercise Science.* 1992;2:47–55.

29. Fiebert IM, Pahl CH, Applegate EB, Spielholz NI, Beernik K.

Medial-lateral hamstring electromyographic activity during maximum isometric knee flexion at different angles. *Isokinetics and Exercise Science.* 1996;6:157–162.

30. Smith LK, Weiss EL, Lehmkuhl LD. *Brunnstrom's Clinical Kinesiology.* 5th ed. Philadelphia: FA Davis; 1996.

31. Walmsley RP, Yang JF. Measurement of maximum isometric knee flexor movement. *Physiother Can.* 1980;32:83–86.

32. Edelstein JE. Biomechanics of normal ambulation. *J Can Physiother Assoc.* 1965;17:174–185.

33. Inman VT, Ralston HJ, Todd F. *Human Walking.* Baltimore: Williams & Wilkins; 1981.

34. Rowe PJ, Myles CM, Walker C, Nutton R. Knee joint kinematics in gait and other functional activities measured using flexible electrogoniometry: how much knee motion is sufficient for normal daily life? *Gait and Posture.* 2000;12:143–155.

35. Livingston LA, Stevenson JM, Olney SJ. Stairclimbing kinematics on stairs of differing dimensions. *Arch Phys Med Rehabil.* 1991;72:398–402.

36. Laubenthal KN, Smidt GL, Kettelkamp DB. A quantitative analysis of knee motion during activities of daily living. *Phys Ther.* 1972;52:34–42.

37. Pink M, Perry J, Houglum PA, Devine DJ. Lower extremity range of motion in the recreational sport runner. *Am J Sports Med.* 1994;22:541–549.

38. Hemmerich A, Brown H, Smith S, Marthandam SSK, Wyss UP. Hip, knee, and ankle kinematics of high range of motion activities of daily living. *J Orthop Res.* 2006;24:770–781.

39. Kapoor A, Mishra SK, Kewangan SK, Mody BS. Range of movements of lower limb joints in cross-legged sitting posture. *J Arthroplasty.* 2008;23:451–453.

40. Mann RA, Hagy JL. The popliteus muscle. *J Bone Joint Surg [Am].* 1977;59:924–927.

41. Kettelkamp DB, Johnson RJ, Smidt GL, Chao EYS, Walker M. An electrogoniometric study of knee motion in normal gait. *J Bone Joint Surg [Am].* 1970;52:775–790.

42. Yucesoy CA, Ates F, Akgün U, Karahan M. Measurement of human gracilis muscle isometric force as a function of knee angle, intraoperatively. *J Biomech.* 2010;43:2665–2671.

43. Li L, Landin D, Grodesky J, Myers J. The function of gastrocnemius as a knee flexor at selected knee and ankle angles. *J Electromyogr Kinesiol.* 2002;12:385–390.

44. Basmajian JV, Lovejoy JF. Functions of the popliteus muscle in man. *J Bone Joint Surg [Am].* 1971;53:557–562.

45. Barnett CH, Richardson AT. The postural function of the popliteus muscle. *Ann Phys Med.* 1953;1:177–179.

46. Davis M, Newsam CJ, Perry J. Electromyograph analysis of the popliteus muscle in level and downhill walking. *Clin Orthop.* 1995;310:211–217.

47. Norkin CC, Levangie PK. *Joint Structure & Function: A Comprehensive Analysis.* Philadelphia: FA Davis; 1983.

48. Basmajian JV, DeLuca CJ. *Muscles Alive: Their Functions Revealed by Electromyography.* 5th ed. Baltimore: Williams & Wilkins; 1985.

49. Duarte Cintra AI, Furlani J. Electromyographic study of quadriceps femoris in man. *Electromyogr Clin Neurophysiol.* 1981;21:539–554.

50. Lieb FJ, Perry J. Quadriceps function. *J Bone Joint Surg [Am].* 1971;53:749–758.

51. Signorile JF, Kacsik D, Perry A, Robertson B, Williams R, Lowensteyn I, Digel S, Caruso J, LeBlanc WG. The effect of knee and foot position on the electromyographical activity of the superficial quadriceps. *J Orthop Sports Phys Ther.* 1995;22:2–9.

52. Salzman A, Torburn L, Perry J. Contribution of rectus femoris and vasti to knee extension. *Clin Orthop.* 1993;290:236–243.

53. Portnoy H, Morin F. Electromyographic study of postural muscles in various positions and movements. *Am J Physiol.* 1956;186:122–126.

54. Rab GT. Muscle. In: Rose J, Gamble JG, eds. *Human Walking.* 2nd ed. Baltimore: Williams & Wilkins; 1994.

55. Johnson CE, Basmajian JV, Dasher W. Electromyography of sartorius muscle. *Anat Rec.* 1972;173:127–130.

56. Jonsson B, Steen B. Function of the gracilis muscle: An electromyographic study. *Acta Morphol Neerl- Scand.* 1964;6:325–341.

57. Montgomery WH, Pink M, Perry J. Electromyographic analysis of hip and knee musculature during running. *Am J Sports Med.* 1994;22:272–278.

第8章

1. Kapandji AI. *The Physiology of the Joints. Vol. 2. The Lower Limb.* 6th ed. New York, NY: Churchill Livingstone Elsevier; 2011.

2. Soames RW. Skeletal system. Salmon S, ed. Muscle. In: *Gray's Anatomy.* 38th ed. New York: Churchill Livingstone; 1995.

3. Norkin CC, White DJ. *Measurement of Joint Motion: A Guide to Goniometry.* 4th ed. Philadelphia, PA: FA Davis; 2009.

4. Daniels L, Worthingham C. *Muscle Testing: Techniques of Manual Examination.* 5th ed. Philadelphia, PA: WB Saunders; 1986.

5. Levangie PK, Norkin CC. *Joint Structure & Function: A Comprehensive Analysis.* 3rd ed. Philadelphia, PA: FA Davis; 2001.

6. Woodburne RT. *Essentials of Human Anatomy.* 5th ed. London: Oxford University Press; 1973.

7. Magee DJ. *Orthopedic Physical Assessment.* 5th ed. St. Louis, MO: Saunders Elsevier; 2008.

8. American Academy of Orthopaedic Surgeons. *Joint Motion: Method of Measuring and Recording.* Chicago, IL: AAOS; 1965.

9. Berryman Reese N, Bandy WD. *Joint Range of Motion and Muscle Length Testing.* 2nd ed. St. Louis, MO: Saunders Elsevier; 2010.

10. Cyriax J. *Textbook of Orthopaedic Medicine. Vol. 1. Diagnosis of Soft Tissue Lesions.* 8th ed. London: Bailliere Tindall; 1982.

11. Taylor Major KF, Bojescul Captain JA, Howard RS, Mizel MS, McHale KA. Measurement of isolated subtalar range of motion: a cadaver study. *Foot Ankle Int.* 2001;22:426–432.

12. Costa ML, Logan K, Heylings D, Donell ST, Tucker K. The effects of achilles tendon lengthening on ankle dorsiflexion: a cadaver study. *Foot Ankle Int.* 2006;27(6):414–417.

13. Smith LK, Weiss EL, Lehmkuhl LD. *Brunnstrom's Clinical Kinesiology.* 5th ed. Philadelphia, PA: FA Davis; 1996.

14. Fiebert IM, Correia EP, Roach KE, Carte MB, Cespedes J, Hemstreet K. A comparison of EMG activity between the medial and lateral heads of the gastrocnemius muscle during isometric plantarflexion contractions at various knee angles. *Isokinet Exerc Sci.* 1996;6:71–77.

15. Signorile JE, Applegate B, Duque M, Cole N, Zink A. Selective recruitment of the triceps surae muscles with changes in knee angle. *J Strength Cond Res.* 2002;16(3):433–439.

16. Hébert-Losier K, Schneiders AG, Sullivan SJ, Newsham-West RJ, Garcia JA, Simoneau GG. Analysis of knee flexion angles during two clinical versions of the heel-raise test to assess soleus and gastrocnemius function. *J Orthop Sports Phys Ther.* 2011;41(7):505–513

17. Lunsford BR, Perry J. The standing heel-rise test for ankle plantar flexion: criterion for normal. *Phys Ther.* 1995;75:694–698.

18. Jan MH, Chai HM, Lin YF, Lin JC, Tsai LY, Ou YC, Lin DH. Effects of age and sex on the results of an ankle plantar-flexor manual muscle test. *Phys Ther.* 2005;85(10):1078–1084.

19. Hébert-Losier K, Newsham-West RJ, Schneiders AG, Sullivan

SJ. Raising the standards of the calf-raise test: a systematic review. *J Sci Med Sport*. 2009;12(6):594–602.

20. Janda V. *Muscle Function Testing*. London: Butterworth; 1983.

21. Ikeda ER, Schenkman ML, Riley PO, Hodge WA. Influence of age on dynamics of rising from a chair. *Phys Ther*. 1991;71:473–481.

22. Livingston LA, Stevenson JM, Olney SJ. Stairclimbing kinematics on stairs of differing dimensions. *Arch Phys Med Rehabil*. 1991;72:398–402.

23. Sammarco GJ, Hockenbury RT. Biomechanics of the foot and ankle. In: Nordin M, Frankel VH, eds. *Basic Biomechanics of the Musculoskeletal System*. 3rd ed. Philadelphia, PA: Lippincott Williams & Wilkins; 2001.

24. Pink M, Perry J, Houglum PA, Devine DJ. Lower extremity range of motion in the recreational sport runner. *Am J Sports Med*. 1994;22:541–549.

25. Hemmerich A, Brown H, Smith S, Marthandam SSK, Wyss UP. Hip, knee, and ankle kinematics of high range of motion activities of daily living. *J Orthop Res*. 2006;24:770–781.

26. Kapoor A, Mishra SK, Kewangan SK, Mody BS. Range of movements of lower limb joints in cross-legged sitting posture. *J Arthroplasty*. 2008;23:451–453.

27. Thordarson DB, Schmotzer H, Chon J, Peters J. Dynamic support of the human longitudinal arch. *Clin Orthop Relat Res*. 1995;316:165–172.

28. Soderberg GL. *Kinesiology: Application to Pathological Motion*. 2nd ed. Baltimore: Williams & Wilkins; 1997.

29. Herman R, Bragin SJ. Function of the gastrocnemius and soleus muscles. *Phys Ther*. 1967;47:105–113.

30. Andriacchi TP, Andersson GBJ, Fermier RW, Stern D, Galante JO. A study of lower-limb mechanics during stairclimbing. *J Bone Joint Surg [Am]*. 1980;62:749–757.

31. O'Connell AL. Electromyographic study of certain leg muscles during movements of the free foot and during standing. *Am J Phys Med*. 1958;37:289–301.

32. Norkin CC, Levangie PK. *Joint Structure and Function: A Comprehensive Analysis*. 2nd ed. Philadelphia: FA Davis; 1992.

33. Houtz SJ, Walsh FP. Electromyographic analysis of the function of the muscles acting on the ankle during weight-bearing with special reference to the triceps surae. *J Bone Joint Surg [Am]*. 1959;41:1469–1481.

34. Sarrafian SK, Topouzian LK. Anatomy and physiology of the extensor apparatus of the toes. *J Bone Joint Surg [Am]*. 1969; 51:669–679.

35. Cailliet R. *Foot and Ankle Pain*. Philadelphia, PA: FA Davis; 1968.

36. Mann R, Inman VT. Phasic activity of the intrinsic muscles of the foot. *J Bone Joint Surg [Am]*. 1964;46:469–481.

37. Sammarco GJ. Biomechanics of the foot. In: Nordin M, Frankel VH, eds. *Basic Biomechanics of the Musculoskeletal System*. 2nd ed. Philadelphia, PA: Lea & Febiger; 1989.

38. Inman VT, Ralston HJ, Todd F. *Human Walking*. Baltimore, MD: Williams & Wilkins; 1981.

39. Louwerens JWK, van Linge B, de Klerk IWL, Mulder PGH, Snijders CJ. Peroneus longus and tibialis anterior muscle activity in the stance phase. *Acta Orthop Scand*. 1995;66:517–523.

40. Reber L, Perry J, Pink M. Muscular control of the ankle in running. *Am J Sports Med*. 1993;21:805–810.

第 9 章

1. Kapandji AI. *The Physiology of the Joints. Vol 3. The Spinal Column, Pelvic Girdle and Head*. 6th ed. London: Churchill Livingstone Elsevier; 2008.

2. Soames RW, ed. Skeletal system. Salmon S, ed. Muscle. In: *Gray's Anatomy*. 38th ed. New York: Churchill Livingstone; 1995.

3. Berryman Reese N, Bandy WD. *Joint Range of Motion and Muscle Length Testing*. 2nd ed. St. Louis, MO: Saunders Elsevier; 2010.

4. Magee DJ. *Orthopedic Physical Assessment*. 4th ed. Philadelphia, PA: Saunders; 2002.

5. American Academy of Orthopaedic Surgeons. *Joint Motion: Method of Measuring and Recording*. Chicago, IL: AAOS; 1965.

6. Cyriax J. *Textbook of Orthopaedic Medicine. Vol 1. Diagnosis of Soft Tissue Lesions*. 8th ed. London: Bailliere Tindall; 1982.

7. Levangie PK, Norkin CC. *Joint Structure and Function: A Comprehensive Analysis*. 3rd ed. Philadelphia, PA: FA Davis; 2001.

8. Daniels L, Worthingham C. *Muscle Testing: Techniques of Manual Examination*. 5th ed. Philadelphia, PA: WB Saunders; 1986.

9. Youdas JW, Garrett TR, Suman VJ, Bogard CL, Hallman HO, Carey JR. Normal range of motion of the cervical spine: an initial goniometric study. *Phys Ther*. 1992;72:770–780.

10. Balogun JA, Abereoje OK, Olaogun MO, Obajuluwa VA. Inter- and intratester reliability of measuring neck motions with tape measure and Myrin gravity-reference goniometer. *J Orthop Sports Phys Ther*. 1989;10:248–253.

11. Hsich C-Y, Yeung BW. Active neck motion measurements with a tape measure. *J Orthop Sports Phys Ther*. 1986;8:88–92.

12. American Medical Association. *Guides to the Evaluation of Permanent Impairment*. 5th ed. Chicago, IL: AMA Press; 2001.

13. American Medical Association. *Guides to the Evaluation of Permanent Impairment*. 2nd ed. Chicago, IL: AMA Press; 1984.

14. Soderberg GL. *Kinesiology: Application to Pathological Motion*. 2nd ed. Baltimore, MD: Williams & Wilkins; 1997.

15. Iglarsh ZA, Snyder-Mackler L. Temporomandibular joint and the cervical spine. In: Richardson JK, Iglarsh ZA. *Clinical Orthopaedic Physical Therapy*. Philadelphia, PA: WB Saunders; 1994.

16. Moskovich R. Biomechanics of the cervical spine. In: Nordin M, Frankel VH. *Basic Biomechanics of the Musculoskeletal System*. 3rd ed. Philadelphia, PA: Lippincott Williams & Wilkins; 2001.

17. Performance Attainment Associates. *CROM Procedure Manual: Procedure for Measuring Neck Motion with the CROM*. St. Paul, MN: University of Minnesota; 1988 (copyright University of Minnesota).

18. Mayer TG, Kindraske G, Beals SB, Gatchel RJ. Spinal range of motion: accuracy and sources of error with inclinometric measurement. *Spine*. 1997;22:1976–1984.

19. Performance Attainment Associates, 958 Lydia Drive, Roseville, MN: 55113.

20. Calder I, Picard J, Chapman M, O'Sullivan C, Crockard HA. Mouth opening: a new angle. *Anesthesiology*. 2003;99:799–801.

21. Higble EJ, Seidel-Cobb D, Taylor LF, Cummings GS. Effect of head position on vertical mandibular opening. *J Orthop Sports Phys Ther*. 1999;29:127–130.

22. Thurnwald PA. The effect of age and gender on normal temporomandibular joint movement. *Physiotherapy Theory Practice*. 1991;7:209–221.

23. Venes D, ed. *Taber's Cyclopedic Medical Dictionary*. 19th ed. Philadelphia, PA: FA Davis; 2001.

24. American Medical Association. *Guides to the Evaluation of Permanent Impairment*. 3rd ed (Revised). Chicago, IL: AMA Press; 1990.

25. Walker N, Bohannon RW, Cameron D. Discriminant validity of temporomandibular joint range of motion measurements obtained with a ruler. *J Orthop Sports Phys Ther*. 2000;30:484–492.

26. Dijkstra PU, De Bont LGM, Stegenga B, Boering G.

Temporomandibular joint mobility assessment: a comparison between four methods. *J Oral Rehab.* 1995;22:439–444.

27. Dworkin SF, LeResche L, DeRouen T, VonKorff M. Assessing clinical signs of temporomandibular disorders: reliability of clinical examiners. *J Prosthet Dent.* 1990;63:574–579.

28. Al-Ani MZ, Gray RJ. Evaluation of three devices used for measuring mouth opening. *Dent Update.* 2004;31(6):346–348, 350.

29. Jordan K. Assessment of published reliability studies for cervical range-of-motion measurement tools. *J Manip Physiol Ther.* 2000;23:180–195.

30. de Koning CHP, van den Heuvel SP, Staal JB, Smits-Engelsman BCM, Hendriks EJM. Clinimetric evaluation of active range of motion measures in patients with non-specific neck pain: a systematic review. *Eur Spine J.* 2008;17:905-921.

31. Williams MA, McCarthy CJ, Chorti A, Cooke MW, Gates S. Literature Review. A systematic review of reliability and validity studies of methods for measuring active and passive cervical range of motion. *J Manipulative Physiol Ther.* 2010;33(2):138.

32. Moore KL. *Clinically Oriented Anatomy.* Baltimore, MD: Williams & Wilkins; 1980.

33. Gilroy J, Holliday PL. *Basic Neurology.* New York, NY: MacMillan, 1982.

34. Mancall EL. *Alpers and Mancall's Essentials of the Neurologic Examination.* 2nd ed. Philadelphia, PA: FA Davis; 1981.

35. MacConaill MA, Basmajian JV. *Muscles and Movements: A Basis for Human Kinesiology.* Huntington, NY: RE Krieger; 1977.

36. Kendall FP, McCreary EK, Provance PG. *Muscles Testing and Function.* 4th ed. Baltimore, MD: Williams & Wilkins; 1993.

37. Kendall FP, McCreary EK. *Muscles Testing and Function.* 3rd ed. Baltimore, MD: Williams & Wilkins; 1983.

38. White AA, Panjabi MM. *Clinical Biomechanics of the Spine.* Philadelphia, PA: JB Lippincott; 1978.

39. Neumann DA. *Kinesiology of the Musculoskeletal System: Foundations for Rehabilitation.* 2nd ed. St. Louis, MO: Mosby Elsevier; 2010.

40. van Adrichem JAM, van der Korst JK. Assessment of the flexibility of the lumbar spine. *Scand J Rheumatol.* 1973;2:87–91.

41. Mellin GP. Accuracy of measuring lateral flexion of the spine with a tape. *Clin Biomechanics.* 1986;1:85–89.

42. Frost M, Stuckey S, Smalley LA, Dorman G. Reliability of measuring trunk motions in centimeters. *Phys Ther.* 1982;62: 1431–1437.

43. Pearcy MJ. Twisting mobility of the human back in flexed postures. *Spine.* 1993;18:114–119.

44. Harris J, Johansen J, Pedersen S, LaPier TK. Site of measurement and subject position affect chest expansion measurements. *Cardiopulmonary Phys Ther.* 1997;8:12–17.

45. Moll JMH, Wright V. An objective clinical study of chest expansion. *Ann Rheum Dis.* 1972;31:1–8.

46. Neustadt DH. Ankylosing spondylitis. *Postgrad Med.* 1977;61: 124–135.

47. Littlewood C, May S. Measurement of range of movement in the lumbar spine – what methods are valid? A systematic review. *Physiotherapy.* 2007;93:201–211.

48. Essendrop M, Maul I, Läubli T, Riihimäki H, Schibye B. Measures of low back function: a review of reproducibility studies. *Phys Ther in Sport.* 2003;4:137-151. Reprinted from *Clinical Biomech.* 2002;17:235–249.

49. Beim GM, Giraldo JL, Pincivero DM, Borror MJ, Fu FH. Abdominal strengthening exercises: a comparative EMG study. *Sport Rehabil.* 1997;6:11–20.

50. Flint MM. An electromyographic comparison of the function of the iliacus and the rectus abdominis muscles. *J Am Phys Ther Assoc.* 1965;45:248–253.

51. Shirado O, Toshikazu I, Kaneda K, Strax TE. Electromyographic analysis of four techniques for isometric trunk muscle exercises. *Arch Phys Med Rehabil.* 1995;76:225–229.

52. Norris CM. Abdominal muscle training in sport. *Br J Sports Med.* 1993;27:19–27.

53. Gilleard WL, Brown JMM. An electromyographic validation of an abdominal muscle test. *Arch Phys Med Rehabil.* 1994;75: 1002–1007.

54. Graves JE, Webb DC, Pollock ML, Matkozich J, Leggett SH, Carpenter DM, Foster DN, Cirulli J. Pelvic stabilization during resistance training: its effect on the development of lumbar extension strength. *Arch Phys Med Rehabil.* 1994;75: 210–215.

55. Smith LK, Weiss EL, Lemkuhl LD. *Brunnstrom's Clinical Kinesiology.* 5th ed. Philadelphia, PA: FA Davis; 1996.

56. Lindh M. Biomechanics of the lumbar spine. In: Nordin M, Frankel VH. *Basic Biomechanics of the Musculoskeletal System.* 2nd ed. Philadelphia, PA: Lea & Febiger; 1989.

57. Cailliet R. *Neck and Arm Pain.* 3rd ed. Philadelphia, PA: FA Davis; 1991.

58. Sterling AC, Cobian DG, Anderson PA, Heiderscheit C. Annual frequency and magnitude of neck motion in healthy individuals. *Spine.* 2008;33(17):1882–1888.

59. Henmi S, Yonenobu K, Masatomi T, Oda K. A biomechanical study of daily living using neck and upper limbs with an optical three-dimensional motion analysis system. *Mod Rheumatol.* 2006;16:289–293.

60. Shugg JAJ, Jackson CD, Dickey JP. Cervical spine rotation and range of motion: pilot measurements during driving. *Traffic Inj Prev.* 2011;12:82–87.

61. Shum GLK, Crosbie J, Lee RYW. Symptomatic and asymptomatic movement coordination of the lumbar spine and hip during an everyday activity. *Spine.* 2005;30(23):E697–E702.

62. Hutton JT, Shapiro I, Christians B. Functional significance of restricted gaze. *Arch Phys Med Rehabil.* 1982;63:617–619.

63. Muñoz M. Congenital absence of the inferior rectus muscle. *Am J Ophthalmol.* 1992;121:327–329.

64. Pemberton PL, Calder I, O'Sullivan C, Crockard HA. The champagne angle. *Anaesthesia.* 2002;57:402–403.

65. Cailliet R. *Low Back Pain Syndrome.* 5th ed. Philadelphia, PA: FA Davis; 1995.

66. Esola M, McClure PW, Fitzgerald GK, Siegler S. Analysis of lumbar spine and hip motion during forward bending in subjects with and without a history of low back pain. *Spine.* 1996;21(1):71–78.

67. Granata KP, Sanford AH. Lumbar-pelvic coordination is influenced by lifting task parameters. *Spine.* 2000;25(11): 1412–1418.

68. Hsieh CJ, Pringle RK. Range of motion of the lumbar spine required for four activities of daily living. *J Manipulative Physiol Therap.* 1994;17:353–358.

69. Dunk NM, Kedgley AE, Jenkyn TR, Callaghan JP. Evidence of a pelvis-driven flexion pattern: are the joints of the lower lumbar spine fully flexed in seated postures? *Clin Biomech.* 2009;24:164–168.

70. Vitti M, Fujiwara M, Basmajian JV, Iida M. The integrated roles of longus colli and sternomastoid muscles: an electromyographic study. *Anat Rec.* 1973;177:471–484.

71. Mayoux-Benhamou MA, Revel M, Vallee C, Roudier R, Barbet JP, Bargy F. Longus colli has a postural function on cervical curvature. *Surg Radiol Anat.* 1994;16:367–371.

72. Carman DJ, Blanton PL, Biggs NL. Electromyographic study of the anterolateral abdominal musculature utilizing indwelling electrodes. *Am J Phys Med.* 1972;51:113–129.

73. Floyd WF, Silver PHS. The function of the erectores spinae muscles in certain movements and postures in man. *J Physiol.* 1955;129:184–203.

74. Bogduk N, Macintosh JE. The applied anatomy of the thoracolumbar fascia. *Spine.* 1984;9:164–170.

75. McGill SM, Kippers V. Transfer of loads between lumbar tissues during the flexion-relaxation phenomenon. *Spine.* 1994;19:2190–2196.

76. Wolf SL, Basmajian JV, Russe TC, Kutner M. Normative

data on low back mobility and activity levels. *Am J Phys Med*. 1979;58:217–229.

77. Basmajian JV, DeLuca CJ. *Muscles Alive: Their Functions Revealed by Electromyography*. 5th ed. Baltimore, MD: Williams & Wilkins; 1985.

78. Davis PR, Troup JDG, Burnard JH. Movements of the thoracic and lumbar spine when lifting: a chrono- cyclophotographic study. *J Anat (Lond)*. 1965;99:13–26.

79. Cresswell AG, Thorstensson A. Changes in intra-abdominal pressure, trunk muscle activation and force during isokinetic lifting and lowering. *Eur J Appl Physiol*. 1994;68:315–321.

80. Morris JM, Lucas DB, Bresler B. Role of the trunk in stabil-ity of the spine. *J Bone Joint Surg [Am]*. 1961;43:327–351.

81. Macintosh JE, Pearcy MJ, Bogduk N. The axial torque of the lumbar back muscles: torsion strength of the back muscles. *Aust NZJ Surg*. 1993;63:205–212.

82. Cala SJ, Edyvean J, Engel LA. Chest wall and trunk muscle activity during inspiratory loading. *Appl Physiol*. 1992;73:2373–2381.

83. Epstein SK. An overview of respiratory muscle function. *Clin Chest Med*. 1994;15:619–639.

84. Sheffield FJ. Electromyographic study of the abdominal muscles in walking and other movements. *Am J Phys Med*. 1962;41:142–147.

索　引

●著者
H.M. クラークソン（Hazel M. Clarkson）
　カナダ Alberta 大学リハビリテーション医学部理学療法部門　前助教授

●総監訳者
乗松尋道
　四国医療専門学校　名誉学校長・前香川大学医學部整形外科學　教授

●監訳者
田中　聡
　県立広島大学保健福祉学部理学療法学科　教授
山田英司
　総合病院回生病院関節外科センター附属理学療法部　部長
高橋謙一
　四国医療専門学校教務部　部長

クラークソン
筋・骨格系評価法ハンドブック
関節運動と筋機能テスト

2018年7月20日　初版第1刷発行

著　　者　　H.M. クラークソン
総監訳者　　乗松尋道
発行者　　西村正徳
発行所　　西村書店
　　　　　　東京出版編集部
　　　　　　〒102-0071 東京都千代田区富士見2-4-6
　　　　　　Tel.03-3239-7671　Fax.03-3239-7622
　　　　　　www.nishimurashoten.co.jp
印　刷　　三報社印刷株式会社
製　本　　株式会社難波製本

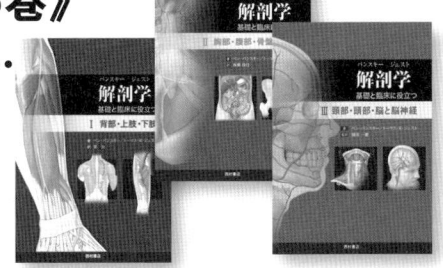
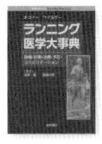
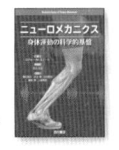
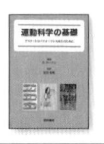
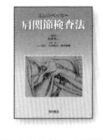
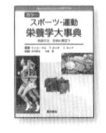
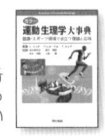
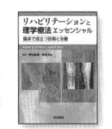
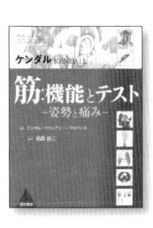
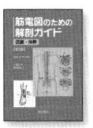